Frank Schneider · Wilhelm Niebling (Hrsg.)

Psychische Erkrankungen in der Hausarztpraxis

Frank Schneider
Wilhelm Niebling
(Hrsg.)

Psychische Erkrankungen in der Hausarztpraxis

Mit 80 Abbildungen und 123 Tabellen

Arbeitsmaterialien ► http://www.springer.de/978-3-540-71144-5

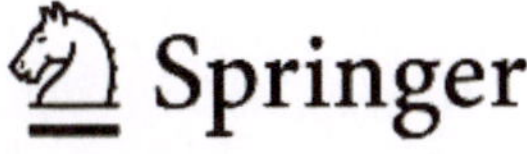
Springer

Prof. Dr. med. Dr. rer. soc. Frank Schneider
Klinik für Psychiatrie und Psychotherapie
Universitätsklinikum Aachen
Pauwelsstr. 30, 52074 Aachen
fschneider@ukaachen.de

Prof. Dr. med. Wilhelm Niebling
Lehrbereich Allgemeinmedizin
Universität Freiburg
Elsässer Str. 2m, 79110 Freiburg
wniebling@t-online.de

ISBN 978-3-540-71144-5 Springer Medizin Verlag Heidelberg

Bibliografische Information der Deutschen Nationalbibliothek
Die Deutsche Nationalbibliothek verzeichnet diese Publikation in der Deutschen Nationalbibliografie; detaillierte bibliografische Daten sind im Internet über http://dnb.d-nb.de abrufbar.

Springer Medizin Verlag

springer.de

Planung: Renate Scheddin
Projektmanagement: Renate Schulz
Lektorat: Annette Wolf, Berlin
Layout und Einbandgestaltung: deblik Berlin
Satz: Fotosatz Karlheinz Detzner, Speyer

SPIN: 12027033

Gedruckt auf säurefreiem Papier 2126 – 5 4 3 2 1 0

Vorwort

Psychische Erkrankungen sind in der Hausarztpraxis einer der häufigsten Beratungsanlässe. Um den behandelnden Ärzten die notwendigen Informationen für ihre Entscheidungen und Empfehlungen zu geben, wurde dieser praxisnahe Leitfaden, der sich im täglichen hausärztlichen Gebrauch bewähren soll, konzipiert. Die einzelnen Beiträge sind kurz und flüssig geschrieben, übersichtlich und grafisch ansprechend dargestellt. An diesen Kriterien hat sich die Auswahl der Inhalte des Buches orientiert: Jeder Satz ist daraufhin geprüft worden, ob er für Hausärzte relevant ist.

Dabei war nicht beabsichtigt, ein umfassendes Lehrbuch herauszugeben. Vielmehr liegt der Schwerpunkt auf Vorgehensweisen bei Erkrankungen, die in der Hausarztpraxis häufig vorkommen und behandlungsbedürftig sind. Jedes Kapitel wurde gemeinschaftlich von Hausärzten und Fachärzten für Psychiatrie und Psychotherapie bzw. Psychologischen Psychotherapeuten geschrieben. Dies garantiert Auswahl, Relevanz und angemessene Präsentation der einzelnen Informationen.

Zentrale Kriterien für dieses Buch sind Evidenzbasierung und Leitlinienorientierung. Vorrangig wird somit das Wissen vermittelt, das durch die wissenschaftlichen Fachgesellschaften, internationalen Leitlinien oder Cochrane Reviews evaluiert wurde.

Das Buch wurde sowohl von unseren Mitarbeitern wie auch von Experten außerhalb geschrieben. Allen Beteiligten möchten wir recht herzlich dafür danken, dass die schwierigen, komplexen und herausfordernden Fragestellungen der hausärztlichen Praxis auf prägnante, interessante und kurzweilige Art dargestellt wurden.

Obwohl wir eine besonders hohe Sorgfalt bei der Darstellung der einzelnen Kapitel haben walten lassen, mag dem geneigten Leser noch diese oder jene Unzulänglichkeit auffallen. Darum wären wir für Anregungen und Verbesserungsvorschläge für zukünftige Auflagen sehr dankbar.

Neben den einzelnen Autoren haben uns in ganz besonderer Weise Frau Dipl.-Psych. cand. med. Sabrina Weber und Frau Anette Schürkens geholfen. Ihnen beiden sind wir sehr zu Dank verpflichtet, ebenso Frau Renate Scheddin und Frau Renate Schulz vom Springer-Verlag, ohne deren stets hilfreiche und geduldige Mitwirkung dieses Buch nicht zustande gekommen wäre. Sehr danken möchten wir auch der Lektorin, Frau Annette Wolf, für ihre wertvolle Arbeit sowie Herrn Dr. med. Ingo Vernaleken und Herrn Dr. med. Olaf Möller für die Unterstützung und ihre konstruktiven Anregungen.

Aachen, Freiburg und Titisee-Neustadt,
im Herbst 2007

Frank Schneider und Wilhelm Niebling

Die Herausgeber

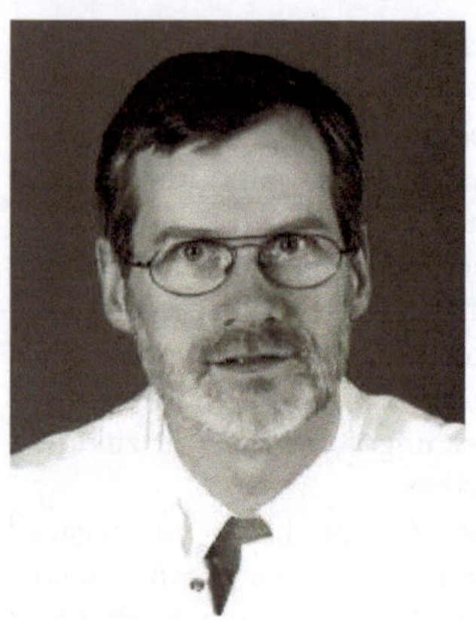

Univ.-Prof. Dr. med. Dr. rer. soc. Frank Schneider ist Direktor der Klinik für Psychiatrie und Psychotherapie und kommissarischer Direktor der Klinik für Psychosomatik und psychotherapeutische Medizin am Universitätsklinikum Aachen, Rheinisch-Westfälische Technische Hochschule Aachen sowie Adjunct Professor of Psychiatry an der School of Medicine der University of Pennsylvania, Philadelphia. Er ist Sprecher des Internationalen Graduiertenkollegs 1328 (DFG) zu den hirnstrukturellen und -funktionellen Grundlagen von Schizophrenie und Autismus und Gründungsdirektor des Brain Institute of Translational Medicine (BrainTrans; ARA-BRAIN). Weitere wissenschaftliche Positionen sind President Elect der Deutschen Gesellschaft für Psychiatrie, Psychotherapie und Nervenheilkunde, erster Vorsitzender der Medizinischen Gesellschaft Aachen e.V., einer der Leiter der Integrierten Versorgung Seelische Gesundheit sowie stellvertretendes geschäftsführendes Mitglied der Gutachterkommission für ärztliche Behandlungsfehler bei der Ärztekammer Nordrhein. Er ist Facharzt für Psychiatrie und Psychotherapie, Diplompsychologe und psychologischer Psychotherapeut.

Adresse: Klinik für Psychiatrie und Psychotherapie, Universitätsklinikum Aachen, Pauwelsstr. 30, 52074 Aachen, fschneider@ukaachen.de, http://www.psychiatrie.ukaachen.de

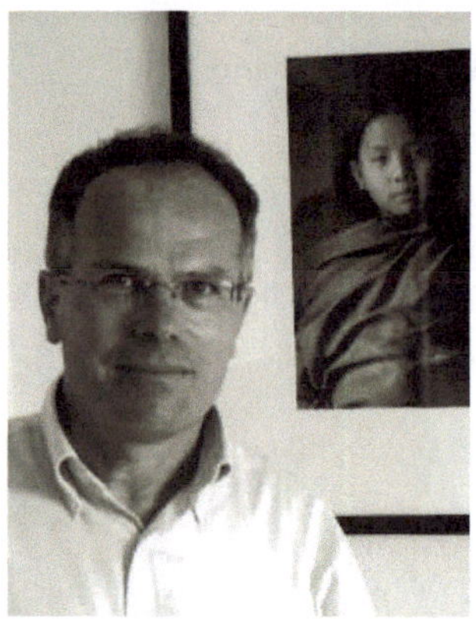

Prof. Dr. med. Wilhelm Niebling ist Leiter des Lehrbereichs Allgemeinmedizin an der Medizinischen Fakultät der Universität Freiburg i.Br. Daneben ist er niedergelassener Allgemeinarzt in Titisee-Neustadt. Er ist Vorstandsmitglied der Arzneimittelkommission der deutschen Ärzteschaft, zweiter Vorsitzender der Akademie für ärztliche Fort- und Weiterbildung Südbaden, Vorstandsmitglied der Bezirksärztekammer Südbaden, Vorsitzender des Weiterbildungsausschusses der Bezirksärztekammer Südbaden und Gründungsmitglied des Ärztenetzes QP-Qualitätspraxen GmbH, Mitherausgeber der Zeitschrift für Allgemeinmedizin und Vorsitzender der Gesellschaft der Hochschullehrer für Allgemeinmedizin e.V.

Adresse: Lehrbereich Allgemeinmedizin, Medizinische Fakultät der Universität Freiburg i.Br., Elsässer Str. 2m, 79110 Freiburg und Scheuerlenstr. 8-10, 79822 Titisee-Neustadt, wniebling@t-online.de, http://www.uniklinik-freiburg.de/allgemeinmedizin

Inhaltsverzeichnis

Anhang

Autorenverzeichnis

Belz, Martina, Dr. phil.
Psychologische Psychotherapeutin
Chemin du Pré d'Orsat 1,
1245 Collonge-Bellerive/Schweiz
martina.belz@gmx.net

Bergmann, Frank, Dr. med.
Arzt für Psychiatrie und Psychotherapie
sowie Neurologie,
Vorsitzender des Berufsverbandes Deutscher
Nervenärzte (BVDN)
Theaterplatz 17, 52062 Aachen
bergmann@bvdn-nordrhein.de

Bilger, Stefan, Dr. med.
Arzt für Allgemeinmedizin
Handschuhsheimer Landstr. 11, 69221 Dossenheim
praxis@bilger.de

Böhme, Klaus, Dr. med.
Arzt für Allgemeinmedizin, Lehrbereich
Allgemeinmedizin,
Universität Freiburg
Elsässer Str. 2 m, 79110 Freiburg
klaus.boehme@uniklinik-freiburg.de

Bröcheler, Anno, Dr. med.
Klinik für Psychiatrie und Psychotherapie,
Universitätsklinikum Aachen
Pauwelsstr. 30, 52074 Aachen
abroecheler@ukaachen.de

Caspar, Franz, Univ.-Prof. Dr. phil.
Psychologischer Psychotherapeut,
Leiter, Klinische Psychologie und Psychotherapie,
Universität Bern
Gesellschaftsstrasse 49, 3012 Bern/Schweiz
franz.caspar@pse.unige.ch

Freisen, Astrid
Klinik für Psychiatrie und Psychotherapie,
Universitätsklinikum Aachen
Pauwelsstr. 30, 52074 Aachen
afreisen@ukaachen.de

Frölich, Lutz, Univ.-Prof. Dr. med.
Arzt für Psychiatrie und Psychotherapie,
Leiter, Abteilung Gerontopsychiatrie,
Zentralinstitut für Seelische Gesundheit
J5, 68159 Mannheim
lutz.froelich@zi-mannheim.de

Grözinger, Michael, PD Dr. med.
Arzt für Psychiatrie und Psychotherapie,
Oberarzt, Klinik für Psychiatrie und Psychotherapie,
Universitätsklinikum Aachen
Pauwelsstr. 30, 52074 Aachen
mgroezinger@ukaachen.de

Gross-Hardt, Manfred, Dr. med.
Arzt für Allgemeinmedizin
Kaiser-Joseph-Str. 230, 79098 Freiburg/Breisgau
info@arztpraxis-freiburg.de

Habel, Ute, PD Dr. rer. soc.
Psychologische Psychotherapeutin,
Leitende Psychologin, Klinik für Psychiatrie und
Psychotherapie,
Universitätsklinikum Aachen
Pauwelsstr. 30, 52074 Aachen
uhabel@ukaachen.de

Härter, Martin, Prof. Dr. med. Dr. phil. Dipl.-Psych.
Psychologischer Psychotherapeut,
Abt. für Psychiatrie und Psychotherapie,
Leiter, Sektion Klinische Epidemiologie und
Versorgungsforschung,
Universitätsklinikum Freiburg
Hauptstr. 5, 79104 Freiburg
martin.haerter@uniklinik-freiburg.de

Haupt, Martin, PD Dr. med.
Arzt für Psychiatrie und Psychotherapie,
Praxisschwerpunkt Hirnleistungsstörungen
im Neuro-Centrum Düsseldorf
Hohenzollernstr. 5, 40211 Düsseldorf
m.haupt@alzheimer-praxis-duesseldorf.de

Hettmann, Martin, Dr. med.
Arzt für Psychiatrie und Psychotherapie sowie
Neurologie
Sudermanstr. 1, 50670 Köln
Martin.Hettmann@web.de

Hiemke, Christoph, Univ.-Prof. Dr. rer. nat.
Psychiatrische Klinik und Poliklinik,
Leiter, Neurochemisches Labor,
Klinikum der Johannes Gutenberg-Universität Mainz
Untere Zahlbacher Str. 8, 55101 Mainz
hiemke@mail.uni-mainz.de

Jecel, Julia, Dr. med. univ.
Ärztin für Allgemeinmedizin sowie Neurologie,
Klinikum Duisburg – Wedau Kliniken
Zu den Rehwiesen 9, 47055 Duisburg
Julia-Jecel@gmx.at

Jobst, Detmar, Dr. med.
Arzt für Allgemeinmedizin
Rilkestr. 5, 53225 Bonn
detmarj@uni-bonn.de

Kircher, Tilo, Univ.-Prof. Dr. med.
Arzt für Psychiatrie und Psychotherapie,
Ltd. Oberarzt, Klinik für Psychiatrie und Psychotherapie,
Universitätsklinikum Aachen
Pauwelsstr. 30, 52074 Aachen
tkircher@ukaachen.de

Kuth, Nicole, Prof. Dr. med.
Ärztin für Allgemeinmedizin,
Leiterin, Lehrgebiet Allgemeinmedizin,
Universitätsklinikum Aachen
Pauwelsstr. 30, 52074 Aachen
nkuth@ukaachen.de

Lange-Asschenfeldt, Christian, Dr. med.
Arzt für Psychiatrie und Psychotherapie,
Ltd. Oberarzt, Abteilung Gerontopsychiatrie,
Klinik und Poliklinik für Psychiatrie und Psychotherapie,
Rheinische Kliniken Düsseldorf – Kliniken der Heinrich-Heine Universität Düsseldorf
Bergische Landstr. 2, 40629 Düsseldorf
christian.lange-asschenfeldt@lvr.de

Leube, Dirk, Dr. med.
Arzt für Psychiatrie und Psychotherapie,
Oberarzt, Klinik für Psychiatrie und Psychotherapie,
Universitätsklinikum Aachen
Pauwelsstr. 30, 52074 Aachen
dleube@ukaachen.de

Mann, Karl, Univ.-Prof. Dr. med.
Arzt für Psychiatrie und Psychotherapie,
Direktor, Klinik für Abhängiges Verhalten und Suchtmedizin,
Zentralinstitut für Seelische Gesundheit
J5, 68159 Mannheim
karl.mann@zi-mannheim.de

Mathiak, Klaus, Univ.-Prof. Dr. med. Dr. rer. nat.
Arzt für Psychiatrie und Psychotherapie,
Klinik für Psychiatrie und Psychotherapie
Universitätsklinikum Aachen
Pauwelsstr. 30, 52074 Aachen
kmathiak@ukaachen.de

Michel, Tanja M., Dr. med.
Ärztin für Psychiatrie und Psychotherapie,
Oberärztin, Klinik für Psychiatrie und Psychotherapie,
Universitätsklinikum Aachen
Pauwelsstr. 30, 52074 Aachen
tmichel@ukaachen.de

Möller, Olaf, Dr. med.
Klinik für Psychiatrie und Psychotherapie,
Universitätsklinikum Aachen
Pauwelsstr. 30, 52074 Aachen
omoeller@ukaachen.de

Neuner, Irene, Dr. med.
Ärztin für Nervenheilkunde sowie Neurologie,
Oberärztin, Klinik für Psychiatrie und Psychotherapie,
Universitätsklinikum Aachen
Pauwelsstr. 30, 52074 Aachen
ineuner@ukaachen.de

Niebling, Wilhelm, Prof. Dr. med.
Arzt für Allgemeinmedizin,
Leiter, Lehrbereich Allgemeinmedizin,
Universität Freiburg
Elsässer Str. 2m, 79110 Freiburg
wniebling@t-online.de

Paulzen, Michael, Dr. med. Dipl.-Kfm.
Klinik für Psychiatrie und Psychotherapie,
Universitätsklinikum Aachen
Pauwelsstr. 30, 52074 Aachen
mpaulzen@ukaachen.de

Schlotterbeck, Peter
Klinik für Psychiatrie und Psychotherapie,
Universitätsklinikum Aachen
Pauwelsstr. 30, 52074 Aachen
pschlotterbeck@ukaachen.de

Schneider, Frank, Univ.-Prof. Dr. med. Dr. rer. soc.
Arzt für Psychiatrie und Psychotherapie,
Psychologischer Psychotherapeut,
Direktor, Klinik für Psychiatrie und Psychotherapie
Universitätsklinikum Aachen
Pauwelsstr. 30, 52074 Aachen
fschneider@ukaachen.de

van Treeck, Bernhard, Dr. med.
Arzt für Psychiatrie und Psychotherapie,
Ärztlicher Leiter, Kölner Lehrinstitut für
Verhaltenstherapie (KLVT)
Engelbertstr. 44, 50674 Köln
info@klvt.de

Vernaleken, Ingo, Dr. med.
Arzt für Psychiatrie und Psychotherapie,
Oberarzt, Klinik für Psychiatrie und Psychotherapie,
Universitätsklinikum Aachen
Pauwelsstr. 30, 52074 Aachen
ivernaleken@ukaachen.de

Vollmar, Horst Christian, Dr. med., MPH
Arzt für Allgemeinmedizin, Kompetenzzentrum
für Allgemeinmedizin und Ambulante Versorgung,
Universität Witten/Herdecke
Alfred-Herrhausen-Str. 50, 58448 Witten
vollmar@uni-wh.de

Wälte, Dieter, Prof. Dr. phil.
Psychologischer Psychotherapeut, Fachbereich
Sozialwesen,
Leiter, Klinische Psychologie und
Persönlichkeitspsychologie,
Hochschule Niederrhein
Richard-Wagner-Str. 101, 41065 Mönchengladbach
dieter.waelte@hs-niederrhein.de

Weber, Sabrina, Dipl.-Psych. cand. med.
Klinik für Psychiatrie und Psychotherapie,
Universitätsklinikum Aachen
Pauwelsstr. 30, 52074 Aachen
sweber@ukaachen.de

Wewetzer, Christoph, Prof. Dr. med.
Arzt für Kinder- und Jugendpsychiatrie
und -psychosomatik,
Chefarzt, Klinik für Kinder- und Jugendpsychiatrie
und Psychotherapie der Städtischen Kliniken Köln
gGmbH
Florentine-Eichler-Str. 1, 51067 Köln
wewetzerc@kliniken-koeln.de

Wien, Sabine, Dr. med.
Klinik für Psychiatrie und Psychotherapie,
Universitätsklinikum Aachen
Pauwelsstr. 30, 52074 Aachen
swien@ukaachen.de

Witzko, Martin
Arzt für Innere Medizin und Kardiologie
Dekan-Wagner-Str. 4a, 84032 Altdorf/Landshut
info@altdorf-doctor.de

Zimmer, Bernd
Arzt für Allgemeinmedizin,
Klinische Geriatrie
Nevigeser Str. 139, 42113 Wuppertal
berndzimmer@wtal.de

Zimmermann, Ulrich S., PD Dr. med.
Arzt für Psychiatrie und Psychotherapie,
Ltd. Oberarzt, Klinik und Poliklinik
für Psychiatrie und Psychotherapie,
Universitätsklinikum Carl Gustav Carus,
Technische Universität Dresden
Fetscherstraße 74, 01307 Dresden
Ulrich.Zimmermann@uniklinikum-dresden.de

Zwanzger, Peter, PD Dr. med.
Arzt für Psychiatrie und Psychotherapie,
Oberarzt, Klinik und Poliklinik für Psychiatrie
und Psychotherapie
Universitätsklinikum Münster
Albert-Schweitzer-Str. 11, 48129 Münster
zwanzger@ukmuenster.de

Abkürzungsverzeichnis

AChE	Acetylcholinesterase
ADAS	Alzheimer's Disease Assessment Scale
ADH	Antidiuretisches Hormon
ADHS	Aufmerksamkeitsdefizit-Hyperaktivitätsstörung
ADL	Activities of Daily Living
ADS	Allgemeine Depressionsskala
AkdÄ	Arzneimittelkommission der deutschen Ärzteschaft
ALS	Amyotrophe Lateralsklerose
AMDP	Arbeitsgemeinschaft für Methodik und Dokumentation in der Psychiatrie
ARAS	Aufsteigendes retikuläres Aktivierungssystem
AU	Arbeitsunfähigkeit
AWMF	Arbeitsgemeinschaft der Wissenschaftlichen Medizinischen Fachgesellschaften
BAK	Blutalkoholkonzentration
BDI	Beck-Depressions-Inventar
BfArM	Bundesinstitut für Arzneimittel und Medizinprodukte
BGB	Bürgerliches Gesetzbuch
BKS	Blutkörperchensenkung
BMG	Bundesministerium für Gesundheit
BMI	Body-Mass-Index
BSHG	Bundessozialhilfegesetz
BtM	Betäubungsmittel
BtMÄndV	Betäubungsmittelrechts-Änderungsverordnung
BtMVV	Betäubungsmittel-Verschreibungsverordnung
BUB-Richtlinien	Richtlinien über die Bewertung ärztlicher Untersuchungs- und Behandlungsmethoden
CBASP	Cognitive Behavioral Analysis System of Psychotherapy
CCT	Kraniale Computertomographie
CDT	Carbohydratdefizientes Transferrin
COPD	Chronisch obstruktive Lungenerkrankung
CRP	C-reaktives Protein
CT	Computertomographie
DALY	Disabilty Adjusted Life Years
DD	Differenzialdiagnosen
DemTect	Demenzdetektionstest
DGPPN	Deutsche Gesellschaft für Psychiatrie, Psychotherapie und Nervenheilkunde
DGSM	Deutsche Gesellschaft für Schlafforschung und Schlafmedizin
DLBD	Demenz bei Lewy-Körperchen-Erkrankung
DSM	Diagnostic and Statistical Manual of Mental Disorders
EBM	Einheitlicher Bewertungsmaßstab
ECP	Eosinophiles kationisches Protein
EEG	Elektroenzephalogramm
EKG	Elektrokardiogramm
EKT	Elektrokrampftherapie
EMDR	Eye-Movement-Desensitization and Reprocessing
EMG	Elektromyogramm
EPS	Extrapyramidal-motorische Störungen
FDG	Fluor-Desoxyglukose
FGG	Gesetz über die Angelegenheiten der freiwilligen Gerichtsbarkeit
FTD	Frontotemporale Demenz
FTND	Fagerström-Test for Nicotine Dependence
GAF	Globales allgemeines Funktionsniveau
GAS	Generalisierte Angststörung
G-BA	Gemeinsamer Bundesausschuss
GIT	Gastrointestinaltrakt
GKV	Gesetzliche Krankenversicherung
GnRH	Gonadotropin-Releasing-Hormon
GOÄ	Gebührenordnung für Ärzte
GT	Gesprächstherapie
GTS	Gilles-de-la-Tourette-Syndrom
HAMD	Hamilton-Depressions-Skala
HAWIE	Hamburg-Wechsler-Intelligenztest für Erwachsene
HKP	Häusliche Krankenpflege
HWZ	Halbwertszeit
ICD	International Classification of Diseases
ICF	International Classification of Functioning, Disability and Health
i.m.	Intramuskulär
IPT	Interpersonelle Psychotherapie
i.v.	Intravenös
IV	Integrierte Versorgung
KBV	Kassenärztliche Bundesvereinigung
KG	Körpergewicht
KHK	Koronare Herzkrankheit
KJHG	Kinder-Jugend-Hilfegesetz
MAOH	Monoaminoxidasehemmer
MCI	Mild Cognitive Impairment
MCV	Mittleres korpuskuläres Erythrozytenvolumen
MdE	Minderung der Erwerbsfähigkeit
MDE	Major Depressive Episode
MDK	Medizinischer Dienst der Krankenversicherung
MDMA	3,4-Methylendioxymethamphetamin (Ecstasy)
Mini-DIPS	Diagnostisches Kurzinterview bei psychischen Störungen
MMST	Mini-Mental-Status-Test
MPH	Methylphenidat
MRT	Magnetresonanztomographie

MWT	Mehrfachwahl-Wortschatz-Test
n	Anzahl
NaSSA	Noradrenerges und spezifisch serotonerges Antidepressivum
NICE	National Institute for Health and Clinical Excellence
NPH	Normaldruckhydrozephalus
NW	Nebenwirkungen
PET	Positronenemissionstomographie
PfLEG	Pflegeleistungs-Ergänzungsgesetz
PIA	Psychiatrische Institutsambulanzen
PLMR	Periodic Leg Movement in Sleep
PMR	Progressive Muskelrelaxation
p.o.	Peroral
PsychKG	Gesetz über Hilfen und Schutzmaßnahmen bei psychischen Krankheiten
PsychThG	Psychotherapeutengesetz
PTT	Partielle Thromboplastinzeit
REM	Rapid Eye Movements
RIMA	Reversibler Inhibitor der Monoaminoxidase-A
RLS	Restless-legs-Syndrom
RPK	Rehabilitation psychisch Kranker
RR	Blutdruck nach Riva-Rocci
SGB	Sozialgesetzbuch
SHT	Schädel-Hirn-Trauma
SIADH	Syndrom der inadäquaten Sekretion des antidiuretischen Hormons
SKT	Syndrom-Kurz-Test
SNRI	Selektive Noradrenalin-Rückaufnahme-Inhibitoren
SPECT	Single-Photon-Emissions-Computertomographie
SSNRI	Selektive Serotonin- und Noradrenalin-Rückaufnahme-Inhibitoren
SSRI	Selektive Serotonin-Rückaufnahme-Inhibitoren
StGB	Strafgesetzbuch
StPO	Strafprozessordnung
StVG	Straßenverkehrsgesetz
TDM	Therapeutisches Drugmonitoring
TFDD	Test zur Früherkennung von Demenz mit Depressionsabgrenzung
THC	Tetrahydrocannabinol
TIA	Transitorische ischämische Attacke
TMT	Trail-Making-Test
TRH	Thyreotropin-Releasing-Hormon
TSH	Thyroidea-Stimulating-Hormon
TZA	Tri-/tetrazyklische Antidepressiva
UAW	Unerwünschte Arzneimittelwirkungen
UBG	Unterbringungsgesetze
VT	Verhaltenstherapie
WBP	Wissenschaftlicher Beirat Psychotherapie
WfB	Werkstätte für Behinderte
WHO	Weltgesundheitsorganisation
WMS	Wechsler-Memory-Scale
ZNS	Zentralnervensystem

Hinweise für den Leser

Alle Angaben erfolgten nach bestem Wissen und Gewissen. Angemerkt sei, dass die Erkenntnisse in der Medizin einem stetigen Wandel durch Forschung und klinische Erfahrungen unterliegen. Sie sind zudem vom wissenschaftlichen Standpunkt der Beteiligten als Ausdruck wertenden Dafürhaltens geprägt. Angaben über Dosierung und Applikation von Arzneimitteln müssen vom jeweiligen Anwender anhand der Beipackzettel der verwendeten Präparate in eigener Verantwortung auf ihre Richtigkeit überprüft werden. Einige der Dosisempfehlungen in diesem Buch liegen – wissenschaftlich oder empirisch begründet – in ihren Angaben zu den zu verordnenden Dosierungen unter oder über den in den Fachinformationen dargestellten Grenzen. Wir weisen darauf hin, dass jede solche Abweichung vom Verordner im Einzelfall individuell begründbar sein muss.

Der Stand der angegebenen Internetlinks und der Arzneimittelpreise entspricht dem Druckdatum. Hingewiesen sei auf aktuelle Änderungen der Arzneimittelpreise (Lauer-Taxe), der Zuzahlung (am 21.09.2007 stehen derzeit 12 075 Arzneimittel zur Verfügung, für die keine gesetzliche Zuzahlung geleistet werden muss, ► http://www.gkv.info/gkv/), der DDDs (angenommene mittlere Tagesdosis oder „defined daily dose", ► http://www.dimdi.de) und des Zulassungsstatus (Fachinformation zugänglich über Doc-Check-Passwort).

Im Anhang befindet sich ein Pharmakaverzeichnis. Die dort aufgelisteten Psychopharmaka sind zur besseren Orientierung im Text kursiv gedruckt.

Arbeitsmaterialien zu diesem Buch – sie werden in den Kapiteln mit dem Verweis „► Arbeitsmaterial A [+ Nr.]" erwähnt – sind über die folgende Internetadresse erhältlich:
http://www.springer.de/978-3-540-71144-5

I

Allgemeiner Teil

Grundlagen

S. Wien, F. Bergmann, W. Niebling, F. Schneider

Das folgende Kapitel dient der Basisinformation zum diagnostischen und therapeutischen Vorgehen bei psychischen Erkrankungen. Es soll den aktuellen Wissensstand zur Ätiologie, Epidemiologie und Versorgungssituation psychischer Erkrankungen zusammenfassen sowie einen Überblick über die Inhalte und Zuständigkeiten der verschiedenen psychiatrisch-psychotherapeutischen Aufgabenbereiche geben.

1.1 Systematik

Wie in den anderen medizinischen Bereichen ist es auch in der Psychiatrie wichtig, allgemeingültige Krankheitsbeschreibungen und -bezeichnungen zu finden und diese zu einer systematischen Krankheitslehre zusammenzufassen. Eine ätiologisch orientierte Systematik ist bei psychischen Erkrankungen jedoch problematisch, weil die meisten psychischen Erkrankungen nicht nur auf eine einzige Ursache zurückzuführen sind, sondern einer komplexen Pathogenese mit verschiedenartigen Entstehungsbedingungen unterliegen. Des Weiteren ist das Wissen über die Ätiologie der verschiedenen Erkrankungsbilder noch unzureichend und damit auch Inhalt vieler Forschungsprojekte. Die sich darunter entwickelnden Krankheitsmodelle werden zunehmend komplexer und geben damit Hinweise auf die dahinterstehenden ätiologischen Bedingungsgefüge.

1.1.1 Ursachenmodelle psychischer Erkrankungen

Multifaktorielles Ursachenmodell

Durch die komplexe Interaktion der verschiedenen Ebenen von Körper, Psyche und Umwelt kommen multifaktorielle Ursachenmodelle zum Tragen (▣ Abb. 1.1). Nachfolgend sind Faktoren beschrieben, denen nach dem heutigen Forschungsstand in der Entstehung und Manifestation von psychischen Erkrankungen wichtige ätiopathogenetische Bedeutungen zukommen. Dabei ist das Ausmaß der jeweiligen Einflussfaktoren sowohl interindividuell als auch bei den einzelnen Erkrankungsbildern unterschiedlich.

Genetik. Zu den grundlegenden Erkenntnissen psychiatrischer Ursachenforschung gehören das familiär gehäufte Auftreten und die teilweise genetische Determination verschiedener psychischer Erkrankungen. Dabei spielt wahrscheinlich das Zusammenwirken mehrerer Gene bei der Krankheitsentstehung eine Rolle. Die genetische Ursachenforschung hat insbesondere durch die molekulargenetischen Methoden wichtige Fortschritte erfahren. Sie ermöglichen es, auf dem Genom einzelne Regionen mit Genen zu identifizieren, die das Auftreten krankheitsbedingter Symptome beeinflussen. Sowohl für die Schizophrenie (▶ Kap. 20) als auch für bipolar-affektive Erkrankungen (▶ Kap. 14) konnten bereits in Kopplungsanalysen mehrere Kandidatenregionen entdeckt und mittels Replikationstests gesichert werden.

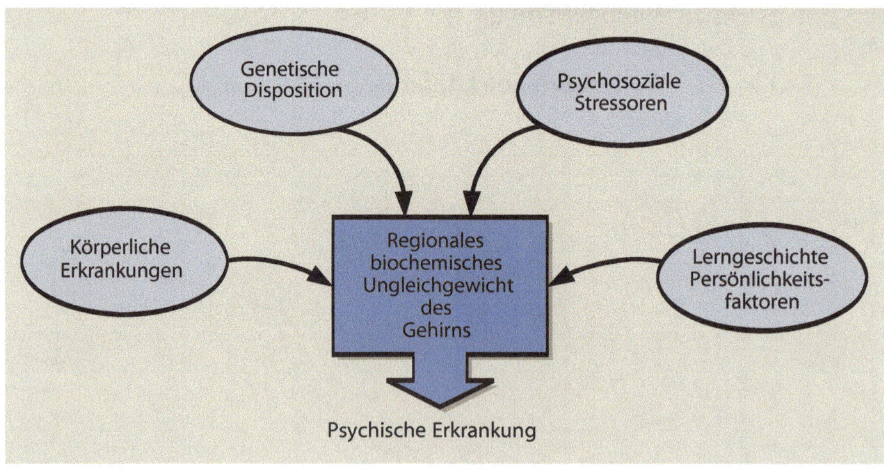

▣ Abb. 1.1. Multifaktorielles Ursachenmodell psychischer Erkrankungen

Entwicklungspsychologie und Persönlichkeitsentwicklung. In der Ursachenforschung psychischer Erkrankungen spielt die Kenntnis der frühen Entwicklungsprozesse, im Besonderen bezüglich der Ich-Entwicklung, der emotionalen Entwicklung und der Persönlichkeitsentwicklung, eine wichtige Rolle. Speziell die psychodynamischen und kognitiven Entwicklungstheorien und die Ergebnisse der empirischen Kleinkindforschung sind hier von entscheidender Bedeutung. Die emotionale und kognitive Entwicklung vom Kleinkind bis zum Erwachsenenalter kann in umschriebene Phasen eingeteilt werden. Dabei beinhaltet jede Entwicklungsphase unterschiedliche Anforderungen, die vulnerable Krisen auslösen können. Weiterhin können traumatische Erfahrungen und Schicksalsschläge gravierende Einflüsse auf die Persönlichkeitsentwicklung haben.

Die Lernpsychologie geht davon aus, dass gestörtes und krankhaftes Verhalten als Folge fehlgeleiteten Lernens auftritt. Entscheidenden Einfluss auf das Verhalten haben dabei Kognitionen, wie Wahrnehmen, Denken und Vorstellen. Kognitive Denkmuster können einseitig, beeinflussbar und verzerrt sein, woraus sich wiederum häufig fehlgeleitete Vorstellungen und Überzeugungen bilden, bis hin zur manifesten psychischen Erkrankung, wie beispielsweise bei Depressionen (▶ Kap. 14), Angst- und Zwangsstörungen (▶ Kap. 15).

Körperliche Erkrankungen. Der Einfluss von körperlichen Erkrankungen auf die Entstehung von psychischen Erkrankungen ist besonders evident bei den organisch-psychischen Erkrankungen, die alleine oder zumindest überwiegend auf nachweisbare Hirnschädigungen oder Hirnfunktionsstörungen zurückzuführen sind (▶ Kap. 19). Ursächlich hierfür können zerebrale Erkrankungen (Schädel-Hirn-Trauma, Tumor, Enzephalitis etc.), aber auch Intoxikationen oder systemische Krankheiten (Herzinsuffizienz, Niereninsuffizienz, Avitaminosen etc.) sein. Eine besondere Bedeutung kommt den endokrinologischen Erkrankungen zu, bei denen häufig Störungen der Affektivität und des Antriebs zum Krankheitsbild gehören. Umgekehrt wurden aber auch bei bestimmten psychischen Erkrankungen, wie beispielsweise der Depression, Erkrankungen im neuroendokrinologischen System festgestellt.

Psychosoziale Stressoren. Bei den psychischen Entstehungsbedingungen haben Vorhandensein und Ausmaß äußerer, umweltbedingter Stressoren und innerer Konflikte eine wichtige Bedeutung. Das Ausmaß der Belastung wird dabei durch das individuell zur Verfügung stehende Repertoire an angemessenen Bewältigungsstrategien (Copingstrategien) beeinflusst, die wiederum lern- und entwicklungsgeschichtlich geprägt sind.

Funktionelle Neuroanatomie. Die neuen Forschungsergebnisse zur funktionellen Neuroanatomie des Gehirns, zu den Stadien der kortikalen Informationsverarbeitung und zum limbischen System haben einen wesentlichen Beitrag zu weiterführenden Erkenntnissen in der Hirnbiologie psychischer Erkrankungen geleistet. Von besonderer Bedeutung sind die limbischen Endhirnstrukturen im medialen Temporallappen, die aufgrund ihrer anatomischen Gegebenheiten eine Verbindung im Informationsfluss zwischen Neokortex und Hirnstamm und somit zwischen höheren kognitiven Prozessen und archaischen Emotionen darstellen. Sowohl bei der Schizophrenie (▶ Kap. 20) als auch bei affektiven Erkrankungen (▶ Kap. 14) sind die hirnpathologischen Befunde als Vulnerabilitätsfaktoren anzusehen.

Neurobiochemie. Störungen in den Neurotransmittersystemen sind entscheidend an den pathologischen Veränderungen beteiligt, die letztendlich zu den psychischen Krankheitssymptomen führen. Dabei sind die einstigen Monotransmitterhypothesen aufgrund neuerer wissenschaftlicher Erkenntnisse von den komplexeren Gleichgewichtstheorien abgelöst worden. Hier stehen die komplexen Interaktionen der verschiedensten Neurotransmitter in bestimmten Hirnregionen im Vordergrund. Ausgehend von der Untersuchung synaptischer Prozesse sind derzeit mehr die intrazellulären Signaltransduktionsmechanismen in den Forschungsmittelpunkt gerückt. Die grundlegende Bedeutung von Störungen im Neurotransmittersystem für die Entstehung psychischer Erkrankungen darf nicht zu der einseitigen Schlussfolgerung führen, dass hierin die alleinige Ursache für psychische Erkrankungen liegt. Denn alle anderen oben aufgeführten ätiopathogenetischen Faktoren haben in unterschiedlichem Ausmaß ihrerseits Einfluss auf die biochemischen Vorgänge im Gehirn.

Vulnerabilität-Stress-Modell

Das Vulnerabilität-Stress-Modell wurde zunächst für die schizophrenen Erkrankungen entwickelt. Nach heutigen Erkenntnissen besitzt es aber auch allgemeine Gültigkeit für ätiopathogenetische Konzepte anderer psychischer Erkrankungen. Bei Krankheitsmanifestation und Krankheitsverlauf werden **Vulnerabilität** und **Stress** als zentrale komplementäre ätiopathogenetische Faktoren angesehen.

1

Definition

Vulnerabilität: Als Vulnerabilität (Verletzlichkeit) wird die subklinisch angeborene und/oder erworbene Krankheitsdisposition (Erkrankungswahrscheinlichkeit) bezeichnet, die ihrerseits multifaktoriell bedingt ist.

Die Vulnerabilität tritt interindividuell und möglicherweise auch intraindividuell in variierender Ausprägung auf. Erst durch hinzukommende Stressoren (belastende Ereignisse, Konflikte im sozialen Umfeld, biologische Stressoren) wird eine »Erkrankungsschwelle« überschritten, und die psychische Erkrankung tritt klinisch in Erscheinung. Wie in ◘ Abb. 1.2 dargestellt, ist je nach Höhe des Vulnerabilitätsanteils das Ausmaß an Stresstoleranz bis zum Auftreten einer psychischen Erkrankung individuell unterschiedlich.

Die Vulnerabilität ist nicht notwendigerweise zeitstabil. So neigen Personen mit einer ausgeprägten Krankheitsdisposition beim Auftreten von Stressoren zur Fehlanpassung, schließlich zur psychophysiologischen Dekompensation und folglich zu einer höheren Vulnerabilität. Sowohl auf die Erstmanifestation als auch auf den Verlauf von psychischen Erkrankungen haben zusätzlich **protektive Faktoren** einen Einfluss (◘ Abb. 1.3). Zu diesen zählen positive Umgebungsfaktoren und erfolgreiche Bewältigungsstrategien (Copingstrategien), wie beispielsweise Problemlösefähigkeit und soziale Kompetenz.

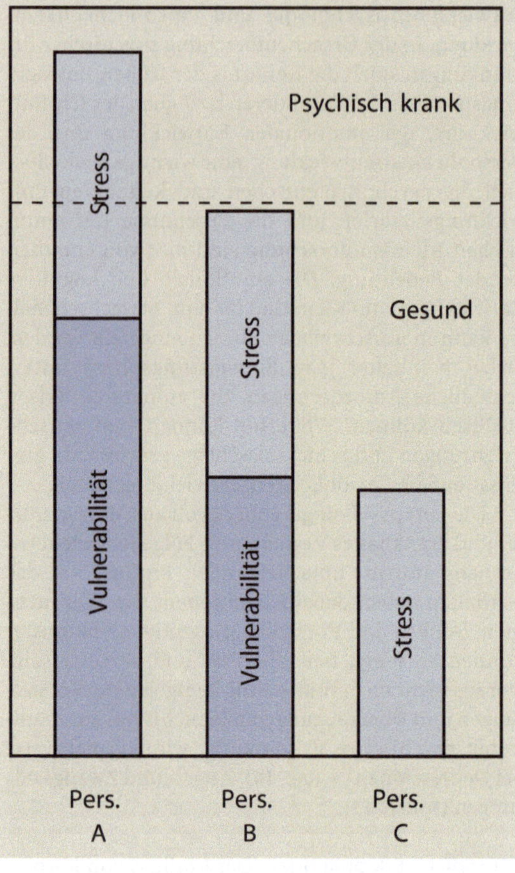

◘ **Abb. 1.2.** Vulnerabilität-Stress-Modell (die gestrichelte Linie entspricht einer »Erkrankungsschwelle«). (Mod. nach Pitschel-Walz et al. 2003)

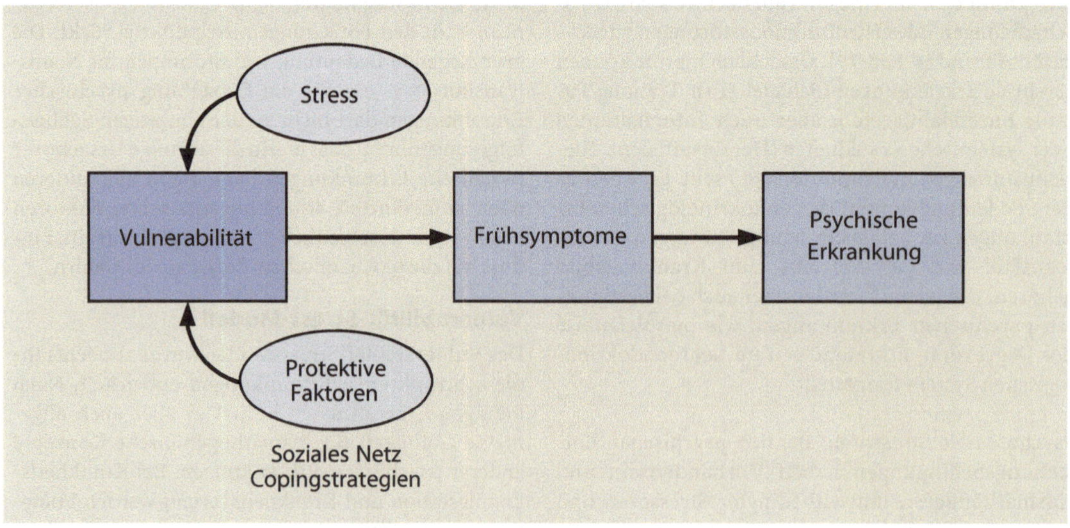

◘ **Abb. 1.3.** Vulnerabilitäts-Stress-Coping-Modell. (Mod. nach Gaebel 2003)

1.1.2 Diagnostik und Klassifikation psychischer Erkrankungen

Eine psychiatrische Diagnose entsteht durch Untersuchung und Exploration des Patienten unter verschiedenen Aspekten. Aus den subjektiven und objektiven Befunden sowie lebensgeschichtlichen Daten wird eine Diagnose abgeleitet, die oft noch unvollständig ist und deshalb als »vorläufige Diagnose« bezeichnet wird. In den diagnostischen Prozess gehen auch allgemeine Erfahrungen und Gesetzmäßigkeiten ein, beispielsweise durch bewährte Untersuchungsmethoden und geläufige Begriffe für Krankheitssymptome. Meist werden aus der Diagnose die Therapieindikationen abgeleitet, was auch schon bei vorläufigen Diagnosen möglich ist. Durch Befunde, Beobachtungen und Therapieerfahrungen im weiteren Verlauf kann die Diagnose vervollständigt und gesichert werden.

Da ein Diagnoseschema für die Verständigung, Statistik und Forschung unerlässlich ist, wurden Klassifikationssysteme entwickelt, von denen die ICD (International Classification of Diseases) und das DSM (Diagnostic and Statistical Manual) die bekanntesten und wichtigsten sind (▶ Kap. 6). Um das Krankheitsbild eines Patienten zu klassifizieren, wird die individuell ermittelte Diagnose der Klassifikationskategorie zugeordnet, der sie am meisten entspricht. Dabei wird geprüft, ob eine hinreichende Anzahl von Kriterien dieser Kategorie auf das Krankheitsbild zutrifft. Während die ICD mehr international ausgerichtet ist und die Psychiatrie in den Entwicklungsländern mitberücksichtigt, orientiert sich das DSM an amerikanischen Verhältnissen und ähnlichen gesundheitspolitischen Gegebenheiten.

ICD-10

Die von der Weltgesundheitsorganisation (WHO) herausgegebene Internationale Klassifikation der Krankheiten (International Classification of Diseases, ICD) ist in ihrer seit 1992 gültigen 10. Revision multiaxial ausgelegt (Dilling et al. 2004; ◘ Tab. 1.1). Allerdings liegt für die psychischen Erkrankungen nur Achse I vor.

DSM-IV

Das Diagnostische und Statistische Manual Psychischer Störungen (Diagnostic and Statistical Manual, DSM) ist das Klassifikationsinstrument der American Psychiatric Association (APA) und wurde von dieser 1994 in der vierten Version herausgegeben (DSM-IV). Neben der Einteilung in die verschiedenen psychiatrischen Diagnosen beinhaltet das DSM-IV eine detaillierte Merkmalsbeschreibung und eine Klassifikation in mehreren Achsen (◘ Tab. 1.2). Darüber werden die einzelnen relevanten Aspekte getrennt erfasst, um einerseits die diagnostische Reliabilität zu erhöhen und andererseits neue Zusammenhänge zwischen den einzelnen Aspekten herzustellen.

◘ **Tab. 1.1.** Der multiaxiale Ansatz in der ICD-10

	Achsen	**Operationalisierung der Achsen**
I.	Klinische Diagnosen	Psychiatrische Diagnosen aus Kapitel V
II.	Soziale Funktionseinschränkungen	Individuelle soziale Kompetenzen – Berufliche Funktionsfähigkeit – Familiäre Funktionsfähigkeit Soziales Verhalten
III.	Abnorme psychosoziale Situationen	Entwicklung in der Kindheit – Erziehungsprobleme – Schwierigkeiten in der sozialen Umgebung – Besondere berufliche Probleme – Juristische und andere psychosoziale Schwierigkeiten Familienanamnese psychischer Erkrankungen

◘ **Tab. 1.2.** Der multiaxiale Ansatz im DSM-IV

	Achsen	**Operationalisierung der Achsen**
I.	Klinische Erkrankungen, andere klinisch relevante Probleme	Psychiatrische Diagnosen nach DSM-IV
II.	Persönlichkeitsstörungen, geistige Behinderung	Persönlichkeitsstörungen und geistige Behinderungen nach DSM-IV
III.	Medizinische Krankheitsfaktoren	Ohne Operationalisierung
IV.	Psychosoziale oder umgebungsbedingte Probleme	Neunstufige Skala
V.	Globale Beurteilung des Funktionsniveaus	Global Assessment of Functioning Scale (GAF)

1.2 Epidemiologie

1.2.1 Häufigkeit psychischer Erkrankungen

Die folgenden Darstellungen epidemiologischer Zahlen sollen die aktuelle und zukünftige Bedeutung psychischer Erkrankungen in unserem Gesundheitssystem darlegen. Die von Wittchen et al. (2003; ◘ Abb. 1.4) auf der Grundlage des Bundes-Gesundheitssurveys von 1998 ermittelten Daten zeigen eindrücklich, dass die Lebenszeitprävalenz für eine psychische Erkrankung nach ICD-10 bei 42,6% liegt. Dabei sind Frauen mit 48,9% deutlich häufiger betroffen als Männer (36,8%). Gleichzeitig liegt die 12-Monatsprävalenz psychischer Erkrankungen, d. h. der Anteil an Personen, die eine psychische Erkrankung im Laufe von 12 Monaten aufweisen, bei 31%.

Betrachtet man in ◘ Abb. 1.5 die 12-Monatsprävalenz, aufgeschlüsselt nach einzelnen ausgewählten Diagnosen, so treten neben den Phobien (▶ Kap. 15) die somatoformen Störungen (▶ Kap. 16) und die Depression (▶ Kap. 14) am häufigsten auf. Was die geschlechtsspezifischen Unterschiede angeht, so sind Frauen, mit Ausnahme der Suchterkrankungen, bei den meisten psychischen Erkrankungen deutlich häufiger betroffen als Männer. Diagnosespezifische Prävalenzunterschiede gibt es auch hinsichtlich des Alters. Allerdings ist die Gesamtprävalenz psychischer Erkrankungen in allen Altersgruppen gleich hoch. Aktuelle Daten zeigen, dass die Häufigkeit psychischer Erkrankungen im europaweiten Vergleich weitgehend den deutschen Daten entspricht (Wittchen u. Jacobi 2005).

Nach den von Wittchen und Jacobi ermittelten Daten steht in Deutschland nur jeder dritte psychisch Erkrankte mit einer ambulanten oder stationären psychiatrisch-psychotherapeutischen Einrichtung oder seinem Hausarzt in Kontakt. Weiterhin erhalten davon nur ca. 10% eine adäquate, nach Leitlinien orientierte Behandlung.

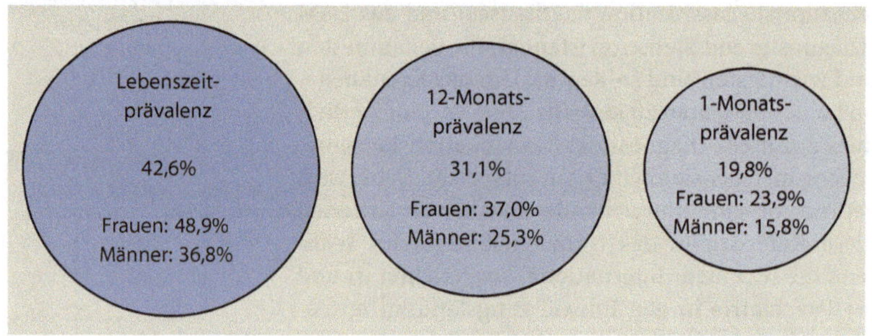

◘ **Abb. 1.4.** Prävalenzraten psychischer Erkrankungen in Deutschland (Berger 2005; Wittchen et al. 2003)

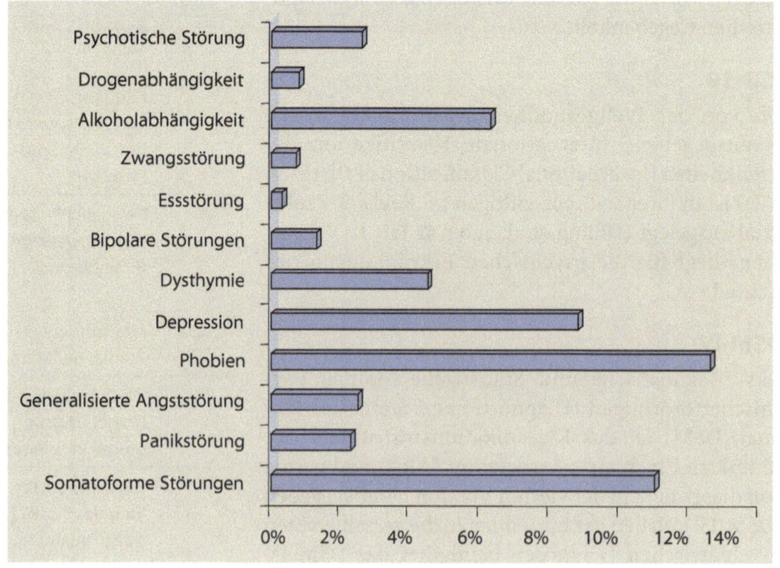

◘ **Abb. 1.5.** 12-Monatsprävalenzen für ausgewählte psychische Erkrankungen in Deutschland, Diagnosen nach DSM-IV (n=4181; 18- bis 65-Jährige) (Wittchen u. Jacobi 2001)

1.2.2 Häufigkeit psychischer Erkrankungen in der Hausarztpraxis

Etwa 90% der Bevölkerung befindet sich in hausärztlicher Behandlung, womit die Hausärzte den insgesamt größten Anteil an der ärztlichen Versorgung der Bevölkerung haben. Dadurch kommt ihnen auch eine besonders wichtige Rolle bei der Versorgung psychisch Erkrankter zu. Wie ◘ Abb. 1.6 zeigt, sind mit fast 9% die Depression (▶ Kap. 14) und die generalisierte Angststörung (▶ Kap. 15) die führenden Diagnosen unter den psychischen Erkrankungen in der Allgemeinarztpraxis. Bei den dargestellten Zahlen ist zu beachten, dass es sich um die Querschnittsprävalenz einer Stichtagserhebung handelt. Sie bezieht sich in erster Linie auf die Inanspruchnahme-Population in den Hausarztpraxen und nicht auf alle innerhalb eines Quartals behandelten Patienten. Dies kann zu einer Überschätzung der Prävalenzraten führen, wenn man davon ausgeht, dass Patienten mit psychischen Erkrankungen und komorbiden psychischen Erkrankungen häufiger den Arzt aufsuchen. Diese Daten können damit jedoch den tatsächlichen Betreuungsbedarf widerspiegeln (Linden et al. 1996).

Nach dieser Studie leiden insgesamt mindestens 15–25% der allgemeinärztlichen Patienten unter akuten und behandlungsbedürftigen psychischen Erkrankungen, dabei werden weniger als 10% der psychisch Erkrankten zu Nervenärzten überwiesen. Wie in ◘ Abb. 1.6 dargestellt, gehören zum Diagnosespektrum der Allgemeinarztpraxis nur selten Psychoseerkrankungen. Meistens handelt es sich um Erkrankungen mit einem leichten bis mittleren Schweregrad im Sinne von Somatisierungsstörungen, unspezifischen depressiven Syndromen, Anpassungsstörungen oder sonstigen neurotischen Störungen. Hinzu kommt, dass die Patienten häufig nicht die Kriterien gängiger Diagnosesysteme erfüllen. Die Auswirkungen der Erkrankungen, insbesondere auf den beruflichen Bereich und die Lebensqualität der Betroffenen sind dennoch erheblich und machen deutlich, wie wichtig das frühzeitige Erkennen und die adäquate Behandlung solcher Erkrankungen sind.

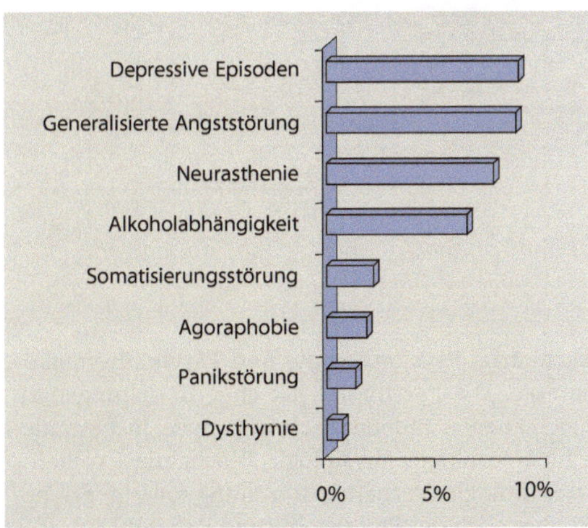

◘ **Abb. 1.6.** Häufigkeit psychischer Erkrankungen in hausärztlichen Praxen in Deutschland (n=800), Diagnosen nach ICD-10. (Linden et al. 1996)

1.2.3 Lebensqualität

Bei der Beurteilung des Schweregrads einer Erkrankung wird seit den 1990er Jahren neben der Sterblichkeit zunehmend die Beeinträchtigung der Lebensqualität herangezogen. In ihren Studien zur Beeinträchtigung der Lebensqualität durch Krankheiten und Behinderung, der **»Global Burden of Disease«** aus dem Jahr 2006, stellen Mathers und Loncar die hierfür weltweit führenden Erkrankungen dar. Die Berechnung zur »Burden of Disease« wurde mittels der **DALYs (»disability adjusted life years«)**, der durch Behinderung beeinträchtigten Lebensjahre, erstellt. Im Jahr 2002 war die Depression die vierthäufigste Ursache für DALYs. Wie aus ◘ Abb. 1.7 zu ersehen, haben die Prognosen für das Jahr 2030 ergeben, dass weltweit die Depression bereits an zweiter Stelle stehen wird.

In den Ländern mit hohem Einkommen werden nach diesen Einschätzungen sogar 3 psychische Erkrankungen zu den 5 wichtigsten Erkrankungen bezüglich der Schwere der Beeinträchtigungen gehören (◘ Abb. 1.8). Neben der Depression (▶ Kap. 14) an erster Stelle werden zusätzlich die Demenzen (▶ Kap. 19) und die alkoholbedingten Erkrankungen (▶ Kap. 17) hierfür verantwortlich sein.

Die zunehmende Bedeutung von psychischen Erkrankungen für das Gesundheitssystem zeigt sich ebenfalls an der deutlichen Zunahme von Arbeitsunfähigkeitstagen und Berentungen wegen dieser Erkrankungen. Gemäß dem Bundes-Gesundheitssurvey von 1998 stehen 40% der Krankschreibungen im Zusammenhang mit psychischen Erkrankungen. Nach Daten der Rentenversicherungen stellen psychische Erkrankungen mit 28% die häufigste Ursache für Frühberentungen dar, hauptsächlich bei Frauen.

1

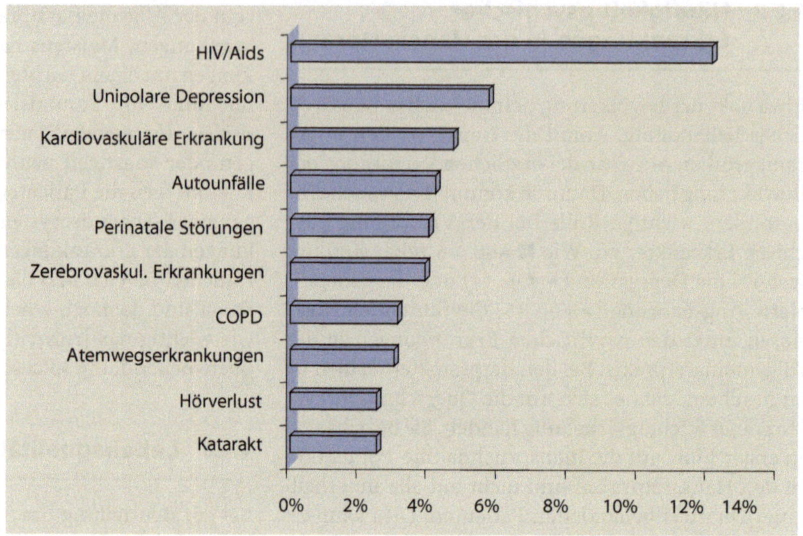

Abb. 1.7. »Global Burden of Disease« im Jahr 2030, weltweit führende Ursachen (%) der durch Behinderung beeinträchtigten Lebensjahre. (Daten aus Mathers u. Loncar 2006)

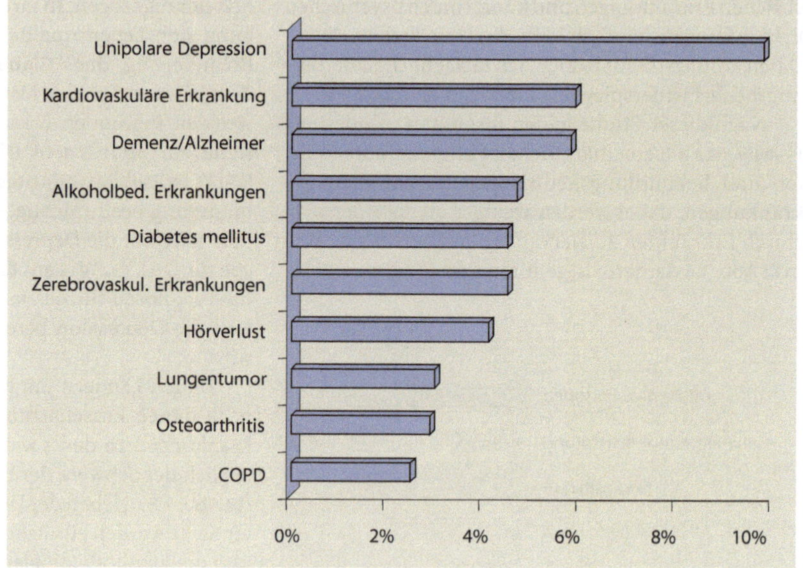

Abb. 1.8. »Global Burden of Disease« im Jahr 2030, führende Ursachen (%) der durch Behinderung beeinträchtigten Lebensjahre in Ländern mit hohem Einkommen. (Daten aus Mathers u. Loncar 2006)

1.3 Versorgungssituation

1.3.1 Psychiatrie und ihre Teilgebiete

Die Psychiatrie und Psychotherapie als medizinisches Fachgebiet umfasst die Diagnostik, Therapie, Prävention sowie die Erforschung psychischer Krankheiten des Menschen. Aufgrund ihrer unterschiedlichen methodischen Ansätze und Forschungsinhalte können mehrere Teilgebiete unterschieden werden, wie z. B. Psychopathologie, biologische Psychiatrie, Sozialpsychiatrie, Psychotherapie und Psychopharmakotherapie. Die Psychiatrie hat enge Beziehungen zu verschiedenen anderen Fachrichtungen, insbesondere zur Neurologie, Physiologie, Biochemie, Psychologie, Soziologie, Verhaltensforschung sowie der Genetik, aber auch der Philosophie und Religion.

Teilgebiete

Psychopathologie. Sie beschäftigt sich mit der Beschreibung abnormen Erlebens, Befindens und Verhaltens. In der deskriptiven Psychopathologie werden die Erkrankungen im Hinblick auf Klassifikation beschrieben, benannt und geordnet. Zusammenhänge zwischen der psychischen Erkrankung, dem inneren Erleben und der Biografie gehören ebenso dazu.

Biologische Psychiatrie. Hierunter sammeln sich verschiedene Forschungsansätze in der Psychiatrie, die biologische Methoden verwenden. Dazu zählen neuroanatomische, neuropathologische, psychophysiologische, biochemische, chronobiologische, neuroimmunologische, radiologische sowie genetische Methoden.

Sozialpsychiatrie. Sie beschäftigt sich mit der Epidemiologie und Soziologie psychischer Krankheiten, mit den Interaktionen zwischen psychisch Kranken und ihrem sozialen Umfeld. Eine wichtige Aufgabe ist dabei die Wiedereingliederung in die Gesellschaft.

Psychotherapie. Sie beinhaltet die Behandlung psychischer Erkrankungen mithilfe von Gesprächen und übenden Verfahren, wobei vielfältige Therapiemethoden zum Einsatz kommen. Die Hauptrichtungen sind dabei die Lern- bzw. Verhaltenstherapie und die Tiefenpsychologie. Die Indikation für Psychotherapie besteht insbesondere bei Angststörungen, Depressionen, Essstörungen, Verhaltensstörungen bei Kindern und Jugendlichen, Süchten und Zwängen. Grundsätzlich ist jede psychische Erkrankung psychotherapeutisch zu behandeln. Immer häufiger wird die Psychotherapie begleitend zu medizinischen Maßnahmen bei organischen Erkrankungen eingesetzt, wie z. B. bei starken Schmerzzuständen und onkologischen Erkrankungen.

Psychopharmakotherapie. Diese beschäftigt sich mit der therapeutischen Wirkung von Arzneimitteln auf psychische Krankheitssymptome. Ihr kommt ein wesentlicher Anteil an den somatischen Behandlungsmethoden in der Psychiatrie zu. Dieses Teilgebiet der Psychiatrie besteht zwar schon seit Anfang des 20. Jahrhunderts, hat sich aber erst nach Einführung der Phenothiazine und verwandter Psychopharmaka (1953) zu einem wichtigen Zweig der Psychiatrie entwickelt. Zu den Aufgabenbereichen der Psychopharmakologie gehören zudem die Erforschung von Veränderungen körpereigener Stoffwechselprodukte durch Psychopharmaka, die Klärung von neurophysiologischen Vorgängen bei Psychopharmakaanwendung und die Beobachtung von Modellpsychosen.

Gerontopsychiatrie. Sie beinhaltet als Alterspsychiatrie die Lehre von den seelischen Erkrankungen im Präsenium und Senium. Neben einer adäquaten Diagnostik, Therapie und Erforschung von psychischen Erkrankungen ist die Zusammenarbeit mit anderen geriatrischen Fächern, wie die internistische und orthopädische Geriatrie, ein wichtiger Aspekt. Aufgrund der steigenden Zahl älterer Menschen in der Bevölkerung kommt der Gerontopsychiatrie eine zunehmende Bedeutung zu.

Forensische Psychiatrie. In diesem Gebiet nimmt der Psychiater als Sachverständiger gegenüber Gerichten und Behörden zu juristischen Aspekten psychischer Erkrankungen Stellung. Als spezieller medizinischer Gutachter bezieht sich der psychiatrische Sachverständige auf die kompetente Untersuchung und Differenzierung psychischer Fähigkeiten und Unfähigkeiten. Beurteilungen dieser Art sollen dem Auftraggeber einen besseren Zugang zum Verständnis des Grades von Funktions- und Leistungseinschränkungen psychosozialer Kompetenzen vermitteln. Eine wichtige Aufgabe haben Psychiater auch als Behandler von psychisch kranken Straftätern im Maßregelvollzug.

Weiterbildung und verwandte Fachgebiete

Psychiatrie und Psychotherapie. Die entsprechende Facharztbezeichnung setzt eine fünfjährige Weiterbildung nach den Vorgaben der ärztlichen Weiterbildungsordnung voraus. Das Gebiet Psychiatrie und Psychotherapie umfasst Wissen, Erfahrungen und Befähigungen zur Erkennung, nichtoperativen Behandlung, Prävention und Rehabilitation hirnorganischer, endogener, persönlichkeitsbedingter, neurotischer und situativ-reaktiver psychischer Krankheiten oder Störungen einschließlich ihrer sozialen Anteile und psychosomatischen Bezüge unter Anwendung somato-, sozio- und psychotherapeutischer Verfahren.

Nervenheilkunde. Die Nervenheilkunde umfasst die Diagnostik, Prävention, nichtoperative Therapie und Rehabilitation bei Erkrankungen des zentralen, peripheren und vegetativen Nervensystems sowie bei psychischen Erkrankungen. Der Nervenarzt hat seine Behandlungsschwerpunkte sowohl im neurologischen als auch im psychiatrischen Bereich und ist somit als ein gemeinsamer Facharzt für beide Gebiete zu betrachten. Entsprechend betrug die dafür notwendige Weiterbildungszeit 7 Jahre. In der derzeitigen Weiterbildungsordnung ist die Nervenheilkunde allerdings nicht mehr aufgeführt.

Kinder- und Jugendpsychiatrie und -psychotherapie. Als eigene Fachrichtung beschäftigt sie sich mit der Diagnostik, Behandlung und Erforschung von psychischen Erkrankungen vom Säuglingsalter bis zur Adoleszenz.

Psychosomatische Medizin. Dies ist die Lehre von körperlich in Erscheinung tretenden Krankheiten, die durch psychische Faktoren bedingt oder mitbedingt sind. Im Wesentlichen gehören dazu die funktionellen Organbeschwerden, die Somatisierungsstörungen, Konversionsstörungen und die somatopsychischen Erkrankungen. Zu Letzteren gehören einerseits morphologisch fassbare Organveränderungen, wie z. B. Asthma bronchiale, als Reaktion auf psychische Erkrankungen. Andererseits gehören hierzu auch psychische Erkrankungen, wie z. B. Depressionen oder Angststörungen, als Reaktion auf schwere körperliche Erkrankungen. Psychosomatische Erkrankungen stellen somit eine Unterform psychischer Erkrankungen dar. Nach der aktuellen Weiterbildungsordnung lautet die entsprechende Gebietsbezeichnung »Psychosomatische Medizin und Psychotherapie«.

Die in ◻ Tab. 1.3 dargelegten Zahlen der Bundesärztekammer zeigen, dass es in Deutschland mehr als dreimal so viele Nervenärzte und Psychiater wie Fachärzte für Psychosomatik gibt. Sowohl in der Psychiatrie und Psychotherapie als auch in der Psychosomatik besteht weiterhin Ärztemangel. Dabei kommt die flächendeckende ambulante Versorgung von psychisch schwerkranken Menschen in erster Linie den Nervenärzten bzw. Psychiatern zu.

◻ **Tab. 1.3.** Berufstätige Ärztinnen/Ärzte nach Fachrichtung

Fachgebiet	Anzahl (absolut)	Neu hinzugekommen durch Facharztanerkennung im Jahr 2006
Innere Medizin und Allgemeinmedizin	82.593	3.218
Nervenheilkunde	4.085	41
Psychiatrie und Psychotherapie	6.802	514
Psychosomatische Medizin und Psychotherapie	3.861	198
Kinder- und Jugendpsychiatrie und -psychotherapie	1.354	105

Bundesärztekammer, Stand 31.12.2006.

Psychologische Psychotherapeuten. Nach dem abgeschlossenen Studium der Psychologie absolviert der Diplom-Psychologe eine psychotherapeutische Zusatzausbildung an einer staatlich anerkannten Ausbildungsstätte, die sich über mindestens 3 Jahre erstreckt. Nur wer aufgrund dieser Ausbildung die Approbation nach den Bestimmungen des Psychotherapeutengesetzes erhalten hat, darf sich »Psychologischer Psychotherapeut« nennen und kann entsprechend tätig werden. In Deutschland sind nach Angaben der Bundespsychotherapeutenkammer ca. 12.000 Psychologische Psychotherapeuten in freier Praxis tätig.

Ärztliche Psychotherapeuten. Dazu gehören sowohl Fachärzte für Psychiatrie und Psychotherapie als auch Fachärzte für psychosomatische Medizin. Hier ist die Psychotherapie obligatorischer Bestandteil der Facharztweiterbildungen. Die Zusatzqualifikation »Psychotherapie – fachgebunden« kann nach der ärztlichen Weiterbildungsordnung ergänzend zu bestimmten Facharztabschlüssen erworben werden. Dazu ist eine Zusatzweiterbildung nach einem festgelegten Curriculum erforderlich. Erst diese berechtigt auch andere Fachärzte, die Bezeichnung »Psychotherapie« oder »Psychoanalyse« zu führen und diese auszuüben.

Zusatzqualifikationen

Psychosomatische Grundversorgung. Als ärztliche allgemeine psychotherapeutische Maßnahme ist sie 1987 in die Kassenleistungen mit aufgenommen worden. Fester Bestandteil der ärztlichen Weiterbildung in den Fachrichtungen Innere Medizin und Allgemeinmedizin sowie Gynäkologie ist die psychosomatische Grundversorgung seit 1995. Das Ziel der psychosomatischen Grundversorgung ist die möglichst frühzeitige differenzialdiagnostische Klärung komplexer Krankheitsbilder in ihren somatischen, psychischen und psychosozialen Aspekten. Es gilt, die ätiologischen Verknüpfungen zwischen psychischen und somatischen Krankheitsfaktoren zu erkennen und in ihrer pathogenen Bedeutung im Rahmen der Gesamtdiagnose zu gewichten. Die psychosomatische Grundversorgung hat sich im Spannungsfeld zwischen Schulmedizin und Psychotherapie als eigenständiges Versorgungsfeld etabliert und beinhaltet

- das Erkennen psychischer, familiärer und sozialer Belastungen, erweitertes ärztliches Gespräch, psychosoziale Anamnese einschließlich differenzialdiagnostischer Behandlungsplanung,

- die Förderung einer vertrauensvollen Arzt-Patienten-Beziehung, Erkennen störender Einflüsse bei Arzt und Patient, Empathie und Sensitivität für seelische Konflikte,
- die Begleitung und Unterstützung des Patienten in Lebenskrisen, die Vermeidung unnötiger Medikamenteneinnahmen und diagnostischer oder operativer Eingriffe,
- wo erforderlich, die Vorbereitung und Einleitung einer psychiatrischen oder psychotherapeutischen Behandlung.

Ein weiterer wichtiger Aspekt ist dabei die Zusammenarbeit mit Psychiatern, Psychotherapeuten und psychosozialen Diensten. Der Begriff der »psychosomatischen Grundversorgung« ist missverständlich: Sowohl Bezeichnung als auch Inhalte sollten zu einer »Grundversorgung psychischer und psychosomatischer Erkrankungen« weiterentwickelt werden: So forderte der Deutsche Ärztetag 2006 die zuständigen Fachgremien auf, die Änderung der Bezeichnung »Psychosomatische Grundversorgung« in »Grundversorgung psychischer und psychosomatischer Erkrankungen« zu prüfen.

Suchtmedizin. Nach der aktuellen Weiterbildungsordnung 2005/2006 gibt es die Möglichkeit, die spezielle Zusatzweiterbildung »Suchtmedizin« zu erwerben. Sie beinhaltet Fertigkeiten in der Prävention, Diagnostik, Therapie und Frührehabilitation von Suchterkrankungen, insbesondere in der Entzugs- und Substitutionsbehandlung im Rahmen von Behandlungskonzepten. Des Weiteren in Krisensituationen, in der Pharmakotherapie und Psychotherapie der Sucht und ihren Folgen, sowie in der Frührehabilitation, den allgemeinen und speziellen Rechtsvorschriften, den sozialmedizinischen Möglichkeiten der Suchtbehandlung, dem Versicherungs- und Rentenwesen und dem Sozialhilfebereich.

Schwerpunkt Forensische Psychiatrie. Diese Schwerpunktweiterbildung beinhaltet die Vertiefung der Inhalte der Gebietsweiterbildung, die Vermittlung, den Erwerb und den Nachweis spezieller Kenntnisse, Fertigkeiten und Erfahrungen in der Erstellung von Gutachten und deren Vertretung vor Gericht, in der Diagnostik und Behandlung psychisch kranker und gestörter Rechtsbrecher sowie in Rechtsfragen, die den Umgang mit psychisch kranken, gestörten und behinderten Menschen betreffen. Die Weiterbildungszeit beträgt 3 Jahre, davon mindestens 2 Jahre nach Abschluss der Weiterbildung zum Gebietsarzt für Psychiatrie und Psychotherapie bzw. Psychiatrie oder Nervenheilkunde in einer Einrichtung, deren Leiter zur Fortbildung in forensischer Psychiatrie ermächtigt ist.

1.3.2 Versorgungssysteme und Versorgungskette

In der psychiatrisch-psychotherapeutischen Versorgung besteht, wie in den anderen medizinischen Versorgungsbereichen, ein mehrstufig gegliedertes und zunehmend spezialisiertes Versorgungssystem (◘ Abb. 1.9). Darunter befinden sich die professionellen und nichtprofessionellen Hilfen.

Zu den **professionellen Hilfen** gehören:

- Nichtspezialisierte Vorfeldeinrichtungen
  - Hausärzte
  - Beratungsstellen
  - Sozialpsychiatrische Dienste etc.

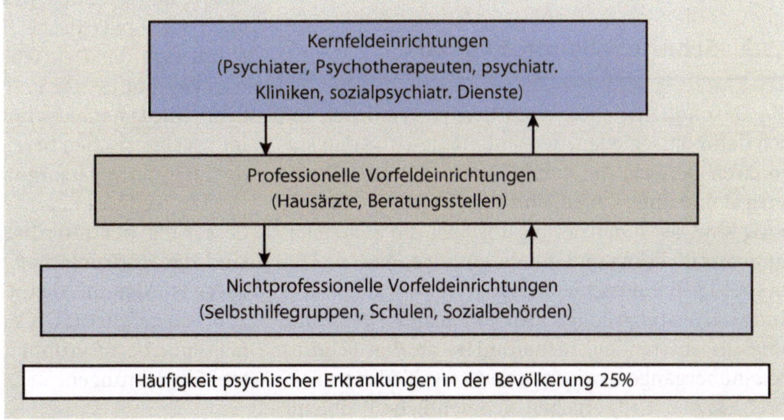

◘ **Abb. 1.9.** Versorgungskette und Versorgungsebenen psychischer Erkrankungen

1

- Spezialisierte Kernfeldeinrichtungen
  - Niedergelassene Nervenärzte
  - Psychiater und Psychotherapeuten
  - Tageskliniken
  - Institutsambulanzen
  - Polikliniken
  - Psychiatrische Fachkrankenhäuser
  - Universitätskliniken
  - Wohnheime
  - Werkstätten
  - Tagesstätten

Aufgrund der hohen Prävalenzraten psychischer Erkrankungen müssen in den verschiedenen Einrichtungen psychiatrisch-psychotherapeutische Kompetenzen zur Erkennung, Beratung, Behandlung oder Weiterleitung vorhanden sein. Hier muss sichergestellt sein, dass ein Patient, wo immer er primär in das Versorgungssystem eintritt, entweder direkt oder im Zuweisungsverfahren adäquate Hilfe erhält.

Entsprechend müssen die **nichtprofessionellen Vorfeldeinrichtungen** (Selbsthilfegruppen, Schulen, Sozialbehörden etc.) über psychische Erkrankungen und Behandlungsmöglichkeiten angemessen informiert sein. Für die professionellen Vorfeldeinrichtungen ist es erforderlich, über psychiatrisch-psychotherapeutische Basiskompetenzen zu verfügen. Für die Kernfeldeinrichtungen kommen noch die Spezialkompetenzen hinzu.

! Optimalerweise lässt jede Ebene in dieser Versorgungskette Patienten, die sie selbst fachlich nicht bewältigen kann, an nachgeschaltete Versorgungsebenen durch. Ebenso sollen die Patienten nach entsprechender Abklärung und Behandlung auch wieder an eine vorgeschaltete Ebene zurückverwiesen werden (DGPPN 1997).

1.3.3 Schnittstellenproblematik

Die Gesundheitspolitik nach dem 2. Weltkrieg hat sich dafür entschieden, den ambulanten und den stationären Bereich, die Rehabilitation und die Pflege separat und unterschiedlich zu strukturieren. Gleichzeitig sind die Finanzierungsformen, die Sicherstellungsverpflichtung und die Vergütungen jeweils sektorspezifisch unterschiedlich angelegt worden. Dabei sind zwar leistungsfähige, aber voneinander getrennte Bereiche entstanden. Insbesondere an den Schnittstellenübergängen zwischen den verschiedenen Sektoren (◘ Abb. 1.10) ergeben sich deutliche Probleme im Informationsfluss und beim Wechsel des Patienten von einem Sektor zum anderen.

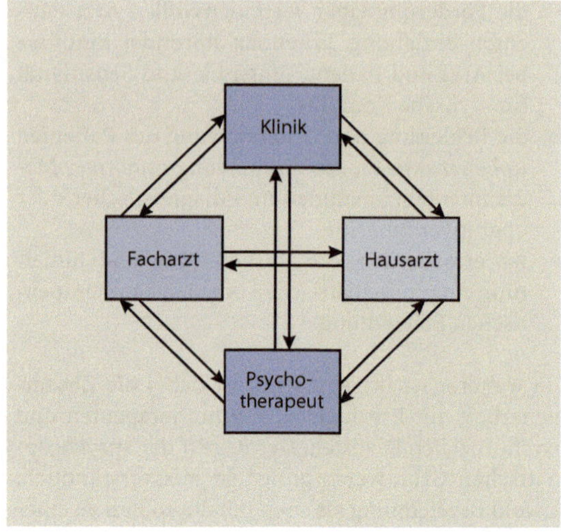

◘ **Abb. 1.10.** Schnittstellen in der psychiatrisch-psychotherapeutischen Versorgung. (Mod. nach DGPPN 2005)

Eine Optimierung der Versorgung ist an eine effektivere Koordination und Verzahnung der einzelnen Leistungsbereiche gebunden, insbesondere auch durch Vermeidung von Fehl-, Unter- und Überversorgungen. Verbesserungen der Schnittstellenübergänge können durch integrative Versorgungskonzepte mit interdisziplinären Qualitätszirkeln und standardisierten Informationswegen erreicht werden. Die **Integrierte Versorgung (IV)** wurde vom Gesetzgeber im Jahr 2000 in das SGB V aufgenommen (SGB V, § 140 a–d; ► http://bundesrecht.juris.de/sgb_5/index.html). Das Ziel ist die Sicherstellung sowie die qualitative und ökonomische Verbesserung der Gesundheitsversorgung von chronischen, rezidivierenden, häufig auftretenden Krankheitsbildern, wozu eben auch viele psychische Erkrankungen gehören. Die Homepage der Deutschen Gesellschaft für Psychiatrie, Psychotherapie und Nervenheilkunde (DGPPN) führt eine Datenbank mit den aktuellen IV-Projekten im psychiatrischen Bereich (► http://www.dgppn.de/de_integrierte-versorgung_25.html).

Ein weiteres neues Versorgungsmodell zur Verbesserung der interdisziplinären Zusammenarbeit sind die **Medizinischen Versorgungszentren (MVZ)**. Diese wurden mit dem GKV-Modernisierungsgesetz 2004 eingeführt (SGB V, § 95) und sind ambulante, fach- und berufsgruppenübergreifende ärztlich geleitete Einrichtungen.

1.3.4 Rolle des Hausarztes bei der Versorgung psychisch Kranker

Für viele Menschen ist der Hausarzt die erste professionelle Anlaufstelle für die verschiedensten körperlichen und seelischen Beschwerden. Untersuchungen zu Konsultationsgründen in der Hausarztpraxis legen dar, dass die Patienten überwiegend wegen Erkrankungen im Muskel- und Skelettbereich, des Kreislaufsystems und der Atmungsorgane ihren Allgemeinarzt aufsuchen. Psychische Erkrankungen stehen an 7. Stelle der Konsultationsgründe. Der Aspekt, dass nur ca. 7% der psychisch Erkrankten dem Arzt auch psychische Symptome berichten, hat sicher eine erheblich erschwerende Auswirkung auf das Erkennen der entsprechenden Krankheitsbilder. Sowohl Linden et al. (1996) als auch Kruse (2004) konnten in ihren Studien zeigen, dass die Erkennensrate psychischer Erkrankungen in Hausarztpraxen bei etwa 60% liegt, wobei die Erkennensrate mit zunehmender Schwere der Erkrankung zunimmt.

Einen weiteren Einfluss auf die Identifikation der Erkrankungen haben die Anzahl der vom Patienten geäußerten psychischen Beschwerden sowie die Art der Arzt-Patienten-Interaktion. So steigt die Rate der diagnostizierten psychischen Erkrankungen mit der Dauer der Konsultation. Da psychisch Kranke meist einen viel höheren Bedarf an Zeit und ungeteilter Aufmerksamkeit des Arztes bedürfen, stellt die Behandlung dieser Patienten eine erhebliche Herausforderung für Allgemeinarztpraxen dar – zumal bei der hohen Arbeitsbelastung und dem engen Zeitbudget die entsprechend erbrachten Leistungen nicht adäquat vergütet werden.

Eine Möglichkeit zum Einstieg in eine strukturierte Diagnostik von psychischen Erkrankungen in der Hausarztpraxis bieten entsprechende Leitlinien, die auf sogenannten **Signalsituationen** aufbauen (Gensichen et al. 2005). Zu solchen Signalsituationen gehören:
- Soziale Destabilität
- Erfolglose Primärbehandlung bzw. erfolglose Mitbehandlung durch Kollegen anderer Fachdisziplinen
- Abhängigkeitserkrankungen
- Therapieabbrüche, Arztwechsel
- Depressionen in eigener oder Familienanamnese
- Verlust von wichtigen Bezugspersonen
- Gehäufte Arztkontakte und Hausbesuche
- Medizinisch unerklärte körperliche Symptome
- Neurologische Erkrankungen
- Opfer von körperlicher, sexueller oder emotionaler Gewalt
- Belastung durch zu pflegende Angehörige
- Abnahme in kognitiver, körperlicher, funktioneller Kompetenz

Den relativen Versorgungsanteil verschiedener Einrichtungen und Institutionen an der Versorgung psychisch kranker Menschen nach einer Studie von Wittchen u. Jacobi veranschaulicht ◻ Abb. 1.11. Im Hinblick auf die »Gate-keeper«-Funktion des Hausarztes für Erkennen, Diagnose und Therapie gaben 42,3% aller Behandelten an, den Hausarzt kontaktiert zu haben. Eine ausschließliche hausärztliche Versorgung wurde von 14,5% der Patienten berichtet. In psychotherapeutischer Behandlung befanden sich insgesamt 43,7% der Patienten und in nervenärztlicher Behandlung 31,7%, wobei hier auch Mehrfachbehandlungen miteinbezogen worden sind. Unter der Bezeichnung »andere Einrichtungen« sind mit 34,4% insbesondere Beratungsstellen unterschiedlichster Ausrichtung sowie Heilpraktiker subsumiert.

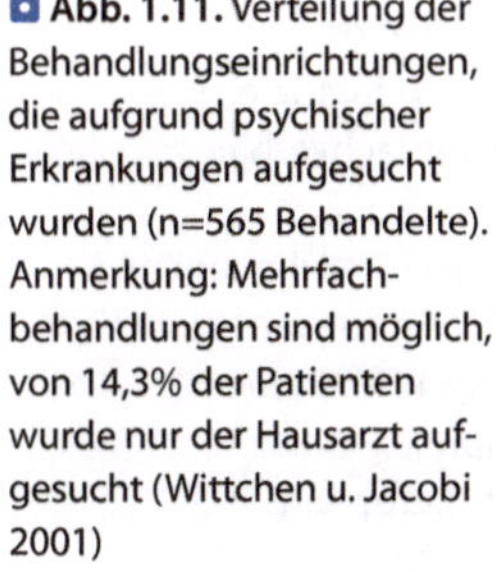

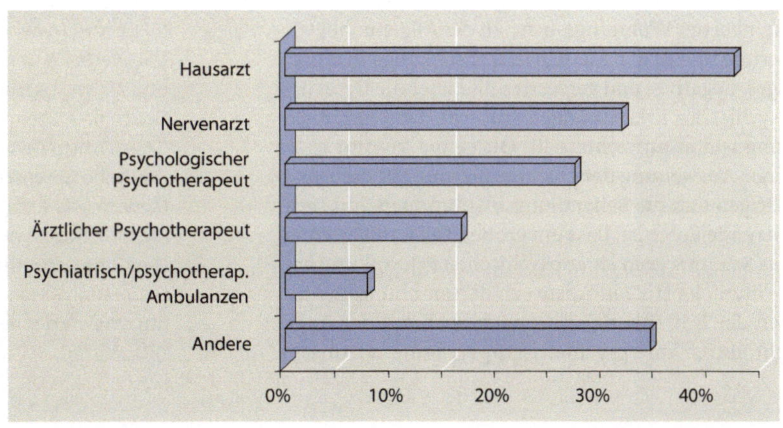

◻ **Abb. 1.11.** Verteilung der Behandlungseinrichtungen, die aufgrund psychischer Erkrankungen aufgesucht wurden (n=565 Behandelte). Anmerkung: Mehrfachbehandlungen sind möglich, von 14,3% der Patienten wurde nur der Hausarzt aufgesucht (Wittchen u. Jacobi 2001)

Bei dieser Studie handelt es sich um eine Querschnittserhebung, die nur einen Ausschnitt der hausärztlichen Tätigkeit wiedergibt. Sie weist jedoch darauf hin, dass Kenntnisse in der Diagnostik und Therapie psychischer Erkrankungen für Allgemeinärzte eine von vielen wichtigen Aufgaben darstellt. Dies ist auch vor dem Hintergrund zu sehen, dass es gar nicht möglich und nicht praktikabel ist, alle psychisch kranken Menschen zum Facharzt zu überweisen.

! Einen wesentlichen Anteil an einer Veränderung in der Versorgungsqualität psychisch kranker Menschen hat neben einer gezielten Weiterbildung der Ärzte auch die Bereitstellung entsprechender alltagspraktischer Leitlinien zur Diagnostik psychischer Erkrankungen, eine Verbesserung in der Zusammenarbeit zwischen Hausärzten, Psychiatern und Psychotherapeuten sowie eine adäquatere Honorierung der Behandlung.

1.3.5 Stigmatisierung

Mit den hohen Prävalenzraten psychischer Erkrankungen wird deren enorme gesundheitspolitische und volkswirtschaftliche Bedeutung für die Weltbevölkerung deutlich. Gleichzeitig gibt es deutliche Fortschritte in der Behandelbarkeit und damit in der Prognose sowie der Prädiktion und Frühbehandlung psychischer Erkrankungen. So hat die Mehrzahl aller Patienten bei leitlinienorientierter Behandlung eine gute Chance auf Heilung oder zumindest auf eine wesentliche Besserung ihrer Erkrankung.

Trotz alledem besteht weltweit ein hohes Maß an Stigmatisierung und Diskriminierung. Dies verschärft die Krankheitsproblematik für die Betroffenen und erschwert den Zugang zu Behandlungsmöglichkeiten. Hinzu kommen häufig Probleme am Arbeitsplatz oder bei der Wohnungssuche. In der Allgemeinbevölkerung und in den Medien herrscht häufig ein einseitiges, negatives und verzerrtes Bild über die Ursachen psychischer Erkrankungen vor, was die Stigmatisierung weiter aufrechterhält. Oft genug kommt es zu einer Ausweitung der Diskriminierung auf die Angehörigen und die Behandlungsinstitutionen. Eine gravierende Folge ist, dass ein großer Teil von Patienten aus Scham wegen einer psychischen Erkrankung keine ärztliche Hilfe in Anspruch nimmt und weiter neben der Erkrankung selbst auch noch mit der Angst lebt, durch eine psychiatrisch-psychotherapeutische Behandlung zusätzlich stigmatisiert zu werden. Auch innerhalb der Ärzteschaft werden psychische Erkrankungen gegenüber den Patienten und ihren Angehörigen häufig noch umschrieben.

Vor diesem Hintergrund forderte der 109. Deutsche Ärztetag 2006 die aktive Bekämpfung der Stigmatisierung und Diskriminierung psychisch kranker Menschen. Insbesondere appellierte er an Gesetzgeber, Krankenversicherungen, ärztliche Organisationen, Landesärztekammer sowie an alle Ärztinnen und Ärzte, sich gegen die nachweisliche strukturelle Benachteiligung einzusetzen. Besonders begrüßt wurden die verschiedenen Aktionsprogramme, die bereits von der WHO, der WPO (World Psychiatric Association) und zahlreichen nationalen Gesellschaften ins Leben gerufen worden sind und einer Diskriminierung psychisch Kranker entgegenwirken sollen (◘ Tab. 1.4).

Organisationen und Institutionen in Deutschland, die sich mit Antistigmaprogrammen engagieren

- Deutsche Gesellschaft für Psychiatrie, Psychotherapie und Nervenheilkunde (DGPPN): http://www.dgppn.de
- Deutsche Gesellschaft für Kinder- und Jugendpsychiatrie, Psychosomatik und Psychotherapie (DGKJP): http://www.dgkjp.de
- Berufsverband Deutscher Nervenärzte (BVDN): http://www.bvdn.de
- Berufsverband Deutscher Psychiater (BVDP): http://www.bv-psychiater.de
- Bundesärztekammer (BÄK): http://www.bundesaerztekammer.de
- Bundesverband der Angehörigen psychisch Kranker e. V. (BApK): http://www.bapk.de
- Bundesverband Psychiatrie-Erfahrener e. V. (BPE): http://www.bpe-online.de
- Dachverband Gemeindepsychiatrie e. V.: http://www.psychiatrie.de/dachverband
- Deutsche Alzheimer Gesellschaft e. V. (DAlzG): http://www.deutsche-alzheimer.de
- Deutsche Gesellschaft für Psychosomatische Medizin und Ärztliche Psychotherapie (DGPM): http://www.dgpm.de
- Deutsche Vertretung der European Depression Association (EDA): http://www.depressionday.com

Tab. 1.4. Internationale und nationale Antistigma- und Awareness-Programme

Internationale Programme	Gemeinnützige Organisationen	Programme und Kampagnen in Deutschland
WHO (Weltgesundheitsorganisation): »mhGAP – Mental Health Global Action Programme« (http://www.who.int/mental_health/actionprogramme)	NAMI (USA) – National Alliance on the Mental Illness (http://www.nami.org)	»Open the doors« e. V. Deutschland (http://www.openthedoors.com/deutsch)
WPA (Weltverband für Psychiatrie): »Open the doors« (http://www.openthedoors.com)	SANE Australia – »Stigma Watch« Programme (http://www.sane.org)	Antistigma-Aktion München (ASAM) (http://www.kompetenznetz-schizophrenie.de)
		Bayerische Anti Stigma Aktion (BASTA) (http://www.openthedoors.de)
		Irre Menschlich Hamburg e. V. (http://www.irremenschlich.de)
		Irrsinnig menschlich Leipzig e. V. (http://www.irrsinnig-menschlich.de)
		Deutsches Bündnis gegen Depression e. V. (http://www.buendnis-depression.de)
		Kompetenznetz Depression (http://www.kompetenznetz-depression.de) Kompetenznetz Schizophrenie (http://www.kompetenznetz-schizophrenie.de) Kompetenznetz Demenz (http://www.kompetenznetz-demenzen.de)
		Aktionsbündnis seelische Gesundheit (http://www.seelischegesundheit.net)
		Aktionskreis Psychiatrie (http://www.aktionskreis-psychiatrie.de)
		Deutsches Suchtforschungsnetz (http://www.seelischegesundheit.net)

Wichtige Ziele dieser Programme sind

- Gleichstellung und Gleichbehandlung psychisch Kranker in allen Bereichen des öffentlichen Lebens
- Information und Aufklärung der Bevölkerung, Stärkung des Wissens und der Vertrautheit von Kindern und Jugendlichen mit psychischen Erkrankungen und ihren Behandlungsmöglichkeiten
- Absenkung der Schwelle zur Inanspruchnahme psychiatrisch-psychotherapeutischer Hilfssysteme und Therapiemöglichkeiten

1.4 Weiterführende Literatur

Berger M, Fritze J, Roth-Sackenheim C, Voderholzer U (2005) Die Versorgung psychischer Erkrankungen in Deutschland. Springer, Berlin Heidelberg New York Tokio

Deutsche Gesellschaft für Psychiatrie, Psychotherapie und Nervenheilkunde (1997) Die Behandlung psychischer Erkrankungen in Deutschland. Springer, Berlin Heidelberg New York Tokio

Deutsche Gesellschaft für Psychiatrie, Psychotherapie und Nervenheilkunde (2006) Rahmenkonzept Integrierte Versorgung Depression. Nervenarzt 77: 618–623

Dilling H, Mombour W, Schmidt MH (2004) Internationale Klassifikation psychischer Störungen. ICD-10 Kapitel V (F). Klinisch diagnostische Leitlinien. Huber, Berlin

Gensichen J, Huchzermeier C, Aldenhoff JB, Gerlach FM, Hinze-Selch D (2005) Signalsituationen für den Beginn einer strukturierten Depressionsdiagnostik in der Allgemeinarztpraxis. Z Ärztl Fortbild Qual Gesundheitswes 99: 57–63

Kruse J, Schmitz N, Wöller W, Heckath C, Tress W (2004) Warum übersieht der Hausarzt die psychischen Störungen seiner Patienten? Psychother Psych Med 54: 45–51

Linden M, Maier W, Achberger M, Herr R, Helmchen H, Benkert O (1996) Psychische Erkrankungen und ihre Behandlung in Allgemeinarztpraxen in Deutschland. Nervenarzt 67: 205–215

Möller HJ, Laux G, Deister A (2001) Psychiatrie und Psychotherapie. Thieme, Stuttgart

Saß H, Wittchen HU, Zaudig M (2003) Diagnostisches und statistisches Manual psychischer Störungen. (DSM IV-TR). Textrevision. Hogrefe, Göttingen

Tölle R, Windgassen K (2006) Psychiatrie. Springer, Berlin Heidelberg New York Tokio

Wittchen HU, Jacobi F (2005) Size and burden of mental disorder in Europe – A critical review and appraisal of 27 studies. Eur Neuropsychopharmacol 15: 357–376

Leitsymptome psychischer Erkrankungen

M. Paulzen, F. Schneider

2

Das Erkennen von Leitsymptomen psychischer Erkrankungen in der Hausarztpraxis erfordert Fingerspitzengefühl. Markante psychische Erkrankungen im Kontext psychiatrisch-psychotherapeutischer Kliniken verfügen häufig über differenzialdiagnostische Leitsymptome wie z. B. Verarmungswahn oder Halluzinationen und sind wegen ihrer Prägnanz häufig nicht zu übersehen oder fehlzuinterpretieren. Ganz anders erscheint die Situation in der Hausarztpraxis. Die hier vorherrschenden Erkrankungen sind von einer eher leichten bis mittelgradigen Intensität und verfügen meist über weniger charakteristische Symptome, als dass sie durch variable Symptommuster zu diagnostizieren sind. Keinem der zu beobachteten Symptome kommt eine zwingend pathologische Bedeutung zu. Als wichtige diagnostische Hilfe dient dabei ein systematisches Vorgehen z. B. mit halbstrukturierten Interviews. Eine Exploration in Anlehnung an das AMDP-System kann insbesondere für den Hausarzt eine wichtige Hilfe sein, um eine psychische Erkrankung klarer und schneller zu erkennen.

2.1 Einführung

Antriebslosigkeit, Appetitmangel, Lustlosigkeit, Konzentrationsstörungen, Schlafmangel oder ängstliche Unruhe können Ausdruck einer affektiven Störung oder vieler anderer psychischer oder somatischer Erkrankungen sein. Die Unspezifität beschriebener Symptome erfordert die Einführung standardisierter Erhebungsinstrumente und definierter diagnostischer Algorithmen, wohl wissend, dass dabei viele Patienten diagnostische Kriterien für Angst, Depression oder Somatisierung gleichermaßen erfüllen und dass solche Instrumente im hausärztlichen Bereich noch nicht verbreitet sind.

In der Hausarztpraxis präsentierte Symptome psychischer Erkrankungen können stufenlos von normal bis zu psychopathologisch ineinander übergehen. Aufgrund dieser dimensionalen Charakteristik gestaltet sich das Erkennen und Beschreiben schwierig, insbesondere leichtere Erkrankungen werden häufig nicht diagnostiziert. Psychopathologische Kenntnisse auf Symptomebene sind somit die unabdingbar notwendige Voraussetzung für eine zuverlässige psychiatrische Diagnostik.

! Der Erfassung der Leitsymptome psychischer Erkrankungen kommen vielfältige Funktionen zu. Als Erstes dient sie der Erstellung des psychopathologischen Befundes. Mit der Erhebung des psychopathologischen Befundes sollen die psychischen Merkmale und Symptome erfasst werden, die für die Kennzeichnung einer aktuellen psychischen Erkrankung charakteristisch sind.

2.2 Psychopathologie

Definition

Psychopathologie: Darunter versteht man die »Lehre von den Leiden der Seele«. Psychopathologische Symptome stellen als diagnostische Bausteine die kleinsten phänomenologisch zu unterscheidenden und operationalisierbaren Störungseinheiten dar, die sprachlich gekennzeichnet werden können.

Basierend auf einer Fremd- und Selbstbeurteilung werden psychische Merkmale und Symptome erfasst, die eine psychische Erkrankung kennzeichnen, ohne eine Aussage über die zugrunde liegende Ätiologie oder Pathogenese zu machen. Leitsymptome psychischer Erkrankungen konzentrieren sich auf das Erleben und Verhalten eines psychisch kranken Patienten. Erfasst werden sie durch die Bewertung der Aussagen eines Patienten, v. a. aber auch mithilfe der Beobachtung durch Dritte (Untersucher oder beispielsweise Angehörige). Die Erfassung der Leitsymptome dient der Erstellung eines psychopathologischen Befundes. Hierdurch sollen die psychischen Merkmale und Symptome erfasst werden, die für die Kennzeichnung einer aktuellen psychischen Erkrankung charakteristisch sind.

Die Entscheidung, ob ein bestimmtes Phänomen als pathologisch anzusehen ist, basiert letztlich immer auf der Fremdbeurteilung des Untersuchers, orientiert an den jeweiligen Definitionen.

Die Beurteilungsgrundlagen können jedoch unterschiedlich sein:

- Die Hauptinformationsquelle sind Aussagen des Patienten. Bestimmte Phänomene lassen sich nur beurteilen, wenn der Patient dazu direkt Stellung nimmt, da es sich um intrapsychisch ablaufende Prozesse handelt, die nicht der direkten Beobachtung durch Dritte zugänglich sind. Hierzu zählen z. B. Symptome wie Grübeln oder Antriebshemmung.

- Auf der anderen Seite gibt es eine Reihe von psychopathologischen Phänomenen, die nicht direkt der Beobachtung durch den Patienten zugänglich sind. Hierzu zählen z. B. Affektarmut oder Affektstarre, v. a. aber auch eine Reihe von formalen Denkstörungen (z. B. Vorbeireden, Neologismen). Der Fremdbeobachtung durch Dritte (meist dem Untersucher, aber auch anderen Personen wie Angehörige) kommt hier die entscheidende Bedeutung zu.
- Bei einer Vielzahl psychopathologischer Symptome sind jedoch sowohl Aussagen des Patienten als auch die Fremdbeobachtung gleichermaßen von Bedeutung. Hierzu zählen z. B. Symptome wie Antriebsarmut oder auch Konzentrationsstörungen, die vom Patienten berichtet, jedoch auch durch Dritte beobachtet werden können.

2.2.1 Psychopathologischer Befund

Definition

Psychopathologischer Befund: Dieser stellt das Ergebnis der psychiatrischen Untersuchung sowie die Grundlage für diagnostische Entscheidungen und therapeutische Maßnahmen dar. Er gibt das Querschnittsbild der seelischen Verfassung des Patienten zum Zeitpunkt der Untersuchung wieder: das Verhalten, das der Arzt beobachtet, und das Erleben, von dem der Patient berichtet.

Der erhobene Befund soll zunächst eine Beschreibung aller Beobachtungen enthalten, nicht nur der eindeutigen pathologischen Erscheinungen, sondern des gesamten Verhaltens. Beobachtete Auffälligkeiten und psychopathologische Symptome sollten am besten systematisch verzeichnet werden. Es kann dabei auch wichtig sein, das Fehlen einer erwarteten Störung zu registrieren. Inhaltlich sind insbesondere zu beachten:

- Äußeres Erscheinungsbild
- Psychomotorik
- Zwischenmenschliches Verhalten
- Aufmerksamkeit
- Wahrnehmung
- Bewusstsein und Orientierung
- Gedächtnis und Merkfähigkeit
- Antrieb und Triebtendenzen
- Stimmung und Affektivität
- Denken und Ich-Erleben

Mit der Erhebung des psychopathologischen Befundes sollen die psychischen Merkmale und Symptome erfasst werden, die für die Kennzeichnung einer aktuellen psychischen Erkrankung charakteristisch sind. Psychopathologische Kenntnisse auf Symptomebene sind somit unabdingbar notwendige Voraussetzung für eine zuverlässige psychiatrische Diagnostik.

2.3 Diagnostische Hilfen: AMDP-System

Die Erfassung psychopathologischer Phänomene kann auf unterschiedliche Weise erfolgen. Da die freie, oft weniger systematische Erfassung der Psychopathologie fehlerbehaftet ist, hat sich im stationären Bereich zunehmend der Einsatz standardisierter klinischer Verfahren durchgesetzt. Hierunter werden solche Verfahren verstanden, die unter der Zielsetzung der Erfassung spezifischer Aspekte psychischer Erkrankungen entwickelt wurden. Klinische Verfahren lassen sich hauptsächlich hinsichtlich der einbezogenen Datenquellen, d. h. der Personen, von denen die Beurteilungen vorgenommen werden, unterteilen (meist Selbst- und Fremdbeurteilungen) sowie nach dem Indikationsbereich, d. h. dem Anwendungsbereich, unterscheiden.

In der psychopathologischen Befunderhebung hat sich ein systematisches Vorgehen, beispielsweise mithilfe des AMDP-Systems (Arbeitsgemeinschaft für Methodik und Dokumentation in der Psychiatrie), zunehmend durchgesetzt. Hierbei handelt es sich um das im deutschen Sprachraum am stärksten verbreitete System zur Erfassung der Psychopathologie. Das AMDP-System gehört zur Gruppe der Fremdbeurteilungsverfahren. Datenquellen für die Beurteilung von Erleben und Verhalten sind einerseits Aussagen des Patienten selbst, andererseits Beobachtungen durch den Untersucher oder andere Personen. Als hilfreiches Mittel zur Befunderhebung hat sich dabei z. B. der Interviewleitfaden zum AMDP-System als strukturierter Interviewleitfaden bewährt.

! Im deutschen Sprachraum am verbreitetsten ist das AMDP-System. Es handelt sich um ein Fremdbeurteilungsverfahren bestehend aus fünf Dokumentationsbelegen zur Erfassung anamnestischer Daten sowie psychopathologischer und somatischer Symptome.

Psychischer und somatischer Befund. Das Kernstück des AMDP-Systems stellen der psychische Befund und der somatische Befund dar, die in einem vierseitigen Dokumentationsbogen zusammengefasst werden, wobei die psychopathologischen Symptome in Merkmalsbereiche unterteilt werden (◘ Tab. 2.1). Jedes Symptom wird durch folgende Punkte einheitlich dargestellt: Definition, Erläuterungen und Beispiele, Hinweise zur Graduierung sowie abzugrenzende Begriffe. Zudem wird für jedes Symptom festgelegt, inwieweit die Bewertung auf Selbstaussagen des Patienten oder Beobachtungen Dritter bzw. beidem beruht. Die Symptome des psychischen (und somatischen) Befundes werden auf einer fünfstufigen Skala bewertet: nicht vorhanden, leicht, mittel und schwer. Eine fünfte Kategorie »keine Aussage« steht zur Verfügung, wenn der Patient bezüglich bestimmter Symptome nicht explorierbar ist (z. B. ein mutistischer Patient) oder wenn nicht hinreichend Informationen vorliegen, um ein Symptom eindeutig zu bewerten (z. B. unklare Angaben des Patienten).

Die Anwendung des Systems erleichtert das Erkennen von Leitsymptomen psychischer Erkrankungen. Zudem erlaubt es eine präzise Beschreibung der Symptome, erzeugt eine gemeinsame Sprache und verbessert die Kommunikationsfähigkeit zwischen Hausarzt und Psychiater.

AMDP-Entscheidungsebenen. Der Entscheidungsprozess zur Feststellung, ob ein Patient an einer psychischen Erkrankung leidet, wird im AMDP-System entsprechend des nachstehenden Entscheidungsbaums für jedes Symptom durchlaufen (◘ Abb. 2.1). Auf Entscheidungsebene eins wird geprüft, ob ein Patient sich bezüglich eines bestimmten Merkmals untersuchen lässt oder nicht. Entscheidungsebene zwei beinhaltet eine Aussage über das Vorhandensein oder Nichtvorhandensein eines Merkmals, das sicher oder nur fraglich ist. Eine fehlende, fragliche oder unsi-

◘ **Tab. 2.1.** Psychopathologische Merkmalsbereiche. (In Anlehnung an das AMDP-System 2007)

Merkmalsbereich	Symptome
Äußeres Erscheinungsbild	Kleidung, Körperpflege, Gestik, Mimik
Bewusstseinsstörungen	Quantitativ (Bewusstseinsverminderung) und qualitativ (Bewusstseinstrübung, -einengung, -verschiebung)
Orientierungsstörungen	Zeitlich, örtlich, situativ, zur Person
Aufmerksamkeits- und Gedächtnisstörungen	Auffassungsstörungen, Konzentrationsstörungen, Merkfähigkeitsstörungen
Formale Denkstörungen	Verlangsamung, Hemmung, umständliches Denken, eingeengtes Denken, Perseveration, Grübeln, Gedankendrängen, Ideenflucht, Vorbeireden, gesperrt/Gedankenabreißen, inkohärent/zerfahren, Neologismen
Befürchtungen, Zwänge	Misstrauen, Hypochondrie, Phobien, Zwangsdenken, Zwangsimpulse, Zwangshandlungen
Wahn	Wahnstimmung, Wahnwahrnehmung, Wahneinfall, Wahngedanken, systematisierter Wahn, Schuldwahn, Verarmungswahn, hypochondrischer Wahn
Sinnestäuschungen	Illusionen, Halluzinationen auf verschiedenen Sinnesmodalitäten
Ich-Störungen	Derealisation, Depersonalisation, Gedankenausbreitung, -entzug, -eingebung, andere Fremdbeeinflussungserlebnisse
Störungen der Affektivität	Ratlosigkeit, Eindruck der Gefühllosigkeit, affektarm, Störung der Vitalgefühle, deprimiert/depressiv, hoffnungslos, ängstlich, euphorisch, dysphorisch, gereizt, innerlich unruhig, »klagsam-jammrig«, Insuffizienzgefühle, gesteigertes Selbstwertgefühl, Schuldgefühle, Verarmungsgefühle, ambivalent, Parathymie, affektlabil, Affektdurchlässigkeit (-inkontinenz), affektstarr
Antriebs- und psychomotorische Störungen	Antriebsarm, antriebsgehemmt, antriebsgesteigert, motorisch unruhig, Parakinesen, Hyperkinesen, Akinese, Hypokinese, Stupor, Raptus, manieriert/bizarr, theatralisch, mutistisch, logorrhoisch
Zirkadiane Besonderheiten	Morgens schlechter, abends schlechter, abends besser
Sonstige Merkmale	Aggressivität, Selbstbeschädigung, Suizidalität, Mangel an Krankheitseinsicht, Mangel an Krankheitsgefühl, Ablehnung der Behandlung, sozialer Rückzug, soziale Umtriebigkeit

chere Untersuchbarkeit, Beurteilbarkeit oder Entscheidungssicherheit wird als keine Aussage gewertet. Auf Entscheidungsebene drei ist eine Entscheidung über das Vorhandensein oder Fehlen eines psychopathologischen Merkmals zu treffen. Schwierigkeiten ergeben sich insbesondere in der Hausarztpraxis beim sogenannten Schwellenproblem, nämlich dann, wenn der Übergang vom Gesunden zur Störung fließend ist. Schließlich quantifiziert der Untersucher auf Entscheidungsebene vier im Falle des Vorhandenseins eines Merkmals dieses als leicht, mittel oder schwer. Hierbei können Intensität, Dauer und Häufigkeit eine Rolle spielen.

Mit dem AMDP-System können nicht alle psychopathologischen Symptome abgedeckt werden, sondern nur die 100 wichtigsten, wie in verschiedenen Studien gezeigt werden konnte. Im AMDP-System wird dabei danach unterschieden, aufgrund welcher Informationen die Bewertung einzelner Items durch den Untersucher zu erfolgen hat. Dabei sind 3 Möglichkeiten denkbar:

- **S:** Nur explizite **Selbstaussagen** des Patienten zu einem bestimmten Phänomen ermöglichen dessen Bewertung (z. B. gehemmtes Denken).
- **F:** Nur durch **Fremdbeobachtungen** durch Dritte (meist Interviewer, aber auch Angehörige) lässt sich ein Phänomen beurteilen, weil es dem Patienten selbst als »Störung« gar nicht zugänglich ist (z. B. Neologismen).
- **SF: Selbstaussagen und/oder Fremdbeobachtungen** durch Dritte können als Beurteilungsgrundlage dienen (z. B. Antriebsarmut).

Die Unterscheidung der Symptome nach S, F und SF soll dem Interviewer und Beurteiler eine Hilfestellung geben, die Aufmerksamkeit auf die jeweils relevanten Aspekte zu lenken, die den einzelnen Beurteilungen zugrunde liegen. Innerhalb des AMDP-Systems verteilen sich die Symptome wie folgt: 51% S, 20% F, 29% SF. Der hohe Anteil an S bzw. SF macht deutlich, wie hoch der Stellenwert eines gezielten Interviews, der gezielten Exploration ist, um die Phänomene überhaupt beurteilen zu können.

! Die Anwendung des AMDP-Systems hat verschiedene Vorteile: präzise Beschreibung der Phänomene, gemeinsame Sprache und damit bessere Kommunikation.

2.3.1 Merkmalsbereiche

Neben der Psychopathologie sind im Verlauf eines jeden Gesprächs folgende Punkte zu beurteilen:

- Äußeres Erscheinungsbild (Kleidung, Körperpflege, Gestik, Mimik, Physiognomie)
- Verhalten in der Untersuchungssituation (Dissimulation, interaktionelles Verhalten)
- Sprechverhalten bzw. Sprache (Klang, Modulation, Sprechstörungen wie Stammeln und Stottern, Sprachverständnis und Ausdrucksvermögen)

Diese Merkmale sind zwar nicht im engeren Sinne Teil des psychopathologischen Befundes, geben aber wichtige Hinweise zur psychosozialen Integration des Patienten, zu seinen interpersonellen Kompetenzen

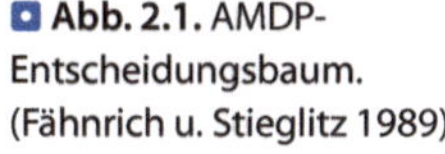
Abb. 2.1. AMDP-Entscheidungsbaum. (Fähnrich u. Stieglitz 1989)

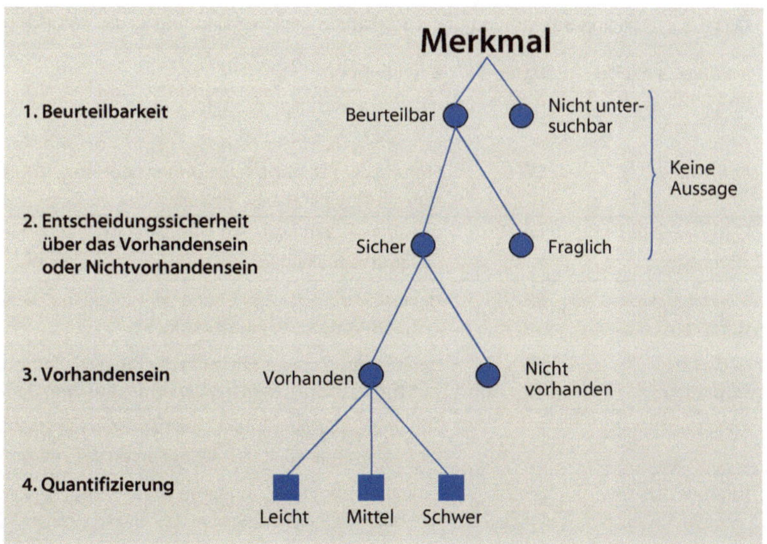

und zum Krankheitsverhalten. Eine klinische Einschätzung des Intelligenzniveaus sollte ebenfalls vorgenommen werden.

Bewusstseinsstörungen

Bewusstseinsstörungen werden auf der Basis der Gesamtbeurteilung und des Gesamteindrucks des Patienten im Untersuchungsgespräch beurteilt. Unterschieden werden sogenannte quantitative Bewusstseinsstörungen (Bewusstseinsverminderung), die durch eine Störung der Vigilanz (Wachheit) bedingt sind, von qualitativen Bewusstseinsstörungen. Vigilanzstörungen weisen nahezu immer auf eine organische Ätiologie hin.

Orientierungsstörungen

Orientierung meint das Bescheidwissen über Zeit, Ort, Situation und Person. Bei falschen Angaben ist Nachfragen notwendig, um dieses Merkmal gegen andere (z. B. Konzentrationsstörungen) abzugrenzen. Die **zeitliche** Orientierung wird durch Erfragen des Datums, des Wochentags, des Jahres oder der Jahreszeit überprüft. Die **örtliche** Orientierung bezieht sich stets auf die Kenntnis des Ortes, an dem sich der Patient gegenwärtig befindet. Mit **situativer** Orientierung ist die Fähigkeit gemeint, die gegenwärtige Situation (z. B. die Untersuchungssituation) zu erkennen und richtig einzuordnen. Die Orientierung **zur Person** spiegelt das Wissen um Aspekte der eigenen Person und lebensgeschichtlicher Zusammenhänge wider (z. B. Rolle im Lebensalter).

Aufmerksamkeits- und Gedächtnisstörungen

Hinweise auf Störungen in diesem Bereich ergeben sich aufgrund von Beobachtungen in der Untersuchungssituation oder Angaben des Patienten (▫ Tab. 2.2). Konzentrationsstörungen als mangelnde Fähigkeit, die Aufmerksamkeit über längere Zeit auf eine Aufgabe zu fixieren, kann man z. B. prüfen, indem man den Patienten bittet, fortlaufend von einer Zahl den gleichen Betrag abzuziehen (z. B. bei 81 beginnend jeweils 7 zu subtrahieren) oder etwa die Wochentage rückwärts aufzusagen.

Auffassungsstörungen beziehen sich auf eine Beeinträchtigung der Fähigkeit, Wahrnehmungsaspekte in ihrer Bedeutung zu begreifen und mit früheren Erfahrungen zu verknüpfen.

Das AMDP-System unterscheidet nur zwischen Merkfähigkeits- und Gedächtnisstörungen. Erstere sind definiert als Fähigkeit, sich an Dinge nach einem Zeitabstand bis 10 min zu erinnern. Die Überprüfung kann z. B. durch die Vorgabe von Begriffen (z. B. »Oslo, 34, Aschenbecher«) erfolgen. Beim Gedächtnis geht es um die Reproduktion von Informationen oder Ereignissen, die Tage bis Jahre zurückliegen können.

Formale Denkstörungen

Formale Denkstörungen finden ihren Ausdruck in den sprachlichen Äußerungen der Patienten. Dabei kann es sich um Veränderungen in der Geschwindigkeit, Kohärenz und Stringenz des Gedankenablaufs handeln. Als ein besonderes Kriterium für den Schweregrad von Denkstörungen kann die Erschwe-

▫ **Tab. 2.2.** Aufmerksamkeits- und Gedächtnisstörungen. (In Anlehnung an das AMDP-System 2007)

Aufmerksamkeits- und Gedächtnisstörungen	Datenquelle	Beschreibung
Auffassungsstörungen	SF	Störung der Fähigkeit, Äußerungen oder Texte in ihrer Bedeutung zu begreifen und sinnvoll miteinander zu verbinden
Konzentrationsstörungen	SF	Verminderte Fähigkeit, die Aufmerksamkeit einer Tätigkeit oder einem Thema ausdauernd zuzuwenden
Merkfähigkeitsstörungen	SF	Herabsetzung oder Aufhebung der Fähigkeit, sich neue Informationen über einen Zeitraum von ca. 10 min zu merken
Gedächtnisstörungen	SF	Herabsetzung oder Aufhebung der Fähigkeit, Informationen längerfristig (länger als ca. 10 min) zu speichern bzw. Erlerntes aus dem Gedächtnis abzurufen
Konfabulationen	F	Erinnerungslücken werden vom Patienten mit Einfällen gefüllt, die dieser tatsächlich für Erinnerungen hält (z. B. beim Korsakow-Syndrom)
Paramnesien	S	Scheinerinnerungen, Erinnerungstäuschungen, -verfälschungen, Gedächtnisillusionen oder Trugerinnerungen

rung der Exploration angesehen werden, die jedoch nicht durchgängig vorhanden sein muss. Bei emotionaler Belastung können formale Denkstörungen ebenso wie bei einem längerdauernden Gespräch besonders hervorstechen. Die wesentlichen formalen Denkstörungen zeigt ◘ Tab. 2.3.

Befürchtungen und Zwänge

Die hier zusammengefassten Störungen (◘ Tab. 2.4) beschreiben ängstliche Befürchtungen, Einstellungen und Verhaltensweisen. Befürchtungen entsprechen eher Sorgen, während es sich bei den Zwängen um immer wieder gegen inneren Widerstand aufdrängende Gedanken oder Handlungen handelt, die vom Patienten als weitgehend unsinnig erlebt werden. Sie lassen sich nicht oder nur schwer unterbinden, bei Unterdrückung dieser Phänomene tritt Angst auf.

Wahn

Als Wahn wird eine Fehlbeurteilung der Realität bezeichnet, die mit erfahrungsunabhängiger und damit unkorrigierbarer Gewissheit auftritt und an der mit

◘ **Tab. 2.3.** Die wichtigsten formalen Denkstörungen. (In Anlehnung an das AMDP-System 2007)

Formale Denkstörungen	Datenquelle	Beschreibung
Denkverlangsamung	F	Vom Untersucher beobachtete Verlangsamung des Denkens mit schleppendem Ablauf (aus den sprachlichen Äußerungen zu erschließen)
Denkhemmung	S	Das Denken wird vom Patienten subjektiv als gebremst, wie gegen einen inneren Widerstand empfunden
Eingeengtes Denken	SF	Der inhaltliche Gedankenumfang ist eingeschränkt, der Patient ist mit einem oder mit wenigen Themen verhaftet und auf wenige Zielvorstellungen fixiert
Perseveration	F	Haften bleiben an zuvor gebrauchten Worten oder Angaben, die im aktuellen Gesprächszusammenhang nicht mehr sinnvoll sind
Grübeln	S	Unablässiges Beschäftigtsein mit (nicht nur, aber meist) unangenehmen Themen, die vom Patienten nicht als fremd erlebt werden
Ideenflucht	F	Vermehrung von Einfällen, die aber nicht mehr von einer Zielvorstellung straff geführt werden. Das Ziel des Denkens kann aufgrund dazwischenkommender Assoziationen ständig wechseln oder verloren gehen
Gesperrt/Gedankenabreißen	SF	Plötzlicher Abbruch eines sonst flüssigen Gedankengangs ohne erkennbaren Grund, was vom Patienten erlebt (Gedankenabreißen) und/oder vom Interviewer beobachtet wird (gesperrt)

◘ **Tab. 2.4.** Befürchtungen und Zwänge. (In Anlehnung an das AMDP-System 2007)

Befürchtungen und Zwänge	Datenquelle	Beschreibung
Hypochondrie	S	Ängstlich getönte Beziehung zum eigenen Körper, an dem z. B. Missempfindungen wahrgenommen werden, mit der unbegründeten Befürchtung, körperlich krank zu sein oder zu werden; normale Körpervorgänge erhalten oft eine übermäßige Bedeutung
Phobien	S	Angst vor bestimmten Objekten oder Situationen, die zumeist vermieden werden, Subtypen z. B. soziale Phobien, Agoraphobie, Klaustrophobie, spezifische Phobien
Zwangsdenken	S	Zwanghafte Gedanken oder Vorstellungen, wie z. B. Zwangsgrübeln und Zwangsbefürchtungen
Zwangsimpulse	S	Zwanghafte Impulse, bestimmte Handlungen auszuführen (z. B. sich oder andere zu verletzen)
Zwangshandlungen	S	Auf der Grundlage von Zwangsimpulsen oder -handlungen immer wieder ausgeführte Handlungen, wie z. B. Wasch- oder Kontrollzwang

subjektiver Evidenz festgehalten wird, auch wenn sie im Widerspruch zur Erfahrung der gesunden Mitmenschen sowie ihrem kollektiven Meinen und Glauben steht. Es besteht kein Bedürfnis nach Begründung dieser Fehlbeurteilung. Wahn gibt es bei verschiedenen psychischen Erkrankungen, er ist keinesfalls spezifisch für die Schizophrenie.

Tab. 2.5 gibt eine Übersicht der verschiedenen Wahnmerkmale.

Sinnestäuschungen

Zu den Sinnestäuschungen (Tab. 2.6) werden Illusionen, Halluzinationen und Pseudohalluzinationen gerechnet. Sie werden anhand des Vorhandenseins oder der Abwesenheit einer Reizquelle und/oder der Fähigkeit bzw. der Unfähigkeit zur Realitätskontrolle differenziert. Es kann auf sämtlichen Sinnesgebieten halluziniert werden, häufig auf mehreren Sinnesgebieten zugleich.

Ich-Störungen

Unter Ich-Störungen werden Störungen des Einheitserlebens, der Identität im Zeitverlauf, der Ich-Umwelt-Grenze sowie der »Ich-Haftigkeit« aller Erlebnisse verstanden. Ebenso zählen dazu Erlebnisweisen, in denen körperliche Vorgänge sowie das eigene Denken, Fühlen oder Handeln als von außen gelenkt empfunden werden. Das AMDP-System unterscheidet hier die Punkte **Derealisation** als das veränderte Erfahren der Umgebung oder des Zeiterlebens, **Depersonalisation** mit dem vom Patienten geschilderten Gefühl, sich selbst fremd, unwirklich, verändert oder wie ein anderer vorzukommen, sowie **Gedankenausbreitung, Gedankenentzug** oder **Gedankeneingebung** mit dem Erleben, die Gedanken gehörten dem Patienten nicht mehr alleine, sie würden weggenommen oder »entzogen« bzw. von außen gemacht, eingegeben oder gesteuert.

Tab. 2.5. Wahn. (In Anlehnung an das AMDP-System 2007)

Merkmale	Wahnformen	Datenquelle	Beschreibung
Formale Störungen	Wahnwahrnehmung	S	Reale Sinneswahrnehmungen erhalten eine abnorme Bedeutung (meist im Sinne der Eigenbeziehung). Die Wahnwahrnehmung ist eine wahnhafte Fehlinterpretation einer an sich richtigen Wahrnehmung
	Wahnstimmung	S	Die erlebte Atmosphäre des Betroffenseins, der Erwartungsspannung und des bedeutungsvollen Angemutetwerdens in einer verändert erlebten Welt. Diese Stimmung besteht in einem Bedeutungzumessen und Inbeziehungsetzen, Meinen, Vermuten und Erwarten, das vom Gesunden nicht nachvollzogen werden kann. Meist nur zu Beginn der Wahnentwicklung
	Wahndynamik	SF	Emotionale Anteilnahme am Wahn, die Kraft des Antriebs und die Stärke der Affekte, die im Zusammenhang mit dem Wahn wirksam werden
Inhaltliche Störungen	Beziehungswahn	S	Wahnhafte Eigenbeziehung; selbst belanglose Ereignisse werden ichbezogen gedeutet; der Patient ist davon überzeugt, dass es nur seinetwegen geschieht
	Beeinträchtigungs- und Verfolgungswahn	S	Der Patient erlebt sich selbst als Ziel von Feindseligkeiten. Er fühlt sich wahnhaft bedroht, beleidigt, verspottet, die Umgebung trachte ihm nach seiner Gesundheit oder dem Leben
	Eifersuchtswahn	S	Wahnhafte Überzeugung, vom Lebenspartner betrogen und hintergangen worden zu sein
	Schuldwahn	S	Wahnhafte Überzeugung, Schuld auf sich geladen zu haben (z. B. gegenüber Gott, anderen sittlichen Instanzen, Gesetzen)
	Verarmungswahn	S	Wahnhafte Überzeugung, nicht genug finanzielle Mittel zum Lebensunterhalt zu haben
	Hypochondrischer Wahn	S	Wahnhafte Überzeugung, krank zu sein

Tab. 2.6. Sinnestäuschungen. (In Anlehnung an das AMDP-System 2007)

Sinnestäuschungen	Datenquelle	Beschreibung
Illusionen	S	Verfälschte wirkliche Wahrnehmungen. Die tatsächlich vorhandene, gegenständliche Reizquelle wird verkannt (im Gegensatz zur Wahnwahrnehmung)
Stimmenhören	S	Form der akustischen Halluzination, bei der menschliche Stimmen wahrgenommen werden, ohne dass tatsächlich jemand spricht. Die Stimmen können den Patienten direkt ansprechen, imperativ oder kommentierend seine Handlungen begleiten oder in Rede und Gegenrede über ihn sprechen (dialogisch). Vorkommen u. a. bei schizophrenen Psychosen
Andere akustische Halluzinationen	S	Akustische Halluzinationen, die nicht Stimmen beinhalten (Akoasmen – amorphe akustische Halluzinationen)
Optische Halluzinationen	S	Wahrnehmen von Lichtblitzen, Mustern, Gegenständen, Personen oder ganzen Szenen ohne entsprechende Reizquelle (Vorkommen u. a. beim Alkoholentzugsdelir)
Körperhalluzinationen	S	Taktile oder haptische Halluzinationen (Wahrnehmen von nicht vorhandenen Objekten auf Haut und Schleimhäuten) und Störungen des Leibempfindens (Zönästhesien, qualitativ abnorme Leibsensationen)
Pseudohalluzinationen	S	Trugwahrnehmungen, bei denen die Unwirklichkeit vom Patienten erkannt wird

Störungen der Affektivität

Da Störungen der Affektivität (Tab. 2.7) bei den meisten psychischen Erkrankungen auftreten, kommt ihrer Erfassung besondere Bedeutung zu. Dennoch führt die Beurteilung affektiver Störungen immer wieder zu besonderen Schwierigkeiten, da die Grenze zwischen Psychopathologie und gesundem Erleben in diesem Bereich besonders unscharf ist. So können beispielsweise Merkmale wie Insuffizienzgefühle oder ein Verarmungsgefühl Ausdruck einer tatsächlich vorhandenen Leistungsminderung oder Verarmung und damit eine angemessen zur realen Lebenssituation gehörende Gefühlsäußerung sein. Das AMDP-System sieht eine deskriptive Abbildung von Affekten vor, weshalb die Merkmale immer registriert werden, wenn sie vorhanden sind, unabhängig davon, ob sie angemessen sind oder psychopathologischen Symptomen einer bestimmten Grunderkrankung entsprechen.

Tipps

Die Störungen der Affektivität werden teilweise aus dem Gesprächsverlauf erschlossen, müssen aber auch gezielt exploriert werden. Dabei bietet sich über diesen Merkmalsbereich auch der Einstieg ins Gespräch an, beispielsweise über die Frage: »Können Sie mir berichten, wie es Ihnen in den letzten 3–4 Tagen von der Stimmung und vom Befinden her ging?«

Antriebs- und psychomotorische Störungen

Antrieb bedeutet die belebende Kraft, die die Bewegung aller psychischen Funktionen hinsichtlich Tempo, Intensität und Ausdauer bewirkt. So unterhält der Antrieb Schwung, Lebendigkeit, Initiative, Zuwendung, Aufmerksamkeit, Tatkraft und Unternehmungsgeist. Antriebs- und psychomotorische Störungen (Tab. 2.8) werden erkennbar am Aktivitätsgrad und der Psychomotorik. Antrieb ist dabei die vom Willen weitgehend unabhängig wirkende Kraft, die die Bewegung aller psychischen Funktionen bewirkt.

Zirkadiane Besonderheiten

Mit den sogenannten zirkadianen Besonderheiten sollen Schwankungen der Befindlichkeit und des Verhaltens des Patienten während einer 24-h-Periode abgebildet werden (z. B. Befinden morgens schlechter). Diese Schwankungen (oft mit den alten Konzepten der endogenen Depression eng assoziiert) spielen heute in der klinischen Diagnostik eher eine untergeordnete Rolle.

2.4 Leitsymptome der wichtigsten psychischen Erkrankungen in der Hausarztpraxis

Einige psychische Erkrankungen sehen der Hausarzt und der Psychiater oder Nervenfacharzt gleichermaßen. Daneben gibt es jedoch eine Reihe von Erkrankungen, die im Rahmen des Erstkontakts ausschließlich bei Hausärzten und fast nie beim Facharzt zu finden sind. Wichtige Beispiele hierfür sind generalisierte Angsterkrankungen oder somatoforme Störungen.

Tab. 2.7. Störungen der Affektivität. (In Anlehnung an das AMDP-System 2007)

Störungen der Affektivität	Datenquelle	Beschreibung
Ratlos	F	Der Patient findet sich stimmungsmäßig nicht mehr zurecht und begreift seine Situation, seine Umgebung oder Zukunft kaum oder gar nicht mehr
Eindruck der Gefühllosigkeit	S	Reduktion bis Verlust affektiven Erlebens, subjektiv erlebte Gefühlsleere. Der Patient erlebt sich als gefühlsverarmt, leer, verödet, nicht nur für Freude, sondern auch für Trauer (bis sich innerlich tot fühlen)
Affektarm	F	Die Anzahl (das Spektrum) gezeigter Gefühle ist vermindert. Wenige oder nur sehr dürftige Affekte (z. B. gleichgültig, unbeteiligt, teilnahmslos) sind beobachtbar
Störung der Vitalgefühle	S	Herabsetzung des Gefühls von Kraft und Lebendigkeit, der körperlichen und seelischen Frische und Ungestörtheit
Deprimiert/depressiv	SF	Niedergedrückte und niedergeschlagene Stimmung
Hoffnungslos	S	Pessimistische Grundstimmung, fehlende Zukunftsperspektive. Der Glaube an eine positive Zukunft ist vermindert oder abhanden gekommen
Insuffizienzgefühle	S	Das Vertrauen in die eigene Leistungsfähigkeit oder den eigenen Wert ist vermindert oder verloren gegangen
Schuldgefühle	S	Der Patient macht sich Selbstvorwürfe, fühlt sich für eine Tat, für Gedanken oder Wünsche verantwortlich, die seiner Ansicht nach vor einer weltlichen oder religiösen Instanz, anderen Personen oder sich selbst gegenüber verwerflich sind
Ambivalent	S	Koexistenz widersprüchlicher Gefühle, Vorstellungen, Wünsche, Intentionen und Impulse, die als gleichzeitig vorhanden und meist auch als quälend erlebt werden (z. B. jemanden gleichzeitig lieben und hassen)
Affektstarr	F	Verminderung der affektiven Modulationsfähigkeit. Hier ist die Schwingungsfähigkeit (Amplitude) verringert

Tab. 2.8. Störungen des Antriebs und der Psychomotorik. (In Anlehnung an das AMDP-System 2007)

Störungen des Antriebs und der Psychomotorik	Datenquelle	Beschreibung
Antriebsarm	SF	Mangel an Aktivität, Energie, Schwung, Elan, Initiative und Anteilnahme
Antriebsgehemmt	S	Energie, Initiative und Anteilnahme werden vom Patienten als gebremst/blockiert erlebt. Der Patient will etwas Bestimmtes machen, schafft es aber nicht
Antriebsgesteigert	SF	Zunahme an Aktivität, Energie, Initiative und Anteilnahme
Motorisch unruhig	SF	Gesteigerte und ungerichtete motorische Aktivität (z. B. Patient kann nicht still sitzen)
Manieriert, bizarr	F	Alltägliche Bewegungen und Handlungen (auch Gestik, Mimik und Sprache) erscheinen dem Beobachter verstiegen, verschroben, posenhaft und verschnörkelt
Mutistisch	F	Wortkargheit bis zum Nichtsprechen (Verstummen)
Logorrhoisch	F	Verstärkter bis unkontrollierbarer Redefluss/-drang

2.4.1 Affektive Störungen

Die häufigsten psychischen Erkrankungen in der Hausarztpraxis sind depressive Episoden (► Kap. 14). Die Phänomenologie depressiver Episoden in der Hausarztpraxis unterscheidet sich jedoch von denen in der psychiatrisch-nervenärztlichen Praxis, denn meist sind sie weniger chronifiziert, was ihre Diagnose schwieriger macht. Typischerweise gehen sie einher mit Klagen über körperliche Beschwerden, Lebensbelastungen, Überforderungen oder Verlustereignissen und erscheinen initial nicht behandlungsbedürftig, weil sie kausal erklärbar sind. Auch das Vorliegen von körperlichen Komorbiditäten führt häufig zu voreiligen diagnostischen Einschätzungen. Solche Kausalannahmen verhindern jedoch häufig eine frühzeitige Therapie und bergen daher die Gefahr einer Verstärkung der Symptomatik. Daher sollte der Untersucher kritisch das Vorliegen eines depressiven Syndroms in Erwägung ziehen.

Für die Diagnose einer Depression relevante Symptome

I **Typische Symptome**
- Gedrückte/depressive Stimmung
- Interessensverlust oder Freudlosigkeit
- Verminderung der Energie mit erhöhter Ermüdbarkeit, Aktivitätseinschränkung, Verminderung des Antriebs

II **Andere häufige Symptome**
- Verminderte Konzentration und Aufmerksamkeit
- Vermindertes Selbstwertgefühl und Selbstvertrauen
- Schuldgefühle oder Gefühle von Wertlosigkeit
- Negative und pessimistische Zukunftsperspektiven
- Suizidgedanken, Selbstverletzungen oder Suizidhandlungen
- Schlafstörungen
- Verminderter Appetit

Die Stimmung ändert sich wenig von Tag zu Tag, jedoch sind Tagesschwankungen charakteristisch. Angst, Gequältsein, Reizbarkeit, phobische und zwanghafte Symptome, Hypochondrie und motorische Unruhe (Agitiertheit) können klinisch im Vordergrund stehen.

Beispiel

Fall 2.1. *Die 43-jährige Sekretärin Beate A., sonst agil und selbstbewusst, gibt an, seit ca. 2 Monaten kaum noch zu schlafen, insbesondere schwer einzuschlafen und extrem früh wieder zu erwachen. Morgens komme sie kaum aus dem Bett, und es falle ihr schwer, sich um ihre Pflichten zu kümmern. Seit 3 Wochen sei sie krank geschrieben, schon vorher habe sie sich bei der Arbeit kaum noch konzentrieren können und sei fast gar nicht mehr vorangekommen. Sie grüble sehr viel, besonders wenn sie nachts wach liege. Sie sei sehr traurig und habe keine Freude mehr an Dingen, die ihr früher Spaß gemacht hätten. Entgegen des jahrelang hinterlassenen Eindrucks klagt Frau A. über Interessensverlust, mangelndes Selbstwertgefühl, große Selbstvorwürfe, vermindertes Konzentrationsvermögen, verminderten Antrieb, psychomotorische Hemmung bei gleichzeitiger innerer Unruhe, Appetitverlust, erhöhte Ermüdbarkeit und traurige Verstimmungen.*

2.4.2 Angst, Panik und Zwang

Die generalisierte Angsterkrankung (► Kap. 15) ist gekennzeichnet durch ein erhöhtes Anspannungsniveau, leichte vegetative Irritierbarkeit und eine Tendenz zu ständigen katastrophisierenden Kognitionen, d. h. sich zu sorgen. Häufig werden Angststörungen weder vom Arzt noch vom Patienten erkannt, da der Patient nicht die übertriebene Sorge als vielmehr den Anlass zur Sorge sieht. Dementsprechend stellen sich die Patienten meist wegen der körperlichen Begleitsymptomatik oder wegen der Sorge um die eigene oder die Gesundheit nahestehender Menschen mit einem »Überlastungssyndrom« vor.

! Erst durch die konsequente Erhebung und Beschreibung der Leitsymptomatik bei generalisierten Angsterkrankungen wird eine Diagnosestellung ermöglicht, während ein vorschnelles kausales Verstehen die Möglichkeit einer Fehldiagnose erhöht.

Beispiel

Fall 2.2. *Die 35-jährige Anna N., berufstätig, verheiratet, Mutter eines Sohnes, wird wiederholt gründlichen organischen Abklärungen unterzogen, da sie seit 2 Jahren an wiederkehrenden überwältigenden Gefühlen von Todesangst und Panik leidet. Das erste Mal sei dies aufgetreten, als sie ihren Vater, der völlig überraschend einen Herzinfarkt erlitten hatte, im Krankenhaus besucht habe. Sie sei sehr aufgeregt gewesen, habe länger vor der Station warten müssen. Als sie endlich vor ihrem Vater gestanden habe, der völlig leblos dagelegen hatte, habe sie schreckliche Angst bekom-*

men und das Gefühl gehabt, gleich ohnmächtig zu werden, sodass sie die Station rasch wieder verlassen musste. Seitdem trete die Angst immer im Zusammenhang mit Kontakt mit ihrem Vater auf, zusätzlich auch in Arztpraxen und Krankenhäusern, seit ein paar Monaten auch in der Stadt, in Kaufhäusern und an Plätzen mit vielen Menschen. Mittlerweile könne sie nicht mehr mit ihrem Sohn alleine zum Arzt und kaum noch alleine einkaufen gehen.

2.4.3 Somatoforme Störungen, Schmerz

Somatoforme Störungen (▶ Kap. 16) werden definiert als körperliche Beschwerden, für die es keine erkennbare organische Erklärung gibt oder die ausschließlich als funktionelle Beschwerden zu beschreiben sind. Es finden sich besonders:

- Somatosensorische Fehlwahrnehmungen (Somatisierungsstörung)
- Vegetative Fehlregulation von Organfunktionen (somatoforme autonome Funktionsstörung)
- Ängstliche Interpretation von normalen oder fehlregulierten somatosensorischen Wahrnehmungen, verbunden mit der Angst, an einer bestimmten körperlichen Erkrankung zu leiden

Schließlich findet man auch Kombinationen aus allem.

Beispiel

Fall 2.3. *Andreas P., ein 58-jähriger technischer Zeichner, stellt sich regelmäßig in der Hausarztpraxis vor und berichtet von seit 15 Jahren zunehmenden Schmerzen in den Gelenken und im Rücken. Die Schmerzen seien wiederholt orthopädisch und neurologisch abgeklärt worden, ohne jeden Befund. Anfangs hätten Maßnahmen wie Fango und Massagen noch dagegen geholfen, seit 10 Jahren brächte dies jedoch keine Erleichterung mehr, seitdem sei er auf Schmerzmittel angewiesen, zunächst Paracetamol und Aspirin. Vor 2 Jahren sei es so extrem geworden, dass er auf Morphiumpräparate umgestiegen sei, die er zunächst nur bedarfsweise, mittlerweile jedoch regelmäßig mit dem Dreifachen der empfohlenen maximalen Tagesdosis einnehme. Sehr wohl stellt sich heraus, dass die Schmerzen deutlich geringer sind, wenn Herr P. dem von ihm sehr geliebten Angeln nachgeht und er abgelenkt ist. Er war lange verheiratet, seine Frau sei jedoch vor zweieinhalb Jahren ausgezogen, man habe sich auseinandergelebt; von der Tochter ist allerdings zu erfahren, dass die Trennung seiner Ehefrau für ihren Vater sehr überraschend gekommen sei und ihn schwer getroffen habe. Beruflich stehe er unter zunehmendem Druck, da die Firma verkauft worden sei und schon viele langjährige Kollegen entlassen wurden. Herr P. konnte die Kündigung bisher durch seinen durch die Schmerzen erworbenen Schwerbehindertenstatus vermeiden und hofft auf Berentung wegen der Schmerzen, bevor ihn die Kündigung doch erreicht.*

Tab. 2.9. Differenzialdiagnose organischer und nichtorganischer Schmerzen

Merkmal	Organisch	Nichtorganisch
Lokalisation	Eindeutig umschrieben	Vage, unklar, wechselnd
Affektive Beteiligung	Passend	Unangemessen
Zeitdimension	Eindeutige Phasen	Andauernd
Bewegungsabhängigkeit	Vorhanden	Nicht vorhanden
Schmerzschilderung	Adäquat	Dramatisch
Mitmenschliche Beziehung	Unabhängig davon	Hiervon abhängig
Sprache	Einfach, klar, nüchtern	Umständlich, Ärztesprache
Medikamentenwirkung	Plausibel	Nicht verständlich
Gegenübertragung	Einfühlsamkeit, Ruhe, Aufmerksamkeit	Ärger, Wut, Langeweile, Ungeduld, Hilflosigkeit

Bei den Somatisierungsstörungen klagen die Patienten über multiple unspezifische körperliche Beschwerden wie Kopfschmerzen, Glieder- und Gelenkbeschwerden oder Herzbeschwerden. Unauffällige somatische Untersuchungsbefunde führen nicht zu einer Beruhigung oder gar einem Abklingen der Beschwerden. Somatoforme Störungen stellen den Untersucher vor besondere differenzialdiagnostische Probleme. So sind somatoforme Beschwerden integraler Teil eines depressiven Syndroms, auch Angst- und Abhängigkeitserkrankungen sind differenzialdiagnostisch zu trennen. Kriterien zur Differenzierung organischer und nichtorganischer Schmerzen zeigt Tab. 2.9.

2.4.4 Suchtkrankheiten

Insbesondere die Alkoholabhängigkeit, aber auch die Tabakabhängigkeit spielt eine wichtige Rolle in der

Hausarztpraxis, denn Abhängigkeitserkrankungen (▶ Kap. 17) werden von Allgemein- wie Fachärzten gleichermaßen behandelt. Meist ist es dem Hausarzt vorbehalten, die beginnenden und noch nicht mit gravierenden Folgeschäden einhergehenden Suchterkrankungen zu sehen. Dies gibt dem Hausarzt eine gute Chance zur Früherkennung und zu einer sinnvollen Frühintervention, um eine Chronifizierung gar nicht erst entstehen zu lassen.

Beispiel

Fall 2.4. *Helene S., 44 Jahre alt, ist Lehrerin und seit vielen Jahren in ambulanter hausärztlicher Betreuung. Bislang war sie beruflich gut integriert, hat jedoch seit dem Tod ihres Mannes große Schwierigkeiten, sich den Anforderungen ihres Berufs gewachsen zu fühlen. Sie berichtet, dass sie zunehmend Schwierigkeiten habe, den Unterricht durchzuführen, sich der Auseinandersetzung mit den Schülern, v. a. mit den Eltern, zu stellen. Während ihr der Beruf früher Freude gemacht habe, gehe sie inzwischen mit Angst zur Schule. Daher habe sie zuletzt bis zu eine Flasche Weißwein pro Tag getrunken. Ihr selbst sei diese Menge verdächtig hoch vorgekommen, und sie habe versucht, für 1 oder 2 Wochen immer wieder mal abstinent zu bleiben, was ihr auch gelungen sei. Dies habe sie dann wiederum beruhigt, sodass sie sich das Trinken abermals erlaubt habe, allerdings mit dem festen Vorsatz, weniger zu trinken. Sie müsse jedoch einräumen, dass sie trotz wiederholter Versuche ihren Konsum nicht habe verringern können, sondern dass er sich in der letzten Zeit eher noch gesteigert habe. Frau S. räumt schließlich ein, dass das Trinken bei ihr eine wichtige Funktion habe, nämlich die Funktion, sich zu beruhigen und aufkommende Ängste zu beschwichtigen. Alkohol sei für sie so etwas wie ein Medikament, ein Beruhigungs- und Schlafmittel.*

2.5 Weiterführende Literatur

AMDP (2007) Das AMDP-System. Manual zur Dokumentation psychiatrischer Befunde. Hogrefe, Göttingen

Peters HU (2006) Wörterbuch der Psychiatrie und medizinischen Psychologie. Urban & Fischer, München

Schneider F, Frister H, Olzen D (2006) Begutachtung psychischer Störungen. Springer, Berlin Heidelberg New York Tokio

Untersuchung in der Hausarztpraxis

W. Niebling, F. Schneider

3

Sprechstunden wie Notfalleinsätze von Hausärzten sind meist gekennzeichnet durch komplexe Beschwerdebilder und Situationen, die Erfordernis für schnelle Diagnostik und Reaktionen, das unmittelbare Erkennen der eigenen Kompetenzen und Grenzen im vorliegenden Fall sowie oft auch durch eine vorangehende Kenntnis des psychosozialen Umfelds des Patienten und seiner Umwelt. Gerade bei psychischen Erkrankungen stehen die klare diagnostische Zuordnung und die daraus resultierenden therapeutischen Konsequenzen im Vordergrund der Tätigkeit, daneben aber auch der vertrauensvolle, von Kompetenz und Sachkenntnis geprägte Umgang mit dem Patienten.
Integraler Bestandteil allgemeinärztlicher Tätigkeit ist die sorgfältige Untersuchung und hier insbesondere die Anamneseerhebung. Die Kunst dabei ist, so offen, aber auch so rücksichtsvoll wie möglich zu explorieren. Gerade die ersten Minuten des Arzt-Patienten-Gesprächs sind entscheidend für den Aufbau einer tragfähigen Beziehung. Anhand einer umfassenden körperlichen Untersuchung und ggf. auch apparativer Zusatzuntersuchungen sollen somatische Erkrankungen erfasst oder mit hinreichender Sicherheit ausgeschlossen werden. Dadurch, dass sich der Patient durch eine umfassende Untersuchung mit seinen Befürchtungen und Beschwerden ernst genommen fühlt, stellt auch die körperliche Untersuchung eine wichtige vertrauensbildende Maßnahme dar. Allein durch eine sorgfältige, umfassende Anamnese und körperliche Untersuchung können die meisten Diagnosen bereits zutreffend gestellt werden.

3.1 Anamneseerhebung

Anamneseerhebung beinhaltet mehr, als mit möglichst vielen relevanten Informationen in kürzester Zeit zur Diagnose einer Erkrankung zu kommen. Dieser in vielen Situationen des hausärztlichen Alltags durchaus angemessene und erfolgreiche Explorationsstil findet seine Grenze, wo die psychosoziale Situation und psychische Verfassung des Patienten dies fordert. Die Synthese, die kundige Bewertung und Zusammenschau von Fakten und »harten« Daten mit solchen, die menschliches Verhalten sowie verbal und nonverbal geäußerte Empfindungen und Gefühle betreffen, stellen den Arzt immer wieder vor eine besondere Aufgabe und Herausforderung, machen aber auch die Zusammenarbeit mit psychisch kranken Patienten so interessant und befriedigend.

Die Anamnese ist integraler Bestandteil allgemeinärztlicher Tätigkeit und Inhalt des Arzt-Patienten-Gesprächs. Sie bildet die Basis für den Aufbau einer positiven, therapeutisch wirksamen Arzt-Patienten-Beziehung. Mit den aus einer sorgfältigen körperlichen Untersuchung hinzugewonnenen Informationen wird der Hausarzt in der überwiegenden Zahl der Beratungsanlässe in die Lage versetzt, eine vorläufige diagnostische Einordnung zu treffen und zielgerichtet zu handeln.
Im Gegensatz – und gelegentlich auch im Widerspruch – zum stationären oder spezialisierten vertragsärztlichen Versorgungsbereich hat die allgemeinärztliche Befunderhebung die Funktion, weitergehende technische und invasive Diagnostik zurückhaltend und abgestuft einzusetzen, häufig auch zu unterlassen (Arbeit im Niedrigrisiko- und Niedrigprävalenzbereich).

Eine weitere Besonderheit besteht darin, dass hausärztliche Anamnese und körperliche Untersuchung punktuell – und oft unter Zeitdruck – nur symptom- und beschwerdeorientiert mit dem höheren Risiko einer Fehleinschätzung durchgeführt werden. Andererseits erschließt sich dem Hausarzt unter Kenntnis des familiären und sozialen Umfelds im Rahmen der Langzeitbetreuung seiner Patienten aus zahllosen Momentaufnahmen und Mosaiksteinchen im Sinne einer »erlebten Anamnese« ein Gesamtbild der Patientenpersönlichkeit und seiner Umweltbedingungen. Dieses umfasst auch die Einstellung der Patienten zu Gesundheit und Krankheit, den Umgang mit Risikofaktoren und die Abschätzung der zu einer etwaigen Problemlösung zur Verfügung stehenden Ressourcen.

Ein starres Anamneseschema mit z. B. initialer Erhebung der Familienanamnese wird der hausärztlichen Arbeitsweise nicht gerecht. Es empfiehlt sich jedoch, gerade bei bekannten oder mutmaßlichen psychischen Erkrankungen, einem »inneren Algorithmus« zu folgen und die Anamnese wie im Folgenden zu strukturieren.

1. Begrüßung, ggf. Vorstellung, Angaben zur Person

Patienten im Wartezimmer abholen, mit Händedruck begrüßen, bei Erstkontakt gegenseitige Vorstellung; Alter, Familienstand, Beruf.

2. Rahmenbedingungen

Zeitlichen Rahmen absprechen, mögliche Störungen durch Telefon vermeiden, für bequeme gegenseitig zugewandte Sitzposition sorgen, Aufmerksamkeit und Empathie kontinuierlich zeigen.

3. Aktuelle Beschwerden (Patientenanliegen)

Eröffnungsfragen:
- »Was kann ich für Sie tun?«
- »Was führt Sie zu mir?«
- »Was haben Sie heute für Beschwerden?«

!
- **Patienten aussprechen lassen. Eine zu frühe Strukturierung des Gesprächs führt dazu, dass Patienten ihr eigentliches Anliegen nicht vorbringen, sie verunsichert werden und die Kommunikation dauerhaft gestört bleibt.**
- **Aktives Zuhören mit verbalen (kurzes Nachfragen, Zusammenfassungen) und nonverbalen Elementen (Kopfnicken, Blickkontakt) unterstützen.**
- **Emotionen zulassen und aufgreifen.**
- **Dem Patienten vermitteln, dass es wichtig und von Interesse ist, wie er selbst seine Probleme und Schwierigkeiten sieht.**
- **Pausen (»kommunikative Knotenpunkte«) akzeptieren.**
- **Die ersten Minuten sind wichtig für den Aufbau einer Beziehung, sie sind für den ersten diagnostischen Blick wie auch für die gegenseitige Beziehung von besonderer Bedeutung.**

Strukturierende und gezielte Nachfragen:
- »Seit wann haben Sie diese Beschwerden?«
- »Wie würden Sie diese Gefühle beschreiben?«
- »Gibt es auslösende Situationen?«

! Eindeutige Fragen stellen, dem Patienten angepasste Sprache wählen, keine Fachbegriffe verwenden, konkrete statt allgemeine Fragen, offene statt suggestive Fragen stellen. Begriffe, die der Patient verwendet, selbst aufgreifen.

Fragen nach subjektiven Vorstellungen und Einschätzungen des Patienten:
- »Was meinen Sie denn selbst?«
- »Haben Sie eine Erklärung dafür?«
- »Sie haben gerade von der Angst während des Fahrens gesprochen, was meinen Sie, gibt es da einen Zusammenhang mit dem vorhin berichteten Stress?«

! Mögliche Ängste und Befürchtungen nicht induzieren oder verstärken, Patienten mit dem Inhalt der Frage nicht überfordern.

Fragen nach Beginn und Verlauf der psychischen Beschwerden oder Beeinträchtigungen:
- »Wann hat das alles begonnen?«
- »Ist es manchmal stärker oder weniger stark?«
- » Was verändert Ihre Beschwerden?«

4. Frühere Erkrankungen und Suchtanamnese (Eigenanamnese)

Fragen nach Besonderheiten bei Schwangerschaft oder Geburt, eigener frühkindlicher Entwicklung, chronologische Erfassung früherer somatischer und psychischer Erkrankungen und bisheriger diagnostischer und therapeutischer Maßnahmen, Allergien, ggf. gynäkologische Anamnese (letzte Periode, Beschwerden, Geburten, Fehlgeburten):
- »Sind Sie schon einmal in stationärer Behandlung einer psychiatrisch-psychotherapeutischen Klinik gewesen?«
- »Wie würden Sie Ihren Gesundheitszustand in Ihrer Kindheit beschreiben?«, »Welche Erkrankungen hatten Sie? «

! Nach schädlichem Alkohol-, Tabak- oder Drogenkonsum sowie nach Medikamenten (z. B. Schlafmittel, Schmerzmittel, Beruhigungsmittel, Schlankheitsmittel, Laxanzien) und nicht stoffgebundenen Süchten (z. B. Spielsucht) fragen. Obligat bei depressiven und ängstlichen Syndromen ist die Frage nach Selbstmordgedanken. Dezent und der Situation angepasst nach der Zufriedenheit mit dem Sexualleben fragen. Beurteilung und Erleben sowie soziale Konsequenzen der berichteten Erkrankungen nachfragen. Erinnerungslücken bedenken.

Eine umfassende Sexualanamnese beinhaltet: Angaben über Sexualaufklärung (durch Erziehungsberechtigten, Schule oder andere Vertrauensperson), Beginn der Pubertät, Menarche, ersten Samenerguss, besondere Ängste, Belastungen oder Verhaltensänderungen während der Pubertät, Masturbationsverhalten, ersten Geschlechtsverkehr, sexuelle Erlebnisfähigkeit (früher bzw. aktuell), weitere Sexualkontakte in kürzeren bzw. längeren partnerschaftlichen Beziehungen, häufigen Wechsel des Sexualpartners, Qualität und Zufriedenheit der jeweiligen sexuellen Beziehungen, Einstellung zur Promiskuität, Einstellung zur Verhütung, sexuelle Funktionsstörungen, besondere sexuelle Praktiken, spezielle sexuelle Präferenzen, ungewöhnliche sexuelle Phantasien (z. B. Gewalt- oder Unterwerfungsphantasien, besondere sexuelle Rituale oder Inszenierungen), homoerotische Neigungen, sexuelle Missbrauchserlebnisse in der Kindheit, Inzesterlebnisse, sexuellen Missbrauch, Vergewaltigungen.

5. Vegetative Anamnese

Fragen nach Schlaf, Appetit, Gewichtsbewegung, sexueller Lust und Potenz, Durst, Miktion, Stuhlgang, Allergien, Überempfindlichkeiten, tages- oder jahreszeitlichen Schwankungen der Stimmung.

6. Medikamentenanamnese

Fragen nach Psychopharmaka, internistischen und anderen Medikamenten, Medikamentenunverträglichkeiten:

- »Welche Medikamente nehmen sie regelmäßig oder auch gelegentlich ein?«
- »Gab es schlechte Erfahrungen mit früher verordneten Arzneimitteln?«
- »Nehmen Sie frei verkäufliche Schmerz- oder Beruhigungsmittel ein?«
- »Nehmen Sie gelegentlich Medikamente Ihrer Frau/Ihres Mannes, Ihrer Eltern oder Kinder ein?«

! Bei unklaren Angaben zur Medikamentenanamnese Medikamente in die Sprechstunde mitbringen lassen.

7. Familienanamnese

Die Familienanamnese beinhaltet Angaben zu Erkrankungen von Eltern, Großeltern, Geschwistern und Kindern sowie zu Todesursachen bereits verstorbener Angehöriger. Daneben soll eine Übersicht zu den Besonderheiten des Patienten in seiner Familie (Stellung in der Geschwisterreihe, Kontakt zu den Eltern, Partnern, Kindern) erhoben werden. Insbesondere ist die familiäre Belastung im Hinblick auf psychische Erkrankungen relevant: »Sind in Ihrer Familie Nervenkrankheiten oder Selbstmordversuche bekannt?«

! Von besonderer Relevanz sind affektive oder schizophrene Erkrankungen, Suchterkrankungen, versuchte oder vollendete Suizide.

8. Soziale Anamnese (Biografie)

Angaben zu Geburt, wo aufgewachsen, Kindheit, besonderen Belastungen, kindlicher Entwicklung, Erziehungsstil, Kindheitserinnerungen, Primordialsymptomen (Nägelkauen, Bettnässen, verlängertes Daumenlutschen, Haareausreißen, Ängste, Angstträume, Stottern), Entwicklung in der Pubertät und Adoleszenz, besonderen Konfliktkonstellationen, Wohnorte, Kindergarten, Grundschule, weitere Schulausbildung, Lieblingsfächer, Schulabschluss, Berufswahl, Berufsausbildung, Berufsabschluss, Berufswechsel, Militär, aktuelle berufliche und wirtschaftliche Situation, Wohnverhältnisse, Freizeitaktivitäten, Hobbys, religiösen Einstellungen, Vermögen bzw. Schulden, Fahrerlaubnis, ggf. Aufenthaltsstatus, Partnerschaften, Trennungen, aktuellem Familienleben.

! Emotionale Belastungen, Partnerkonflikte, Unzufriedenheit mit beruflicher Situation sowie finanzielle Probleme werden meist nicht spontan berichtet.

9. Zusammenfassung und weiteres Vorgehen

a) Zusammenfassung der Eindrücke und Informationen durch den Untersucher:

- »Soweit ich verstanden habe ...«
- »Haben Sie noch etwas hinzuzufügen?«

Mitteilung des Ergebnisses an den Patienten und ggf. an Familienmitglieder (Schweigepflichtentbindung erforderlich).

b) Planung weiterer Maßnahmen, erneuter Gesprächstermine, diagnostischer oder therapeutischer Schritte.

3.2 Psychosoziale Beurteilung

Die aufmerksame Beobachtung des Patienten während der hausärztlichen Exploration ermöglicht in den meisten Fällen eine ausreichende Bewertung des emotionalen und kognitiven Zustands, d. h. der psychopathologischen Leitsymptome des Patienten (▶ Kap. 2).

Eigentlich sind bei allen psychischen Erkrankungen, v. a. in besonderen Situationen – wie z. B. bei dementen oder bewusstseinsgestörten Patienten – fremdanamnestische Angaben für eine Beurteilung notwendig. Diese sollten nach entsprechender Schweigepflichtentbindung durch den Patienten selbst aktiv durch den Hausarzt verfolgt werden.

Auffällige Störungen des Bewusstseins, der Orientierung, der Affektivität, des Antriebs, des Denkens, der Merkfähigkeit oder des Verhaltens erfordern eine weitergehende Abklärung (▶ Kap. 2, 4 und 5).

3.3 Körperliche Untersuchung

Eine umfassende körperliche Untersuchung hat das Ziel, somatische Erkrankungen zu erfassen oder mit hinreichender Sicherheit auszuschließen. Gegenüber dem Patienten stellt sie eine vertrauensbildende Maßnahme dar, fühlt er sich doch mit seinen Beschwerden und Befürchtungen ernst genommen. Sie beinhaltet die Untersuchung und Beurteilung folgender Bereiche (Schneider et al. 2006):

- Allgemeinzustand, Ernährungszustand, Größe und Gewicht
- Haut, Gesichtsfarbe und Schleimhäute: Narben, Tätowierungen, Piercings, Hämatome
- Kopf und Hals, Meningismus, Lymphknoten, Schilddrüse
- Perkussion des Thorax, Auskultation der Lunge, Auskultation des Herzens, Puls
- periphere Pulse, Blutdruck
- Abdomen: Spontanlagerung, Form der Bauchdecken, abdomineller Behaarungstyp, Striae, Narben, Rektusdiastase, Druckschmerzhaftigkeit, Abwehrspannung, Resistenzen, Palpation von Leber und Milz, Darmgeräusche, Klopf- oder Druckdolenz des Nierenlagers
- Wirbelsäule: Klopf- oder Druckdolenz, Lordosen, Kyphosen, Skoliosen, Beckenstand, Muskelverspannungen
- Extremitäten: Beweglichkeit, Defekte, Muskelkontur, Druckempfindlichkeit der Muskeln oder Muskelursprünge, Veränderungen der Gelenke

Ein spezifischer neurologischer Status umfasst (wobei je nach Fragestellung ggf. auch nur Untersuchungen einzelner Tests in Betracht kommen) die Beurteilung von folgenden Faktoren:

- **Hirnnerven:** N. olfaktorius (N. I). N. opticus (N. II), N. oculomotorius (N. III), N. trochlearis (N. IV), N. trigeminus (N. V), N. abducens (N. VI), N. facialis (N. VII), N. vestibulocochlearis (N. VIII), N. glossopharyngeus (N. IX), N. vagus (N. X), N. accessorius (N. XI), N. hypoglossus (N. XII)
- **Motorik:** Muskeltrophik, Tonus, Armvorhalteversuch, Beinvorhalteversuch, Feinmotorik, Kraftprüfung
- **Eigenreflexe:** Bizepssehnenreflex (BSR), Radiusperiostreflex (RPR), Trizepssehnenreflex (TSR), Trömner-Reflex, Knipsreflex, Adduktorenreflex, Patellasehnenreflex (PSR), Tibialisposteriorreflex, Achillessehnenreflex (ASR), Rossolimo-Reflex
- **Physiologische Fremdreflexe:** Glabellareflex, Mayer-Grundgelenkreflex, Bauchhautreflex (BHR), Cremasterreflex, Analreflex
- **Pathologische Fremdreflexe (Pyramidenbahnzeichen):** Babinski-Reflex (träge Dorsalflexion der Großzehe nach druckvollem Bestreichen des seitlichen Fußsohlenrandes), Gordon-Reflex (Dorsalflexion der Großzehe bei Druck auf die Wadenmuskulatur), Oppenheim-Reflex (tonische Dorsalflexion der Großzehe bei kräftigem Entlangstreichen am medialen Tibiarand), Chaddock-Reflex (träge Dorsalflexion der Großzehe mit Beugung und Spreizung der übrigen Zehen bei Druck hinter dem Außenknöchel oder Bestreichen des lateralen Fußrands)
- **Nervendehnungszeichen:** Lasègue, umgekehrter Lasègue, Kernig, Brudzinski, Lhermitte, Kloni, Patellarklonus, Fußklonus
- **Koordination:** Finger-Nase-Versuch (FNV), Finger-Finger-Versuch (FFV), Knie-Hacken-Versuch (KHV), Bárány-Zeigeversuch, Diadochokinese, Romberg-Versuch, Unterberger-Tretversuch, Gangprüfung, Schriftprobe
- **Sensibilität:** Berührungsempfindung, Schmerzempfindung, Spitz-Stumpf-Diskrimination, Graphästhesie, Temperaturempfindung, Lagesinn, Vibrationsempfindung

Psychische Erkrankungen können mit spezifischen somatischen Symptomen (Leitsymptome, ► Kap. 2) einhergehen.

Aktiv erfragt werden sollen:

- Schlafstörungen (Einschlafstörungen, Durchschlafstörungen, morgendliches Früherwachen)
- Appetitstörungen
- Libidostörungen
- Gastrointestinale Störungen (Übelkeit, Erbrechen, Meteorismus, Obstipation, Diarrhö, Hypersalivation, Geschmacksstörungen)
- Kardiorespiratorische Beschwerden (Atemnot, Palpitationen, Schwindel)
- Vegetative Störungen (Hyperhidrosis, Miktionsstörungen)
- Schmerzen (Zephalgie, Rückenschmerzen, Dysmenorrhö)
- Müdigkeit und Adynamie, Schweregefühl der Beine, Hitzegefühl oder Frösteln

Zur weiterführenden testpsychologischen (► Kap. 4) und apparativen Diagnostik (► Kap. 5) sowie zur Art und den Kriterien einer Diagnosestellung (► Kap. 6).

3.4 Dokumentation

Die schriftliche Dokumentation der erhobenen Befunde, der veranlassten diagnostischen Maßnahmen, deren Ergebnissen sowie der therapeutischen Interventionen ist in der Berufsordnung vorgeschrieben. Sie erfolgt entweder handschriftlich in einer papiergestützten Patientenakte oder elektronisch und strukturiert in Praxisdokumentationssystemen. Sie dient dem Arzt als Gedächtnisstütze und gegenüber der Selbstverwaltung und den Kostenträgern als Nachweis für erbrachte Leistungen. Bei juristischen Auseinandersetzungen, aber auch bei Gutachtenerstellungen für Rententräger oder Sozialgerichte ist eine sorgfältige, vollständige und nachvollziehbare Dokumentation unabdingbar (▶ Arbeitsmaterial A1).

Die Dokumentation sollte die äußeren Bedingungen der Untersuchung mit dem Beratungsanlass der äußeren Erscheinung des Patienten und dem ersten Eindruck sowie die psychopathologischen Leitsymptome (▶ Kap. 2), die Krankheits- und Lebensgeschichte und die mitgeteilten Ergebnisse (Diagnose, Therapie, weitere Maßnahmen) beinhalten (Kind u. Haug 2002).

3.5 Weiterführende Literatur

Abholz HH, Fischer T (2006) Anamnese, körperliche Untersuchung und Dokumentation. In: Kochen MM (Hrsg) Allgemeinmedizin und Familienmedizin. Thieme, Stuttgart, S 2–10

Kind H, Haug HJ (2002) Psychiatrische Untersuchung. Ein Leitfaden für Studierende und Ärzte in Praxis und Klinik. Springer, Berlin Heidelberg New York

Luban-Plozza B, Laederach-Hofmann K, Knaak L, Dickhaut HH (1999) Der Arzt als Arznei. Das therapeutische Bündnis mit dem Patienten. Deutscher Ärzte-Verlag, Köln

Schneider F, Olzen D, Frister H (2006) Begutachtung psychischer Störungen. Springer, Berlin Heidelberg New York Tokio

Stieglitz RD, Freyberger HJ (2004) Psychiatrische Untersuchung und Befunderhebung. In: Berger M (Hrsg) Psychische Erkrankungen – Klinik und Therapie. Elsevier, München, S 17–45

Testpsychologische Untersuchung

U. Habel, F. Schneider

Testpsychologische Untersuchungen bei psychischen Erkrankungen sind ein wesentlicher Bestandteil der klinischen Diagnostik. Sie liefern wertvolle zusätzliche Informationen zur Diagnose oder Differenzialdiagnose sowie zur Bestimmung des Verlaufs, die teilweise im klinischen Urteil nicht immer offensichtlich werden. Allerdings kann die Testpsychologie allein nicht die Grundlage einer Diagnose darstellen. Zudem ist zu beachten, dass eine ausführlichere testpsychologische Untersuchung immer von entsprechend ausgebildeten Personen durchgeführt und interpretiert werden sollte, in der Regel Psychiatern/Nervenärzten und Diplompsychologen. Eine solche neuropsychologische Untersuchung bietet sich in der Allgemeinarztpraxis nicht an, denn sie würde den zeitlichen Rahmen, der ungefähr bei 1,5 h liegt, sprengen. Kürzere Verfahren zur Abschätzung der Intelligenz sowie Screeninginstrumente zur Früherkennung von Demenzen oder Selbst- und Fremdeinschätzungsverfahren zur standardisierten Erfassung affektiver Symptome wie Angst oder Depressivität scheinen jedoch ein sinnvolles diagnostisches Hilfsmittel auch für den niedergelassenen Arzt, darzustellen. Sie sind abrechenbar, nichtinvasiv, daher meist vom Patienten akzeptiert, ökonomisch und standardisiert in Durchführung, Auswertung und Interpretation. Ihre Anwendung kann in Fällen unklarer Diagnose, zur Differenzialdiagnose oder zur Früherkennung und damit zur Einleitung einer rechtzeitigen spezifischen Behandlung angebracht und sinnvoll sein.

4.1 Einführung

Testpsychologische Untersuchungen bei psychischen Erkrankungen können eine sinnvolle diagnostische Unterstützung und Informationsquelle darstellen. Sie beinhalten die Durchführung von standardisierten Tests zur Messung von verschiedenen Funktionen und Persönlichkeitsdimensionen. Aufgrund ihrer psychometrischen Eigenschaften erlauben sie es, relevante individuelle Messwerte aus dem Leistungs- und Persönlichkeitsbereich objektiv zu erfassen und damit eine Diagnostik von Defiziten und Einschränkungen zu ermöglichen.

Definition

Psychologische Tests: Diese sind in der Regel aufwendig konstruierte, wissenschaftliche Routineverfahren zur Untersuchung eines oder mehrerer empirisch abgrenzbarer Persönlichkeitsmerkmale. Ziel ist, eine möglichst quantitative Aussage über den relativen Grad von Merkmalsausprägungen zu treffen (Lienert 1998).

Die Testkonstruktion orientiert sich an den Gütekriterien der Validität, Reliabilität und Objektivität. Das bedeutet, dass ein neu entwickelter Test daraufhin evaluiert wird, wie gut er das Merkmal, das er zu messen vorgibt, erfasst (Validität) und wie genau und zuverlässig er es misst (Reliabilität). Die Objektivität wird dadurch garantiert, dass die Testvorgabe und Auswertung standardisiert erfolgen und damit die Unabhängigkeit der Ergebnisse vom Untersucher gesichert wird. Erst bei einer ausreichenden Objektivität, Validität und Reliabiltät eines Tests kann man davon ausgehen, dass die Testwerte das interessierende Merkmal auch quantitativ und qualitativ repräsentieren.

Man unterscheidet im Wesentlichen:
- Leistungstests
- Psychometrische Persönlichkeitstests
- Persönlichkeitsentfaltungsverfahren

Leistungstests. Zu den Leistungstests gehören Intelligenztests, allgemeine Leistungstests, spezielle Funktionsprüfungs- und Eignungstests, Entwicklungstests und Schultests.

Psychometrische Persönlichkeitsverfahren. Zu den psychometrischen Persönlichkeitsverfahren zählen Persönlichkeitsstrukturtests, klinische Verfahren, Einstellungs- und Interessenstests.

Persönlichkeitsentfaltungsverfahren. Die Persönlichkeitsentfaltungs- oder projektiven Verfahren beinhalten Formdeuteverfahren, verbal-thematische Verfahren, zeichnerische und Gestaltungsverfahren. Die Verwendung dieser letzten Gruppe von Tests kann jedoch aufgrund der mangelnden Durchführungs-, Auswertungs- und Interpretationsobjektivität und der damit fehlenden psychometrischen Eigenschaften für den klinischen Einsatz in der Regel nicht empfohlen werden.

Die Durchführung, Auswertung und besonders die Interpretation der Tests und ihrer Ergebnisse sollte von entsprechend ausgebildeten Personen, wie z. B.

Fachärzten für Psychiatrie und Psychotherapie oder Diplompsychologen, durchgeführt werden, die über die Erfahrung und das notwendige theoretische Hintergrundwissen verfügen. Dies wird nicht immer berücksichtigt und birgt dann die Gefahr falscher Anwendungen und Interpretationen. Relevantes Wissen über die psychologischen Grundlagen sowie fundamentale Kenntnisse in psychologischer Diagnostik, Routine in der Anwendung der fraglichen Tests und erworbene klinische (Test-)Erfahrung sind jedoch notwendig, um Fehler in der Aussage und Interpretation zu minimieren.

Psychometrische Tests können aber unter bestimmten Umständen auch in der hausärztlichen Praxis wertvolle Hinweise und diagnostische bzw. differenzialdiagnostische Entscheidungshilfen bieten sowie Therapieverläufe und -erfolge abbilden. Sie können nach der Gebührenordnung für Ärzte (GOÄ) abgerechnet werden. Allerdings sind bei den dort aufgeführten Verfahren solche enthalten, deren Einsatz heute als veraltet und überholt gelten kann, weil sie entweder den Testgütekriterien nicht genügen, kaum normiert sind oder die Normen als veraltet gelten können. Der einheitliche Bewertungsmaßstab (EBM) sieht den Einsatz von Testverfahren allerdings nur im Rahmen der Demenzabklärung und des geriatrischen Assessments in der Hausarztpraxis vor, andere Testverfahren können nur von Fachärzten abgerechnet werden.

Tipps

- Die GOÄ (vom 01.04.2005) trennt projektive Verfahren, Intelligenz- und Entwicklungstests und orientierende Verfahren, eine Einteilung, die aus psychologischer Sicht wenig sinnvoll erscheint. Zudem sind die dort aufgezählten Tests veraltet und meist nicht mehr gebräuchlich, teilweise auch falsch zugeordnet. Trotzdem muss ein eingesetztes Verfahren nach seiner in der GOÄ zugewiesenen Nummer abgerechnet werden. Ist es nicht dort aufgeführt, muss eine Zuordnung nach Art des Verfahrens erfolgen. Testmaterial ist nach § 10 GOÄ gesondert abrechenbar.
- Nach dem EBM ist die Anwendung und Auswertung von standardisierten psychometrischen Tests (Nr. 35301) nur für Ärzte mit den Gebietsbezeichnungen Nervenheilkunde, Neurologie, Psychiatrie, Kinder- und Jugendpsychiatrie, Psychotherapeutische Medizin, Psychosomatische Medizin und Kinder- und Jugendmedizin sowie für Vertragsärzte und -therapeuten, die über eine Abrechnungsgenehmigung für Psychotherapie nach den Psychotherapievereinbarungen verfügen, berechnungsfähig. Diese Leistungen sind – mit Ausnahme der Indikationsstellung, Bewertung bzw. Interpretation, schriftlichen Aufzeichnung – grundsätzlich delegierbar, die Bewertung ist dann mit 75 Punkten vorgesehen. Projektive Testverfahren (Nr. 35302) können mit 120 Punkten bewertet werden.

Testpsychologische Verfahren können niemals die alleinige Grundlage einer klinischen Diagnose sein bzw. eine solche ersetzen. Die testpsychologischen Befunde sollten durch

- den klinischen Eindruck,
- die Verhaltensbeobachtung während der Testung sowie
- durch Ergebnisse einer Exploration

ergänzt und in ein schlüssiges Gesamtbild integriert werden. Der klinisch geschulte Psychologe oder Psychologische Psychotherapeut bzw. Facharzt für Psychiatrie und Psychotherapie wird sich selten auf die alleinige Berichterstattung testpsychologischer Ergebnisse beschränken. Gerade bei der Durchführung von Leistungstests ist die Verhaltensbeobachtung wesentlich, um beispielsweise Widersprüche und Kontraste innerhalb der Gesamtleistung aufzuklären, Aussagen über die Leistungseinstellung, wie z. B. über Leistungsmotivation und Anstrengung, zu gewinnen, Simulations- und Verfälschungstendenzen aufzudecken und nicht zuletzt um Beziehungen zu Alltagsleistungen (Schule, Beruf, Ausbildung) herstellen zu können.

4.2 Leistungstests

In die Kategorie der Leistungstests fallen allgemeine und spezielle Leistungstests, wobei letztere spezifische Funktionen erfassen (z. B. Aufmerksamkeit, Konzentration und Gedächtnis), während allgemeine Leistungstests Merkmale erfassen, die in allen Anforderungen enthalten sind und nicht differenziert werden können. Eine ausführliche Darstellung verfügbarer Testverfahren findet sich bei Brähler et al. (2002).

Besondere Bedeutung hat hier v. a. die Erfassung der Intelligenz, die auch anhand von Kurztests im Rahmen der ärztlichen Praxis eine Rolle spielen kann.

4.2.1 Intelligenzmessung

4

Neben der sehr operationalen und pragmatischen Definition, dass »Intelligenz ist, was ein Intelligenztest misst« (Boring 1923), gibt es eine Fülle von Definitionen und Bedeutungen, die mit diesem Begriff verknüpft sind. Wesentliche Elemente von Intelligenz sind globale oder zusammengesetzte Fähigkeiten, die zu zweckgerichtetem Handeln, rationalem Denken und Urteilen sowie Lernen in neuen Situationen befähigen.

Definition

Intelligenz: Eine operationale Definition der Intelligenz ist, dass sie das ist, was der Intelligenztest misst. Da die Abschätzungen der Intelligenz je nach Testanforderungen schwanken können, sollte man diese Definition immer vor Augen haben.

Man unterscheidet kristalline und eher fluide Komponenten der Intelligenz (▫ Abb. 4.1). Während Letztere einem Altersabbau unterliegen, sind Erstere im Zeitverlauf eher stabil und spiegeln über Lernen und Erfahrung gewonnene Kenntnisse wider. Es gibt zahlreiche Intelligenztestverfahren, die jeweils in Abhängigkeit von der Definition oder dem Konstrukt recht unterschiedlich entwickelt wurden. Meist haben IQ-Werte einen Mittelwert von 100 (WIE, **Wechsler Intelligenztest für Erwachsene;** von Aster et al. 2006). Bei einer Standardabweichung von 15 können Werte im Bereich von 90 bis 109 als durchschnittlich gewertet werden, ab einem IQ-Wert von 110 spricht man von überdurchschnittlicher Intelligenz, unter einem Wert von 89 von unterdurchschnittlicher Intelligenz. Ungefähr zwei Drittel aller Probanden der Normstichprobe weisen Werte zwischen 85 und 115 Punkten auf.

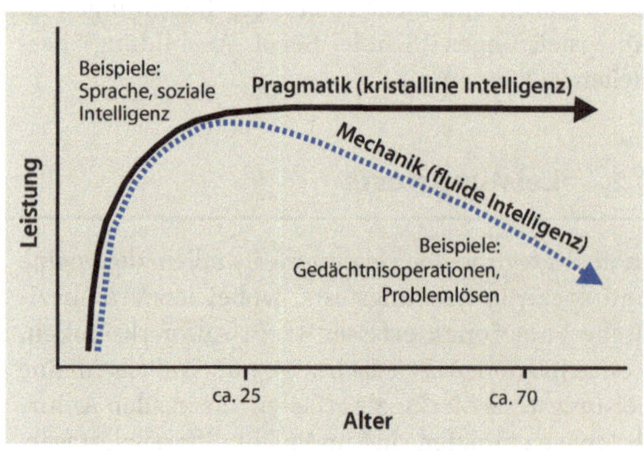

▫ **Abb. 4.1.** Veranschaulichung der Beziehung von fluider bzw. kristalliner Intelligenz und dem Lebensalter. (Mod. nach Baltes 1987)

Problematisch gestaltet sich die Anwendbarkeit der meisten Tests bei Ausländern oder Personen mit Sprachschwierigkeiten, da der Inhalt der Tests häufig sprach-, kulturgebunden und bildungsabhängig ist. Hier können sprachfreie Verfahren einen Ausweg bieten, allerdings erfassen diese meist nur eine globale Dimension der Intelligenz, so z. B. formal-logisches Denken.

Beim Einsatz von Verfahren zur Intelligenzabschätzung in der Allgemeinarztpraxis orientiert man sich meist an ökonomischen Gesichtspunkten. Daher kommen nur schnelle, kurze Verfahren infrage, die allerdings auch nur eine grobe Abschätzung der Intelligenz ermöglichen. Beispiele wären der **Mehrfachwahl-Wortschatz-Intelligenztest** (MWT, Lehrl 2005) oder der **Wortschatztest** (WST, Schmidt u. Metzler 1992) – einfache und schnelle Papier- und Bleistift-Verfahren zur Abschätzung der verbalen, kristallinen Intelligenz über Wortschatzleistungen (▫ Tab. 4.1). Aufgabe des Probanden ist hierbei, ein bekanntes Wort aus 4 sinnlosen Nicht-Wort-Alternativen her-

▫ **Tab. 4.1.** Einfache, in der Hausarztpraxis durchführbare Verfahren zur Intelligenzabschätzung

Verfahren	Abkürzung	Beschreibung
Mehrfachwahl-Wortschatztest (Lehrl 2005)	MWT	Sehr ökonomischer, in den Parallelformen A und B vorliegender Test zur Erfassung kristalliner, auf Lernen und Erfahrung beruhender Intelligenzkomponenten, der entwickelt wurde, um bei Personen mit Intelligenzstörung die prämorbide Intelligenz zu schätzen
Wortschatztest (Schmidt u. Metzler 1992)	WST	Einschätzung der verbalen Intelligenz, ähnlich dem MWT

auszufinden. Da die Wortschatzleistungen relativ störungsunanfällig sind, gilt diese Messung auch als Abschätzung eines prämorbiden Intelligenzniveaus.

IQ-Messungen sind stark vom verwendeten Verfahren abhängig, das deshalb immer angegeben werden sollte, da z. B. der MWT zu IQ-Überschätzungen führt, im Vergleich zu ausführlicheren Verfahren wie dem WIE (Wechsler Intelligenztest für Erwachsene, von Aster et al. 2006; modifizierte und neu normierte Version des HAWIE-R, Hamburg-Wechsler-Intelligenztest für Erwachsene, revidierte Form, Tewes 1994). Daher kann bei der Notwendigkeit einer genaueren Intelligenzmessung der Einsatz des MWT nicht empfohlen werden. Aufwendigere Intelligenztests können jedoch im klinischen Praxisalltag des Hausarztes angesichts von Zeitdruck und fehlender finanzieller Entschädigung kaum eingesetzt werden.

Bei einigen Fragestellungen ergibt sich die Notwendigkeit von **Testwiederholungen,** so beispielsweise um Verbesserungen infolge von Therapie oder Verschlechterungen bei Abbauprozessen nachzuweisen. Eine Testwiederholung im Falle der Intelligenz ist neuropsychologisch, wie dies auch in der GOÄ festgehalten ist, nicht nach kurzen Zeitabständen indiziert, da es sich bei der Intelligenz um ein im Wesentlichen zeitstabiles Merkmal handelt. Es kann aber sinnvoll sein, 2 verschiedene Verfahren mit unterschiedlichen Anforderungen einzusetzen.

4.2.2 Aufmerksamkeit

Aufmerksamkeitsstörungen kennzeichnen das psychopathologische Bild der meisten psychischen Erkrankungen und sind damit nosologisch unspezifisch. Sie haben allerdings deutliche Auswirkungen auf das alltägliche Leben der Betroffenen und sind damit von hoher klinischer Relevanz. Als kognitive Basisfunktionen haben Aufmerksamkeitsprozesse ferner Einfluss auf nahezu alle weiteren kognitiven Funktionen, wie Gedächtnis oder Exekutivfunktionen, und werden in den meisten psychologischen Testverfahren zur Messung dieser spezifischen Funktionen mit erfasst. Es ist deshalb schwer, sie differenziell zu erfassen und theoretisch abzugrenzen.

Dennoch unterscheiden Aufmerksamkeitsmodelle verschiedene Aufmerksamkeitskomponenten, die auch testpsychologisch gesondert erhoben werden können (◘ Tab. 4.2). Bei den verschiedenen **Aufmerksamkeitsfunktionen** unterscheidet man v. a. 4 Formen:

- Alertness als ungerichtete Aufmerksamkeit
- Selektive oder gerichtete Aufmerksamkeit
- Daueraufmerksamkeit und Vigilanz
- Geteilte Aufmerksamkeit

> **Definition**
>
> **Aufmerksamkeitsprozesse**: Definiert werden Aufmerksamkeitsprozesse als jene Funktionen, durch die sich das wache Individuum in jedem Augenblick ein Bild der vorliegenden Lebenssituation schafft, indem es die relevanten Informationen aus den verschiedenen Wahrnehmungsbereichen und unterschiedlichen zeitlichen Sequenzen selektiert und integriert, mit übergeordneten konzeptuellen Kategorien verknüpft und in sein Wissen über raum-zeitliche Gegebenheiten einbettet (Zimmermann u. Fimm 2006).

Aufmerksamkeitskomponenten

Der Zustand allgemeiner Wachheit bzw. unser allgemeines aktuelles Aktivierungsniveau wird als tonische **Alertness** bezeichnet, während die kurzfristige Aktivierungssteigerung als Reaktion auf einen Warnreiz im Sinne einer Orientierungsreaktion als phasische Alertness gilt.

Unter **selektiver Aufmerksamkeit** versteht man die Fähigkeit zum flexiblen Wechsel des Aufmerksamkeitsfokus, die eine Auswahl und schnelle Reaktion auf verschiedene Reize ermöglicht, was gleichzeitig impliziert, dass irrelevante Distraktorreize ausgeblendet werden. Die Fähigkeit zum Aufmerksamkeitswechsel ist damit eine Grundvoraussetzung für das Erfassen wesentlicher Aufgabenmerkmale und für eine kognitive Umstellfähigkeit. Störungen in diesem Bereich führen im Extremfall zu starker Ablenkbarkeit und perseverierendem Verhalten.

Daueraufmerksamkeit wird allgemein für längere Aufmerksamkeitszuwendungen im Sinne einer kontinuierlichen selektiven Aufmerksamkeit erforderlich, während die **Vigilanz** hiervon noch einmal differenziert werden kann als Aufmerksamkeitserhaltung unter monotonen Reizbedingungen mit geringer Reaktionsfrequenz. Die Fähigkeit, auf zwei oder mehr Reize gleichzeitig seine Aufmerksamkeit zu richten, wird als **geteilte Aufmerksamkeit** bezeichnet. Hierbei handelt es sich ebenfalls um eine sehr alltagsrelevante Kompetenz, die bei Patienten häufig gestört ist.

Aufmerksamkeitsmessungen

Insgesamt können für Aufmerksamkeitsmessungen entweder Papier- und Bleistift-Verfahren oder apparative Testverfahren eingesetzt werden. Erstere sind einfach und ohne größeren (technischen) Aufwand durchzuführen, während apparative Verfahren mit höheren Kosten verbunden sind.

Einfache Papier- und Bleistift-Verfahren zur Erfassung der selektiven Aufmerksamkeit, die auch in der Hausarztpraxis eingesetzt werden können, sind der **Aufmerksamkeits-Belastungstest** (d2, Brickenkamp 2002; ◘ Tab. 4.2), der auch als Test zur Erfassung der Kraftfahreignung konzipiert wurde. Es handelt sich dabei um einen Durchstreichtest, bei dem ein spezieller Zielreiz (d mit 2 Strichen) aus einer Reihe von ähnlichen Distraktoren herausgefunden werden muss (p und d mit ein oder mehr Strichen). Der **Trail-Making-Test** (TMT, Reitan 1992; ◘ Tab. 4.2) wird auch zur Erfassung exekutiver Funktionen vorgegeben (▸ Abschn. 4.2.4). Zu beachten ist, dass solche Testvorgaben nicht bei Patienten mit motorischen oder visuellen Beeinträchtigungen erfolgen sollten, da dies nicht als valide Diagnostik von Aufmerksamkeitsbeeinträchtigungen gelten kann.

Es sei auch noch einmal darauf hingewiesen, dass andere Beeinträchtigungen, wie z. B. Merkfähigkeitsstörungen, durchaus vorrangig auf reduzierten Aufmerksamkeitskapazitäten beruhen können, die eine erfolgreiche Speicherung und/oder Wiedergabe des Materials behindern. Hier kann es testpsychologisch sehr schwierig sein, solche konfundierenden Effekte zu differenzieren.

4.2.3 Gedächtnis

Gedächtnisbeeinträchtigungen gehören wie Aufmerksamkeitsstörungen zu den häufigsten neuropsychologischen Beeinträchtigungen. Modelltheoretisch unterscheidet man Kurzzeitgedächtnis, wozu die unmittelbare Merkspanne und das Arbeitsgedächtnis gerechnet werden, sowie das Langzeitgedächtnis, das wiederum in implizites und explizites sowie deklaratives und prozedurales Gedächtnis unterteilt wird.

Definition

Gedächtnis: Das **episodische Gedächtnis** umfasst erlebte Inhalte des persönlichen und öffentlichen Lebens, das **semantische Gedächtnis** erlerntes Faktenwissen, während das **prozedurale Gedächtnis** gelernte Handlungs-, Wahrnehmungs-, Denkprozesse und -routinen repräsentiert. Im **Kurzzeitgedächtnis** werden kurzfristig über einen Zeitraum von ca. 60 s geringe Mengen gespeichert, die ca. 7±2 beliebige sprachlich-auditive bzw. visuelle Einheiten umfassen. Unter **Arbeitsgedächtnis** versteht man die Fähigkeit des Inidividuums zur aktiven Informationsverarbeitung, während mit Kurzzeitgedächtnis eher der passive Speicher gemeint ist.

Es gibt Testverfahren, die diese unterschiedlichen Komponenten des Gedächtnisses erfassen, wobei es in den meisten Fällen schwierig ist, die einzelnen Funktionen genau zu differenzieren. Gleichzeitig muss man sich verdeutlichen, dass immer auch Aufmerksamkeitsparameter mit erfasst werden.

Testverfahren

Das Kurzzeitgedächtnis wird klassischerweise mit Tests des Zahlennachsprechens geprüft, wie sie als Untertests im WIE oder in der **Wechsler-Memory-Scale** (WMS-R, Härting et al. 2000; ◘ Tab. 4.3) enthalten sind. Hierzu werden Zahlenreihen ansteigender Länge akustisch vorgegeben und müssen anschließend wiedergegeben werden.

◘ **Tab. 4.2.** Aufmerksamkeitskomponenten und ihre testpsychologische Erfassung

Aufmerksamkeitskomponente	Verfahren	Abkürzung	Beschreibung bzw. Untertest
Selektive Aufmerksamkeit	Aufmerksamkeitsbelastungstest (Brickenkamp 2002)	d2	Zielreize sollen so schnell wie möglich erkannt und durchgestrichen werden
Geteilte Aufmerksamkeit	Trail-Making-Test (Reitan 1992)	TMT-A und TMT-B	Wechsel zwischen aufsteigenden Reihen von Buchstaben und Zahlen (visuell-visuelle Aufmerksamkeitsteilung), die unter Zeitdruck verbunden werden müssen
	Zahlensymboltest (von Aster et al. 2006)	WIE-ZS	Den Zahlen von 1–10 zugeordnete Symbole müssen jeweils schnell in eine Zufallsfolge dieser Zahlen übertragen werden

Das visuell-räumliche Kurzzeitgedächtnis kann über die **Blockspanne** (z. B. Untertest visuelle Merkspanne der WMS-R) erfasst werden. Auf einem standardisierten Board tippt der Versuchsleiter hier eine Reihe von Blöcken an, die der Proband im unmittelbaren Anschluss in derselben Reihenfolge berührt. Die Anzahl der Blöcke wird dabei in jedem Durchgang gesteigert, bis der Proband ein bestimmtes Fehlerkriterium erfüllt. Eine weitere Aufgabe bei diesen Tests ist die Wiederholung der Zahlen bzw. der Blocksequenzen in umgekehrter Reihenfolge, wodurch sehr viel stärker Arbeitsgedächtnis- als Kurzzeitgedächtnisprozesse geprüft werden, die über die reine Speicherleistung hinausgehen. Im WMS-R sind diese Untertests auch einzeln normiert, sodass sie unabhängig von der restlichen Testbatterie eingesetzt werden können.

Die unmittelbare visuell-räumliche Merkfähigkeit wird auch mit dem **Benton-Test** (BT, Benton et al. 1996; ◘ Tab. 4.3) erfasst.

Für einen sinnvollen Einsatz in der Hausarztpraxis zur schnellen Objektivierung von subjektiv berichteten oder merkbaren Gedächtnisproblemen eignen sich am ehesten Tests wie das Zahlennachsprechen (vorwärts und rückwärts) und Blockspannen. Andere bekannte Tests sind sowohl schwieriger in der Auswertung als auch zeitaufwendiger in der Vorgabe. Im Rahmen von Fragen zur Demenzabklärung werden Gedächtnisprobleme in speziellen Screening-Demenztests miterfasst (▶ Abschn. 4.4).

Beim Einsatz von Gedächtnistests werden jeweils spezifische Gedächtniskomponenten gemessen, sodass beim Einsatz nur eines Verfahrens entsprechend nicht davon ausgegangen werden kann, dass bei unauffälligen Werten generell keine Gedächtnisstörungen vorliegen. Zudem kann es bei den meisten Verfahren je nach Anforderungen zu einer Konfundierung von Aufmerksamkeits-, visuomotorischen oder auch Sprachstörungen mit den jeweiligen Gedächtnisanforderungen kommen.

4.2.4 Exekutive Funktionen

Exekutive Prozesse umfassen alle höheren mentalen Prozesse, worunter u. a. folgende Funktionen fallen:
- Planung
- Organisation
- Problemlösung
- Logisches bzw. strategisches Denken
- Interferenz-, Aufmerksamkeits- und Handlungssteuerung
- Zielsetzung
- Erkennung/Einhaltung von Regeln
- Arbeitsgedächtnisleistungen
- Kreativität und Ideenreichtum
- Kognitive Umstellfähigkeit
- Flexibilität

Häufig werden exekutive Beeinträchtigungen auch als frontale Dysfunktionen gesehen, da der frontale Kortex maßgeblich für die meisten der genannten exekutiven Prozesse zuständig ist. Entsprechend werden neuropsychologisch häufig frontalhirnspezifische Tests eingesetzt, um verschiedene exekutive Funktionen zu erfassen (◘ Tab. 4.4).

Im Alltag können Störungen der Exekutivfunktionen deutliche Verhaltensauffälligkeiten produzieren, so perseverierendes, impulsgesteuertes Verhalten, motivationale und emotionale Beeinträchtigungen, Zwangssymptome, u. a. Dysfunktionen im Bereich der Exekutive sind auch im Rahmen psychischer Erkrankungen häufig, z. B. besonders bei schizophrenen Erkrankungen. Exekutive Dysfunktionen können psychometrisch meist nur über spezifische Funktionen erfasst werden. Im klinischen Kon-

◘ **Tab. 4.3.** Kurze praktikable Testverfahren zur Erfassung von Gedächtniskomponenten

Verfahren	Abkürzung	Beschreibung
Untertest: Zahlenspanne oder Blockspanne (Härting et al. 2000, von Aster et al. 2006)	WMS-R oder WIE	Merkumfang für Zahlenreihen oder visuell-räumliche Abfolgen
Benton-Test (Benton et al. 1996)	BT	Prüft kurz- bis mittelfristiges Gedächtnis für komplexe figurale Informationen. Drei Parallelformen. Es werden je 10 Vorlagen für 10 s dargeboten, dann sollen sie unmittelbar reproduziert bzw. wiedererkannt werden. Leistungsabweichungen geben Hinweise auf erworbene Störungen der kognitiven Leistung. Dauer ca. 10 min, Auswertung recht komplex, erfordert Übung

Tab. 4.4. Verfahren zur Erfassung exekutiver Funktionen

Verfahren	Abkürzung	Beschreibung
Regensburger Wortflüssigkeitstest (Aschenbrenner et al. 2001)	RWT	Wortflüssigkeit und kognitive Flexibilität im formallexikalischen und semantischen Bereich, bei Vorgabe von 4 Untertests Dauer ca. 5–10 min
Trail-Making-Test (Reitan 1992)	TMT-A und TMT-B	Wechsel zwischen aufsteigenden Reihen von Buchstaben und Zahlen (visuell-visuelle Aufmerksamkeitsteilung)
5-Punkte-Test (Regard et al. 1982)		Nonverbale Flüssigkeit, Punktraster aus 5 symmetrisch angelegten Punkten, in das der Proband möglichst viele und verschiedene Figuren zeichnen soll, indem minimal 2 oder maximal 5 Punkte mit geraden Linien verbunden werden

4

text eignen sich dabei nur solche Tests, die normiert sind, um im Einzelfall eine Aussage treffen zu können im Vergleich zur jeweiligen Normpopulation.

4.3 Psychometrische Persönlichkeitsverfahren

Innerhalb dieser Testgruppe werden unterschieden:
- Persönlichkeitsstrukturtests
- Einstellungs- und Interessentests
- Klinische Tests

Unter die Gruppe der Persönlichkeitsstrukturtests fallen mehrdimensionale Persönlichkeitstests, die dadurch gekennzeichnet sind, dass sie mehrere Persönlichkeitsmerkmale erfassen, wobei diese im Bereich der »normalen« Persönlichkeit angesiedelt sein müssen. Zudem sind diese Tests den Gütekriterien der Objektivität, Reliabilität und Validität verpflichtet.

Psychometrische Persönlichkeitstests sind Fragebögen, bei denen die Probanden vorgegebene Aussagen dahingehend beurteilen sollen, inwieweit sie ihr eigenes Verhalten und Erleben charakterisieren. Merkmalsabhängig werden dann die Antworten bei den einzelnen Aussagen zu Skalen zusammengefasst, die für bestimmte Interessen, Werthaltungen und Einstellungen stehen. Klinisch kann mittels einer solchen Persönlichkeitsdiagnostik Art und Ausmaß von Persönlichkeitsveränderungen im Rahmen hirnorganischer Psychosyndrome objektiviert werden. Ferner können Hinweise auf klinisch relevante Persönlichkeitsakzentuierungen oder Persönlichkeitsstörungen erhalten werden.

! Der alleinige Einsatz von Persönlichkeitstests berechtigt jedoch nicht zur Diagnose einer Persönlichkeitsstörung. Beim Einsatz von Persönlichkeitsfragebogen ist zu beachten, dass die Untersuchung – je umfassender die Darstellung der Persönlichkeitsstruktur, desto umfangreicher der Test – recht lange dauern kann; auch ist die Auswertung mit Schablonen teilweise recht langwierig.

Klinische Verfahren erfassen meist ein oder mehrere klinische Merkmale mittels Selbstaussagen, wie z. B. Angst, Depressivität oder Essverhalten. Hier kann ein Einsatz in der Hausarztpraxis angezeigt sein. Kürzere klinische Verfahren wie das **Beck-Depressions-Inventar** (BDI, dt. Bearbeitung Hautzinger et al. 1995; Tab. 4.6) oder das **Beck-Angst-Inventar** (BAI, dt. Bearbeitung Margraf u. Ehlers 1995; Tab. 4.5), die recht schnell einen Überblick über auffällige klinische Symptome wie Angst oder Depressivität geben können, eignen sich für den Praxiseinsatz viel mehr als Persönlichkeitsverfahren. Sie sind standardisiert, haben Cut-off- oder Normwerte zur Orientierung und sind ökonomisch sowohl in der Durchführung als auch Auswertung.

Tipps

Umfassende Persönlichkeitsverfahren sind für den Einsatz in der Allgemeinarztpraxis kaum anzuraten, besonders angesichts der geringen Abrechnungsmöglichkeiten. Die GOÄ ordnet diese Persönlichkeitsverfahren der Nr. 857 zu. Es sind 116 Punkte zu vergeben mit der einfachen Abrechnung von 6,76 €. Beim 1,8- bis 2,5-fachen Satz maximal 16,90 €.

Tab. 4.5. In der Hausarztpraxis anwendbare klinische Verfahren

Verfahren	Abkürzung	Beschreibung
Brief Symptom Inventory von Derogatis (Franke 2000)	BSI	Kurzform der SCL-90-R (Symptom-Checkliste) zur Erfassung subjektiver Beeinträchtigung durch körperliche und psychische Symptome; 9 Skalen erfassen Somatisierung, Zwanghaftigkeit, Unsicherheit, Depressivität, Ängstlichkeit, Aggressivität, phobische Angst, paranoides Denken, Psychotizismus
Beck-Angst-Inventar (Margraf u. Ehlers 1995)	BAI	Erfassung der Schwere klinisch relevanter Angst während der letzten 7 Tage, die möglichst nicht mit Depressivität konfundiert ist; ab 12 Jahren; 21 Items eng angelehnt an DSM IV für Panik und generalisierte Angst, sensitiv für Therapieerfassungen

4.4 Spezielle Fragestellungen: Differenzialdiagnose Depressivität und Demenz

Eine sehr häufige klinische Fragestellung betrifft die Diagnose einer Depression bzw. die Abgrenzung von depressiver Pseudodemenz und Demenz. Neben der klinisch unerlässlichen ausführlichen Anamnese und Fremdbefragung von Angehörigen bieten sich auch in der Allgemeinpraxis Screeninginstrumente an, die schnell und ökonomisch einen Einblick in die Symptomatik und Problematik geben. Die Anwendung standardisierter Verfahren ist hier sinnvoll, da es sich gezeigt hat, dass die Aufdeckungsrate von niedergelassenen Allgemeinärzten für Demenzen recht gering ist. Auch schwere Demenzen werden gelegentlich übersehen. Eine Früherkennung und damit rechtzeitige Behandlung kann aber für die Lebensqualität der Patienten entscheidend sein. Sollte sich der Verdacht auf eine Depressivität oder auch Demenz bestätigen, sollte eine Überweisung zu einem Psychiater zur Durchführung einer spezifischeren und umfassenderen neuropsychologischen Diagnostik erfolgen.

Kognitive Beeinträchtigungen im Rahmen einer Depressivität können so ausgeprägt sein, dass sie einer beginnenden demenziellen Entwicklung ähneln. Umgekehrt ist eine beginnende Demenz häufig an eine depressive Symptomatik gekoppelt. Während depressive Patienten jedoch über ihre kognitiven Einschränkungen klagen und in der Regel besser abschneiden, als sie sich einschätzen, neigen demente Patienten zur Verharmlosung. Depressive Patienten mit kognitiven Defiziten haben allerdings auch eine höhere Wahrscheinlichkeit, an einer Demenz zu erkranken. Lediglich eine Verlaufstestung kann hier genauen Aufschluss geben.

Generell muss zum Ausschluss einer Pseudodemenz eine Depressionserfassung erfolgen. Hier bieten sich neben dem klinischen Urteil Selbsteinschätzungen über Fragebögen (ADS, BDI) oder Fremdeinschätzungen über entsprechende Ratingskalen an wie die **Hamilton-Depressions-Skala** (HAMD, Hamilton 1996; Tab. 4.6), **Montgomery-Asberg-Depressions-Rating-Skala** (MADRS, Neumann u. Schulte 1989), **Bech-Rafaelsen-Melancholie-Skala** (BRMS, Stieglitz et al. 1998). Im **Test zur Früherkennung von Demenzen mit Depressionsabgrenzung** (TFDD, Ihl u. Krass-Kapanke 2000; Tab. 4.7) ist diese Fremd- und Selbsteinschätzung – wenn auch nur sehr eingeschränkt – bereits enthalten.

4.4.1 Depressivitätserfassung

Neben den von der WHO vorgeschlagenen Screeninginstrumenten für Depressivität (► Kap. 14) **WHO-5-Fragebogen zum Wohlbefinden** (WHO 1998, 2005; ► Arbeitsmaterial A2) und den **Gesundheitsfragebogen für Patienten** (PHQ-D, Löwe et al. 2002; ► Arbeitsmaterial A3) sind in der Praxis aber auch Selbstbeurteilungsverfahren wie das **Beck-Depressions-Inventar** (BDI) oder die **Allgemeine Depressionsskala** (ADS; Hautzinger u. Bailer 1993) möglich, die vom Aufwand her vertretbar sind und auch vom Praxispersonal vorgegeben werden können (Tab. 4.6).

! Allerdings ist für alle diese Verfahren zu beachten, dass sie keine Diagnose erlauben, sondern nur als Hilfsmittel bei der klinischen Diagnosestellung gedacht sind. Sie erlauben die standardisierte, schnelle Erhebung einer Reihe von Informationen bzw. Symptomen beim Patienten mit dem Vorteil einer Quantifizierung und damit einer Vergleichbarkeit, sofern die Patienten zu einer ehrlichen Einschätzung bereit sind. Bei der Fremdbeurteilung (z. B. HAMD) erfolgt die Quantifizierung der Symptomatik mittels der in einem halbstandardisierten Interview gewonnenen Informationen.

Tab. 4.6. Verfahren zur Erfassung depressiver Symptome

Verfahren	Abkürzung	Beschreibung
Beck-Depressions-Inventar (Hautzinger et al. 1995)	BDI	21 Items messen mittels Selbstbeurteilung die Ausprägung depressiver Symptome; ein Cut-off-Wert gibt Auskunft über die klinische Relevanz
Allgemeine Depressionsskala (Hautzinger u. Bailer 1993)	ADS-L (Langform) ADS-K (Kurzform)	Selbstbeurteilung; Erfassung aktueller depressiver Symptome mit 20 bzw. 15 Items; Messung der Depressionstiefe; als Screening einsetzbar
Hamilton Depressionsskala (Hamilton 1996)	HAMD	Fremdbeurteilung depressiver Symptomatik mit 17, 21 oder 24 Items

Beispiel

Fall 4.1. *Die 79-jährige Rentnerin Maria S. wird zur Frage einer möglichen demenziellen Entwicklung testpsychologisch untersucht. Frau S. gibt an, sich »nicht auf der Höhe« zu fühlen. Sie sei gegenwärtig sehr zerstreut, sodass sie fürchte, sich bei der Testung zu blamieren. Um diesem Umstand Rechnung zu tragen und Frau S. nicht schon zu Beginn zu überfordern, wird die Untersuchung mit dem Test zur Früherkennung von Demenzen mit Depressionsabgrenzung (TFDD,* Tab. 4.7*) begonnen, der einer eher niederschwelligen Anforderung entspricht.*

Das Ergebnis des TFDD gibt einen Hinweis sowohl auf eine demenzielle (26<35) als auch depressive (17>8) Symptomatik. Insbesondere bei der Gedächtnisleistung in Form von unmittelbarer und verzögerter Reproduktion zeigen sich bei der Patientin große Defizite. Um diesen Befund abzusichern, wird ein weiterer Kurztest zur Erfassung von Gedächtnis- und Aufmerksamkeitsstörungen (SKT, Erzigkeit 2001; Tab. 4.7*) herangezogen. Auch hier offenbart die Patientin deutliche Schwächen. Wie beim TFDD zeigen sich erhebliche Merkfähigkeitseinbußen.*

Insgesamt ergibt die gesamte Testung relativ schwere kognitive Leistungseinbußen, v. a. in den Bereichen Gedächtnis und Aufmerksamkeit. Die Ergebnisse weisen insgesamt auf ein mittelschweres (hirn-)organisches Psychosyndrom bzw. eine demenzielle Symptomatik hin. Bei der Beurteilung ist jedoch die ausgeprägte Depressivität von Frau S. zu berücksichtigen, die ebenfalls ausgeprägte Leistungsdefizite beinhalten kann. Eine Verlaufsuntersuchung ist daher in diesem Fall zu empfehlen.

4.4.2 Demenzerfassung

Der Einsatz von psychometrischen Verfahren zur Demenzerfassung wird auch in den Demenzleitlinien der DGPPN (2000) als sinnvolles zusätzliches diagnostisches Hilfsmittel nach der ausführlichen Anamnese empfohlen. Sie sind nichtinvasiv, ökonomisch, standardisiert, ermöglichen eine Schweregraderfassung und sind wiederholt einsetzbar und damit zur Verlaufskontrolle geeignet. Ihr Vorteil wird offensichtlich, wenn man bedenkt, dass bei über 80% der testpsychologisch auffälligen möglichen demenziellen Patienten den Allgemeinärzten keinerlei kognitive Leistungseinbußen aufgefallen waren.

Zur Erfassung einer Demenz gibt es zahlreiche kurze Testverfahren, die meist als Screeninginstrumente entwickelt wurden (Tab. 4.7).

Tipps

Die GOÄ rechnet beispielsweise den bekannten und weit verbreiteten **Mini-Mental-Status-Test** (MMST, Kessler et al. 1990; Tab. 4.7) zur Demenzabklärung der Nummer 857 zu. Folglich können auch die übrigen nicht aufgeführten Demenz-Screeningverfahren dieser Kategorie zugeordnet werden. Standardisierte Verfahren zur Demenzabklärung können nach dem EBM vom Allgemeinarzt je Test, bis zu dreimal im Behandlungsfall, mit 50 Punkten abgerechnet werden (EBM-Nr. 03314: Testverfahren bei Demenzverdacht im Zusammenhang mit der Leistung nach der Nr. 03313), ggf. auch im Rahmen des hausärztlich-geriatrischen Basisassessments (besondere KV-Vereinbarungen) EBM-Nr. 03341 (350 Punkte).

Beispiel

Fall 4.2. *Gertrud N., 66 Jahre, wird mit dem Ziel der Abklärung einer demenziellen Symptomatik testpsychologisch untersucht. Frau N. gibt zu Beginn starke Schmerzen an, aufgrund derer ihre Konzentrationsfähigkeit stark eingeschränkt sei. Sie beklagt zudem starke Gedächtnisprobleme. Sie kaufe sich regelmäßig eine Zeitung, schaffe es aber nie, diese zu lesen. Auch das Verfolgen von Filmen gelinge ihr nicht mehr. Im Alltag behelfe sie sich durch Merkzettel. Zudem leide sie* *unter starken Wortfindungsstörungen, die sie aufgrund ihrer früheren Tätigkeit als Dolmetscherin besonders belasten würden. Sie habe immer sehr viel mit Sprache zu tun gehabt, und nun könne sie sich nur noch auf ihr Zahlengedächtnis verlassen.*

Während der Testung wird ersichtlich, dass sich Frau N. einem hohen Leistungsdruck aussetzt. Gegen Ende der Testung gibt sie an, in einer neuropsychologischen Untersuchung vor ca. 12 Jahren deutlich leistungsfähiger gewesen zu sein. Sie wirkt angesichts ihrer Leistungsdefizite im sprachlichen Bereich sehr bedrückt.

Testpsychologisch werden Verfahren zur Erfassung der Intelligenz, des Gedächtnisses, der exekutiven Funktionen sowie Screeningverfahren zur Demenzerfassung eingesetzt.

Es ergeben sich bei einem durchschnittlichen prämorbiden Intelligenzniveau keine Einbußen im Bereich des Kurzzeit-, Arbeits- und visuellen Formgedächtnisses sowie der Exekutivfunktionen Symbolerfassung, Überblicksgewinnung und kognitive Flexibilität. Dagegen weisen, gemäß der Selbstbeobachtung von Frau N., Leistungen in Tests des logischen Gedächtnisses und der Wortflüssigkeit, die stark verbale Anforderungen beinhalten, deutliche Defizite auf. Es können zudem bei Demenz-Screeningverfahren (TFDD, SKT) Hinweise auf eine demenzielle wie auch depressive Symptomatik festgestellt werden. Die testpsychologischen Ergebnisse beinhalten damit aktuell einige Verdachtsmomente für eine demenzielle Entwicklung. Eine Verlaufsuntersuchung erscheint angezeigt.

Abgrenzung einer Demenz von normalen Alterungsprozessen

Die Abgrenzung einer Demenz von normalen Alterungsprozessen erfolgt ebenfalls anhand der qualitativ abweichenden Defizite dementer Patienten. So sind bei normalen Alterungsprozessen die Orientierung, Urteilsfähigkeit, Abstraktionsfähigkeit und das semantische Gedächtnis normalerweise intakt, während Demenzpatienten Orientierungsprobleme wie auch Defizite in der Urteils- und Abstraktionsfähigkeit aufweisen. Kristalline Fähigkeiten sind bei normalen Alterungsprozessen weitgehend erhalten, während bei demenziellen Prozessen kristalline und fluide Funktionen gleichermaßen reduziert sind. Aber natürlich ist die interindividuelle Varianz hoch, und es besteht ein großer Überlappungsbereich. Erst Langzeitverlaufsbeobachtungen bringen hier meist die erforderliche Eindeutigkeit in der Diagnosestellung.

Tab. 4.7. Screeningverfahren zur Demenzfrüherkennung, die für den Einsatz in der Allgemeinarztpraxis gut geeignet sind (Dauer durchschnittlich ca. 10–15 min)

Verfahren	Abkürzung	Beschreibung
Mini-Mental-Status-Test (Kessler et al. 1990)	MMST	Erfasst mit 30 Items Orientierung, Merk- und Erinnerungsfähigkeit, Aufmerksamkeit, Rechenfähigkeit, Sprache, Anweisungen befolgen, Nachzeichnen. Als auffällig gilt, wer einen Wert unter dem Cut-off-Wert von 23 hat. Geringe Sensitivität für beginnende Demenzen
Test zur Früherkennung von Demenzen mit Depressionsabgrenzung (Ihl u. Grass-Kapanke 2000)	TFDD	Kurzer Screeningtest; erfasst unmittelbare Reproduktion, zeitliche Orientierung, Anweisungen befolgen, konstruktive Praxis, Wortflüssigkeit, verzögerte Reproduktion, Uhrentest plus Fremd- und Selbstbeurteilung der Depressivität auf zehnstufiger Ratingskala; hohe Sensitivität und Spezifität; Cut-off-Werte für Demenz und Depressivität (Demenz <35, Depressivität >8), möglich auch für Verlaufsmessungen
Demenzdetektionstest (Kessler et al. 2000; ► Arbeitsmaterial A4)	DemTect	Kurzer, zehnminütiger Test; erfasst werden unmittelbare Wiedergabe einer Wortliste, Zahlentranskodieren, verbale Flüssigkeit, Zahlenspanne, verzögerter Abruf; Testscores von 9 bis 12 gelten als leichte kognitive Beeinträchtigung, bei <8 Demenzverdacht (max. Score 18 Punkte); Sensitivität und Spezifität für Cut-offs werden nicht genannt
Syndrom-Kurz-Test (Erzigkeit 2001)	SKT	9 Untertests mit Zeitbegrenzung, diagnostische Abgrenzung, Schweregraderfassung, Verlaufsmessung bei leichten, mittelschweren Demenzen; Deckeneffekt bei schweren Demenzen
Uhrentest (Sunderland et al. 1989; ► Arbeitsmaterial A5)		Patienten sollen eine Uhr zeichnen und die Zeiger auf eine bestimmte Uhrzeit stellen. Erfasst werden damit Instruktionsverständnis, Ausführungsplanung, visuelles Gedächtnis und visuokonstruktive Ausführung. Es gibt viele Testversionen und Auswertungsrichtlinien (z. B. Sunderland et al. 1989, Wolf-Klein et al. 1989). Ist im TFDD bereits integriert

Tipps

In der Praxis empfiehlt sich der Einsatz von 2 Screeningverfahren, am ehesten TFDD und DemTect (► Arbeitsmaterial A4) oder SKT (◘ Tab. 4.7).

Allerdings bieten auch 2 Verfahren keine Gewähr, eine beginnende Demenz sehr frühzeitig zu entdecken, denn es kann auch dann noch sein, dass die Testung nicht sensitiv genug ist. Wie bereits das Wort »Screening« sagt, handelt es sich bei diesen Verfahren meist um die Möglichkeit einer Vorselektion, eine weitere ausführliche neuropsychologische Diagnostik ist jedoch zu empfehlen. Im Rahmen dieser Untersuchung werden des Weiteren (räumliche) Gedächtnisfunktionen (WMS-R; ◘ Tab. 4.3), Aufmerksamkeit (Alertness, selektive und geteilte Aufmerksamkeit) und exekutive Funktionen z. T. mittels spezifischer Testbatterien erfasst.

Leichte kognitive Störung

Definition

Leichte kognitive Störung: Von leichter kognitiver Störung bzw. »mild cognitive impairment« (MCI) spricht man im Falle selektiv beeinträchtigter Gedächtnisfunktionen bei ansonsten intakten kognitiven Funktionen und erhaltener Alltagskompetenz. Für eine entsprechende ICD-10-Diagnose muss hierfür eine organische Grundlage bestehen, entweder als neurologischer Befund einer erworbenen hirnorganischen Schädigung oder durch eine enge zeitliche Anbindung an eine solche.

Die leichte kognitive Störung ist klinisch durchaus von Relevanz. Sie beinhaltet subjektiv empfundene und klinisch objektivierbare Gedächtnisstörungen bei ansonsten intakten kognitiven Funktionen. Leider besteht weder in der Definition noch in der Diagnose eine Einheitlichkeit. Fraglich ist, ob es sich hierbei um normale Alterungsfolgen handelt oder um Frühformen der Demenz. Je nach Definition schwanken allerdings die Angaben des Prozentsatzes, der bei Diagnose einer leichten kognitiven Störung in der Folge eine Demenz entwickelt (schätzungsweise 40–50%). Einige Screeningverfahren geben Cut-offs für eine leichte kognitive Störung an (DemTect, SKT).

4.5 Weitere Informationen

Tests

Aschenbrenner S, Tucha O, Lange KW (2001) Regensburger Wortflüssigkeits-Test (RWT). Hogrefe Testzentrale, Göttingen

Aster M von, Neubauer A, Horn R (2006) Wechsler Intelligenztest für Erwachsene (WIE). Hogrefe Testzentrale, Göttingen

Benton AL, Benton Sivan A, Spreen O (1996) Der Benton-Test. Huber, Bern

Boring EG (1923) Intelligence as the test tests it. The New Republic 6: 35–37

Brickenkamp R (2002) d2 – Aufmerksamkeits-Belastungs-Test. Hogrefe Testzentrale, Göttingen

Erzigkeit H (2001) Kurztest zur Erfassung von Gedächtnis- und Aufmerksamkeitsstörungen. Hogrefe Testzentrale, Göttingen

Franke GH (2000) Brief Symptom Inventory von Derogatis (BSI). Hogrefe Testzentrale, Göttingen

Härting C, Markowitsch HJ, Neufeld H, Calabrese P, Deisinger K (2000) Wechsler Gedächtnis Test – Revidierte Fassung (WMS-R). Hogrefe Testzentrale, Göttingen

Hamilton M (1996) Hamilton-Depressions-Skala. In: Collegium Internationale Psychiatriae Scalarum (Hrsg) Internationale Skalen für die Psychiatrie. Beltz, Weinheim

Hautzinger M, Bailer M (1993) Allgemeine Depressionsskala (ADS). Hogrefe Testzentrale, Göttingen

Hautzinger M, Bailer M, Worall H, Keller F (1995) Beck-Depressions-Inventar. Deutsche Version. Hogrefe Testzentrale, Göttingen

Ihl R, Grass-Kapanke B (2000) Test zur Früherkennung von Demenzen mit Depressionsabgrenzung (TFDD). Books on Demand

Kessler J, Denzler P, Markowitsch HJ (1990) Mini-Mental-Status-Test (MMST). Deutsche Fassung. Hogrefe Testzentrale, Göttingen

Kessler J, Calabrese P, Kalbe E, Berger F (2000) DemTect: A new screening method to support diagnosis of dementia. Psycho 26: 343–347

Lehrl S (2005) Mehrfachwahl-Wortschatz-Intelligenztest B (MWT-B). Hogrefe Testzentrale, Göttingen

Löwe B, Spitzer RL, Zipfel S, Herzog W (2002) Gesundheitsfragebogen für Patienten (PHQ-D). Komplettversion und Kurzform. Testmappe mit Manual, Fragebögen, Schablonen. Pfizer, Karlsruhe

Margraf J, Ehlers A (1995) Beck-Angst-Inventar (BAI). Deutschsprachige Adaptation des Beck Anxiety Inventory. Huber, Bern

Neumann N, Schulte R (1989) Montgomery-Asberg-Depressions-Rating-Skala zur psychometrischen Beurteilung depressiver Syndrome. Deutsche Fassung. Perimed-Fachbuch, Erlangen

Regard M, Strauss E, Knapp P (1982) Children production on verbal and nonverbal fluency tasks. Perceptual & Motor Skills 55: 839–844

Reitan RM (1992) Trail Making for Adults. Reitan Lab., Tucson/AZ

Schmidt KH, Metzler P (1992) Wortschatztest (WST). Hogrefe Testzentrale, Göttingen

Stieglitz RD, Smolka M, Bech P, Helmchen H (1998) Bech-Rafaelsen-Melancholie-Skala. Hogrefe Testzentrale, Göttingen

Sunderland T, Hill JL, Mellow AM, Lawlor BA, Gundersheimer J, Newhouse PA, Grafman J (1989) Clock drawing in Alzheimer's disease: a novel measure of dementia severity. J Am Geriatr Soc 37: 725–729

Tewes U (1994) Hamburg-Wechsler-Intelligenztest für Erwachsene – Revision 1991. Hogrefe Testzentrale, Göttingen

WHO (1998) Wellbeing measures in primary health care/The depcare projekt. Report on a WHO meeting, Stockholm, Sweden

WHO (2005) Mastering depression in primary care (version 22): World Health Organization, WHO, Regional Office for Europe Psychiatric Research Unit, Frederiksborg General Hospital

Wolf-Klein GP, Silverstone FA, Levy AP, Brod MS (1989) Screening for Alzheimer's disease by clock drawing. J Am Geriatr Soc 37: 730–734

Zimmermann P, Fimm B (2006) Testbatterie zur Aufmerksamkeitsprüfung (TAP). Version 2.0. Psytest, Herzogenrath

4.6 Weiterführende Literatur

Brähler E, Holling H, Leutner D, Petermann F (2002) Brickenkamp Handbuch psychologischer und pädagogischer Tests. Hogrefe, Göttingen

DGPPN (2000) Praxisleitlinien in Psychiatrie und Psychotherapie, Bd 3: Behandlungsleitlinie Demenz. Steinkopff, Darmstadt

Lienert GA (1998) Testaufbau und Testanalyse. 6. Aufl. Beltz, Weinheim

Apparative Untersuchungen

M. Hettmann, F. Schneider, W. Niebling

Bei psychischen Erkrankungen dienen apparative Untersuchungen hauptsächlich dem Ausschluss organischer Grunderkrankungen. Eine Vielzahl von organischen Grunderkrankungen kann psychische Symptome und Erkrankungen verursachen. Von psychischen Symptomen lässt sich nicht auf die Grunderkrankung schließen. Deshalb ist bei psychischen Erkrankungen ein Organ-Screening nötig. Hier kommt es darauf an, rational und ökonomisch sinnvoll vorzugehen. Apparative Untersuchungen können aber auch dazu dienen, Begleiterkrankungen zu diagnostizieren. Außerdem können sie Bestandteil des Therapiemonitorings sein.

5.1 Hausärztliche Basisdiagnostik

Die eingehende Erhebung der Vorgeschichte (biopsychosoziale Anamnese) und gründliche körperliche Untersuchung bilden die hausärztliche Basisdiagnostik. Zum Ausschluss oder bei Hinweisen auf eine verursachende somatische Erkrankung können gezielt und individuell apparative oder laborchemische Untersuchungen notwendig sein, z. B. EKG oder Langzeit-EKG bei unklaren Synkopen, Bestimmung von Blutzucker, Schilddrüsenparametern, Leberwerten oder der Luesserologie. Grundsätzlich wäre es bei vielen psychischen Erkrankungen wünschenswert, bei der Basisdiagnostik die internistisch-neurologische Untersuchung einschließlich Blutdruck und Temperatur, EKG sowie Laboruntersuchungen durchzuführen, da somatische Erkrankungen sich nicht selten primär als depressive Symptomatik mit Leistungsinsuffizienz, Müdigkeit, Appetit-, Schlaf- und Libidostörungen äußern. Das einem Hausarzt zur Verfügung stehende Laborbudget würde für eine entsprechende Basisdiagnostik in vielen Fällen kaum ausreichend sein, sodass je nach Indikation, Schweregrad und Dauer die Durchführung überlegt werden sollte.

! Für eine weitergehende Abklärung kann die gezielte Überweisung zum Facharzt für Psychiatrie notwendig sein.

Im Folgenden sollen die üblichen apparativen Untersuchungen, die im Rahmen der Differenzialdiagnostik psychischer Erkrankungen eingesetzt werden können, einzeln vorgestellt werden. Über die Darstellung der Untersuchungsprinzipien sollen Möglichkeiten und Grenzen sowie Einsatzmöglichkeiten dargestellt und diskutiert werden.

5.2 Labordiagnostik

Welche Laboruntersuchungen bei speziellen psychiatrischen Symptomen oder Symptomkomplexen zur differenzialdiagnostischen Klärung vom Hausarzt oder Facharzt durchzuführen oder zu veranlassen sind, ist in den krankheitsspezifischen ► Kap. 14–24 dargestellt. Auch im Hinblick auf notwendige Untersuchungen vor und während einer Psychopharmakotherapie wird auf die entsprechenden Kapitel des Buches verwiesen. Lediglich auf die Alkoholbestimmungen und das Drogenscreening soll eingegangen werden.

5.2.1 Alkoholbestimmungen

Atemalkoholkonzentration

Als einfach durchzuführendes Screeningverfahren hat sich seit Jahrzehnten die Bestimmung der Atemalkoholkonzentration (AAK) bewährt. Für diese stehen allerdings kaum entsprechende Geräte in hausärztlichen Praxen zur Verfügung (Preis ca. 600–1100 €, z. B. Fa. Dräger, Lübeck).

! Eine Abrechnung der Atemalkoholkonzentrationsbestimmung zulasten der GKV ist für den Hausarzt nicht möglich (eine Ausnahme besteht für sogenannte Substitutionspraxen).

Tipps

Bei Hinweisen auf einen Alkoholmissbrauch kann der Hausarzt bei Bedarf γ-GT, MCV und CDT im Blut bestimmen (vgl. unten).

Der im Blut und somit auch in den Lungenkapillaren vorhandene Alkohol diffundiert in die Alveolarluft und kann durch verschiedene Verfahren in der Ausatemluft nachgewiesen werden. Die modernen, bei entsprechender Compliance des Patienten einfach zu handhabenden Geräte zur Alkoholbestimmung liefern recht genaue Ergebnisse.

Blutalkoholkonzentration

Der Bestimmung der Blutalkoholkonzentration (BAK) kommt v. a. forensische Bedeutung zu. Alkohol wird über den Magen-Darm-Trakt in die Blutbahn aufgenommen und in den Körperflüssigkeiten nahezu gleichmäßig verteilt, wobei die Resorption durch unterschiedlichste Faktoren, wie z. B. durch den Mageninhalt, die Art des Getränks, die Beweglichkeit des Magens sowie durch bestimmte eingenommene Medikamente und zusätzliche Nikotinaufnahme, beeinflusst wird. Die Elimination erfolgt zum überwiegenden Teil durch verschiedene in der Leber vorhandene Enzymsysteme.

! Die Abbaurate der Blutalkoholkonzentration beträgt durchschnittlich 0,15 ‰/h.

Tipps

Generell gilt: Die Bestimmung von Ethanol im Serum kann nach Ziffer 4207 bzw. 4211 der GOÄ abgerechnet werden.

Chronischer Alkoholkonsum

Zur Objektivierung eines chronischen Alkoholkonsums dient neben der γ-GT- und MCV-Bestimmung seit einigen Jahren auch die Bestimmung des **carbohydratdefizienten Transferrins (CDT)**. Eine erhöhte **Gammaglutamyltransferase (γ-GT)** kann bei starkem Alkoholkonsum nach mehreren Monaten festgestellt werden, jedoch fallen bei Abstinenz erhöhte Werte schon nach Tagen bis Wochen wieder ab. Auch das **mittlere korpuskuläre Erythrozytenvolumen (MCV)** steigt erst nach einem längeren erhöhten Alkoholkonsum an, ist aber aufgrund der dreimonatigen Lebensdauer der Erythrozyten auch in abstinenten Phasen bis zu diesem Zeitpunkt noch relativ stabil nachzuweisen. Die γ-GT hat zwar eine gewisse Sensitivität, aber die Spezifität ist gering. Die Sensitivität und Spezifität des MCV liegen dagegen etwas höher, aber insgesamt sind beide Laborparameter keine sehr zuverlässigen Marker für den chronischen Alkoholkonsum. Das CDT steigt bei einem mindestens 2- bis 3-wöchigen täglichen Konsum von mehr als 60 g Alkohol (z. B. 350 ml Wein oder 1,5 l Bier) auf Werte über 20 μg/ml (Männer) bzw. 26 μg/ml (Frauen) an, wobei es bezüglich der Referenzbereiche noch keinen abschließenden Konsens gibt.

! Das CDT hat bezüglich eines chronischen Alkoholkonsums gegenüber der γ-GT- und MCV-Bestimmung zwar eine zuverlässigere Sensitivität (50–90%) und vor allen Dingen eine bessere Spezifität (80–100%), aber auch hier sind falsch-positive Befunde möglich.

Es finden sich erhöhte CDT-Werte bei genetisch determinierter Variante des Transferrins, bei biliärer Zirrhose, bei Autoimmunhepatitis, fortgeschrittener Leberinsuffizienz sowie bei schweren Lungen-, Pankreas- und Herzerkrankungen. Bei Schwangerschaft, deutlichem Eisenmangel, niedrigen Ferritinwerten oder malignen Erkrankungen ergeben sich gleichfalls erhöhte CDT-Werte. Es gibt auch einige seltene neuropsychiatrische Syndrome mit rezessiv vererbten Stoffwechselstörungen des Glykoproteinmetabolismus, bei denen erhöhte CDT-Werte gefunden werden.

! Ein jahrelanger Alkoholkonsum von unter 60 g pro Tag wird durch eine CDT-Bestimmung nicht entdeckt. Ein erhöhter Wert normalisiert sich bei Abstinenz innerhalb von 2 bis 3 Wochen wieder, bei Männern jedoch langsamer als bei Frauen. Ebenso ist die Sensitivität des CDT-Wertes als »Alkoholmarker« bei Frauen geringer, sodass eine CDT-Bestimmung bei Frauen weniger aussagekräftig ist. Auch lässt sich aufgrund eines erhöhten CDT-Wertes nicht zwischen Alkoholmissbrauch und Alkoholabhängigkeit unterscheiden.

5.2.2 Drogenscreening

Urinuntersuchung

Aufgrund der einfachen Gewinnung und der verhältnismäßig langen Nachweisbarkeit wird im klinischen Alltag eine Drogentestung im Urin durchgeführt. Mit diesem Verfahren lässt sich nur ein aktueller Drogenkonsum nachweisen (Tab. 5.1).

! Ein Längsschnittnachweis von Drogen über einen längeren Zeitraum ist durch Urin- und auch durch Blutuntersuchungen nicht zu führen.

Tab. 5.1. Zeitraum der Nachweisbarkeit relevanter Substanzgruppen beim Drogenscreening im Urin

Substanz	Zeitraum
Amphetamine	2 Tage
Barbiturate	24 h bis 7–21 Tage (je nach Präparat und Halbwertszeit)
Benzodiazepine	3 Tage
Cannabis	5 Tage, teilweise bis Wochen (je nach Konsumart)
Kokain	1–3 Tage
Methadon	3 Tage
Opiate	2–3 Tage

Tipps

Es kann sinnvoll sein, Kits für Drogenscreenings (Drogenteststreifen) als orientierendes qualitatives Maß vorzuhalten. Diese können im Rahmen der GKV allerdings nur in Substitutionspraxen abgerechnet werden und werden sonst nicht erstattet. Für privat versicherte Patienten können Drogenscreenings anhand der Drogenteststreifen nach Ziffer 3511 der GOÄ abgerechnet werden. Ansonsten gilt generell: Die Bestimmung von Arzneimittelkonzentrationen, exogenen Giften und Drogen werden nach Ziffern 4150 ff. der GOÄ abgerechnet.

Haarfollikelanalyse

Ein Verfahren zum Langzeitnachweis von Drogen über Wochen oder Monate ist die Haarfollikelanalyse, da die meisten Drogen über den Blutkreislauf in die Haarfollikel gelangen und dort gespeichert werden. Verschiedene Drogen lassen sich aber auch in einer normalen Haarprobe nachweisen, und teilweise kann durch eine abschnittsweise Untersuchung der Haare der Verlauf des Drogenkonsums dargestellt werden.

5.2.3 Liquordiagnostik

Indikation für die Liquordiagnostik ist in erster Linie der Verdacht auf einen entzündlichen oder tumorösen Prozess im ZNS. Vor der Liquorpunktion sollten ein erhöhter Hirndruck mittels Bildgebung wie kranialer Computertomographie (CCT) sowie laborchemisch Gerinnungsstörungen ausgeschlossen sein. Während der Punktion kann der Liquordruck gemessen werden. Farbe und Klarheit des Liquors können beurteilt werden. In der Regel werden Zellzahl, Glukose und Eiweißkonzentration bestimmt. Der Liquor-Serum-Quotient für Albumin gibt Hinweise auf eine Blut-Hirn-Schranken-Störung. Der Liquor-Serum-Quotient für Immunglobuline und der Nachweis oligoklonaler Banden weisen eine intrathekale Immunglobulinsynthese nach. Die Basisdiagnostik wird bei Bedarf durch zytologische, mikrobiologische und genetische Untersuchungen ergänzt.

5.3 Elektroenzephalographie

Die Ableitung des Elektroenzephalogramms (EEG) bleibt für Erkrankungen, die primär mit funktionellen Änderungen der bioelektrischen Aktivität einhergehen, das wichtigste diagnostische Verfahren. Die Untersuchung wird in der Regel in jeder fachärztlichen Praxis angeboten. Die von der Oberfläche der Hirnrinde abgeleiteten Potenzialschwankungen reflektieren Feldpotenzialänderungen von Neuronenverbänden der oberflächlichen Schichten des Kortex. Durch einen synchronen Zufluss zu den oberflächennahen Nervenzellen entstehen einzelne EEG-Wellen, durch eine periodische Aufeinanderfolge von Impulsen aus den tieferliegenden Neuronen ergeben sich EEG-Rhythmen.

Grundrhythmusverlangsamungen bezeichnet man als Allgemeinveränderungen. Hirndiffuse Prozesse, wie bei Alzheimer-Demenz, Drogen- oder Medikamentenwirkungen, können hierfür ursächlich sein. Herdstörungen nennt man die fokale Kurvenverlangsamung, wie dies bei hirnregionalen Prozessen wie Tumoren oder stattgehabten Hirninfarkten typischerweise auftritt. Bei Epilepsien finden sich iktal und interiktal spezifisch epileptogene Potenziale. Hier handelt es sich um abnorme Potenzialschwankungen.

5.4 Polysomnographie

Die Polysomnographie dient der differenzierten Diagnostik von Schlafstörungen (► Kap. 18). Es können synchron eine Vielzahl von Parametern erfasst werden. Elektroenzephalographie (EEG), Elektrookulographie (EOG) und Elektromyographie (EMG) dienen der Schlafstadienanalyse. Kardiorespiratorische Parameter können schlafbezogene Atmungsstörungen aufdecken. Das EMG der Beine zeichnet periodische Beinbewegungen auf. Eine Videoaufzeichnung kann schlafbezogene Verhaltensstörungen aufdecken. Ungeklärte und durch schlafhygienische Maßnahmen nicht beeinflussbare Ein- und Durchschlafstörungen sind somit eine Indikation zur Polysomnographie. Ebenso sollte die ungeklärte Tagesmüdigkeit polysomnographisch untersucht werden.

5.5 Bildgebende Verfahren

5.5.1 Kraniale Computertomographie

Die Möglichkeiten der Computertomographie haben die hirnstrukturelle Diagnostik seit den 1970er Jahren revolutioniert. Da wenigstens 2–10% der psychiatrischen Patienten hirnstrukturelle Veränderungen aufweisen, ist eine zerebrale Bildgebung häufig notwendig. Demnach ergeben sich Indikationen für ein strukturell bildgebendes Verfahren bei

- unklaren Verwirrtheitszuständen und Demenzen,
- Erstmanifestation einer psychotischen Episode bzw. einer affektiven Störung oder Persönlichkeitsveränderungen unklarer Genese,
- unklaren psychischen Erkrankungen nach dem 50. Lebensjahr,
- chronischer Einnahme psychotroper Substanzen,
- unklaren Katatonien,
- Anorexia nervosa sowie
- fokalneurologischen Symptomen und
- Auffälligkeiten im EEG.

Tipps

Aufgrund der jahrzehntelangen Anwendung, der relativ niedrigen Kosten und der rascheren Verfügbarkeit ist die kraniale Computertomographie (CCT) ein sinnvolles Screeninginstrument bei gravierenden psychischen Erkrankungen.

5.5.2 Kraniale Magnetresonanztomographie

In den letzten Jahren hat die Magnetresonanztomographie (MRT) die CCT schrittweise verdrängt und gilt zunehmend als das bildgebende Mittel der Wahl bei psychiatrischen Patienten. Gegenüber einer CCT-Untersuchung bietet die MRT-Darstellung kranialer Strukturen eine deutlich bessere Auflösung (Signal-Rausch-Verhältnis) sowie eine artefaktfreiere Darstellung und hat zudem noch den Vorteil einer fehlenden Strahlenbelastung. Nachteilig sind die höheren Kosten sowie Probleme mit ferromagnetischen Implantaten (z. B. Herzschrittmacher, Aneurysmaclips oder Metallplatten) und mögliche Panikprobleme ausgesprochen ängstlicher Patienten aufgrund der verhältnismäßig engen Abmessungen und der durch das angelegte Magnetfeld hohen Lautstärkepegel der MRT-Geräte.

5.5.3 Single-Photon-Emissions-Computertomographie

Dieses nuklearmedizinische Verfahren ist besonders geeignet, Veränderungen des regionalen zerebralen Blutflusses nachzuweisen. Die Single-Photon-Emissions-Computertomographie(SPECT)-Untersuchung erlaubt weiterhin Rückschlüsse auf die Funktion der Blut-Hirn-Schranke. SPECT ist ein szintigraphisches Verfahren, bei dem radioaktiv markierte Substanzen im Bolus injiziert werden. Die Perfusionsverteilung im ZNS kann in verschiedenen Phasen mittels einer um den Patienten rotierenden Gammakamera gemessen werden, die Bilddarstellung erfolgt tomographisch, die Untersuchungszeiten liegen meist zwischen 20 und 60 min.

! Demenzielle Prozesse zeigen in der SPECT pathologische Befunde, bevor in den strukturellen Verfahren über die Altersnorm hinausgehende Atrophien nachzuweisen sind.

5.5.4 Positronenemissionstomographie

Die Positronen-Emissions-Tomographie (PET) erlaubt die regionale Messung und bildliche Darstellung von Durchblutung, Stoffwechselprozessen und Medikamentenwechselwirkungen im ZNS. Der hergestellte Positronenstrahler wird dem Patienten injiziert. Nach seiner Verteilung im ZNS wird schichtweise mit einer PET-Kamera die Strahlenemission gemessen. Die mithilfe von PET untersuchten zentralnervösen metabolischen Prozesse können in der Differenzialdiagnostik – u. a. der Demenz vom Alzheimer-Typ, von vaskulären Demenzformen, depressiver Pseudodemenz, degenerativen Prozessen, chronischer Intoxikationen oder Enzephalitiden – klinisch eingesetzt werden. Die Durchführung von PET ist teuer im Vergleich zu SPECT, allerdings effizienter in der diagnostischen Abklärung.

Tipps

Sowohl für den Hausarzt als auch für den Facharzt ist es hilfreich, Originalbefunde (z. B. auf CD) zur Verfügung zu haben. Im Verlauf können sich Einschätzungen und Fragestellungen ändern. Untersuchungsbefunde können so auf geänderte Fragestellungen hin immer wieder überprüft werden.

Ist eine psychische Erkrankung längerfristig zu behandeln, ist ein Therapiemonitoring sinnvoll. Hier sollte der Facharzt Art und Frequenz der Untersuchungen vorgeben. Facharzt und Hausarzt sollten möglichst in einem persönlichen Gespräch klären, wer welche Untersuchung durchführt. Die Überwachung des Therapieverlaufs sollte in Absprache mit dem mitbehandelnden Fachkollegen erfolgen.

Bei schwierigen differenzialdiagnostischen Fragestellungen sollte immer ein Facharzt hinzugezogen werden.

Tipps

Für die Überweisung eines Patienten zum Facharzt für Nuklearmedizin zur Durchführung einer PET oder SPECT sollte der überweisende Hausarzt eine genaue Begründung, besonders zur Frage der Behandlungsbedürftigkeit, geben.

Diagnose

M. Hettmann, F. Schneider, W. Niebling

6

Psychopathologische Symptome können auf syndromaler Ebene zusammengefasst werden. Diese Syndrome wiederum werden weiter differenziert nach Leitsymptom, Alter, Erkrankungsverlauf, Ursachen, Ansprechen auf bisherige Therapien und hereditären Faktoren. Am Ende dieser Differenzierung steht die Diagnose einer psychiatrischen Krankheitsentität, von der postuliert wird, dass sie in allen oben genannten Kriterien im Wesentlichen konsistent ist, eine bestimmte Therapie erfordert und eine bestimmte Prognose beinhaltet. In dem Fach der Psychiatrie gibt es nach wie vor hypothetische Krankheits- bzw. Diagnoseeinheiten, d. h. Konstrukte, die mehr oder weniger empirisch abgesichert sind. Hierzu sind verschiedene wissenschaftliche Klassifikationssysteme vorgelegt worden.

6.1 Einführung

Der Begriff »Klassifikation« wird in der Literatur unterschiedlich verwendet.

Definition

Klassifikation: Unter Klassifikation wird einerseits die Einteilung einer Vielfalt (z. B. einer Menge von Merkmalen, Population von Fällen) in ein geordnetes System, andererseits die Zuordnung einzelner Merkmale bzw. Fälle zu Klassen eines solchen Systems verstanden.

Allgemeines Ziel einer Klassifikation ist es, die interessierenden Phänomene einer systematischen Untersuchung zugänglich und die Beobachtungsergebnisse kommunizierbar sowie vergleichbar zu machen. Dabei wird allgemein akzeptiert, dass Klassifikationen für sehr unterschiedliche Zwecke gebraucht werden, keine Klassifikation allen Zwecken genügen kann und daher keine ideale Klassifikation existiert.

6.2 Klassifikationssysteme

Bis vor wenigen Jahren konkurrierte eine Vielzahl unterschiedlicher Definitionen von psychischen Erkrankungen. Heute dominieren 2 Klassifikationssysteme:

- ICD-10 (International Classification of Diseases in der 10. Revision) der WHO
- DSM-IV (Diagnostic and Statistical Manual of Mental Disorders in der 4. Revision) der APA (American Psychiatric Association)

Beide unterscheiden sich u. a. darin, dass das DSM ein nationales amerikanisches System ist mit internationaler Verbreitung, während das System der WHO als internationales System verbindlich für deren Mitgliedsländer ist. Bei der Entwicklung beider Systeme ist versucht worden, eine möglichst große Konvergenz zu erreichen. ICD-10 sowie DSM-IV sind beide einem sogenannten deskriptiven oder atheoretischen Ansatz verpflichtet. Entsprechend dem bisher unbefriedigenden Wissensstand über die Ätiologie der meisten psychischen Erkrankungen wurde – von wenigen Ausnahmen abgesehen – versucht, theoretische Annahmen oder diagnostische Hierarchieregeln aufzugeben, um eine möglichst präzise und umfassende Beschreibung von Patienten auf Störungsebene zu gewährleisten. Zu den übereinstimmenden Gemeinsamkeiten beider Systeme gehört die klare Fokussierung auf eine operationalisierte Diagnostik unter Berücksichtigung von Symptom-, Zeit- und Verlaufskriterien.

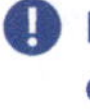

Die folgenden Ausführungen beziehen sich auf die ICD, da in Deutschland im versorgungsärztlichen Kontext die ICD-10 verbindlich ist und das DSM-IV eher für forschungsrelevante Fragestellungen Anwendung findet.

Die sogenannten psychischen und Verhaltensstörungen, kodiert mit F00–F99, sind Teil der Gesamt-ICD-10, die insgesamt 21 Kapitel umfasst. Die Einführung einer operationalisierten Diagnostik, die Einführung des Komorbiditätsprinzips und die Möglichkeit einer multiaxialen Diagnostik sind Kennzeichen der ICD-10.

Eine weitere wichtige Neuerung in der ICD-10 stellt die Einführung des sogenannten **Komorbiditätsprinzips** dar.

Definition

Komorbidität: Sie beschreibt die Möglichkeit, gemeinsam auftretende, jedoch verschiedene psychische Erkrankungen bei einer Person auch getrennt zu diagnostizieren und zu kodieren.

Nach der ICD sind so viele Diagnosen zu verschlüsseln, wie für die Beschreibung des klinischen Bilds

Grundprinzip der operationalisierten psychiatrischen Diagnostik

Eine Diagnose D ist nur dann zu stellen, wenn
- erstens die Merkmale M1 bis Mx vorhanden sind,
- zweitens die Ausschlusskriterien A1 bis Ax nicht vorhanden und
- drittens definierte Verknüpfungsregeln (Diagnosealgorithmen) R1 bis Rx erfüllt sind.

Als Grundlage der operationalisierten Diagnostik werden folgende Merkmale herangezogen:
- Symptomkriterien
- Zeitkriterien
- Verlaufskriterien
- Ausschlusskriterien
- Diagnosealgorithmen

notwendig sind. Patienten mit komorbiden Erkrankungen sind meist auch die schwerer erkrankten Patienten und bedürfen z. T. einer spezifischen Behandlung. Zudem konnte in verschiedenen Studien gezeigt werden, dass bei Patienten mit mehr als einer Erkrankung die Therapie aufwendiger und die Prognose ungünstiger ist.

Multiaxiales System. Der allgemeine Grundgedanke eines multiaxialen Systems besteht darin, zur Beschreibung von Patienten möglichst viele sogenannte Achsen oder Dimensionen bereitzustellen, um einer umfassenden Darstellung der Gesamtsituation des Patienten gerecht werden zu können. Welche Achsen dies sein sollten, ist bisher nicht allgemeiner Konsens. Für die ICD-10 werden folgende Achsen vorgeschlagen:
- Achse I machen psychische und somatische Erkrankungen aus.
- Auf Achse II kommen soziale Funktionseinschränkungen zur Darstellung.
- Achse III beinhaltet schließlich umgebungs- und situationsbedingte Einflüsse, Probleme der Lebensführung und Lebensbewältigung.

Dabei sind Achse II und III als fakultative Achsen anzusehen, d. h. sie sind nicht obligatorisch Gegenstand einer ICD-10 Diagnostik.

Schon während der Vorbereitung der ICD-10 zeigte sich, dass die ICD-10 alleine nicht alle klinisch notwendigen Informationen erhalten kann, sodass nur eine sogenannte Gruppe von krankheits- und gesundheitsrelevanten Klassifikationen den unterschiedlichen Anforderungen im öffentlichen Gesundheitswesen Rechnung tragen kann. Dementsprechend wurden von der WHO verschiedene Versionen der ICD-10 vorgelegt.

Tab. 6.1. F-Hauptkategorien der ICD-10

F-Kategorie	Störungsgruppe
F0	Organische, einschließlich symptomatischer psychischer Störungen
F1	Psychische und Verhaltensstörungen durch psychotrope Substanzen
F2	Schizophrenie, schizotype und wahnhafte Störungen
F3	Affektive Störungen
F4	Neurotische, Belastungs- und somatoforme Störungen
F5	Verhaltensauffälligkeiten mit körperlichen Störungen und Faktoren
F6	Persönlichkeits- und Verhaltensstörungen
F7	Intelligenzstörung
F8	Entwicklungsstörungen
F9	Verhaltens- und emotionale Störungen mit Beginn in der Kindheit und Jugend
F99	Nicht näher bezeichnete psychische Störung

Die Gruppierung der Störungsgruppen in der ICD-10 erfolgt u. a. nach dem Prinzip, Störungen, die Ähnlichkeiten aufweisen, in einem Abschnitt zusammenzufassen. Die Tab. 6.1 führt die Hauptkategorien der ICD-10 auf.

6.2.1 Hauptkategorien

Im Folgenden sollen die Hauptkategorien F0 bis F7 kurz charakterisiert werden.

F0: Organische, einschließlich symptomatischer psychischer Störungen. Allgemeine Charakteristika: Nachweis einer hirnorganischen Krankheit, Verletzung oder Funktionsstörung des Gehirns; Untergliederung nach Typus und Schweregrad der kognitiv-sensorischen Störung.

Wichtigste Störungen: Demenz und Delir (► Kap. 19).

F1: Psychische und Verhaltensstörungen durch psychotrope Substanzen. Allgemeine Charakteristika: Nachweis einer Verursachung durch psychotrope Substanzen; Kodierung der Substanz an dritter Stelle (z. B. F10: Alkohol) sowie an vierter Stelle des im Vordergrund stehenden klinischen Aspekts (z. B. F10.0: Akute Alkoholintoxikation).

Wichtigste Störung: Störung durch Alkohol und illegale Drogen (▶ Kap. 17).

F2: Schizophrenie, schizotype und wahnhafte Störungen. Allgemeine Charakteristika: Nachweis von Wahn, Halluzinationen und/oder Denkstörungen; Untergliederung nach Syndromen (z. B. paranoide Schizophrenie) oder Verlauf (z. B. F22: Anhaltende wahnhafte Störung).

Wichtigste Störungen: Schizophrenie, schizoaffektive Störung (▶ Kap. 20).

F3: Affektive Störungen. Allgemeine Charakteristika: Nachweis von Veränderungen in der Stimmung und dem Antrieb; Untergliederung nach den Verlaufsformen der affektiven Störung.

Wichtigste Störung: Depressive Störung (einzelne Episode oder rezidivierend), bipolare affektive Störung, Dysthymie (▶ Kap. 14).

F4: Neurotische, Belastungs- und somatoforme Störungen. Allgemeine Charakteristika: Hohe Bedeutung psychischer Verursachung; Untergliederung nach phänomenologischen Syndromen (z. B. Zwang) oder äußerer Belastung (z. B. Anpassungsstörung).

Wichtigste Störungen: Panikstörung, Zwangsstörung, soziale Phobie (▶ Kap. 15), Anpassungsstörungen (▶ Kap. 21), somatoforme Störungen (▶ Kap. 16).

F5: Verhaltensauffälligkeiten mit körperlichen Störungen und Faktoren. Allgemeine Charakteristika: Nachweis von Verhaltensauffälligkeiten mit körperlichen Funktionsstörungen; Untergliederung nach funktionalen Zusammenhängen.

Wichtigste Störung: Essstörungen (▶ Kap. 22).

F6: Persönlichkeits- und Verhaltensstörungen. Allgemeine Charakteristika: Nachweis anhaltender, gestörter Verhaltensmuster; Untergliederung nach typologischen Gesichtspunkten.

Wichtigste Störung: Persönlichkeitsstörungen (▶ Kap. 23).

F7: Intelligenzstörung. Allgemeine Charakteristika: Beeinträchtigung der Intelligenzfunktion; Differenzierung nach Schweregraden.

Wichtige Störung: Stufen der Intelligenzminderung (leicht, mittelgradig, schwer).

6.2.2 Anwendungsbezogene Probleme von Klassifikationsverfahren

Abschließend sei noch auf einige anwendungsbezogene Probleme von Klassifikationsverfahren hingewiesen, die nicht nur für die ICD-10 gelten. Zu nennen sind folgende Aspekte:

- Der Nutzer muss, insbesondere wenn er wenig vertraut ist mit dem System, unbedingt das Manual zurate ziehen und diagnostische Entscheidungen unter Beachtung der Symptome, Zeit und Verlaufskriterien sowie der Ausschlusskriterien fällen. Immer wieder wird dies vernachlässigt und die Diagnose nur entsprechend dem Namen dieser gestellt.
- Das Komorbiditätsprinzip als neues Prinzip wird bisher nur wenig beachtet. Dies ist nicht nur im Hinblick auf die psychiatrisch-psychotherapeutische Arbeit, sondern klinisch auch für die individuelle Therapieplanung eines Patienten von großer Bedeutung, da unter versorgungsepidemiologischen Aspekten davon auszugehen ist, dass Patienten mit einer komorbiden Störung auch schwerer behandelbare Patienten sind (u. U. Komplikationen in der Behandlung, längere Liegedauern etc.).
- Bei der Beurteilung des Patienten anhand der diagnostischen Kriterien entsprechend der ICD-10 dürfen theoretische Konzepte keine Rolle spielen. Auch wenn es zu einer Störung unterschiedliche konzeptionelle Überlegungen gibt, dürfen diese nicht verwendet werden, da die Definition der Störung in der ICD-10 rein deskriptiv ohne Bezug zu einem bestimmten theoretischen Konstrukt erfolgt.
- Diagnostische Unsicherheiten, die bei bestimmten Patienten auch bei Vorliegen einer operationalisierten Diagnose immer wieder auftreten können, dürfen sich nicht in der Wahl bestimmter Diagnosen widerspiegeln (z. B. wenn bei Unklarheit, ob eine schizophrene oder affektive Störung vorliegt, automatisch die Diagnose der schizoaffektiven Störung gewählt wird; ein anderes Beispiel ist die zu häufige Entscheidung für die Diagnose Borderline-Störung, früher konzeptionalisiert als Störung im Grenzbereich Neurose/Psychose, heute eine Persönlichkeitsstörung mit anderer Symptomatik).

- Gleichfalls ist darauf zu achten, dass aufgrund eines singulären Phänomens, das vielleicht im Vordergrund stehen kann, nicht automatisch der Rückschluss auf das Vorliegen einer entsprechenden Diagnose erlaubt ist (z. B. hysterisch als Symptom, daraus folgt die Diagnose histrionische Persönlichkeitsstörung; oder misstrauisch, daraus folgt paranoide Persönlichkeitsstörung). Es gilt selbstverständlich, alle für die Diagnose relevanten Kriterien genauestens zu prüfen!
- Das Vorliegen expliziter diagnostischer Kriterien für die einzelnen Störungen (operationalisierte Diagnostik) gewährleistet – nicht nur auf psychiatrischem Fachgebiet – keine zuverlässige Diagnostik. In verschiedenen Studien konnten immer wieder bestimmte Fehlerquellen identifiziert werden, v. a. die sogenannte Informations- und Beobachtungsvarianz, d. h. die unterschiedlichen Strategien, Information zu erheben, wie z. B. die Art der Fragen sowie die unterschiedliche Bewertung dieser Information. Psychiatrische Diagnosen sind dabei im Vergleich zu somatischen Diagnosen keinesfalls weniger valide als diese. Zur Reduktion der Fehlerquellen sind Hilfsmittel hilfreich. Hierzu zählt v. a. der Einsatz von Erhebungsinstrumenten (► Abschn. 6.3).

6.3 Erhebungsinstrumente

Zu unterscheiden sind 3 große Gruppen von Erhebungsinstrumenten:
- Checklisten
- Strukturierte Interviews
- Standardisierte Interviews

Checklisten. Checklisten (z. B. Internationale Diagnose-Checkliste für ICD-10 und DSM-IV) stellen im eigentlichen Sinne noch keine substanzielle Erweiterung zur Reduktion der Varianz dar. Sie bieten lediglich auf didaktisch gute Weise eine Zusammenstellung der für eine Diagnose notwendigen Kriterien. Diese sind dann systematisch zu prüfen. Wie die Symptome jedoch zu erheben und zu erfassen sind, bleibt dem Untersucher überlassen. Die Anwendung von Checklisten setzt sowohl die Kenntnis über Symptomdefinitionen im Bereich der ICD-10 als auch allgemeine Kenntnisse in der psychiatrischen Gesprächsführung voraus. Diese beiden Aspekte spielen bei den Interviews kaum eine Rolle.

Strukturierte Interviews. Unter strukturierten Interviews werden solche Verfahren subsummiert, die dem Interviewer Fragen zur Verfügung stellen, mit denen bestimmte Symptome zu erfassen sind und eine Anleitung, in welcher Reihenfolge dies geschehen muss. Zum Teil finden sich auch Hinweise auf Kodierungen.

Standardisierte Interviews. Dem Patienten und dem Untersucher werden bei standardisierten Interviews alle Ebenen des diagnostischen Prozesses in Frageform präsentiert, d. h. die Fragen, die Reihenfolge als auch die Kodierung der Antworten des Patienten sind detailliert vorgeschrieben. Daher erreichen standardisierte Interviews in der Regel mit die höchsten Reliabilitätswerte, da der Untersucher kaum Einfluss auf den diagnostischen Prozess hat, der durch die Vorgaben des Interviews reglementiert ist.

Diese Verfahren sind im Rahmen von Forschungsfragestellungen oft essenziell, in der Fachpraxis gelegentlich hilfreich, in der Hausarztpraxis dagegen – bis auf Checklisten – nicht einsetzbar.

6.4 Weiterführende Literatur

Dilling H, Mombour W, Schmidt MH (2004) Internationale Klassifikation psychischer Störungen. ICD 10 Kapitel V (F). Klinisch-diagnostische Leitlinien. Huber, Bern

Hiller W, Zaudig M, Mombour W (1995) Internationale Diagnose-Checkliste für ICD-10 und DSM IV (IDCL). Huber, Bern

Saß H, Wittchen HU, Zaudig M (2003) Diagnostisches und Statistisches Manual Psychischer Störungen. (DSM IV-TR). Textrevision. Hogrefe, Göttingen

Allgemeine Psychopharmakotherapie

I. Vernaleken, F. Schneider, W. Niebling

Die psychopharmakologischen Behandlungsoptionen gliedern sich in 4 große Gruppen und einige kleinere Substanz- und Indikationsgruppen auf. Die weitaus wichtigsten Substanzgruppen sind die der Antidepressiva, Antipsychotika, Phasenprophylaktika und der Hypnotika/Anxiolytika. Im Einzelfall wichtig können auch Antidementiva, Stimulanzien und Anticravingsubstanzen sein. Kompliziert werden diese Einteilungen einerseits durch die z. T. bestehende pharmakodynamische Heterogenität (etliche Mechanismen können beispielsweise antidepressiv wirken), aber auch durch die Tatsache, dass viele Substanzen nicht nur in ihrer Hauptindikation, sondern auch in vielen anderen Situationen wirken können (SSRI sind beispielsweise sinnvoll bei depressiven Episoden, Bulimie, Angsterkrankungen, Zwangserkrankungen etc.). Problematisch ist ebenfalls, dass die Zulassungssituation diese Spannbreite der Wirkung nicht abbildet. Insbesondere in der Psychopharmakologie ist daher der sogenannte Off-label-Gebrauch häufig bzw. notwendig, aber auch außerordentlich schwierig für die Verordnung in der ambulanten Praxis. In diesem Kapitel wird versucht, insbesondere diesem Umstand Rechnung zu tragen, indem aktuelle Indikationen der Zulassung bezogen auf Einzelpräparate – soweit dies in diesem Rahmen möglich ist – dargestellt werden. Hier ist v. a. auf die Nomenklatur und Klassifikation zu achten: So ist als ein Beispiel unter vielen der Ausdruck »depressive Erkrankung« nicht unbedingt gleichzusetzen mit »MDE« (»major depressive episode«). Psychopharmakologische Präparate sind in ihrer Pharmakodynamik und -kinetik häufig recht komplex. Ein hinreichendes Basiswissen dieser Zusammenhänge ist notwendig, um für den individuellen Patienten ein möglichst gutes Verhältnis von gewünschter und unerwünschter Wirkung zu gewährleisten.

7.1 Geschichte der Psychopharmakotherapie

Die Geschichte der Psychopharmakotherapie ist recht jung und beginnt 1949 mit der Beschreibung einer beruhigenden Wirkung von *Lithium* durch John Cade bei Schweinen und später auch manischen Patienten, allerdings auf der Grundlage einer falschen initialen Hypothese. Nahezu zeitgleich ereignete sich die Entdeckung antipsychotischer Effekte des eigentlich als Antihistaminikum von Rhone-Poulenc entwickelten *Chlorpromazin*. Bereits 1958 wurde das noch heute gebräuchliche *Haloperidol* als Antipsychotikum von Paul Janssen zielgerichtet entwickelt, während die Eigenschaften des ersten Antidepressivums, *Imipramin*, wiederum zufällig entdeckt wurden. Die von Geigy initial beabsichtigten antipsychotischen Effekte waren nicht vorhanden, als Antidepressivum wurde es aber 1958 am Markt eingeführt. *Chlordiazepoxid* wurde 1960 als erster Benzodiazepintranquilizer eingeführt. Damit war innerhalb eines Jahrzehnts eine Palette psychopharmakologischer Substanzen eingeführt worden, die noch heute die pharmakologische Basis für die Therapie psychischer Erkrankungen darstellt.

In den kommenden Jahrzehnten wurden die Wirkprinzipien genauer untersucht und Substanzen mithilfe dieses Wissens entwickelt, die ein optimiertes Wirkungs-Nebenwirkungs-Verhältnis besitzen oder aber höhere Ansprechraten für die Gesamtsymptomatik oder für Teilaspekte aufweisen. In den letzten Jahren gewannen schließlich auch primär neurologische Substanzen wie beispielsweise *Valproinsäure*, *Carbamazepin* und *Pregabalin* Bedeutung für die Behandlung psychischer Erkrankungen; andererseits kam es zur Entwicklung antidementiver Substanzen, zur Zulassung von Anticravingsubstanzen und zur Fortentwicklung von Stimulanzien.

7.2 Einteilung der Psychopharmaka

Die Einteilung der Psychopharmaka kann grundsätzlich aufgrund verschiedener Kriterien erfolgen:
- Chemische Struktur
- Wirkprinzip
- Indikationsgebiet bzw. Zielsymptomatik
- Klinisches Profil

Chemische Struktur. Die chemische Struktur kann als Klassifikationskriterium eine hohe Objektivität und Eindeutigkeit erreichen. Speziell antipsychotische Substanzen wurden traditionell nach ihrer chemischen Grundstruktur klassifiziert (z. B. Phenothiazine, Butyrophenone etc.). Bei Lithium-Salzen liegt dieses Prinzip auf der Hand. Noch heute verwendet man den Begriff des Benzodiazepins. Ungenaue Beschreibungen wie Tri- oder Tetrazyklika weisen allerdings kaum noch chemische Eindeutigkeit auf. Die zunehmende Entwicklung neuer Substanzen auf der Grundlage sehr heterogener chemischer Grundstrukturen sowie der geringe Bezug zur Zielsymptomatik stellen diese Klassifikation mittlerweile vielfach infrage. Weiterhin können chemische Begriffe für Arzt und Patient zum Teil recht wenig griffig erscheinen. Sinnvoll bleibt der Umgang mit einer chemischen Klassifikation, wenn der Begriff allgemein bekannt ist und damit spezielle Nebenwirkungs-, Komplikations- oder klinische Profile in Verbindung gebracht werden können (z. B. trizyklische Antidepressiva, Phenothiazine, Benzodiazepine, Lithium-Salze).

Wirkprinzip. Das Wirkprinzip weist ebenfalls ein hohes Maß an Eindeutigkeit auf und besitzt in der Regel ein hohes Maß an klinischer Relevanz. Bekannte Beispiele für dieses Klassifikationsprinzip sind die selektiven Serotoninwiederaufnahmehemmer (SSRI) oder die Monoaminoxidasehemmer (MAOH). Diese Form der Klassifikation ist oft sinnvoll, da Substanzen innerhalb einer Klasse meist sehr ähnliche klinische Profile, Komplikationen, Indikationsprofile und Zielsymptome besitzen. Bei Substanzen mit sehr heterogenem pharmakodynamischen Profil (z. B. Phasenprophylaktika, moderne Antipsychotika) ist dieses Klassifikationsprofil dagegen nicht anwendbar.

Indikationsgebiet. Das Indikationsgebiet erscheint im Hinblick auf den Behandler das augenscheinlich sinnvollste Einteilungsprinzip, leidet jedoch zunehmend darunter, dass selbst Substanzen mit sehr monomorphen pharmakodynamischen Profilen bei einer Reihe von Erkrankungen bzw. Syndromen wirken. Andererseits gibt es für eine Vielzahl psychischer Erkrankungen keine Substanzen, die spezifisch nur für diese Indikation zugelassen sind, sondern deren »Hauptindikation« eine andere ist (z. B. Antidepressiva bei Angst-, Zwangs-, Essstörungen; Antipsychotika bei akuter Manie etc.). Dies führt insbesondere bei den Patienten zu Missverständnissen.

Klinisches Profil. Das klinische Profil wird v. a. dann verwendet, wenn nicht nur die erwünschte Hauptwirkung, sondern auch klinische Teilaspekte oder Nebenwirkungshäufigkeiten zur Bewertung herangezogen werden sollen. Dabei sollen auch unterschiedliche Entwicklungsstufen beschrieben oder suggeriert werden (z. B. Atypika; Antidepressiva der zweiten Generation). Positiv ist die Berücksichtigung sonst nicht erfasster Substanzeigenschaften, nachteilig dagegen die Unschärfe der Kriterien. Allgemeingültige Unterscheidungsmerkmale gibt es hierfür nicht.

Die Verwendung des Klassifikationsprinzips hängt hochgradig von der Situation und Intention der Verwendung ab. Die Häufigkeit der Verwendung hängt davon ab, wie bedeutsam der diskriminierende Faktor in der klinischen Anwendung ist.

7.3 Wirkprinzipien psychopharmakologischer Medikamente

Die meisten Substanzen verändern entweder direkt oder indirekt die Wirkung von Neurotransmittern (speziell Noradrenalin, Dopamin und Serotonin) am Rezeptor. Dies kann durch direkten Agonismus oder Antagonismus am Zielrezeptor oder durch Hemmung der Rückaufnahme aus dem synaptischen Spalt bzw. durch Hemmung des enzymatischen Metabolismus geschehen. Auch die Bindung an Autorezeptoren kann die Ausschüttung von Neurotransmittern erhöhen. Dies führte zu einer starken Beschäftigung mit den Neurotransmitterstrukturen als Wirkprinzip der Behandlung, aber auch der ätiologischen Erklärung psychischer Erkrankungen. Es konnte jedoch für keine Erkrankung gezeigt werden, dass ein einfacher Mangel bzw. Überschuss eines Transmittersystems für die Symptomatik verantwortlich ist. Noch heute besitzen jedoch die meisten neu entwickelten Substanzen eine direkte Wirkung auf der Neurotransmitterebene.

Eine weitere Ebene psychopharmakologischer Angriffspunkte stellen die Second-Messenger-Systeme dar. Hier wirken in erster Linie Phasenprophylaktika an sehr heterogenen Strukturen *(Lithium, Valproat, Carbamazepin)*. Psychopharmaka haben weiterhin erhebliche Einflüsse auf nachgeschaltete Mechanismen der Signaltransduktion sowie in deren Konsequenz auf Gentranskription und Translation, ebenso wie auf die Synthese von neurotrophen Faktoren. Substanzen mit direkter Wirkung auf diese Mechanismen sind derzeit nicht in der Anwendung, werden aber sicher das Ziel weiterer Entwicklung sein.

Rezeptorwirkungen

Die Beurteilung des Rezeptorprofils macht v. a. Sinn in der Vorhersage der Nebenwirkungsrisiken, die häufig in direktem und zeitlich unmittelbarerem Zusammenhang mit der Wirkung am Rezeptor stehen (▫ Tab. 7.1).

7.4 Antidepressiva

Antidepressive Substanzen (▫ Tab. 7.2) werden häufig entsprechend ihres Wirkprinzips unterteilt. Viele Substanzen blockieren die Rückaufnahme von Katecholamin- oder Indolaminneurotransmittern, was zu einer Steigerung der Neurotransmitterkonzentration im synaptischen Spalt führt. Hier sind selektive und weniger selektive Substanzen zu finden. Die ab-

Tab. 7.1. Klassische Nebenwirkungsprofile bei Antagonismus und Agonismus einer Auswahl wichtiger zerebraler Rezeptoren

Rezeptorwirkung	Rezeptortyp	Nebenwirkung
Inhibition	M_1	Akkomodationsstörungen, Steigerung des Augeninnendrucks, Obstipation, Urinretention, Arrhythmien, (Prä-)Delir
Inhibition	H_1	Sedierung, Gewichtszunahme, Verschlechterung der Kognition
Inhibition	α_1	Sexuelle Inappetenz, Sedierung, orthostatische Dysregulation mit Schwindel und Tachykardie, Hyperhidrosis, Priapismus
Inhibition	D_2	Dystonien, Akathisie, Parkinsonoid, Spätdyskinesien, Prolaktinanstieg, sexuelle Appetenzstörungen
Inhibition	$5HT_2$	Gewichtszunahme, Sedation
Agonismus	$5HT_{2A}$	Anxiogenität, Agitiertheit, Depressiogenität, sexuelle Funktionsstörungen, (Psychotogenität)
Agonismus	$5HT_{2C}$	Anorexie, Dysphorie
Agonismus	$5HT_3$	Nausea, Kopfschmerzen, Schwindel
Agonismus	D_2	Übelkeit
Agonismus	$GABA_A$	Sedation, Muskelhypotonie

gekürzten Schreibweisen dieser Substanzeigenschaften sind mittlerweile akzeptierte und äußerst gebräuchliche Arzneimittelgruppenbezeichungen geworden:

- SNRI: **S**elektive **N**oradrenalin-**R**ückaufnahme-**I**nhibitoren
- SSRI: **S**elektive **S**erotonin-**R**ückaufnahme-**I**nhibitoren
- SSNRI: **S**elektive **S**erotonin- und **N**oradrenalin-**R**ückaufnahme-**I**nhibitoren
- TZA: **T**ri-/Tetra**z**yklische **A**ntidepressiva

Cave: SNRI wird häufig in der Bedeutung von SSNRI verwendet.

Die tri- und tetrazyklischen Antidepressiva nehmen dabei eine Sonderstellung ein. Der Name beschreibt eine chemische Klasse von Substanzen, die als chemische Grundstruktur ein 3- oder 4-Ring-System besitzen. Grundsätzlich wirken alle TZA hauptsächlich über eine Rückaufnahmehemmung von Serotonin und/oder Noradrenalin. Zusätzlich zeigen diese Substanzen aber bedingt durch ihre Non-Selektivität direkte Wirkungen an diversen Rezeptoren. Grundsätzlich kann man die TZA aber der Gruppe der Rückaufnahme-Inhibitoren zurechnen. Es findet sich auch der Begriff der nichtselektiven Monoamin-Rückaufnahme-Inhibitoren **(NSMRI)**. Diese Bezeichnung ist allerdings klinisch wenig gebräuchlich.

Weiterhin gibt es Substanzen, die einen erheblichen Teil der Wirkung durch direkte Beeinflussung von Rezeptoren entfalten:

- NaSSA: **N**or**a**drenerges und **s**pezifisch **s**erotonerges **A**ntidepressivum
- Kombinierter $5HT_{2A}$-Antagonismus und Serotonin-Rückaufnahme-Inhibition
- Kombinierter $5HT_{2C}$-Antagonismus und Melatonin-Agonismus

Letztlich finden sich Substanzen, die durch Inhibition der Monoaminoxidase (MAO) Typ A zu einer Erhöhung von Indolaminen und Katecholaminen führen:

- Irrevs. MAOH: Irreversibler und unspezifischer **MAO-H**emmer
- RIMA: **R**eversibler **I**nhibitor der **MAO-A**

Zusätzlich gibt es Hinweise für die Wirksamkeit von *Johanniskraut*-Extrakten (*Hypericum*-Extrakt), dessen Wirkprinzip sicherlich sehr breit angelegt und noch nicht vollständig untersucht ist.

7.4.1 Tri- und Tetrazyklische Antidepressiva (TZA)

Die Bezeichnung beruht auf einer 3- oder 4-Ring-Struktur, die sich von anderen »trizyklischen Substanzen«, wie beispielsweise den Phenothiazinen, durch eine zentrale 7-Atom-Ring-Struktur unterscheidet (Abb. 7.1). Mit Ausnahme von *Trimipramin* entfalten alle TZA eine Noradrenalin- oder Serotoninrückaufnahmehemmung. Allen TZA gemeinsam ist ihre geringe Selektivität für den Wirkmechanis-

Tab. 7.2. Einteilung der auf dem deutschen Markt befindlichen oder erwarteten Antidepressiva

Wirkstoffklasse	Wirkstoff	Auswahl an Handelsnamen
TZA	*Amitriptylin/Amitriptylinoxid* *Clomipramin* *Desipramin* *Dosulepin* *Doxepin* *Imipramin* *Maprotilin* *Mianserin* *(Mirtazapin[a])* *Nortriptylin* *Trimipramin*	*Saroten*®, *Novoprotect*®, *Amineurin*®, *Equilibrin*® etc. *Anafranil*® etc. *Petylyl*® *Idom*® *Aponal*®, *Mareen*® etc. *Tofranil*®, *Pryleugan*® etc. *Ludiomil*®, *Deprilept*®, *Psymion*® etc. *Tolvin*®, *Prisma*® etc. *(Remergil*®*)* *Nortrilen*® *Stangyl*® etc.
SNRI	*Reboxetin* *(Atomoxetin[b])*	*Edronax*® *(Strattera*®*)*
SSRI	*Citalopram/Escitalopram* *Fluoxetin* *Fluvoxamin* *Paroxetin* *Sertralin*	*Cipramil*®, *Cipralex*® *Fluctin*®, *Motivone*® etc. *Fevarin*® etc. *Seroxat*®, *Tagonis*® etc. *Zoloft*®, *Gladem*®
SSNRI	*Duloxetin* *Venlafaxin*	*Cymbalta*® *Trevilor*®
NaSSA	*Mirtazapin*	*Remergil*®
Kombinierter $5HT_{2A}$-Antagonismus und 5HT-Rückaufnahme-Inhibition	*Trazodon*	*Thombran*®
Kombinierter $5HT_{2C}$-Antagonismus und Melatonin-Agonismus	*Agomelatin*	(Zulassung wird erwartet)
Irrevs. MAOH	*Tranylcypromin*	*Jatrosom*® *N*
RIMA	*Moclobemid*	*Aurorix*®, *Deprenorm*®, *Rimoc*® etc.
Phytotherapeutika	*Hypericum*-Extrakt	*Laif*®, *Esbericum*® *forte* etc.

[a] *Mirtazapin* wird prinzipiell als NaSSA eingestuft, ist von der Struktur her allerdings eine tetrazyklische Substanz.
[b] *Atomoxetin* ist prinzipiell ein SNRI, besitzt aber keine Zulassung für depressive Erkrankungen.

mus, weswegen für die meisten Vertreter auch die Bezeichung »nichtselektive Monoamin-Rückaufnahme-Inhibitoren« (NSMRI) passend ist. Alle Vertreter der TZA wirken insofern in verschiedener Verteilung antagonistisch auf α_1-, H_1- oder M_1-Rezeptoren (Tab. 7.3), wodurch sich ihr **Nebenwirkungsspektrum** erklärt (Tab. 7.1). Dabei kann die hauptsächlich unter *Doxepin, Amitriptylin* und *Trimipramin* auftretende Sedierung durchaus gewünscht sein. Orthostatische Dysregulationen und Schwindel äußern sich jedoch rasch in einer Sturzgefährdung. Vor allem die bei keiner Substanz der TZA zu vernachlässigenden anticholinergen Nebenwirkungen limitieren den Einsatz stark. Das arrhythmogene Potenzial reicht bis hin zum plötzlichen Herztod. Für *Trimipramin* ist zusätzlich erwähnenswert, dass es nicht zu einer REM-Schlaf-Suppression führt.

Nebenwirkungen

Das Nebenwirkungsspektrum für TZA ist in Tab. 7.9 dargestellt. Es ist zu beachten, dass viele der vorrangig subjektiv störenden Nebenwirkungen wie Schwindel, Übelkeit, Sedation und orthostatische Dysregulation v. a. zu Beginn der Behandlung als **Eindosierungseffekt** auftreten und sich im Rahmen der weiteren Therapie reduzieren. Andererseits gibt es **Absetzphänomene** bei plötzlicher Unterbrechung einer länger andauernden Therapie: Übelkeit, Erbrechen, Schwindel, innere Unruhe, Niedergeschlagenheit, Schlafstörungen, aber auch grippeähnliche Symptome. **Sexuelle**

Abb. 7.1. Chemische Strukturähnlichkeit typischer Vertreter der trizyklischen (*Imipramin, Clomipramin, Amitriptylin* und *Doxepin*) sowie tetrazyklischen (*Mianserin* und *Maprotilin*) Antidepressiva

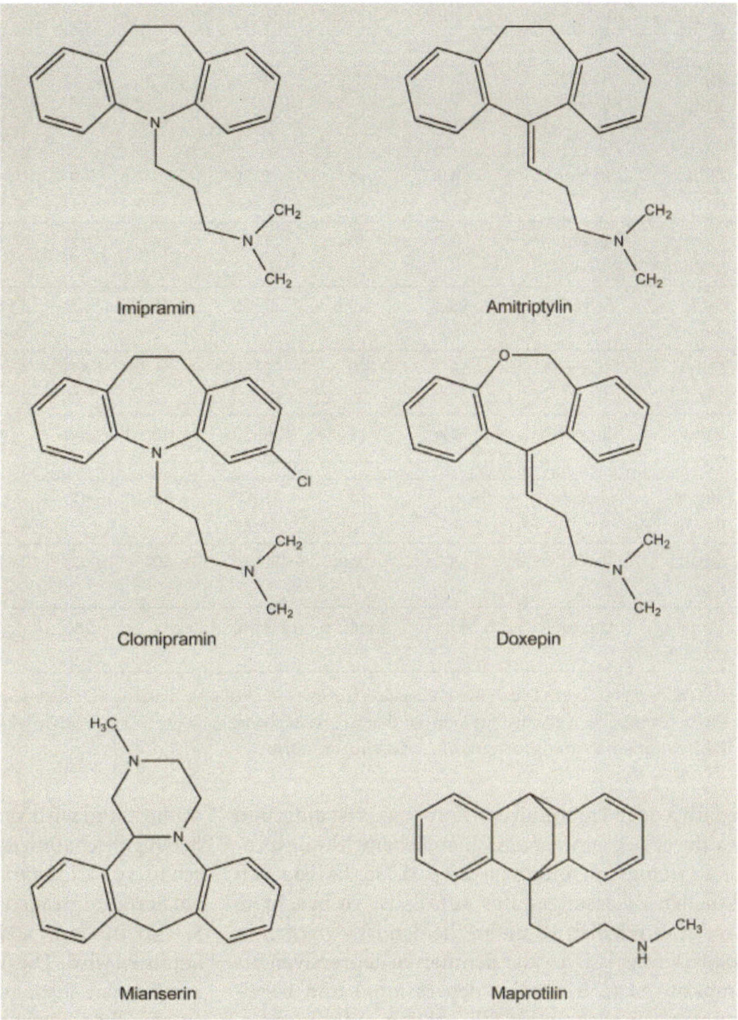

Funktionsstörungen persistieren in der Regel und sind ein häufiger Grund von Incompliance, ebenso wie die häufig zu verzeichnende Zunahme des **Körpergewichts.** TZA verursachen ca. ein Drittel mehr Nebenwirkungen als ebenfalls wirksame Klassen anderer Antidepressiva und ca. 10% mehr nebenwirkungsbezogene Therapieabbrüche.

Für TZA sind zumeist gut begründete Plasmaspiegelbereiche definiert, weswegen zur Optimierung von Wirkungs-Nebenwirkungs-Beziehungen ein **therapeutisches Drugmonitoring (TDM)** durchgeführt werden sollte.

Bei älteren Patienten sollte aufgrund v. a. der potenziell gefährlichen arrhythmogenen Potenz, aber auch wegen höherer Prävalenz an Glaukomerkrankungen, Prostatahyperplasie oder degenerativer Hirnerkrankung die Indikationsstellung in höchstem Maße zurückhaltend gestellt werden. Das sehr seltene, aber gefährliche **Serotoninsyndrom** (▶ Abschn. 29.2.5) kann prinzipiell bei allen TZA mit relevanter Serotonintransporterblockade auftreten. Es gelten die gleichen Vorsichtsmaßnahmen im Umgang mit MAOH.

Indikationsgebiete

Die Indikationsgebiete für einige der TZA-Substanzen sind nicht auf depressive Syndrome beschränkt, sondern umfassen u. a. Schlafstörungen, Schmerzsyndrome, Angsterkrankungen, Unruhezustände und Zwangserkrankungen. Aufgrund der z. T. recht langen Dauer auf dem Markt sind die Indikationsgebiete nur selten kongruent mit heutigen ICD-10-Kategorien und zeigen eine hohe Unschärfe (z. B. Unruhezustände). Diese Unschärfe zeigt sich ebenfalls in der breitflächigen Anwendung dieser Substanzen, u. a. als

Tab. 7.3. Rezeptoraffinitäten. (In Anlehnung an Richelson u. Nelson 1984 sowie Tatsumi et al. 1997)

Wirkstoff	Handelsname (Beispiel)	SERT	NAT	DAT	α_1	α_2	H_1	M_1	$5HT_{1A}$	$5HT_2$
Amitriptylin	*Saroten®*	4,3	35	3250	27	940	1,1	18	450	18
Clomipramin	*Anafranil®*	0,3	38	2190	**38**	3200	**31**	37	–	–
Desipramin	*Petyly®*	18	0,8	3190	**130**	7200	**110**	**198**	6400	350
Doxepin	*Aponal®*	68	30	12100	24	1100	0,2	**80**	276	27
Imipramin	*Tofranil®*	1,4	37	8500	**90**	3200	**11**	**90**	5800	150
Maprotilin	*Ludiomil®*	5800	11	1000	**90**	9400	2	**570**	–	–
Nortriptylin	*Nortrilen®*	18	4,4	1140	**60**	2500	**10**	**150**	294	41
Trimipramin	*Stangyl®*	149	2450	3780	24	680	0,3	58	–	–

Die für den antidepressiven Effekt relevanten Affinitäten (Kd) sind blau markiert, sonstige klinisch relevante Affinitäten (insbesondere für Nebenwirkungen) sind grau (massiv) oder schwarz fett (mäßig) markiert. SERT: Serotonintansporter; NAT: Noradrenalintransporter; DAT: Dopamintransporter.

Sedativa oder Tranquilizer. Diese Praxis ist aufgrund des durchweg problematischen Nebenwirkungsprofils als wenig sinnvoll einzustufen. Tab. 7.4 listet den aktuellen Zulassungsstatus auf. Es ist zu beachten, dass grundsätzlich zu unterscheiden ist zwischen in DSM-IV oder ICD-10 klar definierten depressiven Erkrankungen (z. B. »major depression«) und Bezeichungen wie »depressive Erkrankung« oder »depressives Syndrom«. Diese Unterschiede sind primär durch die Historie der psychiatrischen Klassifikation zu erklären. Derselbe Wirkstoff von verschiedenen Herstellern kann insofern leicht abweichende Anwendungsbeschreibungen bezüglich depressiver Erkrankungen (z. B. *Clomipramin*) enthalten.

Wirksamkeit

Die Wirksamkeit von TZA bei depressiven Erkrankungen ist gut gesichert, entfaltet sich aber nur bei ausreichenden Plasmaspiegeln, die häufig aufgrund der Nebenwirkungen nicht erreicht werden. TZA sind häufig unterdosiert. Es gibt entgegen der landläufigen Überzeugung keine Evidenz, dass Vertreter der TZA höhere Ansprechraten oder kürzere Wirklatenzen besitzen. Die besondere Bedeutung von *Doxepin* bei der Unterstützung vornehmlich bei Opiat- oder Benzodiazepinentzugssyndromen hat sich vorrangig klinisch tradiert und wird sicher durch die deutlich sedierenden Eigenschaften unterstützt. Eine besondere Eigenschaft von *Clomipramin* ist die recht hohe Affinität am Serotonintransporter, wodurch es trotz fehlender Selektivität zum stärksten Serotoninrückaufnahmehemmer wird. Die Wirksamkeit bei Zwangserkrankungen wie auch bei Panikerkrankungen ist dementsprechend vorhanden und nachgewiesen. Eine Überlegenheit gegenüber den SSRI ist aber auch hier nicht gesichert. Insbesondere *Amitriptylin* wird häufig in sehr niedriger Dosis (25–50 mg/Tag) in der Therapie chronischer Schmerzsyndrome erfolgreich eingesetzt. Auch hier gibt es mittlerweile gleich gute und besser verträgliche Alternativen mit derzeit allerdings deutlich höheren Tagestherapiekosten *(Duloxetin)*.

Kontraindikation:

- Kardiale Reizleitungsstörungen, Hypokaliämie
- Schwere Leberfunktionsstörungen
- Epileptisches Krampfleiden
- Engwinkelglaukom
- Paralytischer Ileus
- Pylorusstenose
- Benigne Prostatahyperplasie, akuter Harnverhalt
- Manien oder Rapid Cycling
- Demenz oder Zustand nach Delir

Vorsichtige Indikationsstellung bei:

- Bipolare Störung
- Gerontopsychiatrische Patienten
- Kardiale Vorschädigung
- Polypharmazie
- Diabetes mellitus
- Vorausgegangene Suizidversuche/latente Suizidalität
- Mittelschwere Leberfunktionsstörung
- Postoperativ

Tab. 7.4. Indikationsgebiete für TZA

Indikation[a]	Präparat
Depressive Erkrankungen, depressives Syndrom	*Amitriptylin* (alle Präparate) *Amitriptylinoxid, Amioxid* *Clomipramin* (alle Präparate außer *Clomipramin Sandoz®*) *Desipramin (Petylyl®)* *Dosulepin (Idom®)* *Doxepin* (alle Präparate) *Imipramin* (alle Präparate) *Maprotilin* (alle Präparate) *Mianserin* (alle Präparate) *Nortriptylin (Nortrilen®)* *Trimipramin* (wenn Angst, Unruhe oder Schlaflosigkeit im Vordergrund; alle Präparate außer *Stangyl®, Trimipramin AL®, -biomo®, -ISIS®*)
Depressive Episode (mittelschwer), MDE	*Clomipramin (Clomipramin Sandoz®)* *Trimipramin* (wenn Angst, Unruhe oder Schlaflosigkeit im Vordergrund) *(Stangyl®, Trimipramin AL®, -biomo®, -ISIS®)*
Panikstörungen	*Clomipramin* (alle Präparate)
Phobien (außer Agoraphobie)	*Clomipramin (Clomipramin Sandoz®)*
Angsterkrankungen, Angstsyndrome	*Doxepin* (alle Präparate)
Zwangserkrankungen, Zwangsneurosen	*Clomipramin* (alle Präparate)
Unruhe/Angst/Dysphorie (bei depressiver Erkrankung oder Entzugssyndrom)	*Doxepin* (alle Präparate) *Maprotilin (Ludiomil®)*
Schlafstörungen (z. T. nur bei depressiver Erkrankung oder Entzug)	*Doxepin* (alle Präparate)
(Leichte) Entzugssymptome bei Alkohol-, Arzneimittel- und Drogenentzug	*Doxepin* (alle Präparate)
Funktionelle Organbeschwerden	*Doxepin* (alle Präparate außer *Doxepin Holstein®, -AL®, -biomo®, -dura®, -neuraxpharm®, -STADA®, Doxe TAD®, Mareen®*)
Psychosomatische/organische Beschwerden mit depressivem Hintergrund	*Maprotilin (Ludiomil®)*
Narkolepsie	*Clomipramin* (alle oralen Präparate außer *Clomipramin Sandoz®*)
Langfristige Schmerzbehandlung	*Amitriptylin (Amineurin®, Amitriptylin neuraxpharm®, Saroten®)* *Clomipramin* (alle Präparate außer *Clomipramin Sandoz®*) *Imipramin* (alle Präparate)
(Funktionelle) Enuresis (>5. Lebensjahr)	*Clomipramin (Anafranil®)* *Imipramin* (alle Präparate)
Pavor nocturnus	*Imipramin* (alle Präparate)

[a] Zu beachten ist, dass einzelne Indikationsgebiete nur für bestimmte Dosierungen bestehen, was hier nicht gesondert aufgeschlüsselt wurde.

Tipps

Vorschläge zum vorsichtigen Umgang mit TZA

- Unbedingte Beachtung der Kontraindikationen
- Neueinstellung nur bei Therapieresistenz anderer Substanzklassen oder bei Berichten guter Wirksamkeit und Verträglichkeit in der Vorgeschichte
- Regelmäßiges TDM
- Vorschriftsmäßige Kontrolluntersuchungen (Labor/EKG/EEG)
- Keine Anwendung nur zur Sedierung

Tipps

Beurteilung

TZA stellen eine sehr wirksame Gruppe antidepressiver Substanzen dar, die ein breites Indikationsgebiet abdecken. Aufgrund der langen Dauer am Markt bieten sie zudem ein gutes Kosten-Nutzen-Verhältnis. Dennoch sollten die Nebenwirkungsraten und die Anfälligkeit für Komplikationen bis hin zum plötzlichen Herztod ein hohes Maß an Zurückhaltung in der Verordnung nahelegen, zumal es besser verträgliche Alternativen gibt. TZA sind keine Mittel der ersten Wahl in der Behandlung der Depression oder anderer Indikationsgebiete. Diese Einschätzung vertreten auch die akzeptierten Leitlinien (z. B. NICE guideline).

7.4.2 Selektive Noradrenalin-Rückaufnahme-Inhibitoren (SNRI)

Die Gruppe der SNRI beinhaltet 2 in Deutschland zugelassene Substanzen (Tab. 7.5), wovon jedoch das *Atomoxetin* nicht in der Indikation für depressive Episoden, sondern nur für Aufmerksamkeitsdefizit-Hyperaktivitätsstörungen (ADHS) bei Kindern und Jugendlichen über 6 Jahren zugelassen ist. Der Wirkmechanismus liegt dem Namen entsprechend in einer Blockade von präsynaptischen Noradrenalintransportern, wodurch es zu einer Störung des Rücktransports ausgeschütteten Noradrenalins aus dem synaptischen Spalt und konsekutiv zu einer Konzentrationserhöhung von Noradrenalin kommt. Andere Transporter oder Rezeptoren werden nicht im klinisch relevanten Maße beeinflusst, weswegen die Substanzen als selektive Rückaufnahme-Inhibitoren gelten.

Nebenwirkungen

Das Nebenwirkungsprofil der Substanzen ist aufgrund der fehlenden direkten Rezeptorwirkung als günstig anzusehen; insbesondere anticholinerge Nebenwirkungen sind nicht vorhanden. Entsprechende Kontraindikationen fallen somit weg. Weiterhin findet sich kein sedierender Effekt. Es kommt aufgrund der Wirkungsweise hauptsächlich zu noradrenergen und sympathomimetischen Effekten im Sinne von:

- Palpitationen
- Hypertonie
- Tachykardie
- Unruhe
- Hyperhidrosis
- Tremor
- gastrointestinalen Beschwerden
- Anorexie
- Insomnie
- Miktionsbeschwerden und Harnverhalt bei Männern

Es finden sich explizit auch Patienten mit Libido- und Orgasmusstörungen. Es ist abgesehen von den pharmakokinetischen Wechselwirkungen grundsätzlich auch auf pharmakodynamische Wechselwirkungen mit sympathomimetischen Substanzen (z. B. Antiasthmatika) zu achten. Die Präparate sollten (aber müssen nicht) aufgrund des Nebenwirkungsprofils einschleichend dosiert werden. Ein **therapeutisches Drugmonitoring (TDM)** ist nicht unbedingt notwendig bzw. richtungsweisend.

Wirksamkeit

Die Wirksamkeit von *Reboxetin* als in Deutschland einzig verbliebenem Vertreter der SNRI für die Behandlung der Depression ist belegt. Aufgrund der Datenlage ist eine Gleichwirksamkeit mindestens mit

Tab. 7.5. Indikationsgebiete der zurzeit in Deutschland verfügbaren SNRI

Indikation	Präparat
Akutbehandlung einer depressiven Episode	*Reboxetin (Edronax®, Solvex®)*
Behandlung zur Aufrechterhaltung der Wirkung nach klinischer Besserung	*Reboxetin (Edronax®, Solvex®)*
Aufmerksamkeits-Hyperaktivitätsstörung (ADHS) bei Kindern und Jugendlichen >6 Lebensjahre	*Atomoxetin (Strattera®)*

den SSRI zu erwarten. Hier sind die mehr sympathomimetischen Nebenwirkungen der SNRI gegen die deutlich häufigeren sexuellen Funktionsstörungen der SSRI abzuwägen. Die sehr niedrige Inzidenz von sexuellen Funktionsstörungen bei *Reboxetin* stellt insofern eine gute Therapiealternative dar. Ob eine Gleichwirksamkeit gegenüber Antidepressiva mit dualem Wirkprinzip besteht (z. B. *Venlafaxin* oder viele TZA) kann derzeit nicht sicher beurteilt werden. Häufig wird *Reboxetin* auch als Add-on-Therapie bei Non-Response eingesetzt; hierfür gibt es jedoch keine hinreichende Evidenz.

Die Wirksamkeit von *Atomoxetin* bei Kindern und Erwachsenen mit ADHS ist gesichert und stellt eine gute sowie anwendungssichere Alternative zu Stimulanzien dar. Für *Atomoxetin* besteht jedoch, wie für alle SNRI und SSRI, bei Kindern und Heranwachsenden eine Risikoerhöhung für suizidale Gedanken oder Handlungen. Diese besteht allerdings auch für *Methylphenidat*.

Tipps

Beurteilung
Reboxetin ist eine gute Alternative für die Ersteinstellung von Patienten mit depressiver Episode mit nichtsedierenden Substanzen. Positiv hervorzuheben sind die geringen sexuellen Funktionsstörungen und die nicht bestehende Gewichtszunahme. Das Nebenwirkungsprofil ist benigne, wenn das sympathomimetische Potenzial bedacht wird. Bei der Behandlung sehr schwerer oder therapieresistenter Depressionen ist Zurückhaltung angebracht.

7.4.3 Selektive Serotonin-Rückaufnahme-Inhibitoren (SSRI)

Die SSRI haben nach den TZA die wichtigste Alternative zur Behandlung depressiver Erkrankungen dargestellt, da sie eine belegbare Wirkung aufweisen und dennoch wesentlich benignere Nebenwirkungen zeigen. Der Wirkmechanismus wird vom Namen der Substanzklasse gut beschrieben. Es handelt sich um Substanzen, die selektiv den Serotonintransporter blockieren und andere Neurotransmitterrezeptoren in klinisch relevantem Maße unbeeinflusst lassen. Strukturchemisch unterscheiden sich die Substanzen zum Teil deutlich. Als erste Substanz kam *Fluoxetin* 1988 in den USA unter dem Namen *Prozac®* auf den Markt. Es folgten etliche Substanzen mit ähnlicher Pharmakodynamik, aber durchaus beachtenswerten Unterschieden in der Pharmakokinetik. Diese pharmakokinetischen Eigenschaften und auch die eher formalistischen Indikationsfestlegungen stellen die Hauptentscheidungskriterien in der Praxis dar. Es ist dennoch zu beachten, dass diese Selektivität nur relativ ist und in einigen seltenen Fällen eine verminderte Selektivität klinisch von Bedeutung sein könnte:
- NAT-Inhibition: *Paroxetin*
- DAT-Inhibition: *Sertralin*
- $5HT_{2C}$-Antagonismus: *Fluoxetin*
- M_1-Antagonismus: *Paroxetin*

Ein weiterer Grund für die breite Anwendung von SSRI ist die breite Palette von Indikationsgebieten und Wirksamkeitsnachweisen jenseits der depressiven Erkrankung: Panikstörung, Zwangserkrankungen, Bulimie, posttraumatische Belastungsstörung etc. Bei vielen der Substanzen ist zudem mittlerweile der Patentschutz ausgelaufen, sodass auch finanzielle Anreize zur Verordnung entsprechender Generika vorhanden sind.

Nebenwirkungen

Das Nebenwirkungsspektrum ist in der Regel eine direkte Konsequenz aus der serotoninrückaufnahmehemmenden Wirkung im zentralen und intestinalen Nervensystem. Daraus resultieren als wichtigste und häufigste Nebenwirkungen:
- Unruhe
- Angst
- Schlafstörungen
- Kopfschmerzen
- Darmmotilitätsstörungen
- Übelkeit

Häufig und dann auch erheblich compliancegefährdend sind **sexuelle Funktionsstörungen** (Anorgasmie, Ejakulationsverzögerungen, Appetenzprobleme). Die Gefahr der Gewichtszunahme ist deutlich geringer als bei TZA oder *Mirtazapin*, erscheint individuell aber möglich; zumeist zeigt sich jedoch eine Gewichtsreduktion.

Sehr selten kommt es zu einer gefährlichen Komplikation, dem **Serotoninsyndrom** (▶ Abschn. 29.2.5), das sich durch Hyperthermie, Tachykardie, Hypertonie, Diarrhö, Hyperhidrosis und Abdominalschmerzen äußern kann und zusätzlich zu Myoklonien und deliranten Zuständen sowie auch zum Herz-Kreislauf-Versagen in einer Schocksituation führen kann. Eine Kombination oder eine zeitnahe Umstellung auf/von Monoaminoxidasehemmern lässt das Risiko eines Serotoninsyndroms erheblich ansteigen.

! Niemals MAOH und SSRI oder andere Serotonin-Rückaufnahme-Inhibitoren kombinieren! Beim Umsetzen von SSRI auf MAOH grundsätzlich eine Latenz vom 5-Fachen der Halbwertszeit des SSRI oder längstwirkenden aktiven Metaboliten abwarten.

Eine weitere seltene (im Alter zunehmende) Gefahr stellt die **Hyponatriämie** im Rahmen eines medikamentös induzierten SIADH **(Syndrom der inadäquaten Sekretion des antidiuretischen Hormons)** dar. In diesem Fall sind SSRI sofort abzusetzen.

Grundsätzlich kann das Nebenwirkungsprofil von SSRI als sehr benigne angesehen werden. Nebenwirkungsbezogene Medikationsabbrüche sind erheblich seltener als unter TZA. Viele Nebenwirkungen sind nur passager vorhanden, eine langsame Aufdosierung kann diese initialen Effekte reduzieren. Seltene **Absetzphänomene** bei plötzlicher Unterbrechung einer längerandauernden Therapie finden sich wie bei TZA mit im Vordergrund stehender Serotonintransporterblockade: Übelkeit, Erbrechen, Schwindel, innere Unruhe, Niedergeschlagenheit, Schlafstörungen, aber auch grippeähnliche Symptome. Von besonderer Bedeutung ist die **geringe Toxizität** der Substanz im Vergiftungsfall. Insgesamt ist die Sterblichkeit von Patienten unter SSRI-Behandlung deutlich niedriger als unter TZA- oder MAOH-Behandlung.

Indikationsgebiete

Die Indikationsgebiete sind ähnlich den TZA sehr breit diversifiziert und finden sich in ◘ Tab. 7.6. Die Datenlage für depressive Erkrankungen, Angsterkrankungen und Zwangsstörungen ist gut. Grundsätzlich muss davon ausgegangen werden, dass alle SSRI-Vertreter ähnliche Eigenschaften bei diesen Er-

◘ **Tab. 7.6.** Indikationsgebiete für SSRI

Indikation	Präparate
Depressive Erkrankungen, depressives Syndrom	*Citalopram (Cipramil®, Citalopram AWD®, -biomo®, -Hormosan®)* *Fluoxetin (Fluneurin®, Fluoxe-Q®, -AbZ®, -neuraxpharm®, -ratiopharm®, -STADA®, Fluoxgamma®, Fluox-Puren®, Fluxet®)* *Fluvoxamin* (alle Präparate außer *Fluvoxamin AL®, -STADA®*) *Paroxetin (Paroxetin Holsten®, -ratiopharm®)* *Sertralin (Gladem®)*
Depressive Episode (mittel bis schwer), MDE	*Citalopram* (alle Präparate außer *Cipramil®, Citalopram AWD®, -biomo®, -Hormosan®*) *Escitalopram (Cipralex®)* *Fluoxetin* (alle Präparate außer *Fluneurin®, Fluoxe-Q®, -AbZ®, -STADA®, Fluoxgamma®, Fluox-Puren®, Fluxet®*) *Fluvoxamin (Fluvoxamin AL®, -STADA®)* *Paroxetin* (alle Präparate außer *Paroxetin Holsten®, -ratiopharm®*) *Sertralin* (alle Präparate außer *Gladem®*)
Prophylaxe depressiver Erkrankungen	*Sertralin (Sertralin dura®, Zoloft®)*
Panikstörung mit oder ohne Agoraphobie	*Citalopram (Cipramil®, Citalopram 1A®, -AL®, -dura®, HEXAL®, -TAD®)* *Escitalopram (Cipralex®)* *Paroxetin* (alle Präparate)
Soziale Phobie	*Escitalopram (Cipralex®)* *Paroxetin* (alle Präparate außer *Paroxalon®, Paroxetin Holsten®*)
Generalisierte Angststörung	*Escitalopram (Cipralex®)* *Paroxetin* (alle Präparate außer *Euplix®*)
Posttraumatische Belastungsstörung	*Paroxetin* (alle Präparate außer *Euplix®, ParoLich®, Paroxalon®, Paroxedura®, Paroxetin AbZ®, -CT®, -Holsten®*)
Bulimie	*Fluoxetin (Fluctin®, Fluneurin®, Fluoxetin 1A®, -AbZ®, -AL®, -biomo®, -CT®, -dura®, -ratiopharm®)*
Zwangsstörung	*Fluoxetin (Fluctin®, Fluneurin®, Fluoxetin 1A®, -AbZ®, -AL®, -biomo®, -CT®, -beta®, -neuraxpharm®, Fluox-Puren®)* *Fluvoxamin (Fevarin®, Fluvoxadura®, Fluvoxamin AL®, -beta®, -STADA®)* *Paroxetin* (alle Präparate)

Zu beachten ist, dass einzelne Indikationsgebiete trotz gleicher Wirkstoffe nur bei bestimmten Präparaten gegeben sind und z. T. verschieden definiert sind (z. B. depressives Syndrom vs. depressive Episode).

7

krankungen haben, es ist hier jedoch immer die Zulassungssituation des einzelnen Präparats zu beachten. Weiterhin ist zu beachten, dass Formulierungen wie »depressive Episode« gegenüber »depressiver Erkrankung« nicht nur sprachliche Unterschiede darstellen, sondern durchaus praktisch relevant werden können (z. B. Dysthymie oder organisch bedingte Depression).

Wirksamkeit

Die Wirksamkeit der SSRI bei depressiven Episoden ist verglichen mit Placebo vorhanden. Die Gleichwirksamkeit gegenüber TZA, SSNRI oder irreversiblen MAO-Inhibitoren muss sowohl hinsichtlich der Ansprechraten als auch in Bezug auf die Wirklatenz angezweifelt werden. Auch für die Zwangsstörungen und Panikstörungen liegen Ansprechraten von über 60% vor, wobei es sich hierbei in der Regel um Partialremissionen handelt. SSRI müssen hier offensichtlich deutlich höher dosiert werden als bei der Behandlung depressiver Störungen (2- bis 3-mal höher), zusätzlich ist die Wirklatenz erhöht.

Für die Behandlung der Panikerkrankung stellen SSRI die erste Wahl im Falle einer pharmakologischen Behandlungsform dar. Bei der generalisierten Angststörung und der sozialen Phobie ist die Wirksamkeit vorhanden, es finden sich aber mit *Venlafaxin*, *Buspiron* und *Moclobemid* auch durchaus interessante Alternativen zu den SSRI-Substanzen. Inwiefern Kombinationen von medikamentösen Strategien mit Psychotherapieverfahren höhere Effekte erzielen, ist unklar. Etliche Studien belegen auch die Wirksamkeit der SSRI bei der posttraumatischen Belastungsstörung und der Bulimie, nicht jedoch bei Patienten mit Anorexie. Auch hier sollte mit verzögertem Wirkeintritt gerechnet werden, übermäßige Dosiserhöhungen erscheinen nicht sinnvoll.

> **Tipps**
>
> **Beurteilung**
>
> Die Substanzen aus der Gruppe der SSRI sind im Vergleich zu TZA sehr gut verträglich und werden auch subjektiv von Patienten besser toleriert. Die Toxizität der SSRI ist sehr gering. Das Indikationsspektrum ist breit. Somit können SSRI bei der Ersteinstellung depressiver Episoden, bei Zwangserkrankungen, Panikstörungen, Bulimie und PTBS als gute Empfehlung angesehen werden. *Citalopram*, *Escitalopram* und *Sertralin* zeigen zudem ein unkompliziertes pharmakokinetisches Profil, was die Kombination mit anderen Pharmaka vereinfacht.

7.4.4 Selektive Serotonin- und Noradrenalin-Rückaufnahme-Inhibitoren (SSNRI)

Substanzen und Indikationsgebiete

Die erste Substanz aus dieser Klasse war für lange Jahre ***Venlafaxin***. Die Wirkung beruhte auf einer selektiven Blockade des Serotonintransporters und in abgeschwächter Form des Noradrenalintransporters. In höheren Dosen zeigt jedoch auch *Venlafaxin* eine deutliche Nordrenalin-Rückaufnahme-Inhibition. Durch Dosisveränderungen kann man somit auch das relative pharmakodynamische Profil der Substanz verändern. Neurotransmitterrezeptoren bleiben dagegen unbeeinflusst. 2004 kam mit ***Duloxetin*** ein weiterer Vertreter dieser Substanzklasse auf den Markt. Bei *Duloxetin* sind die Affinitäten zum Serotonin- und zum Noradrenalintransporter balanciert, sodass das duale Prinzip auch in niedrigen Dosierungen apparent wird. Es ist insofern davon auszugehen, dass *Venlafaxin* bei niedrigen bis moderaten Dosen eher ähnlich einem SSRI wirkt. Entsprechend finden sich Indikationsgebiete von der depressiven Episode über Panikerkrankungen bis hin zur generalisierten Angsterkrankung.

Bei der Behandlung von chronischen Schmerzpatienten konnte früh erkannt werden, dass bei antidepressiven Substanzen eine noradrenalinrückaufnahmehemmende Wirkung notwendig ist, um positive Effekte zu verursachen. Während TZA wie *Amitriptylin* und *Desipramin* Schmerzen verminderten, erschienen SSRI vollständig wirkungslos. Eine Verbesserung von chronischen Schmerzzuständen unter speziell *Duloxetin*, das ja bereits unter niedrigen Dosen eine balancierte duale serotonerge bzw. noradrenerge Wirkcharakteristik besitzt, war insofern zu erwarten und konnte bestätigt werden. Dementsprechend ist *Cymbalta*® bei Patienten mit chronischen Schmerzen bei diabetischer Polyneuropathie offiziell indiziert (◘ Tab. 7.7).

Nebenwirkungen

Das Nebenwirkungsspektrum ist für beide Substanzen günstig. Die häufigste Nebenwirkung stellt die **Übelkeit** insbesondere in der Eindosierungsphase dar (stärker als bei SSRI). Häufig finden sich:

- Schlafstörungen
- Unruhe
- Schweißneigung
- Mundtrockenheit

Die meisten dieser Symptome bestehen wie bei den SSRI im Rahmen der Aufdosierung und minimieren

Tab. 7.7. Indikationsgebiete für SSNRI

Indikation	Präparat
Depressive Erkrankungen, depressive Episoden	*Venlafaxin (Trevilor®)* *Duloxetin (Cymbalta®)*
Erhaltungstherapie und Rezidivprophylaxe depressiver Erkrankungen	*Venlafaxin (Trevilor®)* *Trimipramin* (wenn Angst, Unruhe oder Schlaflosigkeit im Vordergrund) *(Stangyl®, Trimipramin AL®, -biomo®, -ISIS®)*
Panikstörungen mit und ohne Agoraphobie	*Venlafaxin (Trevilor®)*
Soziale Phobie	*Venlafaxin (Trevilor®)*
Generalisierte Angststörung	*Venlafaxin (Trevilor®)*
Schmerzen bei diabetischer Polyneuropathie	*Duloxetin (Cymbalta®)*

sich später. Verbleiben kann jedoch das Problem **sexueller Funktionsstörungen** ähnlich derer der SSRI. Bei *Duloxetin* kann es mehr als bei *Venlafaxin* zu sympathomimetischen Nebenwirkungen kommen (Tachykardie). Dagegen konnte keine Blutdruckerhöhung beobachtet werden. Dennoch sollte bei dem Einsatz von SSNRI bei Patienten mit kardiovaskulären Erkrankungen der sympathomimetische Effekt bedacht werden. Gewichtszunahme ist beim Gebrauch von SSNRI ein geringes Problem. Sexuelle Funktionsstörungen scheinen bei *Duloxetin* eher seltener zu sein. Problematisch kann ein gelegentlich zu beobachtender Harnverhalt werden. In Abwesenheit anticholinerger Nebenwirkungen ist das arrhythmogene Potenzial gering. Die Gesamttoxizität ist ebenfalls deutlich besser verglichen mit den TZA. SSNRI und SSRI unterscheiden sich nicht signifikant in der nebenwirkungsbedingten Abbruchrate.

Da die SSNRI auch einen serotoninantagonistischen Effekt besitzen, gelten ebenfalls ähnliche Komplikationen und **pharmakodynamische Wechselwirkungen.** So kann es auch unter *Venlafaxin*- oder *Duloxetin*-Behandlung zu einem Serotoninsyndrom kommen, wenn Kombinationen mit Monoaminoxidase-Inhibitoren bestehen. Auch die Kombination mit Tryptophanpräparaten sollte zumindest vorsichtig erfolgen. Weiterhin erwähnenswert ist die Möglichkeit von Hyponatriämien im Sinne eines SIADH sowie von Gerinnungsstörungen (regelmäßig kontrollieren) mit Ekchymosen und Purpura.

Wirksamkeit

Die Wirksamkeit ist für den Einsatz dieser Substanzklasse ein sehr wichtiges Kriterium. Das selektive, aber duale Wirkprinzip suggeriert eine höhere Ansprechrate bei niedrigen Nebenwirkungsraten. Dieser Fragestellung widmeten sich viele Studien. Mehreren Metaanalysen zufolge scheint *Venlafaxin,* aber auch *Duloxetin* (in abgeschwächter Form) gegenüber den SSRI einen Vorteil in Ansprechrate und Effektgröße zu haben, während noch unklar ist, ob *Duloxetin* die Effektstärken von *Venlafaxin* erreichen kann. Etliche Untersuchungen fokussierten auf den Vergleich von *Venlafaxin* mit TZA. Hier scheint sich keine Unterlegenheit von *Venlafaxin* bei der Behandlung von depressiven Erkrankungen abzuzeichnen. Auch für die Behandlung chronischer Schmerzsyndrome finden sich viele Hinweise für Gleichwirksamkeit. Die Datenlage erlaubt derzeit noch nicht die Effektivität von *Duloxetin* im Vergleich mit trizyklischen Antidepressiva einzuschätzen.

Tipps

Beurteilung

Venlafaxin zeigt offensichtlich bei Depressionen eine gleich gute Wirkung wie TZA bei deutlich niedrigeren Nebenwirkungen und sehr viel geringeren Einschränkungen bei Komorbiditäten. Behandlungsabbrüche sind weniger zu verzeichnen. Gegenüber den ebenfalls gut verträglichen SSRI und mutmaßlich den SNRI besteht eine überlegene Ansprechrate. Mit diesem Profil stellt *Venlafaxin* einen der derzeit wertvollsten Wirkstoffe in der Behandlung der Depression dar. Der Stellenwert von *Duloxetin* in der Behandlung der Depression muss noch weiter evaluiert werden.

7.4.5 Noradrenerges und spezifisch serotonerges Antidepressivum (NaSSA)

Wirkprinzip

NaSSA zeigen entgegen der Mehrzahl anderer Antidepressiva als Wirkprinzip keine Neurotransmittertransporterblockade. *Mirtazapin* (z. B. *Remergil®*) ist ein potenter Inhibitor von α_2-Autorezeptoren an noradrenergen Synapsen, sodass mehr Noradrenalin ausgeschüttet wird. Auch die serotonerge Transmission wird auf diesem Wege gesteigert. Die Blockade von $5HT_2$- und $5HT_3$-Rezeptoren (nicht aber $5HT_{1A}$) soll ebenso die serotonerge Ausschüttung erhöhen sowie klassische proserotonerge Nebenwirkungen vermindern. Durch die Namensgebung NaSSA soll auf ein duales Wirkprinzip aufmerksam gemacht werden, auch wenn das Ausmaß der serotonergen Transmissionserhöhung noch Teil der Diskussion ist. Letztlich ist auch die Bezeichnung als spezifische Substanz nur teilweise richtig. Es besteht ein deutlicher (sedierender) H_1-Antagonismus, der allerdings in vielen Fällen gewünscht ist. *Mirtazapin* hat einen sedierenden Effekt, der bereits in niedrigen Dosierungen (15 mg) auftritt; bei höheren Dosen (ab 30 mg/Tag) reduziert der zunehmende noradrenerge Effekt die sedierende Komponente.

Nebenwirkungen

Anticholinerge und antiadrenerge Nebenwirkungen fehlen bei *Mirtazapin.* Insbesondere der H_1- und $5HT_{2C}$-Antagonismus bewirkt häufig eine Gewichtszunahme bei den Patienten. Recht häufig kommt es auch zu Mundtrockenheit und Obstipation. Es wurde von einer Häufung von Albträumen berichtet. Ferner sollte verstärkt auf seltene Veränderungen von Leberwerten, aber auch des Blutbilds geachtet werden. Eine Senkung der Krampfschwelle ist zu beachten. *Mirtazapin* wird auch gerne als Add-on-Medikation zu Rückaufnahme-Inhibitoren verwandt, da sich die Wirkmodalitäten gegenseitig ergänzen.

Strukturchemisch besteht eine hochgradige Ähnlichkeit zum lange verfügbaren ebenfalls tetrazyklischen *Mianserin (z. B. Tolvin®)*, das einen ähnlichen Wirkmechanismus besitzt. *Mianserin* zeigt allerdings im Gegensatz zu *Mirtazapin* eine zusätzliche relevante Noradrenalinrückaufnahmehemmung und ein höheres Nebenwirkungspotenzial.

Indikationsgebiete

Das Indikationsgebiet beschränkt sich hinsichtlich der Zulassungssituation auf depressive Erkrankungen. Hier scheint sich eine leichte Überlegenheit gegenüber SSRI-Substanzen sowie möglicherweise eine Gleichwirksamkeit zu TZA und SSNRI abzuzeichnen. Es gibt aber auch positive Hinweise für die Wirksamkeit bei Panikerkrankungen, generalisierter Angststörung und sozialer Phobie.

> **Tipps**
>
> **Beurteilung**
>
> *Mirtazapin* ist als wertvolles Antidepressivum anzusehen, da es als mittlerweile einziges verfügbares Antidepressivum sedierende Effekte mit einer niedrigen Nebenwirkungsrate und guten Verträglichkeit kombiniert. Das auf depressive Erkrankungen beschränkte Indikationsgebiet grenzt die Anwendbarkeit in der Praxis ein.

7.4.6 Trazodon

Trazodon (Thombran®) kann sicherlich als eines der ersten »modernen« Antidepressiva gelten, obgleich es bereits 1980 auf den Markt kam. Es zeigt im Gegensatz zu den damals verfügbaren Substanzen keinerlei anticholinerge Eigenschaften. Auch in Bezug auf den Wirkmechanismus muss *Trazodon* gesondert betrachtet werden. Neben einer leichten Blockade von Serotonintransportern zeigt *Trazodon* einen Antagonismus an $5HT_{2A}$- und $5HT_{2C}$-Rezeptoren. Ähnlich wie bei *Mirtazapin* soll dies die Serotoninkonzentration in der Synapse erhöhen. Der aktive Metabolit hat direkt proserotonerge Wirkungen. *Trazodon* hat vernachlässigenswerte anticholinerge und milde antihistaminerge Eigenschaften; problematisch kann jedoch der erhebliche α_1-antagonistische Effekt werden.

Nebenwirkungen

Das Nebenwirkungsspektrum wird am ehesten durch die massiven antiadrenergen Effekte charakterisiert, die zu einer ausgeprägten Hypotonie und orthostatischen Dysregulation mit Fallneigung führen können. Physiologisch gleiche Hintergründe hat die gefürchtete Komplikation des Priapismus mit den entsprechenden Folgen. Mehrere hundert Fälle sind bekannt geworden. Durch die moderaten antihistaminergen Effekte werden eine Sedierung ebenso wie eine Gewichtszunahme erzeugt. Auch bei *Trazodon* kann es wie bei TZA, SSRI und SSNRI in Kombination mit anderen serotonergen Substanzen (v. a. MOAH und Tryptophan) zu einer erhöhten Gefahr eines Serotoninsyndroms kommen.

Tipps

Wirksamkeit und Beurteilung

Trazodon ist sicher wirksam gegenüber Placebo. Ältere Untersuchungen sehen z. T. eine Gleichwirksamkeit mit TZA bei jedoch weniger beeinträchtigendem Nebenwirkungsprofil (abgesehen von der Priapismusgefahr). Dennoch ist die orthostatische Dysregulation eine auch subjektiv deutlich beeinträchtigende Eigenschaft. Einige Kleinuntersuchungen beschreiben für *Trazodon* eine positive Wirkung bei antidepressivainduzierten Erektionsstörungen. Vor dem Hintergrund der allerdings bestehenden Priapismuskomplikation kann dies nicht empfohlen werden. Mit *Mirtazapin* steht derzeit eine vom Nebenwirkungsprofil und vonseiten der Arzneimittelsicherheit bessere antidepressive Substanz mit sedierenden Eigenschaften zur Verfügung.

7.4.7 Monoaminoxidase-Inhibitoren

Wie der Name nahelegt, besteht das Wirkprinzip in einer Hemmung des Enzyms Monoaminoxidase (MAO). Dieses Enzym metabolisiert Monoamine – darunter auch Noradrenalin, Serotonin und Dopamin – im Zytoplasma der Präsynapse. Dies führt zu höheren Aminkonzentration im Zytosol, sodass letztlich mehr Neurotransmitter vesikulär gespeichert und schließlich auch ausgeschüttet werden. Es existieren 2 Isoenzyme der MAO. Die sogenannnte MAO-A hat als Hauptsubstrate Adrenalin, Noradrenalin und Serotonin. Die MAO-B metabolisiert primär Phenethylamin, Tyramine und Benzylamin. Dopamin und Tryptamin werden von beiden Isoenzymen verstoffwechselt. Diese Bandbreite zeigt die hohe Bedeutung für die antidepressive Behandlung, aber auch das Potenzial für Nebenwirkungen. Grundsätzlich kann man MAOH aufgrund von 2 Eigenschaften unterscheiden:

1. Bezüglich der **Selektivität** unterscheidet man, inwiefern die Substanz spezifisch MAO-A oder MAO-B inhibitiert oder aber unspezifisch beide Isoformen blockiert.
2. Die **Reversibilität** gibt an, inwiefern die Inaktivierung der MAO zeitlich limitiert ist. Reversible MAOH beenden ihre Wirkung nach 12–24 h, während irreversible MAOH ihre Wirkung lediglich durch Neusynthese der MAO verlieren. Auch nach bereits abgesunkenen Plasmaspiegeln können Vertreter der letzten Gruppe noch für eine Woche pharmakodynamische Effekte zeigen.

In Deutschland sind derzeit lediglich 2 antidepressive MAOH-Substanzen auf dem Markt, die sich bezüglich ihrer Einteilung in die obigen Gruppen hochgradig unterscheiden:

- *Tranylcypromin:* ein unselektiver und irreversibler MAOH
- *Moclobemid:* ein selektiver und reversibel bindender MAOH, dessen Prinzip folglich auch als reversibler Inhibitor der MAO-A (RIMA) bezeichnet wird

Tranylcypromin

Als irreversibler und unselektiver MAOH erhöht *Tranylcypromin (Jatrosom®)* deutlich und nachhaltig Dopamin, Serotonin, Noradrenalin sowie auch Tryptamin- und Tyraminspiegel. Dieses breite Spektrum ist einerseits für eine hohe Ansprechrate bei diversen Erkrankungen verantwortlich, beinhaltet jedoch auch hohe Risiken in der Interaktion und Arzneimittelsicherheit.

Risiken

Für *Tranylcypromin* gelten daher folgende Warnhinweise: Die Hemmung des Metabolismus von Tyramin kann den Effekt alimentär aufgenommenen Tyramins um das 20-Fache steigern. Bereits ab einer Aufnahme von 10 mg Tyramin zeigen sich innerhalb von einer Stunde erkennbare Symptome der Tyraminakkumulation. Ab 25 mg sind ernste Effekte zu erwarten. Die Symptomatik äußert sich in:

- Palpitation, hypertensive Krise, zerebrale Blutungen
- Übelkeit, Erbrechen, Kopfschmerzen (häufig okzipital)
- Agitiertheit
- Hyperhidrosis
- Bewusstseinsstörungen
- Temperaturerhöhung
- Selten in tödlichen Verlaufsformen

Eine spezifische tyraminarme Diät ist Pflicht, d. h. Verzicht auf folgende Lebensmittel:

- Viele Käsesorten (z. B. Schimmelkäse, schmierebildender Käse, salzlakengereifter Käse)
- Rotwein
- Fertigsuppen und -soßen
- Salami, Wildfleisch, Leber- und Nierengerichte
- Salzig eingelegter, geräucherter oder getrockneter Fisch; Kalamaris; salzig/sauer eingelegtes Gemüse (z. B. Sauerkraut, Gurken)
- Viele Bohnensorten
- Sojasoße
- Bananen, reife Birnen, Avocados, rote Pflaumen (auch Rumtopf), Walnuss

- Bitterschokolade
- Viele alkoholische Getränke (Bier – auch alkoholfrei – , Cognac, Whiskey, Liköre)

Die starke Beeinträchtigung der Lebensqualität ist an dieser Liste deutlich erkennbar. Der Patient sollte anhand der vom Hersteller herausgegebenen Diätbroschüre eingehend aufgeklärt werden. Nur sehr compliante Patienten sollten deshalb mit diesem Präparat behandelt werden.

Die nachhaltige Beeinflussung des Metabolismus vieler Neurotransmitter beinhaltet zusätzlich ein hohes Maß an pharmakodynamischen Interaktionen. Dies betrifft grundsätzlich alle Substanzen, die zusätzlich den Stoffwechsel der MAO-Substrate manipulieren. Besonders gefürchtet ist das Serotoninsyndrom (▶ Abschn. 29.2.5):
- Flush
- Diarrhö, Hyperhidrosis
- Abdominalschmerzen
- Myoklonien
- Delirante Zustände
- Tachykardie, Hypertonie
- Bis zum Herz-Kreislauf-Versagen in einer Schocksituation

Kombinationen sind zu vermeiden bzw. Zeitintervalle zu beachten bei:
- Andere MAOH
- SSRI
- SSNRI und TZA mit deutlicher Serotonintransporterblockade
- *L-Tryptophan*
- *Methylphenidat*
- *Buspiron*
- Migränemedikation (Sumatriptan und Derivate)
- Dextromethorphan
- Spezielle Anorektika (z. B. Amfepramon, Phenylpropranolamin, Cathin)
- *L-DOPA* (nur unter Berücksichtigung der Wechselwirkungen)

! Umstellung/Eindosierung von MAOH auf oben genannte Substanzen erst 2 Wochen nach Absetzen von Tranylcypromin. Einstellung auf MAOH erst nach Absetzen und Abwarten von 5 Halbwertszeiten der oben genannten Substanzen.

Nebenwirkungen

In Bezug auf Nebenwirkungen ist zu beachten, dass *Tranylcypromin* einen antriebssteigernden Effekt bis hin zur Unruhe, Bewegungsdrang und Insomnie hat. Von besonderer Bedeutung sind mögliche und dann auch schwere hypotone Zustände mit Sturzgefahr wegen einer orthostatischen Dysregulation. Bisweilen wurde versucht, diese – zumeist als Eindosierungseffekte auftretende – Nebenwirkungen mit Desmopressin oder Mutterkornalkaloiden zu behandeln. Sonstige häufige Nebenwirkungen sind Kopfschmerzen, Übelkeit, Schwindel, Palpitationen, Hyperhidrosis und Tremor. Ein SIADH ist wie bei vielen anderen Antidepressiva eine seltene Komplikation, ebenso wie Blutbildveränderungen und Leberwerterhöhung. Nur äußerst selten wurde von hepatotoxischen Komplikationen berichtet. Es sollte beachtet werden, dass die Krampfschwelle sinkt. Phäochromozytome und entgleiste Schilddrüsenerkrankungen stellen Kontraindikationen für den Einsatz von *Tranylcypromin* dar. Anticholinerge Nebenwirkungen existieren allerdings nicht.

Wirksamkeit

Die gute Wirksamkeit von *Tranylcypromin* bei depressiven Erkrankungen ist gut belegt. Häufig wird *Tranylcypromin* als Reserveantidepressivum eingesetzt. Eine besonders gute Wirksamkeit wird für sogenannte atypische Depressionen beschrieben. Wirksam, aber nicht zugelassen, sind irreversible MAOH bei Panikstörungen, sozialer Phobie, posttraumatischen Belastungsstörungen und Bulimie. Auch bei Zwangsstörungen und generalisierter Angststörung scheint eine ausreichende Wirksamkeit vorhanden zu sein.

Tipps

Beurteilung
Die Anwendung von *Tranylcypromin* ist aufgrund der erheblichen Nebenwirkungen und der Komplikationsneigung stark eingeschränkt. Es stellt allerdings bei Non-Response ein sehr gutes Reserveantidepressivum dar. Aufgrund der oben genannten Sicherheitsvorkehrungen ist jedoch der erstmalige Einsatz durch den Hausarzt nicht zu empfehlen und sollte durch den psychiatrischen Facharzt oder – noch empfehlenswerter – im Rahmen einer stationären Behandlung erfolgen.

Moclobemid

Diese Substanz ist im Gegensatz zu *Tranylcypromin* ein reversibler und für die MAO-A selektiver MAOH (RIMA). Die Selektivität bezieht sich auf die zerebrale Wirkung. Aktive Metaboliten des *Moclobemid* (z. B. *Aurorix®*) zeigen jedoch peripher auch eine moderate MAO-B-Inhibition. Die klinischen Auswirkungen dieser Aktivität sind klinisch weitestgehend unproblematisch. Die Wirkung auf die Monoaminoxidaseaktivität hält ca. 8–16 h an. In mehreren Untersuchungen konnte eine Konzentrationserhöhung von Serotonin, Noradrenalin, Adrenalin und Dopamin durch *Moclobemid* festgestellt werden.

Nebenwirkungen

Das Nebenwirkungsprofil von *Moclobemid* muss generell als sehr benigne eingestuft werden. Unruhe und Übelkeit werden als häufigste Nebenwirkungen beschrieben. Die Tyraminsensitivität ist bei normaler Ernährung nicht relevant erhöht. Tyraminmengen von 100 mg werden noch toleriert. Bei sehr stark tyraminhaltigen Speisen (z. B. Cheddar) ist jedoch Vorsicht geboten. Die Patienten sollten über stark tyraminhaltige Lebensmittel aufgeklärt werden. Die kurze Wirkdauer an der MAO-A macht einen Wechsel von *Moclobemid* auf andere serotonerg wirksame Antidepressiva bereits nach einem Tag möglich (▶ *Tranylcypromin*). Bei einer Neueinstellung sollte wegen des – gleichsam wie bei *Tranylcypromin* – stark potenzierenden Wirkmechanismus eine Latenz von der 5-fachen Halbwertszeit der vorangegangenen serotonerg wirksamen Medikation eingehalten werden.

Wirksamkeit

Die Wirksamkeit bei depressiven Episoden – wie auch für *Tranylcypromin*, speziell bei atypischen Depressionen, ist nachgewiesen. *Moclobemid* kommt aber nicht dieselbe Bedeutung bei therapieresistenten Depressionen zu. Metaanalysen bescheinigen *Moclobemid* eine Gleichwirksamkeit zu den SSRI bei allerdings geringeren Nebenwirkungsraten. Es besteht eine offizielle Indikation für die Behandlung von sozialen Phobien (◘ Tab. 7.8).

Beurteilung

Insbesondere bei atypischen Depressionen und bei sozialer Phobie stellt *Moclobemid* bei gutem Nebenwirkungsprofil und niedriger Toxizität eine gute Alternative zu den SSRI dar (speziell wenn es hierunter zu intolerablen sexuellen Funktionsstörungen kommt). Die Patienten sollten allerdings wegen der zu empfehlenden Aufklärung über nicht ganz zu vernachlässigende alimentäre Zusammenhänge über ein hinreichendes Maß an Reflexionsfähigkeit und Compliance verfügen.

7.4.8 Johanniskraut-Extrakte

Von den ca. 370 verschiedenen Arten findet hauptsächlich *Hypericum perforatum* Verwendung. Die medizinische Verwendung von *Johanniskraut* ist bereits aus der Antike beschrieben. Als wirksamer Inhaltsstoff sind Hyperforin und Hypericin sicher identifiziert. Viele andere Inhaltsstoffe sind derzeit aber in der Diskussion, zur antidepressiven Wirkung beizutragen (z. B. Hyperosid, Isoquercitrin und Biapigenin). Hyperforin entfaltet einen rückaufnahmehemmenden Effekt für Serotonin, Noradrenalin, Dopamin, GABA und L-Glutamat indirekt durch eine Modulation von Na-Kanälen.

◘ Tab. 7.8. Indikationsgebiete für MAO-Inhibitoren

Indikation	Präparat
Depressives Syndrom	*Tranylcypromin (Jatrosom®)* *Moclobemid (Aurorix®)*
Depressive Episode (mittel bis schwer), MDE	*Moclobemid* (alle Präparate außer *Aurorix®*)
Soziale Phobie	*Moclobemid (Aurorix®)*

Die Studienlage legt eine antidepressive Wirkung nahe, auch wenn große Untersuchungen verglichen mit üblichen industriefinanzierten Studien nicht vorhanden sind. Da es sich um ein Extrakt aus Pflanzen handelt, sind aufwendige Zulassungsstudien nicht notwendig. Für den Einsatz bei bis zu mittelschweren depressiven Episoden erscheint *Johanniskraut*-Extrakt aber durchaus sinnvoll, vorausgesetzt, dass man die notwendigen Dosen von mindestens 900 mg/Tag einhält. Es muss allerdings erwähnt werden, dass die Extrakte hinsichtlich ihres Wirkstoffgehalts und der qualitativen Zusammensetzung variieren können.

Hypericum-Extrakte sind grundsätzlich gut verträglich, selten kann es zu einer Sedierung kommen. Unbedingt zu beachten ist jedoch die Möglichkeit einer **Photosensibiliserung** und die **CYP3A4-inhibierende Wirkung** (▶ Kap. 8), z. B. mit Wirkungsverminderung u. a. von oralen Antikoagulanzien, Antiepileptika, Kontrazeptiva.

Beurteilung

Johanniskraut-Extrakte können sinnvoll sein für die Behandlung leichter bis mittelschwerer depressiver Episoden, insbesondere wenn Patienten einer nichtphytotherapeutischen Behandlung nicht zugänglich sind. Die genannten Nebenwirkungen und v. a. Wechselwirkungen sollten jedoch nicht außer Acht gelassen werden. Sie führen dazu, dass *Johanniskraut* nicht als Mittel der Wahl zu empfehlen ist.

7.4.9 Nebenwirkungsprofile

Da sich die Ansprechraten bei depressiven Erkrankungen nur in geringer Weise unterscheiden, rücken Nebenwirkungen und Kontraindikationen bei der Auswahl eines Präparats stark in den Vordergrund. Neben häufigen und rasch subjektiv erfahrbaren Nebenwirkungen, wie Sedierung, Übelkeit, Orthostase etc., sind längerfristige Nebenwirkungen zu beachten, die in der Regel die Compliance massiv einschränken (z. B. sexuelle Funktionsstörungen, Gewichtszunahme). Leider werden häufig Nebenwirkungsprofile, die subjektiv weniger wahrnehmbar sind, jedoch im Sinne der Arzneimittelsicherheit relevant sind, in Bezug auf Indikationsstellung und Kontrolluntersuchungen vernachlässigt (z. B. anticholinerge Effekte, Blutbildveränderungen, Hyponatriämien). ◘ Tab. 7.9 gibt einen Überblick über die wichtigsten Nebenwirkungen bei den vorgestellten Präparaten.

7.4.10 Dosierung, Kontraindikationen und Kontrolluntersuchungen

Therapieempfehlungen. Grundsätzlich wird empfohlen, die Dosierung von antidepressiven Substanzen einschleichend vorzunehmen. Insbesondere bei trizyklischen Substanzen und bei irreversiblen MAOH ist dies wegen der Nebenwirkungen geboten. Bei SSRI und *Mirtazapin* kann grundsätzlich die normale Tagesdosis bereits von Beginn an gegeben werden, jedoch leiden die Patienten speziell bei SSRI durchaus unter deutlicher Unruhe, Übelkeit und Schlafstörungen, sodass v. a. bei ambulanten Patienten auch hier ein Eindosieren Sinn macht. Die normalen Dosierungen der einzelnen Substanzen sind in ◘ Tab. 7.10 aufgeführt. Bei Leber- und Nierenschäden ist jedoch eine Anpassung der Dosierung vorzunehmen, ebenso wie bei komplizierenden Arzneimittel-Interaktionen bezüglich des Metabolismus. Die angegebenen Dosierungen beziehen sich auf eine antidepressive Behandlung. Insbesondere bei den SSRI ist klinisch beobachtet worden, dass bei Zwangs- oder Angsterkrankungen höhere Dosen bis zum 3- bis 4-Fachen sinnvoll sind.

Bei vielen Substanzen, insbesondere den TZA, machen Plasmaspiegelbestimmungen Sinn, um die Substanz im therapeutisch optimalen Dosisbereich bei möglichst geringen Nebenwirkungen zu halten. Interaktionseffekte können ebenso wie Incompliance aufgedeckt werden. Allerdings existieren nicht für alle Substanzen klinisch gut etablierte Dosisbereiche, für einige Substanzen, hauptsächlich SSRI, bestehen eher Schwellenwerte. ◘ Tab. 7.10 gibt einen Überblick, für welche Substanzen ein therapeutischen Drugmonitoring (TDM) sinnvoll ist. Generell sollte dies aber immer im Steady state (5 HWZ nach letzter Dosisänderung) durchgeführt werden. Der beste Entnahmezeitpunkt ist in der Regel morgens vor Einnahme der Morgendosis.

Kontraindikationen (◘ Tab. 7.11) ergeben sich häufig aus dem Nebenwirkungs- und Komplikationsprofil einer Substanz. Neben einigen sehr strengen Anwendungsbeschränkungen existieren Situationen, in denen Nutzen und Risiko bei jedem Patienten individuell abgewägt werden müssen.

Der Einsatz von antidepressiven Substanzen kann erhebliche Auswirkungen auf sehr relevante Funktionsbereiche unseres Körpers haben. Zumeist werden diese Substanzen lange Zeit (Monate bis Jahre) eingenommen. Ein exaktes Einhalten eines Screeningkalenders ist unabdingbar und stellt nur geringe finanzielle Anforderungen. Sie sind nötig, um mögliche antidepressivainduzierte Komplikationen erkennen zu können, bevor sie zu relevanten Schäden bis hin zum Tod führen. ◘ Tab. 7.12 gibt hierfür ebenfalls eine Hilfe.

7.5 Antipsychotika

Antipsychotika sind Substanzen, die psychotisches Erleben in entsprechenden Dosen reduzieren können. Der Fokus der antipsychotischen Wirkung kann dabei auf der Produktivsymptomatik liegen. Aber auch bei Erregungszuständen, Unruhe, Schlaflosigkeit und mittlerweile auch bei Negativsymptomatik, Manien und depressiven Syndromen finden Antipsychotika ihre Anwendung.

Wirkprinzip. Bezüglich des Wirkprinzips gilt, dass grundsätzlich alle klinisch antipsychotisch wirksamen Substanzen die D_2-rezeptorvermittelte Neurotransmission reduzieren. Mit Ausnahme des in Deutschland für diese Indikation nicht zugelassenen Rauwolfia-Alkaloids Reserpin bewirken dies die Substanzen durch einen direkten D_2-Rezeptorantagonismus. Reserpin dagegen führt zu einer Dopamindepletion. Dopamin ist ein wichtiger Botenstoff in der Modulation von Kognition, Emotion, Erinnerung, Appetenz, Sexualität, Endokrinologie und Extrapyramidalmotorik.

◘ Abb. 7.2 stellt eine Auswahl der wichtigsten dopaminergen Projektionen dar. Während man davon ausgeht, dass eine dopaminantagonistische Wirkung

7

Tab. 7.9. Häufigkeiten relevanter unerwünschter Wirkungen von Antidepressiva. (In Anlehnung an Benkert u. Hippius 2007)

Wirkstoff	Handelsname (Beispiel)	Anticholinerge NW	Übelkeit, Erbrechen, Diarrhö	Sedierung	Agitation, Schlafstörungen	Sexuelle Funktionsstörungen	Orthostatische Hypotonie	Gewichtszunahme	EKG-Veränderungen	Letalität bei Überdosierung
Amitriptylin	*Saroten®*	+++	0	+++	0	++	+++	+++	++	+++
Amitriptylinoxid	*Equilibrin®*	++	0	+++	0	++	++	+++	++	+++
Citalopram	*Cipramil®*	0	++	0	++	++	0	0	0	0
Clomipramin	*Anafranil®*	++	+	+	+	++	++	++	++	++
Desipramin	*Petylyl®*	+	0	0	++	+	+	+	+	+++
Dosulepin	*Idom®*	++	0	+++	0	++	+++	++	++	++
Doxepin	*Aponal®*	+++	0	+++	0	++	+++	++	++	+++
Duloxetin	*Cymbalta®*	0	++	0	++	++	0	0	0	0
Escitalopram	*Cipralex®*	0	++	0	++	++	0	0	0	0
Fluoxetin	*Fluctin®*	0	++	0	++	++	0	0	0	0
Fluvoxamin	*Fevarin®*	0	++	0	++	++	0	0	0	0
Hypericum	*Jarsin®*	0	0	+	0	?	?	?	0	?
Imipramin	*Tofranil®*	++	0	+	++	+	++	++	++	+++
Maprotilin	*Ludiomil®*	++	0	++	0	+	++	++	+	+++
Mianserin	*Tolvin®*	+	0	++	0	0	++	+	0	+
Mirtazapin	*Remergil®*	0	0	++	0	0	+	+	0	0
Moclobemid	*Aurorix®*	0	0	0	+	0	0	0	0	0
Nortriptylin	*Nortrilen®*	+	0	0	+	+	+	+	+	+++
Paroxetin	*Seroxat®*	0	++	0	++	++	0	0	0	0
Reboxetin	*Edronax®*	0	+	0	++	+	+	0	0	0
Sertralin	*Zoloft®*	0	++	0	++	++	0	0	0	0
Tranylcypromin	*Jatrosom®*	0	0	0	++	0	+++	0	0	+++
Trazodon	*Thombran®*	0	+	++	0	++	++	+	0	+
Trimipramin	*Stangyl®*	+++	0	+++	0	++	+++	+++	++	+++
Venlafaxin	*Trevilor®*	0	++	0	++	++	0	0	0	0

+++: häufig bis regelmäßig; ++: mäßig häufig; +: selten; 0: unerheblich oder nicht vorhanden.

Tab. 7.10. Therapieempfehlungen für die ambulante Antidepressiva-Therapie

Wirkstoff	Handelsname (Beispiel)	HWZ [h]	Einstiegsdosis [mg/Tag]	Durchschnittliche Dosis [mg/Tag]	Maximale Dosis [mg/Tag]	TDM empfohlen	Konzentrationsbereich [ng/ml]
Amitriptylin	*Saroten®*	*Amitriptylin*: 21 *Nortriptylin*: 31	2-mal 25 1-mal 25 i.v.	3-mal 50 2-mal 50 i.v.	Bis zu 150	+++	80–200 (*Amitriptylin* und *Nortriptylin*)
Amitriptylinoxid	*Equilibrin®*	*Amitriptylinoxid*: 2 *Amitriptylin*: 21 *Nortriptylin*: 31	2-mal 30	2-mal 60	Bis zu 150	+++	80–200 (*Amitriptylin* und *Nortriptylin*)
Clomipramin	*Anafranil®*	*Clomipramin*: 21 *Norclomipramin*: 36	2-mal 25/ 1-mal 75 ret. 1-mal 25 i.v.	2-mal 75 ret. oral 1-mal 75 i.v.	Bis zu 150	+++	175–450 (*Clomipramin* und *Norclomipramin*)
Desipramin	*Petylyl®*	17–27	2-mal 25	3-mal 50	Bis zu 150	++	100–300
Doxepin	*Aponal®*	*Doxepin*: 15–20 *Nordoxepin*: 30–80	1-mal 50 oral 1-mal 25 mg i.v.	3-mal 50 oral 2-mal 25 i.v.	Bis zu 150	+	50–150 (*Doxepin* und *Nordoxepin*)
Imipramin	*Tofranil®*	*Imipramin*: 11–25 *Desimipramin*: 15–30	2-mal 25	3-mal 50	Bis zu 150	+++	175–300 (*Imipramin* und *Desimipramin*)
Maprotilin	*Ludiomil®*	20–58	1-mal 25 oral 1-mal 25 i.v.	3-mal 50 oral 3-mal 25 i.v.	Bis zu 150	+	125–200
Mianserin	*Tolvin®*	17–21	3-mal 10	60	180	+	15–70
Nortriptylin	*Nortrilen®*	4–6	3-mal 10	3-mal 50	Bis zu 150	+++	70–170
Trimipramin	*Stangyl®*	20–23	2-mal 25	3-mal 50	Bis zu 150	+	150–350
Reboxetin	*Edronax®*	2–4	2–4	8	Bis zu 12	-	10–100
Citalopram	*Cipramil®*	19–45	10–20 oral und i.v.	1-mal 20 oral und i.v.	Bis zu 60 oral und i.v.	+	30–130
Escitalopram	*Cipralex®*	27–32	1-mal 10	1-mal 10	1-mal 20	-	15–80
Fluoxetin	*Fluctin®*	2–7 Tage	1-mal 20	1-mal 20	60–(80)	+	120–300
Fluvoxamin	*Fevarin®*	17–22	1-mal 50	150	Bis zu 300	-	150–300
Paroxetin	*Seroxat®*	8–30	1-mal 20	1-mal 40	Bis zu 60	+	70–120
Sertralin	*Zoloft®*	25–28	1-mal 25–50	100	2-mal 100	+	10–50
Duloxetin	*Cymbalta®*	9–19	1-mal 30	1-mal 60	Bis zu 120	-	20–80
Venlafaxin	*Trevilor®*	*Venlafaxin*: 5 *O-Desmethylvenlafaxin* : 11	1-mal 37,5–75	150 ret.	Bis zu 375	++	195–400 (*Venlafaxin* und *Desmethylvenlafaxin*)
Mirtazapin	*Remergil®*	20–40	1-mal 15 oral 1-mal 6 i.v.	1-mal 45 oral 1-mal 15 i.v.	1-mal 60 oral Bis zu 21 i.v.	+	40–80
Trazodon	*Thombran®*	4–14	1-mal 50	200–400	Bis zu 400	+	650–1500
Tranylcypromin	*Jatrosom®*	1,5–3 (Wirk-HWZ 1 Woche)	1-mal 10	1-mal 20	Bis zu 40	--	0–50
Moclobemid	*Aurorix®*	2–7	1-mal 150	1-mal 300	Bis zu 600	-	300–1000
Hypericum-Extrakt	*Jarsin®*	---	3-mal 300 oral i.v.: n. bek.	3-mal 300 oral i.v.: n. bek.	3-mal 300 oral i.v.: n. bek.	n. verf.	---

++++: Sehr empfohlen. +++: Empfohlen. ++: Nützlich. +: Wahrscheinlich nützlich. –: Nicht empfohlen.

Tab. 7.11. Übersicht über häufige Kontraindikationen

Wirkstoff	Akute Manie	Phäochromozytom/ maligne Hyperthermie	Bipolare Störung	Akute Intoxikation	Leberinsuffizienz/ Porphyrie	Niereninsuffizienz	Epilepsie	Harnverhalt/Restharn	Kardiale Reizleitungsstörungen	Glaukom	Paralytischer Ileus	Pylorusstenose	Hypokaliämie	Relevante Blutbildabweichung	Delir
TZA	++	++	++	++	+	+	+	++	++	++	++	++	++	+	++
Reboxetin	++	++	+	++	+	+	+	(–)	(–)	(–)	(–)	(–)	(–)	(–)	++
SSRI	++	++	(–)	++	+	+	+	(–)	(–)	(–)	(–)	(–)	(–)	(–)	++
Duloxetin	++	++	+	++	++	++	+	(–)	(–)	(–)	(–)	(–)	(–)	(–)	++
Venlafaxin	++	++	+	++	+	+	+	(–)	(–)	(–)	(–)	(–)	(–)	(–)	++
Mirtazapin	++	++	(–)-+	++	+	+	+	(–)	+	(–)	(–)	(–)	+	+-++	++
Trazodon	++	++	(–)-+	++	+	+	+	(–)	+-++	(–)	(–)	(–)	+	(–)-+	++
Tranylcypromin	++	++	++	++	++	++	+	(–)	+-++	(–)	(–)	(–)	(–)	(–)	++
Moclobemid	++	++	+	++	+	+	+	(–)	(–)	(–)	(–)	(–)	(–)	(–)	++

++: Anwendung nicht oder nur unter strengen Kontrollen zu befürworten. +: Anwendung nur nach Abwägung und unter Kontrollen zu befürworten. (–): In der Regel keine relevanten Risken zu erwarten.

Tab. 7.12. Empfehlungen für Routineuntersuchungen unter Antidepressiva (AD). (Benkert u. Hippius 2007)

	Vorher	Monate						Vierteljährlich	Halbjährlich
		1	2	3	4	5	6		
TZA									
Blutbild	✗	✗✗	✗✗	✗✗	✗✗	✗	✗	✗	
Kreatinin	✗	✗		✗			✗		✗
Transaminasen	✗	✗	✗	✗			✗	✗	
Natrium	✗	✗	✗[a]	✗[a]				✗[a]	
EKG	✗	✗					✗		✗[a, d]
EEG	✗	(✗)							
RR, Puls	✗	✗	✗	✗			✗	✗	
Andere AD									
Blutbild[c]	✗	✗					✗		✗[e]
Kreatinin	✗	✗					✗		✗[e]
Natrium	✗	✗	✗[a]	✗[a]	✗[a]	✗[a]		✗[a]	
Leberenzyme	✗	✗					✗		✗[e]
EKG	✗[d]	✗[d]							
RR[b], Puls	✗			✗			✗	✗[f]	

✗ = Kontrollen; die Anzahl der notwendigen Routinekontrollen ist bisher nicht empirisch abgesichert. [a] Kontrolle bei allen Patienten über 60 Jahre empfehlenswert. [b] Unter *Venlafaxin* in hoher Dosierung ist der Blutdruck häufiger zu kontrollieren, weil es in seltenen Fällen zu anhaltend erhöhten Werten kommen kann. [c] Für *Mianserin* empfehlen die Hersteller in den ersten Behandlungsmonaten wöchentliche Blutbildkontrollen. [d] Bei Patienten mit einem Risiko für Herz-Kreislauf-Erkrankungen. [e] Bei langfristig stabilen Patienten können jährliche Kontrollen ausreichen. [f] Bei langfristig stabilen Patienten können halbjährliche Kontrollen ausreichen.

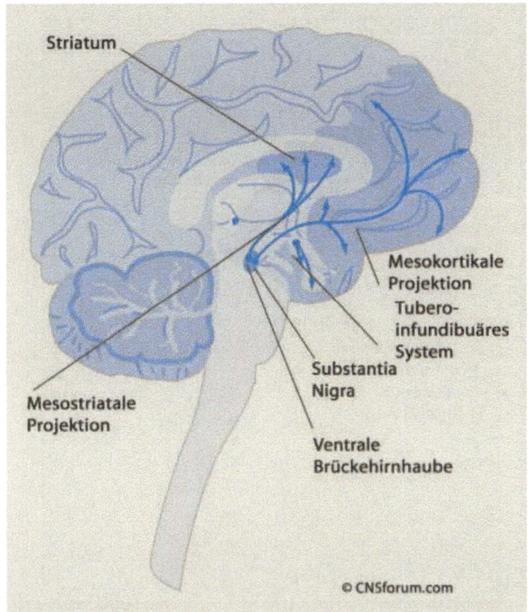

Abb. 7.2. Dopaminerge Projektionen des zentralen Nervensystems (CNSforum 2007)

auf Projektionen von der ventralen Brückenhirnhaube in ventrale striatale Areale und andere limbische Strukturen eher den antipsychotischen Effekt bedingen, erscheint der ebenfalls vorhandene antagonistische Effekt auf dorsale striatale Areale hinderlich in der Regulation der Extrapyramidalmotorik. Es wird weiterhin angenommen, dass mesokortikale Projektionen in präfrontale Areale unter antidopaminergem Einfluss für sekundäre kognitive Defizite verantwortlich sind. Letztlich wird im tuberoinfundibulären Bereich die hemmende Wirkung von Dopamin auf die Prolaktinausschüttung verhindert, sodass es zur Desinhibition der Prolaktinausschüttung kommt.

Durch die D_2-Rezeptorblockade werden folgende prototypischen **Wirkungen und Nebenwirkungen** erzeugt:

- Verminderung von Halluzinationen, inhaltlichen Denkstörungen, bizarrem Verhalten
- extrapyramidal-motorische Nebenwirkungen
- Frühdyskinesien (Dystonien)
- Parkinsonoid
- Akathisie und Tarsikinesie
- Tardive Dyskinesien (Spätdyskinesien)
- Sekundäre Negativsymptomatik
- Hyperprolaktinämie

Lange Zeit ging man davon aus, dass erst dann eine ausreichende antipsychotische Dosis eines Präparats gefunden sei, wenn erste zunächst nur in der Handschrift erkennbare extrapyramidal-motorische Nebenwirkungen auftreten. Dieses Prinzip der »neuroleptischen Schwelle« findet sich noch heute – fälschlicherweise – als Prinzip der Dosisfindung antipsychotischer Substanzen verinnerlicht. In diesem Zusammenhang ist auch der heute nicht mehr gebräuchliche Begriff der »Neuroleptika« einzuordnen, der die Substanzklasse der Antipsychotika eigentlich aufgrund ihrer Nebenwirkungen definiert. Mit der Einführung modernerer Antipsychotika (beginnend bereits mit *Clozapin*, 1971), zeigte sich, dass antipsychotische Effekte auch in Abwesenheit von extrapyramidal-motorischen Nebenwirkungen erreichbar sind. Ausgehend von dieser Erkenntnis teilt man Antipsychotika häufig in

- sogenannte **konventionelle Antipsychotika** (auch Antipsychotika der ersten Generation, FGA) und
- sogenannte **Atypika** (auch Antipsychotika der zweiten Generation, SGA)

ein. Problematisch diesbezüglich ist allerdings, dass die Definition der Atypizität weder einheitlich noch eindeutig ist. Im engsten Sinn wäre eine Substanz dann als **atypisch** zu bezeichnen wenn alle der nachfolgenden Eigenschaften zutreffen:

- Kein Auftreten von extrapyramidalen Nebenwirkungen (EPS)
- Wirksamkeit bei Negativsymptomatik
- Wirksamkeit bei Therapieresistenz/höhere Ansprechrate
- Niedrige Prolaktinerhöhung

Dieser Definition wird nur *Clozapin* gerecht. Häufig wird für die Eigenschaft als Atypikum lediglich gefordert, dass eine Substanz in antipsychotischer Dosierung deutlich weniger EPS verursacht als konventionelle Antipsychotika.

7.5.1 Konventionelle Antipsychotika

Wie bereits berichtet, zeigen konventionelle Antipsychotika unter antipsychotisch wirksamen Dosen ein hohes Risiko an beeinträchtigenden EPS-Nebenwirkungen. Weiterhin zeichnen sich klassische Antipsychotika dadurch aus, dass es eine loglineare Beziehung zwischen D_2-Rezeporaffinität und notwendiger Dosis für antipsychotische Effekte gibt (Abb. 7.3).

Einteilung nach chemischer Struktur

Ausgehend vom ersten entdeckten antipsychotischen Medikament, dem *Chlorpromazin*, wurden weitere Antipsychotika häufig im Sinne von Variationen der

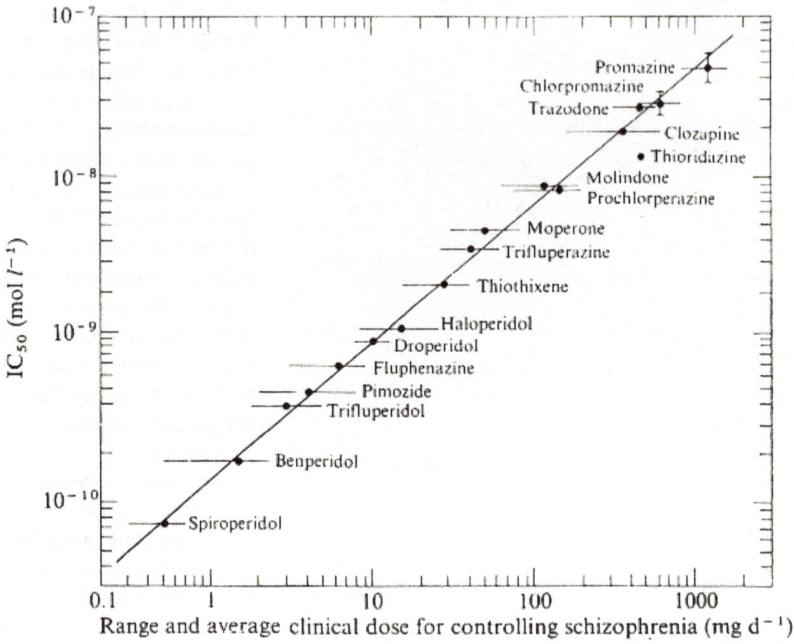

Abb. 7.3. Loglineare Beziehungen zwischen Affinität am D_2-Rezeptor und klinisch gebräuchlichen Tagesdosen konventioneller Antipsychotika (Seeman et al. 1976)

chemischen Struktur entwickelt. Dadurch bedingt wurden die konventionellen Antipsychotika häufig aufgrund ihrer chemischen Struktur weiter unterteilt (Tab. 7.13). Man unterscheidet prinzipiell:

- Phenothiazine mit
- aliphatischer Seitenkette
- Piperidylseitenkette
- Piperazinylseitenkette
- Thioxanthene
- Butyrophenone
- Diphenylbutylpiperidene

Mit dem *Chlorpromazin* stellte die Gruppe der Phenothiazine die erste verfügbare antipsychotische Substanz. Phenothiazine bilden eine 3-fach-Ring-Grundstruktur mit unterschiedlichen Substituenten.

Phenothiazine mit aliphatischer Seitenkette besitzen generell eher eine niedrige Affinität an den D_2-Rezeptoren. Speziell chlorierte Vertreter zeigen erhebliche anticholinerge und antihistaminerge Effekte. Promethazin hat als einziges »Antipsychotikum« vernachlässigenswerte Affinitäten am D_2-Rezeptor.

Phenothiazine mit einer Piperidylseitenkette zeigen eine moderate D_2-Rezeptoraffinität bei gleichzeitig starker anticholinerger Wirkkomponente. Dies wurde häufig als Grund für eine möglicherweise geringere Inzidenz von EPS bei antipsychotischen Dosen angeführt. Dennoch muss *Thioridazin* als das derzeit einzige Präparat aus dieser Gruppe – u. a. wegen dieser anticholinergen Nebenwirkungen – als eine der komplikationsreichsten Substanzen angesehen werden,

Tab. 7.13. Chemische Einteilung wichtiger Vertreter klassischer Antipsychotika

Phenotiazine			Thioxanthene		Butyrophenone	Diphenylbutylpiperidene
Aliphatisch	Piperidyl	Piperazinyl	Aliphatisch	Piperazinyl		
Chlorpromazin	*Thioridazin*	*Fluphenazin*	*Clorprothixen*	*Zuclopenthixol*	*Benperidol*	*Pimozid*
Promethazin		*Perphenazin*		*Flupentixol*	*Bromperidol*	*Fluspirilen*
Levomepromazin		*Perazin*			*Haloperidol*	
					Melperon	
					Pipamperon	

sodass wir den Einsatz von *Thioridazin* bei guten modernen Alternativen grundsätzlich nicht empfehlen.

Substanzen mit Piperazinylseitenkette zeigen im Gegensatz zu den Vertretern der anderen Untergruppen das höchste Verhältnis von D_2-Rezeptor zu Muskarin- und Histaminrezeptoraffinität. Bereits geringe Dosen sind nötig, um hohe Rezeptorbesetzungen zu erreichen. Die Substanzen sind aber keineswegs selektiv für D_2-Rezeptoren.

Thioxanthene besitzen eine den Phenothiazinen ähnliche 3-fach-Ring-Struktur. Es sind Substanzen mit aliphatischer Seitenkette (*Chlorprothixen*) und Piperazinylseitenkette *(Zuclopenthixol, Flupentixol)* auf dem Markt. Substanzen mit aliphatischer Seitenkette zeigen die niedrigere D_2-Rezeptoraffinität.

Butyrophenone stellen strukturchemisch eine deutlich unterschiedliche Substanzgruppe gegenüber den trizyklischen Antipsychotika dar. Auch Butyrophenone mit niedriger D_2-Rezeptoraffinität zeigen nur eine sehr geringe anticholinerge Wirkung, weswegen weniger Nebenwirkungen (außer den oben genannten dopaminbezogenen Nebenwirkungen) und Komplikationen auftreten. Mit *Haloperidol* als hochaffine und *Melperon* oder *Pipamperon* als niederaffine Substanzen stellen die Butyrophenone die bekanntesten Vertreter der konventionellen Antipsychotika, mit *Benperidol* auch die in Deutschland höchstaffine D_2-antagonistische Substanz.

Diphenylbutylpiperidene. Die beiden in Deutschland verfügbaren Diphenylbutylpiperidene – *Fluspirilen* und *Pimozid* – zeigen beide eine hohe Affinität am D_2-Rezeptor bei einer geringen Wirkung auf sonstige Rezeptorsysteme. *Pimozid* besitzt eine relativ lange Halbwertszeit und muss nur einmalig am Tag verabreicht werden. *Fluspirilen* weist eine noch höhere Halbwertszeit von einer Woche auf und wird lediglich als i.m.- Formulierung angeboten.

Einteilung nach »neuroleptischer Potenz«

Kein konventionelles Antipsychotikum ist selektiv für den D_2-Rezeptor; daher können Wirkungen auf andere Rezeptoren einen relevanten Einfluss bekommen. Wie aus ▣ Abb. 7.4 erkennbar wird, bedingen antihistaminerge und antiadrenerge Wirkkomponenten eher sedierende Effekte. Für viele Substanzen, die eine niedrige D_2-antagonistische Affinität, aber eine vergleichsweise hohe H_1- und α_1-antagonistische Affinität besitzen, gilt, dass die sedierende Wirkung im Vordergrund steht und intendiert ist. Solche Substanzen werden primär nicht eingesetzt, um antipsychotische Wirkungen zu erzielen, sondern um Patienten zu sedieren. Es hat sich eine Einteilung nach neuroleptischer Potenz etabliert, die zwischen nieder-, mittel- und hochpotenten Substanzen unterscheidet (▣ Tab. 7.14).

Indikationsgebiete. Hochpotente Antipsychotika werden vorrangig zur Behandlung produktiver psychotischer Symptomatik eingesetzt. Bei **niederpotenten** Substanzen richtet sich das Indikationsspektrum nach den sedierenden Eigenschaften und zielt auf Schlafförderung, Beruhigung und Verminderung von aggressiven Erregungszuständen. Eine antipsychotische Wirkung ist bei klinisch üblichen Dosen kaum zu erwarten. **Mittelpotente** Antipsychotika verbinden eine durchaus noch vorhandene antipsychotische mit der sedierenden Wirkkomponente. Diese

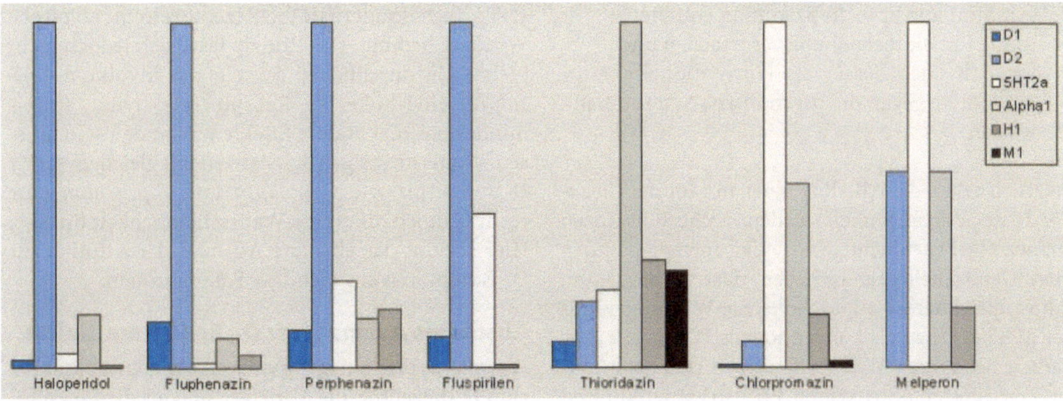

▣ **Abb. 7.4.** Relative Affinitäten an humanen Neurotransmitterrezeptoren (relativ zur Bindung mit der höchsten Affinität). (Daten aus Richelson 1984 sowie Richelson u. Souder 2000)

Tab. 7.14. Einteilung der wichtigsten klassischen Antipsychotika nach »neuroleptischer Potenz«

Niederpotent	Mittelpotent		Hochpotent	
Chlorpromazin	(100)	*Perazin* (130)	*Benperidol*	(1)
Clorprothixen	(120)	*Zuclopenthixol* (20)	*Bromperidol*	(2)
Levomepromazin	(100)		*Flupentixol*	(2)
Melperon	(100)		*Fluphenazin*	(2)
Pipamperon	(130)		*Fluspirilen*	(3)
Prothipendyl			*Haloperidol*	(2)
Thioridazin	(130)		*Perphenazin*	(10)
			Pimozid	(2)

In Klammern sind die *Chlorpromazin*-Äquivalente angegeben.

Präparate können sinnvoll bei stark angespannten psychotischen oder manischen Patienten werden. Im Zusammenhang mit der Beurteilung neuroleptischer Potenz wird häufig der Begriff der *Chlorpromazin*-Äquivalenzdosis gebraucht. Mit diesem Wert wird angegeben, wie viel mg einer Substanz notwendig sind, um den klinisch antipsychotischen Effekt von 100 mg *Chlorpromazin* zu erreichen. Für die klinische Charakteristik ist allerdings weniger die absolute *Chlorpromazin*-Äquivalenzdosis wichtig als vielmehr das Verhältnis der D_2-Rezeptor zu α_1- und H_1-Rezeptorblockade.

7.5.2 Atypika

Atypika sollen im Idealfall

- keine EPS bei trotzdem erhaltener antipsychotischer Wirksamkeit zeigen,
- zusätzlich positive Wirkungen auf die Negativsymptomatik bzw. die Kognition entfalten,
- wenig Prolaktinerhöhung verursachen und
- letztlich auch besser als konventionelle Antipsychotika gegen die psychotische Symptomatik wirken.

Letztlich gelten diese Bedingungen nur für das *Clozapin*. In der Vergangenheit wurden etliche Substanzen auf den Markt gebracht, die Atypika darstellen und in ihrer Gesamtheit gemein haben, dass sie bei Dosen mit vergleichbarer antipsychotischer Wirkung, weniger EPS bewirken als konventionelle Wirkstoffe. Die derzeit bekannten Wirkstoffe zeigen chemisch z. T. äußerst differente Strukturen. Ebenso variierend sind die Mechanismen, die man als Ursache für die »Atypizität« postuliert.

Anticholinerge Begleitkomponente

Diese Hypothese stellt das älteste Erklärungsmodell für den damals noch nicht populären Begriff der atypischen Wirkung dar. Bereits das eigentlich als konventionelles Antipsychotikum bezeichnete *Thioridazin* wird häufig wegen der klinisch beobachteten niedrigeren Rate an EPS als Vorgänger der Atypika angesehen. Die Zugabe von M_1-Antagonisten zu klassischen Substanzen vermindert Frühdyskinesien gut und ein Parkinsonoid mäßig. Acetylcholin und Dopamin stehen sicher in Wechselwirkung. Dennoch scheint die anticholinerge Wirkkomponente nur einen Teil der Atypizität bestimmter Substanzen zu erklären und ist aufgrund eines gefährlichen Nebenwirkungspotenzials auch in der Anwendung limitiert.

Verhältnis von $5HT_{2A}$- zu D_2-Rezeptorantagonismus

Hintergrund dieser Hypothese ist, dass eine im Vergleich zum D_2-Rezeptor deutlich höhere Affinität zu $5HT_2$-, insbesondere $5HT_{2A}$-Rezeptoren eine atypische Wirkung bedingt. Das Prinzip lässt sich jedoch nicht vollständig durchhalten. So zeigt das Atypikum *Amisulprid* eine hohe $D_{2/3}$-Rezeptorselektivität, sodass mindestens hier andere Effekte vorhanden sein müssen. Weiterhin zeigen Substanzen mit gleichem $5HT_2$/D-Verhältnis wie *Olanzapin* und *Ziprasidon* eine recht deutlich differente Wahrscheinlichkeit für EPS. Hier scheint das absolute Ausmaß der Affinität für D_2-Rezeptoren ein wichtiger Faktor zu sein.

Absolutes Ausmaß der D_2-Rezeptoraffinität

Fast alle atypischen Antipsychotika zeigen Affinitäten zum D_2-Rezeptor, die niedriger sind als die für endogenes Dopamin. Insbesondere die Wirkstoffe, welche die geringsten EPS-Raten verursachen, zeigen die mit

Abstand schwächsten Affinitäten. Ein möglicher Effekt könnte sein, dass eine Substanz mit niedriger Affinität über einen sehr weiten Konzentrationsbereich Besetzungen verursacht, die zwischen der 60%-Besetzungsgrenze (notwendig für antipsychotische Wirkung) und der 80%-Besetzungsgrenze (hochgradiges Risiko für EPS) liegen. Dies ist durch den deutlich flacheren Verlauf der Konzentrations-/Besetzungskurve bedingt.

Partielle mesolimbische Bindung

Viele Antipsychotika, hauptsächlich *Clozapin* und *Quetiapin*, entfalten ihre Wirkung vorrangig in den mesolimbischen und mesokortikalen Projektionen als in den nigrostrialen Projektionen. Für viele Atypika ist eine solche präferenzielle mesolimbische Bindung im PET beschrieben; das Ausmaß ist jedoch sehr variabel.

Partieller Agonismus

Mit *Aripiprazol* existiert der erste partielle Agonist am D_2-Rezeptor. Aufgrund der sehr hohen Affinität bindet *Aripiprazol* fast vollständig am Rezeptor, bewirkt dort jedoch nur ca. 30% der maximalen Effektivität bzw. »fixiert« den Antagonismus auf ca. 70%. Mit 70% Blockadewirkung, die relativ konzentrationsunabhängig auftritt, liegt die Substanz sicher zwischen der 65%-Untergrenze und der 80%-Höchstgrenze. Auch für einen aktiven Metaboliten von *Clozapin*, dem N-Desmethyl-*Clozapin*, ist eine ähnliche Wirkung beschrieben. Die klinische Relevanz ist in letzterem Fall jedoch noch umstritten.

Etliche andere Hypothesen fokussieren auf die präferenzielle Bedeutung von präsynaptischen Dopaminrezeptoren, D_4-Rezeptoren und α_1-Rezeptoren, werden derzeit jedoch nicht in dem Umfang wie die vorbeschriebenen Mechanismen diskutiert. Letztlich gibt es nicht »den« Mechanismus eines Atypikums; eher können Substanzen häufig auf verschiedene Eigenschaften zurückgreifen, die in ihrer Summe das atypische Profil bedingen.

Amisulprid

Amisulprid (z. B. *Solian®*) ist als substituiertes Benzamid selektiv für $D_{2/3}$-Rezeptoren. Die atypischen Eigenschaften lassen sich über die vergleichsweise moderate Affinität und eine präferenziell mesolimbische Bindung erklären. Zusätzlich diskutiert man eine in niedrigen Dosen präferenzielle Bindung an präsynaptischen Dopaminrezeptoren, die zu einer Stimulierung der Dopaminausschüttung führen sollen. Für die spezifische Behandlung von Negativsymptomen wird eine Dosis von 400 mg/Tag oder weniger empfohlen, während die Positivsymptomatik mit Dosen bis zu 1200 mg/Tag behandelt werden kann. In diesen Dosisbereichen kann *Amisulprid* jedoch bereits erhebliche EPS erzeugen. Wegen der hohen Rezeptorselektivität und der renalen Ausschüttung stellt *Amisulprid* eine gute Alternative bei Leberfunktionsstörungen, problematischen Wechselwirkungssituationen oder komplizierten Begleiterkrankungen dar. Problematisch ist die noch deutlich höhere Prolaktinausschüttung im Vergleich zu anderen Präparaten. Zu erwähnen ist ebenfalls die Vorläufersubstanz *(Sulpirid)*, die gleichermaßen selektiv für $D_{2/3}$ ist und auch eine dosisabhängige Indikation besitzt.

Aripiprazol

Aripiprazol (Abilify®) stellt derzeit den einzigen vollständigen D_2- (und auch $5HT_{1A}$)-Partialagonisten dar. Am D_2-Rezeptor entfaltet *Aripiprazol* eine agonistische Effektivität von 30%. Wegen der hohen Affinität bindet *Aripiprazol* bereits bei niedrigen Dosen mit über 80% am D_2-Rezeptor. Weiterhin besteht ein $5HT_{2A}$-Rezeptorantagonismus. *Aripiprazol* zeigt keine statistisch erfassbaren EPS sowie keine sexuellen Funktionsstörungen, Gewichtszunahme, metabolisches Syndrom etc. Es sediert nicht und soll die kognitive Leistungsfähigkeit moderat verbessern. Die Substanz muss v. a. aufgrund der Kombination von EPS-Freiheit und Abwesenheit metabolischer Veränderungen als sehr wertvolle Entwicklung angesehen werden. Die Ansprechrate auf Produktivsymptome erscheint nicht höher als bei anderen Atypika. Es gibt zusätzlich Wirksamkeitsnachweise für die Behandlung und Prävention manischer Episoden; eine Zulassung liegt dafür noch nicht vor.

Clozapin

Clozapin (z. B. *Leponex®*) ist trotz der mittlerweile langen Zeit der Zulassung nach wie vor die Substanz mit dem eindeutigsten atypischen Profil.

> **!** **Es zeichnet sich durch eine sehr niedrige D_2-Rezeptoraffinität bei gleichzeitig höherer $5HT_{2A}$-Affinität aus. Wegen massiver Probleme mit lebensbedrohlichen Neutropenien, die bereits einigen hundert Patienten das Leben kosteten, darf *Clozapin* nur von Ärzten verschrieben werden, die über die Komplikationen und die Überwachungsrichtlinien (v. a. bis 18. Woche wöchentliche Blutbildkontrollen, danach monatlich) aufgeklärt sind.**

Zusätzlich stellt *Clozapin* eine erhebliche Beeinträchtigung aufgrund von Sedierung, Gewichtszunahme, metabolischem Syndrom etc. dar. Auch Komplikationen wie Myokarditiden und Pankreatitiden sind zu beachten.

Olanzapin

Olanzapin (Zyprexa®) ist eine Substanz mit hohem $5HT_2/D_2$-Antagonismus-Verhältnis und moderater Affinität am D_2-Rezeptor. Die klinische Wirkung auf die Produktivsymptomatik ist gut und sicher. Der sedierende Effekt ist in vielen Fällen erwünscht. Das Vorkommen von EPS ist auch im Vergleich zu einigen Atypika eher selten. Problematisch ist allerdings das Potenzial zu erheblichen Gewichtszunahmen und zur Entwicklung eines metabolischen Syndroms. Über dieses Problem muss der Patient aufgeklärt worden sein; Maßnahmen der Diätberatung sind empfehlenswert. Es gibt zusätzlich zur Wirksamkeit bei akuten Manien und deren Prophylaxe eine gute Datenlage. Eine Zulassung hierfür liegt in Deutschland vor.

Für die Behandlung von agitierten Patienten mit akuten Manien oder Schizophrenieerkrankungen liegt eine intramuskuläre Formulierung vor, deren Anwendung aber an dringend einzuhaltende Bedingungen geknüpft ist:

- Initialdosis: 10 mg; Maximaldosis 20 mg/24 h bzw. 3 Injektionen
- Wiederholungsinjektion nach erster 10-mg-Dosis erst nach 2 h
- Keine Anwendung bei kardial instabilen Patienten
- Anwendung von Benzodiazepinen erst 1 h nach Injektion

Die Wirksamkeit von *Olanzapin* i.m. ist gut und steht der von *Haloperidol/Diazepam* nicht nach. Die durch oben genannte Bedingungen verminderte Steuerungsfähigkeit der Behandlung ist allerdings zu beachten.

Quetiapin

Quetiapin (Seroquel®) ist eine Substanz mit hohem $5HT_2/D_2$-Rezeptor-Antaganonismus-Verhältnis und sehr niedriger Affinität zum D_2-Rezeptor. Es resultiert eine in der Regel zuverlässige Abwesenheit von EPS ähnlich dem *Clozapin*. Auch *Quetiapin* besitzt eine sedierende und beruhigende Wirkung und wird deswegen gerne bevorzugt. Die metabolische Problematik ist deutlich geringer ausgeprägt (aber dennoch vorhanden) als bei *Olanzapin* und *Clozapin*, auch gravierende Blutbildveränderungen gibt es nicht. Für *Quetiapin* gibt es gute Hinweise für die Wirksamkeit bei bipolaren Manien, aber auch bei Depressionen. Es gibt eine Reihe von Hinweisen, dass *Quetiapin* besonders auch beim Vorliegen von depressiven Syndromen im Rahmen von z. B. Borderlinestörungen hilfreich ist. Zugelassen ist es für die Behandlung von Schizophrenie und akuten manischen Episoden.

Risperidon

Mit *Risperidon (Risperdal®)* bestehen bereits langjährige Erfahrungen als Atypikum. Es vermittelt seine Wirkung ebenfalls als kombinierter $5HT_2/D_2$-Antagonist. Die EPS-Rate liegt aber höher als bei *Quetiapin*, *Clozapin*, *Aripiprazol* und *Olanzapin*. Weiterhin ist in der Eindosierung die häufig beobachtete orthostatische Dysregulation ein Problem. Es besitzt eine sehr zuverlässige antipsychotische Wirkung bei nur mäßiger Sedierung. *Risperidon* besitzt neben der Zulassung für die Behandlung von Schizophrenien und akuten Manien auch eine Zulassung der 1-mg-Formulierung für die schwere chronische Aggressivität bei Demenzpatienten sowie im kinder- und jugendpsychiatrischen Bereich. Es ist allerdings bei der Verschreibung von *Risperidon* bei Demenzpatienten erhebliche Vorsicht geboten:

- Demenzpatienten zeigen unter *Risperidon*-Patienten eine signifikant höhere Frequenz von zerebrovaskulären Ereignissen und der Mortalität.
- Nutzen und Risiken sind sorgfältig abzuwägen. Vorsicht ist v. a. bei Patienten mit Bluthochdruck, kardiovaskulären Erkrankungen und vaskulärer Demenz angebracht.

Sertindol

Auch *Sertindol (Serdolect®)* ist ein kombinierter $5HT_2/D_2$-Antagonist. Es besteht mindestens eine Gleichwirksamkeit mit konventionellen Antipsychotika, die EPS-Rate ist sehr niedrig. *Sertindol* wurde wegen Berichten von massiven QTc-Zeit-Verlängerungen 1998 vom Markt genommen und nun, nach 8 Jahren, unter Auflagen wieder auf den Markt gebracht. Angewendet werden darf *Sertindol* nur, wenn der Patient zuvor mindestens einen unzufriedenstellenden Therapieversuch hatte. Es bestehen folgende Auflagen:

- Anwendung nur unter regelmäßigen EKG-Kontrollen
- Initiale QTc-Zeit <450 ms (Männer) und 470 ms (Frauen)
- Keine Behandlung mit QTc-Intervallen von über 500 ms

Sertindol bietet zusätzlich ein deutliches Potenzial für Gewichtszunahme, das jedoch unter dem von *Olanzapin* und *Clozapin* liegt. Charakteristische Nebenwirkungen stellen weiterhin Rhinitis sowie eine Verminderung des Ejakulats dar. *Sertindol* muss derzeit als Reserveantipsychotikum angesehen werden. Ob das Risiko für kadiovaskuläre Komplikationen tatsächlich eindeutig über dem anderer Atypika liegt, muss weiter überprüft werden, ebenso auch, ob *Sertindol* einen Vorteil gegenüber anderen Substanzen bietet.

Ziprasidon

Ziprasidon (Zeldox®) hat nach *Clozapin* das höchste $5HT_2/D_2$-Verhältnis der aktuellen Atypika bei jedoch absolut noch hoher – dem *Risperidon* – vergleichbarer Affinität am D_2-Rezeptor. Ebenfalls vergleichbar ist die verbliebene Möglichkeit von EPS, insbesondere der Akathisie – wenngleich die Rate deutlich niedriger als bei konventionellen Antipsychotika ist. Erwähnenswert ist, dass *Ziprasidon* auch die höchste Affinität zu $5HT_{1A/D}$-Rezeptoren sowie einen moderaten blockierenden Effekt auf Serotonin- und Noradrenalintransporter besitzt. Letztere Effekte sollen hauptsächlich Antrieb und Kognition positiv beeinflussen. Es kann aber derzeit nicht beschrieben werden, dass *Ziprasidon* diesbezüglich effizienter ist als andere Antipsychotika.

Der Hauptvorteil dieser Substanz ist die Abwesenheit von Gewichtszunahme, metabolischen negativen Veränderungen und sexueller Dysfunktion; problematisch ist das QTc-zeitverlängernde Risiko der Substanz. Zugelassen ist es für die Behandlung von Schizophrenie und akuten manischen Episoden. Weiterhin gibt es eine i.m.-Formulierung, die für die Behandlung von akuten Erregungszuständen bei Patienten mit Schizophrenie indiziert ist. Eine Behandlung mit einer QTc-Zeit von >500 ms sollte nicht durchgeführt werden, ebenso sollte in akuten Fällen die Kaliumkonzentration und eine etwaige Begleitmedikation bekannt sein.

Zotepin

Zotepin (Nipolept®) nimmt eher eine Mittelstellung zwischen den konventionellen Antipsychotika und den Atypika ein. Die EPS-Raten werden dosisabhängig mit bis zu 10% beschrieben. *Zotepin* ist ein Dibenzothiepin, das einen kombinierten $5HT_{2A/C}/D_2$-Antagonismus zeigt. Es besteht eine gesicherte Wirkung auf schizophrene Positiv- und Negativsymptome. *Zotepin* zeigt eine mäßig sedierende Wirkung. Problematisch ist neben der recht hohen EPS-Rate ebenfalls das ausgeprägt anticholinerge Wirkprofil mit den entsprechenden Nebenwirkungen und Anwendungseinschränkungen. Weiter zu beachten sind die Senkung der Krampfschwelle und orthostatische Dysregulationen.

7.5.3 Nebenwirkungen

Mit Nebenwirkungen von Antipsychotika verbindet man in erster Linie

- extrapyramidal-motorische Effekte,
- möglicherweise auch eine (teilweise erwünschte) Sedierung
- oder vielleicht Prolaktinerhöhungen und
- auch anticholinerge Komplikationen.

Durch die Einführung der Atypika hat sich insbesondere das Auftreten der EPS dramatisch reduzieren lassen. Es zeigen sich jedoch auch Nebenwirkungen, welche die Lebensqualität bzw. das Mortalitätsrisiko erheblich beeinflussen, z. B.:

- Gewichtszunahme
- Metabolisches Syndrom
- Risikoerhöhung kardiovaskulärer Zwischenfälle
- Blutbildveränderungen etc.

Die modernen Antipsychotika lassen sich nicht mehr einfach in Substanzklassen einteilen. Jedes Medikament besitzt eine typische Nebenwirkungscharakteristik (► Tab. 7.15), die häufig für die Wahl des betreffenden Medikaments im individuellen Behandlungsfall entscheidend ist. Häufig ist die Beurteilung des Nebenwirkungsspektrums wichtiger für die Wirkstoffwahl als die Überlegung, welche Substanz besser wirken könnte, da es hierfür schlichtweg eine äußerst geringe Datenlage gibt. Im Folgenden werden klassische Nebenwirkungsbereiche dargestellt.

Extrapyramidal-motorische Nebenwirkungen

Akute Dystonie (Frühdyskinesien). Es handelt sich vorrangig um dystone Bewegungsstörungen, die akut auftreten und kaum modulierbar zu krampfartigen Tonuserhöhungen speziell im Zungen- und Schlundbereich, Halsbereich (Tortikollis), im Bereich der Rumpfmuskulatur (Pisa-Syndrom), der Gesichts- und Kiefermuskulatur (Trismus), aber auch in Form von Blickkrämpfen und Opisthotonus auftreten können. Seltener kommt es zu choreatiformen Störungen. Die Hälfte der Fälle entwickelt sich in den ersten 2 Tagen, 90% der Fälle in den ersten 5 Tagen. Junge und männliche Patienten sind in besonderer Weise gefährdet. Üblicherweise tritt das Phänomen bei hochpotenten Antipsychotika auf und ist deutlich dosisabhängig (bei höher dosierter konventioneller Antipsychotika-Medikation bis zu 50%). Diese Symptome können äußerst quälend und schmerzhaft sein. In einigen Fällen können Schlundkrämpfe bis zum Bolustod führen. Jeder Hinweis auf Frühdystonien bzw. Dyskinesien ist ernst zu nehmen. Die Symptomatik geht in der Regel nach Injektion von 1–2 mg *Biperiden* (z. B. *Akineton®*) zurück. Die Dosis bzw. die Wahl der Substanz muss allerdings sofort angepasst werden. Auch wenn das Auftreten vorrangig bei konventionellen Antipsychotika bekannt ist, kann es auch unter einigen der atypischen Substanzen solche Effekte geben.

Medikamentös induziertes Parkinsonoid. Im Vordergrund steht die Trias aus Rigor, Hypokinese und Tremor. Die Symptome treten in der Regel symmetrisch auf. Sie zeigen sich nach wenigen Tagen bis einigen Wochen (gewöhnlich 1.–3. Woche; 90% in den ersten 3 Monaten). Das Parkinsonoid tritt bevorzugt bei Frauen auf. Neben der stark stigmatisierenden Außenwirkung (typischer »Roboter-Gang«) ist die Lebensqualität deutlich reduziert. Wie bei den Frühdystonien korreliert die Symptomatik mit der Potenz und Dosis der Medikation. Die Unterschiede zwischen einigen Atypika (z. B. *Risperidon* und *Ziprasidon*, nicht aber *Clozapin* oder *Quetiapin*) und konventionellen Antipsychotika sind z. T. gradueller Natur. Anticholinergika wirken zwar auf die Symptomatik, jedoch nicht so vollständig wie bei den Frühdystonien. Der dauerhafte Doppelgebrauch von Antipsychotikum und Anticholinergikum muss derzeit aufgrund der Vielzahl an Alternativen als obsolet angesehen werden, denn das tardive Dyskinesierisiko wird dadurch erhöht.

Akathisie/Tarsikinesie. Diese Symptomatik ist gekennzeichnet durch die Unfähigkeit, ruhig zu sitzen. Die Patienten müssen sich unentwegt bewegen, die Beine übereinanderschlagen oder Bewegungsstereotypien ausführen. Im nicht sitzenden Zustand drückt sich die Symptomatik häufig in einer Laufneigung und Trippelsymptomatik (v. a. beim ruhigen Stehen) aus. Das aktive Unterdrücken wird als hochgradig quälend empfunden. Die Akathisie gehört zu den subjektiv als am wenigsten tolerabel geschilderten Nebenwirkungen. Ähnlich dem Parkinsonoid entsteht diese Symptomatik hauptsächlich in den ersten Monaten. Die pharmakologische Beeinflussung ist deutlich schlechter möglich. Anticholinergika, obgleich häufig verabreicht, helfen kaum. Benzodiazepine helfen rasch und z. T. mit gutem Effekt, können aber nur für kurze Zeit gegeben werden. Kleinstudien legen einen moderaten Effekt von Cyproheptadin, Propranolol oder Vitamin E nahe. Am sinnvollsten ist die Dosisanpassung bzw. die Umstellung der Substanz auf ein Präparat mit weniger antidopaminerger Affinität. Auch diese Symptomatik wird durchaus bei Atypika (wenn auch deutlich seltener) gesehen (z. B. *Aripiprazol, Amisulprid, Ziprasidon*).

Tardive Dyskinesien. Diese weitestgehend irreversiblen Komplikationen treten in der Regel nach langjährigem Konsum von meist konventionellen hochpotenten Antipsychotika auf. Es handelt sich dabei um repetitive und stereotype Dyskinesien (Schmatz-, Mümmel- oder Kaubewegungen). An den Extremitäten kann es von leichten Rollbewegungen der Hand bis hin zu massiven athetotisch anmutenden Symptomen kommen. Typischerweise treten tardive Dyskinesien ab ca. 2-jähriger Dauerbehandlung mit konventionellen Antipsychotika auf. Besonders bei älteren Frauen nimmt das Risiko deutlich zu. Weiterhin von Bedeutung ist die kumulative Antipsychotikadosis. Konservativ geschätzt kann man von einem Risiko von 4% pro Jahr ausgehen. Mittlerweile kann man davon ausgehen, dass das Risiko bei Atypikaverabreichung deutlich geringer ist.

Das Ausmaß der Symptomatik wird durch Absetzen bzw. Reduktion der Dosis eher verstärkt als vermindert. Dauerhafte Anticholinergika-Medikation erhöht das Risiko des Auftretens der Symptomatik. Die Behandlung bereits existenter Syndrome ist äußerst schwierig. Das Umsetzen auf *Clozapin* oder *Quetiapin* kann hilfreich sein. Weitere positive Wirkungen wurden von α-Methyldopa berichtet, diese Substanz bewirkt jedoch massive vegetative Nebenwirkungen. Auch Benzodiazepine inklusive *Temazepam* bringen Erleichterung. *Lithium* soll ebenfalls hilfreich sein. Der Einsatz von selektiven D_2-Rezeptorantagonisten (z. B. *Tiapridex®*) führt zunächst zu einer Linderung, verstärkt jedoch später wieder die Symptomatik. Die Behandlung von Patienten mit tardiven Dyskinesien sollte bei einem Facharzt für Psychiatrie durchgeführt werden.

Sedierung

Sedierende Effekte sind vorrangig durch H_1- und α_1-antagonistische Effekte der Substanzen bedingt. Bei nieder- und mittelpotenten konventionellen Substanzen stellen diese »Nebenwirkungen« den Hauptteil der erwünschten sedierenden Wirkung, weswegen eine Reihe niederpotenter Antipsychotika als Hypnotika indiziert sind. Auch bei manischen Syndromen sind solche Effekte erwünscht. Im Falle von primär antipsychisch eingesetzten Substanzen prägen im Wesentlichen *Quetiapin, Clozapin* und *Olanzapin* das Wirkprofil durch sedierende Begleiteffekte.

Herzrhythmusstörungen

Direkte Wirkungen auf die Natrium- und Kaliumkanäle des kardialen Reizleitungssystem wie auch anticholinerge Effekte steigern das Arrhythmierisiko der Patienten, führen zu Tachykardien und in seltenen Fällen zum Torsade-de-pointes-Syndrom, das mit etlichen Fällen des plötzlichen Herztods in Verbindung gebracht wird. Ein häufig gebrauchtes Maß für die Abschätzung des arrhythmogenen Risikos ist die Verlängerung der QTc-Zeit (◘ Abb. 7.5). Werte von über 440 ms (Männer) oder 450 ms (Frauen) sind prinzi-

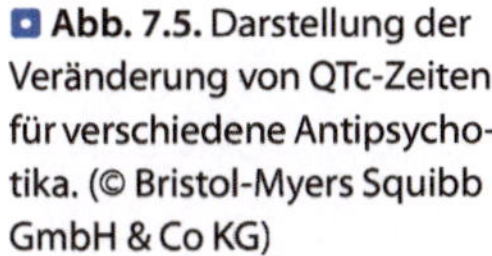

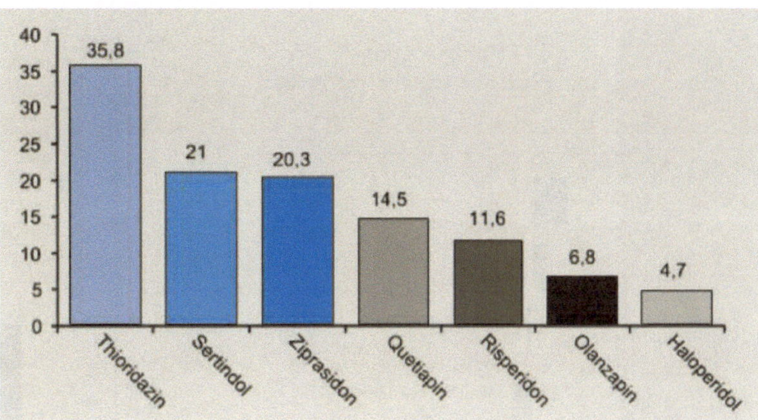

Abb. 7.5. Darstellung der Veränderung von QTc-Zeiten für verschiedene Antipsychotika. (© Bristol-Myers Squibb GmbH & Co KG)

piell mit einem höheren Arrhythmierisiko verbunden. Ab 480 ms (bzw. Erhöhung um 60 ms von Baseline) steigt das Risiko für den plötzlichen Herztod deutlich an. Ab solchen Werten sollte die Medikation umgestellt werden; für *Sertindol* gelten hier weitgehend verbindliche und strenge Anwendungsbeschränkungen.

Es ist allerdings zu beachten, dass das Risiko des plötzlichen Herztods nicht direkt mit der Erhöhung der QTc-Zeit korreliert. So kann von den modernen Substanzen *Ziprasidon* deutliche QTc-Zeit-Erhöhungen verursachen, Todesfälle sind für diese Substanz jedoch kaum bekannt. Ebenso schützen normwertige QTc-Zeiten nicht vor schwerwiegenden Arrhythmie-Ereignissen. Grundsätzlich muss davon ausgegangen werden, dass Antipsychotika das Risiko für einen plötzlichen Herztod auf das 2-Fache (nach neueren Daten auf das 3-Fache) erhöhen. Das Risiko ist aber substanz- und dosisabhängig. Insbesondere für *Thioridazin* besteht ein deutlich erhöhtes Risiko. Weiterhin muss ein höheres Risiko bei Phenothiazin-Antipsychotika und Thioxanthenen sowie bei *Sertindol*, *Pimozid* und *Ziprasidon* beachtet werden. Neuere Untersuchungen legen allerdings auch für früher eher als unbedenklich eingestufte Wirkstoffe wie *Haloperidol* und *Pipamperon* massiv erhöhte Raten des plötzlichen Herztods nahe. Die empfohlenen EKG-Kontrollen sollten unbedingt eingehalten werden, v. a. bei Risikopatienten, Risikosubstanzen und kritischen Wirkstoffkombinationen.

Sonstige Herz-Kreislauf-Risiken

Insbesondere Wirkstoffe mit relevanten α_1-antagonistischen Effekten (insbesondere *Thioridazin*, aber auch *Melperon*, *Risperidon* und *Clozapin*) zeigen deutliche orthostatische Dysregulationen mit reflektorischer Tachykardie. Die Sturz- und Verletzungsgefahr ist massiv erhöht. Wenn trotz dieser Nebenwirkungen an der Wirksubstanz festgehalten werden muss oder aber das akute Auftreten der Nebenwirkungen behandelt werden soll, ist der Einsatz von *Dihydroergotamin* sinnvoll. Ein recht seltenes, aber beachtenswertes Risiko besteht in antipsychotikainduzierten Myokarditiden und Kardiomyopathien. Während dies für *Clozapin* bekannt und gesichert ist, muss derzeit aber angenommen werden, dass auch für etliche andere Antipsychotika wie *Fluphenazin*, *Chlorpromazin*, *Pimozid*, *Risperidon*, *Olanzapin*, *Haloperidol* und *Thioridazin* das Risiko erhöht ist. Normwertige Troponinparameter schließen das Vorliegen einer Myokarditis nicht aus. Auch das Risiko einer koronaren Herzkrankheit wird ebenfalls deutlich erhöht (s. Stoffwechselstörungen).

Stoffwechselstörungen

Für viele Substanzen ist eine Gewichtszunahme beschrieben. Insbesondere für *Clozapin* und *Olanzapin* stellt dies eine deutliche Einschränkung dar. Jedoch etliche andere Wirkstoffe zeigen in abgeschwächter Form gleichsinnige Veränderungen (Abb. 7.6). Speziell bei *Clozapin* und *Olanzapin* kann es zu Gewichtszunahmen von 30–40 kgKG führen. Dennoch ist die hohe individuelle Bandbreite zu beachten.

Weiterhin kommt es überdurchschnittlich häufig zu einer Insulinresistenz, zum Auftreten von Diabetes mellitus sowie zu Dys-/Hyperlipidämien und zur Hypertonie. Zusammengenommen besteht ein deutlich erhöhtes Risiko für ein metabolisches Syndrom. Dadurch erhöht sich das Risiko für ischämische Ereignisse (z. B. Myokardinfarkt oder zerebrale Ischämie) erheblich (das Risiko liegt deutlich über der Suizidrate; Abb. 7.7).

Gewicht und Bauchumfang sollten unbedingt regelmäßig geprüft werden. Während das Risiko für die

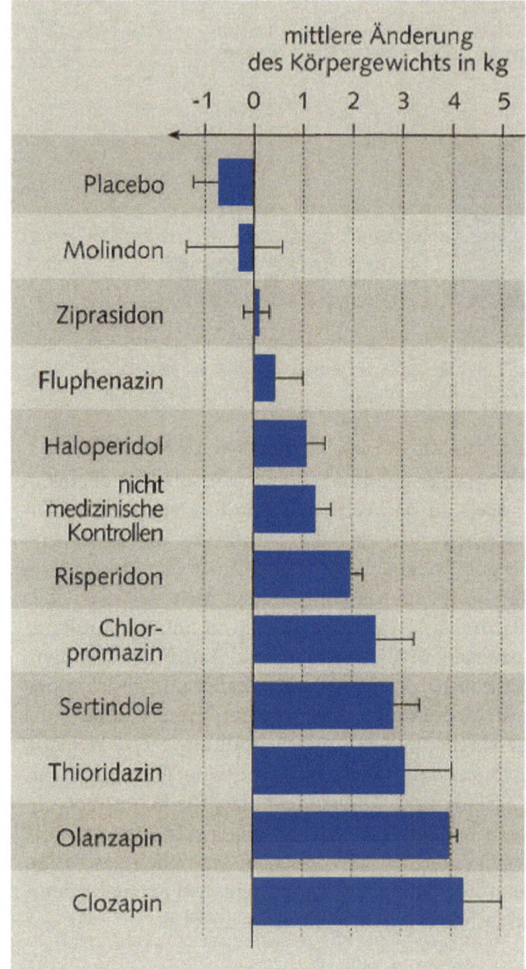

Abb. 7.6. Mittlere Gewichtszunahme nach 10 Wochen. (Walden u. van Calker 2004)

metabolischen Veränderungen bei *Olanzapin* und *Clozapin* am höchsten ist, finden sich statistisch keine Veränderungen bei *Aripiprazol* und *Ziprasidon.*

Sexuelle Funktionsstörungen/ Endokrine Störungen

Zum Syndrom der inadäquaten ADH-Sekretion kommt es im Vergleich zu einigen Antidepressiva sehr selten.

Ein D_2-Rezeptorantagonismus im tuberoinfundibulären System kann die Prolaktinausschüttung dysinhibieren. Die Folgen sind Galaktorrhö (30–80%) und Amenorrhö (13–23%), aber auch sexuelle Erregungs- und Appetenzstörungen (bis zu 50%). Auch beim Mann kann es zu Brustvergrößerungen kommen. Bei Patienten mit Mammakarzinom muss auf eine evtl. vorhandene Prolaktinsensitivität geachtet werden. Ferner bedingt eine Hyperprolaktinämie auch osteoporotische Prozesse und kann zur Verstärkung einer Hypertonie beitragen. Die häufig beobachtete Appetenzminderung ist in Teilen jedoch auch durch direkte zentrale antidopaminerge Effekte bedingt. Das Ausmaß der Prolaktinerhöhung ist sehr abhängig von der Wahl der Substanz. Hier zeigen speziell substituierte Benzamide *(Sulpirid, Amisulprid)* die höchsten Anstiege, während wiederum *Aripiprazol* und *Ziprasidon,* aber auch *Clozapin* und *Quetiapin* hier geringe bis keine Effekte zeigen.

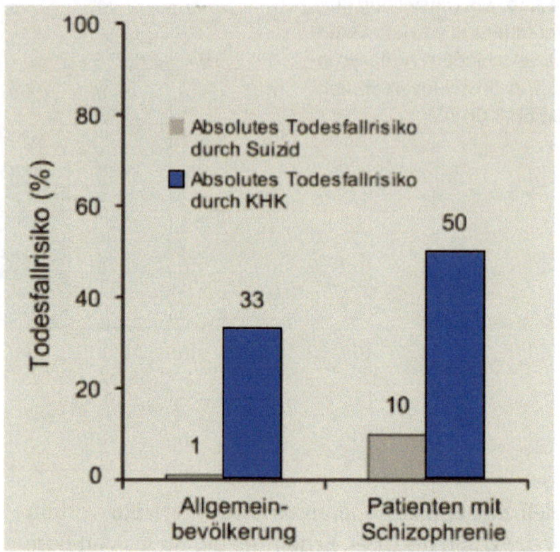

Abb. 7.7. Vergleich von Suizidraten und Tod durch KHK bei Patienten mit und ohne Schizophrenie (© Bristol-Myers Squibb GmbH & Co KG)

! Sexuelle Funktionsstörungen gehören zu den wichtigsten Gründen für Incompliance! Nachfragen ist unabdingbar!

Anticholinerge (M_1-antagonistische) Nebenwirkungen

Die Charakteristika anticholinerger Nebenwirkungen (auch Tab. 7.1) stellen folgende Symptome dar:

- Mundtrockenheit
- Obstipation
- Augeninnendruckerhöhung, Akkomodationsstörungen
- Harnretention
- Tachykardie, Arrhythmieneigung
- Delirauslösung

Es resultieren die entsprechenden Kontraindikationen:

- Pylorusstenose, paralytischer Ileus
- Engwinkelglaukom
- Benigne Prostatahyperplasie mit Harnretention, akuter Harnverhalt
- Demenz
- Höhergradige Rhythmusstörungen

Anticholinerge Effekte sind vorrangig bei nieder- bis mittelpotenten Phenothiazinen und Thioxanthenen zu beachten, in abgeschwächter Form allerdings auch bei *Olanzapin* und *Clozapin*.

Leberfunktionsstörungen

Für die meisten Antipsychotika sind Transaminasenerhöhungen und AP-Erhöhungen bekannt und treten in bis 37% aller Behandlungsfälle auf. Meist handelt es sich um einen Eindosierungseffekt ohne Krankheitswert, der jedoch eine engmaschige Kontrolle der Parameter erfordert. Werte der Transaminasen bis zum 3-Fachen des Normalbefundes sind tolerierbar. Sollte diese Grenze überschritten werden bzw. kommt es zu einem Ikterus oder zu Syntheseleistungsstörungen, dann sollte das Präparat abgesetzt und ein Präparat aus einer anderen chemischen Gruppe gewählt werden. Speziell *Clozapin*, Phenothiazine und Thioxanthene zeigen höhere Frequenzen an Transaminasenerhöhungen als andere Substanzen. Das Auftreten ernster, z. T. nekrotisierender arzneimittelinduzierter Hepatitiden ist sehr niedrig (Phenothiazine bis maximal 1%; Butyrophenone 0,002%).

Blutbildveränderungen

Selten kann es zu Panzytopenien, gefährlichen Thrombopenien und Agranulozytosen (Neutrophile <500/ml) kommen. Letzere Komplikation ist vorrangig für *Clozapin* bekannt. Auch bei *Clozapin* kommt es nur in 0,8–2% zur Agranulozytose, die zum Absetzen zwingt. Leichte und passagere Neutropenien (<1500/ml), die unter Kontrolle nicht zum Absetzen des Medikaments zwingen, können in bis zu 22% auftreten. Die meisten Agranulozytosen und passageren Neutropenien unter *Clozapin* treten innerhalb der ersten 18 Wochen nach Eindosierung auf, weswegen für *Clozapin* bis zu diesem Zeitpunkt wöchentliche Blutbildkontrollen notwendig sind. Der Einsatz von koloniestimulierenden Faktoren wird kontrovers diskutiert. Das Risiko ist besonders hoch für ältere Frauen sowie für Patienten mit Kombinationstherapien, in denen andere Substanzen mit möglichen Effekten auf das hämatopoetische System verabreicht werden (z. B. TZA, *Carbamazepin*). Auch für *Olanzapin* sind überdurchschnittlich viele Neutropenien berichtet worden.

Zentralnervöse Komplikationen

Häufiger werden Delirien durch antipsychotische Wirkstoffe bei Patienten ausgelöst, die bereits zerebral Ressourcen verloren haben und in einer vulnerablen Phase sind (Demenz, postoperativ, frühkindlicher Hirnschaden, SHT). Hier sind hauptsächlich Substanzen mit anticholinerger Begleitkomponente verantwortlich (nieder- bis mittelpotente Phenothiazine und Thioxanthene, in abgeschwächter Form *Olanzapin* und *Clozapin*). Diese Substanzen sind bei oben genannten Erkrankungen sowie bei bereits bestehender anticholinerger Begleitmedikation unbedingt zu vermeiden.

Fast alle antipsychischen Substanzen können die Krampfschwelle senken. Bei den antipsychotischen Substanzen sind dies insbesondere die Phenothiazine mit aliphatischer Seitenkette sowie *Clozapin*. Das Risiko des Auftretens eines Krampfanfalls kann in der Summe mit ca. 1% angenommen werden (Allgemeinbevölkerung 0,09%). Bei Intoxikationen kann das Risiko für einige Substanzen aber bis zu 30% ansteigen. Unter *Clozapin* zeigen sich bereits in einer Vielzahl der Patienten im therapeutischen Dosisbereich krampftypische Potenziale im EEG, die nicht notwendigerweise zum Absetzen zwingen. Besonders vulnerabel für das Auftreten von Krampfanfällen sind abrupte Dosisveränderungen.

Allergische, dermatologische und ophthalmologische Symptome

Prinzipiell kann es wie bei fast allen anderen Substanzen zu Arzneimittelexanthemen kommen. Das Risiko ist bei Phenothiazinen mit aliphatischer Seitenkette sowie bei *Thioridazin* deutlich höher. Insbesondere kann es unter deren Therapie zu lichtinduzierten Reaktionen mit akuter Rötung, aber auch langfristigen (unter Dauertherapie) Pigmentablagerungen kommen. Weiterhin sind Cornea- und Linsentrübungen sowie irreversible Retinopathien unter *Thioridazin* bekannt.

Malignes neuroleptisches Syndrom

Das maligne neuroleptische Syndrom (MNS; ▶ Abschn. 29.2.5) ist eine sehr seltene lebensbedrohende Komplikation, die sowohl bei konventionellen als auch bei atypischen Antipsychotika (auch unter *Clozapin*) auftreten kann. Das MNS ist gekennzeichnet durch:

- Massive Tonussteigerung, Myoklonien/Tremor/Opisthotonus
- Hyperthermie
- Qualitativ und quantitativ beeinträchtigte Bewusstseinslage

- Vegetative Symptome (Tachykardie, Hyperhidrosis, RR-Schwankungen)
- CK-Erhöhung, Myoglobinurie, Nierenfunktionsstörungen
- Leukozytose

Die Differenzialdiagnose des MNS ist äußerst schwierig (perniziöse Katatonie, aber auch Sepsis, Intoxikationen, Enzephalitis). Falsch-positive Diagnosen können die Behandlung anderer, ebenfalls lebensbedrohlicher Erkrankungen (bis zu 15% Letalität) verhindern.

! Unabhängig von der Diagnose ist der Zustand eines MNS aber immer intensivbehandlungspflichtig!

Die Therapie besteht im Absetzen des Antipsychotikums, Flüssigkeitszufuhr, Kontrolle der Körpertemperatur. Als weiterhin sinnvoll haben sich *Dantrolen*, *Bromocriptin* sowie die notfallmäßige Elektrokrampftherapie erwiesen. Der Verlauf ist jedoch häufig zäh und kann bis zu 2 Wochen betragen. Die Häufigkeit wird mit 0,02–0,5% angegeben.

7.5.4 Anwendungsgebiete

Obgleich die Bezeichnung »Antipsychotikum« den Anwendungsbereich scheinbar eindeutig umschreibt, zeichnet sich diese Substanzgruppe eher durch ein äußerst breites Indikationsspektrum aus (Tab. 7.16). Das Indikationsgebiet ist häufig eine direkte Konsequenz des Rezeptorprofils. Niederpotente Antipsychotika stellen eher Hypnotika und Sedativa dar. Atypika werden sowohl bei der Behandlung der Schizophrenie als auch der Manie, seltener auch für die Rezidivprophylaxe der Manie eingesetzt. Es finden sich aber v. a. bei den älteren Substanzen Indikationsgebiete wie therapieresistentes Erbrechen, Stottern, depressive Syndrome etc. Insbesondere bei diesen Erkrankungen sollte man den Einsatz kritisch prüfen.

! Jeder Einsatz von Antipsychotika – auch von niederpotenten Wirkstoffen – muss im individuellen Fall bezogen auf Nutzen und Risiken abgewogen werden, da Antipsychotika ein erhebliches Gefährdungspotenzial besitzen.

Tab. 7.15. Nebenwirkungen und Komplikationen von Antipsychotika (wiedergegeben ist nicht die absolute Häufigkeit, sondern die Relevanz, bestehend aus relativer Wahrscheinlichkeit und Gefährlichkeit)

Nebenwirkungen	*Levomepromazin (z. B. Neurocil®)*	*Thioridazin (z. B. Melleril®)*	*Fluphenazin (z. B. Dapotum®)*	*Flupentixol (z. B. Fluanxol®)*	*Melperon (z. B. Eunerpan®)*	*Haloperidol (z. B. Haldol®)*	*Amisulprid (z. B. Solian®)*	*Aripiprazol (Abilify®)*	*Clozapin (z. B. Leponex®)*	*Olanzapin (Zyprexa®)*	*Quetiapin (Seroquel®)*	*Risperidon (Risperdal®)*	*Ziprasidon (Zeldox®)*
Sedierung	+++	+++	+	+	+++	+	–	–	+++	++	++	+	+
EPS	+–++	+	+++	+++	+	+++	++	+	–	+	–	++	++
Akathisie	+	+	+++	+++	+	+++	++	++	–	+	–	++	++
Orthostase	+++	+++	+	+	+++	+	–	+	++	+	+	+++	+
Arrhythmien/EKG-Veränderungen	++	++++	++	++	++	++	+	+	++	+	+	+	+++
Anticholinerge Effekte	+++	+++	+	+	–	–	–	–	++	++	+	–	–
Metabolische Effekte/ Gewichtszunahme	++	+++	+	+	+	+	+	–	++++	+++	++	++	–
Prolaktinerhöhung	+	+	+++	+++	+	+++	++++	–	–	++	–	+++	+
Blutbildveränderungen	+	+	+	+	+	+	–	–	++++	++	+	+	(+)

+++: Hohes Risiko. ++: Mittleres Risiko. +: Geringes Risiko. –: Sehr geringes oder kein Risiko.

Der unreflektierte Einsatz der als unbedenklich eingeschätzten Substanzen hat sicher schon etlichen Patienten erheblichen Schaden zugefügt (z. B. *Fluspirilen* als »Wochentranquilizer«: Spätdyskinesien; *Melperon* als Sedativum in der Gerontopsychiatrie: kardiovaskuläres Risiko). Besonders der breite Indikations- und Einsatzrahmen verleitet zu einer unkritischen Verordnung.

Tab. 7.16. Indikationsgebiete für Antipsychotika

Indikation[a]	Präparat[b]
Schizophrenie Akute und chronische Symptomatik Rückfallprophylaxe	*Amisulprid* (alle Präparate) *Aripiprazol (Abilify®)* *Benperidol* (alle Präparate) *Bromperidol* (alle Präparate) *Flupentixol* (alle Präparate) *Fluphenazin* (alle Präparate) *Fluspirilen* (alle Präparate) *Haloperidol* (alle Präparate) *Olanzapin (Zyprexa®)* *Perazin* (alle Präparate) *Perphenazin* (*Decentan®* inkl. Depot, *Perphenazin neuraxpharm®*) *Pimozid (Orap®)* *Quetiapin (Seroquel®)* *Risperidon (Risperdal®/Risperdal consta®)* *Sertindol* (*Serdolect®*, eingeschränkte Indikation) *Sulpirid* (alle Präparate außer *Sulpirid RPh®*, *Vertigo-meresa®*, *Vertigo-neogama®*) *Thioridazin* (alle Präparate, eingeschränkte Indikation) *Ziprasion (Zeldox®)* *Zotepin (Nipolept®)* *Zuclopenthixol(-acetat/-decanoat)* (alle Präparate)
Schizophrenie (therapieresistent)	*Clozapin* (alle Präparate)
Schizophrenie Primär Negativsymptomatik	*Amisulprid* (alle Präparate)
Schizoaffektive Psychose explizit erwähnt	*Bromperidol (Tesoprel®)*
Psychotische Symptome (ohne Angaben der Krankheitsentität)	*Benperidol* (alle Präparate) *Chlorprothixen* (*Chlorprothixen neuraxpharm®*; nur bei leichten Syndromen) *Fluphenazin* (alle Nichtdepotpräparate) *Haloperidol* (alle Nichtdepotpräparate) *Levomepromazin* (*Levium®*, *Levomepromazin neuraxpharm®*; nur bei leichten Syndromen) *Perazin* (alle Präparate) *Perphenazin* (*Decentan®* oral)
Psychotische Symptome bei M. Parkinson	*Clozapin* (alle Präparate außer *Clozapin beta®*, *-neuraxpharm®*, *Elcrit®*)
Manische Syndrome und Episoden	*Benperidol* (alle Präparate) *Chlorprothixen (Chlorprothixen neuraxpharm®, Truxal®)* *Haloperidol* (alle Nichtdepotpräparate außer *Haloperidol CT®*, *-Hexal®*) *Levomepromazin (Levium®, Levomepromazin neuraxpharm®)* *Olanzapin (Zyprexa®)* *Perazin* (alle Präparate) *Quetiapin (Seroquel®)* *Risperidon (Risperdal®)* *Zuclopenthixol(-acetat) (Ciatyl-Z®, Ciatyl-Z-accuphase®)*
Depressives Syndrom	*Sulpirid* (alle Präparate außer *Sulpirid RPh®*, *Vertigo-meresa®*, *Vertigo-neogama®*)
Manische Episoden (Rezidivprophylaxe)	*Haloperidol (Haldol-Janssen® Depot)* *Olanzapin (Zyprexa®)*
Autismus	*Haloperidol* (*Haldol-Janssen®* 1 mg oder Lösung, *Sigaperidol®*)

▼

Tab. 7.16. (Fortsetzung)

Indikation[a]	Präparat[b]
Organisch bedingte Psychose	*Benperidol* (alle Präparate) *Haloperidol* (alle Nichtdepotpräparate) *Perazin* (alle Präparate) *Perphenazin* (*Decentan®* oral)
Aggressivität (bei Demenz Intelligenzminderung)	*Risperidon (Risperdal®)* *Zuclopenthixol (Ciatyl-Z®)*
Erregungszustand (bei Patienten mit Schizophrenie)	*Benperidol* (alle Präparate) *Chlorprothixen (Chlorprothixen neuraxpharm®, Truxal®)* *Levomepromazin* (alle Präparate) *Olanzapin* (*Zyprexa®* i.m.) *Perphenazin (Perphenazin neuraxpharm®)* *Ziprasidon* (*Zeldox®* i.m.)
Erregungszustand (bei Patienten mit Manien)	*Chlorpromazin (Propaphenin®)* *Levomepromazin (Neurocil®)*
Erregungszustand (bei mehreren Erkrankungsentitäten)	*Benperidol* (alle Präparate) *Chlorpromazin (Propaphenin®)* *Chlorprothixen (Chlorprothixen Holsten®)* *Fluphenazin* (*Lyogen®* oral, *Lyorodin®* oral) *Haloperidol* (alle Nichtdepotpräparate) *Melperon* (alle Präparate) *Perazin* (alle Präparate) *Perphenazin* (*Decentan®* oral) *Pipamperon* (alle Präparate) *Prothipendyl (Dominal®)*
Insomnie/Schlafstörungen	*Melperon* (alle Präparate) *Pipamperon* (alle Präparate)
Delir/Verwirrtheit	*Benperidol* (alle Präparate) *Haloperidol* (alle Nichtdepotpräparate) *Melperon* (alle Präparate) *Pipamperon (Pipamperon neuraxpharm®)*
Leichte bis mittlere Depression	*Flupentixol* (*Fluanxol®* 0,5 mg)
Angsterkrankungen	*Flupentixol* (*Fluanxol®* 0,5 mg) *Haloperidol* (*Haldol-Janssen®* 1 mg oder Lösung, *-Stada®*, *Sigaperidol®*)
Peripher-(labyrintherer) Schwindel (inklusive M. Meniere)	*Sulpirid* (alle Präparate, zum Teil dosisabhängig)
Dyskinetische Syndrome und Erkrankungen	*Haloperidol* (alle oralen Präparate außer *Haloperidol Hexal®*)
Erbrechen (zentral ausgelöstes oder therapierefraktäres)	*Chlorpromazin (Propaphenin®)* *Haloperidol* (*Haldol-Janssen®* 1 mg oder Lösung, *Haloperidol-CT®* Lösung, *-ratiopharm®* Lösung, *Sigaperidol®*) *Perphenazin* (*Decental®* oral)
Stottern	*Haloperidol* (*Haldol-Janssen®* 1 mg oder Lösung, *Haloperidol-CT®* Lösung, *-Stada®*, *Sigaperidol®*)
Schwerer Singultus	*Chlorpromazin (Propaphenin®)*
Schmerzen (chronisch oder schwer, nur in Kombinationstherapie)	*Haloperidol* (*Haldol-Janssen®* 1 mg oder Lösung, *Haloperidol-CT®* Lösung, *Holsten®* 20 mg, *-neuraxpharm®* 4–12 mg, *Sigaperidol®*) *Levomepromazin* (alle Präparate)

[a] Zu beachten ist, dass einzelne Indikationsgebiete nur für bestimmte Dosierungen bestehen, was hier nicht gesondert aufgeschlüsselt wurde.
[b] Es ist zu beachten, dass nicht alle Präparate mit gleichem Wirkstoff das gleiche Spektrum an Indikationsgebieten aufweisen.

7.5.5 Dosierung, Kontraindikationen und Kontrolluntersuchungen

Insbesondere bei der Substanzklasse der Antipsychotika sind die hier angegebenen Dosierungen (Tab. 7.17) nur Leitwerte. Die sehr divergenten Indikationsgebiete, die metabolische Situation, das Alter der Patienten und die Zielsymptomatik können bei einer Substanz Unterschiede in der Ziel- und Erhaltungsdosis um den Faktor 10 bewirken. Gerontopsychiatrische Patienten sollten zunächst mit einer Zieldosis von einem Fünftel des Normalen eindosiert werden, bedarfsweise kann dann vorsichtig gesteigert werden. Auch nieder- und mittelpotente Antipsychotika, bei denen häufig die beruhigende, schlafinduzierende oder aggressionshemmende Wirkung im Vordergrund steht, sollten schrittweise aufdosiert werden. Patienten können deutliche individuelle Unterschiede in Wirkung und Nebenwirkung zeigen.

Häufig verleitet das schlecht beherrschbare Erregungs- und Aggressionsniveau, aber auch eine fortdauernde psychotische Symptomatik zu hohen Dosen. Diese sollten allerdings sorgsamst abgewägt werden. Höchstdosen sind generell nur im stationären Umfeld zu verabreichen. Zwar ist die akute Toxizität mancher Substanzen (z. B. Butyrophenone) vergleichsweise gering, die Nebenwirkungen können allerdings dramatisch und quälend sein. Eine relevante

Tab. 7.17. Therapieempfehlungen für die ambulante Therapie mit Antipsychotika

Wirkstoff	Handelsname (Beispiel)	HWZ [h]	Einstiegsdosis [mg/Tag]	Durchschnittliche Dosis [mg/Tag]	Maximale Dosis [mg/Tag]	TDM empfohlen (AGNP[a])	Konzentrationsbereich [ng/ml]	Charakteristik
Amisulprid	*Solian®*	12–20	200–400	800	1200	+	100–400	Pos.
			50–300	100–200	300			Neg.
Aripiprazol	*Abilify®*	60–80	5–10	10–20	30	–	150–250	Atypisch
Benperidol	*Glianimon®*	~5	1–3	6	10–(20)	+	2–10	Hochpotent
Bromperidol	*Tesoprel®*	15–34	2–5	10–30	50			Hochpotent
Chlorpromazin	*Propaphenin®*	~ 30	50–100	100–300	500	++	30–300	Niederpotent
Chlorprothixen	*Truxal®*	8–12	30–90	150–200	400–(800)	+	20–200	Mittelpotent
Clozapin	*Leponex®*	12–16	12,5–25	100–400	900	+++	350–600	Atypisch
Flupentixol	*Fluanxol®*	20–40	2–5	10	15–(60)	++	>2	Hochpotent
Fluphenazin	*Dapotum®*	~16	4	6–20	20–(40)	+++	0,5–2	Hochpotent
Fluspirilen	*Imap®*	1 Woche	–	1,5–6	12	k. A. (AGNP)	k. A. (AGNP)	Hochpotent
Haloperidol	*Haldol®*	12–36	0,5–5	5–10	20–(40)	+++	5–17	Hochpotent
Levomepromazin	*Neurocil®*	16–78	25–50	50–100	200–(600)	+	15–60	Niederpotent
Melperon	*Eunerpan®*	4–6	25–75	50–150	200–(600)	–	50	Niederpotent
Olanzapin	*Zyprexa®*	30–60	5–10	10–20	20	+++	20–80	Atypisch

▼

Tab. 7.17. (Fortsetzung)

Wirkstoff	Handelsname (Beispiel)	HWZ [h]	Einstiegsdosis [mg/Tag]	Durchschnittliche Dosis [mg/Tag]	Maximale Dosis [mg/Tag]	TDM empfohlen (AGNP[a])	Konzentrationsbereich [ng/ml]	Charakteristik
Perazin	*Taxilan®*	~35	25–75	100–150	300–(800)	++	100–230	Mittelpotent
Perphenazin	*Decentan®*	8–12	4–8	8–12	36	++	0,6–2,4	Hochpotent
Pimozid	*Orap®*	~24	2–4	4–8	12–16	-	15–20	Hochpotent
Pipamperon	*Dipiperon®*	~4	40–80	80–120	240–(360)	k. A. (AGNP)	k. A. (AGNP)	Niederpotent
Prothipendyl	*Dominal®*	~3	40–80	80–120	240–(480)	k. A. (AGNP)	k. A. (AGNP)	Niederpotent
Quetiapin	*Seroquel®*	6–8	50–150	400–800	800–(1200)	+	70–170	Atypisch
Risperidon	*Risperdal®*	~3 9-OH-R.[2]: 24	0,5–2	4–6	8	++	20–60(Ris+ 9OH-R.[2])	Atypisch
Sertindol	*Serdolect®*	48–86	4	20	24	k. A. (AGNP)	k. A. (AGNP)	Atypisch
Sulpirid	*Dogmatil®*	6–8	300	400–800	1200–(1600)	+	200–1000	AP
			100–300	300	300			AD
Thioridazin	*Melleril®*	7–13	50–75	100–200	200–(600)	++	200–2000	Niederpotent
Ziprasidon	*Zeldox®*	6–7	40	80–120	160–(240)	-	50–120	Atypisch
Zotepin	*Nipolept®*	14–16	25–50	200–300	450	+	12–120	Atypisch
Zuclopenthixol	*Ciatyl-Z®*	15–25	20–40	40–80	80	+	4–50	Mittelpotent

k. A.: keine Angaben.
[a] Arbeitsgemeinschaft für Neuropsychopharmakologie und Pharmakopsychiatrie.
[b] 9-OH-Risperidon.

Zunahme der Response konnte in frühen Hochdosisuntersuchungen nicht bestätigt werden. Bei unzureichender Wirkung sollte die Substanz gewechselt werden bzw. im weiteren Verlauf eine Kombinationstherapie durchgeführt werden.

Der Stellenwert des therapeutischen Drugmonitoring (TDM) ist bei den diversen Substanzen sehr unterschiedlich einzuschätzen. Hauptsächlich bei niederpotenten Substanzen ergeben sich eher seltener dringende Indikationen, da die Dosis in der Regel durch die direkt erkennbare Klinik bzw. Substanzwirkung gesteuert wird. Bei hochpotenten und atypischen Substanzen stellt dagegen das TDM eine nützliche Hilfe in der Frage der Dosisfindung, Klärung von Nebenwirkungen und Wechselwirkungen sowie der Compliance dar (Tab. 7.17).

Aufgrund des oben beschriebenen Risikoprofils der Antipsychotika sind regelmäßige klinische, laborchemische und elektrophysiologische Kontrolluntersuchungen unerlässlich. Tab. 7.18 stellt eine Übersicht über die Zeitabstände für einzelne Substanzklassen dar.

Tab. 7.18. Empfehlungen für Routineuntersuchungen unter Antipsychotika (AP). (Benkert u. Hippius 2007)

Untersuchung	Vorher	Monate						Monatlich	Vierteljährlich	Halbjährlich
		1	2	3	4	5	6			
Blutbild										
Trizyklische AP[a] (!)	xx	x	x	x	x	x	x		x	
Clozapin, Thioridazin	x	xxxx	xxxx	xxxx	xxxx	xx	x	x		
Andere AP	x	x		x			x		x[b]	
Blutzucker[k], Blutfette										
Clozapin, Olanzapin	x	x		x			x		x[b]	
Andere AP	x	x		x			x			x[c]
Kreatinin	x	x		x			x			x
Leberenzyme										
Trizyklische AP[a] (!)	x	x	x	x			x		x	
Andere AP	x	x		x			x		x[b]	
EKG (QTc)[d]										
Clozapin[e]	x	xx		x			x		x	
Thioridazin, Pimozid, Sertindol	x	xx	x	x	x	x	x	x		
Andere AP[f]	x	x							x	x[g]
EEG[h]										
Clozapin, Zotepin	x			x			x		x[b]	
RR, Puls	x	x		x			x		x	
Körpergewicht (BMI)[i]	x	x	x	x	x	x	x	x	x	x

[a] Die atypischen AP *Olanzapin, Quetiapin* und *Zotepin* sind strukturchemisch ebenfalls Trizyklika. [b] Bei unauffälligen Konstellationen bzw. stabilen Patienten können halbjährliche Kontrollen ausreichen. [c] Bei unauffälligen Konstellationen bzw. langfristig stabilen Patienten können jährliche Kontrollen ausreichen. [d] Absolutwerte von >440 ms (Männer) >450 ms (Frauen) sowie medikamenteninduzierte Zunahmen >60 ms sind nach derzeitigem Kenntnisstand auffällig. [e] Unter *Clozapin* sind toxisch-allergische Myokarditiden beschrieben; daher empfehlen sich unter *Clozapin* zusätzliche EKG-Kontrollen bei Auftreten von kardialen Symptomen und Fieber bzw. nach 14 Tagen Behandlungsdauer. [f] Beim Vorliegen oder Auftreten kardialer Symptome ist eine kardiologische Abklärung notwendig; durch sie wird auch die Häufigkeit von EKG-Untersuchungen im Verlauf festgelegt. [g] Kontrolle bei allen Patienten über 60 Jahre empfehlenswert sowie bei kardialen Risiken; bei *Ziprasidone, Perazin, Fluspirilen* und hochpotenten Butyrophenonen eher häufigere EKG-Kontrollen empfohlen. [h] Häufigere EEG-Kontrollen auch bei zerebraler Vorschädigung, erhöhter Anfallsbereitschaft, unklaren Bewusstseinsveränderungen (DD: nichtkonvulsiver Status) vor und während einer Antipsychotika-Behandlung. [i] Messungen des Bauchumfangs werden empfohlen; zusätzlich monatliche Gewichtskontrollen durch den Patienten selbst. [k] Ggf. auch Blutzuckertagesprofil, Glukosetoleranztest und HbA1c, v. a. bei *Clozapin* und *Olanzapin*.
Die Empfehlungen entsprechen der S3-Leitlinie Schizophrenie der DGPPN (2005), gehen teilweise jedoch darüber hinaus.

7.5.6 Depotpräparate

Die Symptomcharakteristik der schizophrenen Erkrankung erschwert es vielen Patienten, eine regelmäßige Medikamenteneinnahme zu gewährleisten. Da andererseits die Folgen der Medikationsunterbrechung dramatisch sein können, stellen sogenannte Depotpräparate eine wichtige Erweiterung der Substanzpalette dar. Für das Erreichen einer Depotwirkung werden derzeit 3 Prinzipien angewandt:

1. **Kristallsuspension:** Derzeit für *Fluspirilen* angewandt. Die sehr lipophile Substanz wird in einer

Kristallsuspension i.m. injiziert und dort verzögert abgegeben.

2. **Veresterung:** Bei den meisten klassischen Depotpräparaten werden die Grundwirkstoffe an einer Hydroxy-Gruppe mit langkettigen Fettsäuren (Decansäure, n-Heptansäure) verestert, wodurch sich Decanoate und Önanthate bilden. Diese werden in öliger Lösung i.m. injiziert.
3. **Micropheres:** Das derzeit einzig verfügbare atypische Depotpräparat wird in Form von polymeren *Micropheres®* in wässriger Lösung i.m. injiziert. Diese Microspheres bestehen aus im Körper vollständig, aber langsam abbaubaren Milchsäure-Glykol-Copolymeren. Mit der langsamen Hydrolyse dieser Trägersubstanz wird das *Risperidon* freigegeben.

Bei der Anwendung veresterter Depot-Antipsychotika müssen sogenannte **Early-Peaks** berücksichtigt werden. Dies sind rasche, innerhalb von wenigen Stunden nach Injektion auftretende Wirkstoffspitzen, die danach wieder abfallen. Während solcher Early-Peaks sind EPS – hauptsächlich Frühdystonien – mit höherem Risiko zu erwarten. Dieses Phänomen ist besonders unter *Fluphenazin-Decanoat*, *Perphenazin-Önanthat* und *Fluspirilen* bekannt. Eine Besonderheit stellt das *Zuclopenthixolacetat (Ciatyl-Z-Accuphase®)* dar, das nur eine ungefähre Wirkdauer von 3 Tagen besitzt und häufig zur nachhaltigen Behandlung von Erregungszuständen bei Schizophrenie- oder Maniepatienten angewandt wird. Es dient nicht der Dauerbehandlung. Für *Risperdal consta®* gilt, dass relevante Plasmakonzentrationen erst nach der 3. Injektion (>4 Wochen) auftreten. Während dieser Zeit wird eine orale Zusatzmedikation benötigt. Generell ist empfehlenswert, wenn auch nicht vorgeschrieben, den Wirkstoff als orale Medikation auf Ansprechen und Verträglichkeit geprüft zu haben.

◘ Tab. 7.19 gibt die üblichen Dosierungen und Injektionsintervalle wieder. Die Nebenwirkungen, Wechselwirkungen und Komplikationen der Depotpräparate sind gleich denen der Grundsubstanz, es ist jedoch die verschlechterte Steuerbarkeit zu beachten. Bezüglich der Injektionstechnik ist generell zu beachten, dass bei zu oberflächlicher Injektion bis zu 30% des Wirkstoffs durch den Stichkanal verloren gehen können. Eine genügend lange Nadel sowie das Verschieben der Haut vor Perforation können diesen Effekt vermindern.

7.6 Phasenprophylaktika

Phasenprophylaktika sind Substanzen, die bei bipolaren affektiven Störungen im Intervall der Episoden das Neuauftreten von manischen oder depressiven Episoden verhindern sollen. Nahezu alle Substanzen besitzen zusätzlich entweder eine akut antimanische und/oder antidepressive Wirkung. Wir beschränken die Darstellung auf Substanzen, die eine Zulassung für die Behandlung der bipolaren Störung besitzen.

Die Behandlung der bipolaren Störung ist kompliziert durch das Nebeneinander oder Hintereinander von Depression, Antriebsmangel, Antriebsteigerung, Aggressivität, psychotische Symptomatik und Symptomfreiheit (► Kap. 14). Es ist daher häufig ein Nebeneinander von Antidepressiva, Antipsychotika, Phasenprophylaktika, Hypnotika und Anxiolytika zu beobachten. Dabei kann bei inadäquater Wahl der Wirkstoffe der Patient ein hohes Switch-Risiko zwischen den beiden affektiven Zuständen erleiden, letztendlich mit dem Risiko eines Rapid cycling. Der Vorteil der Phasenprophylaktika ist, dass sie gewöhnlich nicht das Auftreten bestimmter affektiver Episoden bedingen bzw. das Auftreten von depressiven und/oder manischen Episoden reduzieren. Fast alle

◘ **Tab. 7.19.** Die wichtigsten Anwendungsdaten für die derzeit verfügbaren Depot-Antipsychotika. (In Anlehnung an Benkert u. Hippius 2007)

Depotpräparat	Wirkungsdauer	Dosierung [mg]	t_{max}	$t_{1/2}$
Flupentixoldecanoat (z. B. Fluanxol® Depot)	3–4 Wochen	20–100	ca. 7 Tage	ca. 17 Tage
Fluphenazindecanoat (z. B. Dapotum® Depot)	2–4 Wochen	12,5–100	8–36 h	ca. 14 Tage
Fluspirilen (z. B. Imap®)	1 Woche	2–10	ca. 2 Tage	1 Woche
Haloperidoldecanoat (Haldol® Decanoat)	2–4 Wochen	50–300	3–9 Tage	ca. 21 Tage
Perphenazindecanoat (Decentan-Depot®)	2 Wochen	50–300	2–3 Tage	4–6 Tage
Risperidon Microspheres (Risperdal Consta®)	2 Wochen	25–50	34 Tage	77–131 h
Zuclopenthixolacetat (Ciatyl-Z Acuphase®)	2–3 Tage	50–150	36 h	ca. 1–2 Tage
Zuclopenthixoldecanoat (Ciatyl-Z Depot®)	2–3 Wochen	200–400	4–7 Tage	19 Tage

Phasenprophylaktika haben eine bestimmte affektive Auslenkung, gegen die sie besser als gegen die entgegengesetzte Auslenkung schützen. Für genauere Hinweise zur Behandlung der bipolaren Störung ► Kap. 14. Phasenprophylaktika stellen sich als eine vollständig heterogene Gruppe an Wirkstoffen mit divergierenden Wirkmechanismen dar.

Derzeit sind in Deutschland zugelassen:

- *Lithium*-Salze
- *Valproinsäure*-Salze
- *Carbamazepin*
- *Lamotrigin*
- *Olanzapin*
- *Haloperidol-Decanoat*

7.6.1 Lithium

Lithium (z. B. *Hypnorex®*, *Quilonum®*) gehört wie und *Chlorpromazin* zu den ältesten Psychopharmaka. Im Gegensatz zu den sonstigen Substanzen der 1950er und 1960er Jahre ist *Lithium* noch heute von höchster klinischer Bedeutung. Initial erkannte man vornehmlich die akut antimanische Wirkung, erst später den phasenprophylaktischen Effekt. *Lithium* ist ein Alkalimetall, das in verschiedenen Salzen (Acetat, Carbonat, Citrat) zur Anwendung kommt.

Die Beschreibung der *Lithium*-Wirkung ist hochgradig komplex. Etliche, hauptsächlich tierexperimentelle Mechanismen werden propagiert und diskutiert. Einerseits ist die volle Bandbreite der *Lithium*-Effekte nicht bekannt, andererseits ist unklar, wie signifikant die einzelnen beschriebenen Einzelwirkungen sind. *Lithium* wirkt primär auf Second-Messenger-Systeme; v. a. der inositolreduzierende Effekt wird derzeit als wirkungsvermittelnd diskutiert.

Wirkung

Lithium besitzt in der Behandlung affektiver Erkrankungen folgende positiven Wirkungen:

- Akut antimanischer Effekt
- Prophylaxe von manischen und depressiven Phasen bei bipolarer Störung
- Augmentation einer antidepressiven Behandlung bei depressiver Episode
- Offensichtlich spezifisch antisuizidaler Effekt

Antimanische Wirkung. Die akute antimanische Wirkung war der erste beobachtete Effekt. Sie stellt sich meist erst nach einer Wirklatenz von z. T. 1–2 Wochen mit voller Wirkstärke ein und geht kaum mit einer Sedierung einher. Aus diesem Grund muss in aller Regel eine Komedikation mit mindestens einer sedierenden Substanz erfolgen. Des Weiteren erschwert die Titration des Serumspiegels die Behandlung. Für die Therapie der akuten Manie werden Plasmakonzentrationen von 1,0 bis 1,2 mmol/l benötigt. Bereits bei 1,5 mmol/l oder schon früher treten Überdosierungsphänomene auf. Die Dosisfindung kann ebenfalls zur Verlängerung der Wirklatenz führen. Während noch vor kurzem *Lithium* die wichtigste Alternative zum Einsatz konventioneller hochpotenter Antipsychotika war, gibt es mit *Valproat*, *Carbamazepin*, *Quetiapin*, *Risperidon* und *Olanzapin* einige Alternativen. Vorteilhaft ist sicher, dass die akute antimanische Therapie recht unkompliziert in eine Phasenprophylaxe bzw. zunächst eine Erhaltungstherapie überführt werden kann.

Empirisch gibt es einige Prognosefaktoren, die eher für oder gegen den Einsatz von *Lithium* in der Behandlung der manischen Episode sprechen. Vor allem das Vorliegen eines hauptsächlich euphorischen Affekts bei sonst normalen Phasenlängen spricht für den Einsatz von *Lithium*-Präparaten. **Gegen den Einsatz sprechen:**

- Vorliegen eines dysphoren Affekts
- Komorbide Persönlichkeitsstörungen
- Organische zerebrale Erkrankungen
- Suchterkrankungen
- Psychotische Syndrome

Auch bei Rapid-Cycling-Verlaufsformen wird derzeit *Lithium*, wenn auch auf unsicherer Datenlage beruhend, weniger empfohlen.

Prophylaxe bei biplorarer Störung. *Lithium* ist weiterhin eine der wenigen zugelassenen Substanzen zur Prophylaxe von depressiven und manischen Episoden bei bipolarer Störung. Die Plasmakonzentrationen sind dazu geringer als für die akut antimanische Behandlung zu wählen (0,6–0,8 mmol/l). Niedrigere Konzentrationen schützen offenbar besser gegen das Wiederauftreten von Depressionen, während höhere Konzentrationen eher manieprotektiv wirken. *Lithium* kann weiterhin als eines der ausgewogensten Phasenprophylaktika gelten. Kompliziert wird dagegen die Therapie durch die regelmäßigen und äußerst wichtigen Kontrolluntersuchungen sowie die Vorsichtsmaßnahmen bzw. Verhaltensmaßregeln, die ein Patient aufgrund des dem Natrium ähnlichen renalen Ausscheidungsmechanismus gewährleisten muss. Die Dauerbehandlung mit *Lithium*-Präparaten muss von einem Mindestmaß an Krankheitseinsicht und intellektueller Leistungsfähigkeit des Patienten getragen werden.

Antidepressive Effekte. Obgleich einige Ergebnisse darauf hinweisen, dass *Lithium* auch eigenständige antidepressive Effekte besitzt, wird *Lithium* hauptsächlich zur Augmentation bei der Behandlung einer depressiven Episode angewandt. Dies geschieht entweder wegen primärer Non-Response der Antidepressiva-Therapie oder weil die phasenprophylaktische *Lithium*-Therapie fortgeführt bzw. wiedereingeführt wurde. Als Richtkonzentration für diesen Einsatz gelten Konzentrationen von 0,4–0,6 mmol/l. Es ist zu beachten, dass Plasmakonzentrationen über 0,8 mmol/l nicht nur keine weitere Verbesserung einer depressiven Symptomatik bewirken, sondern z. T. reziproke Effekte haben können. Von Vorteil in der antidepressiven Therapie ist weiterhin, dass *Lithium*-Präparate als eine der wenigen Therapiestrategien gelten können, für die ein primär antisuizidaler Effekt nachgewiesen ist.

Nebenwirkungen

Lithium wird von der Mehrzahl der Patienten subjektiv gut vertragen, da es kaum sediert und wenig vegetative Nebenwirkungen verursacht. Dennoch ist auf Besonderheiten bei der Behandlung mit *Lithium* zu achten. Schon bei geringen Schwankungen der Plasmakonzentration können deutliche Nebenwirkungen auftreten. Üblicherweise verspüren die Patienten einen leichten feinschlägigen Tremor, eine Erhöhung von Durst-, Trink- und Miktionsmenge sowie leichte Störungen der Konzentrationsfähigkeit. Auch die Tendenz zur Gewichtszunahme ist zuweilen ein Problem. ◘ Tab. 7.20 gibt einen Überblick über die

◘ **Tab. 7.20.** *Lithium:* Nebenwirkungen und deren Behandlung. (Benkert u. Hippius 2007)

Organsystem	Nebenwirkungen	Häufig (H)/ selten (S)	Therapie/Bemerkungen
Neurologisch/ psychiatrisch	Feinschlägiger Tremor	H	β-Rezeptorenblocker (z. B. Propranolol 3-mal 10–40 mg)
	Kognitive Störungen	H	Als besonders störend empfunden
	Müdigkeit	S	Initial
	Muskelschwäche	S	Initial, gelegentlich aber Funktionsstörung der peripheren Nerven (verminderte Leitgeschwindigkeiten und Amplituden der Aktionspotenziale)
Renal	Polyurie, Polydipsie	H	Initial
	Nierenfunktionsstörungen (verminderte Konzentrationsleistung, renaler Diabetes insipidus)	S	Bei Absetzen von *Lithium* in aller Regel reversibel; unklar, ob histologische Veränderungen auftreten
	Glomerulonephritis (Minimal-change-Typ)	S	Äußerst selten; nur wenige Fälle in der Literatur
Elektrolyt-/ Wasserhaushalt	Gewichtszunahme	H	Kalorienarme Diät bei normaler Kochsalzzufuhr
	Gesichts- und Knöchelödeme	S	
Gastrointestinal	Diarrhöen, Übelkeit, Völlegefühl, Appetitverlust	H	Initial
Endokrinium	Struma, TSH-Anstieg	H	Substitution mit Schilddrüsenhormonen
	Hypothyreose	S	Mitbehandlung durch Endokrinologen
	Hyperparathyreoidismus	S	Mitbehandlung durch Endokrinologen
	Beeinflussung des Kohlenhydratstoffwechsels	S	Senkung oder Erhöhungen der Blutglukosekonzentration beschrieben
Kardiovaskulär	Repolarisationsveränderungen im EKG	S	Reversibel
	Arrhythmien	S	Sehr selten, eher bei vorbestehenden Herzerkrankungen
Hämatologisch	Leukozytosen	H	Reversibel, in der Regel unproblematisch

häufigsten Nebenwirkungen unter Behandlung mit *Lithium*.

Intoxikationszeichen

Wegen der schmalen therapeutischen Breite muss auf etwaige Intoxikations- und Überdosierungszeichen permanent geachtet werden. Auch der Patient muss diese (er)kennen. Meist kommt es bereits bei 1,5 mmol/l zu deutlichen Überdosierungszeichen und ab 2,5 mmol/l zu schwereren Intoxikationen. Eine eingeschränkte zerebrale Grundfunktion kann diese Grenzen nach unten verschieben.

Folgende Symptomatik ist zu beachten:

- Nausea, Vomitus, Diarrhö
- Bei hohen Konzentrationen grobschlägiger Händetremor
- Dysarthrie, Ataxie
- Schwindel
- Bewusstseinsminderung/psychomotorische Verlangsamung
- Schwere kognitive Störungen
- Delir
- Rigor, Hyperreflexie, Faszikulation
- Krampfanfälle
- Schock, Herz-Kreislauf-Versagen
- Koma

Häufig persistieren Intoxikationssymptome, insbesondere auch die kognitiven Störungen, noch lange Zeit (bis zu mehreren Wochen) nach Normalisierung der Plasmaspiegel bzw. Absetzen der Medikation. Als erste Maßnahme bei dem Verdacht einer Überdosierung bzw. Intoxikation sollte die Medikation pausiert werden. Im Weiteren ist es unbedingt notwendig, den Grund für die Intoxikation zu klären, um zu entscheiden, ob eine neuerliche Einstellung auf *Lithium* verantwortet werden kann.

! Nach abruptem Absetzen von Lithium-Präparaten kann es zu einer Provokation einer manischen Symptomatik kommen.

Da *Lithium* in der Niere in die natriumbezogenen Ausscheidungsmechanismen einbezogen und ähnlich behandelt wird, sind insbesondere alle Veränderungen des Wasser- und Elektrolythaushalts, aber auch Veränderungen der Nierenfunktion mögliche Ursachen von akzidentellen Intoxikationen.

Die **häufigsten Ursachen für *Lithium*-Intoxikationen**, abgesehen von Dosierfehlern und Suizidversuchen:

- Starkes Schwitzen (Urlaub, Sauna!)
- Salzarme Diät
- Einnahme von Natriuretika
- Flüssigkeitsverluste (Diarrhö)
- Progrediente Nierenfunktionsstörung
- Einnahme von Antiphlogistika und ACE-Hemmern
- Anästhesie-Behandlungen

Vorsichtsmaßnahmen vor *Lithium*-Eindosierung

- Gründliche körperliche Untersuchung (besonders auf Struma achten)
- Laborchemie inklusive $fT_{3/4}$, TSH (ggf. TRH-Test) und Differenzialblutbild
- Bei Verdacht Schilddrüsen-Sono
- Nierenfunktion (GFR – glomeruläre Filtrationsrate)
- EKG/EEG
- Urindiagnostik (ggf. Desmopressin-Test)
- Gewicht
- Ausführliche Aufklärung und informiertes Einverständnis

Kontraindikationen

Die folgenden Kontraindikationen sind – abgesehen von den schweren Störungen des Wasser- und Elektrolythaushalts – z. T. relativ zum therapeutischen Benefit zu bewerten:

- Glomeruläre Filtrationsrate <30 ml/min (relative Kontraindikation: <60 ml/min)
- Akute und hochgradige Störungen des Wasser- und Elektrolythaushalts
- Progrediente Niereninsuffizienz
- Schilddrüsenunterfunktion
- Akuter Herzinfarkt
- Morbus Addison
- Myeloische Leukämie
- Myasthenia gravis(!)
- Epilepsie
- Psoriasis

Dosierung

Lithium ist eine Substanz, für die bedingt durch die schmale therapeutische Breite sowie die differenziellen Wirkungen der verschiedenen Konzentrationsbereiche ein therapeutisches Drugmonitoring eine Pflicht darstellt. Bei den Dosierungen ist zu beachten, dass *Lithium* immer als Salz mit durchaus verschiedenen anionischen Resten verabreicht wird. Der Gewichtsanteil dieses Restes ist deutlich höher als der *Lithium*-Anteil, auf den es allerdings ankommt. Die Größe des anionischen Salzrestes bestimmt deshalb deutlich mehr die Substanzmasse einer Tablette als der *Lithium*-Anteil. Es ist insofern zu empfehlen und sehr gebräuchlich, die Dosierung von *Lithium* in mmol *Lithium*-Anteil anzugeben.

Nicht nur die Zielkonzentration, sondern auch die **Eindosierungsgeschwindigkeit** richtet sich nach der Indikation:
- Bei Eindosierungen zur Phasenprophylaxe oder antidepressiven Augmentation Beginn mit 12–18 mmol/Tag
- Bei manischen Patienten sind 30–40 mmol/Tag möglich, aber nicht immer notwendig
- Nach ca. einer Woche Spiegelkontrolle
- Adaptation der Dosis entsprechend Zielkonzentration
- Dosis sollte auf 2 Tageseinnahmezeitpunkte verteilt werden
- Anwendung retardierter Präparate ist zu bevorzugen

Die Dosis von *Lithium*-Präparaten muss immer kritisch anhand der aktuellen Plasmaspiegelbestimmungen überprüft werden. Veränderungen der somatischen Situation oder eine veränderte Lebensweise kann eine Dosisveränderung auch nach längerer stabiler Einstellung notwendig machen. Zur Übersicht der notwendigen Kontrolluntersuchungen s. ◘ Tab. 7.25.

7.6.2 Valproinsäure

Valproate (z. B. *Orfiril®*) sind als antiepileptische Medikamente eine feste Größe. Früh zeigte sich jedoch auch ihre hilfreiche Wirkung bei verschiedenen psychischen Erkrankungen. Insbesondere bei der Behandlung der akuten Manie lagen rasch gute Studienergebnisse mit positivem Wirksamkeitsnachweis vor. Eine Zulassung in Deutschland für diese Indikation sowie für die Prophylaxe/Behandlung bei bipolarer affektiver Störung folgte allerdings erst 2005 für ein Retardpräparat.

Auch die zunächst antiepileptischen zentralnervösen Wirkungen von *Valproat*, einer verzweigtkettigen Fettsäure, wurden 1962 eher zufällig erkannt. Zuvor wurde es lediglich als Lösungsmittel eingesetzt. Auch *Valproinsäure* zeigt ein breites Feld an Wirkungen auf die verschiedensten Neurotransmitter und Second-messenger-Systeme. Analog zu *Lithium* und *Carbamazepin* wurde u. a. eine Inositol-Depletion mit den entsprechenden Wirkungen gefunden. Es wird bereits hypostasiert, ob in diesem gemeinsamen Angriffspunkt der verbindende phasenprophylaktische Mechanismus liegt.

Wirkung

Antiepiletische und antimanische Wirkung. Abgesehen von den antiepileptischen Wirkungen besitzt *Valproat* eine sichere antimanische Eigenschaft, bei raschem Wirkeintritt und unkomplizierter Dosierung bzw. Handhabung sowie auch der Möglichkeit einer intravenösen Verabreichung. Dass *Valproinsäure* dabei im Gegensatz zu *Lithium* auch sedierende Eigenschaften besitzt, ist häufig gewünscht. *Valproinsäure* ist hier recht sicher gleichwirksam wie *Lithium*, *Carbamazepin* und konventionelle Antipsychotika. Auch eher dysphor geprägte Syndrome sprechen gut an. Das Spektrum reicht außerdem bis in den Bereich komorbider Persönlichkeitsstörungen und organischer Ätiologien hinein.

Rezidivprophylaxe. Vorteilhaft ist weiterhin der übergangslose Eintritt in die Rezidivprophylaxe. Hier ist *Valproat* v. a. vorteilhaft in der Vermeidung manischer Episoden. Für die Rezidivprophylaxe ist von Bedeutung, dass *Valproinsäure* auch in der Behandlung von Rapid-cycling-Verläufen hilfreich ist.

Neben der Behandlung von manischen Episoden oder der Rückfallprophylaxe ist *Valproat* zusätzlich in vielen anderen neuropsychiatrischen Situationen vorteilhaft, besitzt dann aber keine offizielle Zulassung dafür. Die bezieht sich weniger auf spezifische Erkrankungen als mehr auf Symptome und Syndrome wie Impulsivität, Aggressivität, Hyperaktivität und Irritabilität. Insofern findet sich der Off-label-Einsatz häufig bei Erkrankungen wie der Borderline-Persönlichkeitsstörung, Schizophrenie, ADHD oder Verhaltensstörungen im Kindes- und Jugendalter.

Nebenwirkungen

- Häufig: Leberwerterhöhungen, Hyperammonämie (kein Therapieabbruch notwendig); gelegentlich schwerwiegende Leberfunktionsausfälle
- Dosisabhängige Sedierung des Patienten
- Übelkeit, Schwindel bis hin zum Erbrechen (meist in der Aufdosierung)
- Appetit- und Gewichtserhöhungen/-erniedrigungen
- Häufiger: reversible Leuko- und Thrombopenien (selten Absetzen notwendig); sehr selten: Panzytopenien
- Kritisch: Kombination mit Thrombozytenaggregationshemmern
- Gelegentlich, aber dann relevant, kommen zentralnervöse Nebenwirkungen vor: Ataxie, Spastizität, Stupor, Verwirrtheit, Kopfschmerzen, Enzephalopathie (Medikation rasch absetzen).

Cave: Kombination mit anderen Antiepileptika (v. a. Phenytoin)
- Kutane Komplikationen wie Arzneimittelexantheme sind selten, aber häufiger als bei den meisten anderen Psychopharmaka; weiterhin kann es zum Erythema exsudativum multiforme, zu kutanen Vaskulitiden, zum Lyell-Syndrom und einem Stevens-Johnson-Syndrom kommen
- Selten, aber schwerwiegend: arzneimittelinduzierte Pankreatitiden
- Möglich: Hyponatriämien und Hyperinsulinämien

Es zeigt sich, dass die subjektive Verträglichkeit recht gut ist. Es bestehen dennoch eine Reihe seltenerer, aber unbedingt beachtenswerter Nebenwirkungen und Komplikationen. Insbesondere bei hohen Plasmakonzentrationen und in Kombinationsbehandlungen können die Nebenwirkungen problematisch werden und ein Absetzen erfordern.

Kontraindikationen

Trotz der hohen Anzahl an relevanten Komplikationen und Nebenwirkungen gibt es nur wenige absolute Kontraindikationen. Dazu gehören:
- Schwere Lebererkrankungen in der eigenen oder Familienanamnese sowie tödlich verlaufende Leberausfallerscheinungen unter *Valproat*-Behandlung bei Geschwistern
- Porphyrie
- Blutgerinnungsstörungen!

Bei etlichen sonstigen Erkrankungen ist jedoch Vorsicht geboten:
- Knochenmarkserkrankungen
- Metabolische Erkrankungen (insbesondere Enzymopathien)
- Niereninsuffizienz
- Hypoproteinämie
- Systemischer Lupus erythematodes

Besonders bei *Valproinsäure* sollte auf die pharmakokinetischen Interaktionen geachtet werden (► Kap. 8).

Dosierung

Im Rahmen der ambulanten Eindosierung als **Phasenprophylaktikum** sollte die Dosis mit 5 mg/kgKG (in der Regel 300–500 mg) begonnen werden und alle 3–7 Tage um diesen Wert erhöht werden. Die Zieldosis sollte mittels therapeutischen Drugmonitorings (TDM) festgelegt werden. Für *Valproinsäure* liegen die therapeutisch wirksamen Plasmaspiegel bei 50–100 mg/l. Üblicherweise erreicht man dies bei einer Tagesdosis von 20 mg/kgKG.

Im Falle der **antimanischen Behandlung** kann ein deutlich rascheres Eindosierungsschema notwendig werden. Bei hoch akuten Exazerbationen bietet sich bei *Valproinsäure* die rasche Aufdosierung (»loading«) an (15 mg/kgKG in 5 min, danach 1 (bis max. 6) mg/kgKG/h). Dabei wird initial mit 20 mg/kgKG behandelt. Die gleiche Dosis kann in besonderen Fällen auch intravenös verabreicht werden. Derartige Behandlungsindikationen dürften allerdings in der Hausarztpraxis äußerst selten sein, und lediglich im Notfall mit anschließender stationärer Überwachung erfolgen. Bei manischen Exazerbationen sind bisweilen Konzentrationen von 120 mg/l für ein adäquates Ansprechen notwendig.

Die Verteilung der Tagesdosen hängt von dem jeweiligen Retardierungsstatus des Präparats ab und kann zwischen 1-mal/Tag (*Ergenyl chronosphere*®) und 4-mal/Tag variieren (unretardiert). Die häufig eingesetzten retardierten Kapseln (z. B. *Orfiril long*® oder *Ergenyl chrono*®) werden in der Regel 2-mal/Tag verordnet.

7.6.3 Carbamazepin

Indikationsgebiete. Für einige *Carbamazepin*-Präparate besteht schon seit einigen Jahren die Zulassung für die Phasenprophylaxe bei der bipolaren Störung, allerdings eingeschränkt auf Situationen, in denen »die Therapie mit *Lithium* versagt hat bzw. wenn Patienten unter *Lithium* schnelle Phasenwechsel erlebten, und wenn mit *Lithium* nicht behandelt werden darf«. Eine weitere psychiatrische Indikation besteht explizit in der Anfallsverhütung bei stationär behandelten (!) Alkoholentzugssyndromen. Für die Behandlung der akuten Manie besteht keine Zulassung in Deutschland.

Ähnlich dem *Valproat* ist auch *Carbamazepin* primär ein lange bekanntes (1957) Antiepileptikum. Bereits 1973 erkannte man den akut antimanischen Effekt. In den späten 1970er Jahren fanden sich zunehmende Hinweise für die Wirksamkeit zur Phasenprophylaxe. Unter anderem zeigt *Carbamazepin*, wie bereits für *Valproat* und *Lithium* beschrieben, eine Inositol-Depletion. Einige Autoren vermuten v. a. in dieser Wirkung die Grundlage des phasenprophylaktischen Effekts.

Wirkungen

Carbamazepin (z. B. *Tegretal*®) kann als effizient in der Prophylaxebehandlung der bipolaren Störung eingestuft werden. Obgleich *Carbamazepin* wenig akute antidepressive Wirkung besitzt, scheint die Prophylaxe nicht nur gegen manische Episoden gerichtet zu sein. Es gibt allerdings Untersuchungen, die eine verminderte Effizienz im Vergleich zu *Lithium* beschreiben. Offensichtlich ist dies abhängig von der Charakteristik der bipolaren Störung. Wie bereits beschrieben, wirkt *Lithium* sicherer bei klassischen bipolaren Störungen mit normwertiger Phasendauer, eher euphorischen manischen Episoden und geringer Komorbidität. *Carbamazepin* erscheint überlegen bei Rapid cycling, bei eher dysphoren oder stimmungsinkongruent psychotisch charakterisierten manischen Episoden oder auch bei psychiatrischen Komorbiditäten wie Persönlichkeitsstörungen und Abhängigkeitserkrankungen. Die Responseraten bei der Behandlung der akuten Manie sind mit denen von *Lithium* und konventionellen Antipsychotika gleichzusetzen. Es ist jedoch die fehlende Zulassung zu beachten.

Nebenwirkungen

Insgesamt schränkt die hohe Rate an subjektiven Nebenwirkungen, Komplikationen und Wechselwirkungen den Einsatz von *Carbamazepin* deutlich ein:

- Regelmäßig: Müdigkeit, Konzentrationsstörungen (korrelieren mit Plasmakonzentration)
- Häufig: Schwindel und Ataxie
- Viele Patienten klagen über Übelkeit und Erbrechen oder über Darmmotilitätsstörungen
- Hypersensitivitätssymptome: recht häufig Arzneimittelexantheme, aber auch Angioödeme, Vaskulitiden und Alveolitiden sind beschrieben
- Im Vergleich zu anderen Psychopharmaka sehr hohe Rate an Blutbildveränderungen: passagere benigne Leukopenie (10%), persistierende Leukopenie (2%) (Absetzen notwendig); weiterhin Thrombopenien, Leukozytosen und Eosinophilien; selten: Agranulozytosen; hämolytische, aplastische und megaloblastäre Anämien
- Nicht selten zentralnervöse Bewegungsstörungen wie Asterixis, Tics, Dyskinesien, Dysarthrie und Choreoathetosen
- Nystagmus und Doppelbilder
- Eher selten: weitere neurologische Symptome wie periphere Neuropathien, Muskelhypotonien, Absencen und aseptische Meningitiden
- Leichte Transaminasen- und Bilirubinerhöhungen, die von dem Beginn der seltenen akuten medikamentös induzierten Hepatitis abzugrenzen sind; auch schwere Pankreatitiden können auftreten
- Problematisch: vergleichsweise hohes Risiko für Hyponatriämien
- *Carbamazepin* senkt Folsäure-, Vitamin-B_{12}- und 25-OH-Cholecalciferolspiegel
- Renal: Proteinurien, Hämaturien und Oligourien; in seltenen Fällen: akutes Nierenversagen oder interstitielle Nephritis
- Hohe Dosen können Hypotonie auslösen
- *Carbamazepin* besitzt bei Risikopatienten ein arrhythmogenes Potenzial, AV-Blockierungen sind beschrieben
- Erhöhtes Thromboserisiko
- In Kombination mit Serotonin-Rückaufnahme-Inhibitoren kann es gehäuft zu Serotoninsyndromen kommen

Kontraindikationen

Absolute Kontraindikationen:

- AV-Block
- Aktuelle oder vorangegangene relevante Knochenmarksschädigung
- Bekannte Überempfindlichkeit gegenüber TZA (hauptsächlich *Imipramin*)
- Akute intermittierende Porphyrie
- Therapie mit irreversiblen MAO-Hemmer (zeitliche Fristen beachten)
- Therapie mit Voriconazol (Therapieversagen dieses Medikaments möglich)

Relative Kontraindikationen:

- Vorangegangene oder bestehende hämatologische Erkrankungen
- Gestörter Natriumstoffwechsel
- Herz-, Leber-, Nierenfunktionsstörungen
- Myotone Dystrophie (wegen kardialer Reizleitungsstörungen)
- Glaukom (hier nur mit regelmäßigen Kontrollen)
- Gleichzeitige Behandlung mit potenziell knochenmarksschädigenden Substanzen (in der Psychiatrie: *Clozapin*, *Thioridazin*, *Olanzapin*)
- Gleichzeitige Behandlung mit Substanzen, die einen Abbau via P450 CYP3A4 besitzen; *Carbamazepin* besitzt hier induzierende Wirkungen, dies kann zum Wirkverlust der betreffenden Substanz führen (■ Tab. 7.21 u. 7.22)
- Gleichzeitige Behandlung mit *Lithium;* hier wird ein erhöhtes Potenzial an Neurotoxizität angenommen; es wird empfohlen, *Carbamazepin*-Konzentrationen von 8 mg/l und *Lithium*-Konzentrationen von 0,8 mmol/l in dieser Kombination nicht zu überschreiten
- Gleichzeitige Behandlung mit arrhythmogenen Substanzen
- Gleichzeitiger erhöhter Grapefruitgenuss (*Carbamazepin*-Spiegelerhöhungen)

Tab. 7.21. Auswahl an Medikamenten, deren Plasmakonzentrationen aufgrund CYP3A4-Induktion reduziert werden können

Antidepressiva	Antipsychotika	Sedativa	Ca-Antag.	Antikonvulsiva	Analgetika	Antikoagulanzien	Antibiotika/ Virostatika	Immun-Supp.	Muskelrelaxanzien	Steroide	Sonstige
Citalopram	*Aripiprazol*	*Alprazolam*	Felopidin	Ethosuximid	Alfentanil	Phenprocoumon	Doxycyclin	Ciclosporin	Atracurium	Kontrazeptiva	Paclitaxel
Mirtazapin	*Clozapin*	*Clobazam*	Nimodipin	Felbamat	Buprenorphin		Caspofungin	Sirolimus	Cisatracurium	Dexamethason	Repaglinid
TZAs	*Fluphenazin*	*Clonazepam*		*Lamotrigin*	Fentanyl	Warfarain	Protease-Inhibitoren	Tacrolimus	Mivacurium	Mifepriston	Theophyllin
Bupropion	*Haloperidol*	*Midazolam*		*Oxcarbazepin*	Bupivacain				Pancuronium	Prednisolon	SD-Hormone
	Olanzapin	*Buspiron*		Phenobarbital	*Methadon*		Mebendazol		Rocuronium		*Methylphenidat*
	Quetiapin			Phenytoin	Tramadol				Vecuronium		*Modafinil*
	Risperidon			Primidon							
	Ziprasidon			*Tiagabin*							
				Topiramat							
				Valproat							
				Zonisamid							

Tab. 7.22. Auswahl an Medikamenten, welche die Plasmakonzentrationen von *Carbamazepin* erhöhen können

Antidepressiva	Lipidsenker	Antacida	Ca-Antag.	Antikonvulsiva	Antibiotika/ Antimykotika	Virostatika	Analgetika	Nahrungsmittel	Sonstige
Fluoxetin	Gemfibrozil	Cimetidin	Diltiazem	*Valproinsäure*	Clarithromycin	Ritonavir	D-Propoxyphen	Grapefruitsaft	Acetazolamid
Fluvoxamin	Nicotinamid	Omeprazol	Verapamil		Erythromycin				Danazol
					Fluconazol				Ticlopidin
					Isoniacid				
					Itroconazol				
					Ketoconazol				

- Gleichzeitige Behandlung mit natriuretischen Substanzen (schwere Hyponatriämien)
- Blutbildstörungen unter Therapie

Absetzen von Carbamazepin erforderlich bei (Herstellerempfehlung):

Erythrozyten:	<4 Mio./mm^3
Hämatokrit:	<32%
Hämoglobin:	<11 mg/Tag
Leukozyten:	<2000/mm^3
Granulozyten:	<1000/mm^3
Thrombozyten:	<80000/mm^3
Symptomatik:	Petechien, Purpura, klinische Symptomatik der Blutbildungsstörungen

7

Dosierung

Im Rahmen der Prophylaxe bei bipolaren affektiven Erkrankungen wird generell ein eher einschleichendes Vorgehen empfohlen. Dabei beginnt man ambulant mit nicht mehr als 200 mg/Tag. Die Dosis wird dann täglich um weitere 200 mg gesteigert. Nach Erreichen einer 800-mg-Dosis sollte unter Steady-state-Bedingungen zunächst ein Plasmaspiegel abgenommen werden (ca. eine Woche stabile Medikation). Danach sollte auf eine Dosis eingestellt werden, die Plasmakonzentrationen von 4–12 mg/l bewirkt.

! Bei gleichzeitiger Lithium-Therapie ist Carbamazepin so zu dosieren, dass keine Carbamazepin-Plasmakonzentrationen von mehr als 8 mg/l auftreten.

Generell sollte für die Dauerbehandlung dem Einsatz von Retardpräparaten der Vorzug gegeben werden. Diese werden gewöhnlich 2-mal/Tag verabreicht. Ein rasches Aufladen der Dosis bei manischen Episoden (dort ohnehin keine Zulassung vorhanden) oder Alkoholentzugssymptomen wird wegen der Induktion von Nebenwirkungen nicht empfohlen.

7.6.4 Lamotrigin

Lamotrigin wurde erst 2003 zur Prävention depressiver Episoden bei bipolaren affektiven Störungen zugelassen. Auch bei *Lamotrigin* handelt es sich primär um ein Antikonvulsivum. Der antidepressive Effekt wurde erst spät in den 1980er Jahren entdeckt. Wie *Carbamazepin* vermindert *Lamotrigin* den Natriumeinstrom spannungsabhängig, um damit hochfrequente Feuerraten zu vermeiden. Analog zu anderen Phasenprophylaktika zeigt auch *Lamotrigin* eine Vielzahl an Wirkungen; dazu gehören NMDA-rezeptorantagonistische Effekte, eine verminderte Durchlässigkeit an Kalziumkanälen sowie Wirkungen an Kaliumkanälen.

Wirkung

Entsprechend der Zulassung besitzt *Lamotrigin* (z. B. *Lamictal®*) signifikante Wirkungen in der Prophylaxe depressiver Episoden bei bipolaren affektiven Erkrankungen. Diese Wirkung scheint zuverlässiger zu sein als bei *Lithium*. Sicher ist weiterhin, dass *Lamotrigin* nicht das Auftreten einer Manie begünstigt, eher scheint *Lamotrigin* in abgeschwächter Form auch manieprotektive Wirkungen zu haben. Wertvoll sind weiterhin die Hinweise, dass *Lamotrigin* bei Patienten mit Rapid-cycling-Verläufen die Phasenverläufe deutlich verbessern kann, besonders wenn es sich dabei um Bipolar-Typ-II-Varianten handelt.

Über die phasenprophylaktische Wirkung hinaus zeigte *Lamotrigin* allerdings auch akut antidepressive Wirkungen bei Patienten mit bipolarer affektiver Erkrankung. Die Wirkung entsteht bereits unter 50 mg/Tag (Hauptzieldosis: 200 mg/Tag). Dies ist insbesondere vor dem Hintergrund der notwendigen langsamen Aufdosierung wichtig. Es gibt jedoch Zweifel, ob dies gleichwirksam mit einer Kombination aus Antidepressivum und Phasenprophylaktikum ist. Weniger bekannt ist allerdings, dass eine kleinere Untersuchung auch akut antimanische Effekte zeigte.

Nebenwirkungen

Der wichtigste Aspekt im Rahmen der *Lamotrigin*-Behandlung ist das häufige Auftreten **kutaner Nebenwirkungen.** In bis zu 14% der Fälle tritt ein zumeist makulopapulöses Exanthem auf. Nur in 2% der Fälle zwang dies zur Diskontinuierung der Behandlung. Sehr selten – aber im Vergleich überdurchschnittlich häufig – kann es dabei zum Stevens-Johnson-Syndrom (1:1000) und Lyell-Syndrom kommen. Es kann zu irreversiblen Vernarbungen kommen; tödliche Verläufe sind bekannt. Diese Komplikationen treten meist in den ersten 8 Behandlungswochen auf. Eine zu rasche Aufdosierung und die gleichzeitige Einnahme von *Valproinsäure* begünstigen das Auftreten.

Weitere Nebenwirkungen:

- Schwindel, Übelkeit, Erbrechen und Schläfrigkeit
- Häufig: Kopf- und Gelenkschmerzen
- Tremor, Ataxie, Doppelbilder und Nystagmus; selten: Choreoathetose, Tics, Parkinson-Syndrom und Anfallshäufungen
- Sehr selten: Halluzinationen und delirante Zustände

- Ausgeprägte Leberwerterhöhungen und Blutbildveränderungen sind vergleichsweise selten, insbesondere gefährliche Agranulozytosen oder aplastische Anämien
- Sehr selten: allgemeine nichtkutane Überempfindlichkeitsreaktionen
- Zu beachten: inhibitorischer Effekt auf die Dihydrofolsäurereduktase, der letztlich den Folatstoffwechsel behindern kann

Kontraindikationen

Als absolute Kontraindikation muss lediglich eine vorangegangene Unverträglichkeit gegen *Lamotrigin* gewertet werden.

Relative Kontraindikationen stellen dar:
- Gleichzeitige *Valproinsäure*-Behandlung
- Nierenfunktionsstörung
- Parkinson-Erkrankung

Dosierung

Für *Lamotrigin* wird ein eindeutiges Eindosierungsschema beschrieben (▫ Tab. 7.23). Ein zu rasches Eindosieren erhöht das Risiko an kutanen Komplikationen.

Begleitend verabreichte Substanzen, welche die Glukuronidierung von *Lamotrigin* hemmen, können die Plasmaspiegel rasch ansteigen lassen (z. B. *Valproat*). In diesem Fall gelten die Dosierungsrichtlinien, wie in ▫ Tab. 7.24 dargestellt.

Dieses Schema gilt ebenfalls für Patienten mit schweren Leberfunktionsstörungen. Bei gleichzeitiger Verwendung von Induktoren der Glukuronidierung (z. B. *Carbamazepin*, Phenytoin, Phenobarbital, Primidon) sollte jeweils die doppelte normale Dosis verabreicht werden.

! Bei Veränderung entsprechender Begleitmedikationen müssen die Glukuronidierung beeinflussende notwendige Dosisveränderungen der Lamotrigin-Medikation in Betracht gezogen werden!

7.6.5 Olanzapin, weitere Atypika

Olanzapin (*Zyprexa*®) ist das derzeit einzige atypische Antipsychotikum, das zur Phasenprophylaxe zugelassen ist. *Olanzapin* wurde bereits im ▶ Abschn. 7.5.2 dargestellt. Andere Antipsychotika haben z. T. die Zulassung für die Behandlung der akuten Manie, jedoch nicht für die Prophylaxe. Die Effizienz bezüglich prophylaktischer Effekte wird für einige weitere Antipsychotika allerdings derzeit geprüft.

7.6.6 Weitere Antikonvulsiva

Weitere Antikonvulsiva werden derzeit bezüglich ihrer Wirksamkeit bei bipolaren affektiven Störungen geprüft. Kandidaten sind hier das *Oxcarbazepin*, *Topiramat*, *Gabapentin*, *Tiagabin*, *Pregabalin*. Für diese Substanzen ist die Datenlage zu gering, um den Einsatz zu empfehlen. Eine Zulassung besteht ohnehin nicht. Kleinere Untersuchungen deuten insbesondere bei *Oxcarbazepin* und *Topiramat* auf einen positiven Effekt hin. Auf Heilversuche mit diesen Substanzen sollte in der Hausarztpraxis verzichtet werden. Besonders bezüglich *Topiramat* kommt es häufiger zu Anfragen vonseiten der Patienten, da diese von den gewichtsreduzierenden Eigenschaften Kenntnis bekommen haben.

Pregabalin (und Gabapentin)

Gabapentin (z. B. *Neurontin*®) und *Pregabalin* (*Lyrica*®) zeigen strukturchemisch eine starke Nähe zu γ-Aminobutyrat (GABA) auf. Initial erwartete man für *Gabapentin* eine GABAerge Wirkung. Es wirkt aber weder als Precursor noch als direkter Agonist an GABA-Rezeptoren. Es konnte allerdings unter *Gabapentin* eine Erhöhung von GABA im zentralen Nervensystem entdeckt werden, was als Ergebnis einer erhöhten Synthese gewertet wird. Auch für *Pregabalin* wurden solche Konzentrationserhöhungen von

▫ Tab. 7.23. Dosierungsrichtlinie für *Lamotrigin* (gilt nur bei normaler Nieren- und Leberfunktion und ohne Wechselwirkungen)

Woche 1 und 2	Woche 3 und 4	Woche 5	Zieldosis/Woche 6
25 mg/Tag, 1-mal/Tag	50 mg/Tag, 1- bis 2-mal/Tag	100 mg/Tag, 1- bis 2-mal/Tag	200 mg 1- bis 2-mal/Tag

▫ Tab. 7.24. Schema für Kombinationstherapie mit Glukuronidierungsinhibitoren (z. B. *Valproat*)

Woche 1 und 2	Woche 3 und 4	Woche 5	Zieldosis/Woche 6
25 mg/Tag, alle 2 Tage	25 mg/Tag, 1-mal/Tag	50 mg/Tag, 1- bis 2-mal/Tag	100 mg, 1- bis 2-mal/Tag

GABA berichtet. Auf molekularer Ebene rückt für beide Substanzen aber die Wirkung auf die $\alpha_2\delta$-Untereinheit des spannungsabhängigen Kalziumkanals in den Vordergrund. Es wird vermutet, dass dadurch die Ausschüttung exzitativer Botenstoffe (z. B. Glutamat) in hyperaktiven Zuständen vermindert wird.

Tab. 7.25. Empfehlungen für Routineuntersuchungen unter Phasenprophylaktika. (Benkert u. Hippius 2007)

	Vorher	Monate						Vierteljährlich	Jährlich
		1	2	3	4	5	6		
Carbamazepin									
Plasmakonzentration		✘✘	✘	✘	✘	✘	✘	✘[a]	
Blutbild	✘	✘✘✘✘	✘	✘	✘	✘	✘	✘[a]	
Kreatinin	✘	✘		✘					✘
Serumelektrolyte	✘	✘	✘	✘	✘	✘	✘	✘[a]	
Leberenzyme	✘	✘✘✘✘	✘	✘	✘	✘	✘	✘[a]	
EKG	✘	✘							✘
EEG	(✘)								✘[b]
RR, Puls	✘	✘		✘			✘	✘[a]	
Lamotrigin									
Blutbild	✘	✘		✘			✘		✘
Kreatinin	✘	✘							✘
Leberenzyme	✘	✘		✘			✘		X
EKG	(✘)	(✘)							(✘)
EEG	(✘)								✘[b]
Lithium									
Plasmakonzentration		✘✘✘✘	✘[c]	✘[c]	✘[c]	✘[c]	✘[c]	✘[c]	
Kreatinin	✘	✘✘✘✘	✘	✘	✘	✘	✘	✘	
24-h-Urinvolumen, Kreatinin-clearince	✘						✘		✘[d]
Serumelektrolyte	✘	✘		✘			✘	✘	✘
T3, T4, TSH, ggf. TRH-Test	✘	✘		✘					✘
EKG	✘	✘							✘
EEG	✘	✘							✘[b]
RR, Puls	✘	✘		✘			✘	✘[a]	
Körpergewicht, Halsumfang	✘			✘			✘	✘[a]	
Valproinsäure									
Plasmakonzentration		✘✘	✘	✘	✘	✘	✘	✘[a]	
Blutbild	✘	✘	✘✘[e]	✘[e]	✘[e]	✘[e]	✘[e]	✘[a]	
Kreatinin	✘	✘	✘✘[e]	✘[e]	✘[e]	✘[e]	✘[e]	✘[a]	
Leberenzyme, Bilirubin, Amylase, Lipase, PTT, Quick, Fibrinogen, Faktor VIII	✘	✘	✘✘[e]	✘[e]	✘[e]	✘[e]	✘[e]	✘[a]	
EKG	(✘)	(✘)							(✘)
EEG	(✘)								✘[b]

[a] Bei langfristig stabilen Patienten sind halbjährliche Kontrollen ausreichend. [b] Bei potenziell neurotoxischen Kombinationen, z. B. mit Antipsychotika, sind ggf. auch häufigere Kontrollen ratsam; bei langfristig stabil eingestellten Patienten sind auch deutlich längere Kontrollintervalle möglich. [c] Unter bestimmten Umständen (z. B. Fieber, Durchfälle) sind häufige Kontrollen ratsam. [d] Bei älteren Patienten sind häufigere Kontrollen ratsam. [e] Diese Kontrollen sind laut Hersteller nur erforderlich, wenn die 4-Wochen-Kontrolle pathologische Werte aufgewiesen hat. (x) Untersuchung optional.

Therapeutische Plasmakonzentrationen sind nicht genau definiert; s. Präparat, dort Pharmakokinetik.

Indikationsgebiete. Neben antiepileptischen Wirkungen und Erfolgen bei der Therapie von neuropathischen Schmerzen weisen beide Substanzen positive Effekte bei generalisierten Angststörungen und sozialer Phobie auf. Im Gegensatz zu anderen Antiepileptika sind positive phasenprophylaktische Effekte bei bipolaren Störungen oder positive Wirkungen bei akuten affektiven Episoden derzeit nicht erkennbar. *Pregabalin* besitzt seit kurzer Zeit die Zulassung für die Behandlung der generalisierten Angststörungen.

Nebenwirkungsprofil. *Pregabalin* zeigt ein relativ benignes Nebenwirkungsprofil. Typisch ist in der Eindosierungsphase eine deutliche Müdigkeit, häufig verbunden mit Schwindel, Ataxie, Dysarthrie und Gangstörungen bis hin zu Synkopen. Auch unspezifische gastroinstestinale Beschwerden sind häufig. Seltener sind Stimmungsveränderungen sowohl im Sinne von Euphorie als auch als Dysphorie oder Niedergestimmtheit. Verwirrtheitszustände sind sehr selten. Häufiger kommt es zu Sehstörungen. Einschränkend ist weiterhin häufig eine erektile Dysfunktion. Kardiale Nebenwirkungen bestehen in Tachykardien wie auch in AV-Überleitungsstörungen. Insgesamt muss *Pregabalin* als sicheres Medikament auch bei Überdosierungen angesehen werden. Es kann aber selten zu Entzugssymptomen beim plötzlichen Absetzen kommen, die sich durch Schlafstörungen, Nervosität, Kopfschmerzen und z. T. mit grippeartigen Symptomen äußern.

Ein großer Vorteil von *Pregabalin* ist die hauptsächlich renale Elimination, sodass Wechselwirkungen selten sind. Die Plasmahalbwertzeit beträgt ca. 6 h. Dies bedingt eine Anpassung der Dosis je nach Clearanceleistung der Niere. Die Eindosierung erfolgt mit 150 mg/Tag bei wöchentlicher Steigerung um weitere 150 mg/Tag bis auf 450–600 mg/Tag, aufgeteilt in 2 Einnahmezeitpunkte.

7.7 Benzodiazepine

Wirkungsweise. Wie der Name beschreibt, handelt es sich bei der Gruppe der Benzodiazepine um eine chemisch definierte Substanzklasse. Eine weitestgehend einheitliche Grundstruktur wird durch verschiedene Substituenten in ihren Eigenschaften variiert. Nicht nur die Struktur, sondern auch die Wirkungsweise der Benzodiazepine ist recht einheitlich. Hauptwirkort der Benzodiazepine ist der $GABA_A$-Benzodiazepinrezeptorkomplex. Der $GABA_A$-Rezeptor ist ein Chloridionenkanal. Er führt bei der weitaus überwiegenden Mehrzahl der adulten Neurone nach Aktivierung durch γ-Aminobutyrat (GABA) zu einer kurzfristig verminderten Aktivierbarkeit. GABA ist der wichtigste, zumeist inhibitorisch wirkende Neurotransmitter im ZNS. Benzodiazepine binden an einer spezifischen Benzodiazepinbindungsstelle und erhöhen dadurch die Affinität des Rezeptors zu GABA. Im Gegensatz zu Barbituraten benötigen Benzodiazepine auch in hohen Dosen immer die gleichzeitige GABA-Wirkung und können nicht als direkte $GABA_A$-Agonisten wirken. Dies erhöht in erheblichem Maße die Anwendungs- und Intoxikationssicherheit.

Indikationsgebiete. Die Benzodiazepine unterscheiden sich untereinander sowohl in der Pharmakokinetik als auch in der Affinität zu bestimmten Untereinheiten der $GABA_A$-Rezeptoren. Somit ergeben sich unterschiedliche Wirkprofile. Die Hauptindikationsgebiete der Benzodiazepine liegen einerseits in der Sedierung bzw. Schlafinduktion sowie in der Anxiolyse und der Muskelrelaxation. Aber auch die Vermeidung und Behandlung von Krampfanfällen und die Reduktion von Alkohol- bzw. Benzodiazepinentzugssyndromen stellen Indikationsgebiete dar.

Das erste Benzodiazepin *(Chlordiazepoxid)* wurde 1959 entwickelt. Im Gegensatz zu den in den 1950er und 1960er Jahren üblichen Barbituraten, die als $GABA_A$-Agonisten wirkten, besaßen die Benzodiazepine ein deutlich sichereres Wirkprofil. Es folgte eine explosionsartige Verschreibungswelle bis in die 1980er Jahre hinein. Das zunehmend klarer wahrgenommene Abhängigkeitspotenzial dieser Substanzen hat nun zu einem spürbar verantwortungsvolleren Umgang geführt.

7.7.1 Nichtbenzodiazepin-Hypnotika mit Imidazo-, Pyrazolpyrimidin- und Zyklopyrrolongruppen

Die 3 Vertreter dieser Gruppe, *Zolpidem* (z. B. *Stilnox®*), *Zaleplon (Sonata®)* und *Zopiclon* (z. B. *Ximovan®*), verdienen es, hier gesondert erwähnt zu werden. Diese Substanzen haben zwar keine typische Benzodiazepinstruktur, entfalten ihre Wirkung jedoch auch an der Benzodiazepinbindungsstelle. Der Effekt besteht ebenfalls in der Effizienzsteigerung der GABA-Wirkung am Chloridkanal. Sie sind eher von hypnotischer Wirkung. Ihre Bedeutung wird verstärkt durch die offensichtlich geringeren Gewöhnungseffekte dieser Substanzen. Weiterhin besitzen sie alle recht kurze Halbwertszeiten, ein Hang-over ist selten zu erwarten.

7.7.2 Wirkung

Grundsätzlich besitzen alle Benzodiazepine die oben geschilderten Wirkungen (Sedierung, Schlafinduktion, Anxiolyse, Muskelrelaxation, antiepileptischer Effekt) allerdings mit unterschiedlichen Schwerpunkten, die auf unterschiedlichen (präferenziellen) Affinitäten und auch Halbwertszeiten beruhen (◘ Tab. 7.26). Es existiert insofern eine Unterscheidung in Anxiolytika, Hypnotika und Muskelrelaxanzien. Es existieren auch primär zur antiepileptischen Behandlung zugelassene Benzodiazepine. Hypnotika mit besonders kurzer Halbwertszeit werden ausschließlich in der Intensiv- bzw. Notfallmedizin zur Narkoseeinleitung oder als sedierende Komponente in der Analgosedierung verabreicht. Die hohe Lipophilie der meisten Benzodiazepine bewirkt häufig ein rasches zentrales Anfluten der Substanz. Auch der direkte Wirkmechanismus bedingt eine prompte und sichere Wirkung auf die Zielsymptome.

Dennoch eignen sie sich in der Regel nicht als Dauermedikation, da es durch den regelmäßigen Einsatz von Benzodiazepinen zu einer raschen und intensiven Hinunterregulation der Rezeptoren kommt. Die Wirkung lässt häufig innerhalb von wenigen Wochen nach. Höhere Dosen werden dann notwendig. Bei der Reduktion kann es konsekutiv zu heftigen körperlichen Entzugssyndromen kommen. Dies ist bei der Auflistung der Erkrankungen zu berücksichtigen, bei welchen Benzodiazepine hilfreich sein können. Die **Indikation zur Benzodiazepinbehandlung** ist nosologieübergreifend:

- Insomnie
- Akute Erregungszustände (wenn nicht intoxikationsbedingt)
- Phobische Störungen, Panikerkrankungen, generalisierte Angststörung
- Depressive Erkrankungen
- Manische Erkrankungen
- Schizophrene Erkrankungen
- Somatoforme Störungen
- Akathisie, tardive Dystonien
- Krampfanfälle (hier parenterale Anwendungsmöglichkeit wichtig)
- Alkoholentzugssyndrom
- Stupor
- Delir

Grundsätzlich ist zu beachten, dass Benzodiazepine nicht antipsychotisch oder antidepressiv wirken. Sie kupieren lediglich Angst- und Anspannungssymptome im Rahmen dieser Erkrankungen bzw. verbessern den Schlaf. Die positive Wirkung ist unmittelbar nach Beendigung der Therapie nicht mehr vorhanden. Mit Ausnahme von akuten und zeitlich begrenzten Situationen sollten Benzodiazepine nur dann gegeben werden, wenn gleichzeitig langfristige und spezifische Therapiestrategien angewandt werden, die im weiteren Verlauf die Benzodiazepinbehandlung ersetzen können.

! Benzodiazepine sollen in aller Regel nicht länger als 4–6 Wochen verabreicht werden. Ein spezifisches Gesamtbehandlungskonzept muss vorhanden sein. Es besteht ein Abhängigkeits- und Missbrauchsrisiko (abgeschwächt auch für *Zaleplon*, *Zolpidem* und *Zopiclon*).

Nur in äußerst seltenen Fällen und nur nach sorgsamer Abwägung bzw. Risikoanalyse kann es sinnvoll sein, Benzodiazepine in gleichbleibender Dosis über

◘ Tab. 7.26. Einteilung der in Deutschland verfügbaren Benzodiazepine (inklusive *Zolpidem*, *Zopiclon* und *Zaleplon*) in Wirkungs- und Anwendungscharakteristik

Anxiolytika	Hypnotika	Muskelrelaxanzien	Antikonvulsiva
Alprazolam	*Brotizolam*	*Diazepam*	*Clobazam*
Bromazepam	*Flunitrazepam*	*Tetrazepam*	*Clonazepam*
Chlordiazepoxid	*Flurazepam*		*Diazepam*
Clobazam	*Loprazolam*		*Lorazepam*
(Clonazepam)	*Lormetazepam*		
Diazepam	*Nitrazepam*		
Dikaliumclorazepat	*Temazepam*		
Lorazepam	*Triazolam*		
Medazepam	*Zaleplon*		
Oxazepam	*Zolpidem*		
Prazepam	*Zopiclon*		

Midazolam ist wegen lediglich intensiv- und notfallmedizinischer Anwendung nicht aufgeführt. Mehrfachnennungen sind möglich.

▼

einen längeren Zeitraum zu verabreichen (z. B. schwere therapieresistente Angsterkrankungen, bereits bestehende Low-dose-Abhängigkeit im Alter). In solchen Fällen sollte zuvor aber immer psychiatrische Hilfe genutzt werden.

Grundsätzlich sind auch **paradoxe Effekte** von Benzodiazepinen möglich, während der es zur Agitiertheit, Aggression und Verwirrtheit kommen kann. Dies ist insbesondere bei organisch kranken oder alten Patienten sowie bei Kindern gehäuft zu beobachten. Solche Wirkungen richtig zu erkennen und zu bewerten ist wichtig, um nicht aufgrund der Unruhe die Dosis des Benzodiazepins weiter zu erhöhen.

7.7.3 Pharmakokinetik

Die Pharmakokinetik ist insbesondere bei dem Einsatz von Benzodiazepinen wichtig. Die hohe Lipophilie bewirkt eine rasche Anflutung zerebral. *Diazepam* besitzt die rascheste Wirkentfaltung. Selbst nach oraler Applikation kommt es innerhalb von 20 min zum Einsetzen der Wirkung. Bei parenteraler Applikation kann die Wirkung bereits während der Injektion beobachtet werden. Bei höheren intravenösen Dosen sollte deshalb fraktioniert injiziert werden.

Die meisten Benzodiazepine werden in der Leber demethyliert und hydroxyliert. Benzodiazepine mit bereits vorhandenen Hydroxygruppen können direkt weiter glukuronidiert und ausgeschieden werden (*Temazepam*, *Lorazepam*, *Lormetazepam*, *Oxazepam*). Die beteiligten Enzyme bei der Phase-I-Metabolisierung sind nicht vollständig einheitlich; CYP3A4 ist jedoch häufig involviert. Medikationen mit Einfluss auf CYP3A4 sowie Leberfunktionsstörungen können die Halbwertszeit der Substanzen hochgradig verändern und zur Kumulation führen. Insbesondere Substanzen mit aktiven Metaboliten (z. B. *Diazepam*) sind diesbezüglich gefährdet (◘ Tab. 7.27).

◘ Tab. 7.27. Eigenschaften der in Deutschland verfügbaren Benzodiazepine und Nichtbenzodiazepine (Angabe nur der wichtigsten und aktiven Metaboliten)

Präparat	Indikation[a]	Phase-I-Metabolismus	CYP-Isoenzym	t_{max} [h]	$t_{1/2}$ [h]	K_i	Übliche Dosis
Alprazolam (z. B. *Tafil*®)	T	+	3A4	1–2	12–15	4,8	2- bis 4-mal/Tag 0,25–0,5 mg
Bromazepam (z. B. *Lexotanil*®)	T	+	3A4	2	15–28		2- bis 4-mal/Tag 3–6 mg
Brotizolam (z. B. *Lendormin*®)	H	+	3A4	0,5–2	3,1–8,4	0,9	2-mal/Tag 0,25 mg
Chlordiazepoxid (z. B. *Multum*®) Met.: N-Desmethyl-Chl., Demoxepam, N-Desmethyl-Diaz.	T	+	3A4	0,5–3	6–37 18 37 30–100		1- bis 2-mal/Tag 25 mg
Clobazam (Frisium®) Met.: N-Desmethyl-Clo.	T	+	2C19, 3A4	0,25–4 24–72	18 36–80(120)		20–30 mg
Clonazepam (z. B. *Rivotril*®)	C	+	3A4	2–3	30–40	0,5	2–5 mg/Tag i.v.: 1 mg langsam
Diazepam (z. B. Valium®) Met.: N-Desmethyl-Diaz., *Temazepam, Oxazepam*	T	+	2C19; 3A4	0,2–2	24–48 30–100 10–20 5–15	9,6	2–15 stationär bis 60 mg, Entzug: bis 240 mg i.v.: 10 mg (max. 40 mg)
Dikaliumclorazepat (*Tranxilium*®) Met.: N-Desmethyl-Diaz, *Oxazepam*	T	+	Prodrug für N-Desmethyl-Diazepam	0,5–1	2–2,5 30–100 5–15		10–20 mg i.v.: 50–100 mg (nur stationär)

▼

7

Tab. 7.27. (Fortsetzung)

Präparat	Indikation[a]	Phase-I-Metabolismus	CYP-Isoenzym	t_{max} [h]	$t_{1}/_{2}$ [h]	K_{I}	Übliche Dosis
Flunitrazepam (z. B. *Rohypnol®*)	H	+	3A4	0,5–2	16–35	3,8	1 mg
Flurazepam (z. B. *Dalmadorm®*) Met.: N-Hydroxyethyl-F., N-Desalkyl-Fluraz.	H	+	Prodrug für 2 aktive Metaboliten	1–3 1–4 1–24	3,1 2,3–3,4 19–133		15–30 mg, bis 60 mg (stationär)
Loprazolam (*Sonin®*) Met.: Piperazin-N-Oxid	H	+	3A4	2,5 4,5	6–8 4–10		1–2 mg
Lorazepam (z. B. *Tavor®*)	T	–	–	1–2,5	12–16	3,8	2- bis 4-mal/Tag 0,25–1 mg
Lormetazepam (z. B. *Noctamid®*)	H	(–)	(–)	1–2	8–15		0,5–1 mg
Medazepam (z. B. *Rudotel®*) Met.: *Diazepam*, N-Desmethyl-Diaz., *Oxazepam*	T	+	Prodrug	1–2	2 24–48 30–100 4–15		1- bis 3-mal 10 mg
Nitrazepam (z. B. *Imeson®*)	H	+	2D6; 3A4	0,5–2	25–30	12	2,5–5 mg
Oxazepam (z. B.*Adumbran®*)	T	–	–	1–3	4–15	17	2- bis 4-mal 10 mg
Prazepam (z. B. *Demetrin®*) Med.: N-Desmethyl-Diaz	T	+	Prodrug für N-Desmethyl-Diazepam	0,5–4 2–8	1–2 30–100		10–30 mg
Temazepam (z. B. *Planum®*)	H	–	–	1	5–14	23	10 mg
Tetrazepam (z. B. *Musaril®*) Met.: Nortetrazepam u. a.	M	+	3A4	0,5	13–45 25–52		50–200 mg
Triazolam (*Halcion®*)	H	+	3A4	0,7–2,4	1,5–5	0,4	0,125–0,25 mg
Zaleplon (*Sonata®*)	H	+	3A4; Aldehydoxidase	1	1		10 mg
Zolpidem (z. B. *Stilnox®*)	H	+	3A4	0,5–3	2–4		10 mg
Zopiclon (z. B. *Ximovan®*)	H	+	3A4	1,5–2	5		7,5–15 mg

[a] H: Hypnotikum; T: Tranquilizer; M: Muskelrelexans; C: Antikonvulsivum.

7.7.4 Gewöhnung, Abhängigkeit, Rebound

Mittlerweile ist bestens bekannt, dass Benzodiazepine, aber auch *Zaleplon*, *Zolpidem* und *Zopiclon* in abgeschwächtem Maße, ein Abhängigkeitsrisiko in sich bergen. Dabei scheinen Substanzen mit rascher und starker Wirkung besonders gefährdend zu sein (z. B. *Flunitrazepam*). Insbesondere bei ambulanter Behandlung stellt die verminderte Kontrollmöglichkeit ein Risiko dar. Häufig üben auch Patienten einen erheblichen Druck aus, da sie z. T. das Gefühl haben, mit einem Benzodiazepin erstmals ein Präparat genommen zu haben, das ihnen »richtig hilft«. Deshalb ist ein regelmäßiger Gebrauch über 4–6 Wochen hinaus nicht zu empfehlen. Ein abruptes Absetzen von Benzodiazepinen nach längerer (mehrwöchiger) Anwendung ist unbedingt zu vermeiden. Benzodiazepinentzugssyndrome können den Patienten vital gefährden.

Dennoch ist nicht jeder Absetzeffekt ein Entzugssyndrom. Man unterscheidet:

Rückfallsymptome: Die Symptomatik der Grunderkrankung tritt nach Absetzen der Benzodiazepine rasch wieder auf.

Reboundeffekt: Die Symptome der Grunderkrankung treten nach Beendigung der Therapie stärker als zuvor wieder auf. Dies ist bereits ein Effekt der GABA-Rezeptor-Hinunterregulation.

Entzugssymptomatik: Dabei treten aufgrund des relativen GABA-Wirkungsmangels Symptome der Erregung auf, die zuvor nicht bestanden haben und charakteristisch für einen Benzodiazepinentzug sind:
- Angst, Unruhe, Erregbarkeit
- Irritierbarkeit
- Insomnie
- Übelkeit, Erbrechen
- Schwitzen
- Tremor
- Kopfschmerzen
- Muskuläre Verspannungen

In schweren Fällen kann es zu erheblichen deliranten und neurologischen Syndromen kommen mit:
- Verwirrtheit, Delir
- Angsthafte Agitiertheit
- Uncharakteristische, oft optische Wahrnehmungsstörungen
- Halluzinationen
- Faszikulationen
- Epileptische Anfälle

Ein Benzodiazepinentzugssyndrom ist grundsätzlich durch das langsame Ausschleichen – im besten Fall – der gleichen Substanz zu vermeiden bzw. zu behandeln (▶ Kap. 17)

7.7.5 Benzodiazepine im Alter bzw. bei organischen Erkrankungen

Besonders bei älteren Patienten sind die metabolischen Bedingungen zu beachten. Ältere Patienten zeigen einen verlangsamten Metabolismus. Die häufig ohnehin langwirksamen Benzodiazepine bzw. deren Metaboliten neigen dann rasch zur Kumulation. So können beispielsweise die Metaboliten von *Diazepam* Halbwertszeiten bis zu 200 h erreichen, sodass selbst bei gleichbleibender Dosis ein Steady state erst nach 5 Wochen erreicht wird. Dies zwingt zu deutlich niedrigeren Dosierungen im Alter, bei Leberfunktionsstörungen sowie bei Begleitmedikation mit CYP3A4-inhibierender Wirkung.

Die Gefahr einer Überdosierung bei älteren Patienten liegt nicht nur in einer atemdepressiven Wirkung, sondern auch in einer deutlich erhöhten Sturzgefahr aufgrund von muskelrelaxierenden Wirkungen und einer Ataxie durch Benzodiazepine. Bei alten oder multimorbiden Patienten sollte zu Beginn einer Benzodiazepinbehandlung auch auf eine mögliche paradoxe Benzodiazepinwirkung geachtet werden. Dennoch können Benzodiazepine für diese Patientengruppe bei deliranten Syndromen hilfreich sein.

7.7.6 Nebenwirkungen

- Das größte Risiko im Rahmen einer längerfristigen Benzodiazepinbehandlung liegt in der Toleranzentwicklung mit konsekutiver Dosissteigerung, welche die Gefahr einer Abhängigkeitserkrankung in sich birgt.
- Nach mehrwöchigem kontinuierlichem Benzodiazepinkonsum muss mit Rebound und Entzugssyndromen gerechnet werden (s. oben).
- Gehäuft kommt es zu einer sogenannten **Niedrig-Dosis-Abhängigkeit**, bei der Patienten die Substanz dauerhaft, aber in grundsätzlich therapeutischen Dosen und ohne jede Dosissteigerung einnehmen.
- Der langfristige Konsum von Benzodiazepinen führt zur chronischen Antriebsschwäche, Niedergestimmtheit, zu kognitiven Störungen, zum Libidoverlust und zur muskulären Schwäche.

- Sedation kann einerseits die gewünschte Hauptwirkung darstellen, beim Einsatz als Anxiolytikum oder Muskelrelaxans aber auch als unerwünschte Nebenwirkung erlebt werden. Auch beim Einsatz als Hypnotikum kommt es häufig zum sogenannten Hang-over mit Tagesmüdigkeit und Konzentrationsstörungen.
- Aufgrund der muskelrelaxierenden Wirkung kann es zu einer Sturzgefahr kommen.
- Bei hohen Dosen, insbesondere bei parenteraler Verabreichung, kann es zu Blutdruckabfällen bzw. zu Herzrhythmusstörungen kommen.
- Bei Überdosierungen oder in Kombination mit anderen sedierenden Medikamenten kommt es häufig zu Dysarthrie, Schwindel und Ataxie sowie zu Doppelbildern.
- Weiterhin kann es bei schweren Intoxikationen, v. a. in Kombination mit Alkohol oder Opiaten, zur Atemdepression kommen.
- Bei rascher und hoher Aufdosierung kann eine anterograde Amnesie auftreten.
- Selten tritt eine paradoxe Benzodiazepinwirkung mit Agitiertheit, Aggressivität bis hin zum Delir auf.

! Während einer Therapie mit Benzodiazepinen muss der Patient darüber aufgeklärt werden, dass er nicht aktiv am Straßenverkehr teilnehmen darf.

7.7.7 Kontraindikationen

- Benzodiazepine sollten ambulant grundsätzlich nicht bei Patienten mit stoffgebundenen Abhängigkeitserkrankungen eingesetzt werden, unter stationären Bedingungen nur unter besonderer Risiko-Nutzen-Abwägung.
- Niemals sollten Benzodiazepine bei Patienten mit akuten Intoxikationen verabreicht werden, auch wenn sich diese aversiv oder fremdaggressiv verhalten.
- Es besteht eine absolute Kontraindikation bei der Myasthenia gravis.
- Bei chronischer respiratorischer Insuffizienz oder akuten pulmonalen Erkrankungen ist die Indikation streng zu stellen.
- Bei Schlafapnoesyndromen sollte eher auf den Einsatz von Benzodiazepinen verzichtet werden.
- Leber- und Nierenerkrankungen nötigen zur Dosisanpassung.
- Das akute Winkelblockglaukom wird von einigen Herstellern erwähnt.

7.8 Nichtbenzodiazepin-Anxiolytika

7.8.1 Buspiron

Wirkungsweise. *Buspiron* (z. B. *Bespar®*) wirkt als kompletter Agonist an präsynaptischen $5HT_{1A}$-Rezeptoren sowie als partieller Agonist an den postsynaptischen $5HT_{1A}$-Rezeptoren. Das Serotoninsystem ist in die Regulation von Emotion und Affektsteuerung involviert. Die Wirkung des *Buspiron* am $5HT_{1A}$-Rezeptor bewirkt eine Reduktion der neuronalen Feuerrate und der Serotoninsynthese. Der anxiolytische Effekt von *Buspiron* ist im zeitlichen Verlauf nicht mit den Benzodiazepinen zu vergleichen. Die Wirkung entwickelt sich innerhalb von mehreren Wochen. *Buspiron* ist dafür frei von jeder Wirkung auf den $GABA_A$-Rezeptor und führt insofern nicht zu Toleranz und Abhängigkeit. Die Wirksamkeit von *Buspiron* ist für die generalisierte Angststörung belegt, nicht jedoch bei phobischen Erkrankungen oder bei Panikstörungen. *Buspiron* kann deshalb nicht wie ein Benzodiazepin nosologieübergreifend eingesetzt werden.

Nebenwirkungsprofil. Die häufigsten Nebenwirkungen bestehen in Schwindel, Kopfschmerz und Übelkeit, bisweilen empfinden Patienten Agitiertheit, Nervosität und Schlafstörungen. Insgesamt ist das Nebenwirkungsprofil äußerst benigne und die Anwendungssicherheit sehr hoch. Auch für *Buspiron* werden die Myasthenie und das Winkelblockglaukom als Kontraindikation angegeben. Die Halbwertszeit für *Buspiron* ist mit 2–3 h sehr kurz, die Metabolisierung erfolgt wie bei den meisten Benzodiazepinen über CYP3A4. Einer der Hauptmetaboliten, das 1-Pyrimidinylpiperazin (1-PP), scheint eine α_2-inhibitorische Wirkung zu haben. Es kommt im Allgemeinen nicht zu einer nennenswerten Kumulation. Dennoch sollte die Dosis bei Leber- und Nierenerkrankungen angepasst werden. Die Dosis sollte bei 15 mg pro Tag beginnen und nach einem Intervall von einer Woche alle 3 Tage bis auf 30–60 mg erhöht werden.

7.8.2 Hydroxizin

Hydroxizin (z. B. *Atarax®*) verfolgt einen einfachen H_1-rezeptorenantagonistischen Mechanismus. Dadurch werden vermutlich sedierende und anxiolytische Effekte vermittelt. Im Vergleich zu *Buspiron* scheint *Hydroxizin* ungefähr gleich wirksam; die Datenlage ist jedoch dünn. Wegen der H_1-antagonistischen Wirkung ist *Hydroxizin* nachvollziehbar auch bei Allergien sowie im Rahmen der Insomnie wirksam. Zu beachten sind allerdings deutliche anticholinerge Nebenwirkungen mit den entsprechenden Risiken und Kontraindikationen. Ansonsten kann es zu nachvollziehbaren Nebenwirkungen wie Schwindel, Sedation und kognitiven Störungen kommen, paradoxe Reaktionen wurden beobachtet. Die Dosierung reicht von 30 bis 75 mg.

7.8.3 Opipramol

Opipramol (z. B. *Insidon®*) ist in der ambulanten Praxis eine häufig verordnete Substanz. Sie ist primär ein H_1-Rezeptorantagonist, zeigt aber weiterhin auch antidopaminerge und antiserotonerge ($5HT_{2A}$) Wirkungen. Die Zulassung besteht für die generalisierte Angststörung sowie für Somatisierungsstörungen. Häufig wird *Opipramol* nosologieübergreifend als leichtes Anxiolytikum eingesetzt. Hier hilft sicher die sedierende antihistaminerge Komponente. Als trizyklische Substanz sind jedoch auch bei *Opipramol* anticholinerge Nebenwirkungen zu beachten. Die Dosierung liegt bei 50–300 mg pro Tag.

7.9 Nichtbenzodiazepin-Hypnotika

7.9.1 Chloralhydrat

Chloralhydrat ist bereits seit 1869 als Hypnotikum im Gebrauch. *Chloralhydrat* wirkt agonistisch am $GABA_A$-Rezeptor, evtl. bestehen auch Wirkungen am NMDA-Rezeptor. *Chloralhydrat* führt wie Barbiturate und Benzodiazepine zu Toleranz und Gewöhnung. Dementsprechend gibt es eine Kreuztoleranz mit Alkohol, Barbituraten und Benzodiazepinen. Im Gegensatz zu Benzodiazepinen zeigt *Chloralhydrat* keine muskelrelaxierenden Eigenschaften, weshalb es gerne in der Gerontopsychiatrie eingesetzt wird. Die therapeutische Breite ist gering. Während die maximale Tagesdosis bis zu 1500 mg angegeben ist, können 10 g (im Einzelfall bereits 5 g) tödlich sein. *Chloralhydrat* ist ein Prodrug, die Plasmahalbwertszeit liegt bei 4 min. Der aktive Metabolit Trichlorethanol hat eine Halbwertszeit von 7–10 h und wird danach nur noch glukuronidiert, sodass eine Kumulation des Metaboliten kaum möglich ist. *Chloralhydrat* wird von der Herstellerfirma traditionell als *Chroraldurat® rot* und *Chloraldurat blau®* angeboten. Die »blaue« Version ist durch eine verzögerte Freisetzung gekennzeichnet. Die t_{max} liegt bei 2,5 h. Insofern wird *Chloraldurat rot®* bei Einschlafstörungen und *Chloraldurat blau®* bei Durchschlafstörungen verwendet.

Nebenwirkungen. Im Bereich der Nebenwirkungen ist neben nachvollziehbaren Wirkungen wie Sedierung, Übelkeit, Schwindel, Kopfschmerzen etc. besonders mit allergischen Reaktionen sowie mit QTc-Zeit-Verlängerungen zu rechnen.

Kontraindikationen. *Chloralhydrat* sollte nicht eingesetzt werden bei Patienten mit stoffgebundenen Abhängigkeitserkrankungen, Patienten mit Leber- und Niereninsuffizienz, Herz- Kreislauf-Erkrankungen sowie bei Patienten unter Cumarinbehandlung, da *Chloralhydrat* die Wirkung von Cumarinen verstärken kann.

7.9.2 Antihistaminika

Derzeit befinden sich 3 Wirkstoffe mit der Zulassung als Hypnotikum auf dem Markt:

- *Diphenhydramin* (z. B. *Sediat®*)
- *Doxylamin* (z. B. *Hoggar®*)
- *Promethazin* (z. B. *Atosil®*)

Diphenhydramin* und *Doxylamin gehören zur Gruppe der Dimethylethylamine. *Promethazin* ist ein Phenothiazin. Die Besonderheit der Dimethylethylamine besteht in der überraschenderweise freien Verkäuflichkeit. Dagegen ist die Toxizität dieser Substanzen keineswegs niedrig. Einerseits kann es durch die deutlich sedierenden antihistaminergen Effekte zu Atemdepression und Koma kommen. Andererseits komplizieren signifikante anticholinerge Eigenschaften das klinische Bild einer Intoxikation. Zusätzlich zu Sedation, Konzentrationsstörungen und anticholinergen Nebenwirkungen bewirken Dimethylethylamine auch gastrointestinale Beschwerden und Blutbildveränderungen. Neben der Indikation als Hypnotikum werden diese Substanzen häufig auch als Antiemetika eingesetzt.

Promethazin zeigt trotz der Phenothiazinstruktur keine signifikante D_2-antagonistische Wirkung, besitzt aber durchaus relevante antihistaminerge und antiadrenerge Wirkungen. Wie auch bei den Dimethylethylaminen wird das Nebenwirkungsspektrum durch eine relevante anticholinerge Wirkung verkompliziert. Die antiadrenerge Wirkung führt häufig zu orthostatischen Problemen.

Antihistaminika werden trotz der nicht zu vernachlässigenden Nebenwirkungen hochfrequent bei chronischen Schlafstörungen eingesetzt, da eine weitestgehend sichere Schlafinduktion bei nicht vorhandenem Abhängigkeitsrisiko gewährleistet ist. Bei Halbwertszeiten bis zu 12 h ist jedoch auch bei diesen Substanzen mit einem Hang-over sowie einer Tagesmüdigkeit zu rechnen. In Abwesenheit aktiver Metaboliten und eines benignen Metabolisierungsprofils kommt es in der Regel nicht zu einer Kumulation. Auch unter dem Einfluss dieser Substanzen sollten Patienten nicht aktiv am Straßenverkehr teilnehmen.

7.9.3 Tryptophan

L-Tryptophan ist eine essenzielle Aminosäure, die u. a. die Vorstufe zu Serotonin darstellt. Es muss davon ausgegangen werden, dass die klinische Wirkung über eine erhöhte Biosythese des Botenstoffs Serotonin erzielt wird. Die günstige Beeinflussung von Insomnien scheint recht sicher. Tryptophan sollte hier wegen der eher schwächeren Akutwirkung hauptsächlich für chronische Insomnien eingesetzt werden. In Hinblick auf die naheliegende Wirksamkeit bei depressiven Erkrankungen ist die Datenlage kontrovers. Es kommt nicht zur Toleranz oder Gewöhnung.

Tryptophanpräparate waren über etliche Jahre vom Markt genommen worden, da sie im Verdacht standen, ein Eosinophilie-Myalgie-Syndrom auszulösen. Dies schien man jedoch auf Verunreinigungen beim Herstellungsprozess zurückführen zu können. Im Rahmen einer neueren Metaanalyse konnte keine Häufung festgestellt werden. Von der eingenommenen Menge wird nur ein geringer Teil zu Serotonin umgebaut und kann zentral wirken. 95% der Menge werden peripher zu Kynurenin verstoffwechselt. Es kommt hauptsächlich zu Schwindel, Kopfschmerz und Lichtempfindlichkeit. Bei Patienten mit Hypertonie kann es zu einem Blutdruckabfall kommen.

! Beim Einsatz von *L-Tryptophan* muss v. a. in Kombination mit anderen serotonerg wirksamen Medikamenten die Möglichkeit eines Serotoninsyndroms beachtet werden.

Bezüglich gefährlicher Medikamentenkombinationen sind vorrangig Antidepressiva mit serotoninabbau- oder rückaufnahmehemmender Wirkung zu nennen: MAOH, SSRI, TZA mit starker SERT-Inhibition (z. B. *Clomipramin*) und SSNRI. Weiterhin kann Tryptophan aufgrund der hohen Eiweißbindung andere Wirkstoffe mit hoher Plasmaeiweißbindung aus der Bindung verdrängen und zur Wirkungsverstärkung beitragen. *L-Tryptophan* wird in der Regel in 500-mg-Schritten bis 2 g/Tag aufdosiert.

7.10 Antidementiva

Auf dem Markt der Antidementiva befinden sich etliche Präparate aus dem phytotherapeutischen Bereich oder sonstige Substanzen, für die ein sicherer Wirksamkeitsnachweis nicht erbracht ist. Hier wird lediglich auf Substanzen eingegangen, für die eine Wirksamkeit bei Demenzerkrankten sicher beschrieben ist. Es handelt sich dabei grundsätzlich um Acetylcholinesterasehemmer sowie um den NMDA-Rezeptorantagonisten *Memantin*.

7.10.1 Acetylcholinesterasehemmer

Wirkungsweise. Der Wirkungsmechanismus dieser Substanzgruppe ergibt sich aus dem Namen. Durch die Blockade der Acetylcholinesterase wird die synaptische Konzentration von Acetylcholin deutlich erhöht. Es wird angenommen, dass durch die β-Amyloidablagerungen bei Alzheimer-Demenz u. a. cholinerge Nervenstrukturen im Nucleus basalis Meynert betroffen sind. Einflüsse von pro- und anticholinergen Substanzen auf die Kognition bieten diesem Wirkansatz eine theoretische Grundlage. Es scheint jedoch keineswegs der Fall zu sein, dass diese Substanzklasse spezifisch bei Alzheimer-Demenz wirkt. Auch bei Demenzformen aufgrund sonstiger Erkrankungen (z. B. vaskuläre Demenz, Parkinson-Demenz) scheinen Acetylcholinesterasehemmer einen günstigen Einfluss zu haben. Die Zulassung besteht für *Donepezil* und *Galantamin* aber ausschließlich für die leichte und mittelschwere Demenz vom Alzheimer-Typ. Für *Rivastigmin* besteht zusätzlich auch eine Zulassung für die Parkinson-Demenz.

Die Wirkeffekte hinsichtlich einer Verbesserung der Kognition sind gering (je nach Studie ca. 3 Punkte Verbesserung in der 70 Punkte zählenden ADAS-Cog nach einem halben Jahr). Es ist aber zu berücksichtigen, dass es sich bei der Alzheimer-Demenz um eine progrediente Erkrankung handelt. Man könnte die Wirksamkeit auch als Zeitgewinn bei der Progredienz der Erkrankung um ca. ein Jahr beschreiben. Es ist unklar, ob die Geschwindigkeit des Krankheitsprozesses im weiteren Verlauf günstig beeinflusst wird. Es scheint keine gravierenden Unterschiede in der Wirksamkeit der Präparate zu geben, wohl aber im Profil und auch im Ausmaß der – nicht zu vernachlässigenden – Nebenwirkungen.

Donepezil

Die Therapie mittels *Donepezil (Aricept®)* wird mit einer **Dosis** von 5 mg/Tag begonnen; bei Verträglichkeit wird nach einem Monat auf 10 mg/Tag erhöht. Typische **Nebenwirkungen** sind Effekte des cholinergen Wirkmechanismus: Appetitstörungen, Übelkeit, Erbrechen, Diarrhö, aber auch Bradykardien und Hypotonie. Es kann zu Schwindel, Müdigkeit sowie zu Synkopen kommen. Auch Verwirrtheitszustände sind möglich. Gelegentlich kann es zu Magen- und Duodenalulzera sowie zu Leberfunktionsstörungen kommen. Kardial sind Bradyarrhythmien und Erregungsüberleitungsstörungen zu beachten. Weiterhin sinken die Krampfschwelle und die Funktionsfähigkeit des extrapyramidalmotorischen Systems. **Kardiale Kontraindikationen** sind zu beachten. Patienten mit Sinusknotensyndrom (Sick-Sinus-Syndrom) oder anderen supraventrikulären Störungen der Erregungsleitung des Herzens, wie sinuatrialem oder atrioventrikulärem Block, sollten nicht oder nur mit größter Sorgfalt behandelt werden. Auch eine Ulkusanamnese bzw. die gleichzeitige Einnahme von nichtsteroidealen Antiphlogistika nötigt zur Vorsicht bzw. Zurückhaltung. Asthma bronchiale gilt ebenfalls als Kontraindikation.

! Vor Narkosen ist zu berücksichtigen, dass *Donepezil* die Wirkung von Muskelrelaxanzien verstärkt. *Donepezil* muss wegen der langen Halbwertszeit (70–80 h) sehr frühzeitig vor geplanten Operationen abgesetzt werden.

Galantamin

Galantamin (Reminyl®) zeichnet sich gegenüber den 2 anderen Substanzen durch eine zusätzliche allosterische Modulation nikotinerger Rezeptoren, welche die Affinität für endogenes Acetylcholin erhöht, und einen rezeptormodulierenden Effekt aus. Die **Nebenwirkungen** ähneln denen von *Donepezil*, zusätzlich werden kardiale Ischämien, Niereninsuffizienz, Harnwegsinfekte, Tinnitus, Tremor sowie Parästhesien angegeben. Insgesamt scheinen Nebenwirkungen aber nicht häufiger als unter *Donepezil* aufzutreten. Der Hersteller weist allerdings darauf hin, dass die Mortalitätsrate (häufig zurückgehend auf ischämische Ereignisse) erhöht ist. Als Gegenanzeigen werden insbesondere Leber- und Nierenfunktionsstörungen angegeben. Es ist auch bei kardiovaskulären und zerebrovaskulären Vorerkrankungen Vorsicht angebracht. Die sonstigen relativen **Kontraindikationen** bzw. Warnhinweise gelten ähnlich wie bei *Donepezil*. Die **Eindosierung** von *Galantamin* beginnt mit 2-mal 4 mg/Tag; alle 4 Wochen soll bei Verträglichkeit um weitere 2-mal 4 mg/Tag gesteigert werden. Die Maximaldosis liegt bei 16–24 mg/Tag.

! Aufgrund des Wirkprinzips ist auch bei *Galantamin* mit verstärkten Wirkungen von Muskelrelaxanzien zu rechnen, die kürzere Halbwertszeit (7,5 h) macht Eingriffe jedoch rascher planbar.

Rivastigmin

Rivastigmin (Exelon®) bewirkt als einziger Esteraseinhibitor eine kovalente Bindung mit dem Enzym, sodass die Hemmung der Esterase über die Verfügbarkeit der Substanz im Plasma hinausreicht. Während die Plasma-Halbwertszeit ca. 2 h beträgt, hält die Wirkung am Enzym für ca. 10 h an. *Rivastigmin* soll die Acetylcholinesterase präferenziell hippokampal inhibieren. Weiterhin ist *Rivastigmin* ein Inhibitor der Butyrylcholinesterase. *Rivastigmin* wird CYP-unabhängig von der Acetylcholinesterase hydrolysiert; die Metaboliten unterliegen einer **renalen Elimination**. Die häufigsten **Nebenwirkungen** stellen ebenfalls procholinerge Nebenwirkungen wie bei den anderen Substanzen dar. Insgesamt treten diese im Vergleich zu den anderen Substanzen eher gehäuft auf. Auch kardiale Ischämiezeichen (Angina pectoris) sind explizit aufgeführt. Generell ist der Einsatz von *Rivastigmin* bei Patienten mit Arrhythmien sowie bei Patienten mit Niereninsuffiziens nur unter besonderer Nutzen-Risiko-Abwägung zu empfehlen. Häufig kommt es auch zur Anorexie. Es sind grundsätzlich die gleichen **Kontraindikationen** und Warnhinweise wie bei *Donepezil* gegeben. Die **Dosierung** beginnt mit 2-mal 1,5 mg und kann 2-wöchentlich um 3 mg/Tag gesteigert werden (bis max. 12 mg/Tag).

7.10.2 Memantin

Das **Wirkprinzip** folgt einem anderen Wirkprinzip als die Acetylcholinesterase-Inhibitoren. *Memantin (Axura®, Ebixa®)* ist ein spannungsabhängiger nichtkompetitiver und moderater Antagonist am NMDA-Rezeptor. *Memantin* ist zugelassen zur Behandlung bei mittelschweren bis schweren Formen der Alzheimer-Demenz. Damit unterscheidet sich *Memantin* von den Acetylcholinesterase-Inhibitoren. Für die Wirksamkeit bei anderen Demenzformen gibt es Hinweise. Das **Nebenwirkungsprofil** erscheint insgesamt benigner als bei den Acetylcholinesterase-Inhibitoren. Die häufigsten Nebenwirkungen stellen Schwindel, Kopfschmerzen, Übelkeit und Obstipation sowie Blutdruckerhöhungen dar. Relevant ist in der Eindosierungsphase die Möglichkeit von Verwirrtheitszuständen und Delirien. Die Substanz ist in solchen Fällen unmittelbar abzusetzen. Auch das

Krampfanfallrisiko ist erhöht. Mit gewisser Vorsicht sollte die Substanz bei Patienten mit Herzinsuffizienz, kardiovaskulären Herzerkrankungen, instabilem Bluthochdruck sowie bei Patienten mit vorbekannten Krampfanfällen und bei Niereninsuffizienz eingesetzt werden. Die **Eindosierung** wird mit 5 mg/Tag begonnen und kann wöchentlich um weitere 5 mg/Tag bis zu einer Erhaltungsdosis von 20 mg/Tag gesteigert werden.

7.11 Stimulanzien

Als Stimulanzien werden gemeinhin Substanzen bezeichnet, welche die Aktivität bzw. Leistungsfähigkeit der kognitiven Leistungen erhöhen sollen. Entsprechende Substanzen (z. B. Amphetamine, Theophyllin, im weitesten Sinne auch Kokain) sind hauptsächlich als suchtgefährdende Substanzen bekannt. Es gibt aber 2 als Stimulanzien klassifizierte Wirkstoffe, die einen therapeutischen Nutzen besitzen und in Deutschland auch zur Therapie psychischer Erkrankungen zugelassen sind:

- *Methylphenidat*
- *Modafinil*

Die Substanzen werden hier nur kurz dargestellt, da unter Berücksichtigung des potenziellen Abhängigkeitsrisikos eine präzise psychiatrische Diagnostik vorangestellt werden muss. Der Einsatz dieser Substanzen in der Hausarztpraxis ist nur im Ausnahmefall zu empfehlen.

7.11.1 Methylphenidat

Wirkung. Diese Substanz besitzt pharmakodynamisch ähnliche Wirkungen wie Kokain. Es blockiert den Dopamin- und den Noradrenalintransporter und erhöht somit die Dopamin- und Noradrenalinkonzentrationen. Dass *Methylphenidat* (z. B. *Ritalin®*) ein nachweislich geringeres Abhängigkeitsrisiko bei Patienten hat als Kokain, mag an der langsameren Kinetik der Substanz liegen (t_{max}: 2 h, HWZ: 2 h). Die retardierte Form zeigt eine verzögerte Wirkstofffreisetzung und eine Wirkdauer von 12 h. Die Wirksamkeit von *Methylphenidat* für ADHD-Erkrankungen im Kindes- und Jugendalter ist belegt, ebenso die bei Narkolepsie. Auch für ADHD-Erkrankungen im Erwachsenenalter liegen Wirksamkeitsbeschreibungen vor, eine Zulassung besteht dafür jedoch nicht. Der Wirkmechanismus bleibt unklar. Einerseits ist es möglich, dass die erhöhte basale Dopaminkonzentration ein dysfunktionales Belohnungssystem positiv beeinflusst, andererseits könnte aber auch eine konsekutiv autoregulativ verminderte Feurerate doapminerg innnervierter Neurone bedeutsam sein.

Nebenwirkungsprofil. Hinsichtlich der Nebenwirkungen ist primär das Risiko einer Abhängigkeitsentwicklung zu nennen. Dem Mechanismus des Wirkprinzips folgend sind häufig sympathomimetische Nebenwirkungen zu beobachten: Insomnie, Tachykardie, Arrhythmien, Hypertonie, Übelkeit, Erbrechen, Akkomodationsstörungen, Mundtrockenheit und Appetitminderung. Ferner kann es zu Krampfanfällen, Psychose-Induktion, Tics und Reboundphänomen nach Absetzen kommen. Selten sind klinisch relevante hepatische oder Blutbildveränderungen. Es sind weiterhin dermatologische Komplikationen von Haarausfall bis hin zum Erythema exsudativum multiforme berichtet worden. Kontraindikationen bestehen daher in Suchterkrankungen, Psychoseerkrankungen sowie in relevanten Herz-Kreislauf-Erkrankungen. Ebenfalls sollten keine Patienten mit Epilepsie, Gilles-de-la-Tourette-Syndrom oder Ticstörungen sowie Patienten mit Hyperthyreose, Phäochromozytom oder MAOH-Behandlung *Methylphenidat* einnehmen. Die **Tagesdosis** sollte bedarfsorientiert von initial 5 mg/Tag auf maximal 60 mg/Tag gesteigert werden.

7.11.2 Modafinil

Wirkung. Der Wirkmechanismus von *Modafinil (Vigil®)* ist weit weniger gut beschrieben. Es besteht eine mäßige dopamin- und eine noradrenalintransporterblockierende Wirkung, die in ihrem Ausmaß jedoch weit geringer ausgeprägt ist als bei anderen Stimulanzien. Weiterhin steigert *Modafinil* die Glutamatausschüttung und reduziert die GABA-Ausschüttung im Hypothalamus. *Modafinil* ist zugelassen zur Therapie der Narkolepsie, des Schlaf-Apnoe-Syndroms und des Schichtarbeiter-Syndroms. Positive Wirkungen werden aber für etliche Erkrankungen berichtet: ADHD, depressive Episoden, postanästhetische Sedierung, Kokainentzugssyndrom etc. Die klinische Wirkung ist gekennzeichnet durch eine deutliche Verbesserung der Wachheit bei gering ausgeprägten euphorisierenden, durchaus aber stimmungaufhellenden Eigenschaften. Da prodopaminerge Wirkungen von *Modafinil* im Belohnungssystem eher mäßig ausgeprägt sind, ist das Abhängigkeitsrisiko geringer. Dennoch ist auch bei *Modafinil* ein Missbrauchs- und Abhängigkeitsrisiko nicht auszuschließen.

Nebenwirkungen. Die häufigste Nebenwirkung besteht in Kopfschmerzen. Sympathomimetische Nebenwirkungen sind seltener als bei *Methylphenidat*. Zentralnervöse Komplikationen sind ähnlich denen von *Methylphenidat* (Krampfanfälle, Tics, Hyperkinesien, Psychose-Indukation). Auch dermatologische Komplikationen können in Form eines Erythema exsudativum multiforme oder eines Stevens-Johnson-Syndroms auftreten. Die **Dosierung** liegt üblicherweise bei 200–400 mg/Tag.

! Sowohl *Methylphenidat* als auch *Modafinil* sind in Deutschland nur über BtM-Rezept zu verordnen.

7.12 Weiterführende Literatur

Benkert O, Hippius H (2007) Kompendium der psychiatrischen Pharmakotherapie. Springer, Berlin Heidelberg New York Tokio

Davis KL, Charney D, Coyle JT, Nemeroff CB (2002) Neuropsychopharmacology: The Fifth Generation of Progress. Lippincott, Williams & Wilkins, Baltimore

Schatzberg AF, Nemeroff CB (2006) Essentials of Clinical Psychopharmacology. American Psychiatric Publishing, Washington

Arzneimittelinteraktionen

C. Hiemke

Bei einer pharmakologischen Behandlung einer psychischen Erkrankung ist eine Monotherapie anzustreben. Häufig ist jedoch die Gabe von mehreren Medikamenten notwendig, weil ein Medikament nicht ausreichend wirksam ist oder verschiedene Erkrankungen behandelt werden müssen. Wenn es durch Kombination zu einer Verstärkung oder Abschwächung der Wirkung einer bestehenden Medikation kommt, liegt eine Arzneimittelwechselwirkung vor. Wechselwirkungen kommen in erster Linie durch Wechselwirkungen an den Zielstrukturen im Gehirn, über die die Medikamente wirken, und an Enzymen der Cytochrom-P450-Familie in der Leber, die die Medikamente metabolisieren, zustande. Bei Anwendung von Kombinationen ist deshalb das pharmakodynamische und pharmakokinetische Profil der kombinierten Medikamente zu beachten. So kann man abschätzen, ob und mit welcher Art von Wechselwirkung zu rechnen ist. Da es unter Beachtung der pharmakodynamischen und -kinetischen Eigenschaften der Medikamente schwer ist, die klinische Relevanz einer möglichen Wechselwirkung einzuschätzen, sind zunehmend auch Computerprogramme hilfreich. Bei pharmakokinetischen Wechselwirkungen ist die Kontrolle der Medikamentenkonzentrationen im Blut oft sinnvoll.

8.1 Ursachen und Einteilung

Für die Therapie einer psychiatrischen Erkrankung ist eine Monotherapie anzustreben. Doch in der Praxis der Psychopharmakotherapie erhalten die meisten Patienten mehr als ein Medikament, weil entweder das Ansprechen auf die Monotherapie unzureichend ist oder weil verschiedene Erkrankungen behandelt werden müssen.

Definition

Arzneimittelwechselwirkung: Wenn sich die Wirkung eines Medikaments durch die Zugabe eines anderen ändert, liegt eine Arzneimittelwechselwirkung vor. Diese kann therapeutisch nützlich sein, wenn dadurch eine Wirkpotenzierung erzielt wird, doch sie kann auch schädlich sein, wenn sie eine Intoxikation verursacht. Dies muss vermieden werden.

Bei Kombination zweier Wirkstoffe sind verschiedene Arten von Wechselwirkungen möglich:

Pharmakodynamische Wechselwirkungen

- Wirkverstärkung durch synergistische Wirkung bei gleichem oder unterschiedlichem Mechanismus (z. B. *Sertralin* und *Tranylcypromin*): Linksverschiebung der Dosis-/Konzentrations-Wirkungs-Beziehung
- Wirkabschwächung durch Antagonisierung (z. B. *Amisulprid* und *Lisurid*): Rechtsverschiebung der Dosis-/Konzentrations-Wirkungs-Beziehung

Pharmakokinetische Wechselwirkung

- Wirkabschwächung durch Hemmung der Absorption
- Wirkverstärkung durch Beschleunigung der Absorption
- Wirkverstärkung durch Hemmung der Metabolisierung (z. B. *Clozapin* und *Fluvoxamin*)
- Wirkabschwächung nach Absetzen eines Enzymhemmers
- Wirkabschwächung durch Enzyminduktion (z. B. *Carbamazepin* und *Pipamperon*)
- Wirkverstärkung nach Absetzen eines Enzyminduktors
- Wirkverstärkung durch Hemmung der Exkretion

Unter der Annahme, dass etwa 120 psychiatrische Medikamente verfügbar sind, ergeben sich 7140 Kombinationspaarungen von Psychopharmaka. Beachtet man, dass in Deutschland etwa 1200 Wirkstoffe verfügbar sind, kommt man auf 719.400 mögliche Medikamentenkombinationen. Dies verdeutlicht, warum Interaktionspharmakologie komplex ist und die Kombinierbarkeit von allen Medikamenten vor ihrer Zulassung nicht klinisch geprüft werden kann. Es muss daher aus den Medikamenteneigenschaften geschlossen werden, ob mit einer Wechselwirkung zu rechnen ist. Dies kann aus den pharmakodynamischen und pharmakokinetischen Eigenschaften der Medikamente abgeleitet werden.

Eigenschaften von Medikamenten, die bei Kombinationsbehandlungen beachtet werden müssen:

Pharmakodynamische Eigenschaften
- Wirkprofil und auslösende Zielstrukturen
- Nebenwirkungsprofil und auslösende Zielstrukturen
- Therapeutische Breite

Pharmakokinetische Eigenschaften
- Metabolisierende Enzyme, Substrat
- Gehemmte Enzyme, Inhibitor

Des Weiteren entscheiden individuelle Gegebenheiten des behandelten Patienten, wie Alter, Komorbidität oder Metabolisierer-Typ, ob eine Wechselwirkung auftritt.

In diesem Kapitel wird dargestellt, wie Interaktionen zustande kommen und wie man vorgehen sollte, um Kombinationsbehandlungen so sicher wie möglich zu handhaben.

8.2 Handhabung

Die allermeisten Medikamente können ohne besonderes Risiko kombiniert werden. Man schätzt, dass es bei weniger als 10% der möglichen Kombinationen zu Wechselwirkungen kommt. Dies scheint wenig, doch angesichts der riesigen Anzahl von möglichen Kombinationen bleibt immer noch eine beachtenswerte Anzahl von wechselwirkungsträchtigen Kombinationen übrig. Es ist deshalb wichtig zu wissen, welche Kombinationen ein Risiko darstellen. Und es ist wichtig zu lernen, wann man mit welcher Art von Wechselwirkungen rechnen muss.

8.2.1 Kontraindizierte Kombinationen

Kontraindizierte Kombinationen werden in der Regel vom Hersteller in den Fachinformationen mitgeteilt. Dabei werden bei der Einführung eines Medikaments solche berichtet, die nach dem pharmakologischen Wirkprofil zu erwarten sind, und solche, die im Rahmen der Zulassungsstudien beobachtet wurden. Nach der Zulassung werden neue Kontraindikationen aufgenommen, wenn schwerwiegende unerwünschte Wirkungen gemeldet wurden.

Kombinationen mit Monoaminoxidasehemmern

Monoaminoxidasehemmer dürfen nicht mit anderen serotoninstimulierenden Medikamenten wie selektiven Serotoninwiederaufnahmehemmern, einschließlich *Venlafaxin* und *Duloxetin*, trizyklischen Antidepressiva, *Tryptophan* oder Triptanen, kombiniert werden, weil sie ein zentrales Serotoninsyndrom auslösen können (▶ Kap. 9, 29). Kontraindiziert sind auch Kombinationen von MAO-Hemmern mit *Buprenorphin, Bupropion* oder *Methadon*.

Kombinationen mit Clozapin

Clozapin darf nicht mit trizyklischen Depot-Antipsychotika kombiniert werden, da damit das Risiko einer Blutbildschädigung erhöht wird. Dies gilt auch für eine Kombination mit *Carbamazepin* oder *Mianserin*. Für Kombinationen mit Benzodiazepinen gibt es Berichte über Todesfälle durch Herz- und Atemstillstand. Die Kombination stellt jedoch keine absolute Kontraindikation dar. Bei Auftreten eines malignen neuroleptischen Syndroms (▶ Kap. 29), bei katatonen Zustandsbildern oder bei extremer Agitiertheit ist eine Kombination vertretbar.

Kombinationen mit Antipsychotika, die die QT-Zeit verlängern

Die Antipsychotika *Amisulprid, Ziprasidon* und *Zuclopenthixol* und besonders ausgeprägt *Pimozid, Sertindol* und *Thioridazin* verlängern die QT-Zeit, ein Vorzeichen für Arrhythmien. Sie dürfen nicht mit Medikamenten kombiniert werden, die schwerwiegende Herzrhythmusstörungen auslösen können. Dies betrifft Klasse-IA- oder -III-Antiarrhythmika, ist aber auch bei gleichzeitigem Einsatz mit tri- und tetrazyklischen Antidepressiva zu bedenken.

Kombinationen mit Lithium

Saluretika, nichtsteroidale Antiphlogistika und andere Substanzen, die die Clearance von *Lithium* verlängern, sollten vermieden werden, da sie das Risiko einer Lithiumintoxikation erhöhen. Die Zugabe von *Lithium* zu einer bestehenden Behandlung mit einem Antidepressivum ist eine etablierte Augmentationsstrategie bei unzureichendem Ansprechen. Unter der Kombination besteht allerdings auch ein erhöhtes Risiko für ein Serotoninsyndrom.

8.2.2 Pharmakodynamische Wechselwirkungen

Das pharmakodynamische Profil eines Psychopharmakons und die molekularen Strukturen, über die die therapeutischen Effekte erzielt werden, sind in der Regel gut bekannt, da sie bei der Wahl eines bestimmten Medikaments mitentscheidend sind. Es ist inzwischen weitgehend klar, mit welchen klinischen Effekten bei Stimulation oder Hemmung eines distinkten Rezeptors zu rechnen ist. Entsprechend lässt sich bei einer Kombination zweier Psychopharmaka ableiten, mit welchen pharmakodynamischen Wechselwirkungen zu rechnen ist, wenn man sich die Zielstrukturen vor Augen führt, über die die kombinierten Medikamente ihre Wirkungen und Nebenwirkungen entfalten (◘ Tab. 8.1). Es ist z. B. mit vermehrten anticholinergen Effekten zu rechnen, wenn *Clomipramin* und *Levomepromazin* kombiniert werden, da sowohl das Antidepressivum als auch das

Tab. 8.1. Klinische Konsequenzen nach Blockierung bzw. Aktivierung ($GABA_A$-Rezeptoren und Opiatrezeptoren) von Zielstrukturen, auf die Psychopharmaka einwirken

Zielstrukturen	Induzierte Wirkungen, erwünschte und unerwünschte
Adrenozeptoren, α_1	Schwindel, orthostatische Hypotension, Reflextachykardie
Acetylcholinesterase	Verbesserte Kognition, gesteigerte Vigilanz, Schwindel, Übelkeit, Erbrechen, Diarrhö, Tremor, Schlaflosigkeit, Somnolenz, Verwirrtheit, Delir, Muskelkrämpfe
Muskarinische Acetylcholinrezeptoren, M_1	Akkomodationsstörungen, Mundtrockenheit, Sinustachykardie, Obstipation, Harnverhalt, Glaukomanfall, kognitive Störungen, Delir, Krampfanfall
Nikotinische Acetylcholinrezeptoren	Anregend, blutdrucksteigernd, Übelkeit, Erbrechen, Diarrhö, Tremor
Dopaminrezeptoren, D_2-artig	Antipsychotische Wirkung, extrapyramidal-motorische Störungen, Prolaktinanstieg, antiemetisch, sexuelle Funktionsstörungen, Störungen der Thermoregulation, neuroleptisches Syndrom
Dopamintransporter	Aufmerksamkeitssteigernd, euphorisierend, Schlaflosigkeit, Appetitminderung, Hyperhidrosis
$GABA_A$-Rezeptoren	Stimulation wirkt angstlösend, schlafinduzierend, muskelrelaxierend, amnestisch, Dysarthrie, Ataxie, Apathie, Schwäche
Histaminrezeptoren, H_1	Müdigkeit, Sedierung, Verwirrtheit, Gewichtszunahme
Kaliumkanäle	Verlängerung der QTc-Zeit, Torsade de pointes, Herzstillstand
Monoaminoxidase A	Kurzfristig: Übelkeit, Schlafstörungen Langfristig: depressionslösend
Noradrenalintransporter	Kurzfristig: Tremor, Tachykardie, Unruhe, Kopfschmerzen, Miktionsstörungen, Schwitzen Langfristig: depressionslösend
NMDA-Rezeptoren (Glutamat)	Kopfschmerzen, Schläfrigkeit, Schwindel, Obstipation, Müdigkeit, Erbrechen, Verwirrtheit, Halluzinationen
μ-Opiatrezeptoren	Bei Stimulation analgetisch, euphorisierend, atemdepressiv
Serotoninrezeptoren, 5-HT_2	Anxiolyse, Sedierung, Zunahme der Tiefschlafphase, Minderung von Negativsymptomen, Appetit- und Gewichtszunahme
Serotonintransporter	Kurzfristig: Appetitminderung, Übelkeit, Diarrhö, Kopfschmerzen, Schlafstörungen, Unruhe, Schwitzen, Agitiertheit (Serotoninsyndrom) Langfristig: depressionslösend, sexuelle Funktionsstörung

Die Effekte, insbesondere unerwünschte, treten in Abhängigkeit von der Dosis und von der individuellen Disposition in unterschiedlicher Häufigkeit auf (von sehr häufig bis extrem selten).

Antipsychotikum muskarinische M_1-Rezeptoren blockieren (Tab. 8.1).

8.2.3 Pharmakokinetische Wechselwirkungen

Die Vorhersage klinischer Effekte bei pharmakokinetischen Wechselwirkungen ist komplizierter als die Vorhersage von pharmakodynamischen Wechselwirkungen, da zusätzlich zu den pharmakodynamischen Eigenschaften der Medikamente die pharmakokinetischen beachtet werden müssen. Die pharmakokinetische Systematik, nach der die vielen verschiedenen Psychopharmaka in der Leber metabolisiert werden, ist eine völlig andere als die Systematik der Wirkung im Gehirn. Die Isoenzyme der Familie der **Cytochrom-P450-Enzyme (CYP)** sind wichtig für den Abbau der meist lipophilen Psychopharmaka. Sie unterscheiden nicht nach pharmakologischer Zugehörigkeit. Das heißt, es gibt keine speziellen Enzyme jeweils für Antidepressiva, Antipsychotika oder Antidementiva. Die Enzyme erkennen ihre Substrate nach ganz anderen Eigenschaften.

Pharmakokinetische Wechselwirkungen werden ausgelöst, wenn ein Medikament ein Inhibitor (Tab.

8.2) oder ein Induktor (◘ Tab. 8.3) eines Arzneimittel abbauenden Enzyms und das andere Medikament ein bevorzugtes Substrat des gehemmten Enzyms ist. Wenn das entsprechende Substrat einen engen therapeutischen Bereich hat, dann besteht bei Kombination mit einem Inhibitor ein Intoxikationsrisiko, bei Kombination mit einem Enzyminduktor entwickelt sich das Risiko (zeitlich verzögert) eines Wirkverlustes.

Medikamente, die **Inhibitoren** von Arzneimittel abbauenden Enzymen sind und mit Substraten des gehemmten Enzyms kombiniert werden, senken die Clearance. Dadurch steigen in vivo die Wirkspiegel an. Medikamente, die darüber klinisch relevante Wechselwirkungen auslösen können, sind in ◘ Tab. 8.2 dargestellt. Wenn eine Kombination eines Inhibitors und eines Substrats zur Wirkpotenzierung vorgesehen ist, dann kann es sehr sinnvoll sein, Blutspiegel zu messen. Beispielsweise kann *Fluvoxamin* den *Clozapin*-Spiegel um das Zehnfache erhöhen, weshalb eine Kontrolle des Blutspiegels unter der Kombination obligat ist. Weniger kritisch sind Kombinationen mit potenten Enzyminhibitoren, wenn es für das kombinierte Medikament alternative Abbauwege durch andere Enzyme gibt. Dann hat der Ausfall eines Enzyms geringe Auswirkung auf die Clearance des kombinierten Medikaments.

Medikamente, die die Bildung Arzneimittel metabolisierender Enzyme stimulieren – **Induktoren** –, sind in ◘ Tab. 8.3 dargestellt. Wenn ein Induktor mit einem Substrat des induzierten Enzyms kombiniert wird, dann sinken die Wirkspiegel, und es kann zum Wirkverlust kommen. Altbekannt ist in der antikonvulsiven Behandlung mit *Carbamazepin*, dass nach wenigen Wochen die Dosis erhöht werden muss, da *Carbamazepin* seinen eigenen Metabolismus induziert. Hervorhebenswert sind auch induktive Effekte durch *Johanniskraut*. Der Inhaltsstoff *Hyperforin* ist ein potenter Induktor von CYP3A4. Bei einem Patienten, der wegen einer Transplantation Cyclosporin erhalten hatte und im Rahmen einer Depressionsbehandlung *Johanniskraut* erhielt, beschleunigte der Inhaltsstoff *Hyperforin* den Abbau des Immunsuppressivums. Es drohte eine Abstoßung des Transplantats, die durch Absetzen von *Johanniskraut* unterbunden werden konnte.

Besonders erwähnenswert ist auch der induktive Effekt von **Rauchen.** Raucher benötigen häufig wegen ihres induzierten Metabolismus höhere Dosen als Nichtraucher. Wenn sie sich dann entschließen, an einer Raucherentwöhnungstherapie teilzunehmen, kann es zum Anstieg der Blutspiegel und zu Intoxikationen kommen. Dies wurde unter *Clozapin*- und *Olanzapin*-Behandlung berichtet.

◘ Tab. 8.2. Klinisch relevante Inhibitoren von Arzneimittel metabolisierenden Enzymen

Enzym	Psychopharmaka	Nichtpsychopharmaka
CYP1A2	*Fluvoxamin*	Cimetidin, Ciprofloxacin, Enoxacin, Mexiletin, Norfloxacin
CYP2B6		Rifampizin
CYP2C9	*Fluvoxamin, Valproinsäure*	Fluconazol, Ritonavir, Sulfaphenazol
CYP2C19	*Fluvoxamin*	Ketoconazol, Omeprazol
CYP2D6	*Bupropion, Fluoxetin*, Levomepromazin, Melperon, Methadon, Moclobemid, Norfluoxetin*, Paroxetin, Pimozid, Thioridazin*	Chinidin, Cimetidin, Metoclopramid, Metoprolol, Propranolol, Ritonavir
CYP3A4	*Fluoxetin, Norfluoxetin**	Atorvastatin, Cimetidin, Ciprofloxacin, Cisaprid, Clarithromycin, Diltiazem, Erythromycin, Felbamat, Indinavir, Itraconazol, Ketoconazol, Lovastatin, Metronidazol, Modafinil, Nelfinavir, Norfloxacin, Ritonavir, Simvastatin, Telithromycin, Troleandomycin, Verapamil
Glucuronyl-transferase	*Valproinsäure*	

Dargestellt sind Inhibitoren, die in therapeutischen Dosen den Arzneimittelabbau hemmen; *bei *Fluoxetin* und seinem Metaboliten kann der Hemmeffekt wegen langer Eliminationshalbwertszeiten (14 Tage) noch Wochen nach Absetzen anhalten.

Tab. 8.3. Klinisch wirksame Induktoren von Cytochrom-P450-Enzymen (CYP)

Enzym	Psychopharmaka	Nichtpsychopharmaka
CYP1A2	*Carbamazepin, Modafinil*	Omeprazol, Benzpyrene im Tabakrauch
CYP2B6	*Fluvoxamin, Paroxetin*	Modafinil
CYP2C9	*Carbamazepin*	Cyclophosphamid, Ifosphamid, Phenobarbital, Phenytoin, Rifabutin, Rifampicin, Ritonavir
CYP2C19	*Carbamazepin*	Felbamat, Modafinil, Topiramat
CYP2D6	Nicht bekannt	Nicht bekannt
CYP3A	*Carbamazepin, Hyperforin (Johanniskraut), Modafinil, Oxcarbazepin, Phenobarbital, Phenytoin*	Efavirenz, Dexamethason, Lovastatin, Oxybutynin, Prednison, Rifabutin, Rifampicin
Glucuronyltransferase	*Carbamazepin, Phenytoin*	Rauchen

Dargestellt sind Induktoren, die in therapeutischen Dosen Arzneimittel abbauende Enzyme induzieren und zu Wirkabschwächung bzw. Wirkverlust führen können.

8

8.3 Vorhersage von Wechselwirkungen

Um Wechselwirkungen bei distinkten Kombinationen derzeit verfügbarer Psychopharmaka vorhersagen zu können, sind in Tab. 8.4 die für den Abbau relevanten Enzyme und die für die Wirkung wichtigen Wirkmechanismen zusammengestellt. Zusammen mit den Informationen der Tab. 8.1 bis 8.3 lässt sich daraus für über 100 Psychopharmaka abschätzen, ob bei einer Kombination von Psychopharmaka mit einer pharmakodynamischen oder -kinetischen Wechselwirkung zu rechnen ist. In Verbindung mit Tab. 8.1 kann herausgelesen werden, welche pharmakodynamischen Effekte durch eine Kombination zu erwarten sind; durch Verknüpfung der Tab. 8.4 mit den Tab. 8.2 bzw. 8.3 ist herauszulesen, ob bei einer Kombination mit einem Inhibitor oder Induktor zu rechnen ist.

Tab. 8.4. Pharmakokinetisches und pharmakodynamisches Profil von Psychopharmaka

Präparat	Enzyme des Metabolismus[a]	Wirkmechanismen[b]
Acamprosat	Keine Metabolisierung	NMDA-rezeptorantagonistisch
Alprazolam	**CYP3A4**	$GABA_A$-Rezeptorstimulation
Amisulprid	Keine Metabolisierung	Antidopaminerg, Kaliumkanalblockade
Amitriptylin	**CYP1A2**, CYP2C9, CYP2C19, **CYP2D6**, CYP3A4	Hemmung der Aufnahme von Noradrenalin und Serotonin, anticholinerg, antiadrenerg, antihistaminerg
Aripiprazol	CYP3A4, CYP2D6	Dopaminantagonistisch und -agonistisch, $5\text{-}HT_{2A}$- und $5\text{-}HT_{2C}$-antagonistisch und $5\text{-}HT_{1A}$-agonistisch
Atomoxetin	**CYP2D6**	Hemmung der Aufnahme von Noradrenalin
Benperidol	Vermutlich CYP34A4; CYP2D6	Antidopaminerg
Bromazepam	**CYP3A4**	$GABA_A$-Rezeptorstimulation
Bromperidol	CYP3A4	Antidopaminerg, $5\text{-}HT_2$-antagonistisch
Brotizolam	**CYP3A4**	$GABA_A$-Rezeptorstimulation
Buprenorphin	CYP3A4	μ-opiatrezepotorantagonistisch
Bupropion	**CYP2B6**	Hemmung der Aufnahme von Dopamin und Noradrenalin
Buspiron	**CYP2B6, CYP3A4**	$5\text{-}HT_{1A}$-agonistisch

▼

Tab. 8.4. (Fortsetzung)

Präparat	Enzyme des Metabolismus[a]	Wirkmechanismen[b]
Carbamazepin	CYP3A4	Unklar, Hemmung übererregter Neurone
Chlordiazepoxid	**CYP3A4**	$GABA_A$-Rezeptorstimulation
Chlorpromazin	CYP1A2, CYP2D6	Antidopaminerg, 5-HT_2-antagonistisch, antihistaminerg, anticholinerg
Chlorprothixen	CYP2D6	Antidopaminerg, anticholinerg, 5-HT_2-antagonistisch
Citalopram	CYP2C19, CYP3A4, CYP2D6	Hemmung der Serotoninaufnahme
Clobazam	**CYP3A4**	$GABA_A$-Rezeptorstimulation
Clomipramin	**CYP2C19,** CYP3A4, CYP2D6	Hemmung der Aufnahme von Serotonin und Noradrenalin (Norclomipramin), anticholinerg, anti-α_1-adrenerg
Clonazepam	**CYP3A4**	$GABA_A$-Rezeptorstimulation
Clozapin	**CYP1A2**, CYP3A4, CYP2D6	5-HT_2-antagonistisch, anticholinerg, antihistaminerg anti-dopaminerg
Desipramin	**CYP2D6**	Hemmung der Aufnahme von Noradrenalin, anticholinerg
Diazepam	CYP2B6, **CYP2C19,** CYP3A4	$GABA_A$-Rezeptorstimulation
Dikaliumclorazepat	**CYP2C19**, CYP3A4	$GABA_A$-Rezeptorstimulation
Diphenhydramin	Glucuronyltransferase	Antihistaminerg
Donepezil	CYP2D6, CYP3A4	Acetylcholinesterasehemmung
Doxepin	**CYP2C19**, CYP2D6	Antihistaminerg, Hemmung der Aufnahme von Noradrenalin und Serotonin, anticholinerg, anti-α_1-adrenerg
Doxylamin	N-Acetyltransferase, CYP3A4	Antihistaminerg
Duloxetin	**CYP1A2**, CYP2D6	Selektive Hemmung der Aufnahme von Noradrenalin und Serotonin
Escitalopram	CYP2C19, CYP3A4	Selektive Hemmung der Aufnahme von Serotonin
Flunitrazepam	CYP3A4, CYP2C19	$GABA_A$-Rezeptorstimulation
Fluoxetin	CYP2D6, CYP2C19, CYP2C9	Selektive Hemmung der Aufnahme von Serotonin
Flupentixol	Unklar	Antidopaminerg, 5-HT_2-antagonistisch, anti-α_1-adrenerg
Fluphenazin	**CYP2D6**	Antidopaminerg, 5-HT_2-antagonistisch, anti-α_1-adrenerg, antihistaminerg
Flurazepam	**CYP3A4**	$GABA_A$-Rezeptorstimulation
Fluspirilen	Unklar	Antidopaminerg
Fluvoxamin	CYP2D6, CYP1A2	Selektive Hemmung der Aufnahme von Serotonin
Galantamin	CYP2D6, CYP3A4	Acetylcholinesterasehemmung, nikotinrezeptoragonistisch
Haloperidol	**CYP3A4**, CYP2D6	Antidopaminerg, anti-α_1-adrenerg
Imipramin	**CYP1A2**, **CYP2D6**, CYP2C19, CYP3A4	Hemmung der Aufnahme von Serotonin und Noradrenalin, anticholinerg, anti-α_1-adrenerg
Lamotrigin	Glucuronyltransferase	Unklar, Hemmung übererregter Neurone
Levomepromazin	**CYP1A2**, CYP2D6	Anticholinerg, antihistaminerg, anti- α_1-adrenerg, anti-dopaminerg
Lithium	Keine Metabolisierung	Stimulation von monoaminergen Signaltransduktions-systemen
Loprazolam	**CYP3A4**	$GABA_A$-Rezeptorstimulation

▼

8

Tab. 8.4. (Fortsetzung)

Präparat	Enzyme des Metabolismus[a]	Wirkmechanismen[b]
Lorazepam	Glucuronyltransferase	$GABA_A$-Rezeptorstimulation
Lormetazepam	Glucuronyltransferase	$GABA_A$-Rezeptorstimulation
Maprotilin	**CYP2D6**	Hemmung der Aufnahme von Noradrenalin, antihistaminerg, anti- α_1-adrenerg
Melperon	Unklar	5-HT_2-antagonistisch, antidopaminerg
Memantin	Unklar	NMDA-rezeptorantagonistisch
Methylphenidat	CYP2D6	Dopamintransporterhemmung
Midazolam	**CYP3A4**	$GABA_A$-Rezeptorstimulation
Mirtazapin	CYP3A4, CYP1A2, CYP2D6	Stimulation der noradrenergen und serotonergen Neurotransmission, antihistaminerg
Moclobemid	CYP2C19, CYP2C9	Reversible Hemmung von Monoaminoxidase A (MAO-A)
Modafinil	CYP1A2, CYP2C9, CYP2C19, CYP3A4	Hemmung der Aufnahme von Noradrenalin und andere Mechanismen (unklar)
Naltrexon	Unklar	μ-opiatrezepotorantagonistisch
Natriumoxybat	Enzyme des Tricarbonsäurezyklus	GABAerge, dopaminerge, serotonerge und opioderge Effekte
Nikotin	CYP2A6	nikotinrezeptoragonistisch
Nitrazepam	CYP2D6, CYP3A4, **Glucuronyltransferase**	$GABA_A$-Rezeptorstimulation
Nordazepam	**CYP2C19, CYP3A4**	$GABA_A$-Rezeptorstimulation
Nortriptylin	**CYP2D6**	Hemmung der Aufnahme von Serotonin und Noradrenalin, anticholinerg, anti-α_1-adrenerg
Olanzapin	Glucuronyltransferase, Flavinmonooxigenase, **CYP1A2,** CYP2D6	Antidopaminerg, 5-HT_2-antagonistisch, anticholinerg, antihistaminerg
Opipramol	Unbekannt	Antihistaminerg, antidopaminerg, 5-HT_{2A}-antagonistisch
Oxazepam	**Glucuronyltransferase**	$GABA_A$-Rezeptorstimulation
Paroxetin	CYP3A4, CYP2D6	Selektive Hemmung der Aufnahme von Serotonin
Perazin	CYP3A4, CYP2C19, Flavinmonooxigenase	Antihistaminerg, antidopaminerg, 5-HT_2-antagonistisch, anticholinerg, anti-α_1-adrenerg
Perphenazin	**CYP2D6**	Antidopaminerg, antihistaminerg
Pimozid	**CYP1A2**, CYP3A4	Antidopaminerg, Kaliumkanalblockade
Pipamperon	Unbekannt	5-HT_2-antagonistisch, antidopaminerg
Prazepam	**CYP2C19, CYP3A4**	$GABA_A$-Rezeptorstimulation
Pregabalin	Kein nennenswerter Metabolismus	Präsynaptische Hemmung übererregter Neurone
Promethazin	**CYP2D6**	Antihistaminerg
Quetiapin	CYP3A4	Antidopaminerg, 5-HT_2-antagonistisch
Reboxetin	CYP3A4	Selektive Hemmung der Aufnahme von Noradrenalin
Risperidon	**CYP2D6**, CYP3A4	5-HT_2-antagonistisch, antidopaminerg, antiadrenerg
Rivastigmin	Acetylcholinesterase	Acetylcholinesterase, Butyrylcholinesterase

▼

Tab. 8.4. (Fortsetzung)

Präparat	Enzyme des Metabolismus[a]	Wirkmechanismen[b]
Sertindol	**CYP3A4**, CYP2D6	5-HT_2-antagonistisch, antidopaminerg, Kaliumkanal-blockade
Sertralin	CYP2B6, CYP2C19, CYP2C9, CYP2D6	Selektive Hemmung der Aufnahme von Serotonin
Sibutramin	**CYP3A4**, CYP2C9, CYP1A2	Hemmung der Aufnahme von Serotonin und Noradrenalin
Sildenafil	**CYP3A4**, CYP2C9	Phosphodiesterase-5-Hemmung
Sulpirid	Keine Metabolisierung	Antidopaminerg
Tadalafil	CYP3A4, CYP2C9, Catechol-O-methyltransferase	Phosphodiesterase-5-Hemmung
Temazepam	Glucuronyltransferase	$GABA_A$-Rezeptorstimulation
Thioridazin	**CYP2D6**, CYP1A2, CYP2C19	Anticholinerg, antidopaminerg, 5-HT_2-antagonistisch, anti-α_1-adrenerg
Trimipramin	CYP2C9, **CYP2C19, CYP2D6,**	Antihistaminerg, antidopaminerg
Tranylcypromin	MAO	Irreversible Bindung und Hemmung von Monoaminoxidase
Trazodon	**CYP3A4**	Hemmung der Aufnahme von Serotonin, serotoninagonis-tisch
Triazolam	CYP3A4	$GABA_A$-Rezeptorstimulation
Triflupromazin	Unklar	Anti-α_1-adrenerg, 5-HT_2-antagonistisch, antidopaminerg
Valproinsäure	CYP2C2, CYP2C19, CYP3A4	Unklar, Hemmung übererregter Neurone
Vardenafil	**CYP3A4**, CYP2C9	Phosphodiesterase-5-Hemmung
Venlafaxin	**CYP2D6**, CYP3A4	Hemmung der Aufnahme von Serotonin und Noradrenalin
Zaleplon	CYP3A4	$GABA_A$-Rezeptorstimulation
Ziprasidon	Aldehydoxidase, CYP3A4	5-HT_2-antagonistisch, antidopaminerg, antihistaminerg, Hemmung der Aufnahme von Serotonin und Noradrenalin
Zolpidem	**CYP3A4,** CYP1A2, CYP2C9	$GABA_A$-Rezeptorstimulation
Zopiclon	CYP3A4, CYP2C8, CYP2C9	$GABA_A$-Rezeptorstimulation
Zotepin	**CYP1A2**, CYP3A4	5-HT_2-antagonistisch, antihistaminerg, antidopaminerg
Zuclopenthixol	**CYP2D6**	Antidopaminerg, anticholinerg, antihistaminerg, anti-α_1-adrenerg

[a] Eine Hemmung oder Induktion fett hervorgehobener Enzyme kann eine klinisch bedeutsame Wechselwirkung hervorrufen.
[b] *antidopaminerg* bezieht sich auf D_2-artige Dopaminrezeptoren.

8.4 Medikamentenspiegel im Blut

Wenn sich aus der Anwendung am Patienten oder aus der Betrachtung einer Medikamentenkombination aus den pharmakologischen Eigenschaften eine Wechselwirkung abzeichnet und es sich nicht um eine kontraindizierte Kombination handelt, so muss im Einzelfall geprüft werden, ob eine Kombination beibehalten bzw. angewandt wird oder nicht. Bei der Entscheidung für eine Kombination mit Wechselwirkung ist erhöhte Aufmerksamkeit durch klinische Kontrolle des Patienten angesagt.

Tipps

Bei pharmakokinetischen Interaktionen ist die Kontrolle der Blutspiegel ein gut geeignetes Instrument, um eine Über- oder Unterdosierung zu vermeiden.

8.5 Kombination von Psychopharmaka und Nichtpsychopharmaka

Die obige Darstellung musste sich aus Platzgründen im Wesentlichen auf Wechselwirkungen von und mit Psychopharmaka beschränken. Wenn Psychopharmaka mit Nichtpsychopharmaka kombiniert werden, sind aufgrund der riesigen Zahl möglicher Kombinationen für den Einzelnen Arzneimittelwechselwirkungen nicht mehr zu überschauen.

Tipps

Hier ist die Hilfe von Interaktionsprogrammen gefragt (http://www.psiac.de oder http://www.mediq.ch).

8

8.6 Weitere Informationen

- Hiemke C, Dobmeier M, Eckermann G, Haen E: http://www.psiac.de (Interaktionen in der Psychopharmakotherapie)
- Jaquenoud Sirot E, Heck A, Stephan P, Knezevic B, Gabard-Frei I, Notter A-L: http://www.mediq.ch

8.7 Weiterführende Literatur

Benkert O, Hippius H (2007) Kompendium der psychiatrischen Pharmakotherapie. Springer, Berlin Heidelberg New York Tokio

Hiemke C, Baumann P, Laux G, Kuss HJ (2005) Therapeutisches Drug-Monitoring in der Psychiatrie. Psychopharmakotherapie 12: 166–182

Stockley IH (2005) Stockley's Drug interactions. Pharmaceutical Press, London

Durch Medikamente ausgelöste psychische Erkrankungen

C. Lange-Asschenfeldt, W. Niebling

Medikamentös induzierte psychische Erkrankungen sind häufig und können durch eine Vielzahl von Medikamenten der unterschiedlichsten Substanzklassen unter verschiedenen Bedingungen ausgelöst werden. Aufgrund der derzeit fehlenden systematischen Erfassung (v. a. hinsichtlich diagnostischer Störungszuordnung nach gängigen Klassifikationssystemen wie ICD-10, Begleitumstände wie Dosierungen und Komedikation sowie Schweregrad der Symptomausprägung) sind quantitative Angaben (Prävalenzen etc.) kaum möglich.

9.1 Hintergründe, Ursachen und Einteilung

Grundsätzlich können medikamentös induzierte psychische Erkrankungen auftreten als Folge von:

- Überdosierung/Intoxikation
- Absetzen (Entzug)
- Interaktion mit anderen Arzneimitteln (▶ Kap. 8)
- Unerwünschten Arzneimittelwirkungen (UAW) im engeren Sinne

Im Folgenden sollen v. a. psychiatrische **unerwünschte Arzneimittelwirkungen** abgehandelt werden.

Definition

Unerwünschte Arzneimittelwirkungen (UAW): UAW im engeren Sinne sind schädliche und unbeabsichtigte Reaktionen trotz sachgemäßer Anwendung eines Arzneimittels im therapeutischen Dosisbereich und ggf. nach individueller Dosisanpassung (z. B. Alter, Grunderkrankung).

Gegenwärtig treten bei ca. 5% der medikamentös behandelten Patienten unerwünschte Arzneimittelwirkungen auf, darunter in beträchtlicher Zahl bei Patienten mit psychischen Erkrankungen. Bei ungefähr 3–6% aller Patienten, die stationär aufgenommen werden, ist eine UAW dafür verantwortlich.

! Seit 1998 verpflichtet die Berufsordnung alle Ärzte, unerwünschte Arzneimittelwirkungen, auch Verdachtsfälle, entweder an die Arzneimittelkommission der deutschen Ärzteschaft (AkdÄ) oder an das Bundesinstitut für Arzneimittel und Medizinprodukte (BfArM) zu melden. Nebenwirkungen zu melden, dient dem Schutz der Patienten (Meldeformular ▶ Arbeitsmaterial A6, s. auch http://www.akdae.de/50/50/index.html)

Generell werden psychiatrische UAW unterschieden,

- die sich aus der Hauptwirkung des Medikaments ergeben (in der Regel Klasseneffekte von Psychopharmaka, z. B. depressionsauslösende Wirkung konventioneller Antipsychotika, ▶ Abschn. 9.3) bzw.
- die einer psychotropen Eigenwirkung eines Medikaments zugeschrieben werden (z. B. psychoseauslösende Wirkung bestimmter Kortikosteroide, ▶ Abschn. 9.4).

Klassifikation

Es ist zweckmäßig, psychiatrische UAW nach den 5 häufigsten Syndromen einzuordnen (z. B. Kasper u. Jung 1995):

1. Depressiv
2. Maniform
3. Angst- bzw. Paniksyndrom
4. Psychotisch bzw. paranoid-halluzinatorisch
5. Delirant (einschließlich malignes neuroleptisches Syndrom, anticholinerges und Serotoninsyndrom)

Die einzelnen Syndrome haben z. T. eine unterschiedliche Dynamik: Die Latenzzeit nach Medikationsbeginn bis zum Auftreten psychotischer Nebenwirkungen (unmittelbar bis Tage nach Erstgabe) ist meistens geringer als bei UAW mit depressiver oder maniformer Ausprägung (Wochen bis Monate). Vor diesem Hintergrund ist eine auch zeitlich exakte Medikamentenanamnese bei neu aufgetretenen psychischen Erkrankungen unerlässlich, besonders bei Risikopatienten mit Mehrfachbehandlungen.

Voraussetzung für die psychotrope Wirkung von Arzneimitteln ist deren ZNS-Gängigkeit, v. a. durch Lipophilie, oder bei Störungen der Blut-Hirn-Schranke (höheres Lebensalter, Arteriosklerose, entzündliche Prozesse, akute zerebrale Ischämie etc.). Weitere Einflussfaktoren bzw. Wirkmechanismen sind Hemmung oder Reduktion des hepatischen Metabolismus, reduzierte renale Clearance bei gestörter Nierenfunktion oder Veränderungen der neuronalen Transmitter- bzw. Ionenhomöostase. Häufig sind additive und synergistische Wirkungen.

Risikofaktoren für das Auftreten von medikamenteninduzierten psychischen Erkrankungen

- Alter
- Multimorbidität
- Psychiatrische (Ko-)Morbidität
- Medikamenteninduzierte psychische Erkrankungen in der Anamnese
- Medikamentöse Mehrfachbehandlung (v. a. mit interaktionsträchtigen Substanzen, ► Kap. 8)
- Hohe Dosis bzw. schnelle Titration
- Hepatische oder renale Vorschädigung mit entsprechender Clearanceminderung
- Bekannte Einschränkung des Metabolismus, z. B. »Slow-metabolizer«-Status bzw. pharmakogenetische Faktoren
- Blut-Hirn-Schranken-Störung (entzündlicher Prozess, z. B. Meningitis, Ischämie, Arteriosklerose etc.)

9.2 Therapie und Prävention

Wichtige Fragen bei jeder akut auftretenden psychischen Erkrankung ohne psychiatrische Anamnese, aber auch bei Symptomexazerbation beim psychiatrischen Patienten

- Könnte die Symptomatik substanzinduziert sein (Drogen, Medikamente)?
- Ist ein neues Medikament verabreicht worden, oder ist eine Dosiserhöhung erfolgt (auch Selbstmedikation erfragen!)?
- Ist ein Medikament abgesetzt worden?

! Besteht in der Akutsituation der Verdacht auf eine pharmakogene psychische Erkrankung, sollte die Medikation umgehend abgesetzt werden.

Bei Persistieren der Erkrankung sollte eine syndromgerichtete Pharmakotherapie ggf. unter Hinzuziehung eines Psychiaters eingeleitet werden (z. B. Antipsychotikum bei Halluzinationen, Benzodiazepine bei Angstsymptomatik, Antidepressivum bei depressiver Verstimmung). Je nach Ausprägung sollte eine stationäre psychiatrische Behandlung erwogen werden.

Bei potenziell lebensbedrohlichen Zuständen wie schwerwiegenden deliranten Syndromen oder dem malignen neuroleptischen Syndrom kann ein Intensivmonitoring erforderlich sein.

Die Einstellung auf ein Medikament mit potenziellen psychiatrischen Nebenwirkungen sollte, insbesondere bei Risikopatienten (vgl. oben), stets einschleichend beginnen und niedrigdosiert erfolgen (**»start low – go slow«**). Pharmakologische Polypragmasie ist zu vermeiden; bei notwendiger medikamentöser Mehrfachbehandlung sollten Interaktionsrisiken berücksichtigt werden.

Tipps

Empfehlenswert ist die Nutzung von Interaktionsanalyseprogrammen, die in den gängigen Praxissoftwaresystemen integriert sind (► Kap. 8).

9.3 Psychische Erkrankungen durch Psychopharmaka

Die Symptomatik von durch Psychopharmaka ausgelösten psychischen Erkrankungen ergibt sich in der Regel durch die psychotrope Hauptwirkung (z. B. Dämpfung bei Antipsychotika), das Nebenwirkungsprofil der Substanz (z. B. Unruhe bei selektiven Serotoninwiederaufnahmehemmern) oder als Absetzphänomen (z. B. Rezidiv nach Beendigung einer antidepressiven Behandlung). Eine Übersicht über mögliche Erkrankungen gibt ◘ Tab. 9.1.

9.4 Psychische Erkrankungen durch Nichtpsychopharmaka

Einen Überblick über arzneimittelinduzierte psychische Syndrome (geordnet nach Substanzgruppen und Syndromen) gibt ◘ Tab. 9.2. Es konnten lediglich Pharmaka mit häufiger und konsistenter Nennung in der Literatur berücksichtigt werden. Schwierigkeiten bei der Erfassung von psychiatrischen Nebenwirkungen von Nichtpsychopharmaka ergeben sich durch fehlende systematische Untersuchungen und die Tatsache, dass die Erfassung der Syndrome meist nicht mit evaluierten Symptomskalen erfolgt. Meistens existieren nur sporadische Berichte von primär nicht psychiatrisch tätigen Ärzten. Zu berücksichtigen ist weiterhin, dass arzneimittelinduzierte psychiatrische Syndrome heterogen sein können und häufig atypische oder abortive Formen annehmen. Arzneimittelinteraktionen bei Polypharmakotherapie – v. a. bei geriatrischen und multimorbiden Patienten – sind im Folgenden nicht systematisch berücksichtigt (► Kap. 8).

Tab. 9.1. Durch Psychopharmaka ausgelöste psychische Erkrankungen. (In Anlehnung an Benkert u. Hippius 2007)

Substanzgruppe	Symptomatik und Therapie
Antidepressiva (AD)	
AD ohne sedierende Eigenschaften (allgemein)	Psychomotorische Unruhe, Umtriebigkeit, Erregtheit Therapie: Reduktion bzw. Absetzen des Medikaments, evtl. Umsetzen auf ein sedierendes Antidepressivum
Selektive Serotonin-Wiederaufnahmehemmer (SSRI) und andere Pharmaka mit überwiegend serotonerger Wirkkomponente	Zentrales Serotoninsyndrom: z. T. delirante Symptomatik, Erregungszustände, Euphorie Risiko erhöht bei Kombination mit MAO-Hemmern, daher Kombination vermeiden Therapie: Absetzen des Medikaments, symptomatische Behandlung, in der Regel stationär
AD mit anticholinerger Begleitwirkung	Zentrales anticholinerges Syndrom: agitierte Verlaufsform mit deliranter Symptomatik Therapie: Absetzen des Medikaments, symptomatische Behandlung, in der Regel stationär
Antipsychotika	
Konventionelle Antipsychotika	Akute depressive Verstimmungen bis hin zur Suizidalität oder psychomotorische Unruhe, Umtriebigkeit, Erregtheit (v. a. in hohen Dosisbereichen; DD: Akathisie) Therapie: Reduktion bzw. Absetzen des Präparates, evtl. zusätzlich Benzodiazepine
Antipsychotika mit anticholinerger Begleitwirkung	Zentrales anticholinerges Syndrom Therapie: Absetzen des Medikaments, symptomatische Behandlung, in der Regel stationär
Atypische Antipsychotika	In seltenen Fällen delirante Symptomatik Therapie: Reduktion bzw. Absetzen des Medikaments, evtl. Umsetzen auf ein alternatives Antipsychotikum

Tab. 9.2. Durch Medikamente ausgelöste psychische Erkrankungen (außer Psychopharmaka): Substanzklassen, Pharmaka (Auswahl häufig genannter Präparate) und Syndrome. (In Anlehnung an Benkert u. Hippius 2007)

Substanzklasse	Depressive Syndrome	Manische Syndrome	Angstsyndrome	Paranoid-halluzinatorische Syndrome	Delirante Syndrome
Analgetika/Antiphlogistika					
Nichtsteroidale Antiphlogistika			Ibuprofen	Ibuprofen, Salicylate	Ibuprofen, Naproxen
Opioide	Codein, Tramadol, Fentanyl (transdermal)	*Buprenorphin*	*Buprenorphin*	*Buprenorphin*, Morphin, Tramadol	Pentazocin, Tramadol
Antiarrhythmika	Amiodaron, Chinidin, Disopyramid, Lidocain, Procainamid, Verapamil	Procainamid, Propafenon	Flecainid, Lidocain	Amiodaron, Chinidin, Lidocain (i.v.), Procainamid, Propafenon	Lidocain, Mexiletin, Propafenon, Verapamil

►

Tab. 9.2. (Fortsetzung)

Substanzklasse	Depressive Syndrome	Manische Syndrome	Angstsyndrome	Paranoid-halluzinatorische Syndrome	Delirante Syndrome
Antihistaminika					
H_1-/H_2-Blocker	Cimetidin, Famotidin, Ranitidin	Cimetidin, Ranitidin, Terfenadin		Cimetidin, Ranitidin	Cimetidin, Famotidin, Ranitidin
Antihypertensiva					
ACE-Hemmstoffe	Enalapril	Captopril, Enalapril			Captopril
β-Rezeptorenblocker (v. a. lipophile)	Atenolol, Metoprolol, Propranolol, Timolol			Propranolol, Timolol	
Vasodilatatoren (inkl. Ca-Antagonisten)	Cinnarizin, Diltiazem, Felodipin, Flunarizin, Nifedipin	Diltiazem, Hydralazin		Diltiazem, Nifedipin	Diltiazem, Hydralazin
Antisympathotonika	*Clonidin*	*Clonidin*	*Clonidin*		*Clonidin*
Diuretika	Thiazide				Amilorid, Spironolacton, Thiazide
Chemotherapeutika					
Antibiotika	Cotrimoxazol, Isoniazid, Sulfonamide	Isoniazid, Procain-Penicillin G	Procain-Penicillin G	Amoxicillin, Ciprofloxacin, Cefuroxim, Clarithromycin, Erythromycin, Gentamicin, Isoniazid, Procain-Penicillin G, Sulfonamide, Tobramycin, Trimethoprim-Sulfomethoxazol	Cefazolin, Cefoxitim, Cefuroxim, Ciprofloxacin, Clarithromycin, Isoniazid, Procain-Penicillin G, Rifampicin, Streptomycin, Sulfonamide
Antimykotika	Amphotericin B, Clotrimazol			Ketoconazol	Amphotericin B
Virustatika	Aciclovir, Amantadin, Ganciclovir,	Zidovudin		Amantadin	Aciclovir, Amantadin, Ganciclovir
Zytostatika	L-Asparaginase, Mesna, Mithramycin, Vincristin	Procarbazin	Ifosfamid	Cisplatin, Ifosfamid	Cisplatin, Ifosfamid

▼

Tab. 9.2. (Fortsetzung)

Substanzklasse	Depressive Syndrome	Manische Syndrome	Angstsyndrome	Paranoid-halluzinatorische Syndrome	Delirante Syndrome
Andere Chemotherapeutika	Dapson, Mefloquin	Chloroquin, Dapson		Chinin, Chinidin, Chloroquin, Dapson, Mefloquin	Chloroquin, Hydroxychloroquin, Mefloquin, Sulfadiazine
Hormone und hormonähnliche Substanzen					
Kortikosteroide	Dexamethason, Prednisolon, Prednison, Triamcinolon	ACTH, Cortison, Dexamethason, Hydrocortison, Prednisolon, Prednison		ACTH, Cortison, Methylprednisolon, Prednisolon, Prednison	ACTH, verschiedene Kortikosteroide
Kontrazeptiva	Verschiedene Kombinationspräparate				
Gestagene	Norethisteron				
Prostaglandinderivate				Methyltestosteron	Misoprostol
Andere	GnRH-Analoga, Tamoxifen				
Sympathomimetika		Salbutamol	Oxymetazolin	Ephedrin, Oxymetazolin, Phenylephrin, Phenylpropanolamin, Salbutamol	
Andere Pharmaka	Allopurinol, *Amantadin*, Aminophyllin, *Baclofen*, *Biperiden*, *L-Dopa*, Flunisolid, Statine, Interferon $\alpha+\beta$, Interleukin-2, Metoclopramid, Ondansetron, Phenylpropanolamin, Prazosin Retinoide, Streptokinase, Sulfasalazin, Theophyllin	*Amantadin*, *Baclofen*, *Bromocriptin*, Ciclosporin, Digoxin, *L-Dopa*, L-Thyroxin, Metoclopramid	Sumatriptan, Theophyllin, L-Thyroxin	*Amantadin*, Atropin, *Baclofen*, *Bromocriptin*, Carbimazol, Disopyramid, *L-Dopa*, Erythropoetin, Ketamin, *Lisurid*, *Pergolid*, Scopolamin, *Selegilin*, Sibutramin, Streptokinase, Sulfasalazin	Aminophyllin, Antidiabetika, Atropin, *Baclofen*, *Bromocriptin*, Digitoxin, Digoxin, Disopyramid, *L-Dopa*, Dosapram, Prazosin *Lisurid*, Scopolamin, *Selegilin*, Theophyllin

9.5 Weitere Informationen

- Arzneimittelkommission der deutschen Ärzteschaft: http://www.akdae.de
- Bundesinstitut für Arzneimittel und Medizinprodukte: http://www.bfarm.de

9.6 Weiterführende Literatur

Arzneimittelkommission der deutschen Ärzteschaft (2005) AVP-Sonderheft Pharmakovigilanz. AkdÄ, Berlin

Benkert O, Hippius H (2007) Kompendium der psychiatrischen Pharmakotherapie. Springer Berlin Heidelberg New York Tokio

Kasper S, Jung B (1995) Psychiatrisch relevante Nebenwirkungen der nichtpsychopharmakologischen Pharmakotherapie. Nervenarzt 66: 649–661

Müller-Oerlinghausen B, Lasek R, Düppenbecker H, Munter KH (1999) Handbuch der unerwünschten Arzneimittelwirkungen. Urban & Fischer, München

Patten SB, Barbui C (2004) Drug-induced depression: a systematic review to inform clinical practice. Psychother Psychosom 73: 207–215

Psychotherapie

F. Caspar, M. Belz, M. Groß-Hardt, F. Schneider

Als psychotherapeutische Verfahren akzeptiert das Psychotherapeutengesetz (PsychThG) nur wissenschaftlich anerkannte Verfahren. Zu den psychodynamischen Verfahren gehören die klassische Psychoanalyse und tiefenpsychologische Therapie. Letztere ist kürzer, fokussierter und verzichtet auf die Couch. Psychodynamische Verfahren sind stark auf Klärung und Ergründen von Ursachen ausgerichtet. Wichtige Merkmale von Verhaltenstherapie sind die starke Orientierung an empirischen Grundlagen und Wirkungskontrollen und eine pragmatische, aktive, Ressourcen des Patienten nutzende Grundhaltung. Die Verhaltenstherapie hat sich stark entwickelt. Vor allem Modelle für das kognitive und emotionale Funktionieren sowie zielgerichtetes Handeln wurden integriert, und die »kognitive Verhaltenstherapie« entstand. Gesprächspsychotherapie ist eine klärungsorientierte, von Carl Rogers begründete humanistische Form von Psychotherapie. Zentral ist die Entwicklung des Selbst. Systemische Therapie ist ressourcenorientiert und umfasst spezifische Techniken. Entspannungsverfahren können einzeln oder als Teil von umfassenderen Verfahren eingesetzt werden. Psychoedukation umfasst die Vermittlung von Informationen und Modellen – allein oder als Teil von Psychotherapien. In der Hypnotherapie wird ein veränderter Bewusstseinszustand genutzt, um problematische Muster zu verändern. Psychotherapie hat insgesamt eine einwandfrei belegte Wirkung, und die Größe der Effekte ist groß. Das Kosten-Nutzen-Verhältnis ist gut, Psychotherapie ist nicht generell teurer als alternative Maßnahmen oder Nichtbehandlung.

Hausärzte haben aufgrund ihrer Vertrautheit mit Patienten oft besonders gute Voraussetzungen für frühzeitige Interventionen. Sie sollten nach Indikationsstellung auch bei der konkreten Aufnahme der Therapie helfen und diese unterstützend begleiten. Der Hausarzt sollte Merkmale der eigenen Person reflektieren und versuchen, bei einer Überweisung eine gute Passung zwischen Patient und Therapeut zu erreichen bzw. zu flexiblen Therapeuten überweisen.

10.1 Einführung

Versorgungskompetenz im Bereich der Psychotherapie zu haben, bedeutet nicht zwingend, dass Hausärzte selbst in der Lage sein müssen, eine psychotherapeutische Behandlung durchzuführen. Sie sollten aber in der Lage sein zu erkennen, wann ein ärztliches Gespräch oder Selbsthilfe ausreicht und wann eine intensivere psychotherapeutische Hilfe indiziert ist. Auch sollten sie wissen, wie sie ihre Patienten bei der Entscheidung für oder gegen eine psychotherapeutische Behandlung fachkundig unterstützen können und wie sie im Sinne der Integrierten Versorgung die Behandlung zwischen dem primärmedizinischen und dem psychotherapeutischen Bereich effizient verzahnen können.

10.2 Was ist Psychotherapie?

10.2.1 Allgemeines

1998 wurde in Deutschland vom Gesetzgeber im Psychotherapeutengesetz (PsychThG), § 1, 3, folgende Legaldefinition von Psychotherapie festgeschrieben:

Definition

Psychotherapie: Psychotherapie ist eine »mittels wissenschaftlich anerkannter psychotherapeutischer Verfahren vorgenommene Tätigkeit zur Feststellung, Heilung oder Linderung von Störungen mit Krankheitswert, bei denen Psychotherapie indiziert ist. Im Rahmen einer psychotherapeutischen Behandlung ist eine somatische Abklärung herbeizuführen. Zur Ausübung von Psychotherapie gehören nicht psychologische Tätigkeiten, die die Aufarbeitung und Überwindung sozialer Konflikte oder sonstige Zwecke außerhalb der Heilkunde zum Gegenstand haben«.

Andere Definitionen heben hervor, dass es sich um einen bewussten interaktionellen Prozess zur Beeinflussung von Verhaltensstörungen und Leidenszuständen handelt.

 **Das Psychotherapeutengesetz (PsychThG) akzeptiert nur wissenschaftlich anerkannte Verfahren, Krankheitswert muss gegeben sein.**

Welche Verfahren und Methoden als **wissenschaftlich anerkannt** gelten können, wird in Deutschland vom Gutachtergremium des wissenschaftlichen Beirats zur Anerkennung von Psychotherapieverfahren nach § 11 des PsychThG geprüft und bestimmt. Die Kriterien orientieren sich an einem empirischen Wissenschaftsparadigma. Das Wissenschaftsverständnis des wissenschaftlichen Beirats der Bundesärzte- und -psychotherapeutenkammer wird oft als zu eng kritisiert.

In der Schweiz und Österreich sind die Bestimmungen bezüglich der Verfahren liberaler, der Status nichtärztlicher Psychotherapeuten ist aber schlechter.

10.2.2 Psychodynamische Therapieverfahren

Die Psychoanalyse ist das erste eigenständige psychotherapeutische Verfahren. Es wurde in seinen Grundzügen von Freud entwickelt. Heute werden alle psychotherapeutischen Methoden, die auf psychoanalytischen Behandlungsgrundsätzen gründen, unter dem Begriff »psychodynamische Psychotherapie« (PP) zusammengefasst.

Innerhalb der psychodynamischen Verfahren wird die **klassische Psychoanalyse (PA)** von der **tiefenpsychologisch fundierten Psychotherapie (TfP)** unterschieden. Die Unterschiede zwischen PA und TfP beziehen sich v. a. auf die Dauer der Therapie, Häufigkeit der Sitzungen, Setting und Zielsetzung. Während die Psychoanalyse über einige Jahre hinweg 3- bis 5-mal wöchentlich stattfindet, gibt es bei der TfP meist nur eine Sitzung pro Woche. In der PA liegt der Patient während der Analysestunden meist auf einer Couch, in der TfP sitzen sich Patient und Therapeut gegenüber. Eine weitere Variante sind die psychoanalytischen Fokaltherapien bzw. Kurzzeittherapien, in denen in insgesamt ca. 20–30 Sitzungen ein zentrales, mehr oder weniger klar umschriebenes Problem bearbeitet wird.

Die psychodynamischen Therapieformen verstehen sich grundsätzlich als »ätiologisch orientierte« Verfahren. Die unbewusste Psychodynamik aktuell wirksamer neurotischer Konflikte und die zugrunde liegende neurotische Struktur des Patienten werden ergründet und behandelt. Dabei wird davon ausgegangen, dass diese in der Kind-Eltern-Beziehung verwurzelt sind und meist unbewusst wirken. Ziel der psychodynamischen Therapien ist es, dem Patienten zu einer vertieften Einsicht in die Ursachen seines Leidens bzw. seiner Störungen zu verhelfen.

Unter den psychodynamischen Verfahren werden auch Richtungen subsummiert, die sich in Abgrenzung zur Psychoanalyse entwickelt haben, wie die analytische Psychologie nach Jung und die Individualpsychologie nach Adler. Sie werden – obwohl für sie bislang teils keine ausreichende Wirksamkeit belegt ist – ebenfalls von den Krankenkassen finanziert.

Die PP findet im gesamten Spektrum psychischer und psychosomatischer Erkrankungen Anwendung. Die im Vergleich zur PA größere Strukturiertheit und Zielgerichtetheit von TfP ergibt sich oftmals aus dem Zuschneiden auf bestimmte Störungsbilder, die (wie z. B. Borderline-Persönlichkeitsstörung, ► Kap. 23) früher als gar nicht behandelbar galten.

Nicht in jedem Fall ist das Behandlungsziel eine ursächliche Behebung der Erkrankung. Eine PP gilt im Rahmen von rehabilitativen Maßnahmen auch dann als indiziert, wenn mit ihrer Hilfe eine Eingliederung in Arbeit, Beruf und/oder Gesellschaft erreicht werden kann. PP ist in Deutschland seit 1967 eine Pflichtleistung der gesetzlichen Krankenkassen. Die Versorgungsleistungen finden sowohl ambulant als auch stationär bzw. teilstationär statt. PP kommt bei Einzelpersonen, Paaren, Familien und Gruppen zur Anwendung.

10.2.3 Verhaltenstherapie

Wichtige Merkmale von Verhaltenstherapie sind die starke Orientierung an empirischen Grundlagen und Wirkungskontrollen und eine pragmatische, aktive, Ressourcen des Patienten nutzende Grundhaltung.

Allgemeine Prinzipien der Verhaltenstherapie (VT) nach Margraf und Lieb (Margraf 2000)

- VT orientiert sich konsequenter als andere Verfahren an der empirischen Psychologie und an Wirkungskontrollen
- VT ist problem- und störungsorientiert, wobei vermehrt auch Ressourcen des Patienten betont werden
- VT setzt an den prädisponierenden, auslösenden und aufrechterhaltenden Problembedingungen an
- VT ist zielorientiert
- VT ist handlungsorientiert
- VT ist nicht auf Therapiesitzungen begrenzt (Übungen mit Therapeut außerhalb, Hausaufgaben)
- VT ist transparent (plausibles Modell)
- VT soll »Hilfe zur Selbsthilfe« sein

Ende der 1950er Jahre entstand die VT als eigenständiges psychotherapeutisches Verfahren. Ab den 1960er Jahren wurden die behavioristischen Ansätze als zu eng für die Erklärung menschlichen Erlebens und Verhaltens angesehen. Es entstanden kognitive Modelle, die menschliche Informationsverarbeitungsprozesse zur Erklärung miteinbezogen. Das Selbstverständnis der VT als an aktuellen Grundlagen (nicht so sehr an bestimmten inhaltlichen Konzepten, wie ursprünglich der traditionellen Lerntheorie) orientiert, erleichtert einen stetigen Wandel mit den sich erweiternden Grundlagen. Heute wird daher vielfach der Begriff »**kognitive Verhaltenstherapie**« oder (auch im Deutschen) »**kognitiv-behaviorale Therapie**« statt »Verhaltenstherapie« benutzt.

Es werden zunehmend emotionsorientierte, interpersonale und achtsamkeitsbasierte Aspekte mit kognitiv-behavioralen Elementen verbunden. Die Orientierung an möglichst schneller und effizienter Veränderung soll durch Akzeptanz gegenüber Unveränderbarem ergänzt werden.

Eine ausführliche Darstellung verhaltenstherapeutischer Standardmethoden findet sich u. a. bei Margraf (2000). Inzwischen hat die VT für die wichtigsten psychischen Erkrankungen spezielle Therapieprogramme erarbeitet, die häufig in Form von Therapiemanualen vorliegen. In ihnen werden oft verschiedene Techniken kombiniert.

Indikationsentscheidungen und die konkrete Therapieplanung in der VT werden aus einer speziellen Diagnostik abgeleitet, die neben der klassifikatorischen Störungsdiagnostik nach ICD-10 v. a. auch eine individuelle Problem- und Verhaltensanalyse umfasst.

Die Verhaltenstherapie ist seit 1987 eine **Pflichtleistung der gesetzlichen Krankenkassen** und seitdem ein wesentlicher Bestandteil der Versorgung psychisch Kranker. Verhaltenstherapie kommt im Einzel-, Paar-, Familien- und im Gruppensetting sowohl im ambulanten als auch im teil-/stationären Kontext zur Anwendung. Besonders bei der Behandlung von Kindern und Jugendlichen wird das psychosoziale Umfeld, im Wesentlichen die Eltern, mit einbezogen.

10.2.4 Gesprächspsychotherapie bzw. klärungsorientierte Psychotherapie

Viele Patienten stellen sich unter »Gesprächstherapie« jegliche therapeutische Maßnahme im Gespräch vor und können sich mit dem Begriff sogar leichter anfreunden, weil er ihnen weniger stigmatisierend erscheint als »Psychotherapie«. Gesprächs(psycho)-therapie meint in der Fachwelt aber meist etwas Spezifischeres als eine Psychotherapie mit dem Mittel des Gesprächs: Die klassische Gesprächstherapie (GT), die auch unter der Bezeichnung »**klientenzentrierte**« oder »**personenzentrierte Psychotherapie**« beschrieben wird, ist eine Psychotherapieform, die aus der humanistischen Psychologie kommt und auf die Arbeiten des amerikanischen Psychologen Carl Rogers zurückgeht. In Deutschland wurde dieser Ansatz hauptsächlich durch Tausch und Tausch bekannt (vgl. Biermann-Ratjen et al. 2003).

Kern der Therapie ist nicht die Lösung von Problemen, sondern die persönliche Entwicklung, die dann ihrerseits Problemlösungen begünstigen soll. Die Wirkung der GT basiert v. a. auf der besonderen Gestaltung der psychotherapeutischen Beziehung, auf deren Basis Patienten ermutigt werden sollen, sich selbst in vollständigerer Weise neu zu erfahren. Zentrale therapeutische Techniken sind aktives Zuhören und die Förderung der Selbstexploration beim Klienten, die nicht nur durch das Gespräch, sondern auch durch andere Ausdrucks- und Kommunikationsmöglichkeiten wie körperliche, spielerische oder kreative Techniken gefördert werden soll.

! Die therapeutische Beziehung ist zentral und soll bedingungslos positiv wertschätzend, empathisch und kongruent sein.

Traditionell ist die GT nicht ziel- und störungsorientiert, neuere Formen aber wohl. Eine in Deutschland relevante Weiterentwicklung der GT ist die **klärungsorientierte Psychotherapie (KOP)** nach Sachse (Sachse 2003), die Elemente der kognitiven Verhaltenstherapie integriert. In der KOP wurden insbesondere differenzierte Konzepte zur Behandlung von Persönlichkeitsstörungen entwickelt.

Gesprächspsychotherapie wird seit Jahrzehnten sowohl ambulant als auch stationär in der Versorgung eingesetzt. In der DDR hatte sich die Gesprächspsychotherapie seit ca. 1970 zum wichtigsten Psychotherapieverfahren des staatlichen Gesundheitswesens entwickelt, sodass nach Inkrafttreten des Psychotherapeutengesetzes dort auch viele Psychotherapeuten mit GT-Ausbildung anerkannt wurden (finanziert durch die Sozialversicherung). Die Gesprächspsychotherapie spielt auch in der Versorgung der östlichen Bundesländer nach wie vor eine wichtige Rolle.

Die GT ist seit 2002 auch vom wissenschaftlichen Beirat anerkannt, derzeit jedoch aufgrund eines Beschlusses des G-BA (Gemeinsamer Bundesausschuss) **keine Pflichtleistung der gesetzlichen Krankenkassen.** Sie ist aber in den Weiterbildungsordnungen aller Ärztekammern seit vielen Jahren etabliert.

10.2.5 Paar- und Familientherapie

In der Paar- und Familientherapie geht es nicht nur um ein Individuum – dessen Beschwerden sind aber oft der Ausgangspunkt. Obwohl das bessere Funktionieren von Paaren und Familien in sich ein relevantes Ziel darstellen kann, sind die Beschwerden eines Partners oft allein schon ausreichender Grund für eine Indikation zur Paar- oder Familientherapie. Auf individueller Ebene erscheinende Probleme eines Kindes lassen sich z. B. oft erst auf übergeordneter Ebene lösen, und Paarkonflikte stellen einen erheblichen Risikofaktor z. B. für Rückfälle bei Depressionen dar (die wiederum ein erheblicher Risikofaktor für somatische, v. a. koronare Erkrankungen sind).

! Probleme erscheinen oft beim Individuum, haben dort aber nicht ihre Ursache.

Die Basis der Paar- und Familientherapie kann unterschiedlich sein, namentlich

- psychodynamisch,
- verhaltenstherapeutisch oder
- systemisch.

10

Psychodynamischer und verhaltenstherapeutischer Ansatz. Bei psychodynamischer Fundierung wird insbesondere die Wiederholung alter Muster herausgearbeitet, bei verhaltenstherapeutischer die gegenseitige Verstärkung von Verhalten, bei kognitiv-verhaltenstherapeutischer Erwartungen und kognitiv-emotionale Muster, wobei das Schwergewicht auf dem Aufbau neuer Kompetenzen liegt.

Systemischer Ansatz. Beim systemischen Ansatz (Schweitzer et al. 2007) ist die therapeutische Haltung betont ressourcenorientiert und partnerschaftlich ausgerichtet. Dass systemische Therapien in einzelnen Untersuchungen auch Symptome verändern können, ohne dass damit Veränderungen der Kommunikation in der Familie vorausgehen, könnte daran liegen, dass ressourcenorientiertes Vorgehen auch über andere als systemische Prinzipien wirken kann. Eine systemische Sichtweise kann auch im Rahmen einer (z. B. verhaltenstherapeutischen) Einzeltherapie eingenommen werden, indem die Bezüge zwischen Individuum und Umwelt in dynamischer, Wechselwirkungen betonender Weise analysiert. Der systemische Ansatz – bislang kein Richtlinienverfahren – ist wohl der Ansatz, der am spezifischsten auf die Behandlung von überindividuellen Problemen zugeschnitten ist.

Familientherapeutische Ansätze. Familientherapeutische Ansätze wurden vom wissenschaftlichen Beirat bislang nicht als eigenständiges wissenschaftliches Psychotherapieverfahren anerkannt, werden aber in vielen Erziehungs-, Paar- und Familienberatungsstellen angeboten.

10.2.6 Entspannungsverfahren

In der Gesundheitsförderung sowie als Teil einer psychotherapeutischen Behandlung werden häufig Entspannungsverfahren eingesetzt. Die bekanntesten sind das **autogene Training (AT)** und die **Progressive Muskelrelaxation (PMR)**. Eingesetzt werden auch **Meditation** und andere aus dem fernöstlichen Kulturkreis kommende Techniken. Ziel ist in jedem Fall eine umfassende körperlich-seelische Entspannung. Ansatzpunkte und Wirkweise der Verfahren unterscheiden sich jedoch erheblich, ihre Wirkungen sind v. a. für die Meditation, die PMR und das AT belegt, wobei nur die letzten beiden als Kassenleistung anerkannt sind. Die Effekte reichen von der Entspannung der Muskulatur über die Harmonisierung des vegetativen Nervensystems bis hin zu emotionaler Ausgeglichenheit und gesteigerter Selbstkontrolle.

Anwendung. Entspannungstechniken sind überall dort denkbar, wo eine innere oder körperliche Anspannung abgebaut werden soll. Beispiele:

- Chronische Schmerzen mit und ohne Muskelverspannungen
- Ängste, z. B. beim Zahnarzt oder im Leistungssport, Prüfungsangst
- Schlafstörungen, Reizbarkeit, Nervosität, Stress

Entspannung kann im Sinne einer niederschwelligen Intervention als einzelnes Verfahren eingesetzt werden, meist bietet sich jedoch eine Kombination an.

! Wichtig ist, Patienten, die ohnehin ängstlich sind, nicht ungewollt zu suggerieren, es sei ganz schlimm, wenn sie in einer kritischen Situation nicht ganz entspannt seien.

10.2.7 Psychoedukation

Psychoedukation ist ein neues Schlagwort, obwohl es ein Informieren des Patienten über psychische Zusammenhänge – insbesondere in Bezug auf spezifische Störungen – schon immer gegeben hat. Sie umfasst die Vermittlung von Informationen und Modellen, allein oder als Teil von Psychotherapien. Ein

Lehrer-Schüler-Verhältnis im negativen Sinn ist nicht nötig. Psychoedukation kann als separate Intervention betrachtet werden, wird aber meist im Kontext psychiatrisch-psychotherapeutischer Verfahren im engeren Sinne eingesetzt. Bei Verhaltenstherapien gilt es sogar als typisches Merkmal, dass psychoedukative Elemente eingebaut sind.

Psychoedukation ist in erster Linie dann wichtig, wenn ein unzutreffendes oder unvollständiges Verständnis der Erkrankung Patienten zusätzlich beunruhigt (z. B. bei Panikstörungen, Schizophrenie) oder ein fruchtbares Zusammenarbeiten erschwert. Psychoedukation ist auch ein wichtiges Element bei der Einbeziehung von Angehörigen. Als alleinige Intervention ist sie nur dann ausreichend, wenn die Probleme nach Behebung eines Informationsmangels beseitigt sind oder eigenständig gelöst werden können.

10.2.8 Hypnotherapie

Die psychotherapeutische Anwendung der Hypnose wird als »Hypnotherapie« bezeichnet. Mittels Tranceinduktion wird ein veränderter Bewusstseinszustand erreicht, der dazu genutzt wird,

- problematisches Verhalten, problematische Kognitionen und affektive Muster zu ändern,
- emotional belastende Ereignisse und Empfindungen zu restrukturieren und
- biologische Veränderungen für Heilungsprozesse zu fördern.

Subjektiv wird der hypnotische Trancezustand vom Patienten in der Regel als Tiefentspannung empfunden, dabei treten teilweise lebhafte innere Bilder oder Gefühle auf, die als wesentlich intensiver und »realer« wahrgenommen werden als im Wachzustand. Suggestionen werden in Trance leichter angenommen und können für Heilungsprozesse benutzt werden.

Hypnotherapie kann als Einzel- oder Gruppentherapie mit Kindern, Jugendlichen und Erwachsenen durchgeführt werden. Hypnose kann eigenständig oder in Kombination mit anderen Verfahren zur Therapie von psychischen, psychosomatischen oder körperlichen Erkrankungen eingesetzt werden. Bei passender Indikation sind gute Effekte belegt. Die Erwartung von Patienten, ein Problem ohne eigene Anstrengung loszuwerden, kann jedoch ein Problem sein.

Vom wissenschaftlichen Beirat wurde 2006 eine Teilanerkennung für die Hypnotherapie als Methode bei Erwachsenen für die Behandlung von psychischen und sozialen Faktoren bei somatischen Krankheiten sowie bei Abhängigkeit und Missbrauch (Raucherentwöhnung und Methadonentzug) ausgesprochen. Hypnose kann beim Nachweis einer entsprechenden Qualifikation auch von nichtpsychotherapeutischen Vertragsärzten abgerechnet werden.

10.3 Richtlinienpsychotherapie und Empirie

10.3.1 Richtlinienverfahren

Insgesamt nutzen in Deutschland derzeit etwa 300.000 Patienten pro Jahr eine kassenfinanzierte ambulante Psychotherapie. Um zu gewährleisten, dass die von der Solidargemeinschaft der Versicherten finanzierten psychotherapeutischen Leistungen auch wirksam sind, hat der Gesetzgeber in Deutschland Kriterien für die Therapien vorgegeben, für die die Krankenkassen die Kosten übernehmen. Der »Wissenschaftliche Beirat Psychotherapie« (WBP, http://www.wbpsychotherapie.de) legt fest, welche Therapieformen als Richtlinienverfahren anerkannt werden können (Tab. 10.1). Bevor eine psychotherapeutische Behandlungsform jedoch Kassenleistung wird, bewertet der Gemeinsame Bundesausschuss(G-BA, http://www.g-ba.de), ob diese Methode zur Behandlung bestimmter Erkrankungen für Patienten einen Nutzen hat, ob sie notwendig und wirtschaftlich ist.

Der Beschluss wird dem Bundesministerium für Gesundheit (BMG) zur Prüfung vorgelegt und tritt nach erfolgter Nichtbeanstandung nach der Bekanntmachung im Bundesanzeiger in Kraft. Der Gemeinsame Bundesausschuss (G-BA) ist das oberste Beschlussgremium der gemeinsamen Selbstverwaltung der Ärzte, Zahnärzte, Krankenhäuser und Krankenkassen in Deutschland. Er bestimmt in Form von Richtlinien den Leistungskatalog der Gesetzlichen Krankenversicherung (GKV) für etwa 70 Mio. Versicherte. Der G-BA legt fest, welche Leistungen der medizinischen Versorgung von der GKV erstattet werden. Rechtsgrundlage für die Arbeit des G-BA ist das fünfte Buch des Sozialgesetzbuches (SGB V).

Die sogenannten **Richtlinienverfahren** (psychodynamische Therapieverfahren und Verhaltenstherapie) müssen nicht mehr begutachtet werden, sondern wurden mit der Verabschiedung des Psychotherapeutengesetzes in Deutschland ohne spezielle Diskussion der Wirksamkeit als wissenschaftlich anerkannte Verfahren geführt, da sie sich schon lange im Leistungskatalog der gesetzlichen Krankenversicherungen in Deutschland etabliert haben. Aus Gründen

Tab. 10.1. Anerkennung durch den Wissenschaftlichen Beirat bzw. Gemeinsamen Bundesausschuss (Stand 2007; die Listen werden fortlaufend überprüft und wenn nötig angepasst)

Psychotherapeutische Verfahren und Methoden	Zulassung	Anerkennung
Psychoanalyse (PA)	Berufs- und sozialrechtlich	Insgesamt als Verfahren
Psychodynamische Psychotherapie (PP)		
Verhaltenstherapie (VT)		
Gesprächspsychotherapie (GT)	Nur berufsrechtlich	
Systemische Therapie (ST)	Keine (aber an Institutionen viel praktiziert)	
Interpersonelle Psychotherapie (IPT)	Teilanerkennung als Methode	Spezifische Indikation
Hypnotherapie		
EMDR[a]		
Entspannungsverfahren	Kann abgerechnet werden	

[a] EMDR: Eye-Movement-Desensitization-and-Reprocessing-Therapie.

der Gleichberechtigung wurde lediglich angeregt, die Wissenschaftlichkeit der Verfahrensmethoden durch ihre Vertreter selbst evaluieren zu lassen. Dieser Aufforderung sind die Vertreter der Richtlinienverfahren nachgekommen.

Teilanerkennungen gibt es inzwischen außer für Hypnotherapie für die EMDR-Methode (Eye-Movement-Desensitization and Reprocessing) zur Behandlung der posttraumatischen Belastungsstörung (▶ Kap. 21) und für die interpersonelle Psychotherapie bei Erwachsenen für Behandlungen affektiver Störungen (▶ Kap. 14) und Essstörungen (Bulimia nervosa und Binge-Eating-Störung, ▶ Kap. 22). Die neuropsychologische Therapie wurde für den Anwendungsbereich »hirnorganische Störungen« bei Erwachsenen (▶ Kap. 19) als eine theoretisch und empirisch hinreichend fundierte und damit wissenschaftlich anerkannte Therapiemethode akzeptiert.

! Insgesamt unterscheidet der WBP wie auch der G-BA zwischen psychotherapeutischen Verfahren und Methoden:

- **Die Qualifikation in einem Verfahren (PA, TfP, VT) ist Voraussetzung und Grundlage für die Eintragung ins Arztregister bzw. Psychotherapeutenregister und damit für eine Teilnahme an der vertraglichen Versorgung.**
- **Eine Methode (EMDR, Hypnotherapie, interpersonelle Psychotherapie, Entspannungsverfahren) steht dagegen nur bereits zugelassenen Behandlern als zusätzliche abrechenbare Interventionsmöglichkeit zur Verfügung, eine Zulassung (Eintrag ins Register) ist auf ihrer Grundlage nicht möglich.**

Von den insgesamt hunderten von psychotherapeutischen Ansätzen sind einzelne bedeutsamer und bekannter, wie z. B. Gestalttherapie oder Bioenergetik. Sie gelten als nicht ausreichend wissenschaftlich begründet, um als Pflichtleistungen bezahlt zu werden: Wenn ein Patient aus besonderen Gründen eine solche Therapie wünscht, kann er sie aber selbst bezahlen. Der Hausarzt kann ihm (u. U. mit Nachfrage bei den Ärzte- oder Psychotherapeutenkammern) helfen, abzuklären, ob es sich um seriöse Angebote handelt.

10.3.2 Wirksamkeit von Psychotherapie

Insgesamt kann ganz klar festgehalten werden: Die Wirksamkeit von richtig indizierter und kompetent durchgeführter Psychotherapie ist für viele psychische Erkrankungen in einer großen Zahl von Studien einwandfrei belegt. Die Größe der Effekte steht hinter der Wirkung somatisch-medizinischer Behandlungen generell und psychopharmakologischer Behandlung psychischer Erkrankungen in keiner Weise zurück.

Spontane Remission

Ein Teil der Verbesserung von psychischen (wie auch von somatischen) Zuständen geht auf »spontane Remission« zurück und kann nicht der psychotherapeutischen Behandlung zugute gehalten werden. Depressionen z. B. haben oft einen phasischen Verlauf, in denen es auch unbehandelt zu Verbesserungen kommen kann. Eysenck behauptete 1954 gar, Psychotherapie behindere spontane Remission und führe zu schlechteren Ergebnissen. Heute wissen wir, dass er die Rate spontaner Remission stark überschätzt hat: Bis Patienten sich zu einer Psychotherapie entschließen können bzw. richtig diagnostiziert und auf psychotherapeutische Möglichkeiten aufmerksam gemacht werden, vergehen oft Jahre. Es handelt sich damit um die Gruppe, die eben nicht durch spontane Remission gesund wurde.

Das Gegenstück sind iatrogene Schäden, die z. B. bei der Behandlung von Borderline-Patienten diskutiert werden; sie erweitern in Kliniken oft ihr »Repertoire« an selbstschädigendem Verhalten und entwickeln Abhängigkeiten. Positiven Veränderungen liegen oft auch Lebensereignisse wie Sichverlieben oder Verbesserung der beruflichen Situation zugrunde, die nicht external sind, sondern an deren Zustandekommen die Psychotherapie einen erheblichen Anteil hatte. Wie bedeutsam spontane Remission und Nebenwirkungen von Behandlungen sind, kann nur durch systematische Forschung mit unbehandelten bzw. Warte-Vergleichsgruppen eingegrenzt werden.

10.3.3 Kosten-Nutzen-Verhältnis

Neben der Wirkung ist ein wichtiger Aspekt zur Beurteilung von Psychotherapie an sich und von verschiedenen Formen von Psychotherapie das Kosten-Nutzen-Verhältnis. Wirtschaftliche Untersuchungen zeigen, dass über Faktoren wie verringerte Zahl von ausgefallenen Arbeitstagen und individuellen Gesundheitskosten in den Jahren nach einer indizierten und effektiven Behandlung jeder in gute Psychotherapie investierte Euro um ein Mehrfaches zurückkommt.

! Das Kosten-Nutzen-Verhältnis beim Einsatz von Psychotherapie ist gut – Psychotherapie ist nicht generell teurer als alternative Maßnahmen oder Nichtbehandlung.

Menschen, die Psychotherapie in Anspruch nehmen, wird auch immer wieder vorgeworfen, sie würden der Solidargemeinschaft die Kosten einer psychotherapeutischen Behandlung aufbürden, ohne wirklich behandlungsbedürftig zu sein. Psychotherapie gelte inzwischen als chic und interessant und diene hauptsächlich der Selbstverwirklichung. Auch wenn dies in einzelnen Fällen vorkommen mag, spiegelt sich in dieser Aussage eher ein Nichtwissen darüber wider, welcher Stigmatisierung Menschen noch immer ausgesetzt sind, die eine Psychotherapie in Anspruch nehmen, und dass Psychotherapie v. a. ein hohes Maß an Engagement und Einsatz von den Patienten selbst verlangt.

10.4 Allgemeinere Psychotherapiemodelle

Die unter ▶ Abschn. 10.2 dargestellten psychotherapeutischen Ansätze haben sich jeweils in einem bestimmten historischen Kontext entwickelt und tragen stark die Handschrift der Gründerväter. Jeder der Ansätze hat seine Stärken, aber auch Schwächen.

10.4.1 Wirkfaktoren

Ein Ansatz, der über traditionelle Schulengrenzen hinausgeht, ist das Betrachten von Psychotherapie aus der Perspektive von Wirkfaktoren (Grawe 1998). Diese Perspektive steht zwischen der Ebene der theoretischen Konzepte (wie Psychoanalyse oder Lerntheorien) und der Ebene der konkreten Interventionen (wie Übertragungsdeutungen oder Angstexposition) und führt diese auf ihre zentralen Wirkungen zurück. Die prozessuale Aktivierung von Mustern im Therapieprozess kann beispielsweise durch Konfrontation im Zusammenhang mit psychoanalytischen Deutungen, durch gestalttherapeutische »Zweistuhltechnik«, durch verhaltenstherapeutische Exposition u. a. m. erfolgen.

Jede der klassischen therapeutischen Orientierungen zeichnet sich durch ein typisches **Wirkfaktorprofil** aus. So sind psychodynamische und gesprächspsychotherapeutische Verfahren v. a. klärungsorientiert, systemische Therapie zeichnet sich durch ein hohes Maß an Ressourcenorientierung aus, der Faktor Bewältigung kommt in Verhaltenstherapien am stärksten zum Zug, etc.

Das Wirkfaktorenmodell erlaubt eine Analyse tatsächlicher Therapieverläufe auf einem mittleren Auflösungsgrad. Auf seiner Basis wurden praxisrelevante Prinzipien aufgezeigt.

! Das Wichtigste ist, in jeder einzelnen Therapiesitzung nicht einseitig problemaktivierend, sondern ausgewogen problemaktivierend und ressourcenaktivierend vorzugehen.

Wirkfaktoren nach Grawe (1998)
- **Problembewältigung:** Therapeut unterstützt Patienten aktiv darin, mit spezifischen Maßnahmen (z. B. Selbstsicherheitstraining, Entspannungsverfahren, Kommunikations- und Problemlösetraining) mit einem bestimmten Problem besser fertig zu werden
- **Klärung** (Explikation impliziter Bedeutungen): Therapeut hilft dem Patienten, sich über die Bedeutungen seines Erlebens und Verhaltens im Hinblick auf seine bewussten und unbewussten Ziele und Werte klarer zu werden (z. B. gezielte Deutungen, Konfrontation mit bisher vermiedenen Wahrnehmungen, Techniken wie Focusing etc.)
- **Problemaktualisierung:** Therapeut hilft dem Patienten, Probleme in der Therapie tatsächlich (nach-)zu erleben (z. B. Expositionsübung, Problem im therapeutischen Gespräch richtig »durchleben«, Zweistuhltechnik)
- **Ressourcenaktivierung:** Therapeut knüpft an bereits vorhandene Ressourcen des Patienten an, lässt ihn seine positiven Seiten und Stärken erleben; die therapeutische Beziehung ist eine zentrale Ressource, wenn der Patient den Therapeuten als unterstützend, aufbauend und in seinem Selbstwert positiv bestätigend erlebt

10.4.2 Psychotherapie-Integration

Immer mehr Psychotherapeuten stoßen in der Alltagspraxis an Grenzen des Ansatzes, der bei ihrer Ausbildung im Vordergrund stand. Viele versuchen, durch Hinzunahme von Konzepten und Techniken aus anderen Ansätzen ihr Repertoire zu erweitern. In Deutschland wird das durch die Verpflichtung auf Richtlinienverfahren (▶ Abschn. 10.3.1) zumindest offiziell eher behindert.

Integration kann auf verschiedenen Ebenen stattfinden:
- Oberste Ebene: theoretische Konzepte
- Mittlere Ebene: Wirkfaktoren, Behandlungsprinzipien
- Niedrigste Ebene: Techniken (»technischer Eklektizismus«)

Beispiel

Ein erfahrener, ursprünglich psychoanalytisch ausgebildeter Psychotherapeut nutzt nach wie vor v. a. psychodynamische Konzepte, wenn er sich über Patienten Gedanken macht. Ihm leuchten jedoch auch kognitiv-verhaltenstherapeutische Konzepte ein. Er hat sich darin fortgebildet und nutzt sie besonders bei Störungen, bei denen dieser Ansatz bessere Wirkung zeigt. Wenn er eine Therapie plant, tut er das zunächst auf mittlerer Ebene. Er fragt sich z. B., welche Teile des eigenen Funktionierens der Patient besser verstehen müsste oder wo er Kompetenzen aufbauen müsste. Erst dann entscheidet er sich für konkrete Methoden, die er dafür einsetzt. Die flexible Anpassung des Vorgehens mit Integration verschiedener Ansätze soll die Wirkung, gerade bei schwierigen, komorbiden Patienten erhöhen. Der Psychotherapeut ist sich bewusst, dass er sich bei einem solchen Vorgehen nur sehr beschränkt auf empirische Wirkungskontrollen unter experimentellen Bedingungen berufen kann und betreibt deshalb eine sorgfältige Wirkungskontrolle am Einzelfall.

Je nach Standpunkt wird betont, dass
- ein reiner technischer Eklektizismus nicht sinnvoll ist, da Techniken nicht losgelöst vom Kontext (einschließlich des konzeptuellen Kontextes) wirken,
- therapeutisches Vorgehen sich auf ein klares therapeutisches Konzept stützen muss (wobei umstritten ist, ob das eine traditionelle Therapieschule sein muss),
- insbesondere Anfänger von einem integrativen Ansatz überfordert wären (wofür es keine eindeutigen Hinweise gibt),
- es bei Integration um den anhaltenden Prozess des Erweiterns und der Diskussion zwischen Ansätzen geht und der Versuch, den einen richtigen integrativen Ansatz zu finden, nicht wirklich über den alten Schulenstreit hinausführen würde,
- die Integration von Elementen aus bestehenden Ansätzen zu kurz greift und echte Innovation nicht ohne Bezüge auf Grundlagenwissenschaften auskäme.

Unter dem Begriff »Psychotherapie-Integration« lässt sich also eine ganze Reihe von Auffassungen subsumieren, die durchaus nicht alle miteinander kompatibel sind. Gemeinsamer Hintergrund ist aber, dass Therapeuten mit zunehmender Erfahrung sich gerade bei schwierigen Patienten immer weniger an die Grenzen zu halten bereit sind, die ihnen ihr ursprünglicher Ansatz auferlegt. Ob sie dadurch wirksamere Therapien machen, ist Gegenstand laufender Qualitätssicherung und Wirksamkeitsuntersuchungen.

10.4.3 Fokus Probleme

Traditionell geht Psychotherapie – wie auch somatische Behandlungen – von Problemen aus. Diese machen den Leidensdruck aus und stehen meist auch bei der Diagnose im Vordergrund. Die Diagnose erklärt nicht, worin das Problem besteht, jedenfalls in der Regel nicht in für eine Therapieplanung ausreichender Weise.

Die psychotherapeutische Behandlung soll

- das Problem lösen helfen (»das Schiff wieder flottmachen«) (Beispiel: mit dem Patienten wird bewältigungsorientiert besprochen, wie er seine depressiogene Lebenssituation konkret verbessern kann),
- einen Beitrag dazu leisten, dass das Problem nicht so leicht wieder entsteht (»dass das Schiff nicht gleich wieder auf Grund läuft«) (Beispiel: mit dem Patienten wird erarbeitet, mit welchen in der Kindheit erworbenen Annahmen über sich selbst er sich immer wieder in depressiogene Beziehungsprobleme bringt).

Obwohl v. a. in der VT Psychotherapie auch aktive Hilfe zur Problembewältigung sein kann, wird in der Regel die Befähigung des Patienten, Probleme zu lösen oder nicht wieder entstehen zu lassen, in den Vordergrund gestellt. Am pointiertesten geschieht dies in Problemlösungsansätzen, die zu den kognitiven Verfahren gehören: Hier werden die Schritte des Problemlösens (Definition des Problems, Analyse der Zusammenhänge, Ausarbeiten von Lösungen, Bewerten von Lösungen, Entscheidung – auch: »Will ich den Schritt wirklich durchführen?« –, Durchführung, Evaluation der Ergebnisse) explizit benannt und eingeübt.

Drei wichtige Aspekte sind:

- Die Probleme können, wie der systemische Ansatz hervorhebt, auf höherer als auf individueller Ebene liegen.
- Probleme können dadurch chronifiziert und verstärkt werden, dass Patienten in Ermangelung besserer Alternativen mehr von denselben Strategien verwenden, auch wenn diese nichts zur Lösung beitragen (z. B. Gefühle noch weniger an sich heranlassen, sich noch mehr zurückziehen, noch mehr arbeiten, sich in einer Beziehung noch mehr unterordnen).
- Patienten können »Unlösbarkeitskonstruktionen« (»Meine Umwelt hat an allem Schuld, ich kann nichts machen«) präsentieren und Therapeuten in »Plausibilitätsfallen« (»Vor meinem kulturellen/familiären etc. Hintergrund geht das gar nicht anders«; Sachse 2003) locken, die ein konstruktives Herangehen erschweren, wenn sie nicht erkannt werden.

Die Lösung von Problemen kann behindert werden, wenn eine zu einseitige Konzentration auf diese erschwert, die Ressourcen (vgl. im Folgenden) optimal zu nutzen.

10.4.4 Ressourcen

»**Ressourcenorientierung**« ist ein populärer Begriff geworden. Das hat insofern seine Berechtigung, als traditionelle Therapieansätze mit Ausnahme des systemischen Ansatzes eher problemorientiert sind und einiges dafür spricht, dass dadurch das Potenzial therapeutischer Veränderung nicht optimal ausgeschöpft wird.

Personale Ressourcen lassen sich von Umweltressourcen unterscheiden.

Personale Ressourcen

- Psychische und physische Veranlagung
- Positive Seiten und Fähigkeiten einer Person
- Persönlichkeitseigenschaften (z. B. Selbstwert, soziale Kompetenz, Motivation)

Umweltressourcen

- Ökologische Ressourcen (z. B. lärm- und schadstoffarme Umgebung)
- Ökonomische Ressourcen (z. B. Besitz, Geld)
- Psychosoziale Ressourcen (z. B. Liebe, Vertrauen)
- Soziokulturelle Ressourcen (z. B. Werte, Normen)

Für ein angemessenes Einbeziehen der Ressourcen spricht, dass

- es beziehungsförderlich ist, Patienten (obwohl jetzt offensichtlich ein Problem vorliegt) als ganzen Menschen zu sehen, der (ohne Bagatellisieren des Problems) auch mit seinen Stärken gesehen und anerkannt werden möchte,
- Probleme oft nur gelöst werden können, wenn wichtige bestehende Ressourcen befreit und eingesetzt werden können,
- es helfen kann, die Balance zwischen Herausforderung und Sicherheit zugunsten der letzteren auszugleichen (► Abschn. 10.4.5).

Nicht zu vergessen ist dabei jedoch, dass das Vorhandensein guter Ressourcen als Nebeneffekt den Leidensdruck soweit schwächen kann, dass Patienten auch bei Vorliegen behandlungswürdiger Symptomatik für eine konsequente psychotherapeutische Arbeit nicht ausreichend motiviert sind.

10.4.5 Balancemodell

Das Modell, nach dem sich sinngemäß (teils implizit) viele Therapeuten unterschiedlicher Ausrichtung orientieren, besagt, dass dauerhafte Veränderung am wahrscheinlichsten ist, wenn Herausforderung und Sicherheit-Geben in einer Therapie ausgewogen sind (◘ Abb. 10.1).

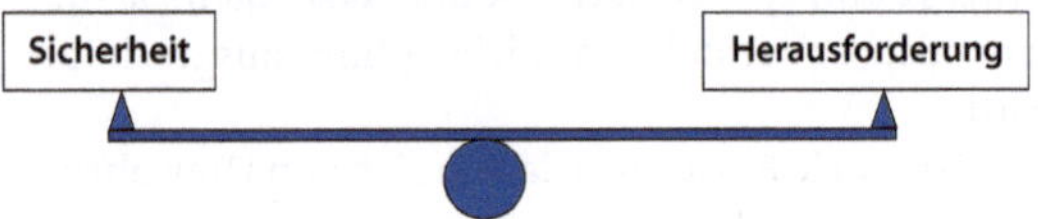

◘ **Abb. 10.1.** Balancemodell

Wenn Patienten durch Lebenslage und aktuelle Problematik ohnehin stark herausgefordert sind, muss ihnen – jedem Hausarzt bestens vertraut – zunächst v. a. Sicherheit vermittelt werden. Die Vermittlung klarer Modelle (Psychoedukation, ► Abschn. 10.2.7) und das Angebot einer vertrauensvollen, klaren Beziehung sind dazu die naheliegendsten Mittel. In Psychotherapien, bei denen allerdings dauerhaft das Sicherheit-Geben überwiegt, fühlen Patienten sich wohl, nur verändert sich nichts. Therapien, in denen dauerhaft zu stark herausgefordert wird, werden abgebrochen oder Patienten verhärten sich in Spannung und Widerstand. Solche Therapien sind ebenfalls nicht veränderungsförderlich.

10.5 Wer kann Psychotherapie durchführen?

Bei der Zulassung ist zwischen berufsrechtlicher (Wer darf überhaupt Psychotherapie anbieten?) und sozialrechtlicher Perspektive (Wer wird – v. a. von Krankenkassen – bezahlt?) zu unterscheiden. In Deutschland fallen die beiden Perspektiven weitgehend zusammen. In Österreich gilt dies auch, Patienten müssen jedoch erheblich zuzahlen. In der Schweiz ist die berufsrechtliche Zulassung im Prinzip kantonal geregelt, die sozialrechtliche Zulassung besteht in der Grundversicherung nur für ärztliche Psychotherapeuten, mit bezüglich der Qualifikation etwas skurrilen Regelungen zur sogenannten delegierten Psychotherapie durch Nichtärzte.

In Deutschland durchlaufen Ärzte die Ausbildung in Psychotherapie als Weiterbildung, die entweder

- im Rahmen einer Facharztweiterbildung (z. B. Gebiet Psychiatrie und Psychotherapie oder Gebiet Psychosomatische Medizin und Psychotherapie) stattfindet
- oder im Erwerb eines psychotherapeutischen Zusatztitels besteht.

Für Psychologische Psychotherapeuten und Kinder- und Jugendlichenpsychotherapeuten findet die Psychotherapieausbildung, die zur Approbation führt, als dreijährige Vollzeit- oder fünfjährige Teilzeitausbildung in Einrichtungen der Universität statt oder in Ausbildungsstätten in freier Trägerschaft, die nach dem PsychThG anerkannt sind. Dies gilt für die beiden Richtlinienverfahren Verhaltenstherapie und psychodynamische Therapie. Details können ◘ Tab. 10.2 entnommen werden. In Deutschland sind neben approbierten Ärzten und Psychologen mit fachspezifischer Aus- und Weiterbildung weitere Berufsgruppen in der psychotherapeutischen Versorgung aktiv. ◘ Tab. 10.2 zeigt die verschiedenen Berufsgruppen mit dem jeweiligen Ausbildungshintergrund im Überblick (vgl. auch ► Abschn. 1.3.1).

Psychosomatische Grundversorgung

Die Teilnahme an einem Kurs »Psychosomatische Grundversorgung« ist Voraussetzung für verschiedene Facharztweiterbildungen (► Abschn 1.3.1). Dazu gehören Gynäkologie und Geburtshilfe, Allgemeinmedizin und Innere Medizin sowie – je nach Bundesland – auch weitere Facharzttätigkeiten mit Patientenbezug. Sie ist erforderlich für die Schmerztherapie, bei Gynäkologen für die Zulassung von In-vitro-Fertilisation und die Praxis als Brustzentrum sowie bei allen Kassenärzten für die Abrechnung von Gesprächsleistungen nach den EBM-Ziffern 35100 und 35110.

> **Tipps**
>
> Der Kurs »Psychosomatische Grundversorgung« schafft Basiskenntnisse und Abrechnungsberechtigungen.

Der Begriff des Kurses ist missverständlich, da es sich eigentlich um eine Einführung in psychische Erkrankungen handelt, somit wesentlicher durch das Gebiet

Psychiatrie und Psychotherapie geprägt ist. Im Beschluss des Deutschen Ärztetages 2006 werden die zuständigen Fachgremien aufgefordert, die Änderung der Bezeichnung »Psychosomatische Grundversorgung« in »Grundversorgung psychischer und psychosomatischer Erkrankungen« zu prüfen.

Inhalte des Kurses »Psychosomatische Grundversorgung«

Nach den Psychotherapierichtlinien der Bundesärztekammer umfasst der Kurs 80 h und bezieht sich insbesondere auf:

- Psychische Erkrankungen, die geläufige Krankheitsbilder (wie etwa Angsterkrankungen, depressive Syndrome) umfassen
- Funktionelle Störungen, d. h. somatoforme Erkrankungen, also körperliche Beschwerden ohne organischen Befund
- Psychosomatische Krankheiten als diejenigen körperlichen Erkrankungen, bei deren Entstehung oder Verlauf psychosoziale Faktoren wesentlich beteiligt sind
- Somatopsychische Erkrankungen, die dann vorliegen, wenn schwere somatische Erkrankungen bei der Bewältigung psychischer Probleme auftreten

Darüber hinaus ist ein Kurs in psychosomatischer Grundversorgung neuerdings auch Voraussetzung für die Abrechnung von Akupunkturleistungen mit den Krankenkassen. Weitere Voraussetzungen sind die Approbation und 3 Jahre selbstverantwortliche ärztliche Tätigkeit, wenn zusätzlich zu einem Kurs noch eine Balintgruppe mit 30 h über ein halbes Jahr besucht wurde.

Tab. 10.2. Berufsgruppen und entsprechender Ausbildungshintergrund

Berufsgruppe	Medizinstudium	Psychologiestudium	Tätigkeit in psychiatrischen Einrichtungen	Berechtigung zur medikamentösen Behandlung	Psychotherapieausbildung		Bezahlung durch Krankenkasse
					Allgemein	Speziell (PP, VT)	
Facharzt für Psychiatrie und Psychotherapie	Ja	Nein	4 Jahre	Ja	Ja	Ja	Ja
Facharzt für Psychosomatische Medizin und Psychotherapie	Ja	Nein	1 Jahr (auch in Praxis möglich)	Ja	Ja	Ja	Ja
Allgemeinarzt	Ja	Nein	Mind. 4 Wochen	Ja	Ja	Wahlweise	Ja
Diplom-Psychologe	Nein	Ja	Mind. 18 Monate	Nein	Ja	Ja	Ja
(Sozial-)Pädagoge, Theologe, Sozialarbeiter[a]	Nein	Nein	Wahlweise	Nein	Wahlweise	Meist Familientherapie	Nein
Heilpraktiker	Nein	Nein	Wahlweise	Nein	Wahlweise	Sehr unterschiedliche Ausbildungen	Nein Teilweise Kostenerstattung

[a] Die Ausbildung zum Kinder- und Jugendlichentherapeuten mit Approbation und sozialrechtlicher Anerkennung steht auch Absolventen der Studiengänge Pädagogik und Sozialpädagogik offen.

10.6 Indikation und Motivation

10.6.1 Indikation

Hausärzte kennen und begleiten ihre Patienten und deren Angehörige häufig über verschiedene Lebensphasen hinweg. Dadurch bemerken sie oft schon frühzeitig auftauchende Probleme und Krisen. Dies ermöglicht es ihnen, schon zu einem Zeitpunkt zu intervenieren, zu dem Patienten selbst noch kaum ein Bewusstsein für problematische Entwicklungen haben, sodass sich ein Verfestigen und Chronifizieren von Symptomen und Störungen verhindern lässt. Oft kann der Hausarzt durch eine gezielte Frühintervention selbst entscheidende Hilfestellung geben, sodass eine aufwendigere psychotherapeutische Behandlung evtl. gar nicht notwendig wird. Bei gravierenden Problemen, unklaren Befunden und beim Vorliegen psychischer Erkrankungen kommt dem Hausarzt eine Lotsenfunktion zu, um den Patienten ins richtige Fahrwasser zu bringen.

! Hausärzte haben aufgrund ihrer Vertrautheit mit Patienten oft besonders gute Voraussetzungen für frühzeitige Interventionen.

Indikationsarten

Bei der Indikation können 3 Arten unterschieden werden:

- **Selektive Indikation:** Welches Verfahren bzw. welche Technik wird als Ganzes gewählt? (Psychoanalyse, Angstexposition etc.)
- **Adaptive Indikation:** Wie wird das Vorgehen an den einzelnen Patienten und den Verlauf angepasst (z. B. Umgang mit auftauchendem »Widerstand«)
- **Differenzielle Indikation:** Anpassung der Indikation an mehrere Patientenmerkmale (z. B. nicht nur die Diagnose, sondern auch interpersonale Merkmale; ▶ Abschn. 10.7.2).

Selektive und adaptive Indikation ergänzen sich; adaptive Indikation steht bei individualisiertem Vorgehen im Vordergrund. Differenzielle Indikation weist darauf hin, dass mehr als nur die Diagnose berücksichtigt werden kann und sollte.

Damit dies gelingt, brauchen Hausärzte eine besondere Kompetenz. Sie müssen Patienten mit psychischen und psychosomatischen Erkrankungen erkennen können, den Behandlungsbedarf und die eigenen Grenzen in den Behandlungsmöglichkeiten einschätzen und entscheiden können, ob eine weitere fachärztliche (hier insbesondere psychiatrische oder neurologische) oder fachpsychotherapeutische Abklärung und ggf. Behandlung indiziert ist. Darüber hinaus müssen sie in der Lage sein, Krankheitsbilder, Befunde und Behandlungsmöglichkeiten patientengerecht zu vermitteln und Motivation für einen integrierten Gesamtbehandlungsplan schaffen, der neben medizinischen, pharmakologischen Maßnahmen auch psychotherapeutische Interventionen und die Veränderung von Lebensführung und Gewohnheiten einschließen kann. Auf die Möglichkeit, auch bei somatischen Problemen psychische Anteile psychotherapeutisch zu behandeln, sei hier ausdrücklich hingewiesen (das wird jedoch im Kontext dieses Buches nicht vertieft).

Leitfragen zur Indikationsstellung fassen die Aspekte zusammen, die der Hausarzt mit dem Patienten klären sollte. Um darüber entscheiden zu können, welche Hilfen nötig und möglich sind, sollten Hausärzte folgende Punkte abklären:

- Welche **Probleme** hat der Patient? Zur Abklärung gehören nicht nur Probleme, die sich im Sinne einer ICD-Diagnose kategorial einordnen lassen, sondern auch psychosoziale Belastungen, Fragen der Krankheitsbewältigung, gesundheitliches Risikoverhalten, Lebens- und Sinnkrisen. Bei der Indikation zur Psychotherapie ist zu beachten, dass eine Störung von Krankheitswert gegeben sein muss, die allerdings zumindest als Anpassungsstörung (▶ Kap. 21) tatsächlich oft vorliegt.
- Wie ist die **Motivationslage**, wozu ist der Patient bereit? Besteht eine Änderungsmotivation? Ist die Therapiemotivation konflikthaft? Dass für einen Patienten etwas gegen eine Therapie und deren Erfolg spricht, heißt noch nicht, dass er nicht motiviert ist.
- Über welche **Ressourcen** verfügt der Patient, die in- und außerhalb der Therapie zur Bewältigung der Probleme beitragen können?
- Welches **subjektive Problem- und Krankheitsverständnis** hat der Patient? Hierzu gehören subjektive Vorstellungen zur Entstehung der Erkrankung, wie Ideen zu Änderungsmöglichkeiten.

Bis die Entscheidung, sich in psychotherapeutische Behandlung zu begeben, gefällt wird, durchlaufen Patienten bereits verschiedene Phasen vortherapeutischer Veränderungsprozesse, die vom Stadium der Sorglosigkeit ausgehen und dann über ein Stadium der Bewusstwerdung in ein Stadium der Vorbereitung, der Handlung und dann in ein Stadium der Auf-

YAVIS-Patienten

Eine Studie von Blaser (1977) zu sogenannten Indikationsstereotypien gibt zum Nachdenken Anlass, auch wenn sie schon etwas älter ist: Psychotherapeuten, denen Merkmale zur Einschätzung von Patienten vorgegeben wurden, sollten eine Entscheidung zwischen indizierter Psychoanalyse, Verhaltenstherapie, medikamentöser Therapie, keiner Therapie und Gesprächspsychotherapie fällen. Aus der Zuordnung von Merkmalen zu Indikationsentscheidungen ergaben sich folgende Indikationsstereotype (die natürlich keine Vorbilder sind, sondern vielmehr kritisch hinterfragt werden sollten):

- **Psychoanalyse:** YAVIS-Patienten (young, attractive, verbal, intelligent, sociable); für den Therapeuten interessante Fälle, bei denen er das Gefühl hat, helfen zu können; motivierte Patienten, die über ein hohes Maß an Introspektion und affektive Differenziertheit verfügen (und ihr Problem vielleicht am ehesten auch ohne Therapie bewältigen würden)
- **Verhaltenstherapie:** Patienten, die in Bezug auf YAVIS-Eigenschaften als neutral, unauffällig beurteilt werden; passive, eher unsympathische Patienten
- **Medikamentöse Therapie:** Non-YAVIS-Eigenschaften sind hier konzentriert, uninteressante Patienten, schwierigste Patienten: unfähig, Gefühle auszudrücken; geringe Ich-Stärke; eingeschränktes Verhaltensrepertoire; Therapeut hat nicht das Gefühl, helfen zu können
- **Keine Therapie:** affektiv differenzierte, kontaktfähige, wenig motivierte Patienten ohne Leidensdruck; Patientengruppe, die am unsympathischsten ist
- **Gesprächspsychotherapie:** eine Art »Abfallkorb«, undifferenziertes Indikationsprofil; wer nicht klar geeignet ist für eines der anderen Verfahren, dem wird Gesprächspsychotherapie empfohlen

rechterhaltung übergehen. Dieses **Stufenmodell der Veränderung** (»stage model«) wurde ursprünglich von Prochaska, und DiClemente (1992) für den Bereich der Substanzabhängigkeit entwickelt (▶ Abschn. 17.1.7, ◘ Abb. 17.6), gilt inzwischen aber als passende Beschreibung für die Phasen psychotherapeutischer Veränderungsprozesse insgesamt.

! Auch wenn ein Patient oder seine Umgebung unter einem Problem leidet, heißt das nicht, dass er schon zu konkreten Änderungsmaßnahmen bereit ist. Das Modell der Stufen der Veränderungsmotivation geht darauf ein.

Stufenmodell der Therapiemotivation nach Prochaska u. DiClemente

(▶ Abschn. 17.1.7, ◘ Abb. 17.6)

Das »stage model« der Entwicklung von Therapiemotivation wurde ursprünglich für Substanzabhängigkeiten entwickelt, es ist aber von allgemeinerer Bedeutung. Nach diesem Modell durchläuft die Entwicklung der Motivation, ein bestimmtes Problem therapeutisch anzugehen, verschiedene Phasen. Zunächst wird ein Problem noch gar nicht als solches betrachtet, dann wird es anerkannt und eine Behandlung in Betracht gezogen, dann erfolgt eine Vorbereitung, dann die Behandlung im engeren Sinne (»action phase«), dann die Aufrechterhaltung. Dabei ist wichtig:

- Oft müssen die Stufen bis zu einem Behandlungserfolg mehrfach ganz oder teilweise durchlaufen werden.
- Auch wenn Patienten u. U. sehr auf eine Therapie drängen, befinden sie sich oft noch nicht auf einer Aktionsstufe.
- Zu frühen Stufen passen tendenziell besser einsichtsorientierte, zu späten Stufen besser handlungsorientierte Vorgehensweisen.
- Zu frühen Stufen passen tendenziell besser autonomiebetonende, zu späteren Stufen besser stärker strukturierende Beziehungsangebote.
- Patienten befinden sich prinzipiell nicht als Ganzes, sondern mit dem einen oder anderen Problem auf der einen oder anderen Stufe.

Es ist empirisch plausibel, dass bei Berücksichtigung des Stufenmodells Effekte gesteigert werden können. Aus dem Modell ergeben sich durchaus komplexe Entscheidungsprozesse (▶ Fall 10.1).

Beispiel

Fall 10.1. *Die 43-jährige Hausfrau Ulrike S., eine depressive Patientin in stationärer Behandlung, kommt nach initialer medikamentöser Therapie zur Verhaltenstherapie nach Beck. Sie ist dazu motiviert und arbeitet über weite Strecken kooperativ mit. Es werden aber auch Widerstände deutlich, die vom Therapeuten damit erklärt werden, dass die Depression für sie ein Ausweg aus einer schwierigen Ehesituation ist. Probleme in der Ehe hat sie zwar angedeutet, ist aber noch weit davon entfernt, diese oder gar den Ehemann in die Therapie einbeziehen zu wollen.*

Die Hypothese der instrumentellen Verstärkung der Depression wird zwar in geeigneter Weise an sie herangetragen, dem Therapeuten bleibt aber letztlich nichts übrig, als parallel zur von Widerständen begleiteten konkreten Arbeit an den Depressionen (Tagesstrukturierung, kognitive Arbeit, Verhaltensübungen) nicht drängend einsichtsorientiert immer wieder auf die Ehesituation zu kommen. Das Vertrackte ist dabei, dass – so zumindest die Hypothese des Therapeuten – die instrumentelle Funktion der Depression erst wegfallen würde, wenn die Eheprobleme gelöst wären, die Patientin in ihrer Bewusstseins- und Motivationsentwicklung für die Eheprobleme aber noch längst nicht so weit ist wie für die Depressionsbehandlung, die ihrerseits wegen der instrumentellen Funktion der Depression immer wieder auf der Stelle tritt. Dafür braucht der Therapeut viel Geduld, mit welcher er der Patientin immer wieder vermittelt, dass er an eine Lösung der Probleme glaubt.

Schließlich lässt sich die Patientin, ursprünglich v. a. aus Glauben an die professionelle Kompetenz des Therapeuten und aufgrund der guten Therapiebeziehung, darauf ein, einige Probleme gemeinsam mit ihrem Mann zu besprechen. Sie ist überrascht, wie kooperativ dieser ist und dass sich einige gravierend scheinende Probleme leichter bewältigen lassen, als sie glaubte. Die Bewältigung der Reste der Depression geht dann recht schnell.

10.6.2 Förderung von Änderungsbereitschaft

Inzwischen wurden verschiedene Kurzinterventionen entwickelt, die vom Hausarzt eingesetzt werden können, um insbesondere in einer frühen Motivationphase, die den Stadien der Sorglosigkeit und der Bewusstwerdung entspricht, zu intervenieren und eine Behandlungsmotivation zu schaffen.

Die **motivierende Gesprächsführung** (»motivational interviewing«, MI) von Miller und Rollnick (▶ Abschn. 17.1.7) ist ein Interventionsansatz, mit dem gezielt die Ambivalenz, die Patienten zu Beginn von Veränderungsprozessen erleben, reduziert werden soll. Die motivierende Gesprächsführung ist ein Stil der Gesprächsführung, keine Behandlungsmethode, und kann als eine Synthese zwischen einem klientenzentrierten und einem direktiven Vorgehen angesehen werden.

Kernpunkte der motivierenden Gesprächführung

- Sie zeichnet sich durch eine vertrauens- und respektvolle Beziehung zwischen Patient und Therapeut aus.
- Die Vorbehalte des Patienten werden nicht als »fehlende Krankheitseinsicht« oder »Widerstand«, sondern vielmehr als ernst zu nehmendes Signal verstanden. Das beraterische bzw. therapeutische Vorgehen wird dazu passend gestaltet.
- Die Vereinbarung der Behandlungsziele geschieht in gegenseitigem Einvernehmen (»negotiation«), wobei der Therapeut nicht in die Rolle kommen sollte, den Patienten durch Argumente zu überzeugen.
- Empathie und Offenheit sollen den Patienten vor Manipulation schützen: »If in any doubt about what you are doing, ask the patient. Be clear and honest« (Rollnick et al. 1999, p. 37).

Die empirische Forschung zu diesem Ansatz zeigt positive Effekte auch bei Kurzzeitinterventionen zur Einleitung von Verhaltensänderungen gerade in der medizinischen Grundversorgung. Weitere Informationen, die auch das Erlernen von motivierender Gesprächsführung betreffen, finden sich auf der internationalen MI-Webseite (http://www.motivationalinterview.org).

10.6.3 Ablaufstruktur von Psychotherapie

Unabhängig von der jeweiligen Schule durchläuft der psychotherapeutische Prozess verschiedene Phasen. Hausärzte sollten ihre Lotsenfunktion nicht aufgeben, sobald sich ein Patient für eine Psychotherapie entschieden hat. Motivationale und konkrete Unterstützung bei der Suche nach einem geeigneten Therapeuten, Nachfragen, ob und wie der Patient aufgenommen wurde, ob eine Therapie zustande gekommen ist, wie sich der Therapieverlauf gestaltet, ob die Therapie hilfreich ist, aber auch Unterstützung in Therapiekrisen etc. zeigen dem Patienten, dass er nicht einfach weggeschickt wurde, sondern die Bindung an den Hausarzt erhalten bleibt und er mit Interesse und Unterstützung rechnen kann. Dies gilt v. a. dann, wenn Patienten vom Hausarzt in einer akuten Krise (z. B. Zwangseinweisung wegen Suizidalität,

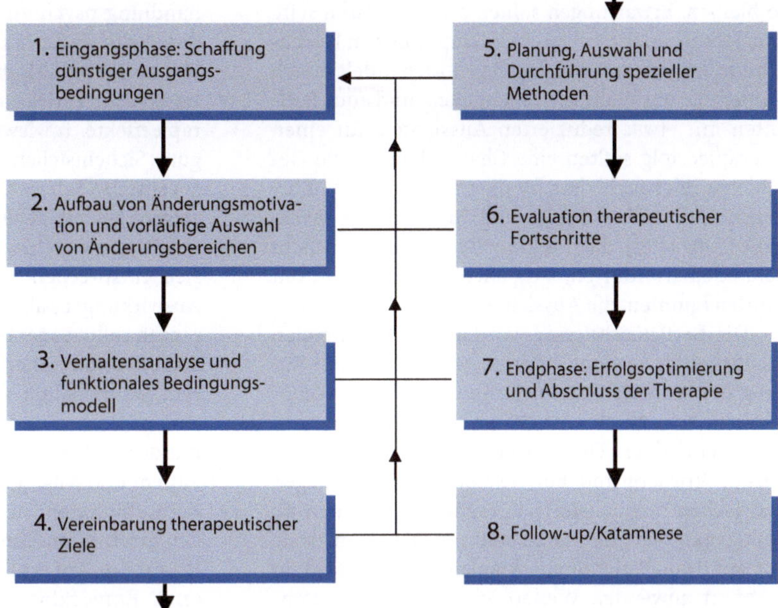

Abb. 10.2. Prototypische Phasen der psychotherapeutischen Behandlung. (Kanfer et al. 2006)

floride Psychose) stationär eingewiesen wurden und während wie auch nach dem Aufenthalt eine Begleitung brauchen.

Im Verlauf einer psychotherapeutischen Behandlung lassen sich prototypische Phasen unterscheiden (Kanfer et al. 2006), die in Abb. 10.2 dargestellt sind.

10.7 Einflussfaktoren auf das Behandlungsergebnis

10.7.1 Einleitung

Ob und inwieweit Psychotherapie Erfolg versprechend ist, hängt von einer Vielzahl unterschiedlichster Faktoren ab. Auch Hausärzte sollten diese kennen, um die Erfolgsaussichten abschätzen und einen Verlauf begleiten zu können.

Hausärzte sollten wissen, welche Faktoren Einfluss auf das Therapieergebnis nehmen, um Patienten beraten und Verläufe beurteilen zu können.

Faktoren, die das Behandlungsergebnis beeinflussen können:

- Therapiemethode
- Patientenmerkmale
- Therapeutenmerkmale
- Therapiebeziehung
- Externe Faktoren bzw. soziokulturelle Kontextfaktoren

Wie groß der Einfluss der »Varianzquelle« ist, ist Gegenstand anhaltender Diskussion. So hängt z. B. der Einfluss der Therapiebeziehung u. a. von der Art des Problems ab (z. B. bei Depression größer als bei einer spezifischen Phobie), und ebenfalls von der Art der Therapie (je strukturierter und je mehr festgelegte Vorgehensweisen, desto weniger groß der Einfluss). Die Faktoren sind nicht scharf voneinander zu trennen: So fließen Therapeuten- (wie z. B. habituelle Direktivität) und Patientenmerkmale (z. B. hohes Reaktanzniveau) in Beziehungsmerkmale (z. B. widerständige Therapiebeziehung) über, andere (z. B. Präferenzen des Therapeuten) in Methodenmerkmale (zum Einsatz kommende Formen der Intervention).

Merkmale wirken oft nicht einheitlich, es kommt vielmehr auf die Passung an. So erscheint ein direktiverer Beziehungsstil im Durchschnitt leicht positiv korreliert mit Therapieerfolg, viel wichtiger ist es aber, dass Bedürfnisse des Patienten nach Strukturierung durch den Therapeuten und das Angebot gut zusammenpassen.

Auf den ersten Faktor, die Therapiemethode bzw. die konkreten Vorgehensweisen, wurde schon verschiedentlich eingegangen.

10.7.2 Patientenmerkmale

Patientenmerkmale bestimmen einen großen Teil des Therapieergebnisses. Das ist so und wird – so kränkend das für engagierte Behandelnde sein mag – wohl so bleiben. Erwartungen sollten also realistisch sein. Auch wenn ein Patient zu einer Gruppe mit im Durchschnitt weniger guten Erfolgen gehört, handelt es sich immer nur um Wahrscheinlichkeiten, und auch Patienten mit etwas reduzierten Aussichten auf einen Therapieerfolg sollten eine Chance haben. Die Geschichte zeigt auch, dass für diagnostische (z. B. Borderline-Persönlichkeitsstörung) und andere Merkmale (z. B. Alter), die traditionell zur Prognose »nicht behandelbar« führten, Vorgehensweisen entwickelt werden konnten, die Aussicht auf Erfolg bieten.

Die Berücksichtigung von Patientenmerkmalen schafft im Sinne einer differenziellen Indikation Zugang zu spezifischen ätiologischen Modellen (Psychoedukation, ▶ Abschn. 10.2.7) und Vorgehensweisen bzw. Heuristiken. Die Störungsdiagnose steht meistens im Vordergrund. Für viele Erkrankungen liegen inzwischen manualisierte Vorgehensweisen vor, an denen man sich orientieren kann, auch wenn man sie aufgrund von Patientenmerkmalen wie Komorbidität nicht 1:1 anwendet. Weitere qualitative Patientenmerkmale können und sollen in Fallkonzeptionen, die es für unterschiedliche therapeutische Orientierungen gibt (Caspar 1996), und den daraus angeleiteten angepassten Vorgehensweisen berücksichtigt werden.

Eine quantitative Berücksichtigung (je mehr ..., desto weniger ...) kann nach empirisch gestützten Regeln (»präskriptive Psychotherapie«; Beutler u. Wong 2007) erfolgen:

- **Reaktanzniveau** (Ausmaß, in dem ein Patient generell dazu neigt, sich gegen Vorschriften und Einschränkungen zu wehren): Je höher, desto eher nichtdirektives Vorgehen
- **Bewältigungsstil** (Umgang mit Problemen):
  - external: eher strukturiertes, bewältigungsorientiertes Vorgehen
  - internal: eher einsichtsorientiertes Vorgehen
- **Ausmaß der Belastung:** Je höher, desto intensiveres Angebot, z. B. mehrere Sitzungen pro Woche, Absprachen zum Verhalten in akuten Krisen

Weitere relevante Patientenmerkmale sind:

- **Alter:** Tendenz zu etwas schlechteren Therapieergebnissen; die alte Auffassung, von einem gewissen Alter an sei Psychotherapie nicht mehr möglich oder sinnvoll, ist aber eindeutig falsch. Äquivalente Ergebnisse z. B. bei Depression, wenn das therapeutische Angebot an das Alter angepasst wird.
- **Schwere der Störung:** Ist nichts Eindimensionales; sie kann den Einsatz von Therapie erschweren (z. B. sind schwerst Depressive manchmal erst nach einer Phase der pharmakologischen Behandlung psychotherapeutisch zugänglich), andererseits sind bei schwereren Störungen natürlich auch dramatische Besserungen möglich.
- **Geschlecht:** Patientinnen zeigen leicht höhere Therapieeffekte. Inwieweit Männer durch besonders gutes Sicheinstellen von Therapeuten auf männerspezifische Schwierigkeiten (z. B. Emotionen zu zeigen) besser »abgeholt werden« könnten, ist offen. Ob das Geschlecht von Patient und Therapeut sich entsprechen, hat im Durchschnitt weniger Auswirkungen, als viele glauben. Patientenpräferenzen sollten aber berücksichtigt werden.
- **Sozioökonomischer Status:** Patienten mit besserem Status halten v. a. eine Therapie besser bis zum geplanten Ende durch. Dabei kommt es zumindest teilweise auch auf die Passung zwischen Patient und Angebot an.
- **Komorbiditäten:** Sie können eine Therapie erheblich erschweren. Zusammenhänge zwischen den Erkrankungen sollten berücksichtigt werden (z. B. Entwicklung einer Depression als Folge eines totalen agoraphobisch bedingten Rückzugs). Die Regel, dass komorbide Persönlichkeitsstörungen zu schwierigeren, weniger wirksamen Therapien führen, gilt nicht uneingeschränkt.
- **Chronizität:** Früher wurden alle langfristig Hospitalisierten als chronisch krank bezeichnet. Heute werden auch die Patienten als chronisch krank eingeordnet, bei denen die Symptomatik in immer kürzeren Abständen oder über einen längeren Zeitraum hinweg immer wieder auftritt. Diese Patienten gelten als besonders schwer behandelbar und brauchen spezielle Behandlungsansätze. Während beispielsweise ein Patient aufgrund einer aktuellen Lebenskrise eine leichte Depression entwickelt, die durch stützende Gespräche evtl. aufgefangen werden kann, kann bei einer chronischen Depression oder Dysthymie davon ausgegangen werden, dass diese schon in Kindheit und Jugend begonnen und sich als Folge von Traumatisierungen entwickelt hat. Dementsprechend muss eine darauf zugeschnittene Behandlungsform gewählt werden, die eine ganz spezifische Expertise voraussetzt.
- **Funktion der Erkrankung:** Ob eine Erkrankung hypothetisch auch bewusste oder unbewusste Vorteile hat, sollte in der Therapieplanung auf jeden Fall berücksichtigt werden. Eine Funktion kann interpersonal und/oder intrapsychisch vorliegen. Beispiele: Zuwendung und Zuhausebleiben des Partners bei agoraphobischen Ängsten; Zuwendung, Schonung und Ausweichen vor Entscheidungskonflikten bei Depressionen. Wenn

man versucht, »den Ast abzusägen, auf dem der Patient sitzt«, ist in der einen oder anderen Weise mit Widerstand zu rechnen, selbst wenn der Patient auch glaubhaft leidet und motiviert ist, sein Problem zu lösen. Ein besonderes Problem sind Rentenbegehren, aber auch schon das Erteilen von Arbeitsunfähigkeitszeugnissen, bei denen eine Verbindung der Rolle des Gutachters mit der des Therapeuten die letztere beeinträchtigen kann.

! Instrumentelle Funktionen (»Krankheitsgewinn«) zu erkennen, ist äußerst wichtig. Erste Hypothesen kann der Hausarzt oft schnell formulieren, ein differenzierteres Verständnis und mehr Zuverlässigkeit bringt die individuelle Fallkonzeption.

Beispiele

Herr K. leidet unter Panikanfällen. Seine Frau geht seither weniger fordernd, dafür aber verständnisvoller mit ihm um. Außerdem vermeidet Herr K. damit, in eine berufliche Position aufsteigen zu müssen, in der die Grenzen seiner Leistungsfähigkeit offensichtlich werden könnten.

Frau N. leidet unter einer sozialen Phobie. Sie hat sich gut über verhaltenstherapeutische Behandlungsmöglichkeiten informiert und möchte genau so vorgehen. Weder sie noch zunächst der Therapeut erkennen, dass sie die soziale Phobie zur Nähe-Distanz-Regulation im Rahmen einer Boderline-Persönlichkeitsstörung »braucht«. Nachdem dies erkannt wird, wird die Behandlung der Persönlichkeitsstörung in den Vordergrund gestellt.

Herr A. leidet unter einer Depression. Neben allen Nachteilen hat diese auch den Vorteil, dass er mit dem Hinweis auf seinen Zustand die Entscheidung für oder gegen ein Coming-out als Homosexueller hinausschieben kann.

Anforderungen, die von Patientenmerkmalen ausgehen, können widersprüchlich sein, z. B. wenn eine Trichotillomanie (zwanghaftes Haareausreißen und manchmal auch Verschlingen) ein straff kontrollierendes Vorgehen, Beziehungswünsche des Patienten in Richtung »Kontrolle behalten« hingegen ein lockereres, Autonomie gewährendes Vorgehen nahelegen würden. Je mehr solche widersprüchlichen Anforderungen zusammenkommen, desto mehr sind professionelles Können und Kreativität des Therapeuten gefordert. Im Extrem kann es sinnvoller sein, dem Patienten aufgrund einer klaren Fallkonzeption frühzeitig darzulegen, warum man ihm zu dem Zeitpunkt mit dem konkret möglichen Angebot nicht helfen kann, als sich auf ein beidseits frustrierendes und letztlich ineffektives Tauziehen einzulassen.

10.7.3 Therapeutenmerkmale

Merkmale des Therapeuten sind relevant für
- die Person des eigentlichen Psychotherapeuten und (wenn es sich nicht um denselben handelt),
- die Person dessen, der Vorstufen von Psychotherapie anwendet und/oder überweist.

Hausärzte sollten Merkmale des Therapeuten, an den sie evtl. überweisen, mit reflektieren. Es gibt Therapeuten, die anscheinend konstant mit vielen Patienten gute Ergebnisse erzielen (und das Gegenteil), aber auch solche, bei denen die Ergebnisse variabel sind. Es ist plausibel, dass dies mit Merkmalen des Therapeuten und insbesondere der Fähigkeit, sich auf die eine oder andere Art auf Patienten einzustellen (»responsiveness«), zusammenhängt. So schön und einfach es wäre, wenn man alle Patienten an einen bewährten Partner überweisen könnte: Bei der Einschätzung der Anpassungsfähigkeit des Therapeuten bzw. der Zuweisung aufgrund der Passung liegt eine der wichtigsten Aufgaben von Hausärzten.

Wichtig ist, dass der Therapeut es versteht, sein eigenes Wohlbefinden zu pflegen, interaktionell und im »technischen« Vorgehen flexibel zu sein (zumindest wenn er mit einer breiten Palette von Patienten zurechtkommen will) und auf die Patienten nicht durch eigene Muster, sondern durch deren Bedürfnisse bestimmt zu reagieren, ohne dabei seine eigenen Konturen zu verlieren. Viele »harte« Merkmale, wie Alter, Geschlecht etc., können im Einzelfall eine wichtige Rolle spielen, haben aber im Durchschnitt einen relativ kleinen Einfluss, selbst wenn sie zu den entsprechenden Merkmalen des Patienten (weibliche Therapeutin – weibliche Patientin, etc.) in Beziehung gesetzt werden.

10.7.4 Therapiebeziehung

Der therapeutischen Beziehung kommt in der Psychotherapie eine große Bedeutung zu, und zwar sowohl der Beziehung zum Hausarzt wie derjenigen zum Fachpsychotherapeuten im Fall einer Überweisung. Der empirisch gefundene Bezug zwischen Merkmalen der Beziehung und Therapieergebnissen ist nur mittelgroß, wird aber sehr konsistent gefunden und ist auf jeden Fall groß genug, um ihm konsequent Beachtung zu schenken. »Es ist leichter, ein gutes Therapieergebnis mit einer guten Therapiebeziehung und mangelhaften Methoden zu erzielen als umgekehrt« ist ein geflügeltes Wort. Es gibt aber keinen

Grund, Beziehungs- und »technische« Aspekte gegeneinander auszuspielen. Beide tragen zum Therapieergebnis bei und sollten optimal genutzt werden.

In vielen Fällen hängt es entscheidend von der Beziehung ab, ob ein Patient sich überhaupt bzw. lange genug auf eine Psychotherapie einlässt, sich für die Lösung seiner Probleme engagiert und schließlich einen befriedigenden Erfolg hat.

Der Patient soll sich gut aufgehoben fühlen, die Beziehung sollte eine sichere Basis für eine Beschäftigung mit den Problemen sein. Je nach Therapieansatz wird auch gezielt mit dem Verhalten und Erleben des Patienten in der Therapiebeziehung gearbeitet. So können typische Muster auch in der Therapiebeziehung herausgearbeitet werden, und der Patient kann neue Beziehungserfahrungen machen. Wenn ein Patient sich allerdings ständig v. a. mit Fragen beschäftigt wie »Wie stehe ich vor dem Therapeuten da?«, »Wie bringe ich ihn dazu, auch meine starken Seiten zu sehen?«, »Kann ich mich auf ihn verlassen?« etc., kann das zu viel Aufmerksamkeit und Energie von der inhaltlichen Arbeit abziehen.

Psychische Erkrankungen hängen zumeist mit zwischenmenschlichen Problemen zusammen. Es wäre ganz erstaunlich, wenn solche Muster nicht auch in der Therapiebeziehung eine Rolle spielen würden. Am ausgeprägtesten ist dies bei Persönlichkeitsstörungen bzw. -akzentuierungen (▶ Kap. 23) der Fall: Selten liegt für diese ein Behandlungsauftrag vor, aber in der Beziehungsgestaltung müssen sie berücksichtigt werden. Ein narzisstischer Patient ist allenfalls (bis hin zur Entwicklung einer Depression) gekränkt vom Verhalten anderer, sieht aber das Problem typischerweise nicht bei sich. Es kann ihm schwerfallen, sich überhaupt zusammen mit dem Hausarzt mit der Tatsache zu beschäftigen, dass er Probleme hat. Problematische, u. U. lebensbedrohende Strategien (z. B. übermäßiges Arbeiten) kann er nur schwer aufgeben, weil sein ganzes Selbstwertgefühl darauf gebaut ist. Hinweise zum Umgang mit solchen und weiteren typischen Konstellationen werden im Folgenden unter »Grundregeln der Beziehungsgestaltung« zusammengefasst.

Für die meisten Patienten ist eine warme, wertschätzende, eher Nähe herstellende Art der Beziehung gut. Man umschreibt so deshalb auch therapeutisches »Basisverhalten«. Es gibt aber auch Patienten, bei denen z. B. zu viel Wärme und Nähe Ängste auslöst, solche, die ganz allergisch auf Lob reagieren, und solche, die sehr widersprüchliche Anforderungen an eine Beziehung haben: Sie können z. B. viel Autonomie fordern und gleichzeitig nicht bereit sein, Verantwortung zu übernehmen, oder – typisch für Borderline-Patienten – in markantem Wechsel Distanz und Nähe brauchen. Für viele ist das Basisverhalten kein schlechter Ausgangspunkt, sie brauchen darüber hinaus aber ein viel spezifischeres Angebot (▫ Tab. 10.3).

▫ Tab. 10.3. Patiententypen, Patientenverhalten, häufig dahinterstehende Motive und Hinweise zur Beziehungsgestaltung (aus verschiedenen Quellen; generelle Regeln, deren Anwendung beim einzelnen Patienten zu reflektieren ist)

Patiententypus	Patientenverhalten	Selbstbild und Motive	Hinweise zur Beziehungsgestaltung
1. Abhängig	Sagt zu allem Ja, fordert Anleitung und braucht Hilfe, will ständig Ratschläge; hat Schwierigkeiten, sich zu entscheiden	Unfähigkeitsgefühle; Vorstellung, ohne Unterstützung anderer das Leben nicht bewältigen zu können; Wunsch, anderen zu gefallen und sich der Unterstützung zu versichern	Der Gefahr begegnen, dass Patienten zu Beginn alles mitmachen, sich unterordnen, Konflikte scheuen, sich dann aber überfordert fühlen und abbrechen; kurzfristig unterstützen und strukturieren, langfristig den Patienten in seinen Fähigkeiten und seiner Unabhängigkeit ermutigen
2. Anspruchlich	Fordert Sonderbehandlung; teilweise wütend, wenn das Geforderte nicht (sofort) verfügbar	Unfähigkeit, realistische Grenzen zu akzeptieren; Suche nach Anerkennung; Vorstellung, etwas Besonderes zu sein bzw. sein zu müssen	Anerkennung geben, »Trojanische Pferde setzen« (d. h. schwierige Aussagen so verpacken, dass sie nicht kränkend sind), Machtkämpfe vermeiden; Besonderssein zugestehen, aber nicht aufgrund von Problemverhalten

▶

Tab. 10.3. (Fortsetzung)

Patiententypus	Patientenverhalten	Selbstbild und Motive	Hinweise zur Beziehungsgestaltung
3. Dramatisierend	Herstellen von schlechtem Gewissen, manipulatives Verhalten, Einfordern von besonderer Beachtung, evtl. Einnehmen einer Opferrolle, überzogene Vertraulichkeit, »Dornröschenspiel«	Gefühl, nicht wirklich wichtig zu sein, für andere eine Last zu sein, anderen nichts zu bedeuten, übersehen zu werden; Motiv: Patienten wollen sich der Beachtung und eigenen Wichtigkeit versichern	Früh mitteilen, dass Patient wichtig ist und ihn bestätigen (z. B. es tut dem Patienten gut, gefragt zu sein, eine Aufgabe zu haben); Patienten unterbrechen und signalisieren, dass man auch etwas sagen will, aber kein »double-talk«
4. Selbstunsicher	Vermeidet Kontakt, im Kontakt ängstlich und distanziert	Gefühl, sozial inkompetent und unattraktiv zu sein; Angst vor Blamage; Motive: Wunsch nach Anerkennung, Vermeidung von Minderwertigkeitsgefühlen und Kritik	Unsicherheit und Aufregung normalisieren und proaktiv als normales Erleben in einer Sprechstundensituation beschreiben, ernst nehmen, Verständnis zeigen; freundlich, interessiert und bestätigend sein, ohne zu drängen; Kontakt zugewandt, aber nicht »von oben herab« gestalten
5. Unzugänglich	Zeigen entweder Ärger oder vermitteln Gefühl von Leere und Beziehungslosigkeit	Gefühl, für andere unwichtig zu sein; sich unverstanden fühlen, teilweise wenig Interesse an Kontakt; Motive: Vermeidung von Missachtung und Zurückweisung, Schutz vor Reizüberflutung und Stress	Stärkere Aktivität und Stützung auf ärztlicher Seite, Brücken bauen, ressourcenorientiert an Distanzierungs- und Selbstschutzbemühungen anknüpfen, z. B. auch briefliche Kontakte und Lektüre nutzen
6. Misstrauisch	Ist übertrieben ängstlich und unsicher, braucht ständig Rückversicherungen	Angst vor Vertrauensmissbrauch, betrogen und verraten zu werden; Motive: Vermeidung von Enttäuschung und Hintergangenwerden	Betont strukturiert und transparent; dem Patienten genaues Prüfen und Vorsicht (aber offen!) empfehlen
7. Widerständig	Ist offen oder unoffen dominant, widersetzt sich (häufig unoffen) Ratschlägen und Verordnungen, kommt wiederholt zu spät, vergisst Abmachungen, betont Schwierigkeiten	Gefühl, »ein armes Schwein zu sein« bzw. »Immer-ich-Gefühl«; Wunsch, andere sollen Grenzen respektieren und Autonomie nicht einschränken	Nichtdirektives Vorgehen, viel aktives Zuhören praktizieren, Raum geben; keinen Druck ausüben, aber darauf hinweisen, wo natürliche Konsequenzen zu erwarten sind (»Sie müssen nichts tun, aber es ist natürlich unwahrscheinlich, dass sich dann etwas ändert«); Grenzen nicht verletzen, hohe Transparenz, Kontrolle an den Patienten
8. Selbstverliebt	Weiß alles besser, setzt die Regeln, reagiert empfindlich auf Kritik, stark wertend, perfektionistisch und leistungsorientiert	»VIP-Status«, dabei gleichzeitig oft Angst, als »Mogler« durchschaut zu werden; Anerkennungsmotiv und Bedürfnis nach Autonomie bzw. Vermeiden von Abhängigkeit stark ausgeprägt	Sehr viel und immer wieder Anerkennung (für Unproblematisches!) geben, nicht defizitär behandeln, respektieren, akzeptieren, normalisieren; Wunsch berücksichtigen, nicht als Patient behandelt zu werden; Möglichkeiten zum Fordern nutzen (»Ihnen traue ich das zu, dass Sie das wirklich durchziehen, dass Sie das können« etc.)

▼

Tab. 10.3. (Fortsetzung)

Patiententypus	Patientenverhalten	Selbstbild und Motive	Hinweise zur Beziehungsgestaltung
9. Sprunghaft	Zeigt spontane Stimmungswechsel, ist sehr vereinnahmend, reagiert empfindlich auf unechtes Verhalten	Gefühl eigener Instabilität und unsicherer Identität; Angst, ausgenutzt zu werden; Motive: Patienten wollen vermeiden, abgewertet und im Stich gelassen zu werden	Stabiles und verlässliches Beziehungsangebot machen, ohne sich »umwackeln« oder manipulieren zu lassen; auf Authentizität achten

Grundregeln zur Selbstinstruktion bei der Beziehungsgestaltung

1. Lass den Patienten erkennen, dass du auch seine starken Seiten siehst. Das steht ihm allein schon zur Kompensation für die Beschäftigung mit seinen Problemen zu und macht ihn dafür offener.
2. Gib ihm dabei aber nicht das Gefühl, seine Probleme zu bagatellisieren.
3. Vermeide, dich kontingent (zeitlich unmittelbar folgend) positiv zu Problemverhalten des Patienten zu verhalten (Beispiel: sich einem Patienten nicht besonders mitleidvoll zuwenden, gerade wenn er übertrieben jammert), sonst ist mit Verstärkung des Problemverhaltens zu rechnen.
4. Vermeide v. a., Problemverhalten mal zu verstärken und mal nicht: Das wäre eine intermittierende Verstärkung, die das Problemverhalten besonders hartnäckig und »löschungsresistent« macht.
5. Überlege, welche unproblematischen Motive hinter dem Problemverhalten stehen könnten. Wer sich nervig verhält, möchte vielleicht »nur« testen, ob der Therapeut wirklich zu ihm steht und sich nicht leicht irritieren lässt. Wer ständig jammert, möchte vielleicht verhindern, dass der Therapeut ihn zusätzlich zu seinen Problemen noch mit schwierigen Veränderungsschritten überfordert. Das hypothetische Erschließen von Motiven ist Gegenstand des »Plananalyseansatzes« (Caspar 2007), kann aber auch aufgrund anderer Konzepte erfolgen, und mit einer gesunden Portion Vorsicht (!) kann man mit »gesundem Menschenverstand« ebenfalls schon weit kommen.
6. Wenn du nur auf problematische Motive stößt, frage dich, ob diese nicht Mittel für noch weiter übergeordnete Motive sein könnten: Schließlich gelangt man so auf die Ebene der allgemein menschlichen Bedürfnisse, die per definitionem unproblematisch sind, d. h. den Therapeuten nicht übermäßig einschränken.
7. Wenn du unproblematische Motive hypothetisch erkannt hast, versuche, sie »abzusättigen«: Der Patient hat dann keinen Grund mehr für Problemverhalten, er hat ja schon, was er (oft unbewusst!) will (z. B. wenn der Therapeut den jammernden Patienten – ► Punkt 5 – bittet, darauf zu achten, dass die Schritte nicht zu groß und damit potenziell überfordernd werden, und damit deutlich macht, dass es ihm ein Anliegen ist, den Patienten nicht zu überfordern).
8. Suche die »individuell wertvollste Währung«, dann brauchst du am wenigsten davon. Beispiel: Von »erpresster Zuwendung« brauchen Borderline-Patienten unendlich viel: Sie ist fast nichts wert, weil sie eben erpresst ist, während die Patienten eigentlich echtes, authentisches Interesse wollen. Wenn man dieses aktiv auf sie zuträgt, braucht es davon viel weniger.
9. Wende diese sogenannte motivorientierte Beziehungsgestaltung (Caspar 2007) konsequent an und missverstehe sie nicht als einfachen Trick: Sie muss auf einem guten Verständnis individueller Motive beruhen, um erfolgreich zu sein.
10. Freue dich darüber, dass es auch dir selbst besser geht, wenn du dich auf die akzeptablen Motive konzentrierst (ohne dabei das Problemverhalten zu vergessen).

10.8 Stepped Care

Eine zentrale Frage, mit der Hausärzte im Versorgungsalltag konfrontiert sind, ist die Frage, welches Ausmaß an Intervention erforderlich ist. Braucht der Patient überhaupt irgendeine Intervention? Wenn ja, gilt es zu klären, wie viel Behandlung benötigt wird. Ist eine Kurzintervention sinnvoll, oder bedarf es aufwendigerer Maßnahmen, und wie können diese in einen Gesamtplan integriert werden? Wie kann andererseits die Behandlung dieses Patienten ins bestehende Versorgungssystem integriert werden?

Tipps

Es muss nicht mit Kanonen auf Spatzen geschossen werden: Es kann sinnvoll sein, zunächst die Wirkung wenig aufwendiger Maßnahmen zu prüfen und bei unbefriedigender Wirkung einen Schritt weiter zu gehen. Bei eindeutiger Indikation, hohem Leidensdruck und erfolglosen Versuchen in der Vergangenheit sollte mit der Indikation zu spezialisierter Psychotherapie jedoch nicht zugewartet werden.

Bei einem gestuften Vorgehen beginnt man idealtypisch mit einer wenig aufwendigen Maßnahme, überprüft den Erfolg und intensiviert die Maßnahme bei Nichterreichen des Erfolgskriteriums. Das gestufte Vorgehen lässt sich in 4 Stufen gliedern:

1. **Information:** Es findet ein Informationsgespräch mit dem Patienten statt, in dem die Ergebnisse der Diagnostik mitgeteilt werden, evtl. kann eine Informationsbroschüre (z. B. zu Rauchen, Alkohol oder Depression; Psychoedukation, ▶ Abschn. 10.2.7) mitgegeben oder ein Buch empfohlen werden.
2. **Beratung:** Es findet ein (bzw. mehrere) Beratungsgespräch statt, wobei Hausärzte berücksichtigen sollten, in welchem Stadium der Veränderungsbereitschaft sich ein Patient befindet, um dann das Gespräch darauf abzustimmen. Eventuell kann hier das Aufsuchen einer spezifischen Beratungsstelle empfohlen werden.
3. **Behandlung:** Wenn Information und Beratung nicht ausreichen, um beim Patienten eine Verbesserung der Lebensqualität bzw. der Symptomatik zu initiieren, kann die Entscheidung für eine intensivere Behandlung sinnvoll sein. Hier müssen Hausärzte im Einvernehmen mit dem Patienten zuerst einmal klären, wo die Behandlung stattfinden soll. Dies kann in der Hausarztpraxis sein, wenn Hausärzte über die dafür notwendige Expertise verfügen. Oft wird die Versorgung am besten dadurch gewährleistet, dass ein psychiatrischer oder psychotherapeutischer Kollege eingeschaltet wird, der Patient an eine Spezialambulanz überwiesen wird oder zu einer stationären Maßnahme eine passende Klinik aufsucht. Wenn eine Indikation für eine spezialisierte Psychotherapie eindeutig ist und insbesondere, wenn »kleinere« Schritte bereits früher erfolgt sind und erfolglos waren (z. B. nicht oder fehlbehandelte, chronifizierte und mit starkem Leidensdruck verbundene Panikstörung), sollte eine spezialisierte psychotherapeutische Behandlung so schnell wie möglich aufgenommen werden.
4. **Begleitung und Nachsorge:** Oft ist es mit dem Ausstellen einer Überweisung zum psychotherapeutischen Fachkollegen nicht getan. Patienten brauchen Beratung und Begleitung bei der Auswahl des Therapeuten, motivationale Unterstützung, um den geplanten Behandlungsschritt auch wirklich anzupacken, und einen kompetenten Ansprechpartner nach Aufnahme der Therapie. Auf der anderen Seite brauchen Hausärzte Rückmeldung, ob und inwieweit die empfohlenen Behandlungsschritte zum gewünschten Erfolg führen. Nach Beendigung einer Psychotherapie benötigen Patienten evtl. Reflektionsgespräche, Bestärkung und Unterstützung, damit sich die in der Therapie erarbeiteten Veränderungen weiter festigen und Rückfälle vermieden werden bzw. ein konstruktiver Umgang erleichtert wird (»step down« in der Intensität des Angebots, »continued care«).

Die Stufen müssen nicht sukzessive durchlaufen werden, sondern können auch nach dem Prinzip des minimalen Einsatzes als Möglichkeiten erwogen werden, wobei die Wahrscheinlichkeit eines Erfolgs der »kleineren« Maßnahmen nach bestem Wissen abgeschätzt werden. Es gibt auch Situationen, in denen von Anfang an »geklotzt« und nicht »gekleckert« werden sollte.

! Auch beim Zurückfahren einer intensiveren Psychotherapie und dem Aufrechterhalten der Ergebnisse kann der Hausarzt eine wichtige Rolle spielen.

10.9 Einbeziehung von Angehörigen

Angehörige spielen eine wichtige Rolle, sowohl bei der Entwicklung als auch bei der Aufrechterhaltung von Belastungen, Störungen und Erkrankungen. Oft sind Angehörige genauso durch die Erkrankung eines Familienmitglieds betroffen wie der Erkrankte selbst. Je nach Störungsbild und -phase wie auch in Abhängigkeit von der jeweiligen Lebenssituation eines Patienten sind unterschiedliche Stufen der Einbeziehung sinnvoll und notwendig. Oft haben sich aufgrund der Erkrankung starke Belastungen innerhalb der Familie entwickelt, die sich ihrerseits hinderlich auf die Bewältigung der Erkrankung auswirken. Der Hausarzt, der die Familienangehörigen oft ohnehin kennt, kann gewöhnlich am besten beurteilen, wie sie einbezogen werden sollten.

Angehörigengruppen. Inzwischen gibt es zahlreiche Angehörigengruppen auch für psychisch Kranke, die entweder professionell organisiert sind (z. B. Angehörigengruppen für Schizophreniekranke, in denen laiengerecht Wissen über Ursachen, Krankheitszeichen, Behandlung und Rückfallschutz vermittelt und der Umgang mit spezifischen Problemen der Patienten besprochen wird) oder als Selbsthilfegruppen, die auf private Initiative hin entstanden sind (z. B. Angehörigenpsychosegruppen, Borderline-Netzwerk e. V.: http://www.borderline-netzwerk.info, Netzwerk Stimmenhören e. V.: http://www.stimmenhoeren.de) und häufig von betroffenen Angehörigen selbst ins Leben gerufen wurden. Diese Gruppen haben oft eine rückfallverhütende Wirkung auf die Patienten. Angehörige haben dort auch die Möglichkeit, emotionale und sachliche Unterstützung zu finden, ihre Isolation und Einsamkeit zu durchbrechen und von anderen neue Umgangsmöglichkeiten mit der Erkrankung kennenzulernen.

Häufig empfinden Angehörige gegenüber dem Patienten Schuld und Ärger und sind unsicher, welche Forderungen und Grenzen angemessen sind. Hier können Hausärzte durch nüchterne und gleichzeitig einfühlsame Gespräche zur Entlastung der Angehörigen und des Familiensystems beitragen. Eine weitere Form der Einbeziehung von Angehörigen in die Behandlung ist über familien- oder paartherapeutische Interventionen möglich. Die Patienten sollten dann aber an einen spezialisierten Therapeuten überwiesen werden, wenn nicht ein punktueller Einbezug von Angehörigen in eine Einzeltherapie ausreichend erscheint.

Informationen, die für Angehörige mit einem psychisch kranken Menschen wichtig sind und in Angehörigengruppen vermittelt werden

- Mitteilung und Aufklärung über die Diagnose
- Informationen über mögliche Auslöser und Ursachen der Erkrankung
- Informationen über psychotherapeutische Behandlungsmöglichkeiten
- Informationen über eine psychiatrisch-medikamentöse Behandlung
- Mögliche Nebenwirkungen der verschiedenen Behandlungsmöglichkeiten
- Versorgungs- und Hilfsangebote für die nachstationäre Zeit
- Informationen über mögliche Frühsymptome eines Rückfalls
- Absprechen eines möglichen Krisenplans unter Einbeziehung der Angehörigen

Tipps

Das in Angehörigengruppen vorhandene Spezialwissen kann auch für den Hausarzt selbst eine wichtige Informationsquelle darstellen und ist in der Regel über das Internet zugänglich (http://www.dag-selbsthilfegruppen.de, http://www.psychiatrie.de/familienselbsthilfe).

Zu der Regel, dass die konkrete Einbeziehung von Angehörigen sinnvoll ist, kann es auch Ausnahmen geben. Dies ist dann der Fall, wenn der Kontakt zu Angehörigen sehr konflikthaft ist und wenn Patienten vorübergehend Abstand brauchen, um sich auf ihre eigenen Stärken und Schwächen zu besinnen.

10.10 Expertise und Fortbildung von Hausärzten bezüglich Psychotherapie

Wie in allen Bereichen professioneller Expertise braucht auch die Entwicklung von Expertise im Umgang mit psychischen Erkrankungen viele Durchgänge mit konkreten Fällen zur Erfahrungsbildung – und damit Zeit. Nach Ergebnissen aus der Expertiseforschung sollte es jedoch nicht einfach der Zeit und dem Zufall überlassen werden, ob sich professionelle

Kompetenz herausbildet: Es geht v. a. darum, Feedback zu nutzen und sich um eine laufende Verbesserung der Leistung aktiv zu bemühen. Im Bereich, um den es hier geht, können Hausärzte dies am besten, wenn sie den Verlauf einer psychischen Erkrankung verfolgen, indem sie z. B. beim Patienten nachfragen oder ihn bei Überweisung zur Rückmeldung nach einiger Zeit auffordern. Selbst wenn sie vom Psychotherapeuten direkt auf dem Laufenden gehalten werden, gehört die Patientenperspektive zum Gesamtbild. Dieses sollte zur Erfahrungsbildung genutzt und auch – z. B. in Qualitätszirkeln – mit Kollegen diskutiert werden. Diese Art von systematischem Erfahrungswissen vermittelt allerdings nur, wie Behandlungen tatsächlich gelaufen sind: Es sollte regelmäßig auch mit dem aktuellen empirischen Wissen verglichen werden, wie Behandlungen unter bestimmten Voraussetzungen laufen **könnten.**

10.10.1 Aktuelles Wissen Psychotherapie

Die Kenntnisse dazu, wie bei Vorliegen bestimmter Voraussetzungen (Diagnose, Motivation und interpersonale Merkmale des Patienten, Komorbiditäten etc.) am besten vorzugehen ist, werden laufend revidiert und erweitert. In jüngerer Zeit sind zu der Thematik einige übersichtliche Lehrbücher erschienen (Berger 2004, Herpertz et al. 2007, Hiller et al. 2003/2004, Perrez u. Baumann 2005, Senf u. Broda 2005, Strauss et al. 2007), in denen sich auch Hausärzte ausführlicher informieren können. Noch knapper und naturgemäß aktueller wird z. B. in CME-Beiträgen informiert, wie sie regelmäßig in Zeitschriften wie Psychiatrie und Psychotherapie up2date, Psychotherapie im Dialog, Psychotherapeut, PPmP (Psychotherapie, Psychosomatik, Medizinische Psychologie) und anderen erscheinen. Weitere, immer wichtiger werdende Quellen sind einschlägige Internetseiten (http://www.cochrane.de, http://www.dimdi.de, http://www.dgppn.de, http://www.kbv.de, http://www.dgpm.de, http://www.dkpm.de).

10.10.2 Lernen aus Feedback

Qualitätssicherung unter Einschluss von patientenbeurteilten Daten zu Zustand, Prozess (Fortschritt, Qualität der Therapiebeziehung etc.) und Veränderung wird auch in der Psychotherapie immer selbstverständlicher. Dazu steht mittlerweile eine Reihe von Fragebögen zur Verfügung, die für verschiedene Therapieformen geeignet sind. Für Hausärzte noch wichtiger ist es aber, direkt aus Rückmeldungen auch von überwiesenen Patienten zu lernen. Sie sollten sich darum bemühen zu erfahren,

- ob Patienten überhaupt eine Psychotherapie aufgenommen haben, und wenn nein, warum nicht,
- ob der Therapeut ihnen verständliche Konzepte für ihr Problem vermittelt (Psychoedukation, ▶ Abschn. 10.2.7) bzw. mit ihnen erarbeitet hat,
- ob sie sich auf persönlicher Ebene gut aufgehoben gefühlt haben,
- ob sich ihre Probleme verringert haben und welchen Faktoren sie dies zuschreiben,
- ob sie etwas gelernt haben, von dem sie annehmen, dass es ihnen hilft, ähnliche Probleme in Zukunft zu vermeiden.

10.10.3 Kritik an Psychotherapeuten

Genau wie in der somatischen Medizin ist es auch in der Psychotherapie leider nicht immer so, dass Patienten mit ihren Therapeuten gut zurechtkommen. Zudem sind Patienten mit Therapeuten, die sie ausschließlich unterstützen, aber wenig fordern, oft zumindest anfänglich recht zufrieden (vgl. Balancemodell, ▶ Abschn. 10.4.5; »Mein Therapeut ist wie ein Freund. Es tut mir gut, ihm alles erzählen zu können. Verändert hat sich allerdings auch nach einigen Monaten noch nichts.«).

Wenn Kritik auftritt, ist der Patient auf jeden Fall ernst zu nehmen, auch wenn zunächst unklar ist, was dahintersteckt:

- Berechtigte Kritik an Fehlverhalten oder Mangel an günstigem Verhalten des Therapeuten
- Frustration über vielleicht ungenügend erklärte Grenzen selbst optimaler Therapie
- Unberechtigtes Zuschreiben von Schuld für das Ausbleiben von Veränderungen an den Therapeuten

Was vorliegt, ist oft nicht leicht zu erkennen. Patienten sollten auf jeden Fall ermutigt werden, ihre Kritik (wenn nicht schon geschehen) auch dem Therapeuten direkt gegenüber klar zu formulieren. Sie geben ihm damit oft wichtige Informationen und ermöglichen eine Reaktion und allenfalls Korrekturen. Für den Hausarzt kann eine Rücksprache mit dem Therapeuten (unter Wahrung von mit dem Patienten vereinbarter Vertraulichkeit) aufschlussreich sein. Erklärungen von Therapeuten sind dabei selbstverständlich mit derselben kritischen Distanz zu betrachten wie die von Patienten. Die Art des Umgangs mit Kritik kann dabei ebenso aufschlussreich sein wie deren Inhalt.

10.11 Abrechnungsmöglichkeiten für Hausärzte

Damit Hausärzte kompetent erbrachte psychiatrische und/oder psychotherapeutische Leistungen auch abrechnen können, sind im EBM in Abhängigkeit von der psychotherapeutischen Qualifikation verschiedene Abrechnungsmöglichkeiten vorgesehen. ◘ Tab. 10.4 gibt einen Überblick.

10.12 Was können Hausärzte tun?

Es gehört zu den Pflichten von Hausärzten, psychische Erkrankungen bzw. psychische Anteile an somatischen Erkrankungen zu erkennen, richtig zu diagnostizieren, bei Bedarf kompetent weiterzuverweisen und Patienten mit psychischen Erkrankungen genauso wie körperlich Kranke durch den Behandlungsdschungel zu lotsen und während einer psychotherapeutischen Behandlung im Hintergrund als Ansprechpartner zur Verfügung zu stehen.

Verschiedentlich wurde auf die besonderen Möglichkeiten von Hausärzten hingewiesen. In der Reali-

◘ Tab. 10.4. Abrechnungsfähige Gebührenpositionen im EBM für den Hausarzt in Abhängigkeit von der psychotherapeutischen Qualifikation

Qualifikation	EBM-Ziffer	Leistung
I. Hausarzt ohne psychotherapeutische/psychosomatische Zusatzqualifikation	03312	Klinisch neurologische Basisdiagnostik
	03313	Orientierende Erhebung des psychopathologischen Status
	03314	Zuschlag für Durchführung von Testverfahren bei Demenzverdacht
II. Hausarzt mit Fortbildung in psychosomatischer Grundversorgung	35100	Differenzialdiagnostische Klärung psychosomatischer Krankheitszustände
	35110	Verbale Intervention bei psychosomatischen Krankheitszuständen
	35111	Übende Verfahren (z. B. AT, PMR) als Einzelbehandlung
	35112	Übende Verfahren als Gruppenbehandlung bei Erwachsenen
	35113	Übende Verfahren als Gruppenbehandlung bei Kindern/Jugendlichen
	35120	Hypnose
III. Hausarzt mit Psychotherapiezusatztitel (Leistungen z. T. antragspflichtig)	35130	Bericht zur Einleitung einer TfP oder VT, als Kurzzeittherapie
	35131	Bericht zur Einleitung oder Verlängerung einer TfP, PA oder VT, Langzeittherapie
	35140	Biographische Anamnese
	35141	Zuschlag für vertiefte Exploration
	35142	Zuschlag für neurologischen/psychiatrischen Befund
	35150	Probatorische Sitzung
	35200	TfP, Kurzzeit, Einzelbehandlung
	35201	TfP, Langzeit, Einzelbehandlung
	35202	TfP, Langzeit, Gruppenbehandlung
	35210	PA, Einzelbehandlung
	35211	PA, Gruppenbehandlung
	35220	VT, Kurzzeit, Einzelbehandlung
	35221	PA, Gruppenbehandlung
	35222	VT, Kurzzeit, kleine Gruppe
	35223	VT, Langzeit, kleine Gruppe
	35224	VT, Kurzzeit, große Gruppe
	35225	VT, Langzeit, große Gruppe

tät können diese nicht immer gut genutzt werden: Als Gründe für das Nichterwähnen psychosozialer Inhalte geben die Patienten an, dass während der Konsultation die Zeit gefehlt habe, dass sie überzeugt seien, der Hausarzt könne bei der Bewältigung der psychischen Beschwerden nicht helfen, dass sie Sorge haben, dem Hausarzt zur Last zu fallen, und dass das paternalistische Gesprächsverhalten des Arztes sie davon abgehalten habe, sich zu öffnen. Dem Hausarzt ist noch am ehesten bekannt, wenn Patienten von Scheidung oder Arbeitslosigkeit betroffen sind. Deutlich seltener erfahren sie von Trauer, Einsamkeit, Pflege sowie Gewalt und Schlägen. Ohne Kenntnis der zentralen Probleme und Sorgen ihrer Patienten wird es jedoch Hausärzten kaum möglich sein, die Indikation für eine Psychotherapie im erforderlichen Umfang zu stellen.

Es braucht anscheinend ein besonderes Bemühen des Hausarztes. Als unterstützende und qualtitätsverbessernde Maßnahmen werden hierzu die Implementierung von Screeningverfahren (Stieglitz 2007) sowie verbesserte Kommunikationsmuster in der hausärztlichen Sprechstunde vorgeschlagen. Allerdings kann nicht davon ausgegangen werden, dass Hausärzte im Rahmen ihrer normalen Aus- und Weiterbildung entsprechende Kompetenzen erwerben. Hierzu bedarf es spezieller Fortbildungsangebote, in denen diagnostische Fähigkeiten und partizipative Gesprächsführungstechniken erlernt und trainiert werden können.

Partizipative Entscheidungsfindung (PEF). Patientenbefragungen haben ergeben, dass viele Patienten über ihre Erkrankung und Behandlung umfassend informiert und in anstehende Entscheidungsprozesse miteinbezogen werden wollen. Bei einer partizipativen Entscheidungsfindung werden die Werte und Bedürfnisse des Patienten ebenso berücksichtigt wie die entsprechenden evidenzbasierten Behandlungsempfehlungen. PEF in der primärärztlichen Praxis wird mittlerweile auch für Patienten mit einer psychischen Erkrankung erfolgreich eingesetzt. Empirische Ergebnisse zeigen, dass dadurch die Behandlungsmotivation gesteigert wird, bessere Behandlungsergebnisse und eine aktivere Rolle von Patienten erreicht werden (http://www.patient-als-partner.de).

Interventionsschritte in der hausarztzentrierten Versorgung

Die einzelnen Maßnahmen und Schritte sind in ◘ Abb. 10.3 in Form eines Flussdiagramms illustriert. Dieses ist als vereinfachte und im Vergleich zur Realität überschematisierte Darstellung aufzufassen, die aber einen ganz guten Überblick über den Ablauf gibt.

Der Prozess beginnt, außer wenn der Patient – eher selten – bereits mit einem expliziten Behandlungs- bzw. Überweisungswunsch kommt, damit, dass der Arzt etwas Auffälliges wahrnimmt (z. B. Patient wirkt bedrückt, Schlafstörungen etc.). Die ersten Fragen sind dann: Hat der Patient Sorgen, ist er belastet, und wenn ja, wie sehr? Ist schon deutlich, dass der Patient unter einer psychischen Erkrankung von Krankheitswert leidet? Der Arzt kann seine Wahrnehmung äußern und vertieft nach Befinden, aktueller Lebenssituation und psychosozialen Belastungen fragen (Beruf, Ehe etc.). Falls es Hinweise auf das Vorliegen einer psychischen Erkrankung gibt, die aber noch zu unklar sind, versucht er, seinen Eindruck fachlich zu fundieren, z. B. mittels Anwendung eines Screeningverfahrens wie WHO-5 (WHO 1998, 2005; ▶ Arbeitsmaterial A2).

Der Arzt wertet die Diagnostik aus und nimmt eine vorläufige Zuordnung zu einer Diagnoseklasse (kategorial nach ICD-10) vor und bewertet die Schwere der Problematik oder Störung (dimensional). In schwierigeren Fällen bleibt es bei einer Verdachtsdiagnose, die bei Aufnahme einer Psychotherapie erhärtet oder geändert wird. Der Arzt gibt dann dem Patienten Rückmeldung zu Ergebnissen der Diagnostik und informiert über Behandlungsmöglichkeiten. Gerade bei selteneren Störungen wird er sich u. U. darüber selbst noch kundig machen müssen.

Weiter wird der motivationale Zustand des Patienten (vgl. »stages of change«, ▶ Abschn. 10.6.1) abgeklärt. Wichtig ist, dass das Vorliegen eines motivationalen Konfliktes (Bin ich bereit, mich zumindest vorübergehend als jemanden zu sehen, der psychische Probleme hat? Soll ich so viel Zeit investieren? Soll ich mich der Konfrontation mit Unangenehmem aussetzen? Kann ich die Ungewissheit des Ausgangs ertragen?) kein Hinweis darauf ist, dass der Patient nicht auch zur Veränderung motiviert ist. Unter Umständen müssen Maßnahmen zur Motivationssteigerung ergriffen werden (vgl. »motivational interviewing«, ▶ Abschn. 10.6.2), und es kann zunächst eine eher klärungsorientierte Therapiephase indiziert sein.

Der Arzt vereinbart im Sinne einer partizipativen Entscheidungsfindung unter Rücksichtnahme auf das jeweilige Stadium der Änderungsbereitschaft, welchen Schritt der Patient als Erstes gehen kann und will. Im Sinne der »stepped care« sollte auch an weniger weitgehende Maßnahmen als Psychotherapie gedacht werden. Bei einer Überweisung sollte der neueste zugängliche Stand des Wissens und auch, welcher Ansatz für diesen konkreten Patienten die besten Er-

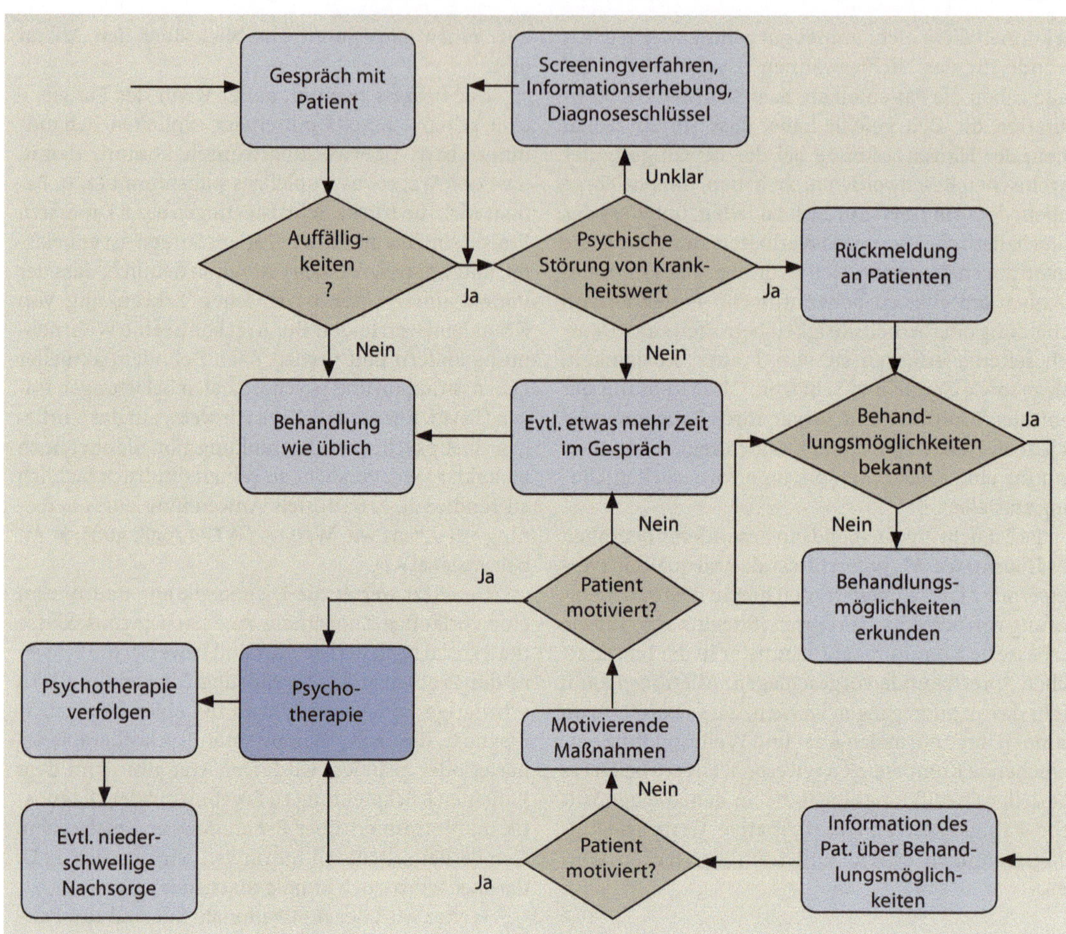

Abb. 10.3. Flussdiagramm zu den Interventionen des Hausarztes

folgsaussichten hat, berücksichtigt werden. In der Realität werden Hausärzte am ehesten Psychotherapeuten empfehlen, mit denen sie in der Vergangenheit die besten Erfahrungen gemacht haben. Sie sollten aber berücksichtigen, dass nicht unbedingt derselbe Therapeut zu allen Patienten und zu allen Erkrankungen am besten passt, und dass Therapeuten dabei sehr unterschiedlich anpassungsfähig sind. Nach Aufnahme einer Therapie sollte der Hausarzt den Verlauf weiter verfolgen und u. U. die Nachsorge übernehmen.

Beispiel

Fall 10.2. *Eine junge Frau, die 28-jährige Bankangestellte Stefanie B., kommt in die Praxis. Sie ist sehr beunruhigt, da bei ihr morgens auf dem Weg zur Arbeit plötzlich Luftnot, thorakale Beklemmung, unerklärliche Unruhe und Schwindel aufgetreten sind. Dauer ca. 3 min. Der Hausarzt führt eine gründliche körperliche Untersuchung durch (Herz, Lunge, RR, EKG etc.). Alles ohne pathologischen Befund. Im anschließenden Gespräch informiert der Hausarzt Frau B., dass die körperliche Untersuchung keinen krankhaften Befund ergeben habe und eine medizinische Behandlung nicht erforderlich sei. Er entdramatisiert den aufgetretenen Panikanfall als ungefährlich, gleichzeitig teilt er Frau B. mit, dass sie richtig gehandelt habe, indem sie umgehend in die Praxis gekommen sei, um die Symptomatik abklären zu lassen. Dann bittet er Frau B., sich erneut vorzustellen, falls die Symptomatik wieder auftreten sollte.*

Zehn Tage später kommt Frau B. mit der gleichen Symptomatik in die Sprechstunde. Die dann durchgeführte zweite körperliche Untersuchung ist wieder ohne Befund. Der Hausarzt führt ein längeres Gespräch mit Frau B. mit dem Ziel, sie über die Diagnose einer Panikstörung zu informieren und für eine psychotherapeutische Behandlung zu erwärmen. Frau B. bittet um Bedenkzeit. Sie will erst mit ihrem Partner darüber sprechen. Zwei Tage später meldet sie sich und ist mit einer Psychotherapie einverstanden. Der Hausarzt emp-

fiehlt ihr einen Verhaltenstherapeuten, mit dem er seit längerem gut und erfolgreich kooperiert und von dem er weiß, dass er sich mit der Behandlung von Panikstörungen gut auskennt. Er bittet Frau B., ihn auf dem Laufenden zu halten und erklärt sich bereit, im Bedarfsfall den Konsiliarbericht anzufertigen. Sollte sie sich bei dem empfohlenen Therapeuten nicht wohlfühlen, könne er ihr weitere Adressen von kooperierenden Kollegen nennen. Er bittet sie darum, spätestens in einem Monat kurz telefonisch durchzugeben, wie es läuft.

10.13 Weitere Informationen

- Bundespsychotherapeutenkammer: http://www.bptk.de (Patienteninformationen der Bundespsychotherapeutenkammer: http://www.bptk.de/patienten/index.html)
- Bundesweite Psychotherapeutensuche über die Kassenärztliche Bundesvereinigung: http://www.kbv.de
- Deutsche Gesellschaft für Psychosomatische Medizin und Ärztliche Psychotherapie: http://www.dgpm.de
- Leitlinien der Deutschen Gesellschaft für Psychiatrie, Psychotherapie und Nervenheilkunde (DGPPN): http://www.uni-duesseldorf.de/AWMF/II/II_038.htm
- Leitlinien für Psychotherapie und Psychosomatik: http://www.uni-duesseldorf.de/AWMF/II/II_051.htm
- Leitlinien für Psychotherapie: http://www.klinische-psychologie-psychotherapie.de/leitlinien.html
- Wissenschaftlicher Beirat Psychotherapie: http://www.wbpsychotherapie.de

Patientenratgeber

Döpfner M, Lehmkuhl G, Heubrock D, Petermann F (2000) Ratgeber Psychische Auffälligkeiten bei Kindern und Jugendlichen. Informationen für Betroffene, Eltern, Lehrer und Erzieher. Hogrefe, Göttingen

Kanfer FH, Schmelzer D (2001) Wegweiser Verhaltenstherapie. Psychotherapie als Chance. Springer, Berlin Heidelberg New York Tokio

Verbraucherzentrale Nordrhein-Westfalen (1999) Chance Psychotherapie. Angebote sinnvoll nutzen. Verbraucherzentrale NRW, Düsseldorf (in der Regel über örtliche Verbraucherzentralen zu beziehen)

Tests

WHO (1998) Wellbeing measures in primary health care/The depcare projekt. Report on a WHO Meeting, Stockholm, Sweden

WHO (2005) Mastering depression in primary care (version 22): World Health Organization, WHO, Regional Office for Europe Psychiatric Research Unit, Frederiksborg General Hospital

10.14 Weiterführende Literatur

Berger M (2004) Psychische Erkrankungen. Klinik und Therapie. Urban & Fischer, München

Beutler L, Wong E (2007) Individualisierte Behandlungsplanung. In: Strauss B, Hohagen F, Caspar F (Hrsg) Lehrbuch der Psychotherapie. Hogrefe, Göttingen, S 1119–1140

Biermann-Ratjen EM, Eckert J, Schwartz HJ (2003) Gesprächspsychotherapie. Verändern durch Verstehen. Kohlhammer, Stuttgart

Blaser A (1977) Der Urteilsprozess bei der Indikationsstellung zur Psychotherapie. Huber, Bern

Caspar F (1996) Psychotherapeutische Problemanalyse. DGVT, Tübingen

Caspar F (2007) Beziehungen und Probleme verstehen. Huber, Bern

Grawe K (1998) Psychologische Psychotherapie. Hogrefe, Göttingen

Herpertz S, Caspar F, Mundt C (2007) Störungsorientierte Psychotherapie. Elsevier, München

Hiller W, Leibing E, Leichsenring F, Sulz S (2003/04) Lehrbuch der Psychotherapie für die Ausbildung zum Psychologischen Psychotherapeuten und für die ärztliche Weiterbildung. CIP Medien, München

Kanfer FH, Reinecker H, Schmelzer D (2006) Selbstmanagement Therapie. Springer, Berlin Heidelberg New York Tokio

Margraf J (2000) Lehrbuch der Verhaltenstherapie, 2 Bände. Springer, Berlin Heidelberg New York Tokio

Perrez M, Baumann U (2005) Lehrbuch Klinische Psychologie. Psychotherapie. Klassifikation, Diagnostik, Ätiologie, Intervention. Huber, Bern

Prochaska JO, DiClemente CC (1992) Stages of change in the modification of problem behavior. In: Hersen M, Eisler RM, Miller PM (eds) Progress in behaviour modification. Sycamore Press, Sycamore Illinois, pp 184–214

Rollnick S, Mason P, Butler C (1999) Health behavior change. A guide for practitioners. Churchill Livingstone, New York

Rudolf G (2005) Psychotherapeutische Medizin. Ein einführendes Lehrbuch auf psychodynamischer Grundlage. Enke, Stuttgart

Sachse R (2003) Klärungsorientierte Psychotherapie. Hogrefe, Göttingen

Schweitzer J, Schlippe A von, Ochs M (2007) Theorie und Praxis der Systemischen Psychotherapie. In: Strauss B, Hohagen F, Caspar F (Hrsg) Lehrbuch der Psychotherapie. Hogrefe, Göttingen, S 261–283

Senf W, Broda M (2005) Praxis der Psychotherapie. Thieme, Stuttgart

Stieglitz WD (2007) Screening. PPmP 57: 178–188

Strauss B, Hohagen F, Caspar F (2007) Lehrbuch der Psychotherapie, 2 Bde. Hogrefe, Göttingen

Psychosoziale Versorgung

B. van Treeck, F. Bergmann, K. Böhme, F. Schneider

Der Optimierung der psychosozialen Versorgung kommt bei der Behandlung psychisch Kranker eine zentrale Funktion zu. (Im Folgenden wird aus Vereinfachungsgründen nur von »psychischen Erkrankungen« gesprochen; psychosomatische Erkrankungen sind aber eingeschlossen.) Werden hier die richtigen Maßnahmen zum richtigen Zeitpunkt eingeleitet, können auch schwere psychische Erkrankungen in der Regel weitaus positiver verlaufen als ohne die Intervention. Dadurch reduzieren sich unnötige Krankenhauseinweisungen, und einem weiteren Herausfallen des Patienten aus sozialen Bezügen und Bindungen einschließlich des Verlustes des Arbeitsplatzes kann entgegengearbeitet werden. Dem Hausarzt als erstem Ansprechpartner der meisten Patienten kommt bei der Steuerung dieser Maßnahmen eine wesentliche Rolle zu. Die Entwicklung und der Ausbau tragfähiger Kooperations- und Kommunikationsstrukturen mit Psychiatern, Psychotherapeuten, Nervenärzten und Fachärzten für Psychotherapeutische Medizin sowie mit Krankenhäusern zur Behandlung psychisch Kranker kann Umwege und Irrwege für den Patienten vermeiden. Eine bessere Vernetzung wird dazu beitragen, Qualität und Wirtschaftlichkeit in der Therapie psychisch Kranker zu sichern.

11

11.1 Einführung

Unter- und Fehlversorgung (in geringerem Maße auch Überversorgung) sind Phänomene, die auch bei der Behandlung psychisch und psychosomatisch kranker Menschen seit Jahren ein Problem darstellen. Dadurch entstehen nicht nur unnötige Kosten (Tab. 11.1), sondern im Einzelfall auch erhebliches Leid bei den Patienten und ihren Angehörigen. Wichtig ist z. B., dass vom Hausarzt rechtzeitig Kontakt zum Facharztkollegen gesucht wird.

Hausärzte sollten bei der Behandlung psychisch Kranker Fachärzte einbinden, z. B. bei
- **unklaren psychischen oder psychosomatischen Krankheitsbildern,**
- **ausgeprägteren psychischen Krankheiten, z. B. einer schweren Depression, einer ausgeprägten Angststörung oder bei floridem psychotischen Erleben,**
- **Complianceproblemen oder dem Bedarf nach einer differenzierteren Psychopharmakotherapie.**

Den Besonderheiten psychisch Kranker bzw. »seelisch Behinderter« ist nach § 27 SGB V und nach § 10 SGB IX Rechnung zu tragen (Anmerkung: unter Beachtung des in § 12 SGB V festgeschriebenen Wirtschaftlichkeitsgebots) (▶ hierzu auch: Kommission der Europäischen Gemeinschaft: »Grünbuch: Die psychische Gesundheit der Bevölkerung verbessern – Entwicklung einer Strategie für die Förderung der psychischen Gesundheit in der Europäischen Union«, 14.10.2005). Psychisch Kranke sollten stets so alltagsnah wie möglich behandelt, gepflegt und betreut werden (▶ hierzu auch Stellungnahmen der Deutschen Gesellschaft für Psychiatrie, Psychotherapie und Nervenheilkunde unter ▶ http://www.dgppn.de).

In den letzten 30 Jahren hat sich in Deutschland ein vielfältiges, aber unübersichtliches und z. T. schlecht vernetztes Versorgungsangebot für psychisch Kranke entwickelt, zu dem im Wesentlichen folgende Bausteine gehören (Abb. 11.1):
- Kurative Behandlung über den vertragsärztlichen und -psychotherapeutischen Bereich (durch Hausärzte, psychologische und ärztliche Psychotherapeuten, Nervenärzte, Fachärzte für Psychiatrie und Psychotherapie und Ärzte für Psychotherapeutische Medizin) und über
- psychiatrische Institutsambulanzen (für schwer psychisch kranke, »nicht wartezimmerfähige« Patienten)
- Teilstationäre und stationäre Krankenhausbehandlung (einschließlich prä- und poststationärer Behandlung)
- Häusliche Krankenpflege
- Ambulante Soziotherapie
- Ambulante und stationäre Rehabilitation psychisch Kranker (RPK)
- Betreutes Wohnen

Tab. 11.1. Ausgangslage in Deutschland. (Nach DAK – Unternehmen Leben, W. Koletzko)

Kostenfaktor	Kosten [€]
Durchschnittliche Krankheits- und Folgekosten je Patient pro Jahr	40.000
Gesamtwirtschaftlicher Schaden durch psychische Erkrankungen	4.000.000.000
Entfallene Arbeitsjahre pro Jahr	157.000
Entfallene Arbeitstage pro Jahr	57.300.000
Gesamtwirtschaftliches Einsparpotenzial	2.000.000.000
Durchschnittliche Fehlversorgung	**7,29 Jahre**

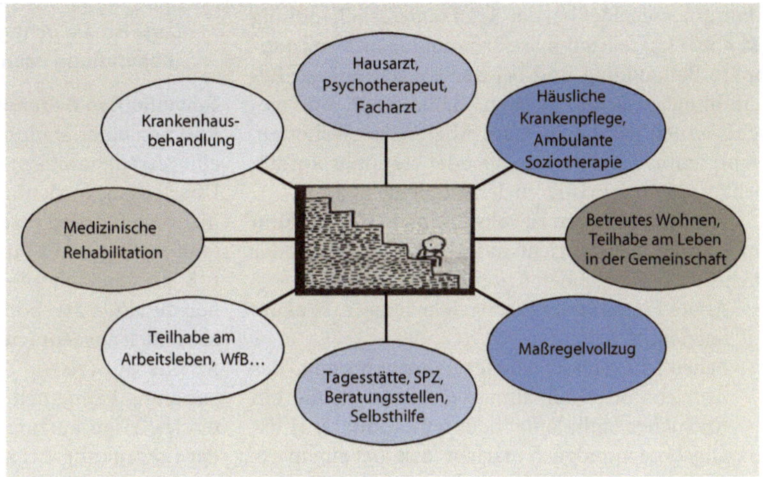

Abb. 11.1. Psychosoziales Versorgungssystem. (Zeichnung: Mit freundlicher Genehmigung von B. Hoppek)

- Selbsthilfegruppen
- Sozialpsychiatrische Zentren (CSPZ), Gesundheitsämter, Tagesstätten
- Berufsförderungswerke und andere Einrichtungen zur Förderung der beruflichen Teilhabe
- Maßregelvollzug (zur Unterbringung und Behandlung von psychisch kranken Straftätern)

In den Leitlinien für Diagnostik und Therapie, z. B. der Arbeitsgemeinschaft der Wissenschaftlichen Medizinischen Fachgesellschaften (AWMF), finden die komplementären Angebote leider derzeit noch nicht durchgehend die notwendige Beachtung (▶ http://www.awmf-online.de). Regional ist das Versorgungsangebot zudem sehr unterschiedlich, sodass nicht in jedem Fall jede der oben genannten Leistungen am Wohnort angeboten wird.

Um eine effektivere Vernetzung der verschiedenen Sektoren (ambulant, stationär, Rehabilitation, Pflege) zu erreichen, wurde vom Gesetzgeber mit dem Gesundheitsreformgesetz 2000 die Integrierte Versorgung eingeführt. Durch die Entwicklung und Implementierung von IV-Verträgen soll gerade bei chronischen, rezidivierenden und häufig auftretenden Erkrankungen eine Kontinuität in den Behandlungsabläufen und eine Verbesserung der Behandlungsqualität erzielt werden.

Tipps

Auf den Seiten der DGPPN finden sich Informationen zu aktuellen I.V.-Projekten in der psychiatrischen Versorgung. (▶ http://www.dgppn.de/de_integrierte-versorgung_25.html)

Psychiatrische Institutsambulanzen, kurz PIA, sind nach § 118 SGB V für die Behandlung von psychisch kranken Patienten zuständig, »die wegen Art, Schwere oder Dauer ihrer Erkrankung oder wegen zu großer Entfernung zu geeigneten Ärzten auf die Behandlung durch diese Krankenhäuser angewiesen sind«. Das Angebot dieser Institutsambulanzen ist kein rein ärztliches. Es handelt sich um eine Komplexleistung, die u. a. auch pflegerische und sozialarbeiterische Kompetenzen anbietet (allerdings kann in manchen Regionen de facto eine solche Komplexleistung aufgrund der Höhe der Vergütungspauschalen nicht angeboten werden). Die schwer psychisch Kranken können sich in Krisen selbst in der PIA vorstellen. Auch eine Überweisung durch den Hausarzt ist grundsätzlich möglich, sofern der Patient die oben aufgeführten Kriterien erfüllt.

Im Rahmen vorstationärer Behandlung kann nach § 115a SGB V auch geprüft werden, inwieweit eine Krankenhausbehandlung notwendig ist. Die prästationäre Behandlung ist auf 3 Behandlungstage und einen Zeitraum von bis zu 5 Tagen vor Krankenhausbehandlung beschränkt. Nachstationäre Behandlung zur Sicherung des Behandlungserfolgs ist möglich über 7 Behandlungstage im Zeitraum von bis zu 14 Tagen nach Entlassung aus dem Krankenhaus. In medizinisch begründeten Einzelfällen ist auch eine längere poststationäre Behandlung möglich.

! Hervorzuheben ist, dass eine psychiatrische Institutsambulanz (PIA) die vertragsärztliche Versorgung nicht ersetzen, sondern ergänzen soll. Sobald eine Versorgung über den vertragsärztlichen Bereich möglich ist, soll keine Behandlung über die PIA mehr erfolgen.

Man unterscheidet bei der Krankenhausbehandlung (■ Abb. 11.2) teilstationäre Behandlung und vollstationäre Behandlung und bei der vollstationären Behandlung zwischen offenen, halboffenen und geschlossenen Stationen. Klare Abgrenzungskriterien, wann ambulant, teilstationär oder stationär kurativ behandelt wird, existieren derzeit nicht.

Für die Indikation zu **vollstationärer Behandlung** im Krankenhaus spricht das Vorliegen eines oder mehrerer der folgenden Kriterien:

- Akute Fremd- oder Eigengefährdung (z. B. akute Suizidalität)
- Erhebliche Störungen der Wahrnehmung, des Antriebs oder der Sinnesverarbeitung, die ein Aufsuchen ambulanter oder teilstationärer Hilfsangebote unmöglich machen (z. B. bei einem extrem antriebsgeminderten depressiven Patienten oder aber bei einem florid psychotischen Patienten)
- Notwendigkeit komplexer pharmakologischer oder psychotherapeutischer Behandlung, die in dieser Form weder ambulant, im Rahmen einer Rehabilitationsbehandlung, noch im Heim zu leisten ist

11

! Eine vollstationäre Behandlung gegen den Willen des Patienten ist nur bei akuter Eigen- oder Fremdgefährdung möglich (Behandlung nach PsychKG) oder wenn der Patient unter Betreuung steht und krankheitsbedingt nicht in der Lage ist, die richtigen Entscheidungen zu treffen (Behandlung nach Betreuungsgesetz).

Teilstationäre Behandlung ist oft sinnvoll, wenn im Rahmen einer stationären Krankenhausbehandlung eine erste Stabilisierung erreicht worden ist, eine Überleitung in den ambulanten Bereich aber noch nicht zielführend erscheint, weil das dort vorgehaltene Setting nicht ausreichend dicht ist. Dies kann z. B. bei schizophrenen Patienten der Fall sein, bei denen die akute psychotische Phase abgeklungen ist, die aber noch ausgeprägtere Störungen des Antriebs und Affekts aufweisen. Teilstationäre Krankenhausbehandlung kann auch dazu dienen, ambulant auftretende Krisen aufzufangen, sofern der Schweregrad der Erkrankung das zulässt. Dies funktioniert insbesondere dann, wenn eine enge Vernetzung und ein gutes Schnittstellenmanagement zwischen ambulantem Bereich und Krankenhaus bestehen, z. B. im Rahmen von integrierten Versorgungsverträgen.

Zu beachten ist, dass im Rahmen der Krankenhausbehandlung psychisch Kranker in Deutschland derzeit noch Doppelstrukturen vorgehalten werden. Zum einen gibt es Krankenhäuser zur Behandlung psychisch Kranker, die eine **Versorgungsverpflichtung** wahrnehmen. Das heißt, ein Patient, der psychisch krank ist und in einem bestimmten Gebiet wohnt, muss von einem solchen Krankenhaus mit Versorgungsverpflichtung aufgenommen werden, unabhängig davon, wie sich die aktuelle Belegungs-

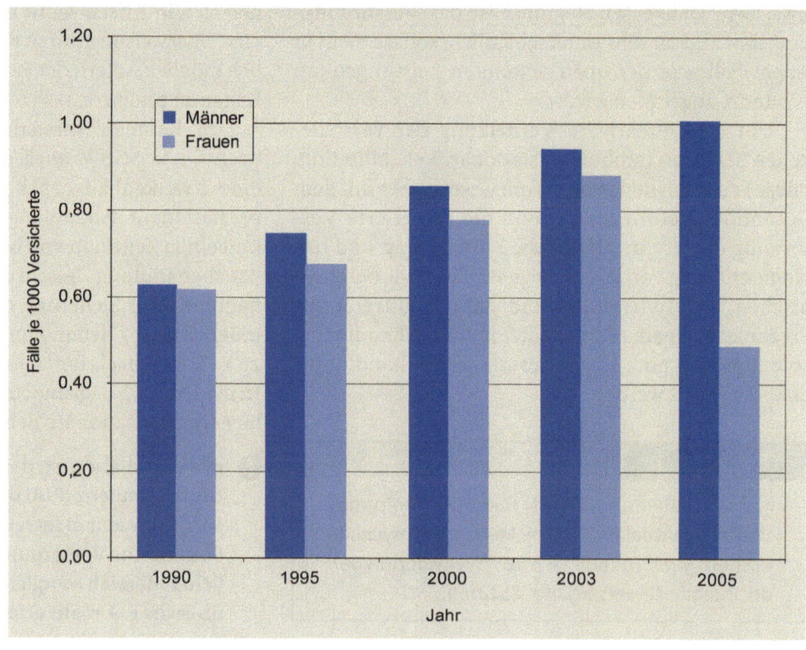

■ **Abb. 11.2.** Stationäre Krankenhausbehandlung wegen psychischer Erkrankung. Daten des BKK-Bundesverbandes zum Trend seit 1990. (Mit freundlicher Genehmigung des BKK LV NW)

situation des Krankenhauses darstellt. Eine solche Versorgungsverpflichtung sorgt dafür, dass eine »Rosinenpickerei« zulasten schwerer psychisch Kranker in diesen Häusern kaum möglich ist.

Daneben finden sich in Deutschland Einrichtungen zur Versorgung psychisch Kranker, die keine Versorgungsverpflichtung wahrnehmen. Meist handelt es sich um Einrichtungen, die den Titel »Psychosomatik« im Namen führen. Auch sie behandeln psychisch kranke Patienten. Im Unterschied zu den psychiatrisch-psychotherapeutischen Kliniken und Abteilungen mit Versorgungsverpflichtung können sie sich aber aussuchen, welche Patienten sie aufnehmen und welche sie abweisen. Die Konzepte dieser psychosomatischen Abteilungen sind häufig rehabilitationslastig, was nicht selten dazu führt, dass Krankenkassen eine Kostenübernahme ablehnen, da für die Kosten einer medizinischen Rehabilitationsmaßnahme meist der Rentenversicherungsträger zuständig ist. Häufig stellt sich bei derartigen Einrichtungen die Frage, ob alternativ zu einer solchen psychosomatischen Krankenhausbehandlung eine psychosomatische medizinische Rehabilitationsmaßnahme vorrangig indiziert ist. Die psychosomatischen Einrichtungen arbeiten außerdem oft wohnortfern, sodass eine funktionierende Vernetzung zu den Angeboten im ambulanten Bereich am Wohnort des Patienten kaum möglich ist.

Sozialpsychiatrische Zentren und **Tagesstätten** finden sich v. a. – aber nicht nur – in Ballungsräumen. Sie sollen chronisch psychisch Kranken dabei helfen, ihren Tag sinnvoll zu strukturieren und wieder Anschluss an andere Menschen zu finden. Diese Angebote werden über die öffentliche Hand finanziert.

Krankheitsspezifische **Selbsthilfegruppen** für psychisch Kranke und deren Angehörige können die Behandlung sinnvoll ergänzen und den Heilungsprozess unterstützen.

Definition

Selbsthilfegruppen: Es handelt sich um den Zusammenschluss von Patienten, die unter der gleichen oder unter ähnlichen Erkrankungen leiden. Die Teilnahme an diesen ehrenamtlichen Selbsthilfegruppen ist in der Regel kostenfrei; die Anonymität der Teilnehmer bleibt gewahrt.

Viele Kliniken bieten die Räume ihrer psychiatrischen Institutsambulanz den Selbsthilfegruppen kostenfrei zur abendlichen Nutzung an. Das hat den Vorteil, dass es für Patienten schon im Rahmen der Krankenhausbehandlung möglich ist, ohne großen Aufwand diese Gruppen besuchen zu können.

Im Folgenden werden die wichtigsten Einzelleistungen im Bereich der ambulanten psychosozialen Versorgung, die vom Hausarzt eingeleitet bzw. verordnet werden können, vorgestellt.

11.2 Häusliche Krankenpflege

11.2.1 Definitionen und Indikation

Es ist bei häuslicher Krankenpflege zu unterscheiden zwischen der Grundpflege und Behandlungspflege (z. B. Medikamentengabe) und der speziellen häuslichen Krankenpflege für psychisch Kranke (HKP), bei der ein deutlich längerer Kontakt mit dem Patienten vorgesehen ist und bei der spezifische Aspekte der psychischen Erkrankung bedacht werden. Die Kontakte mit dem Patienten dauern länger, es findet ein intensiver Beziehungsaufbau statt (sofern möglich) und der Pflegedienst prüft bei jedem Kontakt die Befindlichkeit des Patienten und ob es Anzeichen für eine Verschlechterung der Psychopathologie gibt. Sich anbahnende Krisen können so früh erkannt und die notwendigen Gegenmaßnahmen eingeleitet werden.

Definition

Häusliche Krankenpflege für psychisch Kranke (HKP) bzw. ambulante psychiatrische Pflege (APP): Die HKP bzw. APP ist ein wichtiges Instrument zur Unterstützung schwer psychisch Kranker bei der Bewältigung ihres Alltags. Sie ist nur bei bestimmten psychischen Erkrankungen verordnungsfähig, die in einer Richtlinie des Gemeinsamen Bundesausschusses aufgeführt sind.

Hauptsächlich verordnet wird in der Praxis die Leistung der häuslichen Krankenpflege bei Patienten mit psychotischem Erleben. Diesen Patienten fällt der Übergang vom stationären oder teilstationären Krankenhaussetting in den ambulanten Bereich mit geringerer Versorgungsdichte oft besonders schwer. Häusliche Krankenpflege kann hier die Möglichkeit bieten, den Patienten gestuft an die Anforderungen des Alltags heranzuführen und seine Motivation für ambulante Maßnahmen, wie z. B. die Einnahme der Medikation oder den Besuch einer Tagesstätte, zu erhöhen. Der Pflegedienst baut dazu zunächst eine Beziehung zum Patienten auf (was bei diesen Patienten sehr schwer sein kann), um ihn dann in kleinen Schritten an die Leistungen und Maßnahmen heranzuführen. Der Patient weiß oft gar nicht, was sich hinter den Leistungen verbirgt. Aufgrund seiner Erkrankung besteht nicht selten ein großes Misstrauen gegenüber allem Neuen. Die Kunst besteht darin, ihn mit Verständnis, Empathie, viel Feingefühl, aber auch mit großer Hartnäckigkeit für die Inanspruchnahme zu motivieren.

Bei folgenden Diagnosen (ICD-10) kann laut Richtlinie HKP verordnet werden:

- F00.1 Demenz bei Alzheimer-Krankheit, mit spätem Beginn (Typ 1)
- F01.0 Vaskuläre Demenz mit akutem Beginn
- F01.1 Multiinfarkt-Demenz
- F01.2 Subkortikale vaskuläre Demenz
- F02.0 Demenz bei Pick-Krankheit
- F02.1 Demenz bei Creutzfeldt-Jakob-Krankheit
- F02.2 Demenz bei Chorea Huntington
- F02.3 Demenz bei primärem Parkinson-Syndrom
- F02.4 Demenz bei HIV-Krankheit
- F02.8 Demenz bei andernorts klassifizierten Krankheitsbildern
- F04 Organisches amnestisches Syndrom, nicht durch Alkohol oder andere psychotrope Substanzen bedingt
- F06.0 Organische Halluzinose
- F06.1 Organische katatone Störung
- F06.2 Organische wahnhafte (schizophrenieforme) Störung
- F06.3 Organische affektive Störungen
- F06.4 Organische Angststörung
- F06.5 Organische dissoziative Störung
- F06.6 Organische emotional labile (asthenische) Störung
- F07.0 Organische Persönlichkeitsstörung
- F07.1 Postenzephalitisches Syndrom
- F07.2 Organisches Psychosyndrom nach Schädelhirntrauma
- F20.x Schizophrenie
- F21 Schizotype Störung
- F22.x Anhaltende wahnhafte Störungen
- F24 Induzierte wahnhafte Störung
- F25.x Schizoaffektive Störungen
- F30.x Bipolare Störung, manische Episode
- F31.x Bipolare affektive Störung mit Ausnahme von F31.7 bis F31.9
- F32.x Depressive Episode mit Ausnahme von F32.0, F32.1 und F32.9
- F33.x Rezidivierende depressive Störung mit Ausnahme von F33.0, F33.1, F33.4, F33.8 und F33.9
- F41.0 Panikstörung (episodisch paroxysmale Angst)
- F41.1 Generalisierte Angststörung

! Bei der häuslichen Krankenpflege für psychisch Kranke (HKP) handelt es sich um eine zeitlich begrenzte Behandlungspflege. Ist eine längerfristig oder gar auf Dauer angelegte psychosoziale Unterstützung des Patienten notwendig, so ist an andere Leistungen, wie z. B. Betreutes Wohnen oder Leistungen der Pflegeversicherung, zu denken. Die Zeitbegrenzung bezieht sich auf eine Krankheitsepisode. Im Falle akuter Verschlechterung, nach erneutem Krankenhausaufenthalt wegen der psychischen Erkrankung oder dem Neuauftreten einer weiteren psychischen Erkrankung ist auch nach Ausschöpfen der 4 Monate eine Neuverordnung möglich.

11.2.2 Rechtliche Grundlagen

Die rechtlichen Grundlagen zur Verordnung häuslicher Krankenpflege finden sich im § 37 SGB V (► http://bundesrecht.juris.de/sgb_5/index.html). Ziel der HKP ist es, eine Krankenhausbehandlung zu verhindern oder zu verkürzen. HKP kann auch indiziert sein, wenn eine Krankenhausbehandlung notwendig, aber nicht durchführbar ist. Die Dauer ist begrenzt, in der Regel bis zu 4 Wochen. In begründeten Ausnahmefällen, z. B. wenn der fachlich unabhängige Medizinische Dienst der Krankenversicherung (MDK) dies aus fachlicher Sicht für notwendig hält, sind auch längere Verordnungszeiträume bis zu 4 Monaten möglich (ungeklärt ist allerdings, inwieweit im Ausnahmefall darüber hinaus Verordnungen möglich sind). In diesem Zeitraum sollten die wesentlichen Pflegeziele erreicht sein. Die Einzelheiten sind in einer Richtlinie des Gemeinsamen Bundesausschusses konkretisiert, die am 01.07.2005 in Kraft getreten ist (Volltext der Richtlinie auf der Website des Gemeinsamen Bundesausschusses: http://www.g-ba.de)/informationen/richtlinien.

11.2.3 Verordnung

Eine Verordnung von häuslicher Krankenpflege für psychisch Kranke kann durch den Hausarzt erfolgen. Voraussetzung ist, dass die Diagnose fachärztlich gesichert worden ist. Hausärzte, die den Zusatztitel »Psychotherapie« führen, können auch ohne Einbindung eines Facharztkollegen die Verordnung von

HKP vornehmen. Der Verordnungsvordruck findet sich in der Musterformularsammlung der KBV unter: http://www.kbv.de/rechtsquellen/6253.html. (Muster 12; für Erläuterungen 7 http://www.kbv.de/rechtsquellen/2306.html)).

Die HKP-Verordnung muss eine der Diagnosen enthalten, die in der Richtlinie des Gemeinsamen Bundesausschusses aufgeführt sind. Darüber hinaus sollte ein Pflege- und Behandlungsplan aus der Verordnung ableitbar sein, der konkrete Behandlungsziele darstellt. Da es sich bei der HKP um eine Behandlungspflege handelt, wird erwartet, dass das Therapieziel innerhalb des vorgesehenen Zeitraums von bis zu 4 Monaten erreichbar ist und die Frequenz der Verordnungen innerhalb dieses Zeitraumes sukzessive zurückgeht (◘ Abb. 11.3). Die gemeinsame Erstellung des Behandlungs- und Pflegeplans durch den verordnenden Arzt und den Pflegedienst führt erfahrungsgemäß oft zu besseren Ergebnissen. Auch die Kooperation mit einer psychiatrischen oder nervenärztlichen Praxis ist zu empfehlen.

HKP ist für solche Patienten gedacht, die derart schwer erkrankt sind, dass sie – trotz medizinischer Versorgung – nicht ohne die ergänzende ambulante pflegerische Unterstützung selbstständig zurechtkommen würden. Es ist deshalb zumeist davon auszugehen, dass bei Patienten, die häusliche Krankenpflege bekommen sollen, keine Psychotherapiefähigkeit besteht. Die gleichzeitige Verordnung von HKP und ambulanter Soziotherapie kann sinnvoll sein, da sich diese Leistungen potenziell ergänzen: Das Indikationsgebiet ist fast identisch, wobei die häusliche Krankenpflege tendenziell in der Häuslichkeit stattfindet und ambulante Soziotherapie außerhalb. Der Patient kann außerdem gleichzeitig Leistungen des Betreuten Einzelwohnens in Anspruch nehmen.

Beispiel

Fall 11.1. *Der 38-jährige, an einer paranoiden Schizophrenie erkrankte Versicherungskaufmann Jürgen K. wird nach stationärer und danach teilstationärer Behandlung (10. Krankenhausbehandlung wegen dieser Diagnose insgesamt) entlassen. Akutes psychotisches Erleben liegt nicht mehr vor; es bestehen aber noch Antriebsstörungen, Affektverflachung und eine Verlangsamung des Denkens (ICD-10: F20.04). Bezüglich der weiteren Einnahme der Medikation ist Herr K. ambivalent. Möglicherweise besteht zusätzlich eine Alkoholabhängigkeit (ICD-10: F10.2v). Herr K. stellt sich unmittelbar nach Entlassung aus der Klinik beim Hausarzt vor, der ihn schon als Kind behandelt hat. Im Kurzbericht der Klinik wird zur weiteren Stabilisierung HKP empfohlen. Der Hausarzt rät Herrn K. zwar, seinen Psychiater aufzusuchen; aus der Vergangenheit weiß er aber, dass Herr K. dies nur unregelmäßig getan hat und dass er seine Medikamente nicht regelmäßig eingenommen hat. Er nimmt deshalb Kontakt zu dem be-*

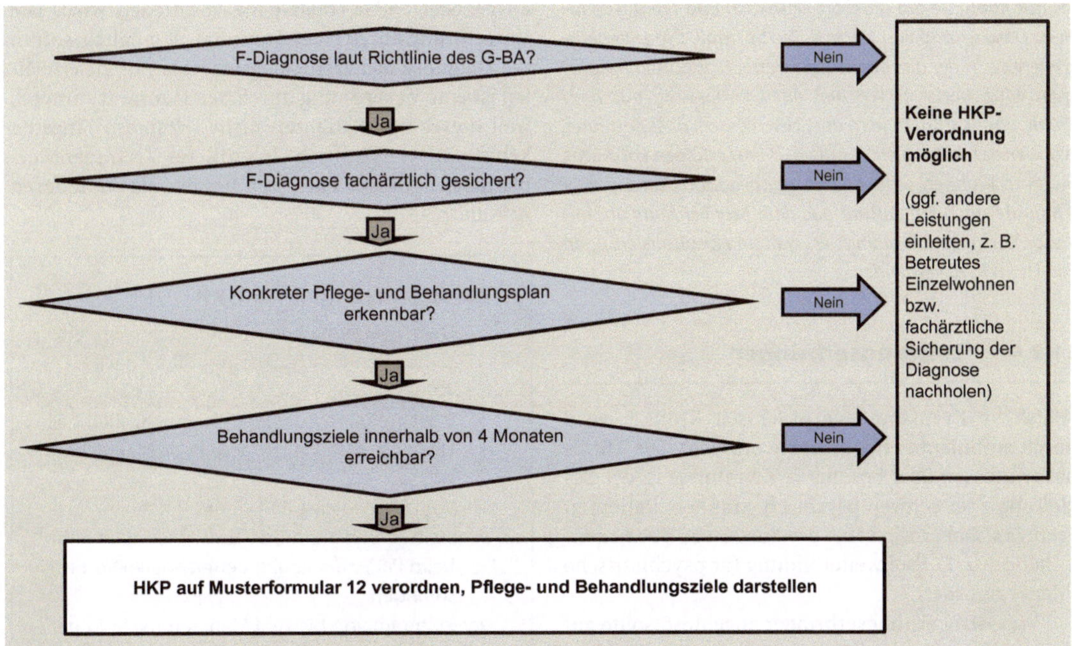

◘ **Abb. 11.3.** Häusliche Krankenpflege nach § 37 SGB

handelnden Psychiater auf, der die Diagnose fachärztlich sichert.
Wegen des guten Kontakts mit Herrn K. setzt sich der Hausarzt dann mit dem Pflegedienst vor Ort in Verbindung, dessen Adresse er aus dem Internet hat. Gemeinsam mit dem Pflegedienst erstellt er die Verordnung auf Muster 12 und den Behandlungs- und Pflegeplan. Der Pflegedienst verfügt über viel Routine bei der Erstellung solcher Pläne. Der mitbehandelnde Psychiater plant eine Umstellung der Medikation auf ein Depot-Antipsychotikum; diesbezüglich muss Herr K. aber noch vom Pflegedienst motiviert werden. Gleichzeitig wird Betreutes Wohnen beantragt, das im Anschluss an die HKP in der Wohnung von Herrn K. durch den gleichen Pflegedienst erfolgen soll.
Der Antrag auf HKP wird von der Krankenkasse genehmigt. Der Pflegedienst besucht Herrn K. in den ersten Wochen nach Entlassung täglich. Er kann ihn dafür gewinnen, eine Umstellung auf ein Depot-Antipsychotikum mitzutragen, das er dann in 14-tägigen Abständen vom Psychiater gespritzt bekommt. Gleichzeitig wird Herr K. vom Pflegedienst dazu motiviert, eine Tagesstätte und zweimal pro Woche einen Gottesdienst zu besuchen. Dadurch stabilisiert sich sein Zustand, die Antriebsstörungen bessern sich. Als weiteres Problem besteht jedoch der Alkoholkonsum von Herrn K. Der Pflegedienst bringt das Thema hartnäckig ins Gespräch. Bis zum Ablauf der 4 Monate ist es allerdings nicht möglich, bei Herrn K. eine diesbezüglich ausreichende Krankheitseinsicht zu generieren.
Nach 2 Monaten wird die Besuchsfrequenz des Pflegedienstes auf Kontakte am Montag, Mittwoch und Freitag reduziert. Der Zustand von Herrn K. bleibt stabil. Die Hilfeplankonferenz, in der das beantragte Betreute Wohnen besprochen wird, findet 10 Wochen nach Entlassung aus dem Krankenhaus statt. Es wird dort beschlossen, dass Betreutes Wohnen durch den gleichen Pflegedienst erfolgen kann. Das Betreute Wohnen schließt sich dann nahtlos an die HKP 4 Monate nach Entlassung aus dem Krankenhaus an. Mit dieser Konstruktion gelingt es, weitere Hospitalisierungen von Herrn K. zu vermeiden.

11

11.2.4 Leistungserbringer

Häusliche Krankenpflege psychisch Kranker wird durch **ambulante Pflegedienste** erbracht. Die Mitarbeiter müssen über besondere Kenntnisse in der Begleitung von schwer psychisch kranken Patienten verfügen. Daher wird eine psychiatrische Zusatzqualifikation (z. B. Fachweiterbildung für psychiatrische Pflege) gefordert.

Was den Leistungserbringer angeht, so sollte auf eine gewisse Kontinuität geachtet werden: Wechsel bei den betreuenden bzw. pflegenden Personen können dazu führen, dass der ambulante Dienst im schlimmsten Fall nicht in die Wohnung gelassen wird. Der psychische Zustand des Patienten verschlechtert sich in der Folge regelhaft, sodass es schließlich zu einer Krankenhauseinweisung oder zu einer stationären Pflegebedürftigkeit kommen kann. Die meisten Pflegedienste schicken deshalb im Rahmen der HKP stets denselben Mitarbeiter zu demselben Patienten. In vielen Regionen bietet ein und derselbe Pflegedienst außerdem neben häuslicher Krankenpflege psychisch Kranker auch Betreutes Einzelwohnen an. Diese Konstruktion hat den Vorteil, dass trotz unterschiedlicher Kostenträgerschaft bei Wechsel der Leistungen eine personelle Kontinuität in der Betreuung gewährleistet werden kann. Das ist wichtig bei Patienten, die – z. B. bedingt durch wahnhaftes Erleben – nur sehr schwer einen tragfähigen Kontakt zu anderen Menschen aufbauen können.

11.2.5 Tipps für die Verschreibung

Häusliche Krankenpflege ist ein wesentlicher Baustein bei der ambulanten Versorgung psychisch Kranker. Sie wird von speziellen Pflegediensten erbracht, die einen diesbezüglichen Vertrag mit den Krankenkassen haben. Insbesondere bei schizophrenen und schizoaffektiven Patienten kann dadurch erreicht werden, dass erneute Krankenhausbehandlung hinausgezögert oder sogar ganz vermieden wird. Die Verordnung durch einen Hausarzt ist möglich, sofern die Diagnose fachärztlich gesichert ist. In vielen Fällen ist eine Verordnung durch den Hausarzt sinnvoll, weil dieser den Patienten nicht selten am längsten kennt und weil dadurch ein größeres Vertrauensverhältnis seitens des Patienten besteht als zu anderen Ärzten.

Voraussetzungen für HKP

- Diagnose gemäß der Richtlinie des Gemeinsamen Bundesausschusses (z. B. F2 nach ICD-10)
- Verschreibung durch den Hausarzt, sofern F-Diagnose fachärztlich gestellt oder gesichert ist
- Vom Pflegedienst und verordnendem Arzt erstellter Behandlungs- und Pflegeplan mit beim Patienten konkret erreichbaren Verbesserungen

Der Zeitraum von bis zu 4 Monaten reicht in der Regel aus (keine Dauerpflege notwendig).

11.3 Ambulante Soziotherapie

11.3.1 Definitionen und Indikation

> **Definition**
>
> **Ambulante Soziotherapie:** Anders als der Titel suggeriert, handelt es sich bei ambulanter Soziotherapie nicht um ein Therapieverfahren. Vielmehr ist hier eine besondere Form des ambulanten Case-Managements dargestellt. Die psychisch Kranken werden durch einen Fachpfleger oder Sozialarbeiter gezielt an die ambulanten Hilfen, die z. B. von Werkstätten für behinderte Menschen, von Ergotherapeuten und Vertragsärzten angeboten werden, herangeführt. Der ambulante Soziotherapeut versucht dabei, den Patienten zu motivieren und anzuleiten. Wo es notwendig ist, begleitet er den Patienten auch zu den entsprechenden Stellen.

Das Indikationsgebiet für ambulante Soziotherapie, geregelt durch eine Richtlinie des Gemeinsamen Bundesausschusses, ist dem für häusliche Krankenpflege psychisch Kranker sehr ähnlich. Primär angesprochen werden Patienten mit psychotischem Erleben. Bei folgenden F-Diagnosen (ICD-10) ist eine Verordnung möglich:
- F20.– Schizophrenie
- F21 Schizotype Störung
- F22.– Anhaltende wahnhafte Störungen
- F24 Induzierte wahnhafte Störung
- F25.– Schizoaffektive Störungen
- F31.5 Bipolare affektive Psychose, gegenwärtig schwere depressive Episode mit psychotischen Symptomen
- F32.3 Schwere depressive Episode mit psychotischen Symptomen
- F33.3 Rezidivierende depressive Störung, gegenwärtig schwere Episode mit psychotischen Symptomen

Entscheidend ist darüber hinaus, dass Fähigkeitsstörungen beim Patienten vorliegen, denen mit den Mitteln der ambulanten Soziotherapie begegnet werden kann. Unter Fähigkeitsstörungen sind Störungen der Aktivität nach ICF (International Classification of Functioning, Disability and Health; Download der deutschen Version unter: http://www.dimdi.de) zu verstehen. Klassifiziert werden diese Fähigkeitsstörungen anhand der **GAF-Skala**, der Skala zur globalen Erfassung des Funktionsniveaus. Die GAF-Skala gehört zu dem an die ICD-10 angelehnten Klassifikationssystem DSM-IV. Mit der GAF-Skala sind die psychischen, sozialen und beruflichen Funktionen auf einem Kontinuum von 1 bis 100 von psychischer Erkrankung bis psychischer Gesundheit abgebildet (Skala abrufbar unter: http://www.dbsh.de/gaf.pdf). Liegt die Diagnose z. B. einer Schizophrenie vor, ist der Patient aber so gesund, dass er die angebotenen ambulanten Hilfsmaßnahmen wie den Besuch einer Tagesstätte und das regelmäßige Aufsuchen des Vertrags-Psychiaters selbstständig in Anspruch nehmen kann, ist eine Verordnung von ambulanter Soziotherapie nicht zulässig (der Wert auf der GAF-Skala liegt dann zu hoch, z. B. bei 60). Der Patient darf aber auch nicht zu krank sein (z. B. GAF-Wert unter 20), weil dann davon ausgegangen wird, dass die zur Verordnung notwendigen konkreten Therapieziele mit den angestrebten Verbesserungen angesichts der ausgeprägten Fähigkeitsstörungen des Patienten nicht mehr realisierbar sind.

Das enge Indikationsfenster für ambulante Soziotherapie ist einer der wesentlichen Gründe dafür, warum ambulante Soziotherapie in der Praxis nicht so häufig verordnet wird. Zudem ist diese Leistung im Vertragsarztbereich immer noch kaum bekannt, sodass auch in den Regionen, wo es Leistungsanbieter gibt, kaum Verordnungen stattfinden.

11.3.2 Rechtliche Grundlagen

Die rechtlichen Grundlagen zur Verordnung ambulanter Soziotherapie finden sich in § 37a SGB V. Ambulante Soziotherapie wurde ins Leben gerufen, um Patienten mit schweren psychischen Erkrankungen, die nicht in der Lage sind, ärztliche oder ärztlich verordnete Leistungen selbstständig in Anspruch zu nehmen, an diese Leistungen fachlich geleitet heranzuführen.

Die Einzelheiten zur ambulanten Soziotherapie sind in der Richtlinie des Gemeinsamen Bundesausschusses in der Fassung vom 01.01.2002 dargestellt (▶ http://www.g-ba.de/informationen/richtlinien). Es besteht eine Zuzahlungspflicht für Patienten über 18 Jahre von derzeit 5 bis 10 € pro Kalendertag.

11.3.3 Verordnung

Grundsätzlich kann jeder Vertragsarzt ambulante Soziotherapie verordnen. Er muss dazu nur eine Genehmigung der Kassenärztlichen Vereinigung einholen. Die Kassenärztliche Vereinigung erteilt dann eine

Verordnungsbefugnis, wenn sie den Arzt für geeignet hält. Genauere Ausführungen finden sich nicht (Anmerkung: Bei Fachärzten für Psychiatrie oder bei Nervenärzten setzt man grundsätzlich voraus, dass sie zu einer Verordnung in der Lage sind, auch diese Fachgruppe muss allerdings einen Antrag bei der KV stellen). Eine Kooperation mit psychiatrischen oder nervenärztlichen Kollegen wird empfohlen.

Ähnlich wie häusliche Krankenpflege muss auch ambulante Soziotherapie konkrete Ziele verfolgen. Es muss ein soziotherapeutischer Betreuungsplan bestehen, der darauf angelegt ist, diese Leistung perspektivisch überflüssig zu machen.

Es können insgesamt bis zu 120 h ambulante Soziotherapie je Krankheitsfall innerhalb eines Zeitraums von höchstens 3 Jahren erbracht werden.

11.3.4 Leistungserbringer

Eine sachgerechte Durchführung von ambulanter Soziotherapie stellt hohe Anforderungen an den ausführenden Dienst. Zum einen müssen die Mitarbeiter umfangreiche Kenntnisse über die Krankheitsbilder der zu betreuenden Patienten haben. Zum anderen müssen sie aufgrund ihrer Berufserfahrung in der Lage sein, sich abzeichnende Krisen früh zu erkennen und dann entsprechend zu intervenieren. Drittens müssen sie die Versorgungsstrukturen der Region kennen. Weitere Voraussetzung zur Versorgung mit ambulanter Soziotherapie ist, dass ein entsprechender Vertrag des Leistungsanbieters mit den Krankenkassen besteht. Derartige Verträge sind immer noch ausgesprochen selten.

11.3.5 Tipps für die Verschreibung

Die Anforderung an den Leistungserbringer und das geringe Indikationsfenster (mit Beschränkung auf eine kleine Untergruppe von psychisch Kranken) zur Verordnung ambulanter Soziotherapie haben zur Folge, dass diese Leistung derzeit kaum angeboten wird. Wenn kein Leistungserbringer vor Ort mit Vertrag existiert, ist es z. B. nahezu unmöglich, dem Patienten diese Leistung zukommen zu lassen. Angesichts der jetzigen Situation ist es für den Arzt meist einfacher, sich auf die bestehenden Angebote wie häusliche Krankenpflege psychisch Kranker und Betreutes Wohnen zu konzentrieren und dafür zu sorgen, dass der Patient diese Leistungen bei entsprechender Indikation erhält. Eine Anbindung an Sozialpsychiatrische Zentren/Tagesstätten zu initiieren, kann ebenfalls sinnvoll sein. Sofern noch kein regelmäßiger

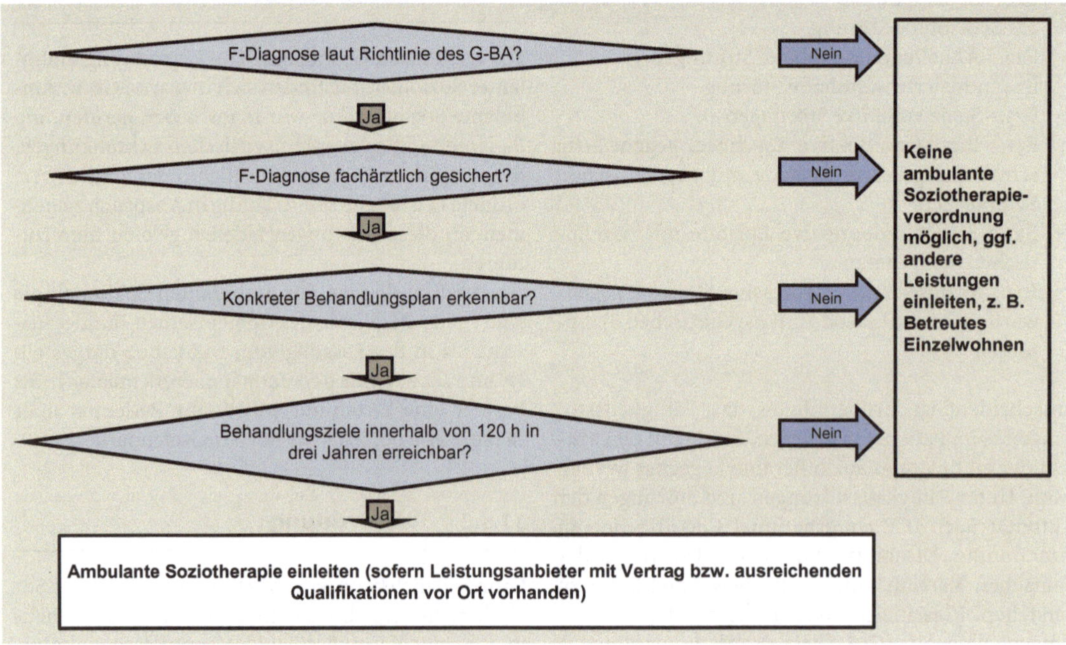

Abb. 11.4. Ambulante Soziotherapie (AST) nach § 37a SGB V

Kontakt zu einem Facharzt für Psychiatrie und Psychotherapie besteht, sollte dies besonders bei schwerer psychisch Kranken vom Hausarzt gebahnt werden (◻ Abb. 11.4).

11.4 Betreutes Wohnen

11.4.1 Definitionen und Indikation

Chronisch psychisch Kranke, die z. B. an einer Schizophrenie oder einer Borderline-Persönlichkeitsstörung leiden, können längerfristig darauf angewiesen sein, dass ihnen fachlich geschultes Personal bei der Bewältigung des Alltags beisteht. Grundsätzlich kann über die Notwendigkeit von Betreutem Wohnen nicht nur bei den zwei oben genannten Diagnosen, sondern bei jeder schweren chronischen psychischen Erkrankung nachgedacht werden.

Definition

Betreutes Wohnen: Dieses Betreuungsangebot ist eine Leistung der sozialen Rehabilitation, heute »Leistungen zur Teilhabe in der Gemeinschaft« genannt. Primär zielt diese Maßnahme auf die Wiedereingliederung des Patienten in die Gemeinschaft.

Es gibt zum einen spezielle Einrichtungen, in denen stationäres Betreutes Wohnen erfolgt. Es gibt auch die Möglichkeit, in der eigenen Häuslichkeit von entsprechenden Diensten ambulant betreut zu werden. Die Inanspruchnahme des Betreuten Wohnens ist langfristig möglich. Der Umfang der Betreuung und Unterbringung ergibt sich aus

- der Schwere der Störung der psychischen Funktionen,
- der daraus resultierenden Behinderung und
- der daraus entstehenden sozialen Benachteiligung.

Die Anzahl der Fachleistungsstunden pro Woche oder pro Jahr ist nicht grundsätzlich nach oben limitiert, sondern muss bedarfsgerecht geleistet werden.

11.4.2 Rechtliche Grundlagen

Voraussetzung für die Inanspruchnahme ist eine **seelische Behinderung** bzw. eine drohende seelische Behinderung.

Definition

Seelische Behinderung: Behindert sind nach § 2 Abs.1 SGB IX Menschen, wenn ihre körperliche Funktion, geistige Fähigkeit oder seelische Gesundheit mit hoher Wahrscheinlichkeit länger als 6 Monate von dem für das Lebensalter typischen Zustand abweicht und daher ihre Teilhabe am Leben in der Gesellschaft beeinträchtigt ist.

Betreutes Wohnen wurde früher über das Bundessozialhilfegesetz (BSHG) finanziert. Seit Inkrafttreten des SGB XII sind die Grundlagen die §§ 53, 54 SGB XII (▶ http://bundesrecht.juris.de/sgb_12/index.html) i.V.m. § 55 SGB IX. Ziel des Betreuten Wohnens ist es, dem Patienten ein möglichst selbstbestimmtes Leben in der Gemeinschaft zu ermöglichen. Bei Erbringung der Leistung ist gemäß § 10 SGB IX den besonderen Bedürfnissen des seelisch Kranken Rechnung zu tragen. Laut § 54 SGB XII ist Betreutes Wohnen u. a. eine »nachgehende Hilfe zur Sicherung der Wirksamkeit der ärztlichen und ärztlich verordneten Leistungen«. Dafür muss ein Sozialhilfegrundantrag und ein Antrag auf Wohnunterstützung vom Patienten gestellt werden (Formulare gibt es beim örtlichen Sozialamt oder im Internet). Sofern der Patient über Vermögen verfügt, muss er bei dieser Leistung, anders als bei Leistungen zulasten der GKV, teilweise sein Privatvermögen einbringen. Einzelheiten sind z. B. unter: http://www.lvr.de/soziales/wohnen_freizeit_behinderung/kosten_eigenbeteiligung/#Abschnitt1_Einkommen nachzulesen. Der Bedarf wird in regelmäßigen Abständen überprüft.

11.4.3 Einleitung

Die Maßnahme des Betreuten Wohnens kann durch den Hausarzt eingeleitet werden. Beim Erstantrag ist ein ärztlicher Bericht notwendig.

Tipps

Wenn man sich als Hausarzt mit der Erstellung des Berichts unsicher fühlt, ist es hilfreich, sich mit einer psychiatrischen oder nervenärztlichen Praxis und dem Anbieter der Leistung abzustimmen. Gemeinsam fällt es leichter, die notwendigen Schritte in die Wege zu leiten.

Entscheidend dafür, ob Maßnahmen des Betreuten Wohnens in Anspruch genommen werden können oder nicht, ist nicht eine spezielle ICD-10-Diagnose, sondern das Vorliegen einer seelischen Behinderung (▶ Abschn. 11.4.2), die diese Hilfe notwendig macht.

Antragsverfahren und Umsetzung finden regional unterschiedlich statt. In der Regel werden zur Feststellung des Bedarfs Hilfeplankonferenzen abgehalten, in denen die Personen, die in die Behandlung und Betreuung des seelisch behinderten Menschen eingebunden sind, gemeinsam beraten, welcher Bedarf bei diesem besteht (▶ http://www.lvr.de/soziales/wohnen_freizeit_behinderung). Die Hilfeplankonferenz wird oft mithilfe des integrativen Behandlungs- und Rehabilitationsplans (IBRP) des Psychiatrienetzes Aktion Psychisch Kranke e. V. strukturiert (Infos und Download des Bogens unter: http://www.apk-ev.de/public/themen-beitrag-details.asp?id=28&h=v). Ansprechpartner für Hilfeplankonferenzen findet man

- in Sozialpsychiatrischen Zentren,
- in Gesundheitsämtern,
- im örtlichen Sozialamt bzw. beim örtlichen sozialpsychiatrischen Dienst,
- beim überörtlichen Sozialhilfeträger oder auch
- bei Berufsförderungswerken und Werkstätten für seelisch behinderte Menschen.

11

Die Ergebnisse der Hilfeplankonferenzen dienen dem Kostenträger – hier dem überörtlichen Sozialhilfeträger – dazu, eine Leistungsentscheidung zu treffen. Die Abrechnung selbst erfolgt zwischen dem Anbieter von Betreutem Wohnen und dem überörtlichen Sozialhilfeträger.

11.4.4 Leistungserbringer

Leistungserbringer für Betreutes Wohnen sind Fachpfleger, Sozialarbeiter, Erzieher, Heilerziehungspfleger, Ergotherapeuten und Heilpädagogen mit entsprechender Erfahrung in diesem Bereich.

Tipps

Informationen darüber, welcher Leistungserbringer jeweils vor Ort Betreutes Wohnen erbringt, erhält man beim überörtlichen Sozialhilfeträger oder beim Gesundheitsamt.

Die Fachkräfte, die Betreutes Wohnen erbringen, müssen in der Regel eine mindestens einjährige Berufserfahrung in der Arbeit mit schwer psychisch Kranken nachweisen.

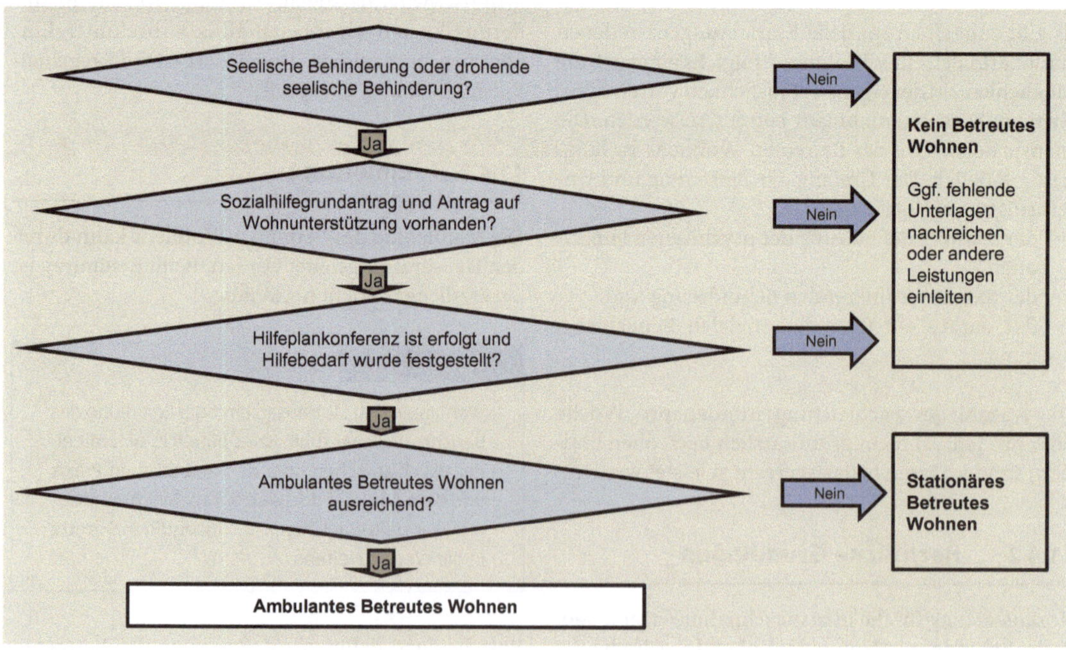

Abb. 11.5. Teilhabe am Leben in der Gemeinschaft: Betreutes Wohnen

11.4.5 Tipps für die Einleitung von Betreutem Wohnen

Betreutes Wohnen kann in speziellen Einrichtungen oder aber in der eigenen Wohnung erfolgen. Es dient dazu, Menschen mit einer seelischen Behinderung bei der Eingliederung in den Alltag und in die Gemeinschaft zu helfen. Vielen chronisch psychisch Kranken (insbesondere mit den Diagnosen F1, F2 oder F60.31) gelingt es erst durch die Unterstützung von Betreutem Wohnen, wieder im Alltag Fuß zu fassen. Der Hausarzt, der den Patienten meist am längsten kennt, kann dabei wichtige Informationen zusteuern bzw. den Prozess in Gang setzen (◘ Abb. 11.5).

Voraussetzungen für Betreutes Wohnen

- Ärztlich festgestellte (seelische) Behinderung und damit verbundener Hilfebedarf, der durch Betreutes Wohnen gedeckt werden kann
- Sozialhilfegrundantrag (bei Erstverordnung)
- Antrag auf Wohnunterstützung (durch den seelisch behinderten Patienten)
- Hilfeplan (erstellt meist in einer Hilfeplankonferenz)

Bei Wiederholungsanträgen muss lediglich ein erneutes Hilfeplangespräch stattfinden.

11.5 Medizinische Rehabilitationsleistungen

11.5.1 Definitionen und Indikation

Die Arbeitsunfähigkeitszeiten wegen psychischer Erkrankung steigen – entgegen dem Trend – seit Jahren (◘ Abb. 11.6).

Um dem entgegenzuwirken, bedarf es Maßnahmen der Rehabilitation. Man unterscheidet bei der Rehabilitation zwischen medizinischer, beruflicher und sozialer Rehabilitation. Die berufliche Rehabilitation wird allerdings mittlerweile als »Leistung zur Teilhabe am Arbeitsleben« (§§ 33 ff. SGB IX) und die soziale Rehabilitation als »Leistung zur Teilhabe in der Gemeinschaft« (§§ 54 ff. SGB IX) bezeichnet. Zu den Maßnahmen der sozialen Rehabilitation zählt z. B. das Betreute Wohnen (▶ Abschn. 11.4). Maßnahmen der beruflichen Rehabilitation bzw. Leistungen zur Teilhabe am Arbeitsleben sind im Folgeabschnitt (▶ Abschn. 11.6) dargestellt.

Definition

Medizinische Rehabilitation: Diese Maßnahme hat – anders als z. B. die kurative Behandlung in der Hausarztpraxis – nicht die Heilung einer Erkrankung zum Ziel (z. B. den Herzinfarkt). Es geht vielmehr darum, dass der Patient mit den Folgen seiner Erkrankung und den dadurch bedingten psychosozialen Einschränkungen (Störungen der Aktivität und der Teilhabe nach ICF) besser umzugehen lernt (z. B. durch Umstellung der Ernährung und Herz-Kreislauf-Training).

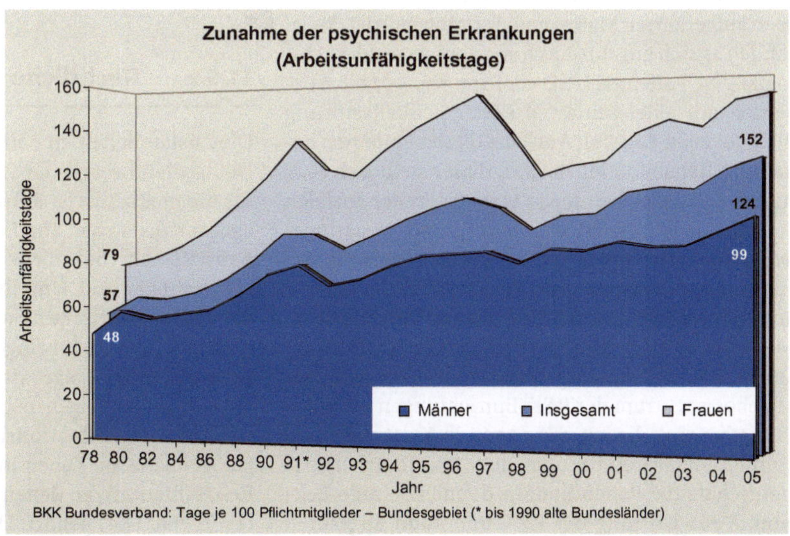

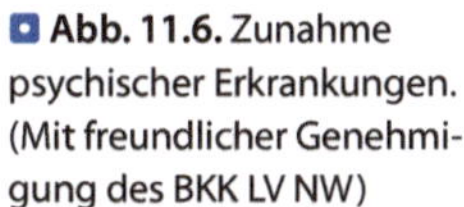
◘ **Abb. 11.6.** Zunahme psychischer Erkrankungen. (Mit freundlicher Genehmigung des BKK LV NW)

Die psychosozialen Auswirkungen von Erkrankungen können mit dem Klassifikationssystem ICF der WHO dargestellt werden (▶ http://www.dimdi.de). Während dem Patienten in der kurativen Behandlung eine eher passive Rolle zugeschrieben ist, muss er in seiner Rolle als Rehabilitand aktiv neue Kompetenzen erwerben. Es geht in der Rehabilitation darum, dem Patienten bestimmte Verhaltensweisen und Fähigkeiten zu vermitteln, mit denen er dann seinen Alltag besser bewältigen kann. Die Grunderkrankung selbst – genauer der Schaden nach ICF (z. B. der Defekt bei Z. n. Herzinfarkt) – bleibt in der Regel unbeeinflusst.

Das gilt sinngemäß auch für den Bereich der psychischen Erkrankungen. So wird beispielsweise ein abhängigkeitskranker Mensch lebenslang ein höheres Risiko haben, erneut rückfällig zu werden. Im Rahmen einer medizinischen Rehabilitationsmaßnahme (hier »Entwöhnungsmaßnahme« genannt) lernt er u. a., Auslösesituationen für seinen Suchtmittelkonsum zu erkennen und zu vermeiden und Konflikte anders zu lösen als durch den Konsum. In idealer Weise erfolgt die Rehabilitation wohnortnah. Leider entspricht das aktuelle Angebot mit überwiegend wohnortfern arbeitenden Einrichtungen »auf der grünen Wiese« nicht annähernd dem Bedarf.

Man muss bei der Rehabilitation psychisch Kranker im Wesentlichen zwei Patientengruppen unterscheiden. Da ist zum einen eine größere Gruppe von leichter bis mittelschwer psychisch kranker Patienten, bei denen grundsätzlich eine hinreichend günstige Prognose für die Wiederaufnahme ihrer Arbeit bzw. für Erhaltung oder Wiederherstellung ihrer Erwerbsfähigkeit gestellt werden kann. Für diese Patienten besteht eine Vielzahl von primär psychotherapeutisch arbeitenden stationären Rehabilitationseinrichtungen, die überwiegend über den Rentenversicherungsträger finanziert werden. Typische Erkrankungen für die diese Form der Rehabilitation geeignet ist, sind Abhängigkeitserkrankungen bzw. Sucht, Depressionen, Ängste, somatoforme Störungen sowie Persönlichkeitsstörungen (ICD-10: F1, F3–F6).

Tipps

Über die Indikation und Inhalte ambulanter Rehabilitation informiert die Rahmenempfehlung »Ambulante Rehabilitation psychischer und psychosomatischer Erkrankungen« der Bundesarbeitsgemeinschaft für Rehabilitation (Download unter: http://www.bar-frankfurt.de/upload/Rahmenempfehlung_psychische_Erkrankung_145.pdf). Nützliche Informationen zur medizinischen Rehabilitation von Suchtkranken finden sich in der »Arbeitshilfe für die Rehabilitation und Teilhabe von Abhängigkeitserkrankungen« (Download unter ▶ http://www.bar-frankfurt.de/upload/Arbeitshilfe_Abhängigkeit_172.pdf).

Darüber hinaus gibt es eine zweite Gruppe von schwer psychisch kranken Patienten, bei denen nicht von einer ausreichenden Rehabilitationsfähigkeit für die oben aufgeführten Maßnahmen auszugehen ist. Meist handelt es sich um chronisch schizophrene oder schizoaffektive Patienten (ICD-10: F2; ▶ Kap. 20) oder Patienten mit einer schweren Persönlichkeitsstörung (ICD-10: F6; ▶ Kap. 23). Auch bei diesen Patienten besteht oft Rehabilitationsbedarf; dieser stellt sich aber anders dar. Es stehen meist Leistungen der sozialen Teilhabe nach SGB XII im Vordergrund, in geringerem Maße auch Leistungen der medizinischen Rehabilitation und der beruflichen Teilhabe. In einigen Bundesländern gibt es für diese Gruppe von Patienten besondere Einrichtungen mit gemischtem Auftrag, die als RPK-Einrichtungen bezeichnet werden. Das Angebotsspektrum der RPK-Einrichtungen ist regional heterogen. Die am 01.07.2006 in Kraft getretene Empfehlungsvereinbarung der Bundesarbeitsgemeinschaft für Rehabilitation definiert einige Eckpunkte zur Leistung der RPK und kann abgerufen werden unter: http://www.bar-frankfurt.de/upload/RPK-Empfehlungsvereinbarung_vom_29.09.2005_62.pdf.

11.5.2 Rechtliche Grundlagen

Die Zuständigkeit im Bereich der Rehabilitation ist in Deutschland zergliedert. So sind die Krankenkassen für die medizinische Rehabilitation und die Bundesagentur für Arbeit für Leistungen zur Teilhabe am Arbeitsleben (berufliche Rehabilitation) zuständig. Die Renten- und Unfallversicherungsträger haben sowohl medizinische als auch berufliche Rehabilitationsleistungen zu erbringen, und die Unfallversicherung sowie die Träger der öffentlichen Jugend- und Sozialhilfe erbringen neben medizinischen und beruflichen Rehabilitationsleistungen auch Leistungen zur Teilhabe am Leben in der Gemeinschaft (soziale Rehabilitation), zu denen u. a. das Betreute Wohnen (▶ Abschn. 11.4) gehört. Die Vorrangigkeit für medizinische Rehabilitation durch die Rentenversicherung liegt immer dann vor, wenn die Erwerbsfähigkeit erheblich gefährdet oder gemindert ist.

Die gesetzlichen Grundlagen der Rehabilitation finden sich daher in verschiedenen Teilen des Sozialgesetzbuches, u. a. im SGB VI (▶ http://bundesrecht.juris.de/sgb_6/index.html). In den §§ 13 und 15 SGB VI z. B. sind die Leistungen zur medizinischen Rehabilitation beschrieben. Kostenträger medizinischer Rehabilitationsmaßnahmen ist in aller Regel der Rentenversicherungsträger, seltener die Krankenkasse. Der Rentenversicherungsträger prüft zunächst die persönlichen Voraussetzungen nach § 10 SGB VI und die versicherungsrechtlichen Voraussetzungen nach § 11 SGB VI. Liegen diese nicht vor, kann eine Weiterleitung an die Krankenversicherung erfolgen, die dann prüft, ob die Voraussetzungen des § 40 SGB V erfüllt sind. Auch die Umdeutung des Rehabilitationsantrags in einen Rentenantrag gemäß § 116 SGB VI ist möglich. Die Entscheidungen der Leistungsträger sind zeitnah zu treffen; der Patient soll nicht unnötig lange auf seine Rehabilitationsmaßnahme warten müssen. Das Verfahren im Einzelnen ist in § 14 SGB IX dargestellt.

Der Patient kann auf der Grundlage des § 51 SGB V von der Krankenkasse aufgefordert werden, einen Rehabilitationsantrag (für medizinische Rehabilitation) zu stellen. Es besteht eine Mitwirkungspflicht des Patienten (§ 1 SGB V). Kommt er seiner Mitwirkungspflicht nicht nach, können Leistungen, z. B. das Krankengeld, entfallen.

Da auch der Gesetzgeber erkannt hat, dass das deutsche Nebeneinander der Leistungen und Leistungsträger nicht wirklich gut funktioniert, hat er als leistungsträgerübergreifende Hilfen die **Gemeinsamen Servicestellen** ins Leben gerufen (Grundlage §§ 22–25 SGB IX). Sie sollen die Kompetenzen bündeln und Entscheidungen beschleunigen (Adressen unter: http://www.kompetenz-plus.de/c.php/kplus/Infothek/Adressen/RehaTraeger.rsys). In aller Regel soll ein Antrag vom erstangegangen Rehabilitationsträger innerhalb von 14 Tagen entschieden werden. Grundsätzlich ist nur eine einmalige Weiterleitung an einen zweitangegangenen Rehabilitationsträger möglich.

11.5.3 Verordnung

Oft ist der Hausarzt der erste Ansprechpartner auch für psychisch kranke Menschen. Ihn kennt der Patient, ihm vertraut er. Die Verordnung von Rehabilitationsmaßnahmen kann grundsätzlich von jedem Hausarzt vorgenommen werden. Voraussetzung ist allerdings, dass der Hausarzt an einem Fortbildungskurs, der 16 Fortbildungsstunden an 2 Tagen umfasst, teilgenommen hat oder dass er über Zusatzbezeichnungen wie z. B. »Rehabilitationswesen« verfügt (Informationen dazu unter: http://www.kbv.de/qs/Rehabilitation.html). Der Antrag auf Rehabilitation durch den Patienten kann direkt beim Rentenversicherungsträger oder über die Gemeinsamen Servicestellen erfolgen (Adressen unter: http://www.reha-servicestellen.de). Es ist zudem ein ärztlicher Bericht notwendig.

Tipps

Download der kompletten Antragsunterlagen und einer Anleitung zum Ausfüllen unter: ▶ http://www.deutsche-rentenversicherung-bund.de/nn_18796/DRVB/de/Navigation/Formulare_Publikationen/formulare/Rehabilitation_node.html__nnn=true.

Da die Rentenversicherungsträger immer vor Bewilligung einer medizinischen Rehabilitationsbehandlung prüfen, ob die Möglichkeiten ambulanter Behandlung ausgeschöpft sind, empfiehlt sich die Beifügung eines fachärztlichen Konsiliarberichts zum Rehabilitationsantrag.

Grundsätzlich richtet sich die Dauer der Rehabilitationsleistung nach dem Bedarf des Patienten. Im § 15 Abs. 3 SGB VI steht als Höchstgrenze für die Dauer einer Rehabilitation 3 Wochen. Bei psychisch Kranken reicht ein solcher Zeitraum praktisch nie aus. Es ist deshalb möglich, für einen längeren Zeitraum Rehabilitationsleistungen in Anspruch zu nehmen, wenn dies für den Patienten medizinisch erforderlich ist. Je schwerer psychisch krank der Patient ist, umso länger muss die Rehabilitationsleistung andauern. Allerdings ist mit zunehmenden Schweregrad zu beachten, dass sich die Zuständigkeit der Leistungsträger in der Regel weg von der Krankenversicherung und dem Rentenversicherungsträger hin zum Leistungsträger der sozialen Rehabilitation, dem überörtlichen Sozialhilfeträger, verschiebt (in NRW z. B. sind das LVR und LWL).

11.5.4 Leistungserbringer

Leistungserbringer sind zugelassene Kliniken oder ambulante Einrichtungen, die über speziell geschultes Personal aus unterschiedlichen Berufsgruppen verfügen (Ärzte, psychologische Psychotherapeuten, Ergotherapeuten, Sozialarbeiter, Krankenpfleger etc.). Einrichtungen, die psychisch Kranke rehabilitieren möchten, müssen daher auch über einen Vertrag mit dem zuständigen Rehabilitationsträger (z. B. nach den § 40 SGB V oder § 111 SGB V) verfügen oder zertifiziert sein. Das Angebot an stationären medizinischen Rehabilitationseinrichtungen für psychisch Kranke ist in der Bundesrepublik derzeit sehr gut. Bezüglich der ambulanten Rehabilitation psychisch Kranker bestehen jedoch erhebliche Versorgungslücken. Es ist zu hoffen, dass die Rentenversicherungsträger hier perspektivisch die wohnortfernen stationären Kapazitäten sukzessive bedarfsgerecht in ambulante wohnortnahe umschichten.

11.5.5 Tipps für die Verschreibung

Rehabilitationsmaßnahmen werden oft viel zu spät eingeleitet. Der Hausarzt nimmt bei der Einleitung von Rehabilitationsleistungen eine wichtige Steuerungsfunktion ein. Für Patienten mit Depressionen, Ängsten, Abhängigkeitserkrankungen, somatoformen Störungen und Persönlichkeitsstörungen gibt es ein gut ausgebautes Angebot an allerdings meist wohnortfern arbeitenden medizinischen Rehabilitationseinrichtungen.

11

Tipps

Die Anschriften und Angaben, welche Rehabilitationsklinik bei welcher Indikation medizinische Rehabilitationsleistungen anbietet, finden sich auf der Internetseite der Deutschen Rentenversicherung unter
► http://www.deutsche-rentenversicherung.de.

Immer dann, wenn jemand wegen einer psychischen oder psychosomatischen Erkrankung länger arbeitsunfähig ist oder wenn aufgrund der Erkrankung eine Gefährdung der Erwerbsfähigkeit droht, sollte vom Arzt an die Einleitung einer Rehabilitationsmaßnahme gedacht werden (Abb. 11.7). Gegebenenfalls in Kooperation mit einer psychiatrisch-psychotherapeutischen, psychosomatischen oder nervenärztlichen Praxis sollte zudem abgeklärt werden, ob die ambulanten, kurativen Behandlungsmöglichkeiten genutzt bzw. ausgeschöpft sind.

! Die notwendigen Rehabilitationsmaßnahmen sollten schnell eingeleitet werden, weil sich dadurch der Verlauf der psychischen Erkrankung erheblich positiver entwickeln kann.

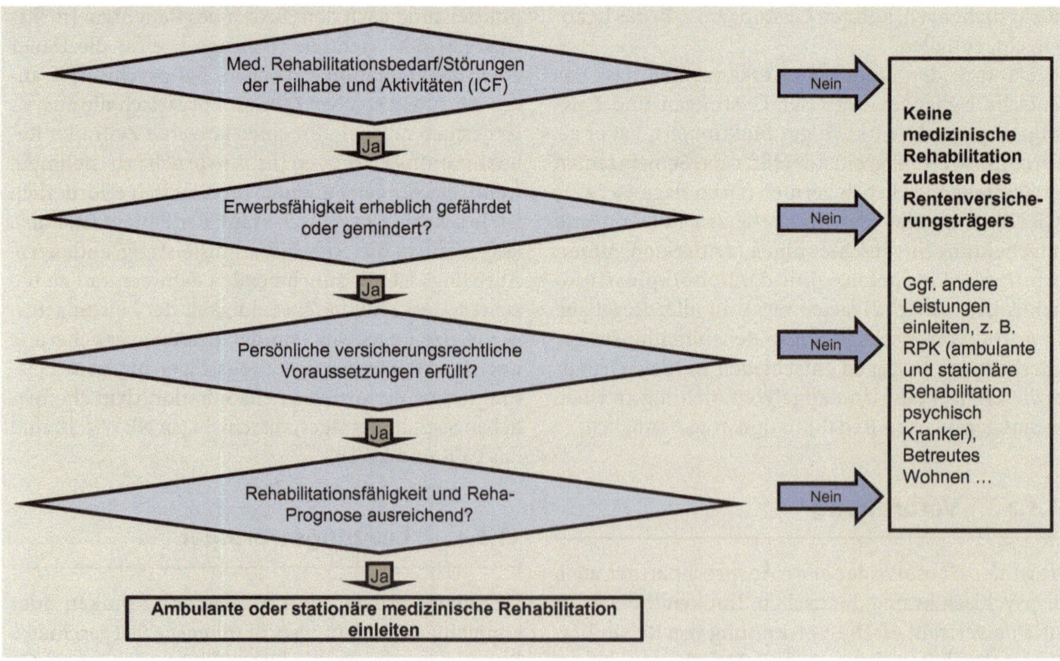

Abb. 11.7. Medizinische Rehabilitation

Voraussetzungen für Rehabilitationsleistungen

- Rehabilitationsbedarf (erkennbar u. a. an längeren Arbeitsunfähigkeitszeiten)
- Rehabilitationsfähigkeit (Patient muss ausreichend stabil für die Rehabilitationsmaßnahme sein, d. h. beispielsweise nicht akut suizidal und erreichbar durch psychotherapeutische Maßnahme)
- Ausreichend günstige Rehabilitationsprognose (einschließlich Motivation für die geplante Leistung)
- Erfüllung der persönlichen versicherungsrechtlichen Voraussetzungen (prüft der Rentenversicherungsträger)
- Rehabilitationsantrag (vom Patienten)
- Ärztlicher Bericht vom Hausarzt (und ggf. fachärztlicher Konsiliarbericht)

RPK-Einrichtungen für schwer psychisch Kranke finden sich derzeit nur vereinzelt. Sie können, wo vorhanden, eine gute Möglichkeit sein, Patienten mit ausgeprägteren Störungen der Teilhabe und Aktivitäten (nach ICF) in den Alltag zurückzuführen, und zwar insbesondere dann, wenn ambulante Hilfeleistungen wie häusliche Krankenpflege, Betreutes Einzelwohnen, ambulante Soziotherapie und Teilhabe am Arbeitsleben nicht greifen.

11.6 Leistungen zur Teilhabe am Arbeitsleben (berufliche Rehabilitationsleistungen)

11.6.1 Grundsätzliches

Wichtige Entscheidungen sind an der Schnittstelle zwischen Erkrankung und Berufsleben zu treffen. Während im Bereich der somatischen Erkrankungen Arbeitsunfähigkeitszeiten seit Jahren zurückgehen, steigen sie im Bereich der psychischen Erkrankungen kontinuierlich an (◘ Abb. 11.8). Nur allzu leicht fallen gerade psychisch Kranke dabei aus den beruflichen Bezügen heraus. Dies zeigt der Anstieg der Berentungen wegen psychischer Erkrankung (◘ Abb. 11.9 und 11.10). Nicht erfasst wird, was für den Patienten in der Regel noch viel belastender ist, wie viele Patienten aufgrund psychischer Erkrankung arbeitslos werden.

Der Vertragsarzt kann dabei an entscheidender Stelle die Weichen stellen. Es gilt, zeitig richtig zu intervenieren; der Arbeitsplatz (sofern vorhanden) darf nicht gefährdet werden.

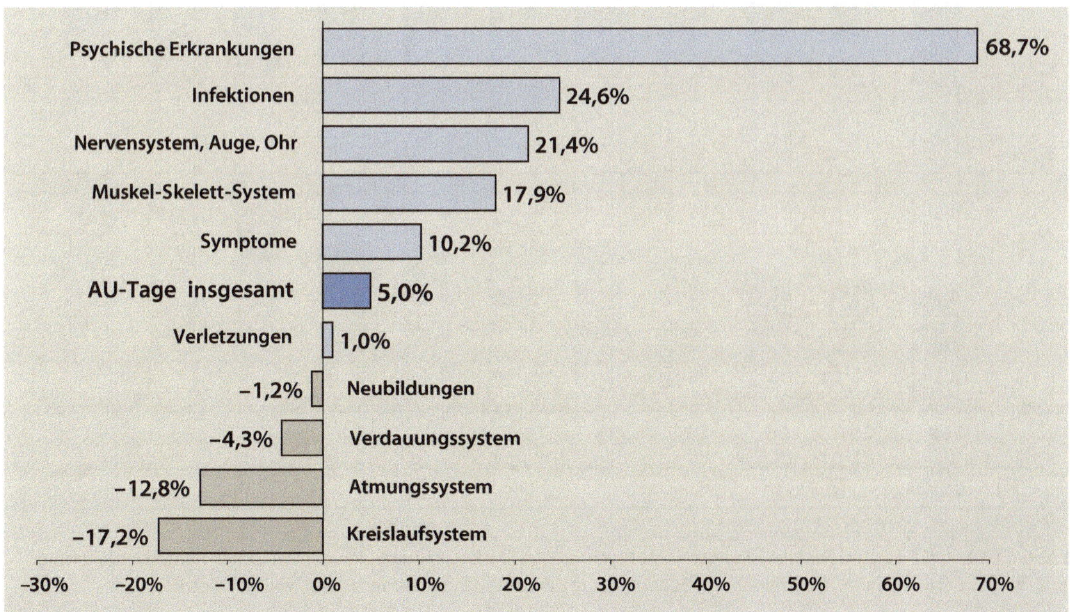

◘ **Abb. 11.8.** Teilhabe am Arbeitsleben: Bedeutungszunahme von psychischen Erkrankungen. Veränderung des AU-Volumens 2004 in Relation zu 1997 nach Diagnosekapiteln bzw. Hauptgruppen (DAK AU-Daten 2004, mit freundlicher Genehmigung der DAK – Untenehmen Leben, von W. Koletzko)

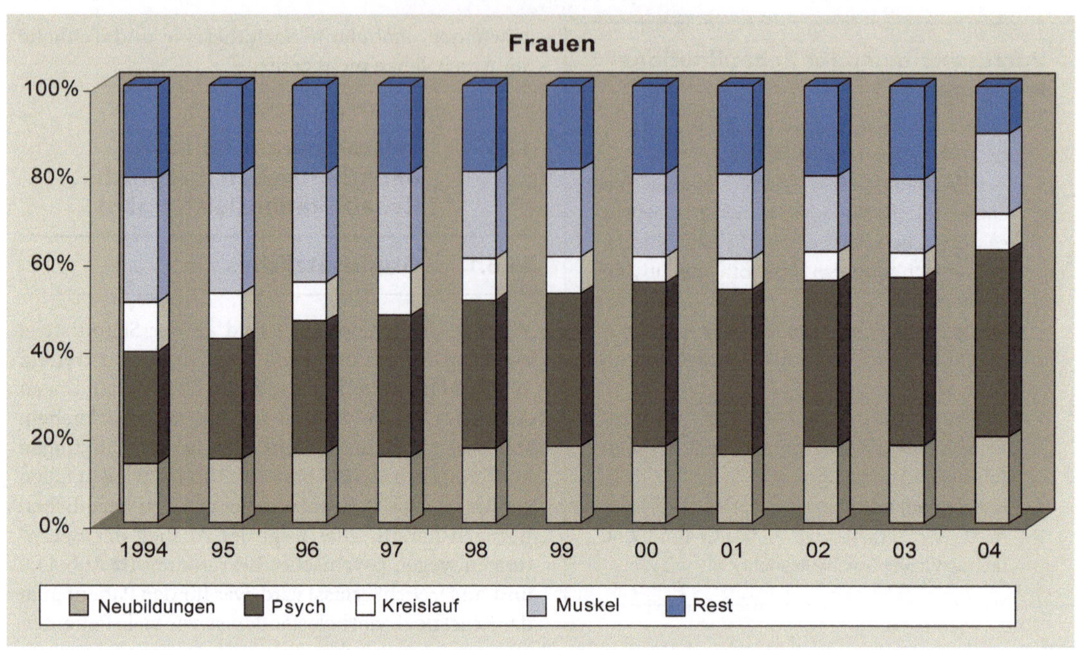

Abb. 11.9. Anteil psychischer Erkrankungen (Abk. Psych) an den EM-Rentenzugängen der Deutschen Rentenversicherung Bund, dargestellt für Frauen. (Mit freundlicher Genehmigung der DAK – Unternehmen Leben, von W. Koletzko)

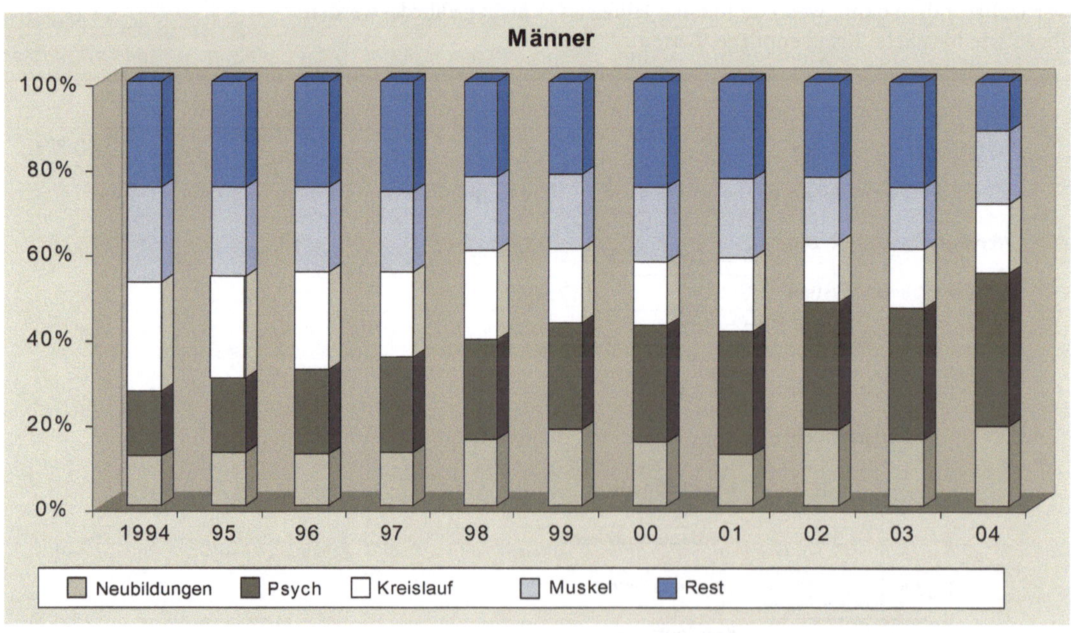

Abb. 11.10. Anteil psychischer Erkrankungen (Abk. Psych) an den EM-Rentenzugängen der Deutschen Rentenversicherung Bund, dargestellt für Männer. (Mit freundlicher Genehmigung der DAK – Unternehmen Leben, von W. Koletzko)

Wichtig ist zunächst, dass durch Bescheinigung der Arbeitsunfähigkeit keine Diagnostik und Therapie unterlassen wird. Wenn man als Hausarzt eine solche Bescheinigung ausstellt, sollte man immer gleichzeitig auch daran denken, welche Maßnahmen (z. B. Überweisung zum Facharzt) eingeleitet werden müssen, um die Arbeitsunfähigkeit so rasch wie möglich zu beenden.

Der Hausarzt ist mit seinem Bestreben nicht allein. Nicht nur der Facharztkollege kann helfen. Interesse an möglichst rascher Wiedereingliederung haben auch

- Arbeitgeber (insbesondere vor dem Hintergrund des demografischen Wandels und des sich abzeichnenden Fachkräftemangels),
- Krankenkasse (die u. a. durch Krankengeldzahlungen finanziell belastet wird),
- Rentenversicherung (die durch Frühberentungen finanziell belastet wird),
- Arbeitsagentur (durch Zahlung von Lohnersatzleistungen).

Selbstverständlich hat auch der Patient, dessen Lebensperspektive in der heutigen Zeit durch die Arbeitsunfähigkeit akut bedroht sein kann, ein essenzielles Interesse an der Beendigung der Arbeitsunfähigkeit. Nicht immer ist er sich aber der Zusammenhänge und der Konsequenzen der Arbeitsunfähigkeit bewusst, weswegen hier der Arzt oft Motivationsarbeit leisten muss.

Ist der Patient noch in Arbeit, sollte alles daran gesetzt werden, den Arbeitsplatz zu erhalten.

Selbst kurzfristige Arbeitsunfähigkeitsbescheinigungen können erheblichen Schaden anrichten und insbesondere in Kleinbetrieben den Arbeitsplatz des Patienten bedrohen. Was gut gemeint ist (»Nehmen Sie sich mal ein paar Tage Auszeit«), kann sich ins Gegenteil verkehren.

Gibt es Probleme am Arbeitsplatz, so sollte so früh wie möglich daran gedacht werden, den Arbeitsplatz umzuformen, ggf. unter Einschaltung der Integrationsämter. Mittlere und größere Betriebe verfügen über geeignete betriebliche Ansprechpartner, die der Hausarzt (sofern eine Schweigepflichtentbindung vorliegt) einschalten sollte. Der Versuch einer Umschulung oder Kündigung sollte in der heutigen Arbeitsmarktsituation ganz in den Hintergrund treten (v. a. bei Menschen mit geringer beruflicher Qualifikation).

Arbeitgeber sind verpflichtet, Beschäftigte, die innerhalb eines Jahres länger als 6 Wochen arbeitsunfähig sind, mit dem Ziel zu unterstützen, erneuter Arbeitsunfähigkeit vorzubeugen. Man spricht diesbezüglich auch von betrieblichem Eingliederungsmanagement, kurz BEM. Vor allem größere Arbeitgeber halten hier geeignete Ansprechpartner vor. Einige Betriebe sind mittlerweile vorbildlich im Sinne des Gesetzgebers tätig, z. B. ein Autohersteller in Köln, der u. a. in enger Kooperation mit dem Integrationsfachdienst, den Behandlern und dem MDK Nordrhein seine Angestellten betreut.

Da die berufliche Integration von behinderten Menschen umfangreicher und individuell angepasster Hilfen bedarf, gibt es darüber hinaus außerbetriebliche Einrichtungen der beruflichen Rehabilitation, wie z. B. Berufsbildungs- und Berufsförderungswerke. Diese Einrichtungen arbeiten ambulant oder auch mit Unterbringung. Die Berufsbildungs- und Berufsförderungswerke bieten Informations- und Beratungsgespräche an zur Klärung, ob Leistungen zur Teilhabe am Arbeitsleben zu empfehlen sind – einige Krankenkassen finanzieren die Beratungsgespräche, ggf. lohnt es sich deshalb, bei der Krankenkasse danach zu fragen. Es werden dort noch ein- bis sechswöchige Beratungs- und Diagnoseangebote sowie Leistungen zur Abklärung der beruflichen Eignung und Arbeitserprobungsmaßnahmen angeboten, sofern dies durch klinische Einschätzung nicht möglich ist. Diese Leistungen werden »Reha-Assessment« genannt. Bei schwer und chronisch psychisch Kranken kann eine Leistung zur Teilhabe am Arbeitsleben bis zu 2 Jahre andauern. Leistungsträger sind hier in der Regel der Rentenversicherungsträger, sofern Leistungsansprüche bestehen, oder die Bundesagentur für Arbeit. Voraussetzung ist, dass diese Leistungen geeignet sind, die Erwerbsfähigkeit wieder herzustellen.

Durch den Hausarzt ist das berufliche Rehabilitationspotenzial zu berücksichtigen. Dies ergibt sich aus den aktuell gegebenen Fähigkeiten, aus den Fähigkeiten, die der Rehabilitand perspektivisch entwickeln kann, um den Anforderungen des Arbeitsplatzes/Berufes gerecht werden zu können (unter Berücksichtigung der bisherigen Tätigkeit) sowie aus seiner Eignung und Neigung und der Erfolgsprognose. Weitere Eingangsvoraussetzungen für eine Leistung zur Teilhabe am Arbeitsleben, die vor Aufnahme in einem Berufsförderungswerk zum Zweck einer Ausbildung oder Umschulung oder beruflichen Integrationsmaßnahme geprüft werden, sind

- ausreichende Motivation und Krankheitseinsicht,
- ausreichende intellektuelle und körperliche Fähigkeit,
- ausreichende Selbstständigkeit und Belastbarkeit für die ganztägig ausgerichtete Maßnahme.

Sofern die Wiedereingliederung in den ersten Arbeitsmarkt aus medizinischen Gründen unwahrscheinlich erscheint, kann die Teilhabe am Arbeitsleben in einer Werkstatt für behinderte Menschen (▶ http://www.bagwfbm.de), einer RPK oder in heilpädagogischen Zentren angestrebt werden. Da dies einzuschätzen schwierig ist, wird die Rücksprache mit dem behandelnden Psychiater empfohlen.

Tipps

Hilfe, die richtige Maßnahme zu finden, können Integrationsämter bzw. der von ihnen beauftragte Integrationsfachdienst, kurz IFD, bieten (▶ http://www.integrationsaemter.de/webcom/show_page.php/_c-572/_nr-1/_lkm-840/i.html). Das Integrationsamt ist öffentlicher Leistungsträger und kann zur Erfüllung seiner Aufgaben den IFD beauftragen. Ebenso kann der IFD zur beruflichen Wieder- oder Ersteingliederung von einem Träger der beruflichen Rehabilitation beteiligt werden. Der IFD hilft Menschen mit einer seelischen Behinderung, die eine Arbeitsstelle suchen oder Schwierigkeiten am Arbeitsplatz haben. Der IFD-Mitarbeiter erstellt ein Fähigkeitsprofil des seelisch Behinderten, hilft ihm bei der Erstellung von Bewerbungsunterlagen, klärt die Motivationslage und sucht, nachdem er den Patienten beraten hat, mit ihm gezielt nach einem geeigneten Arbeitsplatz oder nach einer Möglichkeit zur Umgestaltung des Arbeitsplatzes. Liegen Konflikte am Arbeitsplatz vor, versucht das Integrationsamt oder der beauftragte IFD bei der Lösung zu helfen. Träger der Integrationsfachdienste unterhalten in einzelnen Fällen auch Integrationsprojekte, die die Teilhabechancen verbessern helfen sollen.

11.6.2 Rechtliche Grundlagen

Der Begriff der beruflichen Rehabilitation wird im SGB IX durch den der Leistungen zur Teilhabe am Arbeitsleben ersetzt. Im § 84 SGB IX hat der Gesetzgeber die gesetzliche Verpflichtung des Arbeitgebers festgeschrieben, seine Beschäftigten bei der Teilhabe am Arbeitsleben aktiv zu unterstützen. Leistungen des Arbeitgebers sind im § 34 SGB IX dargestellt. Die Bundesagentur für Arbeit, die Träger der gesetzlichen Unfallversicherung, der gesetzlichen Rentenversicherung, der Kriegsopferversorgung, der Kriegsopferfürsorge, der öffentlichen Jugendhilfe und der Sozialhilfe können nach §§ 5 und 6 SGB IX Leistungen zur Teilhabe am Arbeitsleben erbringen, wenn dies zur dauerhaften Eingliederung eines behinderten Menschen in das Arbeitsleben erforderlich ist. Ziel ist der Erhalt, die Verbesserung oder die Wiederherstellung der Erwerbsfähigkeit. Die Art der einzelnen Leistungen ist in § 33 SGB IX beschrieben. Der Rentenversicherungsträger ist in Abgrenzung von der Agentur für Arbeit zuständig, wenn der Patient

- eine Versicherungszeit von 180 Beitragsmonaten in der gesetzlichen Rentenversicherung nachgewiesen hat oder
- eine Rente wegen Erwerbsminderung bezieht oder
- in den letzten 6 Monaten vor Antragsstellung eine medizinische Rehabilitationsleistung zulasten des Rentenversicherungsträgers erhalten hat.

Ansonsten fallen die Leistungen zur Teilhabe in der Regel in die Zuständigkeit der Agentur für Arbeit (▶ hierzu auch § 22 SGB III). Aufgrund der Komplexität der Zuständigkeiten wurden mittlerweile bundesweit **Gemeinsame Servicestellen** errichtet, an die der Patient vom Hausarzt verwiesen werden kann und die eine zügige Einleitung der Teilhabeleistungen sicherstellen müssen. Rechtsgrundlage sind die §§ 22 ff. SGB IX (▶ http://bundesrecht.juris.de/sgb_9/index.html).

11.6.3 Antragsverfahren

Wenn vom Hausarzt ein entsprechender Bedarf für Leistungen zur Teilhabe am Arbeitsleben gesehen wird, kann er den Patienten auffordern, sich an einen Träger der beruflichen Rehabilitation, z. B. die Bundesagentur für Arbeit oder die Gemeinsame Servicestelle, zu wenden. Dort wird geprüft, ob ein Rehabilitationsfall aus sozialmedizinischer Sicht vorliegt und ob ggf. ein anderer Leistungsträger (wie z. B. die Deutsche Rentenversicherung) zuständig ist.

Tipps

Leistungen zur Teilhabe am Arbeitsleben über den Rentenversicherungsträger können durch den behandelnden Arzt, durch die Krankenkasse, durch den Arbeitgeber oder durch den Patienten selbst beantragt werden (Antragsformular G100 unter ► http://www.deutsche-rentenversicherung-bund.de/nn_6726/SharedDocs/de/Inhalt/04_Formulare_Publikationen/01_formulare/03_rehabilitation/G0100,property=publicationFile.pdf/G0100; in Verbindung mit Anlage-Vordruck G 130 unter ► http://www.deutsche-rentenversicherung-bund.de/nn_6726/SharedDocs/de/Inhalt/04_Formulare_Publikationen/01_formulare/03_rehabilitation/G0130,property=publicationFile.pdf/G0130). Parallel kann sich der Patient bei Anbietern von Berufsförderungsmaßnahmen über konkrete Möglichkeiten beruflicher Rehabilitation vor Ort informieren (Adressen unter: http://www.arge-bfw.de).

Wenn er sich unsicher ist, kann er die Leistungen der mittlerweile flächendeckend installierten Gemeinsamen Servicestellen nutzen (die Servicestelle vor Ort findet man unter: http://www.reha-servicestellen.de).

11.6.4 Leistungserbringer

Als Leistungserbringer der Leistungen zur Teilhabe am Arbeitsleben kommen infrage:

- Berufsförderungswerke (Adressen unter ► http://www.psychiatrie.de/arbeit/berufsfoerderungswerke)
- Berufsbildungswerke (Adressen unter ► http://www.psychiatrie.de/arbeit/berufsbildungswerke)
- Werkstätten für behinderte Menschen (Adressen unter ► http://db1.rehadat.de/rehadat/ADR/links_geruest2_7.jsp)
- Einrichtung der kombinierten medizinischen und beruflichen Rehabilitation beim Arbeitstrainings- und Therapiezentrum in Saarbrücken
- RPK (Adressen unter ► http://www.bagrpk.de/mgvz.htm)

Nach dem persönlichen Budget (§ 17 SGB IX) können Leistungen auch außerhalb von Einrichtungen erbracht werden, wenn diese Leistungserbringer dieselben qualitativen Voraussetzungen erfüllen wie die stationären Leistungserbringer.

11.6.5 Tipps für den Antrag

Die Notwendigkeit von Leistungen zur Teilhabe am Arbeitsleben sollte vom Hausarzt bei Personen mit psychischen Erkrankungen nach Rücksprache mit dem behandelnden Facharzt unter Einbeziehung von Berufsberatern der Leistungsträger oder des Integrationsfachdienstes bescheinigt werden. Die Materie der Leistungen zur beruflichen Rehabilitation ist komplex und auch von Fachleuten nicht immer leicht zu durchschauen. In vielen Fällen führt die Einschaltung der Gemeinsamen Servicestellen weiter.

! Seitens des Hausarztes ist es wichtig, dass er, sofern vorhanden, zur Einleitung von Leistungen zur Teilhabe am Arbeitsleben folgende Informationen bereitstellt:

- **Präzise Benennung der Gesundheitsstörung nach ICD-10**
- **Angaben zum Funktionsniveau, Störung der Aktivität und Leistungsprofil des Patienten nach ICF**
- **Medizinische Informationen wie Entlassungsberichte aus Rehabilitationskliniken und Krankenhäusern der Akutversorgung (sofern eine Schweigepflichtentbindung vorliegt)**
- **Angaben zum erlernten und ausgeübten Beruf; bei Arbeitslosen zur Vermittlungstätigkeit**
- **Rehabilitationsziel und Rehabilitationsprognose**

11.7 Weiterführende Literatur

Albers M, Bruns M (2006) Probleme der beruflichen Rehabilitation psychisch kranker Menschen. Gesundheitswesen 68: 697–703

Berger M, Fritze J, Roth-Sackenheim C, Voderholzer U (2005) Die Versorgung psychischer Erkrankungen in Deutschland. Springer, Berlin Heidelberg New York Tokio

Brill KE, Marschner R (2005) Psychisch Kranke im Recht – Ein Wegweiser. Psychiatrie-Verlag, Bonn

Frieboes RM, Zaudig M, Nosper M (2005) Rehabilitation bei psychischen Erkrankungen. Urban & Fischer, München

Linden M, Weidner C (2005) Arbeitsunfähigkeit bei psychischen Störungen. Nervenarzt 76: 1421–1431

Treeck B van (2003) Drogen. Schwarzkopf & Schwarzkopf, Berlin

Abrechnung und Vergütung

S. Bilger, F. Bergmann

Die Abrechnungsmöglichkeiten nach dem Einheitlichen Bewertungsmaßstab (EBM) und der Gebührenordnung für Ärzte (GOÄ) folgen einer unterschiedlichen Systematik. Im EBM sind besondere Komplexziffern zu berücksichtigen, um kein Geld zu verschenken. Eine praxisspezifische Liste mit den eigenen Abrechnungsziffern schafft Überblick.

12.1 Einführung

Die ärztlichen Leistungen werden bei psychischen Erkrankungen grundsätzlich nicht anders vergütet als in allen anderen Fällen. Es ist besonders auf eine vollständige Abrechnung der Leistungen zu achten, da diese nicht allzu hoch bewertet sind. Für psychische Erkrankungen gibt es nur wenige zusätzliche, spezielle Abrechnungsziffern.

! Ärztliche Untersuchungs- und Gesprächsleistungen sind nicht delegierbar. Sie müssen also in vollem zeitlichen Umfang persönlich erbracht werden. Daher ist es auch nicht möglich, Leistungen, die ein Psychologe oder ein anderer Therapeut erbracht hat (unabhängig von dessen Beschäftigungsstatus), als ärztliche Leistung abzurechnen. Eine interdisziplinäre Zusammenarbeit ist in der Praxis nur auf Überweisung oder Verordnung (Ergotherapie, Soziotherapie) oder im Delegationsverfahren (im Falle einer Psychotherapie) möglich.

12.2 Abrechnungsziffern nach EBM

Alle einschlägigen Abrechnungsziffern sind in diesem Kapitel zusammengestellt und anhand praktischer Beispiele erläutert. Nicht berücksichtigt sind die Psychotherapieleistungen gemäß den PT-Richtlinien, die nicht hausarztspezifisch sind und welche die Zusatzbezeichnung »Psychotherapie« und eine entsprechende Zulassung voraussetzen. Die Leistungsbeschreibung der Ziffern ist wegen der besseren Übersicht gekürzt. Insbesondere Einschränkungen und Ziffernausschlüsse sind der offiziellen Version des EBM (► http://www.kbv.de/ebm2000plus/EBMGesamt.htm) bzw. den einschlägigen Kommentaren (Liebold et al. 2006) zu entnehmen.

Ordinationsgebühr und Konsultationsgebühr. Für Versicherte der gesetzlichen Krankenkassen sind nach dem **Einheitlichen Bewertungsmaßstab** (EBM 2000 plus, seit 01.04.2005) in allen Behandlungsfällen zunächst die Ordinationsgebühr (altersabhängig die Ziffern 03110–03112) und die Konsultationsgebühr (Ziffer 03115) bei jedem persönlichen Arztkontakt abzurechnen. Darüber hinaus kann ohne Zusatzqualifikation die Ziffer 03120 (Beratung, Erörterung und/oder Abklärung) bei einem Arztkontakt je 10 min angesetzt werden, bei längerdauernden Konsultationen auch mehrfach.

Da im Ordinationskomplex bereits eine Zeitvorgabe von 10 min enthalten ist, darf die Ziffer 03120 daneben – d. h. also bei erstem persönlichen Arzt-Patienten-Kontakt im Quartal – erst für die 11. bis 20. Minute abgerechnet werden.

03110	Ordinationskomplex (bis zum vollendeten 5. Lebensjahr)	155 Punkte
03111	Ordinationskomplex (ab Beginn des 6. bis zum vollendeten 59. Lebensjahr)	145 Punkte
03112	Ordinationskomplex (ab Beginn des 60. Lebensjahres)	225 Punkte
03115	Konsultationskomplex je Arzt-Patienten-Kontakt	35 Punkte
03120	Beratung, Erörterung und/oder Abklärung, je vollendete 10 min	150 Punkte

Tipps

Gerade bei psychischen Erkrankungen ist der Zeitaufwand sehr variabel und kann einen erheblichen Umfang annehmen. Die aufgewandte Zeit kann mithilfe des PC erfasst werden, wenn im Praxisprogramm eine Zeitanzeige integriert ist, die bei Aufruf des Patienten mitläuft.

Komplexziffern für bestimmte chronische Erkrankungen berücksichtigen den hierdurch nicht erfassbaren Mehraufwand und sind bei entsprechender Indikation einmal im Quartal berechnungsfähig. Die Ziffer 03210 ist allerdings nur bei chronisch-internistischer Grunderkrankung anzusetzen. Die höher bewertete Ziffer 03001 ist bei allen Patienten mit chronischen Psychosen (laut Originaltext des EBM fallen hierunter Manie, Depression und Schizophrenie!) und schwerer geistiger (oder körperlicher) Behinderung abzurechnen, wenn entsprechende Koordinationsleistungen erbracht werden (in Heimen und Pflegeeinrichtungen 03002; hier kommt allerdings auch die höher bewertete 03210 infrage). 03210 und 03001 bzw. 03002 sind nicht nebeneinander abrechenbar. Wer diese Ziffern nicht oder zu selten ansetzt, verschenkt Geld!

03210	Behandlung und Betreuung eines Patienten mit chronisch-internistischer(n) Grunderkrankung(en)	455 Punkte
03001	Koordination der hausärztlichen Betreuung u. a. bei: – Komplexe zerebrale Dysfunktion bei Krankheiten der ICD-10-Kodierungen: G10, G11, G12, G13, G80, zerebralen Anfallsleiden oder neurodegenerativer bzw. metabolischer bzw. muskulärer Systemerkrankung (z. B. Demenz) – Chronische Psychose (Manie, Depression, Schizophrenie) – Autismus – Erworbene und/oder angeborene schwere geistige und/oder körperliche Behinderung	835 Punkte
03002	Koordination der hausärztlichen Betreuung entsprechend der Leistung nach der Nr. 03001 in Wohnheimen oder Pflege- und Altenheimen mit Pflegepersonal	380 Punkte

Die **Beratungsziffer 03120** und die **Chroniker-Ziffer 03210** sind ebenso wie die meisten anderen Abrechnungsziffern budgetiert. Falls die abgerechneten Punkte das Fallzahlgrenzvolumen überschreiten, werden sie abgestaffelt, d. h. nur noch mit einem stark verringerten Punktwert vergütet. Mehrarbeit rechnet sich damit für den Arzt nicht mehr. Diese Zahlen werden ebenso wie die Punktwerte durch die regionale Honorarverteilung der jeweiligen Kassenärztlichen Vereinigung festgelegt, sodass hier keine allgemeinen Aussagen möglich sind. Die **Betreuungsziffern 03001 bzw. 03002** werden ebenso wie die hausärztliche Grundvergütung zumeist zu einem besseren Punktwert vergütet und nicht abgestaffelt.

Leistungsziffern. Für Hausärzte gibt es nur wenige Leistungsziffern, die für psychische Erkrankungen einschlägig sind:

- Ziffer 03313 für die Erhebung des psychopathologischen Status (nur einmal im Behandlungsfall pro Quartal)
- Ziffer 03314 für Testverfahren bei Demenzverdacht (je Test, bis zu dreimal)
- Ziffer 03341 für das hausärztlich-geriatrische Basisassessment

Wie aus den Abrechnungsbescheiden zu ersehen, werden diese Leistungen nur von einer geringeren Zahl von Ärzten auch abgerechnet, obwohl sie sicher regelmäßig anfallen.

03313	Orientierende Erhebung des psychopathologischen Status	175 Punkte
03314	Testverfahren bei Demenzverdacht im Zusammenhang mit der Leistung nach der Nr. 03313	50 Punkte
03341	Hausärztlich-geriatrisches Basisassessment	350 Punkte

Ein Abrechnungsbeispiel mag die möglichen Ziffernkombinationen verdeutlichen (■ Tab. 12.1).

Die abgerechneten Leistungen ergeben eine Summe von 2140 Punkten. Dies entspricht einem Betrag von 85,60 € (bei einem Punktwert von 4,0 Cent, bei niedrigeren Werten entsprechend weniger) für einen Zeitaufwand von mindestens 60 min für diesen Patienten. Hinzuzurechnen wären noch die hausärztliche Grundvergütung und die Pauschale für die versorgungsspezifische Bereitschaft, die von der Kassenärztlichen Vereinigung automatisch angesetzt und nicht eigens abgerechnet werden müssen (zusammen etwa 15 €). Da der Leistungsinhalt der Ziffer 03001

Tab. 12.1. Leistungsabrechnung bei einem 62-jährigen Patienten mit dem klinischen Bild einer Depression

Datum	Ziffer	Leistungsinhalt	Punkte
15.11.2006	03112	Ordinationskomplex ab dem 60. Lebensjahr	225
15.11.2006	**03313**	**Orientierende Erhebung des psychopathologischen Status**	**175**
15.11.2006	**03314**	**Testverfahren (z. B. DEMTect) zum Ausschluss einer Demenz**	**50**
15.11.2006	03120	Beratung/Erörterung (hier Fremdanamnese Ehefrau)	150
16.11.006	(–)	Ggf. weitere diagnostische Leistungen, Labor etc., soweit medizinisch erforderlich	(–)
17.11.2006	03115	Konsultationskomplex	35
17.11.2006	03120×2	Beratung/Erörterung (Zeitaufwand 23 min)	300
17.11.006	**03001**	**Koordination der hausärztlichen Betreuung**	**835**
24.11.006	03115	Konsultationskomplex	35
24.11.2006	03120	Beratung/Erörterung (Verlauf, therapeutisches Gespräch)	150
05.12.2006	03115	Konsultationskomplex	35
05.12.2006	03120	Beratung/Erörterung (therapeutisches Gespräch)	150
Summe der abgerechneten Leistungen: 2140 Punkte (entspricht ca. 85,60 €).			

12

(Koordination der hausärztlichen Betreuung) erfüllt ist und 2 Patientenkontakte und eine einschlägige Diagnose vorliegen (Depression), ist auch diese mit 835 Punkten bewertete Ziffer anzusetzen. Wären die in der Tab. 12.1 fett hervorgehobenen »Psycho-Ziffern« »vergessen« worden, blieben lediglich 1080 Punkte und ein Betrag von 43,20 €.

Tipps

Zur besseren Übersicht empfiehlt es sich, eine praxisinterne Liste zu erstellen, auf der häufige Diagnosen mit den zugehörigen Ziffern zusammengestellt sind. So wird keine Ziffer vergessen.

Leistungen der psychosomatischen Grundversorgung können von Ärzten mit einer besonderen Qualifikation zur Erbringung psychosomatischer Leistungen gemäß § 5 Abs. 6 der Psychotherapievereinbarungen erbracht und abgerechnet werden. Die Genehmigung dazu muss bei der zuständigen Kassenärztlichen Vereinigung unter Vorlage der vorgeschriebenen Nachweise (theoretische Weiterbildung, Teilnahme an Balintgruppe, Selbsterfahrung u. a.) beantragt werden. Da die Kassenärztlichen Vereinigungen eigenständig entscheiden und auch analoge Qualifikationen berücksichtigen (z. B. klinische Weiterbildung in Psychosomatik oder Psychotherapie), kann hier nur empfohlen werden, bei der zuständigen Kassenärztlichen Vereinigung nachzufragen. Es kommen

- die Ziffer 35100 für die differenzialdiagnostische Abklärung und
- die Ziffer 35110 für die verbale Intervention (jeweils mit einer Zeitvorgabe von 15 min)

in Betracht; mit 405 Punkten besser bewertet als die reine Beratungsziffer 03120 (10 min).

35100	Differenzialdiagnostische Klärung psychosomatischer Krankheitszustände	405 Punkte
35110	Verbale Intervention bei psychosomatischen Krankheitszuständen	405 Punkte

Von den weiteren Abrechnungsziffern dürfte lediglich die 01612 (Konsiliarbericht des Vertragsarztes vor Aufnahme einer Psychotherapie durch den Psychologischen Psychotherapeuten) eine gewisse Bedeutung haben. Sie wird nach Ausfüllen des entsprechenden Vordrucks (Muster 22) abgerechnet (http://www.kbv.de/rechtsquellen/6253.html; http://www.kbv.de/rechtsquellen/2306.html).

01612	Konsiliarbericht vor Aufnahme einer Psychotherapie (Muster 22)	100 Punkte
01422	Erstverordnung von Behandlungsmaßnahmen zur psychiatrischen häuslichen Krankenpflege	360 Punkte
01424	Folgeverordnung von Behandlungsmaßnahmen zur psychiatrischen häuslichen Krankenpflege	360 Punkte
30800	Hinzuziehung eines soziotherapeutischen Leistungserbringers	180 Punkte

Wenn die Qualifikation für die psychosomatische Grundversorgung vorliegt, können im Falle einer Angststörung mit körperlichen Symptomen für einen Zeitaufwand von 40 min 1200 Punkte (entsprechen ca. 48 €) abgerechnet werden (Tab. 12.2).

Für akute Krankheitsbilder mit Inanspruchnahme außerhalb der Sprechstunden oder bei notfallmäßig erforderlichen Hausbesuchen kommen die »Unzeit-Ziffern« 01100, 01101 und 01102 bzw. die Besuchsziffern 01411 und 01412 in Betracht.

01100	Unvorhergesehene Inanspruchnahme – zwischen 19 und 22 Uhr – an Samstagen, Sonntagen, gesetzlichen Feiertagen, am 24.12. und 31.12. zwischen 7 und 19 Uhr	500 Punkte
01101	Unvorhergesehene Inanspruchnahme – zwischen 22 und 7 Uhr – an Samstagen, Sonntagen, gesetzlichen Feiertagen, am 24.12. und 31.12. zwischen 19 und 7 Uhr	800 Punkte
01102	Inanspruchnahme an Samstagen zwischen 7 und 14 Uhr	260 Punkte
01411	Dringender Besuch – zwischen 19 und 22 Uhr – an Samstagen, Sonntagen, gesetzlichen Feiertagen, am 24.12. und 31.12. zwischen 7 und 19 Uhr	1200 Punkte
01412	Dringender Besuch – zwischen 22 und 7 Uhr oder – an Samstagen, Sonntagen, gesetzlichen Feiertagen, am 24.12. und 31.12. zwischen 19 und 7 Uhr oder – bei Unterbrechen der Sprechstundentätigkeit mit Verlassen der Praxisräume	1600 Punkte

Tab. 12.2. Leistungsabrechnung bei einer 27-jährigen Patientin mit Angststörung

Datum	Ziffer	Leistungsinhalt	Punkte
02.11.2006	03111	Ordinationskomplex 6. bis 59. Lebensjahr	145
02.11.2006	**03313**	**Orientierende Erhebung des psychopathologischen Status**	**175**
03.11.2006	03315	Konsultationskomplex	35
03.11.2006	**35100**	**Differenzialdiagnostische Klärung (Dauer mind. 15 min)**	**405**
03.11.2006	(–)	Ggf. weitere diagnostische Leistungen, Labor etc., soweit medizinisch erforderlich	(–)
10.11.2006	03115	Konsultationskomplex	35
10.11.2006	**35110**	**Verbale Intervention (Dauer mind. 15 min)**	**405**
Summe der abgerechneten Leistungen: 1200 Punkte (entspricht ca. 48 €).			

Tab. 12.3. Leistungsabrechnung Krisenintervention bei einem 17-jährigen Patienten

Datum	Ziffer	Leistungsinhalt	Punkte
22.12.2006	03111	Ordinationskomplex 6. bis 59. Lebensjahr	145
22.12.2006	01412	Dringender Besuch aus der Sprechstunde	1600
22.12.2006	KV-spezifisch	Wegegeld (je nach Entfernung)	(–)
22.11.2006	**03313**	**Orientierende Erhebung des psychopathologischen Status**	**175**
22.12.2006	03120	Beratung/Erörterung (Krisenintervention)	150
23.12.2006	03315	Konsultationskomplex	35
23.12.2006	01102	Inanspruchnahme an Samstagen (7–14 Uhr)	260
23.12.2006	**35110**	**Verbale Intervention (15 min – stationäre Einweisung)**	**405**
23.1.2006	03120 (alternativ)	Beratung/Erörterung (falls keine Genehmigung zur Abrechnung der Ziffern 35100 bzw. 35110 vorliegt)	(–)
Summe der abgerechneten Leistungen: 2770 Punkte (entspricht ca. 110,80 € plus Wegegeld).			

Hierzu ein Abrechnungsbeispiel (Tab. 12.3), in dem allerdings der Zeitaufwand für den Besuch mit Unterbrechung der Sprechstundentätigkeit und die Extrasprechstunde am Samstag hohen persönlichen Einsatz bedeuten.

12.3 Abrechnungsziffern GOÄ

Neben den Grundleistungen des Kapitels B der GOÄ können Hausärzte alle Leistungen der Facharztkapitel abrechnen, soweit sie auf diesen Gebieten qualifiziert sind, also auch die Leistungen aus dem Kapitel G Neurologie, Psychiatrie und Psychotherapie.

Bei Privatpatienten, Beamten und einigen anderen Kostenträgern sind nach der **Gebührenordnung für Ärzte (GOÄ)** von 1982, zuletzt geändert 4.12.2001, zunächst die allgemeinen Beratungsleistungen abzurechnen, wobei zahlreiche Ausschlüsse zu beachten sind: die Beratungsziffer 1 nur einmal im Behandlungsfall (Monat) neben Sonderleistungen, die anderen Ziffern ebenfalls nur beschränkt und nicht nebeneinander.

1	Beratung, auch mittels Fernsprecher	80 Punkte
3	Eingehende, das gewöhnliche Maß übersteigende Beratung auch mittels Fernsprecher, Mindestdauer 10 min, einmal im Behandlungsfall (Monat)	150 Punkte
4	Erhebung der Fremdanamnese über einen Kranken und/oder Unterweisung und Führung der Bezugsperson(en) im Zusammenhang mit der Behandlung eines Kranken, einmal im Behandlungsfall (Monat)	220 Punkte
15	Einleitung und Koordination flankierender therapeutischer und sozialer Maßnahmen während der kontinuierlichen ambulanten Betreuung eines chronisch Kranken, einmal im Kalenderjahr	300 Punkte
34	Erörterung (Dauer mind. 20 min) der Auswirkungen einer Krankheit auf die Lebensgestaltung in unmittelbarem Zusammenhang mit der Feststellung oder erheblichen Verschlimmerung einer nachhaltig lebensverändernden oder lebensbedrohenden Erkrankung ..., einschließlich Beratung ggf. unter Einbeziehung von Bezugspersonen	300 Punkte

Der erhöhte zeitliche Aufwand bei psychisch Kranken kann durch einen höheren Steigerungsfaktor (bis 3,5 mit entsprechender Begründung) geltend gemacht werden. Dadurch ist beispielsweise bei der Behandlung einer Patientin mit diffusen Ängsten und Verdacht auf beginnende Demenz, die in Begleitung ihrer Tochter erscheint, die in ◘ Tab. 12.4 dargestellte Abrechnung möglich.

Daneben werden sicher weitere Untersuchungsleistungen (Labor etc.) fällig. In dem Beispiel ist nur die rein ärztliche Leistung mit einem Zeitaufwand von mindesten 45 min dargestellt. Anstelle und auch zusätzlich zur Ziffer 34 ist auch die gleich bewertete Ziffer 15 abrechenbar, beispielsweise wenn eine Betreuung durch einen ambulanten Pflegedienst oder eine Tagespflege veranlasst wird.

801	Eingehende psychiatrische Untersuchung – ggf. unter Einschaltung der Bezugs- und/oder Kontaktperson	250 Punkte
804	Psychiatrische Behandlung durch eingehendes therapeutisches Gespräch – auch mit gezielter Exploration	150 Punkte
806	Psychiatrische Behandlung durch gezielte Exploration und eingehendes therapeutisches Gespräch, auch in akuter Konfliktsituation – ggf. unter Einschluss eines eingehenden situationsregulierenden Kontaktgesprächs mit Dritten, Mindestdauer 20 min	250 Punkte
812	Psychiatrische Notfallbehandlung bei Suizidversuch oder anderer psychischer Dekompensation durch sofortige Intervention und eingehendes therapeutisches Gespräch	500 Punkte
835	Einmalige, nicht in zeitlichem Zusammenhang mit einer eingehenden Untersuchung durchgeführte Erhebung der Fremdanamnese über einen psychisch Kranken oder ein verhaltensgestörtes Kind	64 Punkte
857	Anwendung und Auswertung orientierender Testuntersuchungen	116 Punkte

Tipps

Da die Rechnung neben Datum, Gebührennummer, Steigerungsfaktor und Betrag nur einen abgekürzten Text der Leistungsbeschreibung enthalten muss, kann der Text der Gebührenziffern 800 ff. individuell angepasst werden:

804 »Eingehendes therapeutisches Gespräch«
806 »Eingehendes therapeutisches Gespräch, 20 min«
812 »Krisenintervention«

Diese Änderung ist mithilfe der Praxis-EDV leicht möglich und nur einmal vorzunehmen.

Das erste Abrechnungsbeispiel aus dem EMB-Kapitel könnte nach GOÄ z. B. wie in ◘ Tab. 12.5 aussehen.

Die zahlreichen weiteren Abrechnungskombinationen (Hausbesuch, Notfallbehandlung) können hier nicht alle dargestellt werden. Zu beachten ist, dass in der GOÄ auch alle Sonderleistungen (u. a. Injektionen, Infusionen), die beim EBM im Ordinationskomplex enthalten sind, in Rechung gestellt werden können, ebenso wie die besonderen Kosten für Medikamente. Die Beratung nach Ziffer 1 kann regelmäßig nur einmal im Behandlungsfall (Monat) neben weiteren Leistungen stehen. Daher ist immer zu prüfen, ob nicht die geringer bewertete Leistung daneben wegfallen kann (z. B. 252 »Injektion« bei regelmäßiger

◘ **Tab. 12.4.** Leistungsabrechnung nach GOÄ bei einer 68-jährigen Patientin mit unklaren Beschwerden und Demenz

Datum	Ziffer	Leistungsinhalt	Faktor	Betrag [€]
11.10.2006	1	Beratung	3,5[a]	16,31
11.10.2006	**4**	**Fremdanamnese**	**2,3**	**29,49**
11.10.2006	5	Symptombezogene Untersuchung	2,3	10,72
13.10.2006	**34**	**Erörterung (Dauer mind. 20 min)**	**2,3**	**40,23**

[a] Begründung für Steigerungsfaktor: erhöhter Zeitaufwand aufgrund des Krankheitsbildes. – Summe der abgerechneten Leistungen: 96,75 €.

Tab. 12.5. Leistungsabrechnung nach GOÄ bei einem 62-jährigen Patienten mit Depression

Datum	Ziffer	Leistungsinhalt	Faktor	Betrag [€]
15.11.2006	801	Eingehende psychiatrische Untersuchung	2,3	33,51
15.11.2006	804	Eingehendes therapeutisches Gespräch	2,3	20,10
15.11.2006	857	Testuntersuchung	1,8	12,17
16.11.006	(–)	Ggf. weitere diagnostische Leistungen, Labor etc., soweit medizinisch erforderlich	(–)	(–)
17.11.2006	34	Erörterung (mind. 20 min) bei lebensverändernder Erkrankung	2,3	40,23
24.11.006	804	Eingehendes therapeutisches Gespräch	2,3	20,10
24.11.2006	835	Fremdanamnese	2,3	8,58
Alternativ	4	Fremdanamnese (ebenfalls hier möglich!)	2,3	29,49
05.12.2006	806	Eingehendes therapeutisches Gespräch, Dauer 20 min	2,3	33,51

Summe der abgerechneten Leistungen: 168,20 € bzw. 189,11 €.

Verabreichung von Depot-Antipsychotika). Die psychiatrischen Gesprächsziffern 804 und 806 können dagegen regelmäßig mit anderen diagnostischen und therapeutischen Leistungen kombiniert werden (nicht mit den Ziffern 1 und 3).

12

12.4 Weiterführende Literatur

Hess R, Klakow-Franck R (2003) Gebührenordnung für Ärzte (GOÄ) / UV-GOÄ 2003. Deutscher Ärzte-Verlag, Köln

Liebold R, Wezel H, Zalewski T (2006) Der Kommentar zu EBM und GOÄ. Asgard-Verlag Dr. Werner Hippe GmbH, Sankt Augustin

Begutachtung und Unterbringung

S. Weber, W. Niebling, F. Schneider

Ärztliche Zeugnisse haben einen festen Platz im Tätigkeitsfeld eines jeden Hausarztes. In der Hausarztpraxis stehen Arbeitsunfähigkeitsbescheinigungen als Beispiel eines recht formalisierten Zeugnisses an der Tagesordnung. Hervorzuheben ist, dass ein kontinuierlicher Anstieg an Arbeitsunfähigkeitstagen infolge psychischer Erkrankungen beobachtet wird, während der Krankenstand insgesamt sinkt. Das Erkennen und Beurteilen psychischer Erkrankungen und der möglichen Folgen wird daher auch in Zukunft in der Hausarztpraxis als der primären Anlaufstelle der Patienten und gemäß der »Gate-keeper«-Funktion des Hausarztes einen immer höheren Stellenwert einnehmen. Mögliche Folgen psychischer Erkrankungen können Einwilligungsunfähigkeit, Geschäfts- und Testierunfähigkeit, Haftunfähigkeit, Erwerbsminderung oder auch eine eingeschränkte Fahreignung sein. Sie bedürfen der Einleitung entsprechender Maßnahmen (z. B. Betreuerbestellung, Unterbringungsmaßnahmen, unterbringungsähnliche Maßnahmen). Als primärer Ansprechpartner sieht sich der Hausarzt darüber hinaus gelegentlich auch mit spezielleren Themen der Begutachtung wie beispielsweise der Frage nach einem Schwangerschaftsabbruch oder – noch seltener – der Frage nach geschlechtskorrigierenden Maßnahmen bei transsexuellen Patienten konfrontiert und sollte seinen Patienten kompetent beratend und wegweisend zur Seite stehen können.

13

13.1 Diagnostik

Das Hauptuntersuchungsinstrument bei der Begutachtung ist wie in allen psychiatrischen Bereichen die Erhebung der Anamnese und des psychopathologischen Befundes sowie die körperliche Untersuchung inklusive neurologischer Statuserfassung (▶ Kap. 2 und 3). Darüber hinaus ist die Kenntnis des Umfelds bzw. der Aktenlage obligat. Die Begutachtung kann ggf. durch psychologische Testverfahren ergänzt werden (▶ Kap. 4).

Tipps

Hilfreich, jedoch – weil relativ umfangreich (ca. 20–30 min) – in Hausarztpraxen kaum angewandt, sind standardisierte Kurzinterviews, um die wichtigsten psychischen Erkrankungen systematisch zu erfassen. Ein solches stellt beispielsweise das **»Diagnostische Kurz-Interview bei psychischen Störungen«** (Mini-DIPS; Margraf 1994) dar, das als Screeningverfahren einer raschen überblicksartigen Erfassung der relevantesten psychischen Erkrankungen dient. ◘ Tab. 13.1 stellt eine kurze Auswahl an Fragen aus dem Mini-DIPS vor.

13.2 Einwilligungsunfähigkeit und Betreuungsrecht

Für jede diagnostische wie therapeutische Maßnahme gegenüber einem Patienten ist die Einschätzung der Einwilligungsfähigkeit des Patienten unabdingbar und obliegt dem behandelnden Arzt, denn jeder ärztliche Eingriff ohne das informierte Einverständnis des Patienten stellt nach § 223 ff. StGB zunächst einmal eine Körperverletzung dar.

13.2.1 Feststellung der Einwilligungsfähigkeit

Definition

Einwilligungsfähigkeit: Juristisch gesehen bedeutet die Einwilligungsfähigkeit des Patienten, dass dieser rechtswirksam in eine ärztliche Maßnahme einwilligen kann, was voraussetzt, dass er die Art, Bedeutung und Tragweite der ärztlichen Maßnahme versteht und nach dieser Einsicht entscheiden kann.

Im Allgemeinen wird die Einwilligungsfähigkeit eines Patienten beim Arzt-Patienten-Kontakt mehr oder weniger bewusst bereits abgeschätzt, indem der Arzt Notiz davon nimmt, wie der Patient gekleidet ist, wie er kommuniziert und ob er der Kommunikation folgen kann. Bemerkt der Arzt dabei etwas Unerwartetes (◘ Tab. 13.2), muss er sich spätestens dann der genaueren bewussten Überprüfung der Einwilligungsfähigkeit zuwenden (◘ Tab. 13.3).

Tab. 13.1. Auswahl an Fragen aus dem »Diagnostischen Kurz-Interview bei psychischen Störungen« (Margraf 1994) zur Erfassung psychischer Erkrankungen, orientiert an der ICD-10

Psychische Erkrankung	Screeningfragen
Psychische und Verhaltensstörungen durch psychotrope Substanzen (F1)	– Nehmen Sie irgendetwas, um Ihre Stimmung zu beeinflussen? Ich meine Dinge wie z. B. Alkohol oder Medikamente oder auch illegale Drogen wie Kokain?
Schizophrenie, schizotype und anhaltende wahnhafte Störungen (F2)	– Haben Sie schon einmal in Ihrem Leben einzigartige oder ungewöhnliche Erfahrungen gemacht, wie z. B. – Hören oder Sehen von Dingen oder Stimmen, die andere Menschen nicht bemerken, oder wenn niemand in der Nähe ist? – das Gefühl, dass etwas Eigenartiges um Sie herum vorging, dass Menschen Dinge taten, um Sie zu testen oder Ihnen zu schaden, sodass Sie ständig aufpassen mussten? – Hatten Menschen Schwierigkeiten, Sie zu verstehen, weil Ihre Sprache durcheinander war oder keinen Sinn machte?
Affektive Störungen (F3) – Manische Episode (F30) – Depressive Episode (F32)	– Gab es schon einmal Zeiten, in denen Sie sich mindestens eine Woche lang ganz extrem hochgestimmt oder reizbar fühlten? – Gab es schon einmal Zeiten, in denen Sie sich mindestens 2 Wochen lang sehr depressiv, traurig und hoffnungslos fühlten oder gar kein Interesse selbst an angenehmen Dingen hatten?
Angststörungen – Agoraphobie (F40.0) – Soziale Phobien (F40.1) – Spezifische Phobien (F40.2)	– Machen Ihnen die folgenden Situationen oder Dinge Angst, oder vermeiden Sie sie möglichst: – Bestimmte Situationen und Orte wie z. B. Kaufhäuser, Autofahren, Menschenmengen, Fahrstühle oder geschlossene Räume? – Situationen, in denen Sie von anderen Menschen beobachtet oder bewertet werden können wie z. B. öffentliches Sprechen, Zusammenkünfte, Partys oder Gespräche? – Bestimmte Dinge wie z. B. Tiere, Höhen, Flugreisen oder der Anblick von Blut und Verletzungen?
– Panikstörung (F41.0) – Generalisierte Angststörung (F41.1)	– Haben Sie plötzliche und unerwartete Angst, ohne dass reale Gefahr vorliegt? – Leiden Sie häufig unter unangemessen starken Sorgen, z. B. über familiäre, berufliche oder finanzielle Angelegenheiten?
Zwangsstörung (F42)	– Gibt es unangenehme oder unsinnige Gedanken oder Handlungen, die Sie nicht aus Ihrem Kopf verbannen können bzw. die Sie immer wieder ausführen müssen?
Reaktionen auf schwere Belastungen und Anpassungsstörungen (F43)	– Haben Sie schon einmal ein extrem belastendes, lebensbedrohliches oder traumatisches Ereignis erlebt, nach dem es Ihnen sehr schlecht ging, wie z. B. eine Vergewaltigung, andere Gewalttaten oder Naturkatastrophen?
Dissoziative Störungen (Konversionsstörungen) (F44)	– Haben Sie jemals so etwas erlebt wie eine Lähmung, Verlust der Stimme oder des Sehens oder Gehbeschwerden?
Somatoforme Störungen (F45) – Somatisierungsstörung (F45.0) – Hypochondrische Störung (F45.2) – Anhaltende somatoforme Schmerzstörung (F45.4)	– Hatten Sie bereits vor Ihrem 30. Lebensjahr viele körperliche Probleme? – Fürchten Sie öfters, dass Sie eine schwere Krankheit haben? – Hatten Sie schon einmal mindestens 6 Monate lang so starke Schmerzen, dass Sie sich fast ständig damit beschäftigten?
Essstörungen (F50)	– Haben Sie große Angst davor, zu dick zu sein oder zu werden bzw. machen Sie sich große Sorgen um Ihre Figur und Ihr Gewicht?

Tab. 13.2. Kriterien, die an der Einwilligungsfähigkeit zweifeln lassen sowie entsprechende psychische Symptome oder Erkrankungen, die die Kriterien häufig erfüllen. (In Anlehnung an Helmchen et al. 1989)

Kriterien	Psychische Symptome oder Erkrankungen
Der Patient verhält sich, als könne er eine Wahlmöglichkeit nicht nutzen	– Katatoner oder depressiver Stupor – Mutismus – Psychotische Ambivalenz – Manische Erregung, Agitiertheit – Schwere Zwangserkrankungen – Demenzieller Antriebsverlust
Der Patient scheint gegebene Informationen nicht richtig zu verstehen und kann sie nicht richtig wiedergeben	– Schwere Intelligenzminderung – Demenzielle Erkrankungen – Bewusstseinsstörungen
Der Patient hat die Informationen zwar verstanden, kann sie jedoch nicht realitätsbezogen und angemessen für Entscheidungen nutzen	– Psychotisches Erleben mit Wahn und Halluzinationen – Schwere formale Denkstörungen – Mnestische Störungen – Schwere Affektstörungen – Exzessive Abhängigkeit
Krankheitseinsicht und Behandlungseinsicht des Patienten fehlen	– Manische Episoden – Schizophrene Psychosen – Wahnhafte Depressionen – Demenzielle Erkrankungen
Der Patient entscheidet sich nicht authentisch und in Übereinstimmung mit seinen Werten und Zielen; seine Entscheidung ist demnach im Rahmen seiner Persönlichkeit nicht nachvollziehbar	– Manische Episoden – Schizophrene Psychosen – Wahnhafte Depressionen – Demenzielle Erkrankungen

13

In Anlehnung an die oben genannten Kriterien der Einwilligungsunfähigkeit wurde in Kanada von Bean et al. (1994) ein Testinstrument zur Abschätzung der Einwilligungsfähigkeit entwickelt: »**Competency Interview Schedule**« (**CIS**). Dieses Testinstrument erfasst folgende Dimensionen:
- Verständnis der Informationen
- Einsicht des Patienten in seine momentane Lage
- Urteilsfähigkeit des Patienten
- Fähigkeit, eine Entscheidung der Wahl zu treffen

Tipps

In Validierungsstudien hat sich herausgestellt, dass die Frage nach dem potenziellen Nutzen der Behandlung am besten zwischen einwilligungsfähigen und -unfähigen Patienten unterscheidet.

Einen Überblick weiterer Testinstrumente zur Einschätzung der Einwilligungsfähigkeit geben Bauer u. Vollmann (2002). Beispielfragen, mit denen der Hausarzt die Einwilligungsfähigkeit prüfen kann, zeigt Tab. 13.3.

Die Ablehnung einer Behandlung oder die Diagnosestellung einer psychischen Erkrankung bedeutet nicht automatisch das Vorliegen einer Einwilligungsunfähigkeit (▶ Fall 13.1). Und auch, wenn der Patient bereits einen gesetzlichen Betreuer mit dem Aufgabenkreis »Gesundheitsfürsorge« hat, heißt dies nicht, dass der Patient auch in der konkreten Situation einwilligungsunfähig ist, sodass der behandelnde Arzt in jedem Fall immer die Einwilligungsfähigkeit seines Patienten beurteilen muss.

Beispiel

Fall 13.1. *Die 51-jährige Steuerfachangestellte Heike N. leidet seit 15 Jahren an einer chronischen bipolaren Störung (ICD-10: F31). Während eines Kontrollbesuchs bei ihrem Gynäkologen wird bei ihr ein Knoten in der linken Brust entdeckt mit dem Verdacht der Malignität. Eine Woche nach dieser Nachricht wird Frau N. suizidal und auf Veranlassung ihres gesetzlichen Betreuers in die psychiatrische Klinik eingewiesen. Kurze Zeit später bessert sich ihre Stimmung wieder, und der Knoten in ihrer Brust soll biopsiert werden, aber Frau N. willigt in diesen Eingriff nicht ein. Stattdessen bittet sie, aus der Klinik entlassen zu werden, um zu beten, ihre Rechnungen zu bezahlen und ihre Wohnung in Ordnung zu bringen. Der Be-*

Tab. 13.3. Beispielfragen zur Überprüfung der Einwilligungsfähigkeit. (In Anlehnung an Grisso u. Appelbaum 1998)

Kriterien für das Vorliegen der Einwilligungsfähigkeit	Beispielfragen zur Feststellung der Einwilligungsfähigkeit

Fähigkeit, die relevanten Informationen zu verstehen	– Bitte erzählen Sie mir in Ihren eigenen Worten, was Ihnen von mir erklärt wurde über
	  – Ihre Situation,
	  – die empfohlene Behandlung,
	  – die möglichen Vorteile der Behandlung,
	  – die möglichen Risiken der Behandlung,
	  – die möglichen Nutzen und Risiken alternativer Behandlungen.
	– Ich habe Ihnen die Wahrscheinlichkeit für das Risiko [...] genannt. In Ihren eigenen Worten, wie wahrscheinlich ist es, dass dieses Risiko auftritt?

Fähigkeit, die Situation und mögliche Konsequenzen zu verstehen	– Was glauben Sie, ist an Ihrer Gesundheit zurzeit nicht in Ordnung? – Glauben Sie, dass Sie irgendeine Art der Behandlung brauchen? – Was für Folgen wird die Behandlung Ihrer Meinung nach haben? – Was denken Sie, wird passieren, wenn Sie sich nicht behandeln lassen? – Wieso habe ich Ihnen Ihrer Meinung nach diese Therapie empfohlen?
Fähigkeit, eine Wahl zu treffen, zu äußern und beizubehalten	– Haben Sie sich entschieden, ob Sie mit der Behandlung einverstanden sind? – Können Sie mir Ihre Entscheidung mitteilen? (Kann am Ende des Gesprächs wiederholt werden, um die Stabilität der Entscheidung einzuschätzen)
Fähigkeit, die getroffene Entscheidung mit relevanten Informationen zu begründen	– Erzählen Sie mir bitte, wie Sie zu Ihrer Entscheidung gekommen sind. – Welche waren für Sie die ausschlaggebenden Faktoren, um zu dieser Entscheidung zu kommen? – Wie haben Sie die unterschiedlichen Faktoren gewichtet?

treuer zweifelt daraufhin an ihrer Einwilligungsfähigkeit und bittet den Psychiater um seine Einschätzung.
Es zeigt sich, dass Frau N. die Informationen, die ihr gegeben werden, versteht und dass sie ihre eigene Situation und die Folgen erfassen und nachvollziehen kann. Des Weiteren erklärt sie, dass sie später einen Chirurgen für die Biopsie kontaktieren würde, wenn sie die genannten Dinge nach ihrer Entlassung erledigt hätte. Die Entscheidung von Frau N. ist zwar ungewöhnlich, da die meisten Frauen mit Verdacht auf ein Mammakarzinom wahrscheinlich möglichst schnell um eine Biopsie gebeten hätten, doch der Psychiater schätzt die Situation so ein, dass Frau N. erst einmal ihr Leben wieder unter Kontrolle bringen möchte, das durch den Knoten in ihrer Brust und durch die Einweisung in die Klinik erschüttert wurde. Der Psychiater hält Frau N. daher für einwilligungsfähig. Kurze Zeit nach ihrer Entlassung lässt Frau N. dem Gesagten Taten folgen und kümmert sich um einen Termin beim Chirurgen.

13.2.2 Betreuungsrecht

Ist der Patient nicht einwilligungsfähig, sollte der behandelnde Arzt wissen, welche Rechtsfolgen eine Einwilligungsunfähigkeit mit sich bringt und wie er mit diesem Patienten in seiner Praxis umgehen kann (Abb. 13.1).

Rechtsfolgen der Einwilligungsunfähigkeit:

- Weder der Ehegatte noch die nahen Angehörigen des Betroffenen haben ein gesetzliches Vertretungsrecht, sodass sie nicht befugt sind, in Heileingriffe einzuwilligen, sofern der Betroffene ihnen nicht eine sogenannte Patientenvollmacht (vgl. unten, ► Arbeitsmaterial A7) erteilt hat.
- Existiert keine Patientenvollmacht, wird vom Vormundschaftsgericht ein gesetzlicher Betreuer bestellt (dies kann auch ein Angehöriger sein), welchem die Aufgabenkreise »Gesundheitsfürsorge« oder »Einwilligung in ärztliche Heilmaßnahmen« obliegen, sodass der behandelnde Arzt bei einwilligungsunfähigen Patienten dessen Einwilligung benötigt.
- Die Bestellung eines Betreuers kann grundsätzlich auf Antrag des Betroffenen erfolgen (auch wenn dieser geschäftsunfähig sein sollte) oder »von Amts wegen«, wobei »gegen den Willen« des Betroffenen eine Betreuung nur eingerichtet werden darf, wenn der Betroffene krankheitsbedingt nicht mehr in der Lage ist, seinen Willen frei zu bestimmen (► Abschn. 13.4). Dritte haben kein Antragsrecht, können aber beim Vormundschaftsgericht eine Betreuung anregen, so auch der behandelnde Hausarzt (► Arbeitsmaterial A9).

- Der behandelnde Arzt hat keine Schweigepflicht gegenüber dem gesetzlichen Betreuer oder dem Bevollmächtigten mit dem Aufgabenkreis der »Gesundheitsfürsorge«. Er hat ihm die Einsicht in betreffende Krankenunterlagen zu gewähren.
- Durch die Anordnung einer Betreuung wird der Betroffene nicht automatisch geschäftsunfähig (▶ Abschn. 13.4).
- Hat der Patient durch eine Patientenverfügung (vgl. unten, ▶ Arbeitsmaterial A8) Vorentscheidungen über bestimmte ärztliche Maßnahmen für den Fall seiner Einwilligungsunfähigkeit niedergelegt, so sind diese für den behandelnden Arzt, Bevollmächtigten oder Betreuer grundsätzlich verbindlich.

! Zuständig für die Einrichtung einer Betreuung ist das Vormundschaftsgericht (eine Abteilung des Amtsgerichts), in dessen Zuständigkeitsbereich der Betroffene seinen Hauptwohnsitz bzw. seinen ständigen Aufenthalt hat.

Sachverständigengutachten und ärztliches Zeugnis. Grundsätzlich holt das Vormundschaftsgericht zur Betreuerbestellung ein Sachverständigengutachten eines Psychiaters oder Amtsarztes ein. Jedoch: Bei verschiedenen minder schweren Maßnahmen reicht dem Gericht statt eines vollständigen Sachverständigengutachtens ein ärztliches Zeugnis, das auch vom Hausarzt des Betroffenen abgegeben werden kann. Ein solches hausärztliches Zeugnis reicht beispielsweise aus, wenn die Bestellung des Betreuers auf Antrag des Betroffenen selbst erfolgt oder wenn es um die Bestellung eines vorläufigen Betreuers im Rahmen einer einstweiligen Anordnung geht (vgl. unten).

Ein ärztliches Zeugnis braucht nicht so ausführlich zu sein wie ein Sachverständigengutachten, doch sollte es auch kurze Aussagen zum Sachverhalt, der Vorgeschichte und zum Ergebnis der Untersuchung sowie dessen Beurteilung treffen. Im Rahmen der Betreuerbestellung muss das ärztliche Zeugnis auf die Erfordernisse einer Betreuung eingehen. Gutachtenbeispiele finden sich bei Schneider et al. (2006, S. 91 ff.).

Patientenvollmacht. Bei der Patientenvollmacht (▶ Arbeitsmaterial A7) hat der Betroffene einer Person seines Vertrauens für bestimmte Bereiche oder generell für alle Lebensbereiche die Vertretungsmacht erteilt, für ihn in Angelegenheiten dieser Bereiche zu entscheiden, wenn er selbst einwilligungsunfähig geworden ist. Ein solcher Bevollmächtigter ersetzt die Bestellung eines gesetzlichen Betreuers durch das Vormundschaftsgericht für den von der Patientenvollmacht umfassten Bereich. Voraussetzung für die Gültigkeit einer Vollmacht ist, dass der Betroffene zum Zeitpunkt ihrer Errichtung geschäftsfähig war (▶ Abschn. 13.4), was durch ein ärztliches Zeugnis oder eine notarielle Beurkundung dokumentiert werden kann. Damit der Bevollmächtigte berechtigt ist, für den einwilligungsunfähigen Patienten in ärztliche Maßnahmen einzuwilligen, muss die Patientenvollmacht ausdrücklich die ärztlichen Maßnahmen enthalten.

Bei schwerwiegenden ärztlichen Eingriffen (vgl. unten), wenn also die begründete Gefahr besteht, dass der Betroffene durch den Eingriff verstirbt oder einen schwerwiegenden längerdauernden gesundheitlichen Schaden dabei erleidet, muss der Bevollmächtigte allerdings zudem eine vormundschaftsgerichtliche Genehmigung einholen. Ohne diese Genehmigung darf die ärztliche Maßnahme nur durchgeführt werden, wenn mit dem Aufschub Gefahr verbunden wäre.

Patientenverfügung (Patiententestament). Von der Patientenvollmacht ist die Patientenverfügung (Patiententestament; ▶ Arbeitsmaterial A8) zu unterscheiden. Hierbei handelt es sich um eine im (ebenfalls) noch einwilligungsfähigen Zustand verfasste Verfügung, in welcher der Betroffene bestimmte ärztliche Maßnahmen ablehnt oder wünscht. Der Betreuer und der behandelnde Arzt sind an den mutmaßlichen Willen des Betreuten und damit an das Patiententestament gebunden, es sei denn, der Betreute distanziert sich erkennbar von seiner früheren Verfügung.

Gefährliche ärztliche Maßnahmen

Definition

Gefährliche ärztliche Maßnahmen: Damit sind Maßnahmen gemeint, bei denen die »begründete« Gefahr besteht, dass der Patient aufgrund der Maßnahme verstirbt oder einen schweren und längerdauernden gesundheitlichen Schaden erleidet.

Was »gefährlich« ist, hängt von folgenden Aspekten ab:
- Gesundheitszustand des Patienten (Allgemeinzustand, Überempfindlichkeiten/Allergien, Alter, Stoffwechselerkrankungen, Schwangerschaft)
- Statistisches Gefahrenpotenzial der Maßnahme (in der Literatur wird eine Komplikationshäufigkeit von mindestens 20% bzw. von 8–10% bei Patienten einer Risikogruppe als »begründete Gefahr« diskutiert)

- Schadensart bzw. -schwere (schwere gesundheitliche Schäden sind Tod oder körperliche/geistige Behinderung, Lähmungen, dauerhafte Entstellung, Verlust der Fortpflanzungsfähigkeit, des Gehörs, des Sprechvermögens oder der Sehfähigkeit)
- Reversibilität und Dauer des Schadens (»längerdauernder« Schaden meint im Allgemeinen länger als ein Jahr)

Ein operativer Eingriff kann z. B. bei einem jungen, gesunden Patienten keine besondere Gefahr darstellen, bei einem älteren Patienten mit einer Blutgerinnungsstörung kann derselbe operative Eingriff jedoch mit einem überdurchschnittlich hohen Operationsrisiko verbunden sein und daher eine gefährliche ärztliche Maßnahme darstellen.

Risikoklassifikation der American Society of Anesthesiology (ASA) zur Beurteilung des Gesundheitszustands eines Patienten

- ASA I: keine organische Erkrankung oder Störung des Allgemeinbefindens; gesunder Patient
- ASA II: geringe Systemerkrankung (z. B. chronische Bronchitis, mäßiges Übergewicht, diätetisch eingestellter Diabetes mellitus, medikamentös eingestellte Hypertonie)
- ASA III: schwere Systemerkrankung (z. B. koronare Herzerkrankung mit Angina-pectoris-Beschwerden, insulinabhängiger Diabetes mellitus, mäßige bis schwere pulmonale Insuffizienz)
- ASA IV: schwerste Systemerkrankung, lebensbedrohlich
- ASA V: moribunder Patient, der ohne Operation 24 h nicht überleben würde.

Bei einwilligungsunfähigen Patienten genügt im Fall einer »gefährlichen ärztlichen Maßnahme« die Einwilligung des Bevollmächtigten oder Betreuers alleine nicht aus. Der Bevollmächtigte bzw. Betreuer muss sich seine Einwilligung gemäß § 1904 BGB durch das Vormundschaftsgericht »genehmigen lassen« (Abb. 13.1). Nur im Notfall, wenn durch den Aufschub der »gefährlichen ärztlichen Maßnahme« bis zur gerichtlichen Entscheidung eine erhebliche Gefahr für den Patienten verbunden wäre, genügt die Einwilligung des Betreuers bzw. Bevollmächtigten.

Tipps

Die Therapie mit Psychopharmaka bei einwilligungsunfähigen Patienten ist nicht generell genehmigungspflichtig. Jedoch kann es gerade bei der Langzeittherapie mit Psychopharmaka und insbesondere dann, wenn Risikofaktoren (z. B. Multimorbidität und hohes Alter) kumulieren, zu einer erhöhten Wahrscheinlichkeit des Risikos für schwere gesundheitliche Schäden im Rahmen der Nebenwirkungen kommen, sodass eine vormundschaftsgerichtliche Genehmigung in derartigen Fällen eingeholt werden sollte. Praktischerweise sollte dies von einem Facharzt für Psychiatrie und Psychotherapie erfolgen.

Beispiel

Fall 13.2. *Die 35-jährige Hausfrau Susanne B., geschieden, 2 Kinder, leidet seit 5 Jahren unter schweren chronisch rezidivierenden depressiven Phasen (ICD-10: F33) mit wahnhafter Symptomatik. Während dieser 5 Jahre kam es bereits zu 3 stationären Aufenthalten in einer Klinik für Psychiatrie und Psychotherapie sowie zu 2 Suizidversuchen. Unter der antidepressiven Behandlung zeigte sich weitestgehende Therapieresistenz. Auch eine begleitende Schlafentzugstherapie erzielte keine durchgreifende Besserung. Als Frau B. mit ihrer Schwester und gleichzeitigen Bevollmächtigten Regina K. zur Medikamentenspiegelkontrolle in die Hausarztpraxis kommt, bittet Frau K., die vom behandelnden Psychiater auf die Möglichkeit der Elektrokrampftherapie hingewiesen wurde, den Hausarzt um seine Meinung darüber, ob es sich hier um einen gefährlichen ärztlichen Eingriff handelt, der im Fall der Einwilligungsunfähigkeit von Frau B. gerichtlich genehmigungspflichtig wäre.*

Der Hausarzt erläutert nach Rücksprache beim mitbehandelndem Psychiater beiden Frauen, dass die Elektrokrampftherapie grundsätzlich, wenn keine kardiovaskulären Risikofaktoren vorliegen – was bei Frau B. nicht der Fall ist – eine risikoarme und gut verträgliche Therapie sei. Die hauptsächliche Nebenwirkung der retrograden Amnesie wird durch die unilaterale Kurzstimulation in Häufigkeit und Ausprägung reduziert. Des Weiteren handelt es sich hier um eine reversible Nebenwirkung. Eine vormundschaftsgerichtliche Genehmigungspflicht für die Elektrokrampftherapie sei daher nach Meinung des Hausarztes zu verneinen.

Abbruch lebensverlängernder Maßnahmen

Die Rechtsprechung hat auch die Notwendigkeit der vormundschaftsgerichtlichen Genehmigung bejaht für den Fall, dass der Bevollmächtigte bzw. Betreuer in den Abbruch lebensverlängernder Maßnahmen bei einem tödlich erkrankten Patienten einwilligt.

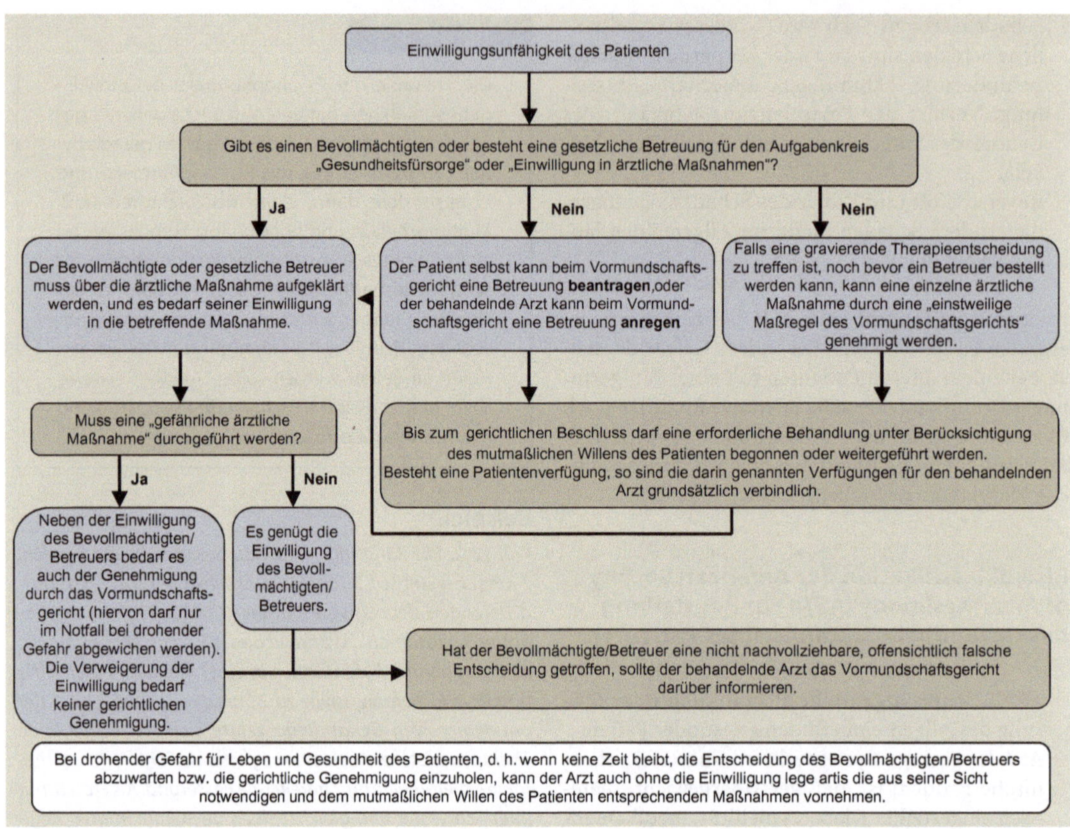

Abb. 13.1. Praktisches Vorgehen bei Einwilligungsunfähigkeit des Patienten

Eilmaßnahmen

Einstweilige Anordnung. Stehen dringende Therapieentscheidungen an, mit deren Aufschub Gefahr verbunden wäre und aufgrund dessen es einer schnellen Entscheidung des Vormundschaftsgerichts bedarf, kann der behandelnde Arzt beim Vormundschaftsgericht eine vorläufige Betreuuerbestellung im Rahmen einer »einstweiligen Anordnung« (gem. § 69 f. Abs. 1 FGG) des Gerichts anregen (▶ Arbeitsmaterial A10).

Einstweilige Maßregel des Vormundschaftsgerichts. Ist eine dringende Therapieentscheidung zu treffen, noch bevor das Vormundschaftsgericht im Rahmen einer einstweiligen Anordnung einen vorläufigen Betreuer zu bestellen vermag (was ein paar Tage, Wochen oder Monate dauern kann), so kann der Arzt das Vormundschaftsgericht ersuchen, im Wege einer »einstweiligen Maßregel des Vormundschaftsgerichts« (§ 1846 BGB) einer **einzelnen** ärztlichen Maßnahme zuzustimmen (▶ Arbeitsmaterial A11).

! Für eine einstweilige Anordnung oder Maßregel des Vormundschaftsgerichts bedarf es keines vollständigen Sachverständigengutachtens, sondern das Gericht hält ein ärztliches Zeugnis für ausreichend, das direkt vom behandelnden Arzt ausgestellt werden kann. Im Falle eines vorläufigen Verfahrens muss das ärztliche Zeugnis auch nicht auf die Erforderlichkeit einer Betreuung eingehen, sondern sich lediglich auf den »Zustand« des Betroffenen beziehen.

Notfallmaßnahmen. In lebens- und gesundheitsbedrohenden Notfällen, d. h. wenn keine Zeit bleibt, die Entscheidung des Bevollmächtigten oder Betreuers einzuholen und auch eine »einstweilige Maßregel« des Vormundschaftsgerichts nicht rechtzeitig erlassen werden kann, kann der Arzt auch ohne die Einwilligung lege artis die aus seiner Sicht notwendigen und dem mutmaßlichen Willen des Patienten entsprechenden Maßnahmen vornehmen.

! Notfallmaßnahmen – den Regeln der ärztlichen Kunst und dem mutmaßlichen Willen des Patienten entsprechend – können in jedem Fall vorgenommen werden!

Behandlung gegen den Willen des Patienten

Gegenüber einwilligungsfähigen Patienten sind Behandlungen gegen deren Willen nicht zulässig. Im Fall einwilligungsunfähiger Patienten ist die Frage der Behandlung gegen deren Willen nicht eindeutig geklärt. Lange Zeit hielt man eine Behandlung gegen den Willen des einwilligungsunfähigen Patienten, zumindest bei lebensrettenden Maßnahmen, für denkbar. In neuer Rechtsprechung wurde sich jedoch gegen die Behandlung gegen den Willen eines betreuten Patienten entschieden. Außer in den Fällen gesetzlich zulässiger Freiheitsentziehungen (s. unten) sei körperlicher Zwang gegenüber einem betreuten Patienten verboten (Schneider et al. 2006).

Unterbringung und unterbringungsähnliche Maßnahmen

Unterbringung. Eine weitere Betreuungsmaßnahme stellt die mit Freiheitsentziehung verbundene zivilrechtliche Unterbringung eines Betreuten (gem. § 1906 BGB) in ein psychiatrisches Krankenhaus oder eine andere geschlossene Einrichtung dar.

Voraussetzungen für eine solche Unterbringung:

- Es besteht die Gefahr, dass sich der Betreute aufgrund seiner psychischen Erkrankung oder einer geistigen bzw. seelischen Behinderung selbst tötet oder sich einen erheblichen gesundheitlichen Schaden zufügt, oder
- es ist eine ärztliche Maßnahme zum Wohle des Patienten erforderlich, die einer Unterbringung bedarf; der Patient kann jedoch aufgrund seiner Erkrankung die Notwendigkeit der Unterbringung nicht erkennen oder nicht nach dieser Einsicht handeln.
- Es ist ein Betreuer mit dem Aufgabenkreis »Aufenthaltsbestimmung« bestellt (oder es gibt einen entsprechenden Bevollmächtigten), der beim zuständigen Vormundschaftsgericht die Unterbringung oder unterbringungsähnliche Maßnahme beantragt; andernfalls kann der behandelnde Arzt beim Vormundschaftsgericht eine dringend erforderliche Betreuerbestellung im Wege einer einstweiligen Anordnung beantragen; nachrangig dazu eröffnet sich auch die Möglichkeit, dass das Gericht selbst im Sinne einer »einstweiligen Maßregel des Vormundschaftsgerichts« (§ 1846 BGB) die Unterbringung verfügt.
- Die Unterbringung muss grundsätzlich vom Vormundschaftsgericht genehmigt werden.

! Bei schwerwiegenden medizinischen Maßnahmen und wenn mit dem Aufschub der Unterbringung eine Gefahr für die Gesundheit und das Leben des Betroffenen droht, ist eine Unterbringung ausnahmsweise auch ohne Genehmigung des Vormundschaftsgerichts zulässig. Diese muss aber unverzüglich nachgeholt werden.

Mögliche Gründe für die Unterbringung sind beispielsweise:

- Akute Suizidalität (▶ Kap. 28)
- Selbstverletzung
- Durch die psychische Krankheit bedingte Verweigerung der Nahrung oder der Einnahme lebensnotwendiger Medikamente
- Desorientiertes Umherirren im Straßenverkehr
- Delirante Zustandsbilder
- Notwendige Entgiftungsphase nach Drogen- oder Alkoholmissbrauch

Unterbringungsähnliche Maßnahmen. Andere freiheitsentziehende Maßnahmen eines »Betreuten, der sich in einer Anstalt, einem Heim oder einer sonstigen Einrichtung aufhält, ohne untergebracht zu sein« (§ 1906 Abs. 4 BGB) (sogenannte unterbringungsähnliche Maßnahmen), wie Fixierungen, Bettgitter, Leibgurt, Schutzdecke oder auch sedierende Medikamente, wenn sie primär die Ruhigstellung des Patienten bezwecken, sind unter denselben Voraussetzungen zulässig wie die Unterbringung und ebenfalls genehmigungspflichtig, wenn sie über einen längeren Zeitraum oder regelmäßig erfolgen.

Regelmäßigkeit liegt vor, wenn eine freiheitsentziehende Maßnahme immer zur selben Zeit (z. B. nachts) oder aus wiederkehrendem Anlass (z. B. bei Gefahr, aus dem Bett zu fallen) vorgenommen wird. Auch ungeplante Wiederholungen führen zur Genehmigungspflicht. Was den »längeren Zeitraum« betrifft, so kann bereits der Zeitraum eines Tages oder einer Nacht zur Genehmigungspflicht führen. Es besteht hingegen keine gerichtliche Genehmigungspflicht bei kurzfristiger oder einmaliger unterbringungsähnlicher Maßnahme in einer Notsituation, z. B. zur Abwendung eines Suizids.

Für unterbringungsähnliche Maßnahmen (nicht für Unterbringungen) genügt ein ärztliches Zeugnis, d. h., der testierende Arzt muss keiner bestimmten Fachrichtung angehören. Das ärztliche Zeugnis sollte Stellung nehmen zum Gesundheitszustand des Betroffenen und der Diagnose, zum Anlass der Maßnahme, zu den versuchten Alternativen sowie zu Art und Dauer der freiheitsentziehenden Maßnahme.

! Bis zur gerichtlichen Entscheidung und in Situationen akuter Eigengefährdung des Patienten darf zur Vermeidung der Selbstgefährdung eine dringend erforderliche freiheitsentziehende Maßnahme vorgenommen oder weitergeführt werden.

Zusammenfassend kann festgehalten werden, dass eine zivilrechtliche Unterbringung oder unterbringungsähnliche Maßnahme zur Vermeidung von Lebensgefahr oder erheblicher gesundheitlicher Gefährdung des Patienten oder zur Durchführung einer dringend notwendigen Heilbehandlung indiziert ist. Sie erfolgt grundsätzlich zum Wohl des Betreuten.

Beispiel

Fall 13.3. *Herbert L., 56 Jahre, mit bekannter Alkoholabhängigkeit (ICD-10: F10.2), ehemals Kraftfahrer, geschieden, keine Kinder, kommt mit akuten Oberbauchbeschwerden in die Hausarztpraxis gestürmt. Beobachtbar war in den letzten Jahren eine schleichend zunehmende Veränderung seiner Persönlichkeit hin zu einer teils depressiven, teils gereizten, aggressiven Persönlichkeit mit zunehmend gravierenden kognitiven Einbußen.*

Nach eingehender körperlicher Untersuchung diagnostiziert der Hausarzt eine akute Pankreatitis und sieht dringenden Behandlungsbedarf in Form einer intensivmedizinischen Betreuung, was Herr L. aber energisch und mit den Worten, er brauchte nur Schmerzmittel, ablehnt. Er zeigt keinerlei Einsicht in seine Erkrankung sowie die möglichen Folgen. Der Hausarzt stellt die Einwilligungsfähigkeit des Patienten infrage und regt beim Vormundschaftsgericht wegen konkreter Eigengefährdung bzw. einer dringend notwendigen Heilbehandlung eine Eilbetreuung an, die das Gericht umgehend einrichtet. Des Weiteren genehmigt das Vormundschaftsgericht die Unterbringung von Herrn L. auf einer intensivmedizinischen Station zur Behandlung der akuten Pankreatitis.

13.3 Öffentlich-rechtliche Unterbringung

Das deutsche Recht kennt 2 Wege der Unterbringung psychisch Erkrankter (abgesehen von der strafrechtlichen Unterbringung, auf die hier aber nicht näher eingegangen werden soll): zum einen die zivilrechtliche Unterbringung nach dem Betreuungsrecht (§ 1906 BGB; ► Abschn. 13.2.2) und zum anderen die öffentlich-rechtliche Unterbringung (PsychKG oder UBG; ► auch Kap. 29), deren Regelung hauptsächlich den einzelnen Bundesländern überlassen ist. ◘ Tab. 13.4 stellt beide Unterbringungsarten gegenüber.

Tipps

Wenn bei einem Patienten sowohl die Anwendung des Betreuungsgesetzes als auch die der öffentlich-rechtlichen Unterbringung möglich ist, sollte dem Betreuungsgesetz der Vorzug gegeben werden, da dieses die Wünsche des Patienten stärker berücksichtigen kann.

Den größten Teil der Diagnose bei Zwangseinweisungen machen schizophrene, schizoaffektive und wahnhafte Störungen, Substanzabhängigkeiten, organisch begründbare psychische Erkrankungen sowie Persönlichkeitsstörungen aus. Allein die Diagnose rechtfertigt aber keine Unterbringung, sondern es bedarf der konkreten Selbst- und/oder Fremdgefährdung, die auf die psychische Erkrankung zurückzuführen ist.

! Außer bei erheblicher Selbstgefährdung kann die öffentlich-rechtliche Unterbringung (im Gegensatz zu der Unterbringung nach Betreuungsrecht) auch bei erheblicher Gefährdung bedeutender Rechtsgüter anderer angeordnet werden, wenn diese nicht anders abgewendet werden kann.

Beispiel

Fall 13.4. *Frauke L., 31 Jahre, von Beruf Krankenschwester, sucht aufgeregt die Hausarztpraxis auf. Sie fordert vom Hausarzt eindringlich Hilfe, denn ihr Mann habe sie am Morgen mit einem Glas Wasser vergiften wollen. Er habe ihr das Wasser eingeschüttet und sei anschließend zur Arbeit gefahren. Sie habe dann auf der Konsole im Flur eine Trauerkarte ohne Namen gefunden und gewusst, dass diese Trauerkarte ihr gelten soll. Sie habe das Wasser dann sofort weggeschüttet. Der Arzt solle ihr nun helfen, sich gegen ihren Mann zu wehren. Der Polizei könne sie nicht mehr trauen, da diese sich mit ihrem Mann verbündet habe und sie in ihrer Wohnung sogar abhören würde. Sie müsse sich jetzt selbst darum kümmern, dass ihr Mann ihr nichts mehr tun könne. Der Hausarzt stellt keinerlei organische Schädigungen fest und diagnostiziert eine psychotische Störung aus dem schizophrenen Formenkreis (ICD-10: F20.0). Da Frau L. freiwillig nicht bereit ist, sich in ein psychiatrisches Fachkrankenhaus überweisen zu lassen und der Hausarzt eine konkrete Fremdgefährdung sieht, leitet der Hausarzt eine Zwangseinweisung nach PsychKG ein.*

Tab. 13.4. Öffentlich-rechtliche und zivilrechtliche Unterbringung in der Gegenüberstellung

	PsychKG/UBG Öffentlich-rechtliche Unterbringung	Betreuungsrecht Zivilrechtliche Unterbringung (gem. § 1906 BGB)
Gesetzliche Regelung	Die Regelung ist den einzelnen Bundesländern überlassen	Bundesweit einheitlich geregelt nach dem Betreuungsrecht des Bürgerlichen Gesetzbuchs (BGB)
Indikation	Bei erheblicher Eigengefährdung und Gefährdung bedeutsamer Rechtsgüter anderer, die nicht anders abgewendet werden kann	Bei erheblicher Eigengefährdung und zur Durchführung dringend notwendiger medizinischer Maßnahmen
Behandlung gegen den Willen des Patienten	In den meisten Unterbringungsgesetzen der Länder zulässig, wenn sie medizinisch dringend notwendig und unaufschiebbar ist, sich auf die Erkrankung bezieht, die zur Einweisung geführt hat, und lege artis durchgeführt wird	Ist im Betreuungsrecht nicht eindeutig geregelt, aber nach neuerer Rechtsprechung unzulässig
»Gefährliche medizinische Maßnahme« (▶ **Abschn. 13.2.2**)	Ohne Zustimmung des Betroffenen nicht zulässig; sie ist bei einwilligungsunfähigen Patienten nur mit der Einwilligung eines zusätzlich zu bestellenden Betreuers und der Genehmigung durch das Vormundschaftsgericht zulässig	Einwilligung des Bevollmächtigten oder Betreuers und Genehmigung durch das Vormundschaftsgericht notwendig Der einwilligungsfähige Patient entscheidet selbst

Unterbringungsverfahren

Die öffentlich-rechtliche Unterbringung in ein psychiatrisches Fachkrankenhaus bzw. eine psychiatrische Fachabteilung eines Allgemein- oder Hochschulkrankenhauses erfolgt auf Antrag der örtlichen Verwaltungsbehörde (Ordnungsbehörde) und bedarf der Anordnung durch das Vormundschaftsgericht.

Das Unterbringungsverfahren lässt sich in 3 Stufen gliedern:

- Verwaltungsbehörde (in der Regel das Ordnungsamt) leitet die Unterbringung ein
- Psychiatrischer Sachverständiger oder zumindest ein Arzt mit Erfahrungen auf dem Gebiet der Psychiatrie nimmt zu den Voraussetzungen für die Unterbringung Stellung (dies kann grundsätzlich auch ein erfahrener Hausarzt sein)
- Richter beim zuständigen Vormundschaftsgericht entscheidet nach persönlicher Anhörung des Betroffenen über die Unterbringung

Vorläufige Einweisung

Die richterliche Entscheidung des Vormundschaftsgerichts sollte in der Regel vor der Einweisung des Patienten in ein psychiatrisches Krankenhaus ergehen. Kann die gerichtliche Entscheidung allerdings bei Gefahr im Verzug nicht rechtzeitig herbeigeführt werden, kann der Patient im Rahmen einer vorläufigen Einweisung für eine bestimmte Zeit (in der Regel bis zum Ablauf des auf die Einweisung folgenden Tages, in Baden-Württemberg längstens bis zu 72 h) ohne richterlichen Bescheid untergebracht werden. Voraussetzung hierfür ist im Allgemeinen, dass ein psychiatrisches Zeugnis vorliegt, das zu den Voraussetzungen der Unterbringung mit schriftlicher Begründung und durch persönliche Untersuchung Stellung nimmt, und das in der Regel nicht älter als vom Vortag ist (Näheres ist den einzelnen Unterbringungsgesetzen der Länder zu entnehmen; eine Zusammenschau dieser findet sich z. B. bei Cording u. Weig 2003). Des Weiteren ist unverzüglich beim Vormundschaftsgericht ein Antrag auf die Unterbringung zu stellen.

Das Verfahren der vorläufigen Einweisung stellt in der Praxis den Regelfall dar.

Tipps

Der behandelnde Arzt in einer Hausarztpraxis muss im akuten Notfall bei konkreter Eigen- oder Fremdgefährdung des Patienten einen Amtsarzt oder die Ordnungsbehörde bzw. Polizei verständigen, die den Patienten in das nächste erreichbare psychiatrische Krankenhaus zur weiteren Abklärung und Behandlung bringt (hierzu auch ▶ Kap. 28, 29). Je nach Bundesland bzw. lokalen Besonderheiten wird dies nachts und an Wochenenden auch selbstständig durch Hausärzte praktiziert.

! Die Unterbringung in eine psychiatrische Klinik ist nur die Ultima Ratio, wenn andere Hilfen und Schutzmaßnahmen nicht geeignet sind, die Gefahr abzuwenden.

13.4 Geschäftsunfähigkeit

Bei gesunden volljährigen Personen ist grundsätzlich von der Geschäftsfähigkeit auszugehen. Beurteilungsbedürftig ist nicht die Geschäftsfähigkeit, sondern die -**un**fähigkeit.

Definition

Geschäftsunfähigkeit: Geschäftsunfähig ist, »wer sich in einem die freie Willensbestimmung ausschließenden Zustand krankhafter Störung der Geistestätigkeit befindet, sofern nicht der Zustand seiner Natur nach ein vorübergehender ist« (§ 104 Abs. 2 BGB).

Ob eine Geschäftsunfähigkeit vorliegt, hängt zum einen von der Schwere der psychischen Erkrankung ab und zum anderen von ihrer Dauer, denn nur eine psychische Erkrankung, die von dauerhafter Natur ist, kann zur Geschäftsunfähigkeit führen. Aber auch Willenserklärungen, die im Zustand einer nur vorübergehenden Störung der psychischen Funktionen abgegeben werden (z. B. im Zustand erheblicher Intoxikation, im deliranten Zustand oder im Zustand einer manisch-depressiven Störung), sind den Willenserklärungen eines Geschäftsunfähigen gemäß § 105 BGB gleichgestellt und demnach nichtig.

Von der kompletten Geschäftsunfähigkeit ist die partielle Geschäftsfähigkeit abzugrenzen, bei der sich eine psychische Erkrankung nur auf bestimmte Lebensbereiche auswirkt, z. B. im Rahmen einer wahnhaften Störung, die sich nur auf bestimmte Themen bezieht.

Wie bereits ausgeführt wurde (▶ Abschn. 13.2.2), hat die Anordnung einer Betreuung als solche keinen Einfluss auf die Geschäftsfähigkeit.

In der hausärztlichen Praxis wird die Beurteilung der Geschäftsfähigkeit beispielsweise dann relevant, wenn sich der behandelnde Arzt zu dieser im Rahmen der Erstellung einer Patientenvollmacht oder -verfügung äußern soll (▶ Abschn. 13.2.2). Des Weiteren bedarf es im Rahmen einer medizinischen Behandlung auch des Abschlusses eines entsprechenden Behandlungsvertrags zwischen Patient und Arzt, für den wiederum die Geschäftsfähigkeit des Betroffenen gegeben sein muss.

▫ Tab. 13.5 gibt einen Überblick über psychische und geistige Erkrankungen, bei denen sich die Frage nach der Geschäftsunfähigkeit stellt, da die freie Willensbestimmung nicht gegeben ist.

! Bei der Beurteilung der Geschäftsfähigkeit kommt es nicht auf die Diagnose als solche an, sondern entscheidend sind die psychopathologischen Folgen einer diagnostizierten Erkrankung auf die freie Selbstbestimmung.

Eine Alkoholkrankheit z. B. führt nicht per se zu einer Geschäftsunfähigkeit, sondern von dieser ist nur auszugehen, wenn es durch die Erkrankung zu besonderen hirnorganischen Störungen oder schwersten psychosozialen Folgen gekommen ist.

Beispiel

Fall 13.5. *Bernhard L., 60-jährig, ehemals Feuerwehrmann, erscheint bei seinem Hausarzt. Dieser soll bestätigen, dass Herr L. bei der Unterzeichnung seiner Patientenvollmacht*

▫ **Tab. 13.5.** Symptome, die gegen die freie Willensbestimmung sprechen, sowie korrespondierende psychische Erkrankungen

Symptome	Psychische Erkrankungen
Mittelschwere bis schwere dauerhafte kognitive Einschränkungen und Orientierungsstörungen	– Organische psychische Erkrankungen (demenzielle Erkrankungen, Delir, amnestisches Syndrom)
Bewusstseinsstörungen	– Störungen durch psychotrope Substanzen (delirante Zustände, Intoxikationen)
Psychotisches Erleben mit wahnhaftem Denken, Halluzinationen	– Schizophrene Psychosen – Wahnhafte Störung; paranoide Persönlichkeitsstörung – Affektive Psychosen
Intellektuelle Beeinträchtigungen	– Mittelschwere bis schwere Intelligenzminderung (bei einem IQ <60 ist häufig von Geschäftsunfähigkeit auszugehen)

13

geschäftsfähig ist. Da der Hausarzt keine psychische oder geistige Beeinträchtigung sieht, d. h. Denken, Gedächtnis, Bewusstsein, Orientierung, Realitätsbezug und die Selbstbestimmung unauffällig sind, bestätigt der Hausarzt Herrn L. die Geschäftsfähigkeit. Die Patientenvollmacht hinterlegt Herr L. bei seinem Hausarzt.

13.5 Testierfähigkeit

Die Testierfähigkeit stellt eine Unterform der Geschäftsfähigkeit (▶ Abschn. 13.4) dar: Jeder Geschäftsfähige ist demnach auch testierfähig.

Definition

Testierfähigkeit: Sie bezeichnet die Fähigkeit, eine letztwillige Verfügung wirksam errichten, ändern oder aufheben zu können.

! Grundsätzlich ist immer von der Testierfähigkeit auszugehen. Testierunfähigkeit (§ 2229 Abs. 4 BGB) muss erst bewiesen werden, bloße Zweifel reichen nicht aus.

Auf Kriterien, die gegen die Testierfähigkeit sprechen, verweist ◘ Tab. 13.6.

Förster (1993) hat 4 Kriterien zusammengestellt, die gegen die Testierfähigkeit sprechen:
- Erhebliche Orientierungsstörungen im Hinblick auf grundlegende persönliche Daten und die Lebenssituation eines Verstorbenen
- Personenverkennungen
- Erhebliche Gedächtnisstörungen
- Schwere affektive Veränderungen

Relevant wird die Beurteilung der Testierfähigkeit für den Hausarzt beispielsweise dann, wenn er sich im Rahmen einer Testamentsanfechtung zur Testierfähigkeit seines verstorbenen Patienten zum Zeitpunkt der Testamentserrichtung äußern soll oder auch, wenn er seinem Patienten bei der Testamentserrichtung Testierfähigkeit bescheinigen soll.

Zur Beurteilung der Testierfähigkeit kann es hilfreich sein, beim Erblasser konkret Folgendes zu kontrollieren:
- Ist der Erblasser örtlich, zeitlich, situativ und zur Person orientiert? Das heißt, kann er das Datum richtig benennen, weiß er, wo er sich befindet und warum, und kann er persönliche Daten wie Geburtstag, seinen Namen und seine Adresse richtig angeben?
- Erkennt der Erblasser ihm nahestehende Personen und kann sie korrekt benennen?
- Findet der Erblasser noch alleine seinen Weg zur Wohnung?
- Kann sich der Erblasser Dinge wie einen Namen oder eine Telefonnummer merken?
- Ist der Erblasser in der Lage, Begriffe richtig zu erläutern?
- Versteht der Erblasser das Gesagte, und kann er der Kommunikation folgen?
- Ist er fähig, die Größenordnung seines Erbes richtig anzugeben?

◘ Tab. 13.6. Kriterien, die gegen Testierfähigkeit sprechen, sowie korrespondierende psychische Symptome bzw. Erkrankungen

Kriterien	Psychische Symptome oder Erkrankungen
Der Erblasser versteht die im Testament enthaltenen Verfügungen nicht	– Organische psychische Erkrankungen (demenzielle Erkrankungen, Delir, amnestisches Syndrom) – Intellektuelle Minderbegabung – Bewusststeinsstörungen z. B. infolge von deliranten Zuständen und Intoxikationen
Der Erblasser kann die Tragweite und Folgen seiner Verfügungen nicht erfassen	– Organische psychische Erkrankungen (demenzielle Erkrankungen, Delir, amnestisches Syndrom) – Intellektuelle Minderbegabung – Bewusststeinsstörungen z. B. infolge von deliranten Zuständen und Intoxikationen
Der Erblasser kann seine Verfügungen nicht selbstbestimmt und damit unbeeinflusst von seiner Erkrankung und von Dritten treffen	– Schizophrene Psychosen: wenn ein akut psychotischer Zustand oder ein ausgeprägter Residualzustand vorliegt – Wahnhafte Störung; paranoide Persönlichkeitsstörung – Affektive Psychosen: bei einem voll ausgebildeten manischen Zustand oder bei schweren depressiven Episoden

- Hält der Erblasser die übliche soziale Distanz zu ihm nicht nahestehenden Personen ein, oder zeigt er im Gegenteil eher überschießende Dankbarkeit für unbedeutende Gefälligkeiten und legt eine ausgeprägte Vertrauensseligkeit an den Tag (was an der Selbstbestimmtheit seines Willens und Handelns Zweifel erwecken kann)?
- Auch bezogen auf das Testament selbst kann geprüft werden, ob der Text logisch nachvollziehbar ist oder sich Wort- bzw. Buchstabenauslassungen, Perseverationen oder grobe Fehler in Wortwahl und Grammatik entdecken lassen (Förster 2004).

! Bei der nachträglichen Feststellung der Testierfähigkeit eines bereits Verstorbenen stellt sich die Frage, inwieweit der damals behandelnde Arzt der ärztlichen Schweigepflicht unterliegt. Die Schweigepflicht des behandelnden Arztes erlöscht grundsätzlich nicht nach dem Tod des Patienten, sodass die Erteilung von Auskünften oder die Herausgabe von Patientenakten nach dessen Tod gegen die ärztliche Schweigepflicht verstößt, es sei denn, der Arzt kommt zu dem Ergebnis, die Offenbarung des Patientengeheimnisses entspricht dem mutmaßlichen Willen des Verstorbenen. Im Rahmen der Beurteilung der Testierfähigkeit eines Verstorbenen ist anzunehmen, dass der Erblasser ein Interesse an der Gültigkeit seiner letztwilligen Verfügung hätte, sodass zur Beurteilung der Testierfähigkeit diesbezüglich die ärztliche Schweigepflicht des Arztes entfallen kann.

13

Beispiel

Fall 13.6. *Christine P., ehemals Hausfrau, bereits früh verwitwet, ein Sohn, litt jahrelang unter einer bipolaren Störung (ICD-10: F31). Als sie im Alter von 78 Jahren stirbt, wird von ihrem Sohn das 1 Jahr vor ihrem Tod errichtete Testament angezweifelt, denn in diesem begünstigt Frau P. ihre Nachbarin, die sie, als Frau P. stark pflegebedürftig wurde, täglich pflegte. Zur Feststellung der Testierfähigkeit holt das Gericht u. a. auch die Beurteilung des die Patientin jahrelang begleitenden Hausarztes ein, der anhand seiner Aufzeichnungen bestätigten kann, dass bei Frau P. zum Zeitpunkt der Testamentserrichtung keine manische oder depressive Psychose vorlag und damit seiner Kenntnis nach von der Testierfähigkeit auszugehen ist.*

13.6 Erwerbsfähigkeit

Die Feststellung der Erwerbsfähigkeit bzw. -minderung stellt die Grundlage von Rentenleistungen dar.

Definition

Erwerbsfähigkeit: Erwerbsfähig ist, wer unter den üblichen Bedingungen des Arbeitsmarkts imstande ist, mindestens 3 h täglich erwerbstätig zu sein.

Im Gegensatz zu dem Begriff der Arbeitsfähigkeit, der sich v. a. auf die Fähigkeit bezieht, den Anforderungen eines konkreten Arbeitsplatzes zu genügen, bezieht sich der Begriff der Erwerbsfähigkeit auf den gesamten Arbeitsmarkt.

Die gesetzliche Rentenversicherung erbringt verschiedene Leistungen zur Teilhabe sowie Rentenleistungen wegen Alters, Todes und wegen verminderter Erwerbsfähigkeit.

Der Hausarzt ist einer der ersten Beteiligten, der den Handlungsbedarf in Bezug auf Leistungen zur Teilhabe erkennen kann. Er ist in der Regel auch der erste Ansprechpartner des Versicherten, wenn es um Fragen der Erwerbsminderung geht. Auch Rentenversicherungsträger greifen gerne zur Beurteilung der Erwerbsminderung des Versicherten auf vorhandene hausärztliche Befundberichte zurück.

! Neben der Einleitung und Durchführung präventiver und rehabilitativer Maßnahmen im Rahmen der Leistungen zur Teilhabe gehört zum Aufgabenbereich jedes niedergelassenen Arztes auch der Hinweis auf weitere Beratungsmöglichkeiten wie der Gemeinsamen Servicestellen für Rehabilitation, die von den Rehabilitationsträgern für alle Landkreise und kreisfreien Städte eingerichtet wurden.

Leistungen zur Teilhabe

Leistungen zur Teilhabe (Leistungen zur medizinischen Rehabilitation, Leistungen zur Teilhabe am Arbeitsleben; ► Kap. 11) suchen Beeinträchtigungen der Erwerbsfähigkeit und ein vorzeitiges Ausscheiden des Versicherten aus dem Erwerbsleben zu verhindern oder den Versicherten dauerhaft in das Erwerbsleben wieder einzugliedern.

Allgemein wird im Rentenversicherungsrecht der Grundsatz »**Rehabilitation vor Rente**« verfolgt. Es geht primär darum, die Erwerbsfähigkeit des Versicherten zu erhalten bzw. wiederherzustellen. Eine Rente wird daher erst dann gezahlt, wenn alle vernünftigen Möglichkeiten entsprechender Rehabilitationsmaßnahmen geprüft wurden.

Rentenleistungen

Renten wegen Erwerbsminderung setzen voraus, dass der Versicherte teilweise oder voll erwerbsgemindert ist.

> **Definition**
>
> **Teilweise Erwerbsminderung:** Teilweise erwerbsgemindert ist eine Person, die wegen Krankheit oder Behinderung auf nicht absehbare Zeit außerstande ist, unter den üblichen Bedingungen des allgemeinen Arbeitsmarkts mindestens 6 h täglich erwerbsfähig zu sein.
>
> **Volle Erwerbsminderung:** Voll erwerbsgemindert ist eine Person, die wegen Krankheit oder Behinderung auf nicht absehbare Zeit außerstande ist, unter den üblichen Bedingungen des allgemeinen Arbeitsmarkts mindestens 3 h täglich erwerbstätig zu sein.

Zur Beurteilung der Erwerbsminderung und der Rentenleistungen genügt nicht allein die Feststellung der Diagnose und der durch die Erkrankung hervorgerufenen oder drohenden Beeinträchtigung der Erwerbsfähigkeit, sondern es fließen auch Kontextfaktoren wie beispielsweise die Aufnahmefähigkeit des Arbeitsmarkts für Teilzeitangebote mit ein (◘ Abb. 13.2) (primärer Faktor ist aber das arbeitsbezogene quantitative Leistungsvermögen).

Der Anteil psychischer Erkrankungen an den Erwerbsminderungsfällen ist in den letzten Jahren deutlich gestiegen. Psychische Erkrankungen stellen bei den Männern nach Erkrankungen von Skelett, Muskulatur und Bindegewebe die zweithäufigste Diagnosegruppe dar und bei den Frauen die häufigste.

Für die im Rahmen der Rentenversicherung erforderliche Begutachtung sind besonders folgende psychische Erkrankungen relevant (nach Schneider et al. 2006):

- Depressive Störungen (► Kap. 14)
- Dissoziative Störungen (Konversionsstörungen) (► Kap. 23)
- Somatoforme Störungen, Schmerzstörungen (► Kap. 16)
- Zwangsstörungen (► Kap. 15)
- Persönlichkeitsstörungen (► Kap.23)
- Sogenannte Neurasthenie

Unter **Neurasthenie** (ICD-10: F48.0) als einer Art Restkategorie fasst man das Erscheinungsbild von folgenden Kriterien:

- Anhaltende Klagen über gesteigerte Ermüdbarkeit nach geistiger oder körperlicher Betätigung
- Erschöpfung auch nach geringsten Anstrengungen
- Verminderte Energie
- Begleitende unspezifische Symptome wie Schwindel, Kopfschmerzen, Schlafstörungen und erhöhte Reizbarkeit

Neurasthenie tritt gelegentlich im Anschluss an eine Infektion oder eine andere körperliche Erkrankung auf.

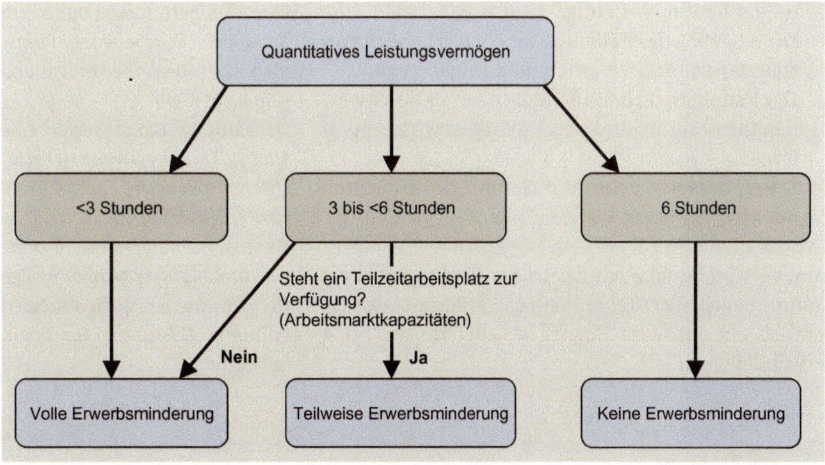

◘ **Abb. 13.2.** Stark schematisierter Entscheidungsbaum zur Beurteilung der Erwerbsminderung bei Berücksichtigung des quantitativen Leistungsvermögens und der Arbeitsmarktkapazitäten

Bei der Feststellung einer somatischen Störung ist immer auch auf eine evtl. vorliegende Komorbidität mit psychischen Erkrankungen zu achten. Zuweilen entwickeln Patienten als Reaktion auf die somatische Erkrankung eine depressive Störung oder Anpassungsstörung. Zu achten ist weiterhin auf die Gefahr der Simulation und Aggravation des Patienten.

Definition

Simulation: Simulation meint das bewusste Vortäuschen nicht vorhandener somatischer oder psychischer Krankheitssymptome bzw. ihre absichtliche Herbeiführung.

Aggravation: Aggravation bezeichnet das bewusst übertriebene Betonen subjektiv vorhandener Krankheitssymptome.

Auf Simulation oder Aggravation können folgende Gegebenheiten hinweisen (nach Winckler u. Förster 1996):

- Es besteht eine auffällige Diskrepanz zwischen den Beschwerdeschilderungen des Patienten und seinem Verhalten in der Untersuchungssituation; auch die Alltagsbewältigung des Betroffenen scheint trotz der Angabe massiver Beschwerden intakt.
- Das Ausmaß der vorgetragenen Beschwerden weicht von dem entsprechenden Grad der Inanspruchnahme therapeutischer Hilfe erheblich ab.
- Der Patient kann die von ihm als sehr intensiv wahrgenommenen Symptome einzeln nur sehr vage schildern.
- Der Patient kann keine präzisen Angaben zum Krankheitsverlauf geben, seine Antworten sind unklar bzw. mehrdeutig.
- Die Angaben des Patienten weichen erheblich von fremdanamnestisch erhobenen Angaben ab.
- Der Patient wirkt beim Schildern seiner Beschwerden theatralisch, und sein Vortragen wirkt appellativ.
- Der Patient löst beim Arzt Gefühle des Unechten oder Falschen aus.

An dieser Stelle sei auch der in der Rechtspraxis erwähnte Begriff der Rentenneurose erläutert, der eigentlich ein obsoleter Begriff ist, aber immer noch verwendet wird.

Definition

Rentenneurose: Gemäß ICD-10 (F68.0: Entwicklung körperlicher Symptome aus psychischen Gründen) handelt es sich bei der Rentenneurose um das Vorkommen körperlicher Symptome mit gesicherter somatischer Ursache, die aber aufgrund des psychischen Zustands des Betroffenen länger anhalten oder übertrieben dargestellt (aggraviert) werden.

Meist handelt es sich bei der Rentenneurose um den Wunsch nach einer Entschädigung (Rente) im Sinne der unbewussten Aufrechterhaltung der Symptomatik durch Erwartung einer Rente (im Sinne einer operanten Konditionierung). Da zu befürchten ist, dass eine Rente hier die Versorgungstendenz forcieren würde, sind Mittel der Wahl Leistungen zur Teilhabe. Als Leistungen zur medizinischen Rehabilitation kommen beispielsweise Psychotherapie, Arbeitstherapie einschließlich der Aktivierung von Selbsthilfepotenzialen und die Unterstützung bei der Verarbeitung der Erkrankung, Beratung, Training und Motivation im sozialen Umfeld sowie Belastungserprobung infrage.

Beispiel

Fall 13.7. *Der 37-jährige Jürgen K., Kfz-Mechaniker, verheiratet, 2 Kinder, vertraut sich seinem Hausarzt an und berichtet weinerlich und gehemmt wirkend, dass er seit mehreren Jahren unter dem Zwang leide, alles mehrmals kontrollieren zu müssen, z. B. ob Türen auch wirklich geschlossen seien, und schildert, er mache vor dem Zu-Bett-Gehen immer noch Rundgänge, um zu prüfen, ob auch wirklich alles ausgeschaltet sei. Es scheint Herrn K. sichtlich schwerzufallen, darüber zu reden. Über die Jahre habe sich die Symptomatik verschlimmert, sodass nun auch seine Arbeit erheblich darunter leide. Er arbeite sehr langsam, weil er jeden Handgriff mehrmals überprüfen müsse, und schaffe so sein Arbeitspensum nicht mehr.*

Der Hausarzt diagnostiziert eine Zwangserkrankung (ICD-10: F42.1) und verweist Herrn K. an eine psychiatrisch-psychotherapeutische Fachklinik. Nach diesem Aufenthalt ist Herr K. zeitweise in der Lage, seine Zwänge zu unterdrücken. Die psychotherapeutische und medikamentöse Therapie wird ambulant weitergeführt. Behandelnde Ärzte empfehlen Herrn K. eine halbtägige Arbeitsstätigkeit. Herr K. beantragt daraufhin Leistungen zur Teilhabe bei teilweiser Erwerbsminderung.

Exkurs

Die Minderung der Erwerbsfähigkeit (MdE) bildet auch die Grundlage für Leistungen der gesetzlichen Unfallversicherung und das soziale Entschädigungsrecht.

Unter die Versicherungsfälle in der gesetzlichen Unfallversicherung fallen Arbeitsunfälle und Berufskrankheiten. Während unter die Berufskrankheiten gemäß der Berufskrankheiten-Verordnung keine psychischen Erkrankungen fallen, muss sich eine Unfalleinwirkung nicht nur körperlich ausdrücken, sondern es können auch psychische Einwirkungen (z. B. betrieblicher Stress durch Mobbing) einen Unfall darstellen.

Um eine Einschätzung der MdE vorzunehmen, stehen die vom Bundesministerium für Gesundheit und Soziale Sicherung (BMGS) herausgegebenen Anhaltspunkte in Form von MdE-Tabellen zur Verfügung (http://anhaltspunkte.vsbinfo.de/main/tabelle.htm).

Die Minderung der Erwerbsfähigkeit wird in Prozentsätzen ausgedrückt, die grundsätzlich durch 10 teilbar sein sollten und in »Vomhundertsätzen« angegeben werden. Die MdE richtet sich – unabhängig vom ausgeübten Beruf – nach dem Ausmaß der verminderten Arbeitsmöglichkeiten auf dem gesamten Gebiet des Erwerbslebens, das sich aus den körperlichen und psychischen Beeinträchtigungen des Leistungsvermögens ergibt.

Für detailliertere Informationen siehe Schneider et al. 2006.

13.7 Fahreignung

Psychische Erkrankungen und die Therapie mit Psychopharmaka können zeitweilig die Fahrtüchtigkeit oder die Fahreignung erheblich beeinträchtigen bzw. aufheben.

Definition

Fahreignung: Sie bezeichnet die generelle, nicht auf eine bestimmte Situation bezogene Fähigkeit einer Person zum Führen eines Fahrzeugs. Fahreignung setzt voraus, dass die Person die notwendigen geistigen Anforderungen erfüllt und nicht erheblich oder wiederholt gegen verkehrsrechtliche Vorschriften oder gegen Strafgesetze verstoßen hat (§ 2 Abs. 4 StVG).

Fahrtüchtigkeit: Diese meint dagegen die Fähigkeit einer Person zum Führen eines Fahrzeugs zu einem konkreten Zeitpunkt. Begutachtungen der Fahrtüchtigkeit finden in der Regel bei Straßenverkehrsdelikten statt.

Psychische Erkrankungen

Außer den körperlichen Voraussetzungen zum Führen eines Kraftfahrzeugs (wie beispielsweise die Sehfähigkeit) sind besondere geistige Anforderungen an einen Kraftfahrer zu stellen wie:

- Belastbarkeit
- Reaktionsfähigkeit
- Orientierungsleistungen
- Konzentrationsfähigkeit
- Aufmerksamkeit

Das Erfüllen dieser Anforderungen und damit der Fahreignung kann durch psychische oder geistige Erkrankungen erheblich beeinträchtigt sein:

Missbräuchlicher Konsum psychotroper Substanzen. Am häufigsten resultiert die beeinträchtigte Fahreignung aus dem missbräuchlichen Konsum psychotroper Substanzen (v. a. von Alkohol). Nach den Unfallstatistiken steht Alkohol als unfallverursachende Substanz an erster Stelle.

! Bei Anzeichen für einen schädlichen Gebrauch ist ein medizinisch-psychologisches Gutachten einer amtlich anerkannten Begutachtungsstelle für Kraftfahreignung erforderlich.
Bei Anzeichen für eine Alkoholabhängigkeit ist ein ärztliches Gutachten zur Kraftfahreignung notwendig. Dieses Gutachten sollte praktischerweise von einem Facharzt für Psychiatrie und Psychotherapie erstellt werden, da die Erkrankung zu dessen Fachgebiet gehört.

In der Regel ist die Fahreignung sowohl bei missbräuchlichem Konsum von Alkohol als auch beim Vorliegen einer Abhängigkeit nicht gegeben.

Auch die regelmäßige Einnahme von Cannabis schließt eine Fahreignung gewöhnlich aus. Bei gelegentlichem Konsum von Cannabis kann die Fahreignung gegeben sein. Dies setzt aber eine Trennung von Konsum und Teilnahme am Straßenverkehr, keinen Beikonsum von Alkohol oder anderen psychotropen

Substanzen, keine Störung der Persönlichkeit und keinen Kontrollverlust voraus.

Demenzielle Erkrankungen. Ebenso spielen demenzielle Prozesse bei der immer größer werdenden Zahl aktiver Kraftfahrer unter älteren Menschen eine nicht unerhebliche Rolle. Aufgrund dessen und des allgemein häufigeren Vorkommens von Erkrankungen im hohen Lebensalter und der damit einhergehenden vermehrten Einnahme von Medikamenten sowie physiologischen Alterungsprozessen verdient die Gruppe der älteren Patienten besondere Aufmerksamkeit (► Kap. 26). Zu den physiologischen Alterungsprozessen zählt beispielsweise die Abnahme des Sehvermögens sowie der Wahrnehmungs-, Konzentrations- und Reaktionsfähigkeit.

> **!** **Wer unter einer schweren Demenz leidet, ist nicht in der Lage, den Anforderungen zum Führen eines Kraftfahrzeugs gerecht zu werden, und daher nicht geeignet zum Führen eines Fahrzeugs.**

In einigen europäischen Ländern sind Fahrzeugführer deshalb ab einem bestimmten Alter verpflichtet, regelmäßig beim Hausarzt ihre Fahreignung überprüfen zu lassen. Dies gilt (noch) nicht für Deutschland. Zur Diagnostik von Demenzen: ► Kap. 19; zur objektiven Erfassung der psychophysischen Leistungsfähigkeit: ► Kap. 4.

13

Akute organische Psychosen. Auch wer an akuten organischen Psychosen (Delir, Dämmerzustand, Amnesien) leidet, ist zum Führen eines Fahrzeugs nicht geeignet.

Affektive Psychosen. Bei schweren depressiven Störungen mit wahnhaften oder stuporösen Symptomen oder auch akuter Suizidalität ist ebenfalls die Fahreignung zu verneinen. Das Gleiche gilt für manische Phasen.

Schizophrene Psychosen. In Stadien akuter schizophrener Psychosen mit Wahn, Halluzinationen und kognitiven Störungen, die das Realitätsurteil deutlich beeinträchtigen, ist die Fahreignung nicht gegeben.

Persönlichkeitsstörungen. Auch können Persönlichkeitsstörungen oder -akzentuierungen die Kraftfahreignung ausschließen. Zu denken ist hier hauptsächlich an Personen mit hohem Aggressionspotenzial und an Personen mit einer dissozialen oder emotional instabilen Persönlichkeitsstörung (► Kap. 23).

Intellektuelle Leistungseinschränkungen. Schwere Intelligenzminderungen können die Fahreignung ebenfalls ausschließen. Bei einem Intelligenzquotienten von unter 70 ist die Fahreignung anzuzweifeln. Dies gilt auch, wenn in entsprechenden psychologischen Leistungstests ein Prozentrang unter 16 erreicht wird, also 84% der Normstichprobe ein besseres Ergebnis im Test erzielen (► Kap. 4).

Die wichtigsten verkehrsmedizinisch relevanten Gesundheitsstörungen sind tabellarisch in der Anlage 4 der Fahrerlaubnis-Verordnung aufgelistet (► http://www.verkehrsportal.de/fev/fev.php). Zu beachten ist, dass die Anforderungen, die an den Kraftfahrer gestellt werden, sich nach der jeweiligen Fahrerlaubnisklasse richten.

Arzneimittel

Nicht nur psychische Erkrankungen, sondern auch Arzneimittel spielen bei der Fahreignungsbegutachtung eine Rolle. Arzneimittel können zwar zum einen eine krankheitsbedingte Beeinträchtigung der Fahreignung bessern, aber sie können diese auch aufgrund zentraler Wirksamkeit durch eine Verminderung der Leistungsfähigkeit herabsetzen.

Nach den Begutachtungs-Leitlinien zur Kraftfahreignung schließen Medikamente, die erhebliche unerwünschte Wirkungen verursachen, wie Reaktionsverlangsamungen und Konzentrationsstörungen, die Fahreignung aus.

▫ Tab. 13.7 gibt einen kurzen Überblick über die wichtigsten zentral wirksamen Medikamentengruppen aus dem psychiatrischen Behandlungsspektrum und deren verkehrsrelevanten unerwünschten Wirkungen, die v. a. zu Beginn einer Behandlung verstärkt auftreten.

Rechtsfolgen für behandelnde Ärzte

> **!** **Ärzte haften, wenn sie bei erkennbarer Einschränkung oder Aufhebung der Fahreignung den Patienten hierüber nicht aufklären oder ihn nach einer die Fahreignung einschränkenden ärztlichen Behandlung nicht ausreichend überwachen.**

Aus dem Behandlungsvertrag mit dem Patienten erwachsen dem behandelnden Hausarzt gewisse Pflichten (nach Peitz u. Hoffmann-Born 2005):

- Der behandelnde Arzt muss seine Patienten über eventuelle Beeinträchtigungen der Fahreignung, die sich beispielsweise aus einer psychischen Erkrankung oder einer Therapie mit Psychopharmaka (► Kap. 7) ergeben, aufklären und sollte dies auch dokumentieren.

Tab. 13.7. Zentral wirksame Medikamentengruppen und ihre verkehrsrelevanten unerwünschten Wirkungen

Arzneimittel	Unerwünschte verkehrsrelevante Wirkungen
Antipsychotika	Sedierung, Dyskinesien, Hypotonie, vegetative Symptome, Sehstörungen
Antidepressiva (v. a. tri- bzw. tetrazyklische)	Sedierung, Verwirrtheit, Schwindel
Psychostimulanzien	Schwindel, Psychosen, epileptische Anfälle
Hypnotika und Sedativa	Sedierung, verminderte Reaktionsgeschwindigkeit, Hypotonie, verminderte Vigilanz, Müdigkeit, Schwindel
Antiparkinsonmittel	Müdigkeit, Schwindel, Verwirrtheit, Halluzinationen, kognitive Störungen
Antikonvulsiva	Müdigkeit, Schwindel, Koordinationsstörungen, Sehstörungen

- Verordnet der Arzt zentral wirksame Medikamente, muss er natürlich deren Wirkungen, Nebenwirkungen sowie Wechselwirkungen kennen und den Patienten darüber aufklären; der bloße Hinweis auf den Beipackzettel eines Medikaments reicht nicht aus.
- Wenn der Patient die Aufklärung nicht versteht, müssen dem Patienten nahestehende Personen aufgeklärt werden, und wenn die Voraussetzungen erfüllt sind und noch keine gesetzliche Betreuung besteht, sollte beim Vormundschaftsgericht die Einrichtung einer Betreuung angeregt werden (► Abschn. 13.2.2).
- Der Arzt ist verpflichtet, den Patienten ausreichend zu überwachen, wenn dieser aufgrund einer ärztlichen Behandlung in seiner Fahreignung eingeschränkt ist.
- Wenn aufgrund der beeinträchtigten Fahreignung sofortige Gefahr droht, muss der Arzt Verbote aussprechen und dem Patienten ggf. den Zündschlüssel wegnehmen oder den Weg versperren, um den Patienten an der Teilnahme am Straßenverkehr zu hindern.

! In Deutschland ist der behandelnde Arzt nicht verpflichtet, die beeinträchtigte Fahreignung den Behörden zu melden. Nimmt der Patient trotz mehrfacher Aufklärung und Ermahnungen bei beeinträchtigter Fahreignung immer noch am Straßenverkehr teil und sind dadurch konkrete Gefahren für den Patienten und die Allgemeinheit zu befürchten, ist der Arzt entgegen seiner Schweigepflicht und ohne persönliche Konsequenzen befürchten zu müssen, berechtigt (nicht verpflichtet), die zuständige Straßenverkehrsbehörde zu informieren.

Das Melderecht ergibt sich aus dem »Güterabwägungsprinzip« (Schweigepflicht versus Verkehrssicherheit), d. h., der Arzt muss nach Maßgabe des »rechtfertigenden Notstands« (§ 34 StGB) abwägen, ob die zu befürchtende Gefährdung der Verkehrssicherheit die Durchbrechung der ärztlichen Schweigepflicht erlaubt. So könnte sich der Arzt entgegen dem Willen seines Patienten an die Straßenverkehrsbehörde wenden, weil sein Patient weiterhin am Straßenverkehr teilnimmt, obwohl er wegen einer bestehenden Epilepsie sich und andere gefährdet und der Arzt ihn bereits mehrmals darüber aufgeklärt und ermahnt hat.

Zur endgültigen Beurteilung der Fahreignung ist der Patient an einen Vertrags- oder Amtsarzt mit verkehrsmedizinischer Qualifikation (z. B. ein Arzt des Gesundheitsamts oder ein anderer Arzt der öffentlichen Verwaltung, ein Arzt mit der Gebietsbezeichnung »Arbeitsmedizin« oder der Zusatzbezeichnung »Betriebsmedizin« oder ein Arzt mit der Gebietsbezeichnung »Facharzt für Rechtsmedizin« oder sonstige Fachärzte mit erworbener verkehrsmedizinischer Qualifikation), an einen Arzt für Psychiatrie und Psychotherapie oder eine spezielle verkehrsmedizinische Begutachtungsstelle zu verweisen.

Beispiel

Fall 13.8. *Vor 3 Jahren diagnostizierte man bei Frau Gertrud F., einer 75-jährigen Rentnerin, eine leichte Demenz vom Alzheimer-Typ (ICD-10: F00.1) mit geringen Einschränkungen der Leistungsfähigkeit wie einem eingeschränkten Erinnerungsvermögen für kurz Zurückliegendes, Wortfindungsstörungen, gestörter Orientierungsfähigkeit in unbekannter Umgebung sowie einer leichten depressiven Verstimmung. Seitdem beobachtet und dokumentiert der betreuende Hausarzt eine zunehmende Störung auch des Langzeitgedächtnisses, Orientierungslosigkeit auch in vertrauter Umgebung sowie aggressives und unruhiges Verhalten. Da Frau F. auf Nachfragen ihres Hausarztes berichtet, noch gelegentlich mit ihrem Fahrzeug am Straßenverkehr teilzunehmen und ihr Hausarzt dadurch eine mögliche Gefährdung für die Patientin und andere Straßenverkehrsteilnehmer sieht, macht er Frau F. über die Gefahren durch die Teilnahme am Straßenverkehr aufmerksam und verweist*

Frau F. zur endgültigen Beurteilung der Fahreignung an einen Facharzt mit verkehrsmedizinischer Qualifikation, der die Fahreignung verneint. Frau F. gibt daraufhin ihren Führerschein ab.

13.8 Haftfähigkeit und Gewahrsamstauglichkeit

Gelegentlich kommt es vor, dass Hausärzte auf Veranlassung der Polizei, des Gerichts oder der Staatsanwaltschaft eine Überprüfung der Gewahrsamstauglichkeit oder Haftfähigkeit vornehmen sollen.

13.8.1 Haftfähigkeit

Definition

Haftfähigkeit: Darunter versteht man die Fähigkeit eines Beschuldigten oder Verurteilten, in einer Einrichtung des Strafvollzugs leben zu können, Freiheitsentzug ohne Gefahr für Gesundheit oder Leben zu ertragen und den Sinn und Zweck einer Freiheitsstrafe zu erkennen.

Die Umstände, unter denen es gemäß § 455 StPO zur Haftunfähigkeit kommen kann, bestehen darin, dass

- der Verurteilte in »Geisteskrankheit« verfällt,
- durch die Strafvollstreckung eine nahe Lebensgefahr zu befürchten ist,
- eine Krankheit im Strafvollzug bzw. im Vollzugskrankenhaus nicht behandelt werden kann.

Der juristische Begriff »Geisteskrankheit« bezieht sich auf den Schweregrad einer psychischen Erkrankung. Die psychische Erkrankung muss so schwer sein, dass der Verurteilte für eine Behandlung im Strafvollzug nicht zugänglich ist. Hierunter fallen akute Psychosen aus dem schizophrenen Formenkreis, schwere Depressionen, organische Verwirrtheitszustände und andere schwerwiegende psychotische Zustände.

Leichtere psychotische Zustände, Residualzustände und Haftreaktionen können auch innerhalb des Strafvollzugs behandelt werden, sofern ein Psychiater zugegen ist.

Bei der Besorgnis naher Lebensgefahr ist ein hoher Grad an Wahrscheinlichkeit erforderlich. Die Androhung eines Suizids löst Sicherungsmaßnahmen aus, führt jedoch in aller Regel nicht zum Strafaufschub oder zur Strafaussetzung.

Für die Beurteilung der Haftfähigkeit vor der Inhaftierung (im Rahmen der U-Haft) ist im Allgemeinen der Arzt des Gesundheitsamts zuständig. Der niedergelassene Arzt ist in der Regel dann zuständig, wenn er vom Gericht zum Sachverständigen im Rahmen der Strafprozessordnung ernannt wird. Er hat dann ein ausführliches ärztliches Gutachten zu erstellen, aus dem die Erkrankung, die voraussichtliche Dauer und der voraussichtliche Verlauf hervorgehen. Eine Überprüfung der Haftfähigkeit nach Inhaftierung (im Strafvollzug) nimmt meist der Anstaltsarzt vor.

Die Entscheidung über einen Aufschub oder eine Unterbrechung der Strafhaft trifft nicht der Arzt, sondern die Vollzugs- oder Vollstreckungsbehörde.

13.8.2 Gewahrsamstauglichkeit

Wird die Definition der Haftfähigkeit breit gefasst, schließt sie auch die Gewahrsamstauglichkeit vorläufig auf der Basis der Polizei- und Ordnungsgesetze der Bundesländer festgenommener Personen mit ein.

Definition

Gewahrsamstauglichkeit: Diese bezeichnet einen physischen und psychischen Zustand, der eine relativ kurz bemessene Gewahrsamnahme der Polizei gestattet.

In erster Linie ist zur Überprüfung der Gewahrsamstauglichkeit der Polizeiarzt zuständig. In der Praxis schließen niedergelassene Ärzte mit Polizeidirektionen gelegentlich eine Vereinbarung über die Vornahme der Überprüfung der Gewahrsamstauglichkeit.

Die Aufgabe des Arztes bei der Begutachtung der Gewahrsamstauglichkeit ist die Beurteilung des allgemeinen Gesundheitszustands (Herz, Lunge, Kreislauf) und des Verhaltens (Erregungszustand) des Betroffenen und die Prüfung, ob der Verwahrte eventuelle Betäubungsmittel eingenommen hat sowie das Festhalten des Ergebnisses, z. B. »Der Patient ist gewahrsamsfähig«. Im Gegensatz zur Überprüfung der Haftfähigkeit ist hier kein ausführliches ärztliches Gutachten erforderlich.

! Bei Intoxikationen aufgrund von Alkohol, Drogen oder Medikamenten kann die Haftfähigkeit nur gegeben sein, wenn eine kontinuierliche Überwachung des Verwahrten durch geschultes Personal gewährleistet ist.

13

Bei alkoholisierten Betroffenen sollten neben einer riskanten Intoxikation ein Schädel-Hirn-Trauma oder eine andere neurologische Störung wie beispielsweise ein ischämischer Insult ausgeschlossen werden. Die häufigsten Todesursachen in Polizeigewahrsam gehen zurück auf Mischintoxikationen (zur Gewinnung von Asservaten bei Intoxikationen ► Abschn. 13.9), übersehene Schädel-Hirn-Traumen oder kardiale Erkrankungen.

Beispiel

Fall 13.9. *Der 48-jährige Schlosser Manfred S. wird stark betrunken von der Polizei vorläufig in Gewahrsam genommen. Herr S. klagt über heftige Kopfschmerzen. An einen Sturz kann er sich nicht erinnern. Der herbeigerufene niedergelassene Arzt soll zur Gewahrsamstauglichkeit Stellung nehmen, d. h., ob der dem äußeren Anschein nach betrunkene Manfred S. nicht oder nicht nur betrunken, sondern (auch) krank und behandlungsbedürftig ist. Als der Arzt eintrifft, ist Herr S. bewusststeinsgestört. Der Arzt verneint die Gewahrsamstauglichkeit und lässt Herrn S. mit Verdacht auf eine Subarachnoidalblutung sofort in eine Klinik einweisen, in der sich der Verdacht bestätigt.*

13.9 Asservate

Zur Begutachtung psychischer Erkrankungen gehört in aller Regel auch eine körperliche Untersuchung. Im Rahmen dieser körperlichen Untersuchung ist mitunter die Gewinnung von Asservaten auf freiwilliger Basis erforderlich, z. B. wenn es um die Frage einer Intoxikation bei der Beurteilung der Gewahrsamstauglichkeit geht.

Generell gilt:

- Asservate möglichst frühzeitig (aufgrund des Abbaus) und möglichst reichlich gewinnen!
- Je unklarer die Symptomatik, desto unterschiedlicher sollten die Asservate sein.
- Wenn vorhanden, auch Gläser, Flaschen, Essensreste u. Ä., mittels derer die Substanz aufgenommen worden sein könnte, asservieren!
- Asservate gut beschriften (Name, Material, Entnahmezeit) und luftdicht verpacken!

Übliche Asservate und ihre ungefähr abzunehmende Menge:

- Blut >5 ml (Screening)
- Urin ca. 100 ml (Screening)
- Ggf. Erbrochenes ca. 50–100 g (bei Verdacht auf orale Aufnahme)
- Ggf. Haare: bleistiftstarke Strähne vom Hinterkopf, ab Kopfhaut; kopfhautnahes und kopfhautfernes Ende der Strähne kenntlich machen (retrospektive Betrachtung z. B. auf Drogenkonsum; vgl. ► Kap. 5, Haarfollikelanalyse)
- Ggf. Stuhl ca. 5 ml (z. B. bei Verdacht auf rektale Applikation)
- Evtl. Finger-, Zehennägel (retrospektive Betrachtung z. B. auf Drogenkonsum)

! Blut- und Urinproben sollten so schnell wie möglich dem Labor zugeführt und gekühlt gelagert werden! Benötigt der Patient eine Antidot-Therapie, so sollte die Asservierung von Blut und Urin vor der Gabe des Antidots erfolgen!

! Zum Nachweis der Substanzen muss immer auch deren zeitliche Nachweisgrenze beachtet werden (► Kap. 5). Barbiturate sind beispielsweise je nach Halbwertszeit und Konzentration der betreffenden Substanz bis mehrere Tage in Blut und Urin nachweisbar, Benzodiazepine wenige Stunden bis zu einer Woche im Blut und 2 Tage bis Wochen im Urin.

13.10 Schwangerschaftsabbruch

Bei der hausärztlichen Betreuung schwangerer Frauen wird der Hausarzt zuweilen mit dem Wunsch der Schwangeren nach einem Abbruch der Schwangerschaft konfrontiert. Um der Schwangeren beratend zur Seite stehen zu können, sind Kenntnisse über die Rechtslage zum Schwangerschaftsabbruch unerlässlich.

Die momentane Gesetzeslage zum Schwangerschaftsabbruch sieht folgende Indikationen für einen Abbruch vor:

- **Kriminologische Indikation:** Der Abbruch einer Schwangerschaft, die aus einer Vergewaltigung resultiert, ist bis zur 12. Schwangerschaftswoche post conceptionem rechtmäßig.
- **Medizinisch-soziale Indikation:** Der Schwangerschaftsabbruch ist ohne zeitliche Befristung erlaubt, wenn
  - durch die Schwangerschaft oder die nach der Geburt folgenden Belastungen das Leben oder die Gesundheit der Schwangeren bedroht sind und
  - dies nicht anders als durch den Abbruch abgewendet werden kann.

! Bei der medizinisch-sozialen Indikation für einen Schwangerschaftsabbruch kommt es nicht auf das Vorliegen einer Schädigung des Kindes an, sondern allein auf die Gefahr für Leben und Gesundheit der Schwangeren.

Eine Gefahr für Leben oder Gesundheit der Schwangeren, die bei der medizinisch-sozialen Indikation gefordert wird, kann nach Schneider et al. (2006) gegeben sein

- bei sich durch die Schwangerschaft oder nach der Geburt ergebenden oder sich dadurch verschlechternden somatischen sowie psychischen Erkrankungen, die schwerwiegend und von erheblicher Dauer sind, wobei der Schweregrad umso höher sein muss, je weiter die Schwangerschaft fortgeschritten ist,
- bei Suizidalität (▶ Kap. 28), wobei hier allein die Thematisierung eines Selbstmordes nicht ausreicht und zunächst einmal therapeutische Optionen zu prüfen sind,
- bei Zuständen, die zwar keinem medizinischen Krankheitsbild entsprechen, aber eine feststellbare Verschlechterung der körperlichen und psychischen Verfassung der Betroffenen bedeuten, wie beispielsweise psychische Dauerbelastungen und Überforderungen infolge einer Summierung wirtschaftlicher und familiärer Belastungen durch die Schwangerschaft.

! Die medizinisch-soziale Indikation erlaubt den Schwangerschaftsabbruch nur, wenn eine Gefahr von der Schwangeren nicht anders und in zumutbarer Weise abwendbar ist (z. B. primär durch die ärztliche Behandlung oder durch die Vermittlung und ggf. Bezahlung von Haushaltshilfen) und wenn der Abbruch tatsächlich zu einer Verbesserung der Lage führen kann. Die Einweisung in ein psychiatrisches Krankenhaus wird laut Rechtsprechung für nicht zumutbar gehalten und stellt demnach keine Alternative zum Abbruch dar.

Liegt keine Indikation für einen Schwangerschaftsabbruch vor, so ist dieser rechtswidrig, aber nach einer Beratung der Schwangeren bei einer staatlich anerkannten Beratungsstelle straffrei bis zur 12. Schwangerschaftswoche post conceptionem für den Arzt bzw. bis zur 22. Schwangerschaftswoche post conceptionem für die Schwangere.

Maßnahmen, die innerhalb der ersten beiden Schwangerschaftswochen post conceptionem zur Verhinderung der Einnistung des befruchteten Eies in die Gebärmutter (Nidation) vorgenommen werden, gelten nicht als Abbruchshandlungen und werden strafrechtlich nicht verfolgt. Zu diesen Maßnahmen zählen die postkoitale Pille, intrauterine Pessare, Spiralen sowie Ausschabung und Ausspülung mit der Absicht, die volle Einnistung des befruchteten Eies in die Gebärmutter zu verhindern.

13.11 Transsexualität

Fragen und Probleme dem eigenen Geschlecht gegenüber werden in der hausärztlichen Praxis zwar eher selten thematisiert, doch gerade der Hausarzt erscheint als idealer Ansprechpartner für betroffene Patienten, da er die persönliche und familiäre Situation seiner Patienten meist bereits über viele Jahre kennt und daher oft der Erste ist, an den sich Betroffene oder Angehörige wenden.

Definition

Transsexualität: Sie bezeichnet die weitgehende oder vollständige Identifikation mit dem anatomisch anderen Geschlecht und beschreibt nach ICD-10 (F64.0) den Wunsch, als Angehöriger des anderen Geschlechts zu leben und anerkannt zu werden sowie den eigenen Körper durch hormonelle und chirurgische Maßnahmen soweit wie möglich dem gewünschten Geschlecht anzugleichen.

Nach ICD-10 muss die transsexuelle Identität

- mindestens 2 Jahre lang bestehen (das Transsexuellengesetz fordert sogar 3 Jahre) und
- darf nicht Symptom einer anderen psychischen Erkrankung, etwa einer Schizophrenie, sein.

Auch ein Zusammenhang mit genetischen oder geschlechtschromosomalen Abberationen muss ausgeschlossen werden.

Das Transsexuellengesetz nennt 2 »Lösungen«, um den Bedürfnissen transsexueller Personen zu begegnen: die »kleine Lösung« (Vornamensänderung) sowie die »große Lösung« (Personenstandsänderung), die nacheinander durchlaufen werden sollten.

Mit Begutachtungen der Transsexualität werden Fachärzte für Psychiatrie und Psychotherapie und gelegentlich auch Psychologen v. a. im Rahmen von solchen Vornamens- oder Personenstandsänderungen oder im Rahmen der Beurteilung der Leistungspflicht der gesetzlichen Krankenkassen für geschlechtsverändernde Maßnahmen betraut. Es müssen in der Regel 2 Gutachter unabhängig voneinander die entsprechenden Voraussetzungen prüfen.

Vornamensänderung

Bei der »kleinen Lösung« soll dem Betroffenen im Rahmen des sogenannten **Alltagstests** eine möglichst realistische Erprobung der gegengeschlechtlichen Rolle ermöglicht werden, indem eine Vornamensänderung vorgenommen wird. Dieser »Alltagstest« sollte mindestens ein Jahr lang dauern und hat neben der Verringerung des Leidensdrucks des Betroffenen auch die Absicherung der Diagnose zum Ziel.

Voraussetzungen für die Vornamensänderung:

- Der Betroffene fühlt sich nicht mehr dem eigenen Geschlecht, sondern dem anatomisch anderen als zugehörig.
- Dieses Zugehörigkeitsempfinden muss auf die »transsexuelle Prägung« zurückgehen und darf nicht Ausdruck einer anderen psychischen Erkrankung sein.
- Der Betroffene steht seit mindestens 3 Jahren unter dem »Zwang«, seiner transsexuellen Vorstellungen entsprechend zu leben (wobei hier »Zwang« nicht mit der Diagnose einer Zwangserkrankung verwechselt werden darf, die ein subjektives Leiden an der transsexuellen Symptomatik voraussetzen würde).
- Es ist anzunehmen, dass sich das Zugehörigkeitsempfinden zum anderen Geschlecht mit hoher statistischer Wahrscheinlichkeit nicht mehr ändern wird.

Personenstandsänderung

Bei der »großen Lösung« unterstützt das Transsexuellengesetz durch die mögliche gerichtliche Feststellung des Gegengeschlechts den Transsexuellen in seinem Streben nach sozialer Anerkennung. Die Feststellung der Geschlechtszugehörigkeit erfordert aber außer den bereits oben für die Vornamensänderung genannten notwendigen Voraussetzungen,

- dass der Betroffene sich durch operative Eingriffe dem Erscheinungsbild des Wunschgeschlechts deutlich angenährt hat und
- weder verheiratet noch fortpflanzungsfähig ist.

! Um eine optimale Betreuung der Patienten zu gewährleisten, ist eine interdisziplinäre Zusammenarbeit mit Psychiatern und Gynäkologen notwendig.

13.12 Weitere Informationen

Tests

Bean G, Nishisato S, Rector NA, Glancy G (1994) The psychometric properties of the Competency Interview Schedule. Can J Psychiatry 39: 368–376

Margraf J (1994) Mini-DIPS Diagnostisches Kurz-Interview bei psychischen Störungen. Springer, Berlin Heidelberg New York Tokio

13.13 Weiterführende Literatur

Bauer A, Vollmann J (2002) Einwilligungsfähigkeit bei psychisch Kranken. Eine Übersicht empirischer Untersuchungen. Nervenarzt 73: 1031–1038

Cording C, Weig W (2003) Zwischen Zwang und Fürsorge. Die Psychiatriegesetze der deutschen Länder. Deutscher Wissenschafts-Verlag, Baden-Baden

Förster K (1993) Zur Beurteilung der Testierfähigkeit. In: Möller HJ, Rohde A (Hrsg) Psychische Krankheit im Alter. Springer, Berlin Heidelberg New York Tokio, S 579–584

Förster K (2004) Begutachtung bei zivilrechtlichen Fragen. In: Venzlaff U, Förster K (Hrsg) Psychiatrische Begutachtung. Ein praktisches Handbuch für Ärzte und Juristen. Urban & Fischer, München, S 516–520

Peitz J, Hoffmann-Born H (2005) Arzthaftung bei problematischer Fahreignung. Kirschbaum Verlag, Bonn

Schneider F, Frister H, Olzen D (2006) Begutachtung psychischer Störungen. Springer, Berlin Heidelberg New York Tokio

Winckler P, Foerster K (1996) Zum Problem der »zumutbaren Willensanspannung« in der sozialmedizinischen Begutachtung. Med Sach 92: 120–124

II

Spezieller Teil

Affektive Störungen

M. Härter, O. Möller, F. Schneider, W. Niebling

Affektive Störungen sind in der Regel schwere, behandlungsbedürftige Erkrankungen, die sich erheblich auf das psychische und körperliche Wohlbefinden sowie die soziale Bindungs- und Arbeitsfähigkeit auswirken. Menschen mit affektiven Störungen, d. h. mit depressiven oder manischen Stimmungsänderungen, sind meist in ihrer gesamten Lebensführung beeinträchtigt. Vielen Betroffenen gelingt es nur schwer, alltägliche Aufgaben zu bewältigen. Nicht selten entwickeln sie unter dem Leidensdruck Suizidgedanken, die bis zu ausgeprägten Todeswünschen und Suizidversuchen reichen können. Eine Unterform der affektiven Störungen ist die bipolare affektive Störung. Bei dieser Erkrankung liegen bei den Betroffenen sowohl manische als auch depressive Episoden in der Anamnese vor. Die Therapie depressiver und bipolarer Störungen erfolgt psychopharmakologisch, psycho- und soziotherapeutisch.

14.1 Ätiologie und Diagnostik

14.1.1 Definition

Definition

Affektive Störungen: Unter affektiven Störungen versteht man psychische Erkrankungen, bei denen über längere Zeiträume charakteristische Symptommuster mit ausgeprägten Stimmungsänderungen, insbesondere Niedergeschlagenheit (Depression) oder Stimmungssteigerung (Manie), Freudlosigkeit, emotionaler Leere, Interessenlosigkeit und Antriebsverlust oder -steigerung bestehen. Mit diesen Symptomen verbunden sind bei Depressionen häufig auch verschiedenste körperliche Beschwerden, z. B. Kopf- und Rückenschmerzen sowie Magen-Darm- oder Herzbeschwerden. Manische Episoden sind durch situationsinadäquate gehobene Stimmung, Erregung, Hyperaktivität, Rededrang oder Größenideen gekennzeichnet. Bei bipolaren Störungen liegen sowohl manische als auch depressive Episoden in der Anamnese vor.

14

14.1.2 Ätiologie

Die Entstehung affektiver Störungen ist komplex und kaum geklärt, weshalb in der International Classification of Diseases (ICD-10) der Weltgesundheitsorganisation (WHO) weitgehend auf spezifische Ätiologiemodelle verzichtet wird. Heute geht man – wie bei den meisten psychischen Erkrankungen – von einem **multifaktoriell bedingten, biopsychosozialen Kausalitätsmodell** aus, bei dem verschiedene somatische, psychologische und soziale Faktoren beteiligt sind, die sich gegenseitig beeinflussen.

Unmittelbares Korrelat von depressiven Störungen auf neurobiologischer Ebene sind Dysfunktionen im Bereich der zentralen neuromodulatorischen Systeme, v. a. der serotonergen und noradrenergen Transmittersysteme, auf deren Korrektur hauptsächlich die medikamentösen Behandlungsverfahren abzielen. Auf der neuroendokrinologischen Ebene bestehen Zusammenhänge zwischen Stressbewältigungsmechanismen und depressiven Störungen. Abweichungen und Störungen der Feedback-Mechanismen der Hypothalamus-Hypophysen-Nebennierenrinde(HHN)-Achse führen z. B. dazu, dass die erhöhte Aktivität des Systems bei Stress (Hyperkortisolismus) nicht herunterreguliert werden kann.

Auf psychosozialer Ebene ist die Entstehung einer affektiven Störung häufig mit einschneidenden Belastungen in der individuellen Entwicklungs- und Lebensgeschichte eng verknüpft. Belastende Lebensereignisse, wie z. B. Verlust- und Trennungserlebnisse, steigern das Risiko, im späteren Leben eine Depression zu entwickeln. Depressive Patienten haben in der Kindheit zwei- bis dreimal so häufig Verluste wichtiger Bezugspersonen durch Tod, Trennung oder Scheidung erlebt wie nichtdepressive Personen. Auch bestimmte Persönlichkeitsfaktoren und Verhaltensmuster (wie z. B. Introvertiertheit, negative Selbstsicht, Vermeidung sozialer Interaktionen) können die Anfälligkeit erhöhen. Umgekehrt sind intakte Sozialbeziehungen und tragende interpersonelle Beziehungen protektive Faktoren.

Einzelne belastende lebensgeschichtliche Ereignisse oder Persönlichkeitsfaktoren können noch keine affektive Störung auslösen und aufrechterhalten. Es bedarf zusätzlich einer individuellen Vulnerabilität, die auf prädisponierenden biologischen Faktoren beruht. Studien weisen auf eine genetische Disposition für affektive Störungen hin. Sie treten familiär gehäuft auf und Angehörige von an affektiven Störungen erkrankten Menschen sind selbst anfälliger.

Nach dem aktuellen wissenschaftlichen Kenntnisstand geht man davon aus, dass ein komplexes, je nach Person individuelles Zusammenspiel biologischer, psychischer und sozialer Faktoren affektive Störungen bedingt.

14.1.3 Symptome, Diagnosekriterien (ICD-10)

Jedem Menschen sind Gefühle von Traurigkeit, Niedergeschlagenheit und Unglücklichsein vertraut, die als normale und vorübergehende Reaktionen auf äußere Ereignisse und belastende Erfahrungen auftreten, wie z. B. den Tod einer nahestehenden Person. Depressive Störungen umfassen im Gegensatz dazu Zeitabschnitte von Traurigkeit, Niedergeschlagenheit und gedrückter Stimmung, die längere Zeit bestehen bleiben und von den Betroffenen selbst als sehr beeinträchtigend erlebt werden. Die ICD-10 fasst affektive Störungen (F3) mit Manie und schwerer Depression als den beiden Polen des Gesamtspektrums zusammen. Sie klassifiziert deskriptiv auf der Grundlage von Symptomatologie, Schweregrad, Dauer, Verlauf und Frequenz wiederkehrender Erkrankungsphasen. Die früher üblichen Kategorien, wie z. B. »endogene«, »neurotische« oder »reaktive« Depression, wurden aufgegeben.

(ICD-10) F32: Depressive Episode

Diagnosekriterien

In der ICD-10 spricht man von einer depressiven Episode, wenn über einen Zeitraum von mindestens 2 Wochen mindestens 2 der Hauptsymptome und 2 Zusatzsymptome vorhanden sind. Die Hauptsymptome einer depressiven Episode beziehen sich auf eine Veränderung der Stimmung bzw. Affektivität sowie des allgemeinen Aktivitätsniveaus. Zu den Hauptsymptomen gehören:

- Gedrückte Grundstimmung **(tiefe Traurigkeit):** Gefühle der Verzweiflung und »inneren Leere« stellen sich ohne erkennbaren Anlass ein.
- Interessenverlust **(Anhedonie):** Die Fähigkeit, sich an wichtigen Dingen oder Aktivitäten des Alltags zu freuen bzw. daran teilzunehmen, geht verloren. Der Interessenverlust kann sich auf alle Lebensbereiche, also Familie, Freundeskreis, Beruf, aber auch Hobbys, Sport oder sexuelle Aktivitäten erstrecken.
- Verminderung des Antriebs **(Energielosigkeit):** Das Gefühl einer starken inneren Müdigkeit und Energielosigkeit lässt jede Aktivität beschwerlich erscheinen. Die Motivation zur Durchführung selbst einfacher Alltagsaktivitäten, wie Essenszubereitung oder Körperpflege, nimmt ab.

Diese 3 Hauptsymptome sind zusätzlich von weiteren depressionstypischen Beschwerden (Zusatzsymptomen) begleitet:

- **Verminderte Konzentration und Aufmerksamkeit:** Häufig fällt es depressiven Menschen schwer, mit den Gedanken bei einer Tätigkeit oder einer Aufgabe zu bleiben. Unentschlossenheit und ein verlangsamtes Denken sind weitere Anhaltspunkte für Konzentrationsschwierigkeiten.
- **Reduziertes Selbstwertgefühl und Selbstvertrauen:** Leistungen und Fähigkeiten bewerten depressiv erkrankte Menschen häufig als sinn- oder nutzlos und erleben sich dabei als unfähig oder als Belastung für andere.
- **Gefühle von Schuld und Wertlosigkeit:** Einhergehend mit mangelnden Selbstwertgefühlen neigen depressive Menschen dazu, sich Fehler und Versäumnisse vorzuwerfen, sich dafür verantwortlich und wertlos zu fühlen. Depressive Denkinhalte umfassen oft Themen wie Schuld, Sünde und Armut und können bei schweren Depressionen psychotische Inhalte umfassen (vgl. unten).
- **Negative und pessimistische Zukunftsperspektive:** Entsprechend der negativen Selbst- und Weltsicht wird jeder neuer Tag als Belastung und die Zukunft als aussichtslos erlebt.
- **Suizidgedanken oder Suizidhandlungen:** Wenn Sinnlosigkeit und innere Leere das Denken bestimmen, können sich Lebensüberdruss und Suizidgedanken entwickeln und zu konkreten Suizidhandlungen führen.
- **Schlafstörungen:** Zu den häufigsten Zusatzsymptomen einer Depression gehört, wiederholt nicht ein- bzw. durchschlafen zu können. Typische Beschwerden sind auch, sehr früh am Morgen zu erwachen und vor lauter Grübeln nicht mehr einschlafen zu können.
- **Verminderter Appetit:** Depressionen beeinflussen auch den Appetit. Es fehlt der Genuss beim Essen, und die Betroffenen müssen sich zum Essen regelrecht überwinden. Als Folge nehmen sie häufig ab. In seltenen Fällen gibt es auch das gegenteilige Phänomen mit deutlich gesteigertem Essverhalten.

In der ICD-10 werden depressive Syndrome weiter differenziert nach (Abb. 14.1):

- Schweregrad
- Vorliegen somatischer oder psychotischer Symptome
- Verlauf (monophasisch, rezidivierend/chronisch, bipolarer Verlauf)

Diese Differenzierung ist wichtig, da damit Implikationen für die Krankheitsprognose, die Therapie und das Ansprechen bestimmter Behandlungsmaßnahmen verbunden sind.

Für die Beurteilung des Schweregrads eines depressiven Syndroms gelten die folgenden Kriterien (Abb. 14.1):

- Sind 2 der Hauptsymptome und zusätzlich 2 weitere Zusatzsymptome vorhanden, ist eine **leichte depressive Episode** zu diagnostizieren.
- Bei 3–4 Zusatzsymptomen liegt eine **mittelgradige depressive Episode** vor.
- Wenn alle 3 Hauptsymptome und mehr als 4 Zusatzsymptome vorhanden sind, ist eine **schwere depressive Episode** zu diagnostizieren.

Eine leichte bzw. mittelgradige depressive Episode kann zusätzlich mit oder ohne somatische Symptome verschlüsselt werden. Zusätzliche typische **Merkmale des somatischen Syndroms** sind:

- Interessenverlust oder Verlust der Freude an normalerweise angenehmen Aktivitäten
- Mangelnde Fähigkeit, auf eine freundliche Umgebung oder auf freudige Ereignisse emotional zu reagieren
- Frühmorgendliches Erwachen, 2 oder mehr Stunden vor der gewohnten Zeit
- Morgentief
- Psychomotorische Hemmung oder Agitiertheit
- Deutlicher Appetitverlust
- Gewichtsverlust, häufig mehr als 5% des Körpergewichts im vergangenen Monat
- Deutlicher Libidoverlust

Bei schweren depressiven Störungen wird für somatische Symptome keine zusätzliche ICD-10-Kodierung vergeben, da vom Vorliegen somatischer Symptome ausgegangen wird. Schwere depressive Stö-

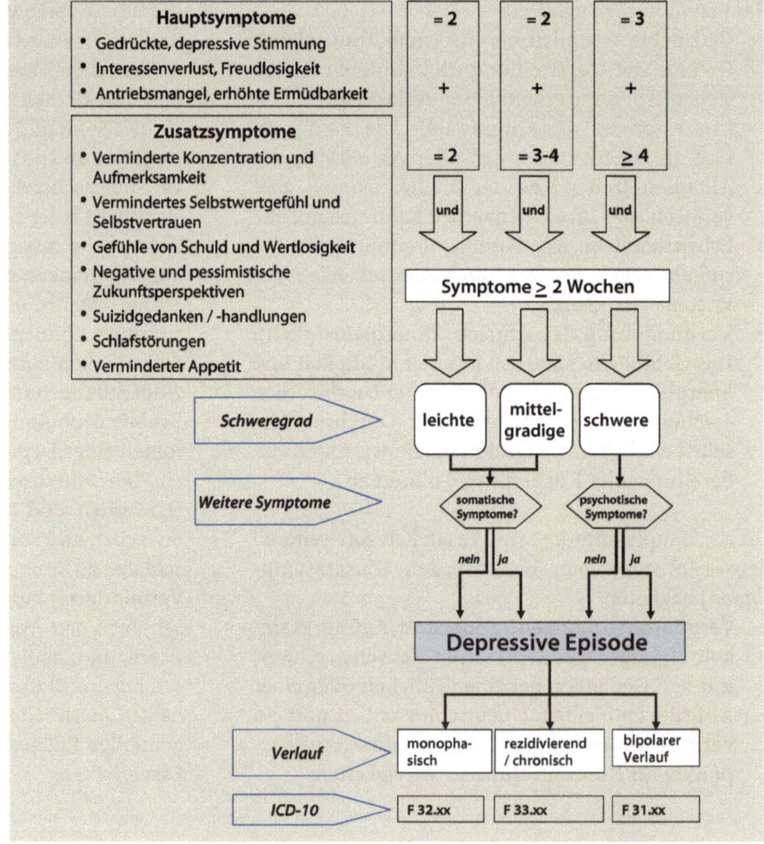

Abb. 14.1. Diagnose depressiver Episoden nach ICD-10

14

rungen können aber von psychotischen Symptomen, wie Wahnideen und/oder Halluzinationen, begleitet sein. Die Wahninhalte sind typischerweise von der depressiven Stimmung bestimmt und drehen sich häufig um Themen wie z. B. Verarmung oder Versündigung.

(ICD-10) F30: Manische Episode

Diagnosekriterien

Von einer manischen Episode spricht man, wenn die Stimmung vorwiegend gehoben oder gereizt ist. Mindestens 3 der folgenden Symptome müssen vorliegen:

- Gesteigerte Aktivität oder motorische Ruhelosigkeit
- Gesteigerte Gesprächigkeit
- Ideenflucht
- Verlust von normalen sozialen Hemmungen
- Vermindertes Schlafbedürfnis
- Überhöhte Selbsteinschätzung oder Größenwahn
- Ablenkbarkeit, andauernder Wechsel von Aktivitäten
- Tollkühnes oder rücksichtsloses Verhalten
- Gesteigerte Libido oder sexuelle Taktlosigkeit

Beispiel

Fall 14.1. *Der 21-jährige Student Marcus K. läuft in der Sprechstunde seines Hausarztes im Arztzimmer auf und ab. Er beklagt Konzentrations- und Schlafstörungen. Neulich sei er durch eine Prüfung gefallen. Auffällig ist neben der psychomotorischen Unruhe, dass er im Gespräch Schwierigkeiten hat, bei einem Thema zu bleiben. Der Vater von Herrn K. leidet seit längerem an einer bipolaren Störung. Der Hausarzt hat den Verdacht auf eine manische Episode und ruft bei einem niedergelassenen Arzt für Psychiatrie und Psychotherapie an, wo er Herrn K. kurzfristig einen Termin vermitteln kann.*

Dieser Facharzt bestätigt die Verdachtsdiagnose und beginnt eine antimanische Behandlung. Nachdem Herr K. 10 mg Olanzapin zur Nacht eingenommen hat, kann er seit Wochen erstmals wieder mehrere Stunden am Stück schlafen. Nach einer Woche ist er bereits deutlich ruhiger, der Gedankengang ist aber weiterhin sprunghaft, sodass Olanzapin auf 15 mg zur Nacht erhöht wird. Nach Rückbildung der Beschwerden wechselt Herr K. in Absprache mit dem Psychiater zurück zur ambulanten Behandlung durch seinen Hausarzt, da die Entfernung zu dessen Praxis deutlich geringer ist. Herr K. nimmt Olanzapin als Rezidivprophylaxe zunächst in unveränderter Dosierung weiter ein.

Bipolare affektive Störung (ICD-10: F31). Bei einer bipolaren affektiven Störung müssen bei den Betroffenen sowohl eine manische als auch eine depressive Episode in der Anamnese vorliegen. Ist eine Manie nur leicht ausgeprägt, wird von einer **Hypomanie** gesprochen. Kommen hingegen Wahnideen oder Halluzinationen zusätzlich vor, wird von einer **Manie mit psychotischen Symptomen** gesprochen. Liegen eine Kombination oder ein sehr rascher Wechsel von manischen und depressiven Symptomen vor, so spricht man von einer **gemischten Episode.** Bei mindestens 4 Stimmungswechseln im Jahr spricht man von einem **Rapid cycling.**

! Zur Abgrenzung der verschiedenen affektiven Störungen und ihres Schweregrads ist sowohl die aktuelle Symptomatik als auch der bisherige Verlauf ausschlaggebend. Eine behandlungsrelevante Diagnose einer affektiven Störung ist nur durch die direkte und vollständige Erfassung der Haupt- und Zusatzsymptome sowie Fragen zu Verlauf, Schwere und dem Vorliegen somatischer bzw. psychotischer Symptome möglich.

Erkennen einer Depression

Das frühzeitige Erkennen und Behandeln affektiver Störungen ist für eine optimale Behandlung von entscheidender Bedeutung. Es schützt einerseits die Patienten vor einer Chronifizierung der Erkrankung und deren möglichen schwerwiegenden Folgen, anderseits können Komplikationen und Erschwernisse bei der Behandlung anderer Erkrankungen (z. B. das Einhalten von Behandlungsvereinbarungen bei Diabetes oder Bluthochdruck) vermieden werden.

Das Erkennen einer Depression wird häufig dadurch erschwert, dass Patienten selten spontan über typische Symptome einer Depression berichten. Oft können sie diese Symptome nicht zuordnen und vermuten bei ihren Beschwerden eher körperliche Ursachen. Nicht selten haben sie Schwierigkeiten, über psychische Beschwerden zu sprechen, und beklagen verschiedene somatische Beschwerden oder allgemeines Unwohlsein. Deshalb ist es wichtig, dass Hausärzte depressive Störungen in ihren verschiedenen Symptompräsentationen frühzeitig erkennen und bei **körperlichen Beschwerden** wie

- Schlafstörungen (Ein- und Durchschlafstörungen),
- Appetitstörungen, Magendruck, Gewichtsverlust, Obstipation,
- diffuser Kopfschmerz, Druckgefühl in Hals und Brust,
- funktionelle Störungen von Herz und Kreislauf, Atmung, Magen und Darm,

- Schwindelgefühle, Flimmern vor den Augen, Sehstörungen,
- Muskelverspannungen, diffuse neuralgiforme Schmerzen,
- Libidoverlust, Sistieren der Menstruation

oder anderen unspezifischen Krankheitsmerkmalen eine mögliche depressive Störung in Erwägung ziehen. Insbesondere bei Patienten, die eine oder mehrere der im Folgenden aufgeführten Risikofaktoren aufweisen, muss auch das Vorliegen einer affektiven Störung in Erwägung gezogen werden.

Risikofaktoren für eine affektive Störung sind:

- Frühere depressive oder manische Episoden
- Bipolare oder depressive Störungen in der Familiengeschichte
- Suizidversuche in der eigenen Vor- oder der Familiengeschichte
- Komorbide somatische Erkrankungen
- Komorbider Substanzmissbrauch
- Aktuell belastende Lebensereignisse
- Mangel an sozialer Unterstützung

! Eine depressive Störung sollte auch bei vielen primär körperlichen Beschwerden erwogen werden, da depressive Patienten häufig zunächst nur über somatische Beschwerden klagen.

Für mögliche Risikogruppen ist ein **Screening**, d. h. die Identifizierung möglicherweise depressiv Erkrankter durch gezieltes Fragen mithilfe spezifischer Testverfahren, angebracht. Bei Hinweisen auf depressive Symptome oder auffällige Testwerte sollte eine weitere ausführliche Diagnosestellung veranlasst werden. Hingegen ist ein breites Routinescreening aller Patienten in der Hausarztpraxis wegen des Zeit- und Kostenaufwands nicht zu empfehlen.

Zur schnellen und zeitökonomischen Abklärung des Verdachts einer möglichen depressiven Störung ist z. B. der sogenannte **Zwei-Fragen-Test** zu empfehlen, der eine hohe Sensitivität und Spezifität aufweist. Werden die beiden Fragen mit Ja beantwortet, ist es ratsam, das Vorhandensein einer depressiven Störung anhand der ICD-10-Kriterien klinisch zu diagnostizieren.

Zwei-Fragen-Test

1. Fühlten Sie sich im letzten Monat häufig niedergeschlagen, traurig, bedrückt oder hoffnungslos?
2. Hatten Sie im letzten Monat deutlich weniger Lust und Freude an Dingen, die Sie sonst gerne tun?

Tipps

Praktikable Fragebogen, die sich aufgrund der Kürze und einfachen Auswertung für den hausärztlichen Gebrauch anbieten, sind z. B. der WHO-5-Fragebogen zum Wohlbefinden (WHO 2005; ▶ Abschn. 4.4.1; ▶ Arbeitsmaterial A2) und der Gesundheitsfragebogen für Patienten (PHQ-D; Löwe et al. 2002; ▶ Abschn. 4.4.1; ▶ Arbeitsmaterial A3). Positive Ergebnisse von Fragebogen müssen allerdings immer klinisch durch die Erfassung der ICD-10-Kriterien bestätigt werden.

14.1.4 Differenzialdiagnosen

Bei Patienten mit mehreren Erkrankungen oder älteren Patienten kann die Diagnose einer depressiven Störung erschwert sein, da bei ihnen Symptome wie allgemeine Schwäche oder Schlafstörungen auch unabhängig von einer Depression auftreten können. Als Hinweise für eine behandlungsbedürftige Depression können Symptome wie Schuldgefühle, starrer Affekt, Tagesschwankungen mit Morgentief, depressive Wahnvorstellungen, Suizidalität oder ein phasenhafter Verlauf der Erkrankung mit früheren depressiven Episoden angesehen werden.

Auch das Vorliegen einer **depressiven Anpassungsstörung** (z. B. als eine Trauerreaktion nach Verlust des Partners oder nach Diagnose einer körperlichen Erkrankung), die besonders bei älteren Patienten mit depressiven Symptomen häufiger vorkommt, sollte ausgeschlossen werden. Die Grenze zwischen unbewältigter Trauer und einer depressiven Verstimmung ist nicht immer klar, jedoch kann als Anhaltspunkt gelten, dass Trauerreaktionen zumeist innerhalb von 2 Monaten nach einem schweren Verlust nachlassen. Weitere Unterschiede sind:

- Bei Trauerreaktionen besteht für gewöhnlich eine Ansprechbarkeit für positive Ereignisse (Schwingungsfähigkeit).
- Trauerreaktionen sind nicht mit vegetativen Symptomen verbunden wie z. B. Gewichtsabnahme, frühmorgendlichem Erwachen.
- Es gibt gewöhnlich keine Anzeichen für andauernde, schwere Selbstzweifel oder starke Schuldgefühle.

Neben psychischen Erkrankungen können auch viele **somatische Erkrankungen** (wie z. B. muskuloskelettale und Tumorerkrankungen, endokrinologische und kardiovaskuläre Erkrankungen) von einer depressiven Symptomatik begleitet sein (▶ Kap. 27).

Auch nach einer depressiven Störung ist das **Risiko, körperlich zu erkranken,** beinahe zweifach erhöht. Komorbide depressive Störungen beeinflussen Morbidität, Mortalität und die Lebensqualität von somatisch erkrankten Patienten erheblich und haben eine stärkere Inanspruchnahme medizinischer Versorgung und höhere Gesundheitskosten zur Folge. Das Sterblichkeitsrisiko von Patienten mit koronarer Herzerkrankung verdoppelt sich z. B. beim Vorliegen einer komorbiden depressiven Störung.

Auch **Medikamentenwirkstoffe** können eine depressive Symptomatik auslösen oder verstärken. Durch eine exakte Anamnese und Diagnostik sollten sowohl bislang unerkannte, mit der depressiven Symptomatik in Zusammenhang stehende Erkrankungen ermittelt als auch einer möglicherweise kontraindizierten Pharmakotherapie vorgebeugt werden. Deshalb sollte vor Beginn einer Therapie eine sorgfältige körperliche Untersuchung durchgeführt werden. Im Einzelfall können auch, bei entsprechendem Verdacht, weitere Zusatzuntersuchungen (z. B. EKG, Laborparameter wie Blutbild, Leber-, Nieren- und Schilddrüsenwerte) sinnvoll sein. Insbesondere ist eine genaue Medikamentenanamnese notwendig, da zahlreiche Medikamente affektive Störungen auslösen können, und jedes einzelne Medikament sollte darauf geprüft werden, ob affektive Veränderungen hierauf zurückzuführen sind. Auch dann, wenn psychische Erkrankungen im Vordergrund stehen, sollten immer körperliche Erkrankungen ausgeschlossen werden, die neben einer psychischen Erkrankung bestehen und diese (mit)auslösen können.

Beispiel

Fall 14.2. Der 66-jährige Rentner Franz L. kommt in Begleitung seiner Ehefrau zum Hausarzt. Die Ehefrau berichtet, dass Herr L. zunehmend vergesslich geworden sei, immer weniger unternehme und nachts sehr unruhig schlafe. Sie äußert die Sorge, ihr Ehemann könne an einer Demenz erkrankt sein. Der Hausarzt bemerkt beim Patienten neben einer gedrückten Stimmung auch Gedächtnisprobleme. Er führt laborchemische Untersuchungen (Blutbild, Elektrolyte, Leber-, Nierenwerte, TSH) durch. Zunächst ist unklar, ob eine Depression oder eine Demenz vorliegt. Es wird eine Behandlung mit Mirtazapin 15 mg zur Nacht begonnen. Eine kraniale Computertomographie zeigt einen altersentsprechenden Befund. Da sich nach 14 Tagen außer einer Verbesserung des Schlafes der psychopathologische Befund nur leicht verbessert darstellt, erhöht der Hausarzt Mirtazapin auf 30 mg pro Tag. Nach weiteren 2 Wochen ist die Stimmung besser, Herr L. hat wieder Interesse an seiner Gartenarbeit, und auch die Gedächtnisprobleme haben sich deutlich gebessert. Nun ist sich der Hausarzt sicher, dass Herr L. an einer Depression erkrankt war, und er kann die Ehefrau des Patienten beruhigen, dass eine Demenz nicht anzunehmen ist.

14.1.5 Epidemiologie/Prävalenz

Affektive, insbesondere depressive Störungen gehören zu den am weitesten verbreiteten Krankheiten. Weltweit erleiden ca. 20% der Menschen, unabhängig von sozialer, religiöser, kultureller oder nationaler Zugehörigkeit, zumindest einmal im Laufe ihres Lebens eine klinisch relevante depressive Störung. Es ist davon auszugehen, dass Depressionen in den nächsten 20–30 Jahren weiter an Bedeutung zunehmen werden. Nach einem WHO-Bericht weisen Patienten mit unipolaren Depressionen, gemessen an dem zentralen Indikator YLD (»years lived with disability«, ▶ Abschn. 1.2.3), der die Häufigkeit und Schwere einer Erkrankung berücksichtigt, mehr Lebensjahre mit Behinderungen auf als Patienten mit anderen Krankheiten.

In Deutschland erleiden nach Ergebnissen des Bundes-Gesundheitssurvey, einer repräsentativen Untersuchung in der Allgemeinbevölkerung, über 10 Mio. Menschen jemals zwischen dem 18. und 65. Lebensjahr eine depressive Störung (**Lebenszeitprävalenz ca. 18%**). Das Lebenszeitrisiko, an einer bipolaren affektiven Störung zu erkranken, beträgt ca. 1–2%, bei breiterer Definition mit Einbeziehung der Hypomanie ca. 5%.

In der hausärztlichen Versorgung zählen depressive Störungen zu den häufigsten Beratungsanlässen. Ungefähr **jeder 10. Patient** erfüllt die diagnostischen Kriterien für eine depressive Episode. Weitere ca. 5% leiden an anderen depressiven Störungen, wie z. B. einer langanhaltenden depressiven (Dysthymie) oder bipolaren Störung.

Depressionen können in jedem Lebensalter auftreten. Früher wurde das durchschnittliche Alter beim erstmaligen Auftreten einer depressiven Episode zwischen dem 35. und 45. Lebensjahr angenommen. Aus dem Bundes-Gesundheitssurvey 1998 (vgl. oben) geht allerdings hervor, dass 50% aller Patienten bereits vor ihrem 31. Lebensjahr erstmalig an einer Depression erkrankten. Bipolare Störungen beginnen früher und häufig mit einer Manie. Ersterkrankte sind im Durchschnitt 18 Jahre alt.

Im höheren Lebensalter sind Depressionen die häufigste psychische Erkrankung, wobei eine hohe Komorbidität mit körperlichen Erkrankungen besteht. Für die Erkrankungshäufigkeit ist eine eindeutige **Geschlechtsabhängigkeit** belegt. Frauen weisen ein doppelt so hohes Erkrankungsrisiko auf wie Männer und auch ihr Rückfallrisiko für weitere depressive Episoden ist höher. Bei bipolaren Störungen hingegen erkranken Männer und Frauen gleich häufig.

Familienstand, Schichtzugehörigkeit und **soziale Beziehungen** sind weitere wichtige Einflussfaktoren für die Erkrankung. Getrennt lebende, geschiedene oder verwitwete Menschen und solche mit schwachem sozialen Beziehungsnetz erkranken häufiger an Depressionen. Auch die Prävalenz affektiver Störungen von Personen aus einkommensschwachen Schichten ist fast doppelt so hoch wie bei Personen aus höheren sozialen Schichten. Ein ähnlicher Unterschied in den Depressionsraten zeigt sich im Hinblick auf die Berufstätigkeit: Arbeitslose haben im Vergleich zu Vollzeitbeschäftigten ein deutlich höheres Erkrankungsrisiko.

14.1.6 Verlauf und Prognose

Häufig ist der Verlauf einer depressiven Störung episodisch, d. h., die Krankheitsphasen sind zeitlich begrenzt und können auch ohne therapeutische Maßnahmen abklingen. Hinsichtlich des klinischen Verlaufs ist die Differenzierung zwischen

- unipolaren und bipolaren Störungen,
- einphasigen oder rezidivierenden Depressionen und zwischen
- chronischen Depressionen und depressiven Anpassungsstörungen

wichtig, da die Behandlung entsprechend abgestimmt werden muss. Nach dem einmaligen Auftreten einer depressiven Episode treten bei der Mehrzahl der Patienten (55–65%) im Laufe ihres Lebens mehrere depressive Phasen auf (rezidivierende Depression). Die Wiedererkrankungswahrscheinlichkeit liegt nach zweimaliger Erkrankung bereits bei 70% und nach einer dritten Episode bei 90%. Zudem verkürzen sich mit steigender Anzahl der Episoden die zeitlichen Abstände zwischen den depressiven Phasen.

Beispiel

Fall 14.3. *Der 56-jährige Alfred N. war wegen einer rezidivierenden depressiven Störung frühberentet worden. Seinem Hausarzt klagt er, dass er sich nun wieder in einer Depression befinde, obwohl er sein Antidepressivum unverändert eingenommen habe. Er sei mit der Bewältigung des Alltags völlig überfordert und liege den ganzen Tag nur noch im Bett. Einer stationären Einweisung in eine Klinik für Psychiatrie und Psychotherapie steht der Patient jedoch kritisch gegenüber, da er gerne in der gewohnten Umgebung seiner Familie bleiben wolle. Zusammen mit seinem Hausarzt entscheidet er sich für eine teilstationäre Behandlung in einer psychiatrisch-psychotherapeutischen Tagesklinik. Der Hausarzt nimmt telefonisch Kontakt zu der Tagesklinik auf und kann für den Folgetag einen Aufnahmetermin vereinbaren. Neben einer verhaltenstherapeutischen Aktivierung wird dort das Antidepressivum umgestellt. Bereits in der Tagesklinik fängt Herr N. langsam wieder an, einkaufen zu gehen und zu kochen. Nach 6 Wochen kann Herr N. voll remittiert entlassen werden. Zusammen mit seiner Ehefrau kümmert er sich um den Haushalt, auch kann er sich wieder für sein Hobby Modellbahnbau begeistern.*

Bei 5–10% der Patienten muss nach dem Auftreten einer depressiven Episode mit der Manifestation einer manischen Episode im Langzeitverlauf gerechnet werden, sodass die Diagnose einer bipolaren Störung zu stellen ist. Bei bipolaren affektiven Störungen beträgt das Lebenszeitrückfallrisiko ca. 95%.

Chronische Depressionen. Bei ca. 15% der depressiven Störungen kommt es – insbesondere bei nicht adäquater Behandlung – zu einem chronischen Verlauf. Unter chronischen Depressionen werden subsumiert:

- **Dysthymie,** d. h. eine dauerhaft vorhandene depressive Stimmung mit schwächerer Symptomausprägung, die allerdings mehr als 50% der Zeit mindestens 2 Jahre lang besteht
- **Rezidivierende depressive Episode** mit vorausgehender Dysthymie ohne vollständige Remission nach der depressiven Phase (»double depression«)
- **Depressive Episode,** die seit mehr als 2 Jahren ohne deutliche Symptomverbesserungen besteht.

Entsprechend handelt es sich bei der **Zyklothymie** um eine anhaltende Stimmungslabilität mit wechselnden Episoden leichter Depression und leicht gehobener Stimmung.

Suizidalität

Depressionen sind die psychischen Erkrankungen mit dem **höchsten Suizidrisiko.** Das Suizidrisiko bei depressiv Erkrankten ist etwa 30-mal höher als in der Allgemeinbevölkerung, und zwei Drittel aller Suizidversuche stehen mit Depressionen in Zusammenhang. 60–70% der Patienten haben während einer aktuellen Depression Suizidgedanken. Aufgrund dessen ist es besonders wichtig, Patienten aktiv und empathisch zur Suizidalität zu explorieren. Da es auch im Behandlungsverlauf zu einer erhöhten Suizidgefährdung kommen kann, sollte das Thema »Suizidalität« regelmäßig offen angesprochen werden. Das Befragen der Patienten über ihre suizidalen Gefühle, Impulse und Pläne führt entgegen einer weitverbreiteten Fehleinschätzung nicht dazu, dass suizidale

Ideen oder Impulse ausgelöst werden. Die meisten Patienten sind sehr erleichtert, wenn das Thema entlastend angesprochen wurde (▶ Kap. 28). In unklaren Fällen sollte frühzeitig ein Arzt für Psychiatrie und Psychotherapie mit einbezogen werden. Akute Suizidalität ist immer ein **Grund für eine stationäre Einweisung** in eine Klinik für Psychiatrie und Psychotherapie, notfalls auch gegen den Willen des Patienten.

> **!** **Eine wichtige Aufgabe des Hausarztes ist es, die mögliche Suizidgefährdung und den Handlungsdruck abzuschätzen, Patienten zu entlasten und in Notfällen zur stationären Behandlung einzuweisen. Äußerungen, die im Zusammenhang mit Todeswünschen stehen, sollten immer ernst genommen und nie bagatellisiert werden. Liegen Hinweise oder Risikofaktoren vor, für die empirisch ein erhöhtes Suizidrisiko belegt ist, wie Hoffnungslosigkeit, fortgeschrittenes Alter, männliches Geschlecht, soziale Vereinsamung oder psychotisches Erleben, sollte dem Thema zusätzliche Aufmerksamkeit gewidmet werden. Bei schwer depressiven Patienten, die üblicherweise in der Facharztpraxis Psychiatrie und Psychotherapie oder in einem Fachkrankenhaus zu behandeln sind, muss dies täglich erfolgen.**

Beispiel

Fall 14.4. *Die 63-jährige Hausfrau Kathi T. kommt in Begleitung ihres Ehemanns in die Praxis. Der Ehemann berichtet, dass seine Ehefrau seit 2 Wochen sehr unruhig schlafe und sie in der letzten Nacht erwähnt habe, dass sie überlege, sich vor ein Auto zu werfen. Frau T. selbst beklagt gegenüber ihrem Hausarzt, dass sie die dauernden Schlafstörungen einfach nicht mehr aushalte. Der Hausarzt bemerkt eine stark gedrückte Stimmung, eine verarmte Mimik und Gestik, pessimistische Gedanken, einen reduzierten Antrieb und erfährt, dass der Appetit der Patientin in letzter Zeit deutlich reduziert war und sie 6 kg an Gewicht verloren habe. Er diagnostiziert eine schwere depressive Episode ohne psychotische Symptome. Gemeinsam entscheiden sie sich für eine stationäre Einweisung in eine Klinik für Psychiatrie und Psychotherapie. Nach 9 Wochen stellt sich Frau T. erneut bei ihrem Hausarzt vor. Während der stationären Behandlung sei sie auf ein Antidepressivum eingestellt und zusätzlich psychotherapeutisch behandelt worden, zwischenzeitlich auch mit einem Schlafmittel. Nun sei der Schlaf wieder normalisiert, die Stimmung viel besser, Gestik und Mimik reicher und Suizidgedanken seien seit mehreren Wochen nicht mehr aufgetreten. Der Hausarzt weist Frau T. darauf hin, dass sie sich bei Verschlechterung der Stimmung, Schlafstörungen und besonders bei erneutem Auftreten von Suizidgedanken unmittelbar an ihn wenden solle.*

Komorbidität

Affektive Störungen treten oft gleichzeitig mit anderen psychischen Erkrankungen auf. Besonders häufig zeigt sich eine Komorbidität mit **Angst- und Panikstörungen** (▶ Kap. 15), **somatoformen Störungen** (▶ Kap. 16), **Substanzmissbrauch** (▶ Kap. 17) sowie **Ess-** (▶ Kap. 22) und **Persönlichkeitsstörungen** (▶ Kap. 23). Komorbidität geht meistens mit stärkerer Symptomschwere, Chronizität, höherer funktioneller Beeinträchtigung, einer höheren Suizidrate und einem geringerem Ansprechen auf eine medikamentöse oder psychotherapeutische Behandlung einher.

Vor allem Patienten mit einer bipolaren affektiven Störung haben ein deutlich erhöhtes Risiko, an einem Substanzmissbrauch zu erkranken. Eine differenzialdiagnostische Abklärung bezüglich einer psychischen Komorbidität hat eine große Relevanz, da diese sowohl die Behandlung und Prognose der affektiven Störung erschwert als auch das Ausmaß von Einschränkungen und Behinderungen beeinflussen kann.

Beispiel

Fall 14.5. *Die 18-jährige Schülerin Mandy C. befindet sich seit 2 Jahren wegen einer Bulimie bei einer niedergelassenen Diplom-Psychologin in psychotherapeutischer Behandlung. Es kommt jedoch in letzter Zeit immer wieder zu Brechattacken. Frau C. berichtet, zunehmend nervös zu sein, da sie sich auf ihr Abitur vorbereiten müsse. Der Hausarzt erfährt, dass es neben einem Gefühl der Erschöpftheit auch zu einem deutlichen Appetitverlust mit Gewichtsabnahme gekommen sei. Neben der Bulimie leidet die Patientin aktuell zusätzlich auch an einer depressiven Episode.*
Zunächst untersucht der Hausarzt die Patientin körperlich und führt routinemäßige laborchemische Untersuchungen durch. Nach telefonischer Beratung mit der Psychotherapeutin entscheidet er sich gemeinsam mit der Patientin für eine zusätzliche Behandlung mit Fluoxetin 20 mg, da dieses Medikament neben einer antidepressiven Wirksamkeit auch für die Behandlung einer Bulimie zugelassen ist. Nach 3 Wochen fühlt sich die Patientin ruhiger, kraftvoller, und der Appetit hat sich normalisiert. Frau C. schafft ihr Abitur und überlegt jetzt während eines freiwilligen sozialen Jahres, wie es beruflich weitergehen soll.

14.2 Pharmakotherapie

14.2.1 Grundlagen und Behandlungsstrategien

Die Behandlung einer affektiven Störung ist zunächst auf die Linderung der Symptome ausgerichtet. Die Wahl der geeigneten Behandlungsalternative richtet sich nach klinischen Faktoren wie der Symptomschwere, dem Erkrankungsverlauf sowie der Patientenpräferenz. Primär kommen 4 Behandlungsstrategien infrage:

- **Aktives beobachtendes Abwarten (»watchful waiting«):** Zum Beispiel kann bei einer leichten depressiven Episode mit einer Behandlung abgewartet werden, wenn die Patienten eine Behandlung ablehnen oder davon ausgegangen werden kann, dass die depressive Symptomatik sich ohne Behandlung zurückbildet (hierfür gibt es aber keine wirklichen Kriterien). Jedoch sollten eine regelmäßige aktive Überprüfung der Symptomatik und stützende hausärztliche Gespräche erfolgen, z. B. wöchentlich.
- **Medikamentöse Behandlung:** Die Behandlung mit Antidepressiva ist z. B. die Basistherapie bei mittelschweren und schweren Depressionen, chronischem Verlauf und unvollständigem Ansprechen auf eine alleinige Psychotherapie. Bei bipolaren Störungen ist die Behandlung mit Stimmungsstabilisierern (z. B. *Lithium, Lamotrigin, Valproinsäure* oder atypische Antipsychotika) die Basistherapie. Laut aktueller Expertensicht sind Antidepressiva bei leichter Depression ohne komplizierende Faktoren aufgrund eines zu geringen Risiko-Nutzen-Verhältnisses nicht zu empfehlen.
- **Psychotherapie (▶ Kap. 10):** Sie kann als alleinige Behandlung bei leichten bis mittelgradigen Depressionen und fehlender Selbstgefährdung indiziert sein, ebenso bei bestehenden Kontraindikationen gegen Antidepressiva oder Ablehnung von Antidepressiva durch den Patienten. Eine Psychotherapie sollte z. B. auch erwogen werden für Patienten mit mehreren Episoden oder nur unzureichendem Ansprechen auf andere Behandlungsverfahren sowie für Patienten, die auf eine Therapie zwar angesprochen haben, diese aber nicht weiterführen wollen, aber ein Rückfallrisiko besteht.
- **Kombinationstherapie:** Eine Kombinationstherapie (Antidepressiva und Psychotherapie) ist insbesondere bei unvollständigem Ansprechen auf eine alleinige medikamentöse oder psychotherapeutische Behandlung indiziert. Auch bei geringer Mitarbeit der Patienten bei einer alleinigen Therapiemaßnahme, schweren bzw. chronischen Depressionen, ausgeprägten psychosozialen Problemen oder bei Vorhandensein einer psychischen Komorbidität kann sie vorteilhaft sein.

Aufklärung und Mitarbeit des Patienten

Unerlässlich für die Genesung und auch zur Vorbeugung einer Wiedererkrankung ist die Mitarbeit des Patienten. Die Grundlage dafür ist ein stabiles therapeutisches Bündnis, in dem der Arzt empathisch auf den Patienten eingeht und Verständnis für seine Beschwerden zeigt. Hinderliche Aspekte, wie die Angst vor oder dem Erleben von Nebenwirkungen, die längere Wirklatenz bei pharmakologischen und v. a. psychotherapeutischen Maßnahmen und depressionsspezifische Schwierigkeiten (»keine Energie zur Therapie«, Resignation) können bei vielen Patienten zu Widerständen gegen die Behandlung führen, sodass Therapieabbrüche nicht selten sind. Nicht zu unterschätzen ist auch die Schwierigkeit vieler Patienten zu akzeptieren, dass zur Rückfallvermeidung für eine gewisse Zeit die Fortführung der erfolgreichen Behandlungsmaßnahmen auch nach dem Abklingen der Symptomatik notwendig ist.

Tipps

Idealerweise erfolgt die Patienten- und, soweit angebracht, die Angehörigenaufklärung nicht nur während des ärztlich-therapeutischen Gesprächs, sondern auch in schriftlicher Form. Entsprechende allgemein verständliche Patienteninformationen liegen bereits vor (z. B. in Härter et al. 2007: dort auch in Englisch, Französisch, Italienisch, Spanisch und Türkisch; vgl. auch Trenckmann u. Bandelow 2002: dort auch in Russisch und Polnisch).

Zur Sicherstellung einer guten Kooperation des Patienten während der sich über Monate und manchmal Jahre erstreckenden Therapie tragen sowohl eine aktive Kontaktaufnahme als auch gezielte Informationen und regelmäßige **Aufklärungsgespräche** wesentlich bei. Patienten gewinnen durch die Vermittlung eines adäquaten Krankheitsmodells, Psychoedukation über die Erkrankung und den Verlauf, die intensive Aufklärung über die vorgeschlagenen Behandlungsmaßnahmen, das Thematisieren der Behandlungsdauer und den aktiven Einbezug in die Entscheidung über die Behandlung (partizipative Entscheidungsfindung) ein verbessertes Verständnis ihrer Krankheit.

Auch die eingehende Aufklärung über die Wirkweise und Nebenwirkungen der Antidepressiva bzw. Stimmungsstabilisierer sowie ihr fehlendes Abhängigkeitspotenzial kann helfen, dass unrealistische Vorbehalte und Befürchtungen der betroffenen Patienten oder ihrer Angehörigen über das suchterzeugende und die Persönlichkeit verändernde Potenztial ausgeräumt werden.

! Der Patient sollte darüber informiert werden, dass bei einer medikamentösen antidepressiven

Behandlung mit einer Wirklatenz von ca. 2 bis 3 Wochen zu rechnen ist. Nebenwirkungen der Medikamente sollten immer direkt und mit Hinweis auf ihre meist vorübergehende Natur sowie mit einer Gewichtung hinsichtlich der erwarteten Wirkung beruhigend angesprochen werden. Auch die Notwendigkeit der Fortführung der Pharmakotherapie nach dem Abklingen der akuten Symptomatik soll früh thematisiert werden.

Beispiel

Fall 14.6. *Die 44-jährige Verwaltungsangestellte Helene M. sucht ihren Hausarzt auf, da sie seit mehreren Monaten an Unterbauchschmerzen leidet. Untersuchungen bei diversen Fachärzten haben jedoch keine körperliche Ursache finden können. Im Gespräch fällt dem Hausarzt eine gedrückte Stimmung der Patientin auf. Auf Nachfrage berichtet sie von einem seit einigen Monaten bestehenden sozialen Rückzug sowie von Einschlaf- und Konzentrationsstörungen. Der Antrieb erscheint dem Hausarzt nach gezieltem Nachfragen reduziert.*

Er stellt die Diagnose einer leichten depressiven Episode und verschreibt ein SSRI (z. B. Citalopram 20 mg), das sie nach dem Frühstück einnehmen soll. Der Hausarzt erklärt ihr seine Verdachtsdiagnose und weist auf mögliche unerwünschte Wirkungen des Medikaments wie Übelkeit hin, auch macht er deutlich, dass unerwünschte Wirkungen oft nur initial auftreten und nach einigen Tagen in der Regel zurückgehen und dass mit der antidepressiven Wirkung erst nach ca. 2–3 Wochen zu rechnen ist. Frau M. äußert die Sorge, von dem Medikament abhängig werden zu können. Der Hausarzt erklärt ihr, dass diese Sorge unbegründet ist. Vor Behandlungsbeginn untersucht er das Blutbild, Elektrolyte, Leber-, Nieren- und Schilddrüsenwerte, nach 4 Wochen kontrolliert er Blutbild, Leber- und Nierenwerte.

Nach dieser Zeit berichtet Frau M., dass sich ihre Unterbauchschmerzen gebessert hätten und sie nun wieder regelmäßig an Aktivitäten ihres Sportvereins teilnehme. Schlaf und Konzentration hätten sich normalisiert. Die Stimmung erscheint nicht mehr gedrückt, der Antrieb gebessert. Das Antidepressivum nimmt Frau M. auch einige Monate nach der Besserung weiterhin ein.

Behandlungsphasen

Die Behandlung einer affektiven Störung gliedert sich in 3 Phasen (◘ Abb. 14.2):

- Akuttherapie
- Erhaltungstherapie
- Langzeit- bzw. Rezidivprophylaxe

Tritt während der akuten Episode eine Besserung des Zustands des Patienten mit einer mindestens 50%igen Abnahme der Symptomatik ein, wird dies, wie es sich in den letzten Jahren als Konsens etabliert hat, als ein Ansprechen auf die Behandlung angesehen (»**Response**«).

Tipps

Zur Abschätzung der Symptomverbesserung bietet sich z. B. der Einsatz von klinischen Skalen an, z. B. der Gesundheitsfragebogen für Patienten (PHQ-D, Löwe et al. 2002; ► Abschn. 4.4.1, Arbeitsmaterial A3) und zur Fremdeinschätzung die Hamilton-Depressions-Skala (HAMD, Hamilton 1996) oder die Young Mania Rating Scale (YMRS, Young et al. 1978).

Die vollständige Wiederherstellung des ursprünglichen Funktionszustands oder eines weitgehend symptomfreien Zustands durch die Akuttherapie bezeichnet man als **Remission**. Tritt während der Erhaltungstherapie die Symptomatik erneut auf, spricht man von einem **Rückfall** (Relapse). Sobald der Patient für ca. 6 Monate symptomfrei bleibt, spricht man von

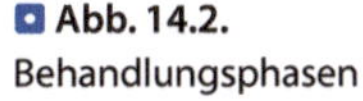
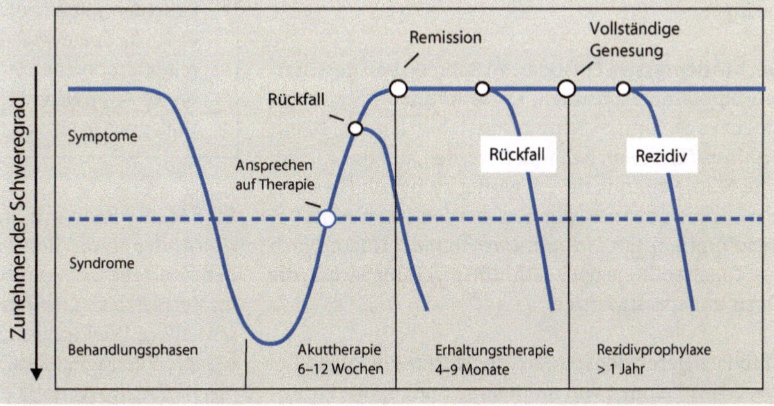

◘ **Abb. 14.2.** Behandlungsphasen

vollständiger Genesung. Ein Wiederauftreten einer erneuten Erkrankungsepisode nach der Genesung wird als **Rezidiv** bzw. Wiedererkrankung bezeichnet.

Akuttherapie

Ziele der Akuttherapie:
- Leidensdruck des Patienten lindern
- Symptome der gegenwärtigen Episode behandeln
- Suizidalität abwenden
- Möglichst weitgehende Remission erreichen
- Berufliche und psychosoziale Leistungsfähigkeit wiederherstellen

Diese Behandlungsphase erstreckt sich in der Regel vom Beginn der Behandlung bis zu dem Zeitpunkt, zu dem die Erkrankungssymptome nicht mehr vorhanden oder zumindest stark zurückgegangen sind und die psychosoziale Funktionsfähigkeit wiederhergestellt ist.

Akuttherapie der unipolaren Depression. Dazu sollte in den allermeisten Fällen eine medikamentöse antidepressive Therapie gehören. Die Auswahl des Antidepressivums richtet sich neben einem Ansprechen in der Vorgeschichte v. a. nach dem Nebenwirkungsprofil. So sollte z. B. bei Schlafstörungen ein Präparat gewählt werden, das inital sedierend wirkt, z. B. *Mirtazapin*. Ergänzend kann eine Psychotherapie erfolgen, die aufgrund langer Wartezeiten bei Psychotherapeuten nicht selten jedoch erst beginnen kann, wenn die Phase der Akuttherapie bereits vorüber ist.

14

Akuttherapie der bipolaren Depression. Diese unterscheidet sich in einigen Aspekten von der Akuttherapie der unipolaren Depression. Eine antidepressive Pharmakotherapie mit trizyklischen Antidepressiva kann bei bipolaren Patienten eine Manie induzieren. Das Risiko, ein Umkippen in eine Manie (»switch«) zu induzieren, ist bei neueren Antidepressiva (z. B. SSRI) geringer.

Leichte depressive Episoden im Rahmen von gesicherten bipolaren Störungen. Diese können alleine mit einem sogenannten Stimmungsstabilisierer, z. B. mit *Lithium-Carbonat,* behandelt werden, um das Risiko, eine Manie zu induzieren, gering zu halten (Benkert u. Hippius 2007). Begonnen werden kann eine Behandlung z. B. mit *Lithium-Carbonat* zur Nacht. Nach 3–5 Tagen sollte, je nach Lithiumspiegel im Serum, die Dosis angepasst werden.

Mittelschwere oder schwere depressive Episoden. Bei diesen im Rahmen von unipolaren und bipolaren Störungen, insbesondere solchen mit Suizidalität, kann nicht auf die Gabe eines Antidepressivums verzichtet werden. Es kann zunächst auf einen SSRI zurückgegriffen werden; trizyklische Antidepressiva haben den Vorteil geringerer Kosten, aber den Nachteil der höheren Nebenwirkungsrate und des erheblich stärkeren Risikos, mit solchen Substanzen Suizid zu begehen.

Entscheidet man sich für die Gabe von Antidepressiva auch längerfristig, sollte dies bei der bipolaren Störung unter dem Schutz eines Stimmungsstabilisierers geschehen. In diesen Fällen sollte eine rasche Überweisung zu einem Arzt für Psychiatrie und Psychotherapie und bei ihm eine Einstellung auf Stimmungsstabilisatoren erfolgen. Er sollte eine entsprechende Indikation stellen, ggf. eine stationäre Behandlung in einem psychiatrisch-psychotherapeutischen Fachkrankenhaus veranlassen und die Therapie einleiten.

! Eine stationäre Behandlung ist auf jeden Fall dann angezeigt, wenn Suizidalität eine Rolle spielt.

Akuttherapie der Manie. Sie gestaltet sich wegen oft fehlender Krankheitseinsicht schwierig. Eine unzureichende Mitarbeit ist häufig Grund für eine Non-Response. Zur Akuttherapie zugelassen sind u. a. *Lithium* (z. B. *Hypnorex ret.*®), retardierte *Valproinsäure* (z. B. *Orfiril*®) und atypische Antipsychotika wie *Olanzapin (Zyprexa®), Quetiapin* (z. B. *Seroquel®*) und *Risperidon (Risperdal®). Ziprasidon (Zeldox®)* ist zugelassen zur Behandlung von manischen oder gemischten Episoden bis zu einem mäßigen Schweregrad bei bipolaren Störungen.

Tipps

Wenn möglich, sollte auf typische (konventionelle) Antipsychotika verzichtet werden, auch weil Patienten mit affektiven Störungen ein höheres Risiko für Spätdyskinesien aufweisen als Patienten mit schizophrenen Störungen und weil konventionelle Antipsychotika ein höheres Risiko für ein Umkippen in eine Depression aufweisen.

Eine **Manie** kann mit *Lithium*, retardierter *Valproinsäure* oder atypischen Antipsychotika behandelt werden. Vorteile der atypischen Antipsychotika sind die im Vergleich zu *Lithium* bessere Handhabbarkeit, der schnellere Wirkungseintritt und die im Allgemeinen bessere Verträglichkeit. Bei gereizter Manie sollte atypischen Antipsychotika der Vorzug gegeben werden.

Angefangen werden kann eine Behandlung z. B. mit 10 mg *Olanzapin* zur Nacht. Alternativ kann auch retardierte *Valproinsäure* erwogen werden. Es sollte die Behandlung durch einen Arzt für Psychiatrie und Psychotherapie angestrebt werden, ggf. eine stationäre Behandlung erfolgen.

Bei **schweren manischen Syndromen**, insbesondere mit psychotischen Symptomen, muss oft auf eine Kombinationstherapie zurückgegriffen werden. Am besten evaluiert sind Kombinationen von *Valproinsäure* mit einem atypischen Antipsychotikum oder *Lithium* zusammen mit einem atypischen Antipsychotikum. In diesen Fällen sollte eine stationär-psychiatrische Behandlung angestrebt werden, bei akuter Eigen- oder Fremdgefährdung notfalls auch gegen den Willen des Patienten.

Akutbehandlung der gemischten Episode. Dafür ist bisher ausschließlich *Ziprasidon (Zeldox®)* zugelassen. Angefangen werden kann eine Behandlung z. B. mit 40 mg *Ziprasidon* zur Nacht.

Die Behandlung eines **Rapid cycling** gestaltet sich oft schwierig. Im Vordergrund steht eine Therapie mit Stimmungsstabilisierern. Es sollte die Behandlung durch einen Arzt für Psychiatrie und Psychotherapie angestrebt werden.

Erhaltungstherapie

Eine vorzeitige Behandlungsbeendigung nach einer akuten Episode ist mit einer **hohen Rückfallgefahr** verbunden, selbst wenn eine vollständige Symptomremission erreicht wurde. In dieser Therapiephase sind die Symptome zwar weitgehend abgeklungen, die eigentliche Krankheitsepisode ist aber noch nicht vollständig überwunden. Entsprechend ist das Ziel der Erhaltungstherapie, durch Weiterführung der medikamentösen und/oder psychotherapeutischen Behandlung den noch instabilen Zustand der Patienten so weit zu stabilisieren, dass ein Rückfall vermieden werden kann.

Zur Reduktion des Rückfallrisikos ist es daher sinnvoll, bei alleiniger medikamentöser Therapie in der Akutphase eine psychopharmakologische Erhaltungstherapie über einen Folgezeitraum von **mindestens 6 Monaten** mit der gleichen Dosis, die zur Remission geführt hat, anzuschließen. Erst am Ende der Erhaltungstherapiephase kann eine schrittweise Dosisreduktion erwogen werden.

Umfasste die Akuttherapie ausschließlich **Psychotherapie**, ist die Weiterführung der psychotherapeutischen Akutbehandlung über einen Zeitraum von **8 bis 12 Monaten** nach Ende der eigentlichen Therapie in Form niedrigerer Sitzungsfrequenz, d. h. mit größeren Intervallen zwischen den Therapiesitzungen, sinnvoll.

Im Falle einer kombinierten Akutbehandlung sollte die medikamentöse Behandlung in gleicher Dosis fortgesetzt werden. Eine Fortführung der Psychotherapie erscheint, zumindest für den Zeitraum der Erhaltungstherapie, ebenfalls als sinnvoll, wenn sie sich in der Akutphase als wirksam erwiesen hat.

Bereits nach einer ersten manischen Episode sollte eine Phasenprophylaxe, z. B. mit *Lithium*, erfolgen. Bei bipolaren affektiven Störungen sind die Grenzen zwischen Erhaltungstherapie und Rezidivprophylaxe (Phasenprophylaxe) unscharf.

Rezidivprophylaxe

Affektive Störungen können immer wieder auftreten. Vor allem in der ersten Zeit nach einer überstandenen Erkrankungsepisode ist das Risiko einer Wiedererkrankung (Rezidiv) hoch. Einer der Hauptrisikofaktoren für erneute Episoden sind Restsymptome, die nach dem Ende einer Episode weiter andauern.

Dieser Behandlungsabschnitt wird als Rezidivprophylaxe bezeichnet und hat das Ziel, das Auftreten einer erneuten Krankheitsepisode langfristig zu verhindern. Eine Rezidivprophylaxe ist wahrscheinlich nicht für alle Patienten mit einer unipolaren Depression erforderlich, sondern nur für jene, die ein erhöhtes Risiko für ein Wiederauftreten aufweisen. Insbesondere diejenigen Patienten mit mehreren zurückliegenden depressiven oder manischen Episoden (rezidivierende, bipolare oder chronische Depression) und/oder die während dieser Episoden starke funktionelle Einschränkungen erlebten, bedürfen einer längerfristigen Weiterführung der Behandlung.

Tipps

Eine medikamentöse Behandlung sollte bei Patienten, die 2 oder mehr depressive Episoden in der jüngsten Vergangenheit aufwiesen und dabei bedeutsame funktionelle Einschränkungen hatten, mindestens 2 Jahre lang mit der gleichen Dosis, die sich in der Akutbehandlung als effektiv erwiesen hat, erfolgen.

Grundsätzlich sollte bei einer bipolaren affektiven Störung die medikamentöse Rezidivprophylaxe mit einem Stimmungsstabilisierer geschehen. Bei bipolaren affektiven Störungen sollte nach der ersten manischen Episode eine mindestens 12-monatige Phasenprophylaxe erfolgen. Nach einer zweiten Episode ist die langfristige Phasenprophylaxe oft unumgänglich.

Eine zusätzliche psychotherapeutische Rezidivprophylaxe kann v. a. nützlich sein, wenn
- der Aufbau von Bewältigungsfertigkeiten indiziert ist,
- langfristige psychosoziale Belastungen vorliegen,
- die Remission einer vorher chronifizierten (>2 Jahre) depressiven Störung vorliegt,
- Patienten für eine bestimmte Zeit frei von Medikation sein müssen.

14.2.2 Präparate

Antidepressiva

Eine Behandlung mit Antidepressiva ist hauptsächlich bei mittelgradigen und schweren depressiven Störungen indiziert. Sie ist aber auch bei leichteren, chronisch verlaufenden depressiven Störungen, insbesondere langanhaltenden depressiven Störungen (Dysthymie) sinnvoll. Vor Beginn einer Pharmakotherapie sollten immer Kontraindikationen (z. B. Epilepsie, Unverträglichkeit bezüglich trizyklischer Antidepressiva) erfasst werden.

In den letzten 40 Jahren wurde eine Vielzahl wirksamer Antidepressiva entwickelt, die alle den Stoffwechsel im Gehirn regulieren und so zu einem Rückgang der depressiven Symptomatik führen (▶ Kap. 7.4). Die Wirksamkeit von Antidepressiva bei der Behandlung akuter depressiver Episoden ist durch zahlreiche klinische Studien und Metaanalysen belegt. Die Modellvorstellungen zum Wirkmechanismus der Antidepressiva gehen davon aus, dass die stimmungsaufhellende und depressionslösende Wirkung mit einer Erhöhung der zentralen serotonergen und/oder noradrenergen Neurotransmission verbunden ist.

Als Antidepressiva steht eine große Zahl in Deutschland zugelassener Medikamente zur Verfügung, die je nach ihrem spezifischen Wirkmechanismus in verschiedene Klassen unterteilt werden (▶ Kap. 7.4).

Tipps

Grundsätzlich gilt, dass bei jedem Patienten mit der niedrigen, in ◘ Tab. 14.1 als »Anfangsdosis« bezeichneten Tagesdosis begonnen werden sollte. Für die meisten Antidepressiva wird empfohlen, die Dosierung schrittweise zu erhöhen, damit die zu Beginn möglichen und im Verlauf rückläufigen Nebenwirkungen gut toleriert werden. Die Wirkstoffdosis sollte speziell bei den trizyklischen Antidepressiva langsam erhöht werden, bis typischerweise nach 1–2 Wochen die volle therapeutische Dosis erreicht ist.

Der Patient sollte vor Beginn der medikamentösen Therapie über mögliche Nebenwirkungen und die Wirklatenz informiert werden. Er sollte auch auf die Möglichkeit von Absetzerscheinungen beim Absetzen eines Medikaments, einer Dosisreduzierung oder einer unregelmäßigen Einnahme hingewiesen werden. Diese Symptome sind in der Regel leicht und verschwinden von selbst, können im Einzelfall aber auch schwer sein, z. B. wenn eine Medikation abrupt abgesetzt wird.

! Ein regelmäßiges Monitoring (initial alle 1–2 Wochen) ist notwendig, um sowohl die Ansprechbarkeit auf die Medikamente als auch das Auftreten der Nebenwirkung zu prüfen.

Bei Nebenwirkungen können folgende Möglichkeiten in Erwägung gezogen werden:
- Beobachten und abwarten (wenn kein unmittelbares medizinisches Risiko besteht)
- Änderung von Menge, Frequenz oder Einnahmezeit des Medikaments
- Wechsel des Medikaments
- Spezifische Behandlung der Nebenwirkung

Für die konkrete Wahl des Antidepressivums sollten neben den eigenen Erfahrungen insbesondere Patientenmerkmale entscheidend sein. Als primäre Auswahlkriterien gelten Schweregrad, früheres Ansprechen des Patienten, Patientenpräferenz, Kontraindikationen, Nebenwirkungen, Komorbidität und Interaktionen sowie Kosten. Stehen **Schlafstörungen** oder **psychomotorische Unruhe** im Vordergrund, sollte ein Präparat mit initial sedierender Wirkung gewählt werden.

! Es ist nicht auszuschließen, dass Antidepressiva (möglicherweise eher SSRI als andere) zu Beginn der Therapie das Risiko für Suizidgedanken und -versuche erhöhen. Jedem Patient, der mit Antidepressiva behandelt wird, sollte deshalb zu Beginn der Behandlung besondere Aufmerksamkeit gewidmet werden und Symptome, die auf ein erhöhtes Suizidrisiko hindeuten (wie z. B. erhöhte Angst, Agitiertheit oder impulsives Verhalten), sollten engmaschig beobachtet und der Patient ggf. zum Facharzt für Psychiatrie und Psychotherapie überwiesen werden.

Medikamentenklassen

Tri- oder tetrazyklische Antidepressiva

Diese zur ersten Generation zählenden, tri- oder tetrazyklischen Antidepressiva (TZA) wurden früher häufig verschrieben. Heute werden wegen der besseren Verträglichkeit neuere Präparate bevorzugt. Zur

Tab. 14.1. Präparateauswahl für die ambulante Therapie depressiver Störungen

Wirkstoff	Handelsname (Beispiel)	Einstiegsdosis (mg/Tag)	Durchschnittliche Dosis (mg/Tag)	Maximale Dosis (mg/Tag)	Nebenwirkungen (NW)	Interaktionen	Therapiekosten/ Monat[a]
Selektive Serotonin-Rückaufnahme-Inhibitoren (SSRI)							
Citalopram	*Cipramil®*	10–20	20	60	Häufig: gastrointestinale NW, Agitation, Schlafstörungen, sexuelle Funktionsstörungen, Hyponatriämie	Geringes Interaktionspotential	42,49 € (20 mg)
Escitalopram	Cipralex®	10	10	20	Wie *Citalopram*	Geringes Interaktionspotential	40,70 € (10 mg)
Fluoxetin	*Fluctin®*	20	20	60	Wie *Citalopram*	Hohes Interaktionspotential (inhibitorische Wirkungen auf CYP2D6)	19,36 € (20 mg)
Fluvoxamin	*Fevarin®*	50	150	300	Wie *Citalopram*	Hohes Interaktionspotential (inhibitorische Wirkungen auf u. a. CYP1A2, CYP2C19)	36,50 € (150 mg)
Paroxetin	*Tagonis®*	20	40	60	Wie *Citalopram*	Hohes Interaktionspotential (inhibitorische Wirkungen auf CYP2D6)	60,58 € (40 mg)
Sertralin	*Zoloft®*	25–50	100	200	Wie *Citalopram*	Geringes Interaktionspotential	52,10 € (100 mg)
Serotonin-Noradrenalin-Rückaufnahme-Inhibitoren (SSNRI)							
Duloxetin	*Cymbalta®*	30	60	120	Wie *Citalopram*	Kombination mit CYP1A2 oder CYP2D6 Inhibitoren erhöht den Plasmaspiegel	61,31 € (60 mg)
Venlafaxin	*Trevilor®*	37,5–75	150	375	Wie *Citalopram* und zusätzlich Hypertension	Bericht über Intoxikation bei Kombination mit Tramadol; Einzelfallberichte über Serotoninsyndrom bei Kombination mit *Fluoxetin* oder *Paroxetin*	87,80 € (150 mg)
Selektive Noradrenalin-Rückaufnahme-Inhibitoren (SNRI)							
Reboxetin	*Edronax®*	2–4	8	12	Häufig: Agitation, Schlafstörungen; Selten: gastrointestinale NW, sexuelle Funktionsstörungen, orthostatische Hypotonie	Geringes Interaktionspotential	57,24 € (8 mg)
Serotonin-Modulatoren							
Trazodon	*Thombran®*	50	200–400	400	Häufig: Sedierung, orthostatische Hypotonie; Selten: gastrointestinale NW, Gewichtszunahme, Priapismus	Metabolisierung über CYP3A4	35,10 € (200 mg)

▼

Tab. 14.1. (Fortsetzung)

Wirkstoff	Handelsname (Beispiel)	Einstiegsdosis (mg/Tag)	Durchschnittliche Dosis (mg/Tag)	Maximale Dosis (mg/Tag)	Nebenwirkungen (NW)	Interaktionen	Therapiekosten/ Monat[a]
Noradrenalin-Serotonin-Modulatoren							
Mirtazapin	*Remergil®*	15	45	60	Häufig: Sedierung; Selten: orthostatische Hypotonie, Gewichtszunahme	Geringes Interaktionspotential	82,19 € (45 mg)
Tri- und tetrazyklische Antidepressiva (nichtselektive Monoamin-Rückaufnahme-Inhibitoren) – TZA							
Amitriptylinoxid	*Equilibrin®*	60	60–120	150	Sehr häufig: Sedierung, Gewichtszunahme; Häufig: anticholinerge NW, sexuelle Funktionsstörungen, orthostatische Hypotonie, EKG-Veränderungen **Cave:** kann die Krampfschwelle herabsetzen	Kombinationen mit *Fluvoxamin* oder Inhibitoren von CYP2D6 führen zur Erhöhung des Plasmaspiegels **Cave:** unter Kombinationen mit *Fluoxetin* ist über schwere Intoxikationen berichtet worden	8,33 € (60 mg)
Amitriptylin	*Saroten®*	25–50	100–150	150	Wie *Amitriptylinoxid*, aber anticholinerge NW und orthostatische Hypotonie sehr häufig	Wie *Amitriptylinoxid*	15,40 € (100 mg)
Doxepin	*Aponal®*	25–50	50–150	150	Sehr häufig: anticholinerge NW, Sedierung, orthostatische Hypotonie; Häufig: sexuelle Funktionsstörungen, Gewichtszunahme, EKG-Veränderungen	Kombination mit *Fluvoxamin* führt zur Erhöhung des Plasmaspiegels	9,53 € (50 mg)
Imipramin	*Tofranil®*	25–50	50–150	150	Häufig: anticholinerge NW, Agitation, Schlafstörungen, orthostatische Hypotonie, Gewichtszunahme, EKG-Veränderungen; Selten: Sedierung, sexuelle Funktionsstörungen **Cave:** kann die Krampfschwelle herabsetzen	Kombinationen mit *Fluvoxamin* oder Inhibitoren von CYP2D6 führen zur Erhöhung des Plasmaspiegels	15,24 € (50 mg)
Trimipramin	*Stangyl®*	25–50	50–150	150	Sehr häufig: anticholinerge NW, Sedierung, orthostatische Hypotonie, Gewichtszunahme; Häufig: sexuelle Funktionsstörungen, EKG-Veränderungen **Cave:** kann die Krampfschwelle herabsetzen	Kombinationen mit *Fluvoxamin* oder Inhibitoren von CYP2D6 führen zur Erhöhung des Plasmaspiegels	8,41 € (50 mg)

▶

Tab. 14.1. (Fortsetzung)

Wirkstoff	Handelsname (Beispiel)	Einstiegsdosis (mg/Tag)	Durchschnittliche Dosis (mg/Tag)	Maximale Dosis (mg/Tag)	Nebenwirkungen (NW)	Interaktionen	Therapiekosten/ Monat[a]
Desipramin	*Petylyl®*	50	100–150	150	Häufig: Agitation, Schlafstörungen; Selten: anticholinerge NW, sexuelle Funktionsstörungen, orthostatische Hypotonie, Gewichtszunahme, EKG-Veränderungen	Kombination mit CYP2D6 Inhibitoren erhöht den Plasmaspiegel	43,46 € (100 mg)
Clomipramin	*Anafranil®*	25-50	75–150	150	Häufig: anticholinerge NW, sexuelle Funktionsstörungen, orthostatische Hypotonie, Gewichtszunahme, EKG-Veränderungen; Selten: gastrointestinale NW, Sedierung, Agitation, Schlafstörungen **Cave:** kann die Krampfschwelle herabsetzen	Kombination mit *Fluvoxamin* führt zur Erhöhung des Plasmaspiegels	12,80 € (75 mg)
Nortriptylin	*Nortrilen®*	30	100–150	150	Selten: anticholinerge NW, Sedierung, Agitation, Schlafbedürfnis, sexuelle Funktionsstörungen, ortho-statische Hypotonie, Gewichtszunahme, EKG-Veränderungen **Cave:** kann die Krampfschwelle herabsetzen	Kombination mit CYP2D6 Inhibitoren erhöht den Plasmaspiegel	27,66 € (100 mg)
Maprotilin (tetrazyklisch)	*Ludiomil®*	25	75–150	150	Häufig: anticholinerge NW, Sedierung, orthostatische Hypotonie, Gewichtszunahme; Selten: sexuelle Funktionsstörungen, EKG Veränderungen **Cave:** erhöhtes Anfallsrisiko/ Krampfrisiko	Kombination mit CYP2D6 Inhibitoren erhöht den Plasmaspiegel	9,40 € (75 mg)
MAO-Inhibitoren							
Tranylcypromin (irreversibel, nicht-selektiv)	*Jatrosom®N*	10	20	40	Sehr häufig: orthostatische Hypotonie; Häufig: Agitation, Schlafstörungen Cave: hypertensive Krise; Gefahr eines Serotonin-Syndroms	Hohes Interaktionspotential, Gefahr schwerer Neben- bzw. Wechselwirkungen mit anderen Medikamenten- oder Nahrungsmittelkomponenten	67,41 € (20 mg)
Moclobemid (reversibler MAOH-A)	*Aurorix®*	150	300	600	Selten: Agitation, Schlafstörungen	Hohes Interaktionspotential (inhibitorische Wirkungen auf CYP2D6)	28,06 € (300 mg)

[a] Die Preise beziehen sich auf die N3-Packung des im Handelsnamen angegebenen Präparats (bzw. auf die N2 Packung, wenn diese die größte verfügbare Packungsgröße ist)

Klasse der TZA zählen u. a. *Imipramin* (z. B. *Tofranil*®), *Amitriptylin* (z. B. *Saroten*®) und *Doxepin* (z. B. *Aponal*®). Sie hemmen in unterschiedlichem Ausmaß die Wiederaufnahme von Serotonin und Noradrenalin aus dem synaptischen Spalt, wodurch die funktionale Aktivität beider Neurotransmitter verstärkt wird. Sie wirken jedoch nicht selektiv und blockieren zusätzlich weitere Rezeptoren, u. a. zentrale und periphere cholinerge oder histaminerge Rezeptoren. Diese zusätzlichen Rezeptorblockaden erklären einen Großteil der Nebenwirkungen, wie z. B. die peripheren und zentralen anticholinergen oder kardiovaskulären Nebenwirkungen.

Kontraindikationen sind z. B. ein Glaukom, eine Prostatahyperplasie, ein paralytischer Ileus oder kardiale Reizleitungsstörungen. Bei Überdosierung (auch in suizidaler Absicht) besteht eine Kardiotoxizität, da die TZA einen verlangsamenden Effekt auf die kardiale Erregungsleitung ausüben können.

Tipps

Plasmaspiegel sollten kontrolliert werden, da TZA häufig auch aufgrund der ausgeprägten vegetativen Nebenwirkungen zu niedrig dosiert werden.

Selektive Serotonin-Rückaufnahme-Inhibitoren (SSRI)

Selektive Serotonin-Rückaufnahme-Inhibitoren (SSRI) erhöhen die zentrale serotonerge Neurotransmission durch die selektive Hemmung der Rückaufnahme von Serotonin aus dem synaptischen Spalt. Hieraus erklären sich die antidepressiven Wirkungen, aber auch die Nebenwirkungen, wie z. B. Übelkeit oder Unruhe. Antidepressiva, die zu dieser Gruppe gehören, sind z. B. *Fluoxetin* (z. B. *Fluctin*®), *Citalopram* (z. B. *Cipramil*®) oder *Paroxetin* (z. B. *Tagonis*®). Vergleichende klinische Studien zeigten zwischen SSRI und TZA im ambulanten Bereich keine signifikanten Wirksamkeitsunterschiede. SSRI weisen in der Regel jedoch ein deutlich günstigeres Nebenwirkungsprofil (inklusive dem Risiko, sich mit den Präparaten zu suizidieren) auf als die TZA, da sie selektiv wirken und auf andere Rezeptoren keine wesentliche blockierende Wirkung ausüben.

Die Wirksamkeit und vergleichsweise gute Verträglichkeit der SSRI ist durch Metaanalysen belegt. Bei Kombination mehrerer serotoninagonistischer Substanzen (z. B. in Kombination mit MAO-A-Hemmern) besteht die Gefahr der Entwicklung eines **Serotoninsyndroms** (Fieber, Schwitzen, gastrointestinale Beschwerden, Tremor, Myoklonien, Hyperreflexie, Agitiertheit und in schweren Fällen Verhaltens- und Bewusstseinsänderungen; ► Abschn. 29.2.5). Bei **Jugendlichen** bestehen Hinweise auf ein möglicherweise erhöhtes Auftreten suizidaler Gedanken. Auch für ältere Patienten bestehen Hinweise auf ein erhöhtes Suizidrisiko zu Beginn der Behandlung mit SSRIs.

Monoaminoxidasehemmer (MAO-Hemmer)

Die Wirkung von Monoaminoxidasehemmern beruht auf der Hemmung des Enzyms Monoaminoxidase (MAO), das Noradrenalin und Serotonin abbaut, wodurch die funktionale Aktivität dieser Neurotransmitter ansteigt. In der ambulanten Versorgung kommt sinnvollerweise nur *Moclobemid* (z. B. *Aurorix*®) als reversibler und selektiver MAO-A-Hemmer infrage, da diese Substanz ein vergleichsweise günstiges Nebenwirkungsprofil aufweist. Die Wirksamkeit von *Moclobemid* bei akuten depressiven Episoden ist durch einige Metaanalysen belegt. Der irreversible MAO-Hemmer *Tranylcypromin (Jatrosom® N)* ist in der Handhabbarkeit schwieriger und sollte der psychiatrisch-psychotherapeutischen Behandlung vorbehalten bleiben. Er erfordert eine konsequente tyraminarme Diät und ist auch hinsichtlich des Nebenwirkungsprofils ungünstiger.

! MAO-Hemmer dürfen wegen der Gefahr eines Serotoninsyndroms nicht mit Serotoninagonisten wie SSRI oder dem TZA *Clomipramin* kombiniert werden. Bei einer Medikamentenumstellung sind entsprechende Sicherheitsabstände zu beachten, d. h. ein mindestens zweiwöchiger Abstand nach Behandlung mit MAO-Hemmern. Bei der Behandlung mit einem irreversiblen MAO-Hemmer *(Tranylcypromin)* ist der Patient über die Notwendigkeit einer tyraminarmen Diät aufzuklären, da sonst hypertensive Krisen drohen.

Neuere Antidepressiva

In den letzten Jahren wurde eine Reihe neuerer Antidepressiva entwickelt, die bei relativ günstigem Nebenwirkungsprofil selektiv die serotonerge und/oder noradrenerge Neurotransmission beeinflussen.

Mirtazapin (Remergil®) führt indirekt zu einer verstärkten Noradrenalin- und Serotoninfreisetzung im synaptischen Spalt und zu einer verstärkten serotonergen und noradrenergen Aktivität. Bei manchen Patienten erwünscht ist zudem die sedierende Begleitwirkung von *Mirtazapin*.

Ein selektiver Wiederaufnahmehemmer von Noradrenalin (SNRI) ist *Reboxetin* (z. B. *Edronax*®).

Venlafaxin (Trevilor®) und *Duloxetin (Cymbalta®)* sind selektive Noradrenalin- und Serotoninwiederaufnahmehemmer mit relativ guter Verträglichkeit. Die Wirkung dieser selektiven Wiederaufnahmehemmer für Serotonin und Noradrenalin erstreckt sich auch auf eine Reduktion von Angst- und Schmerzsymptomen, die vielfach mit Depressionen assoziiert sind.

Bupropion (Elontril®) ist ein selektiver Noradrenalin- und Dopaminwiederaufnahmehemmer, der seit dem Jahr 2007 als Antidepressivum zugelassen ist.

Die akute antidepressive Wirksamkeit der neueren Antidepressiva ist empirisch gut belegt, wobei die Effektivität z. T. nicht nur bei psychiatrischen, sondern auch bei Patienten aus Allgemeinpraxen untersucht wurde. Sie haben eine den klassischen Antidepressiva vergleichbare Effektivität und sind einer Plazebobehandlung deutlich überlegen.

Phytotherapeutika

Bei der Behandlung depressiver Störungen mit Phytopharmaka spielen nur *Johanniskrautextrakte (Hypericum perforatum)* aufgrund ihrer häufigen Verordnung in Deutschland eine Rolle. Sie werden wegen ihrer relativ guten Verträglichkeit und mäßigen Nebenwirkungen für die Behandlung leichter bis mittelschwerer Depressionen eingesetzt. Es gibt sowohl klinische Studien, die eine Wirksamkeit belegen, als auch solche, die keine Überlegenheit gegenüber Plazebo zeigen. Hauptproblem ist, dass für diese pflanzlichen Präparationen erhebliche Standardisierungsprobleme mit stark schwankenden Dosen der möglicherweise bioaktiven Substanzen (u. a. Hyperforin und Hypericin) bestehen. Es ist nicht hinreichend bekannt, welche Konstituenten des Johanniskrautextrakts über welchen Wirkungsmechanismus für die antidepressive Wirkung verantwortlich sind.

Wegen der Unsicherheiten über die richtige Dosierung, der variablen Zusammensetzung der Extrakte und insbesondere der möglichen schweren Wechselwirkungen mit anderen verschriebenen Medikamenten (u. a. orale Kontrazeptiva, Antikonvulsiva, Antikoagulanzien und selektive Serotoninwiederaufnahmehemmer) ist *Johanniskraut* nicht als Mittel der Wahl zu empfehlen. Bekannt ist, dass *Johanniskraut* als Induktor von Isoenzymen des Cytochroms P450 (CYP3A4) zur Wirkungsbeeinträchtigung anderer Medikamente führen kann. Wird es abgesetzt, kann es zur erhöhten Toxizität von Wirkstoffen wie z. B. Ciclosporin, Theophyllin, Antidepressiva *(Amitriptylin, Nortriptylin)* und mehreren HIV-wirksamen Medimamenten kommen. *Johanniskraut* sollte nur bei explizitem Wunsch des Patienten und nur bei leichter Symptomatik eingesetzt werden; ein Präparatewechsel sollte ggf. frühzeitig erfolgen (► Kap. 8). Die häufige Selbstmedikation mit *Johanniskraut* ist zu beachten.

Für andere Phytopharmaka, wie z. B. Baldrian, liegen keine hinreichenden Belege für eine Verordnung bei depressiven Störungen aus klinischen Studien vor.

Antimanika bzw. Stimmungsstabilisierer

Neben *Lithium* (z. B. *Hypnorex®*) sind einige Antikonvulsiva wie *Carbamazepin* (z. B. *Tegretal®*), *Lamotrigin* (z. B. *Elmendos®*) und retardierte *Valproinsäure* (z. B. *Orfiril® long*) zur Phasenprophylaxe bei bipolaren Störungen zugelassen (► Abschn. 7.6). *Valproinsäure* ist v. a. bei häufigeren Vorphasen, *Lithium* bei wenigen Vorphasen zu bevorzugen. *Lamotrigin* ist für die Prophylaxe depressiver Syndrome im Rahmen einer bipolaren Störung zugelassen. *Carbamazepin* ist zugelassen zur Phasenprophylaxe, wenn *Lithium* nicht oder nicht ausreichend wirksam ist oder wenn Kontraindikationen gegen *Lithium* bestehen.

Auch wegen der besseren Handhabbarkeit und der im Allgemeinen besseren Verträglichkeit werden vermehrt atypische Antipsychotika wie z. B. *Olanzapin (Zyprexa®)* und *Quetiapin* (z. B. *Seroquel®*) als Stimmungsstabilisierer eingesetzt. *Olanzapin* ist zugelassen zur Phasenprophylaxe bei Patienten mit bipolaren Störungen, deren manische Phase auf eine Behandlung mit *Olanzapin* angesprochen hat. In den USA ist *Quetiapin* zur Behandlung der bipolaren Depression zugelassen, bislang nicht so in Deutschland.

***Lithium, Carbamazepin, Lamotrigin* und *Valproinsäure* sind teratogen. Patientinnen sollten hierüber aufgeklärt werden. Gegebenenfalls sollte vor Behandlungsbeginn ein Schwangerschaftstest durchgeführt werden.**

Tipps

Bei der Behandlung mit Stimmungsstabilisierern sind einige Routinelaboruntersuchungen regelmäßig einzuhalten (Blutbild, Elektrolyte, Leberenzyme). Bei *Carbamazepin, Lithium* und *Valproinsäure* sind regelmäßige Bestimmungen der Plasmakonzentration notwendig. *Lamotrigin* muss langsam eindosiert werden, hierbei sollte die Behandlung durch einen Arzt für Psychiatrie und Psychotherapie angestrebt werden.

14.3 Psycho- und Soziotherapie

14.3.1 Grundlagen

Bei der Behandlung von **akut depressiven Patienten** sind patientenzentrierte supportive Gespräche wichtig, in denen empathisch und auf vertrauensvolle Weise auf die von den Patienten vorgebrachten Beschwerden und Sorgen unterstützend eingegangen wird.

Die Vermittlung eines rationalen Verständnisses der Krankheit und der Information, dass der Patient zurzeit wirklich krank ist und ihm Hilfe zusteht, führt zur Entlastung des Patienten. Zu frühes Hinweisen auf Konflikte als mögliche Ursachen der Depression kann hingegen die Belastung des Patienten verstärken.

Bei der Behandlung der **bipolaren affektiven Störung** steht zwar die medikamentöse Behandlung im Vordergrund. Wichtig ist jedoch eine gezielte **Psychoedukation,** in der neben der Vermittlung eines Krankheitskonzepts auch eine Einsicht in die Notwendigkeit der medikamentösen Behandlung vermittelt werden sollte.

Da depressive Patienten aus Schuldgefühlen oder Gefühlen der Überlastung heraus zu vorschnellen Entscheidungen hinsichtlich ihrer Lebenssituation neigen, ist es eine besondere Verantwortung, darauf hinzuwirken, dass solche Veränderungen bis zum Abklingen der Depression verschoben werden. Ermutigung und die Vermittlung von Hoffnung erweisen sich für die Patienten gerade im Hinblick auf bestehende Verzweiflung und Suizidalität immer wieder als hilfreich. Bezüglich des Verlaufs der Therapie sind das Setzen von erreichbaren Zielen und die Ermutigung zum Aufbau sozialer Aktivitäten weitere wichtige Elemente des Gesprächs, um dem Patienten über Erfolgserlebnisse positive Gefühle und Hoffnung in Bezug auf seine Erkrankung zu geben.

Als allgemeine **Ziele einer Behandlung** gelten:
- Verminderung der Symptome und letztlich Erreichung einer vollständigen Remission
- Wiederherstellung der beruflichen und psychosozialen Leistungsfähigkeit
- Reduzierung der Wahrscheinlichkeit für einen direkten Rückfall oder eine spätere Wiedererkrankung

Grundlage jeder Psychotherapie ist eine **gute, tragfähige Therapeut-Patienten-Beziehung,** die auf Vertrauen und Zusammenarbeit aufbaut. Ein wesentlicher Bestandteil einer Psychotherapie ist die Vereinbarung von Therapiezielen, die neben der Symptomreduktion und der Verhinderung von Rückfällen auch die Veränderung z. B. depressionserzeugender und -aufrechterhaltender Denkmuster umfassen können. Weitere Ziele sind die Verbesserung der Lebensqualität über die Wiedererlangung oder Verbesserung des psychosozialen Funktionsniveaus sowie der sozialen Beziehungsfähigkeit (zu Grundlagen ► Kap. 10).

> **Tipps**
>
> Wenn eine Psychotherapie indiziert ist, sollte der Patient vorab darauf hingewiesen werden, dass bis zum Ansprechen auf die Therapie ein längerer Zeitraum von ca. 3 Monaten die Regel ist, ggf. auch länger. Weiterhin soll dem Patient vermittelt werden, dass eine Fortführung der Psychotherapie über eine gewisse Zeit meist auch nach dem Abklingen der depressiven Episode sinnvoll ist, um die in der Therapie erlernten Fertigkeiten zu festigen und stabilisieren.

Die psychotherapeutische Behandlung affektiver Störungen erfordert vom behandelnden Arzt eine spezifische Fort- und Weiterbildung. Falls diese nicht vorhanden ist, sollte der Patient an einen entsprechend ausgebildeten, ärztlichen oder psychologischen Psychotherapeuten überwiesen werden.

Problematisch ist im aktuellen Gesundheitssystem der unmittelbare und bedarfsgerechte Zugang zu ärztlicher und psychologischer Psychotherapie: Wartezeiten von mehreren Monaten sind oft üblich, eine an den Bedürfnissen und der Symptomatik der Patienten orientierte Schulenauswahl findet meist nicht statt (stattdessen wird der Patient zu einem nach anderen Kriterien ausgewählten Psychotherapeuten überwiesen oder findet einen solchen per Zufall aus dem Telefonbuch).

14.3.2 Therapieformen

Kognitive Verhaltenstherapie

Die Verhaltenstherapie depressiver Störungen beruht auf der **Verstärker-Verlust-Theorie** und der **Theorie der gelernten Hilflosigkeit.** Diese Ansätze gehen von der Annahme aus, dass ein Mangel an positiver Verstärkung (»Belohnung«) sowie gelernte Hilflosigkeit (d. h. das Erleben der »Nichtkontrollierbarkeit« einer belastenden Situation) und andere depressionsfördernde Verhaltensmuster zentrale Faktoren für die Entstehung und Aufrechterhaltung einer depressiven Störung sind. Der Antriebsmangel und die traurige Stimmungslage von depressiven Menschen beruhen oft auf einer Reihe negativer Lebenserfahrungen (wie Verlust von nahestehenden Personen, Krankheit, Arbeitslosigkeit, sozialer Isolierung) und dem damit verbundenen Verlust an positiver Verstärkung. Häufig spielen im Zusammenhang mit einer depressiven Störung auch Defizite bei sozialen Fähigkeiten, Konfliktbewältigung und Problemlösevermögen eine Rolle.

Die kognitive Therapie, von Beck spezifisch für die Behandlung von depressiven Störungen entwickelt, geht davon aus, dass depressiven Störungen eine **kognitive Störung** zugrunde liegt. Das Denken Depressiver bezüglich des Selbst, der Umwelt und der Zukunft (»kognitive Triade«) ist durch automatische, sich wiederholende negative **Gedankenketten** (negative Schemata) bestimmt, die in belastenden Situationen aktiviert und verstärkt werden. Diese »kognitiven Verzerrungen« sind einseitig, übertrieben negativ, selektiv und willkürlich. Ausgelöst werden sie durch Verlusterlebnisse, traumatisierende Ereignisse, Erfahrungen der Nichtkontrollierbarkeit und andere Belastungen im Verlauf der lebensgeschichtlichen Entwicklungen eines Patienten. Da die kognitiven Prozesse durch verfestigte, negative, generalisierte Überzeugungssysteme gesteuert werden, sind sie sehr beharrlich und andauernd.

Entsprechend zielt die kognitive Verhaltenstherapie darauf ab, über eine individuelle Problemanalyse und der daraus abgeleiteten therapeutischen Interventionsmaßnahmen das Problemverhalten des depressiven Patienten korrigierend zu verändern und ein **verbessertes Problemlöserepertoire** zu entwickeln. Ein weiterer wichtiger Aspekt ist die Förderung von Erfolgserlebnissen und Veränderung der Stimmung durch vermehrte positive Aktivitäten. Außerdem werden Entspannungstechniken (▶ Abschn. 10.2.6) vermittelt, um den Patienten zu helfen, mit Symptomen wie Schlaflosigkeit, Stress oder Angst umzugehen. Im späteren Therapieverlauf werden **Problemlösestrategien** und soziale Fertigkeiten eingeübt, um das Selbstwertgefühl der Patienten zu festigen und die Beziehungsfähigkeit zu verbessern. Die kognitive Therapie zielt auf die Linderung depressiver Symptome durch Veränderung der dysfunktionalen Einstellungen und Denkschemata ab. Der Patient wird angeleitet, seine auf Selbstabwertung beruhenden Selbstkonzepte, Überzeugungen und Gedankenketten sowie deren Verhaltenskonsequenzen zu erkennen, sie auf ihre Angemessenheit hin zu überprüfen und alternative Denk- und Verhaltensmuster auszuprobieren.

Interpersonelle Psychotherapie (IPT)

Die interpersonelle Psychotherapie ist eine spezifisch für depressive Störungen entwickelte Kurzzeittherapie mit 12–20 wöchentlichen Einzelsitzungen. Bei der IPT wird davon ausgegangen, dass Depressionen durch verschiedene Faktoren (z. B. biologische Faktoren, Verlusterlebnisse) verursacht sein können. Unabhängig von den Ursachen werden Depressionen jedoch stets in einem psychosozialen und interpersonellen Kontext gesehen. Ein wichtiges Therapieziel ist deshalb die **Bewältigung belastender zwischenmenschlicher und psychosozialer Stressoren,** wie unbewältigte Trauer, Rollenwechsel, Rollenkonflikte, soziale Isolation und familiäre, berufliche oder soziale Konflikte, unabhängig davon, ob diese Stressoren zur depressiven Störung beitragen oder die Folge der depressiven Störung sind. Der therapeutische Prozess umfasst 3 Phasen, die jeweils unterschiedliche Schwerpunkte haben. Die wichtigsten Inhalte dieser 3 Therapiephasen sind in der folgenden Übersicht zusammengefasst:

- In der **Anfangsphase** (1.–3. Sitzung) stehen die Aufklärung über die depressive Störung, die Beziehungsanalyse und die Identifizierung der Problembereiche im Vordergrund.
- In der **mittleren Phase** (4.–13. Sitzung) werden geeignete Strategien und Fähigkeiten zur Bearbeitung der in der ersten Phase festgelegten Problembereiche erlernt, wie z. B. die Bewältigung der sozialen und interpersonellen Schwierigkeiten, die mit der Depression in Verbindung stehen.
- In der **Schlussphase** (14.–16. Sitzung) geht es schließlich um die Zusammenfassung des Therapieprozesses und die Vorbereitung auf die Zeit nach der Behandlung, die Wiedereingliederung des Patienten in den Alltag und um Informationen und Strategien, wie mögliche künftige Probleme frühzeitig erkannt und gelöst werden können.

Cognitive Behavioral Analysis System of Psychotherapy (CBASP)

Die CBASP nach James McCullough (2006) ist ein Psychotherapieverfahren, das spezifisch zur **Behandlung chronischer Depressionen** entwickelt wurde. Bei der CBASP werden behaviorale, kognitive und interpersonelle Strategien integriert. Grundlegend ist die Annahme, dass depressive Patienten in ihrer kognitiv-emotionalen Entwicklung aufgrund wiederholt negativer Lebenserfahrungen in vulnerablen Phasen einen Rückstand aufweisen und sich auf einer Ebene des »präoperatorischen Denkens« (im Sinne des Entwicklungspsychologen Jean Piaget) befinden. Charakteristika präoperatorischen Denkens sind globales Denken, Unbeeinflussbarkeit der Denkprozesse durch Vernunft und Logik anderer, Egozentrizität der Patienten in ihrer Sicht der eigenen Person und auch der anderer Personen.

Durch die CBASP sollen die Patienten schrittweise zu formal-operativem Denken angeregt werden, zur sozialen Problemlösung und zur empathischen Responsivität. Die wesentlichen Interventionen beinhalten

- die Einübung von Situationsanalysen,
- anschließendes Verhaltenstraining und
- interpersonelle Strategien zur Gestaltung der therapeutischen Beziehung.

Anhand der Situationsanalysen wird der Patient angehalten, eine kausale Beziehung zwischen seinem Verhalten und seinen Denkmustern und den jeweiligen Konsequenzen herzustellen. Spezifisches Behandlungsziel ist, dass sich die Einstellung des Patienten dahingehend ändert, dass er Verantwortung für seine Situation und seine Veränderungsmöglichkeiten übernimmt.

Die Therapie ist für

- 16–20 Sitzungen in der akuten Behandlungsphase und
- zusätzlich 18–20 Sitzungen in der Erhaltungsphase

konzipiert. Insgesamt hat sich die CBASP als gut wirksam zur Behandlung der chronischen Depression erwiesen. Bei depressiven Störungen konnte ein wesentlicher additiver Effekt zur Psychopharmakotherapie gezeigt werden. Auch scheint hier eine Kombinationstherapie im Vergleich zur Einzeltherapie die besten Erfolge zu erzielen.

Tiefenpsychologische Kurzzeittherapien

Tiefenpsychologisch orientierte Kurzzeittherapien sind Weiterentwicklungen des psychoanalytischen Ansatzes. Ausgangspunkt ist **Freuds Depressionskonzept,** wonach depressive Störungen auf unbewussten Prozessen beruhen, die durch einen frühen Objektverlust oder traumatisierende Enttäuschungserlebnisse und eine dadurch bedingte starke narzisstische Bedürftigkeit mit gegen sich selbst gerichteten aggressiven Impulsen bedingt sind. Da dem Patienten diese intrapsychischen Konflikte nicht bewusst sind, findet er auch keine adäquaten Lösungsmöglichkeiten zu ihrer Bewältigung. Das Bewusstmachen und das Verstehen der pathogenetisch relevanten Konflikte sind jedoch die Voraussetzung, dass der Patient diese meistert.

Im therapeutischen Prozess spielt die **Analyse der Therapeut-Patienten-Beziehung,** d. h. die Analyse und deutende Interpretation der Übertragungs- und Gegenübertragungssituation, eine zentrale Rolle. Gleichermaßen wichtig ist die therapeutische Bearbeitung des Widerstands des Patienten gegenüber dem Therapieprozess, da gerade die fehlende Bereitschaft des Patienten, sich bestimmten Einsichten zu öffnen, ihre Ursache in pathogenetisch relevanten, aber dem Patienten unangenehmen Konflikten hat.

Psychodynamisch orientierte Kurzzeittherapien verfolgen das Ziel, aktuelle (»fokale«) Konflikte des Patienten zu identifizieren und dem Patienten verstehbar zu machen, wie sich diese Konflikte in aktuellen Situationen und Beziehungen (einschließlich der therapeutischen Beziehung) auswirken. Die zunehmende Einsicht des Patienten in seine Konflikte und die mit der Zeit eintretenden Veränderungen problematischer Persönlichkeitszüge führen dazu, dass Schwierigkeiten besser antizipiert und bewältigt oder Konflikte neutralisiert werden können. Bei Depressionen spielt die Kurzzeittherapie besonders dann eine Rolle, wenn begrenzte Krisen, wie z. B. eine Trennung, der Auslöser sind.

Gegenüberstellung verschiedener Psychotherapieformen

Eine **Differenzialindikation** allein nach Art der Symptomatik und Erkrankung bezüglich einzelner psychotherapeutischer Verfahren, also welches Therapieverfahren bei welchem Patienten besonders geeignet ist, ist aufgrund der augenblicklichen Datenlage noch nicht gut möglich. Bei Patienten, die wegen der Schwere ihrer Symptome durch psychotherapeutische Interventionen überfordert werden, ist eine psychotherapeutische Behandlung sogar kontraindiziert.

Die Entscheidung über die Psychotherapieform wird individuell unter **Berücksichtigung der lokalen psychotherapeutischen Ressourcen** und der **Patientenpräferenz** gestellt. Zur Information und Beratung depressiver Patienten können als allgemeine Orientierung die in der folgenden ◘ Tab. 14.2 aufgeführten zentralen Charakteristika der jeweiligen Psychotherapieformen hilfreich sein.

Eine alleinige spezifische psychotherapeutische Behandlung ist bei leichten bis mittelgradigen Depressionen gerechtfertigt und Erfolg versprechend. Wissenschaftlich am besten abgesichert sind die kognitive Verhaltenstherapie, die interpersonelle Psychotherapie und die tiefenpsychologisch orientierte Kurzzeittherapie.

> **Tipps**
>
> Von den Krankenkassen werden derzeit nur die Kosten für die Richtlinienverfahren »Verhaltenstherapie« und »tiefenpsychologisch fundierte Therapie« erstattet.

Tab. 14.2. Indikationshinweise und Zielbereiche verschiedener Psychotherapieformen

	Kognitive Verhaltenstherapie	Interpersonelle Psychotherapie (IPT)	Tiefenpsychologisch orientierte Kurzzeittherapie	Cognitive Behavioral Analysis System of Psychotherapy (CBASP)
Mögliche Indikation	Patienten mit depressionsfördernden Verhaltensweisen und negativen Denkstilen (z. B. Schwarz-Weiß-Denken, negative Schlussfolgerungen)	Patienten in aktuellen Konflikten mit anderen Personen oder in veränderten Lebenssituationen oder Rollen	Patienten mit chronischen Selbstwert- und Sinnproblemen und einer Kindheitsgeschichte mit Missbrauch, Verlusten und Trennungen	Patienten mit chronischer oder rezidivierender Depression
Zielbereiche	Einüben sozialer Fertigkeiten Aufbau angenehmer Aktivitäten Erlernen von Entspannungstechniken Bearbeitung unrealistischer negativer Kognitionen über das Selbst, die Welt und Zukunft Erkennen und positive Bewertung von Erfolgserlebnissen Einüben regelmäßiger täglicher Aktivitäten	Konflikte und Defizite in interpersonellen Beziehungen: – Trennung, Trauer – Interpersonelle Auseinandersetzungen – Soziale Rollenkonflikte und Rollenveränderungen – Interpersonelle Defizite	Intrapsychischer Konflikt, der durch aktuellen Auslöser reaktiviert wurde Aufdeckung und Bewältigung des unbewussten Konflikts durch Bearbeitung von Übertragungs- und Gegenübertragungsmechanismen im Rahmen der therapeutischen Beziehung	Patient soll in die Lage versetzt werden, die Konsequenzen seiner eigenen chronisch depressiven Verhaltensmuster zu erkennen und Verantwortung für seine Situation und seine Veränderungsmöglichkeiten zu übernehmen Soziale Problemlösung Empathische Responsivität

Überweisungskriterien

In der ambulanten Versorgung depressiv erkrankter Patienten können komplizierende Faktoren, wie psychotische Symptome, akute Suizidalität, schwere psychosoziale Probleme, Therapieresistenz oder unklare psychiatrische Diagnosen vorliegen. In diesen Fällen wird die Mit-/Weiterbehandlung durch einen Spezialisten (Facharzt für Psychiatrie und Psychotherapie) bzw. die Überweisung zu diesem Facharzt oder in ein psychiatrisch-psychotherapeutisches Fachkrankenhaus notwendig. Wenn eine psychotherapeutische Behandlung indiziert ist und der behandelnde Arzt die Weiterbildungsvoraussetzungen für eine Psychotherapie nicht erfüllt, ist der Patient an Ärzte bzw. Psychologen mit psychotherapeutischer Qualifikation zu überweisen.

14.4 Weitere Therapieverfahren

14.4.1 Elektrokrampftherapie

Die elektrokonvulsive Therapie (»Elektrokrampftherapie«, EKT) nutzt einen elektrischen Stimulus, um einen therapeutischen, generalisierten Krampfanfall auszulösen. EKT wird überwiegend zur **Behandlung therapieresistenter Depression** (d. h. nach mindestens 2 lege artis durchgeführten Behandlungen mit Antidepressiva unterschiedlicher Wirkstoffklassen) im stationären Rahmen angewandt. Sie kann jedoch auch als Behandlungsverfahren bei schwerer depressiver Episode mit psychotischen Symptomen, schwerer depressiver Episode mit psychomotorischer Verlangsamung, bei bedrohlichem, depressionsbedingtem Gewichtsverlust oder bei massiv suizidalen Patienten in Betracht gezogen werden. EKT kommt auch bei Patienten in Betracht, die eine positive Wirkung auf eine vorhergehende EKT gezeigt haben und diese Therapieform bevorzugen. Üblicherweise wird während der Akutbehandlung die elektrokonvulsive Therapie 2- bis 3-mal pro Woche bis zu einem Zeitraum von 6 Wochen angewandt. EKT ist bei bipolaren Störungen weniger gut untersucht worden als bei der unipolaren Depression. Bei bipolaren Störungen ist auf erhöhte Risiken, wie z. B. das Umkippen in eine manische Episode, zu achten.

14.4.2 Wachtherapie (Schlafentzugstherapie)

Partieller Schlafentzug in der zweiten Nachthälfte beziehungsweise vollständiger Schlafentzug ist bislang die einzige antidepressive Intervention mit ausgeprägten und sichtbar positiven Wirkungen noch am gleichen oder am Folgetag. Angesichts ihrer relativ leichten Umsetzbarkeit und raschen Wirkung kann die Wachtherapie als ein die medikamentöse Therapie ergänzendes Element eingesetzt werden, besonders wenn eine **rasche Response** notwendig ist oder z. B. die Effekte einer ungenügenden medikamentösen Therapie verstärkt werden sollen. Besonders Patienten, die eine innerhalb eines Tages oder von Tag zu Tag variierende Stimmung aufweisen, profitieren von dieser Behandlungsmethode. Der antidepressive Effekt ist jedoch gewöhnlich nicht anhaltend. Ein rascher Rückfall nach Schlafentzug kann u. a. durch die anschließende Anwendung von modifizierten Protokollen mit einem Teil-Schlafentzug, besonders mit Schlafentzug in der zweiten Nachthälfte (z. B. mit einer Schlafphase von 22 bis 2 Uhr), verhindert werden.

! Patienten mit bekannten Krampfleiden oder einer wahnhaften Depression sowie akut suizidale Patienten sollten nicht oder nur unter intensiver kontinuierlicher Überwachung im psychiatrisch-psychotherapeutischen Fachkrankenhaus mit Schlafentzug behandelt werden, da es unter Schlafentzug bei entsprechend vorbelasteten Patienten zu zerebralen Krampfanfällen und einer Verschlechterung der wahnhaften Symptomatik kommen kann.

14

14.4.3 Lichttherapie

Die **saisonal abhängige Depression** ist ein bestimmter Subtyp der rezidivierenden depressiven Störung, die mit einem saisonalen Muster auftritt. Dabei ist die »Winter«-Depression die am meisten verbreitete Art der saisonal abhängigen Depression, bei der Patienten Symptome einer klinischen Depression zeigen, speziell im Herbst und Winter, mit einer vollständigen Remission im Frühling und Sommer. Lichttherapie (»Phototherapie«) oder die Medikation mit SSRI gelten als Behandlung erster Wahl bei saisonal abhängiger Depression. Das bevorzugte Gerät für die Lichttherapie ist eine Lichtquelle, die weißes, fluoreszierendes Licht abgibt, bei dem der UV-Anteil herausgefiltert wird, und das Lichtintensitäten größer als 2500 Lux erzeugt. Falls eine künstliche Lichtquelle nicht zur Verfügung steht, kann bei Patienten mit saisonal abhängiger Depression eine »Behandlung mit natürlichem Licht« in Form eines täglichen einstündigen Morgenspaziergangs im Freien für 2 oder mehr Wochen empfohlen werden. Die Wirksamkeit von Lichttherapie für nicht saisonal abhängige depressive Störungen wird kontrovers diskutiert. Es existieren keine Kontraindikationen für Lichttherapie oder Hinweise darauf, dass sie mit Augen- oder Retinaschäden assoziiert wäre.

14.4.4 Körperliches Training

In Studien mit gesunden jungen Menschen hat sich gezeigt, dass körperliche Aktivität positive Auswirkungen auf die Stimmung haben kann. Offene Studien über kurzfristige Wirkungen eines täglichen Programms mit Aerobic-Übungen zeigen eine relativ rasche (bis zum Ende der zweiten Woche) Verbesserung der Stimmung bei Patienten mit depressiver Symptomatik. Daher sind weitere kontrollierte Studien notwendig, um die Rolle der Übungen als Zusatz- bzw. Monotherapie zur Minderung depressiver Symptome besser zu verstehen. Gegenwärtig sind Sport, Physiotherapie usw. als positive, allerdings unspezifische Therapiemaßnahmen anzusehen.

14.5 Weitere Informationen

- Deutsche Gesellschaft für Bipolare Störungen e. V.: http://www.dgbs.de
- Deutsches Bündnis gegen Depression e. V.: http://www.buendnis-depression.de
- Informationsservice zu Depressionen mit Informationen zu Selbsthilfegruppen: http://www.depressionen-verstehen.de
- Kompetenznetz Depression mit zahlreichen Informationen aus Praxis, Forschung und Klinik für Ärzte und Patienten: http://www.kompetenznetz-depression.de
- Leitlinien der Deutschen Gesellschaft für Psychiatrie, Psychotherapie und Nervenheilkunde: http://www.uni-duesseldorf.de/AWMF/ll-na/038-012.htm

- Leitlinien des Ärztlichen Zentrums für Qualität in der Medizin bzw. Nationale VersorgungsLeitlinien: htttp://www.leitlinien.de
- Verein Horizonte zur Unterstützung affektiv Erkrankter: http://www.verein-horizonte.de

Tests

Hamilton M (1996) Hamilton Depressions Skala. In: Collegium Internationale Psychiatricae Scalorum (Hrsg) Internationale Skalen für die Psychiatrie. Beltz, Weinheim

Löwe B, Spitzer RL, Zipfel S, Herzog W (2002) Gesundheitsfragebogen für Patienten (PHQ-D). Komplettversion und Kurzform. Testmappe mit Manual, Fragebögen, Schablonen. Pfizer, Karlsruhe

Young RC, Biggs JT, Ziegler VE, Meyer DA (1978) A rating scale for mania: reliability, validity and sensitivity. Br J Psychiatry 133: 429–435

WHO (2005) Mastering depression in primary care (version 22): World Health Organization, WHO, Regional Office for Europe Psychiatric Research Unit, Frederiksborg General Hospital

14.6 Weiterführende Literatur

Assion H-J, Vollmoeller W (2004) Handbuch Bipolare Störungen. Grundlagen – Diagnostik – Therapie. Kohlhammer, Stuttgart

Beck AT, Rush AJ, Shaw BF (2001) Kognitive Therapie der Depression. Beltz, Weinheim

Benkert O, Hippius H (2007) Kompendium der Psychiatrischen Pharmakotherapie. Springer, Berlin Heidelberg New York Tokio

Deutsche Gesellschaft für Psychiatrie, Psychotherapie und Nervenheilkunde (DGPPN) (2000) Praxisleitlinien in Psychiatrie und Psychotherapie, Bd 5: Behandlungsleitlinie Affektive Erkrankungen. Steinkopff, Darmstadt

Härter M, Bermejo I, Niebling W (2007) Praxismanual Depression – Diagnostik und Therapie erfolgreich umsetzen. Deutscher Ärzte-Verlag, Köln

Härter M, Baumeister H, Bengel J (2007) Psychische Störungen bei körperlichen Erkrankungen. Springer, Berlin Heidelberg New York Tokio

McCullough JP (2006) Psychotherapie der chronischen Depression. Cognitive Behavioral Analysis System of Psychotherapy – CBASP. Urban & Fischer, München

Meyer TD, Hautzinger M (2004) Manisch-depressive Störungen. Beltz PVU, Weinheim

Trenckmann U, Bandelow B (2000) Empfehlungen zur Patienteninformation. Psychiatrie und Psychotherapie. Steinkopff, Darmstadt

Angst, Panik und Zwang

P. Zwanzger, F. Schneider, M. Witzko

Angststörungen. In ihrer Gesamtheit gehören die Angststörungen zu den häufigsten psychischen Erkrankungen. Die Panikstörung ist charakterisiert durch wiederholt auftretende Anfälle eines exzessiven Angstgefühls (Panikattacken), die von einer ausgeprägten körperlichen Symptomatik, wie z. B. Herzrasen, Schweißausbrüche, Schwindel oder Übelkeit, begleitet sind. Die generalisierte Angststörung (GAS) ist durch eine ständig vorhandene Angst- und Sorgesymptomatik gekennzeichnet. Hinzu kommen häufig verschiedene unspezifische körperliche Beschwerden wie Nervosität, Verspannungen und Schmerzen etc. Bei der sozialen Phobie handelt es sich um eine Erkrankung, bei der die Angst vor der prüfenden Beobachtung durch andere im Vordergrund steht. Bei der spezifischen Phobie kommt es zu Angstzuständen bei Konfrontation mit einem spezifischen Stimulus, z. B. Höhenangst, Spinnenangst.

Die Therapie von Angststörungen umfasst je nach Leidensdruck und Schweregrad psychotherapeutische oder medikamentöse Verfahren oder deren Kombination. Unter den psychotherapeutischen Maßnahmen hat sich v. a. die kognitive Verhaltenstherapie als wirksam und effektiv erwiesen. Die medikamentöse Behandlung von Angststörungen erfolgt heute in erster Linie mit Antidepressiva, bei einzelnen Angststörungen haben sich aber auch andere Substanzgruppen als wirksam erwiesen, z. B. Antikonvulsiva bei der generalisierten Angststörung oder MAO-Hemmer bei der sozialen Phobie. Benzodiazepine sollten in der Regel nur kurzfristig im Notfall als Einzelgabe oder über wenige Tage angewendet werden.

Zwangsstörung. Bei der Zwangsstörung handelt es sich um eine häufige psychische Erkrankung mit einer Lebenszeitprävalenz von ca. 2 bis 3%. Die Erkrankung ist durch Zwangsgedanken und/oder Zwangshandlungen charakterisiert, die mit einem massiven Leidensdruck und einer eingeschränkten Lebensqualität einhergehen. In der Behandlung der Zwangsstörungen kommen, wie bei der Angststörung, sowohl psychopharmakologische als auch verhaltenstherapeutische Ansätze zur Anwendung. Die Erkrankung verläuft meist chronisch, jedoch können unter Therapie deutliche Besserungserfolge und auch längere symptomfreie Intervalle erreicht werden.

15

15.1 Angststörungen

Angst ist ein normales Phänomen und als Basisemotion von höchster Bedeutung für unser Gefühlsleben. Angst schützt uns vor Gefahren und sorgt für eine risikobewusste Auseinandersetzung mit unserer Umwelt. Die Fähigkeit, Angst zu haben, gehört daher seit jeher zu den überlebenswichtigen Eigenschaften.

Die Regulation von Angstgefühlen ist ein hochkomplexer psychobiologischer Vorgang und lässt sich nach neuesten wissenschaftlichen Erkenntnissen nicht auf simple eindimensionale Erklärungsmodelle reduzieren. Gerät die Regulation der Angstgefühle aus dem Gleichgewicht, tritt Angst nicht mehr situationsadäquat auf. Dann kann es dazu kommen, dass Angstgefühle zu heftig sind oder sich von selbst nicht mehr zurückbilden. Kommt es zu dieser Art von Veränderungen im Angsterleben, spricht man von »pathologischer Angst« oder Angststörung. Veränderungen im Angsterleben haben in den meisten Fällen eine erhebliche Beeinträchtigung der Lebensqualität zur Folge. Vielfach ist die Alltagskompetenz in verschiedenen Bereichen (Familie, Beruf, Partnerschaft) deutlich eingeschränkt.

Je nachdem, in welcher Weise das Angsterleben verändert ist und welche Symptomatik im Vordergrund steht, unterscheidet man unterschiedliche Angststörungen. Hierzu zählen:

- Panikstörung mit und ohne Agoraphobie
- Generalisierte Angststörung
- Soziale Phobie
- Spezifische Phobie

15.1.1 Definition

Definition

Panikstörung: Sie ist charakterisiert durch plötzliche und unerwartete Attacken intensiver Angst- und Panikgefühle. Die Attacken entstehen situationsunspezifisch und treten sozusagen aus heiterem Himmel auf. Sie sind meist von einer ausgeprägten körperlichen Symptomatik begleitet, welche für die Patienten in der Regel im Vordergrund steht, z. B. Herzrasen, thorakales Engegefühl, Schweißausbrüche, Magen-Darm-Beschwerden, Schwindel, Atemnot. Zwischen den Attacken liegen häufig angstfreie Zeiträume. In der Folge entwickelt sich oft eine starke Angst, erneut eine Panikattacke zu erleiden (Angst vor der Angst, antizipatorisches Angstgefühl).

Definition

Generalisierte Angststörung (GAS): Die GAS ist gekennzeichnet durch über Wochen oder Monate andauernde Gefühle ängstlicher Anspannung und Sorge. Daneben bestehen auch anhaltende körperliche Symptome wie z. B. motorische Anspannung, autonome Hyperaktivität, Hypervigilanz, Schlafstörungen oder Unruhegefühle. Aufgrund der chronischen Anspannung stellen sich zudem häufig Muskelschmerzen ein.

Soziale Phobie: Bei dieser Erkrankung handelt es sich um die Angst vor Situationen, in denen sich die Betroffenen der prüfenden Beobachtung durch andere Menschen ausgesetzt fühlen. Bei Konfrontation mit sozialphobischen Reizsituationen kommt es zu Herzklopfen, Unruhe, Schwitzen, Erröten, Angst und Unruhegefühlen. Auch werden Sozialkontakte zunehmend vermieden.

Spezifische Phobie (z. B. Tierphobie, Höhenangst oder Angst vor geschlossenen Räumen): Eine spezifische Phobie ist gekennzeichnet durch Furcht vor einem bestimmten Objekt oder einer bestimmten Situation. Meist werden diese Objekte und Situationen von Betroffenen vermieden.

15.1.2 Ätiologie

Die Ätiologie der Angststörungen (◘ Abb. 15.1) ist komplex und multifaktoriell. Im Wesentlichen umfasst das Ursachenspektrum folgende Faktoren:

- Genetische Faktoren
- Neurobiologische Faktoren
- Psychosoziale Einflussfaktoren

Allerdings hält sich bis heute mancherorts die Vorstellung, dass Angststörungen einzig durch ein bestimmtes Lebensereignis oder Trauma verursacht werden können. Diese Perspektive ist sicherlich zu vereinfacht und trägt den neuesten Erkenntnissen aus psychologischer und neurobiologischer Forschung in keiner Weise Rechnung.

Unter den biologischen Faktoren spielt zweifelsohne die **genetische Prädisposition** eine wichtige Rolle. So zeigen Zwillingsstudien zwei- bis dreifach höhere Konkordanzraten für die Panikstörung bei eineiigen im Vergleich zu zweieiigen Zwillingen. Angehörige ersten Grades von Patienten mit Panikstörungen haben darüber hinaus ein deutlich erhöhtes Risiko, ebenfalls an einer Angsterkrankung zu erkranken. Dieses Risiko bewegt sich in der Regel um den Faktor 2–3. Der Anteil genetischer Faktoren an der Entstehung von Angsterkrankungen reicht dabei von 30% bei der generalisierten Angststörung, über 40–50% bei der Panikstörung bis hin zu 70% bei der Agoraphobie und Spritzenphobie (Deckert u. Domschke 2003).

Auf biologischer Ebene wird vermutet, dass Angstpatienten eine Fehlfunktion oder **Überempfindlichkeit des sogenannten Angstnetzwerks** (◘ Abb. 15.2) aufweisen. Als Angstnetzwerk bezeichnet man eine Reihe von miteinander verknüpften Hirnstrukturen, die bei der Regulation von Angst und Panik eine wichtige Rolle spielen. Zentraler Bestandteil und Regulationsorgan ist der Mandelkern (Amygdala), welcher gemeinsam mit anderen wichtigen Hirnstrukturen, wie z. B. dem Hippocampus, dem präfrontalen und orbitofrontalen Kortex, dem Thamalus, dem Hypothalamus und dem Locus coeruleus sowie dem periaquäduktalen Grau, verschaltet ist.

Die Fehlregulation oder Überempfindlichkeit dieses Netzwerks ist möglicherweise mit einer **Stö-**

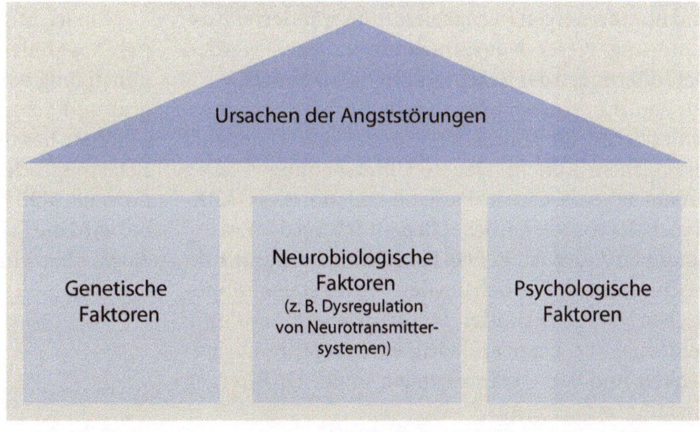

◘ **Abb. 15.1.** Säulenmodell Ätiologie der Angststörung

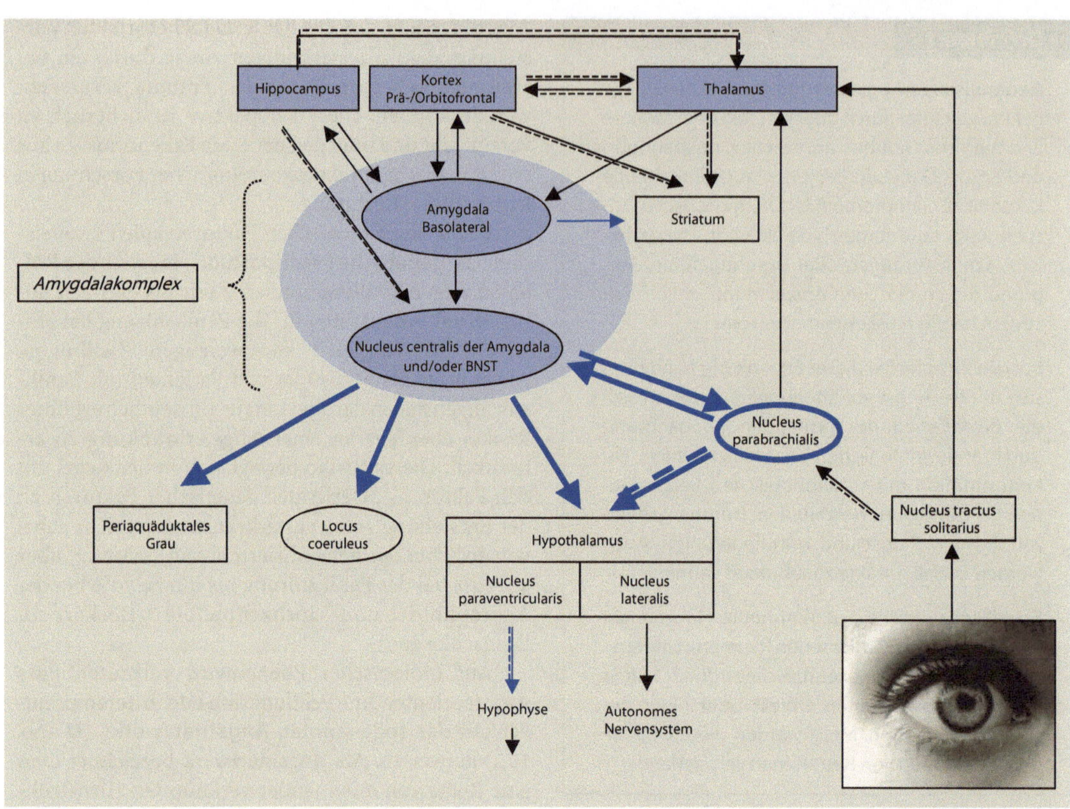

Abb. 15.2. Angstnetzwerk. (Mod. nach Gorman et al. 2000 sowie Davis u. Whalen 2001)

rung des Neurotransmitterhaushalts verknüpft. Wichtige Neurotransmitter, die bei der Regulation von Angst und Panik eine Rolle spielen, sind dabei das serotonerge, noradrenerge und das adenosinerge System sowie das GABA-System. Hierzu liegen umfangreiche Untersuchungen vor, deren Darstellung an dieser Stelle zu weit führen würde. Unter anderem vermutet man eine Fehlfunktion der serotonergen und noradrenergen Kerngebiete mit veränderter Ausschüttung dieser Neurotransmitter. Auch werden Veränderungen der Rezeptoraktivität vermutet. Variationen im adenosinergen System führen zu unterschiedlicher Empfindlichkeit gegenüber potenziell anxiogenem Koffein. Neuere Untersuchungen legen zudem nahe, dass auch eine Fehlregulation des GABA-Haushalts von wesentlicher Bedeutung bei der Entstehung von Angst ist. Bei GABA (Gamma-Amino-Buttersäure) handelt es sich um den wichtigsten inhibitorischen Neurotransmitter. Ähnlich wie beim Serotonin geht man von einer erniedrigten Rezeptorempfindlichkeit und von Veränderungen in der GABAergen Signalübertragung aus.

Psychosoziale Faktoren, die die Entstehung einer Angststörung begünstigen oder fördern können, sind zahlreich. Zu den wichtigsten Faktoren gehören z. B. der Umgang der Eltern mit Ängsten und Sorgen (Modell-Lernen), traumatische Lebensereignisse, Verlust- oder Trennungserlebnisse, durchgemachte Gewalterlebnisse, soziale Faktoren sowie sogenannte Life-Events.

Ein wichtiges Modell zur Erklärung des Einflusses psychosozialer Faktoren auf die Entstehung oder Begünstigung von Angsterkrankungen wurde von Margraf und Schneider vorgelegt (Abb. 15.3): Im Falle erhöhter basaler innerer Anspannung kommt es bei Belastung oder Stress zum Auftreten von über das normale Maß hinausgehenden Angstsymptomen; dabei wird die Schwelle von normaler zu pathologischer Angst überschritten.

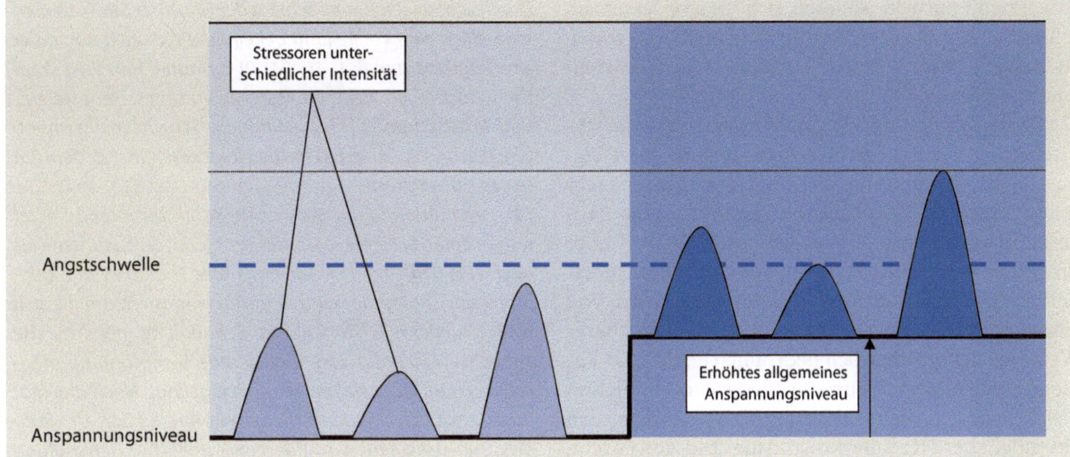

Abb. 15.3. Vulnerabilität-Stress-Modell. (Mod. nach Margraf u. Schneider 1990)

15.1.3 Symptome, Diagnosekriterien (ICD-10)

Panikstörung mit und ohne Agoraphobie

(ICD-10) F40.0x: Agoraphobie

- F40.00: Ohne Angabe einer Panikstörung
- F40.01: Mit Panikstörung

Wesentliche Kriterien:
- Nicht vorhersehbare und aus heiterem Himmel kommende Panikattacken, die in Situationen auftreten, in denen keine objektive Gefahr besteht
- Angstfreie Zeiträume zwischen den Attacken (Erwartungsangst jedoch häufig)
- Körperliche Symptomatik wie z. B. Herzklopfen, thorakales Engegefühl, Erstickungsgefühle, Schwindel etc.

Zeitkriterium: Mehrere schwere Panikattacken innerhalb eines Zeitraums von etwa einem Monat.

Die Panikstörung ist typischerweise durch wiederholt und aus heiterem Himmel auftretende schwere **Panikattacken** charakterisiert.

Definition

Panikattacke: Es handelt sich um plötzlich auftretende Gefühle intensiver Angst, begleitet von einer ausgeprägten körperlichen Symptomatik. Diese kann von Patient zu Patient variieren. Zu den häufigsten Symptomen bei der Panikattacke gehören Herzrasen, Hitzewallungen, Schweißausbrüche, Beklemmungsgefühle, Zittern, Benommenheit, Schwitzen, thorakale Schmerzen, Atemnot, Parästhesien und abdominelle Beschwerden.

Die Attacken sind im Gegensatz zu den phobischen Störungen nicht an bestimmte Situationen gebunden. Die Beschwerden setzen völlig unvermittelt ein und steigern sich crescendoartig innerhalb weniger Minuten zum Höhepunkt.

Weitere Beschwerden:
- Angst vor Kontrollverlust
- Angst zu sterben
- Ohnmachtsgefühle
- Depersonalisations- oder Derealisationserleben

Eine Panikattacke dauert meist 10–30 min, kann aber auch länger anhalten, wobei dies eher selten ist. Der Bericht von Panikattacken, die über Stunden andauern, ist eher untypisch. Sehr häufig findet sich aber bei den Patienten die sogenannte **Erwartungsangst** (antizipatorisches Angstgefühl, auch Angst vor der Angst genannt). Dies bedeutet, dass die Patienten in dauernder Angst sind, eine erneute Panikattacke zu erleiden. Aus diesem Grunde ziehen sich die Patienten zunehmend zurück, isolieren sich und verlassen im schlimmsten Fall die Wohnung nicht mehr, da sie sich zu Hause sicherer fühlen. Auf diese Weise entsteht eine Agoraphobie.

Trotz der relativ klaren Kriterien und des typischen klinischen Erscheinungsbildes ist die Diagnostik der Erkrankung in Klinik und Praxis nicht selten schwierig. Dies liegt v. a. daran, dass die Patienten in erster Linie und meist ausschließlich über ihre körperlichen Beschwerden berichten. Eine plötzlich auftretende kardiale Symptomatik wird von einem gesunden jungen Mann in nachvollziehbarer Weise als außerordentlich bedrohlich erlebt und ätiologisch dem Herzen zugedordnet, sodass in diesem Fall die einzig logische Erklärung für die Beschwerden ein möglicher Herzinfarkt ist. Aufgrund der Furcht, an einer schweren körperlichen Erkrankung zu leiden, entsteht in nachvollziehbarer Weise eine verstärkte Anspannung, die ihrerseits wieder zu einer Zunahme der somatischen Beschwerden führt (Angstkreislauf. Die Schwierigkeit für den Hausarzt besteht in diesem Falle v. a. darin, den Patienten einerseits in der Schilderung seiner körperlichen Beschwerden ernst zu nehmen und entsprechende Untersuchungen durchzuführen, auf der anderen Seite aber auch, die somatische Fixierung zu lösen und dem Patienten ein psychologisches Störungsmodell zu vermitteln.

Beispiel

Fall 15.1. *Der 34-jährige Betriebswirt Frank F. befindet sich auf einer Außendiensttagung. Während einer Schulung stellt sich plötzlich massives Herzrasen, Brustschmerz, Schwitzen und Übelkeit ein. Frank F. bekommt große Angst und fürchtet, aufgrund des Stresses der vergangenen Wochen möglicherweise einen Herzinfarkt zu erleiden. Im Verlauf von Minuten verstärken sich die Beschwerden dramatisch. Ein hinzugerufener Notarzt kann akut keine körperliche Erkrankung feststellen und verabreicht 10 mg Diazepam i.v., worunter sich die Symptomatik rasch bessert. Zum Ausschluss einer somatischen Genese der Beschwerden wird Frank F. in eine internistische Klinik gebracht. Nach Durchführung von EKG, Langzeit-EKG, Belastungs-EKG und umfangreicher Labordiagnostik wird der Patient mit dem Hinweis entlassen, ihm fehle (körperlich) nichts.*

Herr F. macht sich viele Gedanken: »Warum haben die Ärzte nichts gefunden? Hat man etwas übersehen? War ich in der richtigen Klinik? Glauben die Ärzte, ich bilde mir das nur ein?« Drei Wochen später wiederholt sich das Ereignis. Erneut wird Herr F. in eine Klinik gebracht, auch dieses Mal findet sich kein organisches Korrelat für die Beschwerden. Auch eine Herzkatheteruntersuchung in der kardiologischen Abteilung erweist sich als unauffällig. Nach nochmaliger Durchsicht aller Befunde schlägt der Hausarzt des Patienten schließlich eine Vorstellung bei einem Psychiater vor, da er eine Panikstörung (ICD-10: F41.0) vermutet. Herr F. ist skeptisch, doch nach weiteren Attacken von massivem Herzrasen, Brustschmerz, Hitzewallungen, Schwitzen, Atemnot, Übelkeit und der Angst zu sterben folgt er schließlich dem Rat seines Hausarztes.

Der Psychiater diagnostiziert eine Panikstörung und leitet wegen deren Schwere sowohl eine psychotherapeutische als auch eine begleitende medikamentöse Therapie mit Citalopram ein. Citalopram wird langsam eindosiert, um die sich zu Beginn der medikamentösen Behandlung möglichweise zunächst kurzzeitig verschlechternde Symptomatik möglichst erträglich zu halten, was auch gelingt. Nach drei Monaten zeigt sich eine deutliche Symptomreduktion. Um Rezidive zu vermeiden, wird die medikamentöse Behandlung 12 Monate fortgeführt.

Generalisierte Angststörung (GAS)

(ICD-10) F41.1: Generalisierte Angststörung

Wesentliche Kriterien:
- Generalisierte und anhaltende Angst, die aber nicht auf bestimmte Situationen oder die Umgebung beschränkt ist
- Befürchtungen und Sorgen (Sorge über zukünftiges Unglück, Nervosität, Konzentrationsschwierigkeiten)
- Körperliche Symptome (Unruhe, Spannungskopfschmerz, Zittern, Unfähigkeit zur Entspannung, vegetative Übererregbarkeit, Benommenheit, Schwitzen, Tachykardie oder Tachypnoe, Oberbauchbeschwerden, Schwindelgefühle, Mundtrockenheit)

Zeitkriterium: Primäre Symptome von Angst an den meisten Tagen der Woche, mindestens mehrere Wochen lang.

Im Gegensatz zur Panikstörung ist die GAS eine Erkrankung, die durch einen über Wochen oder Monate dauernden Verlauf gekennzeichnet ist. Im Vordergrund der Beschwerdeschilderung steht eine chronische, ängstliche Anspannung, verbunden mit anhaltenden körperlichen Beschwerden, wie z. B. autonomer Hyperaktivität, Hypervigilanz, Schlafstörungen und Unruhegefühlen. Zentrales psychopathologisches Symptom bei der generalisierten Angststörung ist eine anhaltende Sorge. Die Sorge kann unterschiedliche Inhalte haben, wie z. B. Sorge um die eigene Gesundheit, Sorge um die Gesundheit und das

Wohlergehen von Familienmitgliedern, Kindern und Freunden. Darüber hinaus gibt es aber auch Sorgen um die Zukunft und das finanzielle Wohlergehen und andere Lebensinhalte. Grundsätzlich unterscheiden sich die Sorgen von Patienten mit GAS inhaltlich nicht von den Sorgen Gesunder.

! Von zentraler Bedeutung ist aber die Tatsache, dass die pathologischen Sorgen für die Patienten mit GAS nicht mehr kontrollierbar sind.

Patienten mit GAS verbringen wesentlich mehr Zeit des Tages als Gesunde damit, sich über die Sorgeninhalte Gedanken zu machen. Sie beschäftigen sich ca. drei- bis viermal so lange und damit einen Großteil der gesamten Tageszeit mit ihren Sorgen. Patienten mit GAS zeigen häufig reduziertes Selbstvertrauen, mit Problemen zurechtzukommen. Zudem besteht oft eine Fehleinschätzung hinsichtlich des Grades möglicher Gefahren oder der Bedrohung. Dementsprechend vermeiden diese Patienten möglichst, sich mit Problemen auseinanderzusetzen.

Beispiel

***Fall 15.2.** In die Hausarztsprechstunde kommt die 55-jährige Lehrerin Caroline S. Sie berichtet, dass sie sich seit vielen Jahren nicht mehr stabil fühle. Sie leide unter einer ständigen Unruhe, unter Müdigkeit und Konzentrationsstörungen. Zudem machten ihr seit vielen Jahren immer wieder auftretende Kopfschmerzen und Verspannungen zu schaffen. Sie habe zunächst gedacht, die Beschwerden resultierten aus ihrer beruflichen Belastung. Seit ca. einem Jahr schlafe sie auch schlechter, liege nachts wach und könne dann nicht mehr einschlafen. Besonders belaste sie, dass sie sich ständig Sorgen um ihre Gesundheit mache, auch um ihre Existenz und finanzielle Angelegenheiten, obwohl objektiv dafür kein konkreter Grund bestehe. Zunehmend komme sie von ihren Ängsten und Sorgen nicht mehr los, sie müsse dauernd daran denken und könne sich auf nichts anderes mehr konzentrieren. Sie sei in ihrer Tätigkeit als Lehrerin mittlerweile deutlich beeinträchtigt, sei unkonzentriert und mache Fehler.*

Nach Ausschluss organischer Erkrankungen diagnostiziert ihr Hausarzt eine generalisierte Angststörung (ICD-10: F41.1) und vermittelt Frau S. ein nachvollziehbares Krankheitskonzept. Frau S. entschließt sich zu einer psychotherapeutischen Behandlung und stellt sich bei einem Facharzt für Psychiatrie und Psychotherapie vor. Dieser diagnostiziert eine generalisierte Angststörung. Es werden zunächst eine kognitive Therapie sowie ein Entspannungstraining begonnen. Da damit keine deutliche Besserung der Symptomatik erreicht wird, wird eine zusätzliche medikamentöse Behandlung mit Citalopram begonnen. Nach 6 Wochen zeigt sich eine deutliche Symptomreduktion.

Soziale Phobie

(ICD-10) F40.1: Soziale Phobie

Wesentliche Kriterien:
- Angst, der prüfenden Beobachtung anderer Menschen unterzogen zu sein
- In verhältnismäßig kleinen Gruppen von Menschen
- In sozial-phobischen Reizsituationen wie beispielsweise beim Essen, Sprechen in der Öffentlichkeit, Schlangestehen etc.
- Körperliche Symptome wie Erröten, Vermeiden von Blickkontakt, Händezittern, Übelkeit, Drang zum Wasserlassen
- Mit niedrigem Selbstwertgefühl oder Furcht vor Kritik oder Peinlichkeit verbunden

Die soziale Phobie ist gekennzeichnet durch ständige Angst vor sozialen Situationen, in denen der Betroffene der prüfenden Beobachtung anderer Menschen ausgesetzt ist. Häufig werden Angst auslösende Situationen zunehmend vermieden, obwohl die Angst objektiv als überzogen erkannt wird. Man unterscheidet grundsätzlich zwei Kategorien sozial-phobischer Ängste:

1. Die sozial-phobische Symptomatik beschränkt sich nur auf eine einzelne soziale Situation (**isolierte soziale Phobie**).
2. Die sozial-phobischen Ängste betreffen fast alle sozialen Interaktionen (**generalisierte soziale Phobie**).

Sozial-phobische Ängste treten in der Regel im Rahmen der typischen sozial-phobischen Reizsituationen auf. Das sind oft kleinere Gruppen von Menschen. In großen und anonymen Menschenmengen wird die Symptomatik eher selten beobachtet. Zentraler Gedanke für die Patienten ist, das eigene Verhalten könnte peinlich sein, man könnte sich lächerlich machen etc. Häufig ist dies bei den Betroffenen mit einem geringen Selbstwertgefühl oder der Furcht vor Kritik vergesellschaftet. Zu den typischen sozial-phobischen Reizsituationen gehören z. B.:
- Sprechen in der Öffentlichkeit
- Leistungen in der Öffentlichkeit zeigen (z. B. eine Unterschrift leisten, etwas schreiben)
- Essen in der Öffentlichkeit
- Aufsuchen einer öffentlichen Toilette u. a.

Bereits im Vorfeld, wenn sich die Betroffenen vorstellen, alsbald dieser Situation ausgesetzt zu sein, treten

die Symptome der sozialen Phobie auf. Dies sind insbesondere Angstgefühle mit verschiedenen körperlichen Beschwerden. Die Symptome können das Ausmaß einer Panikattacke erreichen. Besonders häufig sind hierbei:
- Zittern
- Erröten
- Vermeidung von Blickkontakten
- Übelkeit
- Harndrang
- Angst zu erbrechen

Auch bei der sozialen Phobie tritt die Schwierigkeit auf, dass sich die Patienten in der Regel wegen ihrer körperlichen Symptome beim Arzt vorstellen. Die ursächlichen Zusammenhänge oder die mit der Symptomatik verbundenen Angstgefühle werden hingegen nicht genannt. Wiederum stellt hier die Diagnostik der Erkrankung eine besondere Herausforderung in der Praxis dar.

In vielen Fällen kommt es bei sozial-phobischen Beschwerden zum gleichzeitigen Auftreten weiterer psychiatrischer Probleme. Häufig sind es spezifische Phobien und die Agoraphobie. Fast bei jedem fünften Patient kommt es zum Alkoholmissbrauch bzw. zur Alkoholabhängigkeit, da die Patienten oft feststellen, dass sich die Symptomatik mit gleichzeitiger Einnahme von Alkohol bessert. Ebenso besteht die Gefahr eines Benzodiazepinmissbrauchs. Auch depressive Störungen werden beobachtet.

Beispiel

Fall 15.3. *Der 25-jährige Informatikstudent Daniel K. berichtet, seit ca. einem Jahr zunehmend Schwierigkeiten bei Sozialkontakten zu haben. Er habe Schwierigkeiten in Geschäften, wenn er dem Verkäufer gegenüberstehe, werde nervös und unruhig, vermeide den Blickkontakt, bekomme Herzklopfen und verlasse dann häufig das Geschäft, ohne sein Anliegen vorzubringen. Schwierigere Situationen wie beispielsweise eine Reklamation bewältige er überhaupt nicht mehr. Auch das Essen in der Mensa falle ihm zunehmend schwerer, er fühle sich unangenehm beobachtet und fürchte, er könnte ein Getränk verschütten. Er habe die ganze Zeit Angst, irgendetwas Peinliches könnte sich ereignen. Er sei daher dazu übergegangen, alleine auf einer Bank im Park zu essen. In den beschriebenen Situationen erröte er, schwitze, werde nervös und bekomme Herzrasen. Auch spüre er häufig ganz plötzlichen Harndrang. Er selbst empfinde seine Reaktion als völlig unangemessen, könne sich aber nicht dagegen wehren.*

Auf Anraten seines Hausarztes stellt er sich in einer psychiatrischen Institutsambulanz vor. Es wird eine soziale Phobie (ICD-10: F40.1) diagnostiziert. Neben einer kognitiv-behavioralen Gruppentherapie wird Herr K. aufgrund der Schwere der Symptomatik auch medikamentös mit Paroxetin behandelt. Da sich die Symptomatik zu Beginn der Behandlung trotz einschleichender Dosierung sehr verschlechtert, wird zur Überbrückung bis zum Wirkungseintritt des Antidepressivums zusätzlich kurzfristig ein Benzodiazepin verschrieben. Nach 6 Wochen zeigt sich eine deutliche Besserung der Symptomatik. Zum Schutz vor Rezidiven wird eine zwölfmonatige Erhaltungstherapie durchgeführt.

Spezifische Phobie

(ICD-10) F40.2: Spezifische (isolierte) Phobien

Wesentliche Kriterien:
- Die Angst muss auf das Vorhandensein eines bestimmten phobischen Objektes oder eine Situation begrenzt sein.
- Die phobische Situation wird vermieden.
- Psychische oder vegetative Symptome müssen eine primäre Manifestation der Angst sein und dürfen nicht auf anderen Symptomen wie Wahn oder Zwangsgedanken beruhen.

Bei der spezifischen Phobie handelt es sich um eine anhaltende Angst vor einem umschriebenen Objekt oder einer umschriebenen Situation. Die Diagnose darf nur gestellt werden, wenn sich die Angst einzig und allein auf dieses umschriebene Objekt oder die Situation fokussiert und wenn die Angst ein erhebliches Leiden verursacht.

Es handelt sich im Wesentlichen besonders häufig um die **Furcht vor bestimmten Tieren** (Zoophobie). Dabei sind besonders häufig Spinnen, Hunde, Schlangen, Insekten oder Mäuse phobische Objekte. Ebenso häufig sind die **Klaustrophobie** (Angst vor Aufenthalt in geschlossenen Räumen) und die **Akrophobie** (Angst in großer Höhe) sowie die **Flugangst** (Aviophobie). In der Regel kommt es beim Kontakt mit dem phobischen Stimulus, ähnlich wie bei den anderen Angsterkrankungen, zu einer ausgeprägten Angstreaktion mit vegetativer Begleitsymptomatik, die das Ausmaß einer Panikattacke erreichen kann. Die spezifischen Phobien manifestieren sich häufig bereits im frühen Kindesalter.

Patienten mit spezifischer Phobie werden relativ selten in der Praxis gesehen bzw. kommen selten wegen dieser Beschwerden zum Arzt. Grund hierfür ist, dass sie in der Regel in der Lage sind, durch entsprechende Vermeidungsstrategien ihren Alltag gut zu bewältigen. Schwierigkeiten treten erst dann auf, wenn sich durch Veränderung der Lebensumstände oder durch Veränderung von Alltagssituationen der phobische Stimulus nicht mehr vermeiden lässt (z. B. wenn ein gesperrtes Treppenhaus zur Benutzung des Fahrstuhls zwingt oder eine berufliche Verpflichtung eine Flugreise erfordert).

Eine in der ärztlichen Praxis häufig auftretende phobische Störung ist die **Blut-Spritzen-Verletzungsphobie,** an der immerhin drei von 100 Patienten leiden. Auch hier sind Frauen doppelt so häufig betroffen wie Männer. Eine weitere im medizinischen Bereich relevante phobische Störung ist die **Zahnarztphobie,** bei der eine ausgeprägte Angst vor zahnärztlicher Intervention besteht.

Diagnostische Einordnung

Grundsätzlich ist die diagnostische Einordnung der Angsterkrankungen schwierig, da die Patienten vielfach nicht über ihre primären Angstsymptome sprechen. Vielmehr stehen die somatischen Symptome in der Beschwerdeschilderung im Vordergrund. Auch fällt es ihnen häufig schwer, die für sie neuartige und fremde Symptomatik in Worte zu fassen. Demzufolge erscheinen die Patienten in der Praxis zunächst mit unspezifischen psychischen Symptomen im Sinne einer ängstlich-depressiven Symptomatik, Somatisierungssymptomatik oder psychovegetativen Entgleisung.

Wichtig für die diagnostische Einordnung sind daher:

- Gezielte Anamneseerhebung unter Zuhilfenahme fremdanamnestischer Angaben
- Systematisches Screening bestimmter Erkrankungskategorien (▫ Tab. 15.1), ggf. mit speziellen Screening-Fragebögen, z. B. die Panik- und Agoraphobieskala von Bandelow (1997) oder das Beck-Angst-Inventar (Margraf u. Ehlers 1995)

Gleichzeitig muss eine sorgfältige **somatische Ausschlussdiagnostik** erfolgen. Eine somatische Erkrankung darf auf keinen Fall übersehen werden. Entsprechende laborchemische, internistische und neurologische Untersuchungen, ggf. mit Bildgebung, sind erforderlich.

Je nach im Vordergrund stehender Symptomatik sollte bei diagnostischen Unsicherheiten immer der Rat eines entsprechenden Fachkollegen eingeholt werden:

- Kardiologisches Konsil: bei allen Arten von Herzrasen, fraglichen Herzrhythmusstörungen, thorakalem Engegefühl etc.
- Pneumologisches Konsil: z. B. bei Verdacht auf Asthma

▫ Tab. 15.1. Mögliche Screeningfragen

Angststörung	Screeningfragen
Panikstörung	– »Treten Ihre Angstsymptome akut in Form von Attacken ohne Ursache auf, sozusagen aus heiterem Himmel?« – »Sind die Attacken von zahlreichen körperlichen Symptomen begleitet?«
Soziale Phobie	– »Verspüren Sie Ihre Ängste und körperlichen Symptome meist in Situationen, in denen Sie Angst haben, sich lächerlich zu verhalten, oder in denen Sie Peinlichkeit fürchten, z. B. beim Essen, in Kontakt mit Mitmenschen, in einer Diskussion, in einem Geschäft etc.?«
Spezifische Phobie	– »Treten Ihre Angstsymptome nur in einem bestimmten Kontext, d. h. bei Konfrontation mit einem bestimmten Reiz, auf?«
Generalisierte Angststörung	– »Machen Sie sich viele Sorgen und haben Sie das Gefühl, dass Sie nicht mehr abschalten können, dass Sie sozusagen von Ihren Sorgen beherrscht werden?«

- Gastroenterologisches Konsil: z. B. bei Gastritits, Übelkeit, Erbrechen, Diarrhö
- Neurologisches Konsil: bei Schwindel, Kopfschmerzen, Gleichgewichtsstörungen, Parästhesien oder anderen neurologisch anmutenden Beschwerden
- HNO-Konsil: bei Gleichgewichtsstörungen und Tinnitus
- Orthopädisches/rheumatologisches Konsil: bei chronischen Verspannungen, Muskel- und Gelenkschmerzen

15.1.4 Differenzialdiagnosen

Wegweisend für die Diagnose einer Angsterkrankung sind die eingehende Anamneseerhebung und der psychopathologische Befund. Der Diagnosestellung muss allerdings eine sorgfältige somatische Ausschlussdiagnostik vorausgehen (vgl. oben).

! Grundsätzlich kann hinter jeder Angsterkrankung auch eine körperliche Erkrankung stecken!

Somatische Differenzialdiagnostik von akuten Angstzuständen, Panikstörungen, Panikattacken und phobischen Störungen
- Hypoglykämie
- Hyperthyreose
- Hyperkaliämie
- Hypokalziämie
- Akute intermittierende Porphyrie
- Insulinom
- Karzinoid
- Phäochromozytom
- Lungenerkrankungen
- Synkopale Ereignisse
- Herzrhythmusstörungen
- Angina pectoris
- Myokardinfarkt
- Periphere Vestibularisstörung
- Benigner paroxysmaler Lagerungsschwindel
- Komplex partielle Anfälle
- Temporallappenepilepsie
- Migräne
- Multiple Sklerose

Daneben gibt es aber auch eine Reihe von psychiatrischen Differenzialdiagnosen, die überlegt werden müssen:
- Schizophrene Psychosen
- Depressive Störungen
- Organisch-psychische Erkrankungen
- Delirante Syndrome
- Posttraumatische Belastungsstörungen
- Persönlichkeitsstörungen

Besonders wichtig und in der Praxis häufig ist eine ängstliche Symptomatik oder Panikattacke im Rahmen von Alkoholismus oder Drogenabhängigkeit sowie bei Entzugssyndromen. Insofern muss an die Einnahme der folgenden Substanzen gedacht werden:
- Amphetamine
- Cannabinoide
- LSD
- Ecstasy
- Benzodiazepine
- Alkohol
- Opiate

15.1.5 Epidemiologie/Prävalenz

Angsterkrankungen gehören zweifelsohne zu den häufigsten psychischen Erkrankungen. Die Angaben zur Lebenszeithäufigkeit schwanken zwar je nach Studie, jedoch gilt eine Gesamtlebenszeitprävalenz für Angsterkrankungen von ca. 20% in der allgemeinen Bevölkerung als relativ sicher. Die Häufigkeit der einzelnen Angsterkrankungen wird regelmäßig durch große epidemiologische Untersuchungen evaluiert. Im neuesten Update des National-Comorbidity-Survey (NCS) ergaben sich die in der ◘ Abb. 15.4 dargestellten Häufigkeiten für die Angststörungen. Danach stellt die spezifische Phobie mit einer Prävalenz von ca. 9% die häufigste Angsterkrankung dar. Allerdings spielt diese Phobie in der ärztlichen Praxis keine große Rolle, da die Patienten meist in der Lage sind, durch entsprechende Vermeidungsstrategien die Symptomatik weitgehend zu kontrollieren. Mit ca. 7% Prävalenz stellt danach die soziale Phobie eine besonders häufige Angsterkrankung dar. Die Prävalenz der Panikstörung mit und ohne Agoraphobie liegt bei ca. 3,5%, die Häufigkeit der generalisierten Angststörung bei 3%.

Typischerweise sind Frauen wesentlich häufiger betroffen als Männer (◘ Abb. 15.5). Das Geschlechterverhältnis liegt bei ungefähr 2:1 Frauen zu Männern.

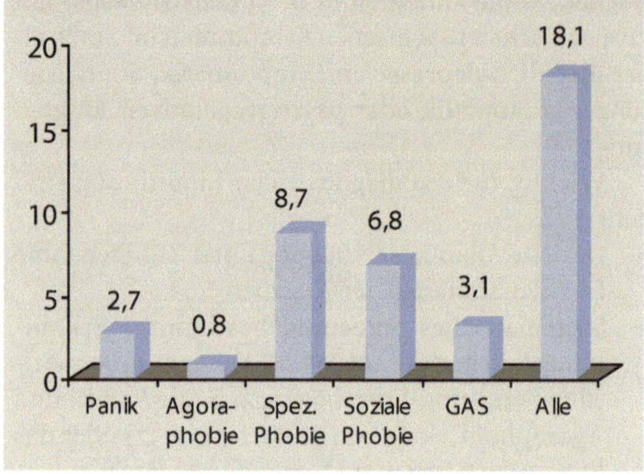

◘ **Abb. 15.4.** 12-Monatsprävalenz der einzelnen Angststörungen. (Mod. nach Kessler et al. 2005)

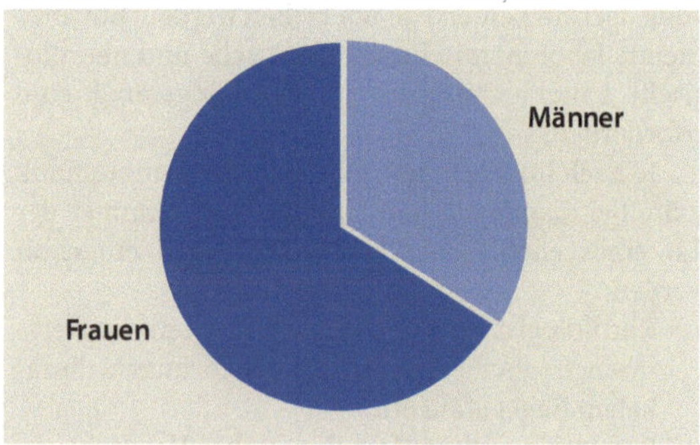

◘ **Abb. 15.5.** Geschlechterverteilung bei Angststörungen

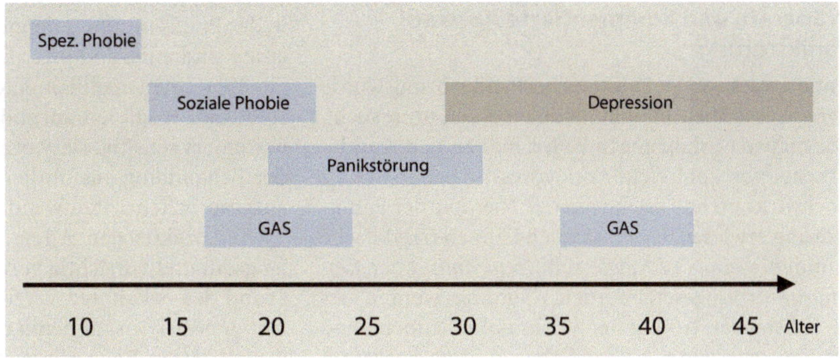

Abb. 15.6. Ersterkrankungsalter der einzelnen Angststörungen. (Mod. nach Perkonigg u. Wittchen 1995)

Die generalisierte Angststörung und die Panikstörung treten in der Regel erstmalig im jungen bis mittleren Erwachsenenalter auf. Die soziale Phobie manifestiert sich vielfach schon im späten Jugendalter. Im Gegensatz dazu beginnen spezifische Phobien meist schon in der Kindheit (Abb. 15.6).

15.1.6 Verlauf und Prognose

Grundsätzlich nehmen Angststörungen häufig einen eher chronischen Verlauf. Allerdings bestehen hinsichtlich der Verläufe Unterschiede zwischen den einzelnen Angststörungen. Ein Großteil der Patienten mit Panikstörungen zeigt zunächst einen schubförmigen Verlauf. Phasen intensiverer Symptomatik schließen sich häufig Phasen symptomfreier Intervalle an. Nachuntersuchungen von Patienten mit Panikstörungen zeigen aber, dass ca. 50% der Patienten im Follow-up noch unter Panikattacken leiden. Im Gegensatz zur Panikstörung ist die Verlaufscharakteristik der generalisierten Angststörung eher chronisch progredient ohne symptomfreie Intervalle. Auch der Verlauf von spezifischen Phobien ist chronisch.

Allen Erkrankungen gemeinsam ist aber, dass sie durch eine frühzeitige, zielgerichtete, differenzierte und effektive Therapie gut behandelbar sind und somit der Verlauf im Vergleich zu unbehandelten Erkrankungen deutlich günstiger beeinflusst werden kann.

15.1.7 Pharmakotherapie

Grundlagen und Behandlungsstrategien

Die Pharmakotherapie stellt neben der Psychotherapie einen wesentlichen Baustein in der Therapie von Angsterkrankungen dar (zu den Erstmaßnahmen in der Behandlung von Angsterkrankungen ▶ Abschn. 15.1.8). Entgegen anderslautender Berichte ist auch die Pharmakotherapie bei Angsterkrankungen sehr gut untersucht und gut etabliert und wird weltweit von allen führenden Experten empfohlen. Jedoch sollte im Einzelfall die Indikation bei jedem Patienten geprüft und sorgfältig abgewogen werden, ob eine medikamentöse Therapie bei dem Patienten indiziert ist oder nicht.

Wichtig ist, dass sich die Therapie bei Angsterkrankungen nicht nur auf die Verordnung eines Pharmakons beschränkt. Vielmehr sollten die Kombinationen der ergriffenen Maßnahmen wie psychotherapeutische Intervention, supportive Begleitung und Pharmakotherapie zu einer Einheit verschmelzen.

Tipps

Unter folgenden Bedingungen sollte auf jeden Fall die rasche Einleitung einer medikamentösen Therapie erwogen werden:
- Nichtansprechen auf psychotherapeutische Maßnahmen
- Chronifizierung
- Komorbide psychische Erkrankungen wie Depression
- Suizidalität
- Kontraindikationen für Psychotherapie

Für die Therapie von Angststörungen kommen aktuell im Wesentlichen 3 Medikamentengruppen zum Einsatz. Hierzu gehören **Antidepressiva, Antikonvulsiva** und **Benzodiazepine**. Obwohl es bei den einzelnen Angststörungen erhebliche Überschneidungen gibt, so gelten doch für jede Störung unterschiedliche oder voneinander abweichende therapeutische Empfehlungen. Im Folgenden werden die pharmakotherapeutischen Ansätze bei den einzelnen Erkrankungen dargestellt.

Präparate und kommentierte Auswahl

Panikstörung

Antidepressiva. Zur Wirkung bei Panikstörung wurde bereits eine Vielzahl von Medikamenten untersucht. Die meisten Erfahrungen liegen hier zu den Antidepressiva vor. Zahlreiche Antidepressiva haben sich als hochwirksam und effektiv in der Therapie der Panikstörung erwiesen. Grundsätzlich können trizyklische Antidepressiva (TZA, wie z. B. *Imipramin* oder *Clomipramin*) eingesetzt werden. Allerdings werden diese Substanzen trotz guter Wirksamkeit zunehmend weniger verwendet, da das Nebenwirkungsspektrum von den häufig jungen Patienten meist nicht toleriert wird. Dabei werden v. a. die anticholinergen Nebenwirkungen wie Mundtrockenheit, gastrointestinale Beschwerden und Sedierung angeführt.

Am häufigsten eingesetzt werden daher aktuell die modernen Antidepressiva wie die selektiven Serotoninwiederaufnahmehemmer (SSRI) sowie die selektiven Serotonin- und Noradrenalinwiederaufnahmehemmer (SSNRI). Eine Übersicht der zugelassenen Substanzen findet sich in ◘ Tab. 15.2. Unter den SSRI besitzen in Deutschland *Paroxetin* (z. B. *Seroxat®*), *Citalopram* (z. B. *Cipramil®*) und *Escitalopram* (z. B. *Cipralex®*) die Zulassung. Unter den SSNRI gibt es eine Zulassung für *Venlafaxin* (z. B. *Trevilor®*).

Benzodiazepine. Benzodiazepine haben ihren Stellenwert v. a. in der Therapie akuter Angst- und Panikzustände sowie in der Überbrückung des Zeitraumes bis zum Wirkeintritt eines Antidepressivums. Obwohl es auch durchaus Untersuchungen zur langfristigen Monotherapie von Benzodiazepinen in der Therapie der Panikstörung gibt, so kann diese Substanzgruppe langfristig aufgrund des bekannten Risikos von Missbrauch und Abhängigkeitsentwicklung nicht empfohlen werden. Die akute Gabe eines Benzodiazepins während einer Panikattacke oder für wenige Tage ist bei entsprechender Aufklärung des Patienten und engmaschiger ärztlicher Begleitung durchaus zulässig.

! Benzodiazepine bergen ein gewisses Risiko von Missbrauch, Abhängigkeits- und Toleranzentwicklung. Jedoch sind nicht alle Patienten gleichermaßen betroffen. Dennoch sollte die Verordnung von Benzodiazepinen zurückhaltend erfolgen. Antidepressiva bergen im Gegensatz zu den Benzodiazepinen kein Abhängigkeitsrisiko!

Praktisches Vorgehen. Obwohl die Verordnungsschemata für die Gabe von Antidepressiva relativ einfach sind und sich die Substanzen in der Regel als sehr gut verträglich erweisen, ist das therapeutische Vorgehen in der Praxis mitunter dennoch schwierig. Viele Patienten sind aufgrund ihrer Erkrankung skeptisch gegenüber einer medikamentösen Behandlung eingestellt und reagieren auf mögliche Nebenwirkungen besonders sensitiv. Deswegen müssen sie vor Beginn der Behandlung ausführlich aufgeklärt werden, was ausgesprochen zeitaufwendig sein kann.

Im praktischen Alltag sollte die Eindosierung langsam und vorsichtig vorgenommen werden. Aufgrund des bekannten verzögerten Wirkeintritts bei Antidepressiva ist ohnehin nicht von einer Besserung in den ersten Behandlungstagen auszugehen. Vielmehr wird oft beobachtet, dass sich die Angstsymptomatik der Patienten in den ersten Tagen nach Eindosieren des SSRI noch verschlechtert. Die Patienten berichten an dieser Stelle vermehrt über Unruhegefühle und Schwitzen und nehmen nicht selten auch eine zunehmende Panikattacken-Frequenz wahr.

Tipps

Um die Symptomatik möglichst erträglich zu halten, wird eine Anfangsdosis empfohlen, die ungefähr halb so groß ist wie die für depressive Erkrankungen empfohlene Startdosis. So sollte *Paroxetin* (z. B. *Seroxat®*) mit 10 mg, *Citalopram* (z. B. *Cipramil®*) mit 10 mg, *Escitalopram* (z. B. *Cipralex®*) mit 5 mg und *Venlafaxin* (z. B. *Trevilor®*) mit 37,5 mg pro Tag begonnen werden. Diese Dosierung sollte zunächst für 4–7 Tage beibehalten werden, bevor eine Dosiserhöhung vorgenommen wird. Kommt es trotzdem nach Ansetzen des SSRI/SSNRI während der ersten Behandlungstage vorübergehend zu einer Verschlimmerung der Paniksymptomatik, kann es sinnvoll sein, für eine definierte Dauer von Tagen bis wenigen Wochen ein Benzodiazepin fest hinzuzukombinieren. Empfohlen werden hier z. B. *Lorazepam* (z. B. *Tavor®*) 3-mal 0,25 mg bis 3-mal 0,5 mg pro Tag oder *Alprazolam* (z. B. *Tafil®*) 4-mal 0,5 mg pro Tag.

Eine intensive Aufklärung über die Problematik ist deshalb so notwendig, da ansonsten die Gefahr besteht, dass die Zunahme der Symptomatik vom Patienten als Verschlechterung der Grunderkrankung interpretiert wird und so das Vertrauen in Arzt und Medikament verloren geht.

Aus diesem Grunde ist während der Anfangszeit eine engmaschige Betreuung des Patienten erforderlich. Gegebenenfalls können auch telefonische Visiten sinnvoll sein, um die mögliche Symptomverschlechterung oder eventuell auftretende Nebenwirkungen

Tab. 15.2. Auswahl der in Deutschland zugelassenen Präparate zur Behandlung der Panikstörung

Wirkstoff	Handelsname (Beispiel)	Tagesdosis zu Behandlungsbeginn [mg]	Durchschnittliche Tagesdosis [mg]	Nebenwirkungen	Interaktionen/ Besonderheiten	Therapiekosten/ Monat[a]
Paroxetin	*Seroxat®*	10	20–50	Übelkeit/gastrointestinal, Schlaflosigkeit/Erregung, sexuelle Dysfunktion	Viele Interaktionen, potenter CYP2D6-Inhibitor, nicht sedierend	30,29 € (20 mg)
Citalopram	*Cipramil®*	10	20–60	Übelkeit/gastrointestinal, Schlaflosigkeit/Erregung, sexuelle Dysfunktion	Wenig Interaktionen, nicht sedierend	42,49 € (20 mg)
Escitalopram	*Cipralex®*	5	10–20	Übelkeit/gastrointestinal, Schlaflosigkeit/ Erregung, sexuelle Dysfunktion	Wenig Interaktionen, nicht sedierend	40,69 € (10 mg)
Venlafaxin	*Trevilor® ret.*	37,5	75–225	Übelkeit/gastrointestinal, Schlaflosigkeit/Erregung, sexuelle Dysfunktion, Hypertension	Wenig Interaktionen, nicht sedierend	56,64 € (75 mg)
Clomipramin	*Anafranil®*	25	75–250	Anticholinerge Nebenwirkungen, sexuelle Dysfunktion, orthostatische Hypotension, Gewichtszunahme, EKG-Veränderungen, kann die Krampfschwelle herabsetzen	Stimmungsaufhellend	21,51 € (75 mg)

[a] Die Preise beziehen sich auf die N3-Packung des im Handelsnamen angegebenen Präparats (bzw. die N2-Packung, falls ein Arzneimittel nicht in der N3-Packung verfügbar ist).

rasch zu erfassen und den Patienten entsprechend beraten zu können.

Die Akuttherapie von Panikattacken erfolgt in der Regel mit Benzodiazepinen.

Tipps

Empfohlen werden z. B. 1–2,5 mg *Lorazepam* (z. B. *Tavor®*), ggf. sublingual. Hier stehen sogenannte lyophylisierte Plättchen von *Lorazepam* zur Verfügung, die sich rasch im Mund auflösen und einen unverzüglichen Wirkeintritt garantieren. Auch die Gabe von *Diazepam*-Tropfen (z. B. *Valium®*) ist möglich. Gleichzeitig ist es von großer Wichtigkeit, im Gespräch beruhigend auf die Patienten einzuwirken und eine stressfreie Atmosphäre zu schaffen. Bei starker Hyperventilation kann eine CO_2-Rückatmung mithilfe einer Papiertüte (nicht Plastiktüte!) sinnvoll sein.

Mit einem Wirkeintritt der Antidepressiva ist nicht vor einer Behandlungsdauer zwischen 2 und 4 Wochen zu rechnen. Allerdings kann es bis zur Response auch noch länger dauern. Oft wird zur Erhaltungstherapie eine niedrigere Dosis als in der Behandlung von Depressionen benötigt, dennoch sollten in der Akutphase der Behandlung ausreichende Dosisbereiche angestrebt werden, solange keine Response zu verzeichnen ist.

Tipps

Die Therapie mit Antidepressiva sollte bei gutem Ansprechen und komplikationslosem Verlauf entsprechend den Empfehlungen der Behandlung von Depressionen frühestens nach sechs Monaten nach Auftreten der letzten Symptome (nicht: Behandlungsbeginn!) beendet werden.

Absetzen des Medikaments. Das Absetzen eines Medikamentes nach ausreichendem Behandlungszeitraum ist sinnvoll, wenn sich der Patient über Monate gut stabil gezeigt hat und in einer stabilen Lebenssituation steht. Allerdings sollte der Patient auch während des Absetzens des Medikamentes ärztlich begleitet werden. Es ist nicht unbedingt notwendig, zu diesem Zeitpunkt parallel psychotherapeutisch zu behandeln, allerdings ist eine entsprechende therapeutische/ärztliche Führung aus folgendem Grunde von großer Bedeutung: Auch das Absetzen von Antidepressiva führt mitunter zu Veränderungen der physiologischen Reagibilität. Es kommt manchmal zu vorübergehenden Unruheerscheinungen, Herzklopfen oder anderen Symptomen. Gerade in dieser Phase ist es wichtig, den Patienten auch diesbezüglich entsprechend aufzuklären. Der Patient muss wissen, dass diese Art von Veränderungen auftreten kann. Das Auftreten derartiger Symptome darf auf keinen Fall als mögliches Rezidiv fehlinterpretiert werden.

! Das Ausschleichen der Medikation bei Panikstörung sollte ganz langsam und sukzessive über mehrere Wochen erfolgen.

Möglicher Behandlungsalgorithmus Panikstörung

Präparat der ersten Wahl: SSRI oder SSNRI, z. B. Beginn mit

- *Paroxetin* (z. B. *Seroxat®*) 10 mg,
- *Citalopram* (z. B. *Cipramil®*) 10 mg,
- *Escitalopram* (z. B. *Cipralex®*) 5 mg oder
- *Venlafaxin* (z. B. *Trevilor®*) 37,5 mg.

Langsame Dosissteigerung, bei Auftreten von zunehmender Angstsymptomatik zunächst Behandlung mit Benzodiazepinen.

Aufdosieren bis zur möglichen Maximaldosis, dann Empfehlung: bei Non-Response Umstellung auf andere Substanzgruppe, z. B. trizyklische Antidepressiva. Umstellungszeitraum: frühestens nach 8 Wochen.

Generalisierte Angststörung (GAS)

Für die Therapie der GAS stehen Antidepressiva sowie Antikonvulsiva zur Verfügung (◘ Tab. 15.3). Als wirksam haben sich die in Deutschland zugelassenen Substanzen *Paroxetin* und *Escitalopram*, der SSNRI *Venlafaxin* oder das neue Antikonvulsivum *Pregabalin* (*Lyrica®*) erwiesen. Darüber hinaus besteht in Deutschland auch eine Zulassung für *Buspiron* (z. B. *Bespar®*) sowie für *Opipramol* (z. B. *Insidon®*) und *Hydroxyzin* (z. B. *Atarax®*).

Auch bei der generalisierten Angststörung können theoretisch in akuten Phasen von Angst, Unruhe oder auch bei Schlafstörungen vorübergehend Benzodiazepine verordnet werden. Aufgrund der Chronizität dieser Erkrankung und des oft problematischen Verlaufs ist jedoch von der Gabe von Benzodiazepinen möglichst Abstand zu nehmen, da gerade hier das Risiko von Missbrauch und Abhängigkeitsentwicklung besonders groß ist.

Möglicher Behandlungsalgorithmus generalisierte Angststörung

Präparat der ersten Wahl: SSRI, SSNRI oder Antikonvulsivum, z. B. Beginn mit

- *Paroxetin* (z. B. *Seroxat®*) 10 mg,
- *Escitalopram* (z. B. *Cipralex®*) 5 mg,
- *Venlafaxin* (z. B. *Trevilor®*) 75 mg oder
- *Pregabalin* (z. B. *Lyrica®*) 75 bis 150 mg.

Langsame Dosissteigerung, bei Auftreten von zunehmender Angstsymptomatik zunächst Behandlung mit Benzodiazepinen.

Aufdosieren bis zur möglichen Maximaldosis, dann Empfehlung: bei Non-Response Umstellung auf andere Substanzgruppe, z. B. von SSNRI auf Antikonvulsivum oder von Antikonvulsivum auf SSNRI oder SSRI etc. Umstellungszeitraum: frühestens nach 8 Wochen.

Soziale Phobie

Für die Therapie der sozialen Phobie kommen ebenso Antidepressiva und Benzodiazepine in Betracht. Bei der isolierten sozialen Phobie, z. B. der isolierten Sprechangst, kann es im Einzelfall auch sinnvoll sein, einen Betablocker zu verordnen. Der Einsatz von Betablockern bei der generalisierten sozialen Phobie ist aber nicht sinnvoll.

Wirksam und zugelassen in Deutschland sind bei der sozialen Phobie die SSRI *Paroxetin* (z. B. *Seroxat®*) und *Escitalopram* (z. B. *Cipralex®*) sowie der SSNRI *Venlafaxin* (z. B. *Trevilor®*). Darüber hinaus besitzt auch der reversible MAO-Hemmer *Moclobemid* (z. B. *Aurorix®*) die Zulassung zur Behandlung dieser Erkrankung. Eine entsprechende Übersicht gibt ◘ Tab. 15.4.

Grundsätzlich können auch bei der sozialen Phobie Benzodiazepine eingesetzt werden, allerdings gelten ähnliche Einschränkungen wie bei den anderen Angsterkrankungen. So sollten Benzodiazepine nur im Notfall oder bei auftretender Angstsymptomatik eingesetzt und nicht langfristig über mehrere Wochen gegeben werden.

Tab. 15.3. Auswahl der in Deutschland zugelassenen Präparate zur Behandlung der generalisierten Angststörung

Wirkstoff	Handelsname (Beispiel)	Tagesdosis zu Behandlungsbeginn [mg]	Durchschnittliche Tagesdosis [mg]	Nebenwirkungen	Interaktionen/ Besonderheiten	Therapiekosten/ Monat[a]
Paroxetin	*Seroxat®*	10	20–50	Übelkeit/gastrointestinal, Schlaflosigkeit/Erregung, sexuelle Dysfunktion	Viele Interaktionen, potenter CYP2D6-Inhibitor, nicht sedierend	30,29 € (20 mg)
Escitalopram	*Cipralex®*	5	10–20	Übelkeit/gastrointestinal, Schlaflosigkeit/Erregung, sexuelle Dysfunktion	Wenig Interaktionen, nicht sedierend	40,69 € (10 mg)
Venlafaxin	*Trevilor® ret.*	37,5	75–225	Übelkeit/gastrointestinal, Schlaflosigkeit/Erregung, sexuelle Dysfunktion, Hypertension	Wenig Interaktionen, nicht sedierend	56,64 € (75 mg)
Pregabalin	*Lyrica®*	75	150–600	Sedierung, Schwindel	Keine Interaktionen	50,63 € (150 mg)
Buspiron	*Bespar®*	10	15–60	Sedierung, Schwindel, Kopfschmerzen, Nervosität, Erregung	Metabolisierung hauptsächlich über CYP3A4	31,21 € (15 mg)
Opipramol	*Insidon®*	50	50–200	Ödeme, Haarausfall, paralytischer Ileus	Sedierend	5,50 € (50 mg)
Hydroxyzin	*Atarax®*	25	37,5–75	Sedierung, Schwindel, Kopfschmerzen, Nervosität, Erregung	Potenter CYP2D6-Inhibitor	15,35 € (37,5 mg)

[a] Die Preise beziehen sich auf die N3-Packung des im Handelsnamen angegebenen Präparats (bzw. die N2-Packung, falls ein Arzneimittel nicht in der N3-Packung verfügbar ist).

Tab. 15.4. Auswahl der in Deutschland zugelassenen Präparate zur Behandlung der sozialen Phobie

Wirkstoff	Handelsname (Beispiel)	Tagesdosis zu Behandlungsbeginn [mg]	Durchschnittliche Tagesdosis [mg]	Nebenwirkungen	Interaktionen/Besonderheiten	Therapiekosten/ Monat[a]
Paroxetin	*Seroxat®*	10	20–50	Übelkeit/gastrointestinal, Schlaflosigkeit/Erregung, sexuelle Dysfunktion	Viele Interaktionen, potenter CYP2D6-Inhibitor, nicht sedierend	30,29 € (20 mg)
Escitalopram	*Cipralex®*	5	10–20	Übelkeit/gastrointestinal, Schlaflosigkeit/Erregung, sexuelle Dysfunktion	Wenig Interaktionen, nicht sedierend	40,69 € (10 mg)
Venlafaxin	*Trevilor® ret.*	37,5	75–225	Übelkeit/gastrointestinal, Schlaflosigkeit/Erregung, sexuelle Dysfunktion, Hypertension	Wenig Interaktionen, nicht sedierend	56,64 € (75 mg)
Moclobemid	*Aurorix®*	150	300–600	Agitation, Schlafstörungen	Potenter CYP2D6-Inhibitor, Gefahr schwerer Neben- bzw. Wechselwirkungen mit anderen Medikamenten- oder Nahrungsmittelkomponenten	28,06 € (300 mg)

[a] Die Preise beziehen sich auf die N3-Packung des im Handelsnamen angegebenen Präparats (bzw. die N2-Packung, falls ein Arzneimittel nicht in der N3-Packung verfügbar ist).

Möglicher Behandlungsalgorithmus soziale Phobie

Präparat der ersten Wahl: SSRI, SSNRI oder MAO-Hemmer, z. B. Beginn mit
- *Paroxetin* (z. B. *Seroxat®*) 10 mg,
- *Citalopram* (z. B. *Cipramil®*) 5 mg,
- *Venlafaxin* (z. B. *Trevilor®*) 75 mg oder
- *Moclobemid* (z. B. *Aurorix®*) 150 mg.

Langsame Dosissteigerung, bei Auftreten von zunehmender Angstsymptomatik zunächst Begleitbehandlung mit Benzodiazepinen.

Aufdosieren bis zur möglichen Maximaldosis, dann Empfehlung: bei Non-Response Umstellung auf andere Substanzgruppe, z. B. von SSRI auf MAO-Hemmer oder von MAO-Hemmer auf SSRI oder SSNRI. Umstellungszeitraum: frühestens nach 8 Wochen.

Spezifische Phobie

Für die spezifische Phobie gibt es keine Empfehlungen zur medikamentösen Behandlung. In der Regel wird hier nur psychotherapeutisch behandelt.

15.1.8 Psychotherapie

Erstmaßnahmen: Wichtige Funktion des Hausarztes

Die Erstmaßnahmen nach erfolgter Diagnosestellung und sorgfältigem Ausschluss somatischer Differenzialdiagnosen oder anderer psychischer Erkrankungen sind von wesentlicher Bedeutung für den weiteren Erkrankungsverlauf. An dieser Stelle entscheidet sich, inwieweit der Patient ein Konzept für seine eigene Erkrankung entwickeln und ein psychiatrisch-psychologisches Erklärungsmodell der Erkrankung für sich akzeptieren kann. Gerade weil nach erfolgter Diagnostik beim Facharzt in zeitlicher Hinsicht oft wenig Raum gegeben ist, ein solches Modell zu erklären, und vielfach die Patienten nach negativer Organdiagnostik mit dem Hinweis entlassen werden, ihnen fehle (körperlich) nichts, kommt dem Gespräch beim Hausarzt die entscheidende Bedeutung zu.

! Zentrale Stellung im Rahmen der Erstmaßnahmen bei Angststörungen hat die Vermittlung eines Krankheitskonzepts.

Tipps

Wichtig ist nach Zusammenschau aller Befunde, den Patienten zunächst in seiner Beschwerdesymptomatik ernst zu nehmen und deutlich zu machen, dass entsprechend der Symptomatik zunächst allen organmedizinisch möglichen Erklärungen nachgegangen wurde.

Fatal ist es, nach Ausschluss eines organpathologischen Befundes den Patienten mit der Botschaft »Ihnen fehlt nichts« zu entlassen. An dieser Stelle muss dem Patienten in einem längeren Gespräch die Mehrdimensionalität des Krankheitsmodells vermittelt werden. Hierbei wird versucht, dem Patienten zu vermitteln, dass die körperlichen Symptome Ausdruck einer primär normalen, in diesem konkreten Fall aber überschießenden Stressreaktion sind.

Tipps

Entscheidend für eine erfolgreiche Verhaltenstherapie ist, dem Patienten klarzumachen, dass er lernen muss, die Symptome auszuhalten und kontrollieren zu können. Dies stellt die Voraussetzung für eine erfolgreiche Therapie dar. Häufig führt diese Art der Aufklärung bei einem beträchtlichen Anteil der Patienten schon zu einer erheblichen Entlastung und Besserung. Für einen Teil der Patienten ist diese Art der psychotherapeutischen Erstintervention sogar ausreichend.

Daneben sind Ratschläge zur Lebensführung wichtig. Häufig können die Patienten erheblich dazu beitragen, dass sich die Symptomatik bessert oder sie gar verschwindet. Hierzu gehören Reduktion von Koffeinkonsum, verbesserte Schlafhygiene, Entspannungsverfahren, Sport und allgemeine Stressreduktion. Auch sollte dem Patienten ein Selbsthilferatgeber an die Hand gegeben werden.

Erstmaßnahmen und Empfehlungen

- Ausführliches Gespräch
- Aufklärung über das Krankheitsbild
- Vermittlung eines mehrdimensionalen Krankheitsmodells
- Vermittlung des Nichtvermeidungsprinzips
- Reduktion Koffeinkonsum
- Verbesserte Schlafhygiene
- Entspannungsverfahren
- Sport
- Stressreduktion
- Selbsthilferatgeber an die Hand geben

Kognitive Verhaltenstherapie

Die kognitive Verhaltenstherapie stellt mittlerweile in der Therapie von Angststörungen die Methode der Wahl dar. Zu den wichtigsten verhaltenstherapeutischen Techniken gehören psychoedukative Maßnahmen, die Vermittlung eines rationalen Störungsmodells sowie kognitive Verfahren und dabei v. a. die systematische Desensibilisierung oder Expositionstherapie.

Auch hierbei sind für den Patienten Informationen über die Natur der Erkrankung, speziell des Circulus vitiosus der Angstentstehung von existenzieller Bedeutung. Der Patient muss lernen, dass die körperlichen Symptome seiner Angst eigentlich harmlos sind und letztlich nur aus physiologischer Veränderung der natürlichen Angst-Furcht-Regulation resultieren. Hierzu muss ein Bewusstsein für die physiologischen Zusammenhänge und deren Rolle bei der Entstehung der Angstgefühle des Patienten geschaffen werden.

Entspannungsverfahren

Des Weiteren sind der Erwerb von Fertigkeiten zur Symptombewältigung sowie Entspannungsübungen von großer Bedeutung. Hier werden u. a. Techniken wie die progressive Muskelrelaxation nach Jacobsen empfohlen. Auch ein gezieltes Atemtraining mit Schulung des Atemrhythmus kann bei Patienten mit Neigung zur Hyperventilation günstig sein. Autogenes Training ist eher nicht geeignet, da dies die Wahrnehmung für körperliche Symptome vielmehr schärft und zur Eskalation führen kann.

Psychodynamische Therapie

Die psychodynamische Therapie kann in Einzelfällen hilfreich sein. Die Bedeutung dieser Therapieform liegt aber v. a. in der Sekundärprävention durch das Erarbeiten wesentlicher psychodynamischer Entstehungsfaktoren der Angststörungen. Auch wenn neben der Angstproblematik gleichzeitig eine Persönlichkeitsakzentuierung oder Persönlichkeitsstörung vorliegt, sollte an diese Therapieform gedacht werden. Wesentliche Voraussetzungen für die Durchführung einer psychodynamischen Therapie sind eine hohe Therapiemotivation des Patienten und insbesondere eine gewisse Introspektionsfähigkeit.

Relevanz der einzelnen Psychotherapieverfahren für die unterschiedlichen Angsterkrankungen

Während bei der **Panikstörung** mit Agoraphobie hauptsächlich Information, Entspannungsverfahren und meist auch Expositionsübungen im Vordergrund stehen, liegt der Fokus bei der Behandlung der **generalisierten Angststörung** meist in der kognitiven Umstrukturierung. Eine Maßnahme ist die sogenannte Sorgenkonfrontation. Hierbei werden die Patienten angeleitet, Gedanken und Sorgen »zu Ende zu denken«, anstatt gedankliche Sprünge zwischen verschiedenen Sorgen zu machen. In der Behandlung der **sozialen Phobie** hat sich besonders die kognitive behaviorale Gruppentherapie als sinnvoll erwiesen, da bereits die Gruppensitzungen an sich eine Konfrontationssituation mit gefürchteten sozialen Reizen darstellt und somit gleichzeitig die Möglichkeit des Trainings der sozialen Kompetenz besteht. Durch gegenseitige korrigierende Rückmeldungen von Gruppenmitgliedern oder Therapeuten können die Annahmen zur Aufrechterhaltung von sozialen Ängsten überprüft und ggf. revidiert werden. Die **spezifische Phobie** wird in der Regel durch eine Expositionstherapie behandelt.

Indikation und Antragsverfahren

Die Indikation zu einer psychotherapeutischen Behandlung muss im Einzelfall gestellt werden. Viele Patienten, die initial mit unspezifischen körperlichen Beschwerden und Angstsymptomen zur Diagnostik in die hausärztliche Praxis kommen, sind oft schon überfordert, die Diagnose einer Angststörung zu akzeptieren. In vielen Fällen wird die Überweisung oder Weiterleitung zum Psychotherapeuten abgelehnt oder ist zumindestens angstbesetzt (»Ist es jetzt schon soweit gekommen, dass ich zum Psychologen muss?«). Viele Patienten sprechen bereits sehr gut auf die oben genannten verhaltenstherapeutischen Basismaßnahmen an und bedürfen zunächst keiner weiteren psychotherapeutischen Behandlung, sodass hier oft abgewartet werden kann.

Tipps

Grundsätzlich sollte bei allen Angststörungen hinsichtlich der Wahl des Psychotherapieverfahrens als Erstes ein verhaltenstherapeutischer Therapieansatz ins Auge gefasst werden. Von den angeführten Therapieelementen kann vielfach bereits gerade der Part der Information (Hinweise zur Lebensführung, Empfehlung von Entspannungsübungen und die Erklärung der psychophysiologischen Zusammenhänge) vom Hausarzt durchgeführt werden, sodass Zeit gewonnen wird.

Überweisung zum Psychotherapeuten

Ist der Patient nach ausführlichem Gespräch, umfassender Beratung und ggf. durchgeführten Erstmaßnahmen weiterhin symptomatisch und mit einer psychotherapeutischen Behandlung einverstanden, kann die Überweisung zu einem psychotherapeutisch ausgebildeten Arzt, einem Facharzt für Psychiatrie und Psychotherapie oder einem psychologischen Psychotherapeuten erfolgen.
Eine verhaltenstherapeutische Behandlung wird in der Regel zunächst für 15–20 Sitzungen beantragt. Die meisten Angstpatienten können unter diesem Regime eine deutliche Besserung ihrer Symptomatik verzeichnen. Eine Verlängerung ist grundsätzlich möglich.

Schwierigkeiten in der Praxis: Begrenzte Verfügbarkeit psychotherapeutischer Dienste

Problematisch ist immer wieder, dass trotz immer besser werdender Versorgung mit Psychotherapeuten selbst in Ballungsräumen z. T. immer noch ganz erhebliche Wartezeiten bestehen, bis die Therapie begonnen werden kann. Nicht selten liegen die Fristen zwischen drei und sechs Monaten. Dies stellt natürlich den Hausarzt, der möglicherweise nach langen und intensiven Gesprächen beim Patienten Therapiebereitschaft erwirken konnte, vor besondere Probleme. Vor diesem Hintergrund sind verhaltenstherapeutisches Grundwissen und Basisfertigkeiten in der Vermittlung eines Krankheitskonzeptes auch für den Hausarzt von allergrößter Bedeutung. Besonders auch in Gebieten, in denen die Psychotherapeutendichte niedrig ist, kann dies im einzelnen Behandlungsfall von größtem Vorteil sein. Im Einzelfall kann es auch sinnvoll sein, zunächst mit einer medikamentösen Behandlung zu beginnen, bis ein Therapieplatz zur Verfügung steht.

15.2 Zwangsstörungen

15.2.1 Definition

Definition

Zwangsstörung: Dabei handelt es sich um eine Erkrankung, die durch das Vorliegen von Zwangsgedanken und/oder Zwangshandlungen, die sich dauernd wiederholen und als unangenehm empfunden oder gar von den Betroffenen als unsinnig erachtet werden, charakterisiert ist.

15.2.2 Ätiologie

Die ätiopathogenetischen Modellvorstellungen der Zwangsstörungen sind vielschichtig und reichen von psychoanalytischen Erklärungsmodellen bis zu neurobiologischen Erklärungen. Im Einzelnen sind folgende Aspekte relevant:

Beim **psychoanalytischen Modell** nach Sigmund Freud ist für die Entwicklung einer zwanghaften Persönlichkeitsstruktur die sogenannte »anale Trias«, eine Kombination von Sparsamkeit, Ordnungsliebe und Eigensinn, relevant. Laut Freud gibt es einen Konflikt zwischen aggressiven Triebimpulsen und moralischem Verhalten. Die Symptomatik der Zwangspatienten ist aus dieser Perspektive ein Kompromiss aus Trieberfüllung und Triebabwehr.

Unter den **lerntheoretischen Ansätzen** hat v. a. das Zweifaktoren-Modell nach Mowrer Gewicht. Ursprünglich neutrale Reize werden mit unangenehmen Situationen assoziiert, sodass der ursprünglich neutrale Reiz, z. B. Schmutz, negativ besetzt ist und Angst und Spannung erzeugt. Zwangshandlungen zielen auf eine Reduktion dieser Spannungszustände ab, was sich in Handlungen wie Ordnen, Kontrollieren, Waschen etc. äußert.

Darüber hinaus existieren noch eine Reihe anderer psychologischer Erklärungsmodelle, deren Darstellung an dieser Stelle zu weit führen würde.

Von **neurobiologischer Seite** wird v. a. eine Dysregulation der serotonergen, aber auch der dopaminergen Neurotransmission diskutiert. Zahlreiche Untersuchungen legen nahe, dass es einen Zusammenhang zwischen Zwangsstörung und peripherer serotonerger Aktivität gibt.

Neuroanatomische Strukturen, die für die Entstehung von Zwangssymptomen von Bedeutung sind (dysfunktionale Schaltkreise), sind beispielsweise der orbitofrontale Kortex, der Nucleus caudatus, der Globus pallidus und der Thalamus. Von besonderer Bedeutung ist dabei die verringerte Hemmung des Thalamus durch den Globus pallidus mit einer verstärkten thalamokortikalen Erregung. Bei der Zwangsstörung scheint eine neuronale Überaktivität im frontoorbitalen Kortex vorzuliegen.

Darüber hinaus werden auch **genetische Faktoren** diskutiert.

15.2.3 Symptome, Diagnosekriterien (ICD-10)

(ICD-10) F42: Zwangsstörung

Zwangsgedanken und Zwangshandlungen müssen mindestens 2 Wochen lang an den meisten Tagen nachweisbar sein. Sie müssen quälend sein oder die normale Aktivität stören. Zwangssymptome müssen zudem folgende Merkmale aufweisen:

- Sie müssen als eigene Gedanken oder Impulse für den Patienten erkennbar sein.
- Der Patient leistet Widerstand gegen mindestens einen Gedanken.
- Der Gedanke oder die Handlungsausführung dürfen nicht angenehm sein.
- Gedanken, Vorstellungen und Impulse müssen sich in unangenehmer Weise wiederholen.

Die Symptomatik der Zwangsstörung setzt sich aus Zwangsvorstellungen, Zwangsgedanken und Zwangshandlungen zusammen.

Definition

Zwangsgedanken: Dabei handelt es sich um wiederkehrende und anhaltende Gedankenimpulse oder Vorstellungen, die durchaus als unrealistisch oder unpassend wahrgenommen werden. Diese Gedanken rufen ausgeprägte Angst- und Spannungsgefühle hervor. Von entscheidender Bedeutung ist hierbei, dass die Gedanken als eigene Gedanken interpretiert und im Gegensatz zu Erkrankungen aus dem schizophrenen Formenkreis nicht als fremdartig, eingegeben oder persönlichkeitsfremd empfunden werden.

Zwangshandlungen: Darunter versteht man wiederholt ablaufende Verhaltensweisen als Reaktion auf die Zwangsgedanken (vgl. oben). Zwangshandlungen reduzieren die durch Zwangsgedanken entstehenden Unruhe- und Spannungszustände. Zu typischen Zwangshandlungen gehören Ordnen, Waschen, Prüfen, Kontrollieren, Zählen, Beten, Orte oder Sätze wiederholen.

Typische Inhalte von Zwangsgedanken und Zwangshandlungen sind:

- Schmutz
- Unkalkulierbare Gefahr
- Sexuelle Inhalte
- Aggression
- Verstoßen gegen Normen

Tipps

Wie erkenne ich die Erkrankung?

Wegweisend für das Erkennen der Erkrankung sind das Vorliegen oder die Kombination von Zwangsgedanken oder Zwangshandlungen. Diagnostisch zielführend ist die eingehende Anamnese und psychopathologische Untersuchung sowie die genaue Evaluation der Symptomatik.

Mögliche Fragen zum Screening einer Zwangsstörung:

- Leiden Sie unter sich wiederholt aufdrängenden Gedanken, die Sie als unsinnig empfinden?
- Führen diese Gedanken zu Spannungszuständen?
- Machen Ihnen diese Gedanken Angst?
- Müssen Sie Handlungen vornehmen, die Ihnen unsinnig erscheinen, um die Spannungs- und Angstzustände zu reduzieren?
- Waschen oder reinigen Sie häufig?
- Kontrollieren Sie häufig?
- Beschäftigen Sie sich mit Ordentlichkeit und Symmetrie?
- Kosten das Denken oder die Handlungen Sie eine erhebliche Zeit des Tages?

Als hilfreich haben sich auch Screeninginstrumente wie das Hamburger Zwangsinventar – Kurzform (HZI-K) von Klepsch et al. (1993) erwiesen.

Beispiel

Fall 15.4. *Die 20-jährige Kathi L., die als Angestellte in einer großen Kantine arbeitet, kommt in Begleitung ihrer Mutter in die Hausarztpraxis. Es fällt ihr sichtlich schwer, über den Grund ihres Arztbesuches zu sprechen, und ihr Blick ist ständig auf den Boden gerichtet. Zögerlich berichtet sie, dass sie bereits seit mehreren Monaten unter dem quälenden Gedanken leide, sie könnte jemanden verletzt haben, z. B. mit einem Messer während ihrer Arbeit in der Kantine. Sie müsse dann die Messer auch immer gründlich untersuchen und kontrollieren, ob nicht irgendwo Blutspuren o. Ä. zu finden seien, die darauf hindeuten, dass sie jemanden verletzt haben könnte. Diese Gedanken kämen immer und immer wieder und würden sie die meiste Zeit des Tages beherrschen, und obwohl sie wisse, dass das eigentlich unsinnig sei, müsse sie ständig die Messer oder sonstige spitze Gegenstände kontrollieren. Ihre Arbeit leide auch sehr darunter. Der Hausarzt diagnostiziert eine Zwangsstörung gemäß ICD-10: F42.2 (Zwangsgedanken und -handlungen, gemischt) und leitet eine medikamentöse Therapie mit einem SSRI (Paroxetin) ein. Parellel dazu beginnt Frau L. eine Verhaltenstherapie. Unter beidem bessert sich die Symptomatik rasch.*

15.2.4 Differenzialdiagnosen

Differenzialdiagnostisch müssen folgende Erkrankungen diskutiert werden:
- Zwanghafte Persönlichkeitsstörungen
- Erkrankungen aus dem schizophrenen Formenkreis
- Gilles-de-la-Tourette-Syndrom
- Organisch-psychische Erkrankungen
- Körperdysmorphe Störungen

15.2.5 Epidemiologie/Prävalenz

Bei der Zwangsstörung handelt es sich ähnlich wie bei Angststörungen um eine häufige psychiatrische Erkrankung. Die Lebenszeitprävalenz von Zwangsstörungen liegt neueren Untersuchungen zufolge bei ca. 2–5%.

15.2.6 Verlauf und Prognose

Die Zwangsstörung beginnt meist in der Adoleszenz oder im frühen Erwachsenenalter. Viele Patienten berichten aber auch bereits über einen Beginn in der Kindheit. Grundsätzlich ist der Verlauf der Zwangsstörung als in den meisten Fällen chronisch einzustufen. Allerdings ist die Prognose bei milder Symptomausprägung durchaus günstig. Entsprechend neueren Verlaufsuntersuchungen geht man davon aus, dass mindestens die Hälfte der Zwangspatienten eine bedeutsame Teilremission erwartet.

15.2.7 Pharmakotherapie

Therapeutisch am effektivsten hat sich die Kombination einer antidepressiven Therapie mit einer spezifischen Verhaltenstherapie für Zwangspatienten erwiesen.

Unter den Pharmakotherapeutika gelten Antidepressiva und dabei im Besonderen die selektiven Serotoninwiederaufnahmehemmer (SSRI) als Medikament der ersten Wahl. Dabei wurden in Studien Wirksamkeitsnachweise v. a. erbracht für *Paroxetin* (z. B. *Seroxat®*), *Citalopram* (z. B. *Cipramil®*; Off-label-Indikation), *Sertralin* (z. B. *Zoloft®*; Off-label-Indikation) und *Fluoxetin* (z. B. *Fluctin®*) sowie *Fluvox-*

Tab. 15.5. Antidepressiva zur Behandlung von Zwangsstörungen

Wirkstoff	Handelsname (Beispiel)	Tagesdosis zu Behandlungsbeginn [mg]	Durchschnittliche Tagesdosis [mg]	Nebenwirkungen	Interaktionen/Besonderheiten	Therapiekosten/Monat[a]
Clomipramin	*Anafranil®*	25	50–150	Anticholinerge Nebenwirkungen, sexuelle Dysfunktion, orthostatische Hypotension, Gewichtszunahme, EKG-Veränderungen, kann die Krampfschwelle herabsetzen	Stimmungsaufhellend	14,34 € (50 mg)
Paroxetin	*Seroxat®*	10	20–50	Übelkeit/gastrointestinal, Schlaflosigkeit/Erregung, sexuelle Dysfunktion	Viele Interaktionen, potenter CYP2D6-Inhibitor, nicht sedierend	30,29 € (20 mg)
Citalopram (Off-label-Indikation)	*Cipramil®*	10	20–40	Übelkeit/gastrointestinal, Schlaflosigkeit/Erregung, sexuelle Dysfunktion	Wenig Interaktionen, nicht sedierend	42,49 € (20 mg)

[a] Die Preise beziehen sich auf die N3-Packung des im Handelsnamen angegebenen Präparats (bzw. die N2-Packung, falls ein Arzneimittel nicht in der N3-Packung verfügbar ist).

15

amin (z. B. *Fevarin*®). Unter den Trizyklika gilt nach wie vor *Clomipramin* (z. B. *Anafranil*®) als das Mittel der Wahl (Tab. 15.5).

Entscheidend für das Erreichen eines Therapieerfolgs ist die Tatsache, dass medikamentös ausreichend lange behandelt wird. Insgesamt geht man davon aus, dass die volle Wirkung der Antidepressiva meist erst nach 8–12 Wochen oder manchmal auch länger erreicht wird. Lang angelegte Therapieversuche machen daher Sinn. Auch zeigt die Erfahrung, dass meist hohe Dosisbereiche erforderlich sind, um die volle Wirkung zu erreichen.

Bei Nichtansprechen kann vom SSRI auf *Clomipramin* umgestellt werden. Auch hier ist jedoch zu berücksichtigen, dass gut dokumentiert und genügend lange in ausreichender Dosierung mit einem SSRI behandelt wurde, bevor die Umstellung vorgenommen wird.

Darüber hinaus kann auch ein Therapieversuch mit einem atypischen Antipsychotikum gemacht werden. Hier gibt es erste Erfahrungen, dass die Substanzen bei Therapieresistenz gute Effekte zeigen können. Versucht werden können *Olanzapin* (z. B. *Zyprexa*®), *Quetiapin* (z. B. *Seroquel*®) oder *Risperidon* (z. B. *Risperdal*®) in Kombination zum Antidepressivum.

Tab. 15.6. Antipsychotika zur Zusatztherapie bei Zwangserkrankungen (Off-label-Indikation)

Wirkstoff	Handelsname (Beispiel)	Dosis [mg]	Nebenwirkungen	Interaktionen/Besonderheiten	Therapiekosten/ Monat[a]
Zotepin	*Nipolept*®	50–200	Anticholinerge Nebenwirkungen, orthostatische Hypotension, Senkung der Krampfschwelle, Gewichtszunahme, Sedierung	Metabolisierung hauptsächlich über CYP1A2 und CYP3A4 – Verstärkung des Metabolismus durch gleichzeitiges Rauchen oder *Carbamazepin* (Induktoren von CYP1A2); Hemmung des Metabolismus durch *Fluvoxamin* und andere spezifische CYP1A2-Inhibitoren	11,47 € (50 mg)
Olanzapin	*Zyprexa*®	5–20	Gewichtszunahme, Lipidveränderungen, gesteigertes Risiko für Glukosestoffwechselstörungen	Metabolisierung v. a. über CYP1A2 und CYP2D6 – Verstärkung des Metabolismus durch gleichzeitiges Rauchen oder *Carbamazepin* (Induktoren von CYP1A2); Hemmung des Metabolismus durch *Fluvoxamin* und andere spezifische CYP1A2-Inhibitoren	117,79 € (5 mg)
Risperidon	*Risperdal*®	2–4	Gewichtszunahme, Blutzuckeränderung, extrapyramidalmotorische Störungen, Hyperprolaktinämie, sexuelle Funktionsstörungen, orthostatische Hypotonie, Tachykardie, selten anticholinerge Nebenwirkungen, QT-Zeit-Verlängerung	Metabolisierung über CYP2D6 und geringer über CYP3A4 – Hemmung der Metabolisierung durch Inhibitoren von CYP2D6 (*Fluoxetin*); Vorsicht bei Patienten mit Hypertonie, kardiovaskulären Erkrankungen und vaskulärer Demenz	93,86 € (2 mg)
Quetiapin	*Seroquel*®	300–600	Sedierung, Gewichtszunahme, Blutzuckeränderung, Hypotension	Metabolisierung über CYP3A4	140,58 € (300 mg)

[a] Die Preise beziehen sich auf die N3-Packung des im Handelsnamen angegebenen Präparats (bzw. die N2-Packung, falls ein Arzneimittel nicht in der N3-Packung verfügbar ist).

Auch *Zotepin* (z. B. *Nipolept*®) stellt eine Alternative dar. Von der Gabe von Depot-Antipsychotika sollte Abstand genommen werden. In Tab. 15.6 finden sich Antipsychotika, die als Zusatzbehandlung bei Zwangserkrankungen geeignet sind.

Tipps

Bei Indikation einer Pharmakotherapie sollte mit einem modernen Antidepressivum begonnen werden, z. B. *Paroxetin* (z. B. *Seroxat*®) 10 mg pro Tag in steigender Dosierung bis 60 mg pro Tag. Die Therapie sollte ca. 12 Wochen durchgehalten werden, bevor von einer Non-Response ausgegangen werden kann. Gleichzeitig sollte eine verhaltenstherapeutische Behandlung begonnen werden.

15.2.8 Psychotherapie

Die am besten untersuchte Psychotherapie der Zwangsstörungen ist die Verhaltenstherapie, die als Therapie erster Wahl anzusehen ist. Grundlegende Aspekte in der Therapie sind im Wesentlichen die Exposition mit Reaktionsverhinderung. Entscheidend beim therapeutischen Vorgehen ist, dass der Patient systematisch mit zwangsauslösenden Situationen konfrontiert und dabei versucht wird zu verhindern, dass sich in der Reaktion Zwangshandlungen einstellen. Obwohl durchaus hohe Responseraten von 60% oder mehr durch die Verhaltenstherapie berichtet werden, muss betont werden, dass dies zwar meist eine deutliche Besserung der Zwangssymptomatik bezeichnet, aber keine Remission der Symptome. Dennoch genügt oft schon eine teilweise Besserung, um die Lebensqualität der Patienten um ein Vielfaches zu erhöhen. Im Vordergrund steht also die Reduktion der Zwangssymptomatik, Vollremissionen sind vergleichsweise eher selten.

Tipps

Die Verhaltenstherapie ist bei der Zwangsstörung die Methode der Wahl. Im Vordergrund stehen Verfahren der Exposition mit der Verhinderung von Zwangshandlungen.

Indikation und Antragsverfahren

Zum Antrags- und Genehmigungsverfahren ▶ Abschn. 15.1.8.

Überweisung zum Facharzt für Psychiatrie und Psychotherapie

In folgenden Fällen kann mit der Überweisung zum Facharzt für Psychiatrie und Psychotherapie abgewartet werden:

- Leichte Angstsymptome
- Klare Diagnose
- Gutes Ansprechen auf Erstmaßnahmen
- Gutes Ansprechen auf erste medikamentöse Therapieversuche

Eine rasche Überweisung zum Facharzt für Psychiatrie und Psychotherapie zur diagnostischen Miteinschätzung und/oder Planung des therapeutischen Vorgehens wird in folgenden Fällen empfohlen:

- Lange Verläufe über viele Wochen und Monate
- Diagnostische Unklarheit
- Nichtansprechen auf Erstmaßnahmen
- Nichtansprechen auf ersten pharmakotherapeutischen Therapieversuch
- Therapieresistenz
- Suizidalität
- Komorbide Depression oder andere psychische Erkrankung
- Rasch progrediente Verschlechterung

In den meisten Fällen geht es dabei um die diagnostische Einschätzung bzw. Miteinschätzung und die gemeinsame Absprache des weiteren Behandlungsplans (Konsiliarvorstellung). Danach kann in der Regel die Therapie durch den Hausarzt fortgeführt werden.

15.3 Weitere Informationen

- Angst- und Panikhilfe Schweiz: http://www.aphs.ch
- Angstforschungs- und Therapiezentrum Münster (E-Mail-Adresse): angst-ambulanz@ukmuenster.de
- Deutsche Angstselbsthilfe (DASH, Übersicht aller Spezialambulanzen für Angsterkrankungen und Spezialabteilungen in Deutschland): http://www.panik-attacken.de
- Deutsche Gesellschaft Zwangserkrankungen e. V.: http://www.zwaenge.de
- Gesellschaft für Angstforschung: http://www.gwdg.de/~bbandel/gaf.htm
- Selbsthilfeforum für Angsterkrankte und deren Angehörige: http://www.angsterkrankungen.de

Tests

Bandelow B (1997) Panik- und Agoraphobieskala (PAS). Hogrefe Testzentrale, Göttingen

Klepsch R, Zaworka W, Hand I, Lünenschloß K, Jauernig G (1993) Hamburger Zwangsinventar – Kurzform. Hogrefe Testzentrale, Göttingen

Margraf J, Ehlers A (1995) Beck-Angst-Inventar (BAI). Deutschsprachige Adaptation des Beck Anxiety Inventory. Huber, Bern

Stangier U, Heidenreich T, Berardi A, Golbs U, Hoyer J (1999) Die Erfassung sozialer Phobien durch die Social Interaction Anxiety Scale (SIAS) und die Social Phobia Scale (SPS). Z Klin Psychol 28: 28–36

15.4 Weiterführende Literatur

Bandelow B (2006) Angst- und Panikerkrankungen. Ätiologie – Diagnostik – Therapie. Uni-Med, Bremen

Bandelow B, Zohar J, Hollander E, Kasper S, Möller HJ (2005) Leitlinien der World Federation of Societies of Biological Psychiatry (WFSBP) für die medikamentöse Behandlung von Angst-, Zwangs- und posttraumatischen Belastungsstörungen. Wiss. Verlagsges., Stuttgart

Deckert J, Domschke K (2003) Genetische Befunde bei Angsterkrankungen. PsychoNeuro 29: 154–158

Dengler W, Selbmann HK (2000) Leitlinien zur Diagnostik und Therapie von Angsterkrankungen. Praxisleitlinien in Psychiatrie und Psychotherapie, Bd 2. Steinkopff, Darmstadt

Kasper S und Möller HJ (1995) Angst und Panikerkrankungen. G. Fischer, Jena

Margraf J, Schneider S (1998) Agoraphobie und Panikstörung. Hogrefe, Göttingen

Zaudig M, Hauke W, Hegerl U (2002) Die Zwangsstörung. Diagnostik und Therapie. Schattauer, Stuttgart

Zwanzger P, Deckert J (2007) Angsterkrankungen – Ursachen, Diagnostik, Therapie. Nervenarzt 78: 349–360

Somatoforme Störungen

T.M. Michel, F. Schneider, J. Jecel

Charakteristisch für somatoforme Störungen sind die wiederholte Darstellung und Darbietung körperlicher Symptome in Verbindung mit dem Beharren auf weitere medizinische Diagnostik trotz mehrfach unauffälligen somatischen Untersuchungsergebnissen. Unterformen der somatoformen Störung sind die Somatisierungsstörung, Hypochondrie, somatoforme Schmerzstörung und somatoforme autonome Funktionsstörung. Nicht selten sind Komorbiditäten mit einer depressiven Störung sowie Angst- oder Persönlichkeitsstörungen. Dies kann zu Schwierigkeiten bei der diagnostischen Einordnung und Behandlung führen. Eine Symptomfreiheit, besonders nach Chronifizierung, ist nicht bei allen Patienten zu erreichen. Ziel der hausärztlichen Versorgung soll daher die Verbesserung der Lebensqualität und die Verhinderung der Krankheitsprogression mit deren psychosozialen Folgen sein.

16.1 Ätiologie und Diagnostik

16.1.1 Definition

Definition

Somatoforme Störung: »Somatoforme Störung« ist der diagnostische Überbegriff der ICD-10 für psychische Erkrankungen, die sich durch die Präsentation körperlicher Symptome ohne entsprechendes Organkorrelat auszeichnen. Unterschieden werden die Unterformen Somatisierungsstörung (spezifisch und unspezifisch), Hypochondrie, somatoforme Schmerzstörung und somatoforme autonome Funktionsstörung.

16

Es können zwar körperliche Ursachen der Symptome vorliegen, diese können jedoch nicht die Art, Qualität und Quantität des Leidens sowie die innere Anteilnahme des Patienten erklären. Es werden immer neue Forderungen nach Organdiagnostik laut, selbst wenn Ärzte die nicht somatisch bedingte Genese der Symptome versichern. Häufig werden offensichtliche Zusammenhänge von unangenehmen Lebensumständen oder Konflikten mit dem Beginn und dem Fortbestehen der Symptomatik vollständig und vehement abgestritten. Oft lehnen die Patienten strikt ab, eine psychische Ursache für die körperlichen Symptome in Erwägung zu ziehen. Das Niveau des Verständnisses für die psychische und körperliche Ursache der Symptome ist nicht selten sowohl für Patienten als auch Ärzte unbefriedigend. Dies kann zu einer Belastung der Arzt-Patienten-Beziehung führen.

16.1.2 Ätiologie

Biologische und psychosoziale Erklärungsmodelle

Neurobiologische Ursachen

Die Konkordanz für somatoforme Störungen bei monozygoten Zwillingen liegt bei 29%, im Vergleich dazu bei dizygoten Zwillingen bei 10%. Darüber hinaus lässt sich in Zwillingsstudien eine erhöhte Komorbidität von somatoformer Störung und Angsterkrankung nachweisen. Die Bedeutung genetischer Faktoren zeigt sich auch anhand von Adoptionsstudien, die eine erhöhte Prävalenz von somatoformen Störungen bei den biologischen Eltern von Patientinnen nachweisen.

Neurochemische Veränderungen

Es gibt derzeit keine diagnostisch relevanten neurochemischen Befunde bei Patienten mit somatoformen Störungen. In Einzelfällen ist ein reduzierter Metabolismus im Frontalhirn (»**Hypofrontalität**«) sowie eine Hyperaktivität der Hypothalamus-Hypophysen-Nebennierenrinden-Achse bei Patienten mit somatoformen Störungen zu verzeichnen. Immunologische Veränderungen, wie beispielsweise eine Reduktion proinflammatorischer Stoffe, sowie eine serotonerge Störung wurden ebenfalls beschrieben.

Neurophysiologische Befunde

Es gibt keine diagnostisch wegweisenden Befunde. In Studien zeigen sich unspezifische Auffälligkeiten bei Patienten mit somatoformen Störungen in den evozierten Potenzialen und dem EEG.

Psychologische Vulnerabilitätsfaktoren

Individuelle Entwicklungsgeschichte. Es ist wichtig, eine gute und detaillierte, entwicklungsgeschichtliche und biografische Anamnese zu erheben. Der familiäre Hintergrund ist oft von starken Konflikten geprägt. Oft ziehen sich verschiedene Traumata durch die ganze Biografie. Nicht selten sind dies Missbrauchs- und Gewalterfahrungen in der Kindheit, gefolgt von problematischen Beziehungen und gescheiterten Ehen. Neben Traumata und familiären Konflikten finden sich häufig ein übermäßiger Somatisierungsstil und überproportional viele Krankheiten in der Familienanamnese.

Somatoforme Störungen treten im Anschluss an Kriege oder Umweltkatastrophen gehäuft auf. Durch traumatische Erfahrungen werden vermutlich die Selbstwahrnehmung der Körperlichkeit, die Einstellung gegenüber den Körperfunktionen sowie die eigene Leistungsfähigkeit verändert.

> **Die wichtigsten Prädiktoren für die spätere Entwicklung einer somatoformen Störung sind Traumata, Vernachlässigung und schwere Erkrankung in der Kindheit.**

Prädisponierende psychologische Faktoren. Patienten mit somatoformer Störung haben häufig eine **erhöhte und veränderte Wahrnehmung somatosensorischer Reize.** Körperliche Vorgänge werden übermäßig stark wahrgenommen. »Normale« Körperwahrnehmungen werden rasch als bedrohlich und als krankheitswertiger Prozess interpretiert. Reguläre körperliche Reaktionen wie kurze Schwindelgefühle bei Lagewechsel, Schwitzen bei körperlicher Anstrengung oder epigastrische Sensationen bei Hunger werden übergenau beobachtet und fehlinterpretiert. Auch die körperlichen Begleiterscheinungen starker Gefühle (z. B. Herzrasen, Schwitzen) und körperliche Erscheinungen bei Nervosität führen zu starker Beunruhigung. Dies führt zu einer physiologischen Erhöhung des Erregungsniveaus, was wiederum zur Entwicklung neuer vegetativer Symptome disponiert. Ein unheilvoller Teufelskreis beginnt.

Patienten mit somatoformen Störungen weisen in Bezug auf die körperlichen Symptome typische **dysfunktionale Kognitionen** auf, z. B. sogenanntes Katastrophendenken und selektive Aufmerksamkeitszuwendung (▫ Abb. 16.1). Ein Beispiel sind Medizinstu-

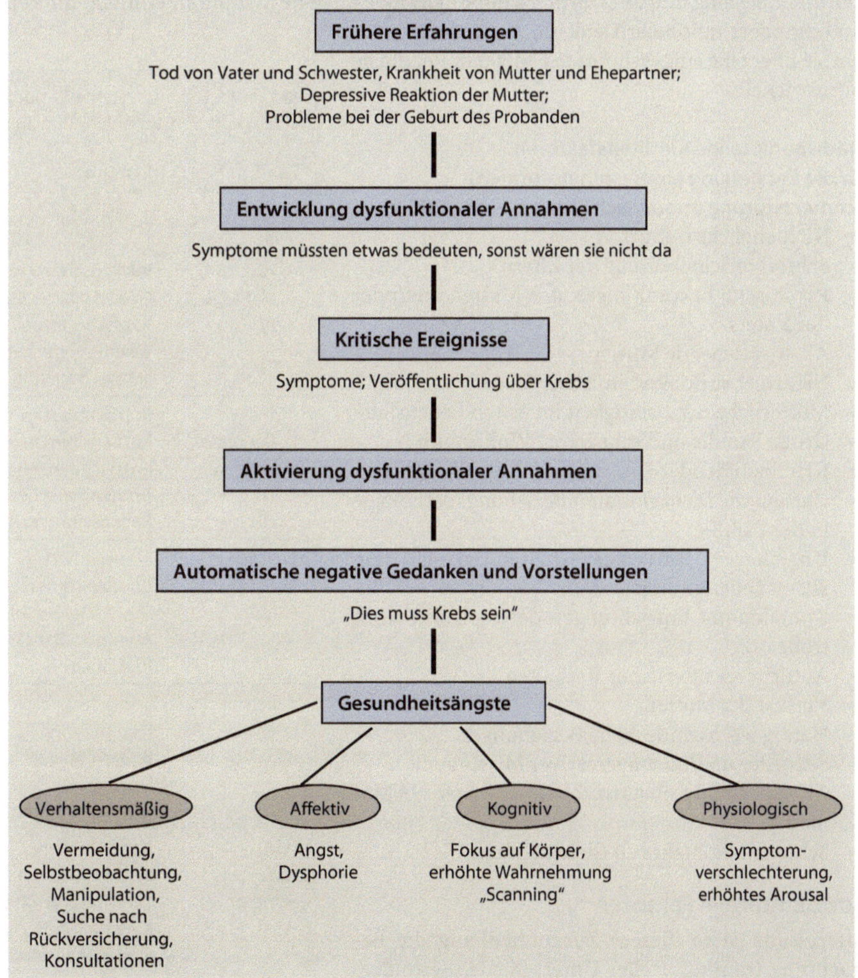

▫ Abb. 16.1. Beispiel eines Symptomverlaufs. (Mod. nach Kapfhammer 2003, aus Rief u. Hiller 1992)

denten, bei denen dies gelegentlich im Rahmen eines vorübergehenden Phänomens ohne Krankheitswert, der sogenannten **vorübergehenden Hypochondrie,** auftritt. Mit dem neu erworbenen Wissen beobachten sich die Studenten verstärkt selbst und entdecken mutmaßliche Symptome einer »neu studierten« Krankheit.

Patienten mit somatoformen Störungen reagieren besonders stark auf als bedrohlich empfundene Reize. Negative Affektzustände fördern die Wahrnehmung von somatischen Sensationen, die keinerlei Krankheitswert haben.

Ein weiterer prädisponierender Faktor ist die **Schwierigkeit, Emotionen wahrzunehmen und auszudrücken.** Die Patienten können **Emotionen** und **körperliche Sensationen nur schwer** auseinanderhalten. Diese »Leseschwäche für Gefühle« wird als »**Alexithymie**« bezeichnet. Patienten mit somatoformen Schmerzstörungen sind häufig auch emotional wenig schwingungsfähig und affektarm. Es imponiert meist ein besonders rationaler Denkstil. Außerdem verfügen sie über eine eingeschränkte Fähigkeit, Phantasie zu entwickeln.

Prädisponierende Kindheitsfaktoren für die Entstehung einer (somatoformen) Schmerzstörung (mod. nach Fritzsche et al. 2003)

- Nichteheliche Geburt
- Schlechte Schulbildung der Eltern
- Psychische Erkrankungen der Mutter und/oder des Vaters
- Alleinerziehende Mutter
- Niedriger sozioökonomischer Status
- Mütterliche Berufstätigkeit im ersten Lebensjahr
- Große Familie und sehr wenig Wohnraum
- Kriminalität oder Dissozialität eines Elternteils
- Chronische Disharmonie – Beziehungspathologie in der Familie
- Unsicheres Bindungsverhalten nach dem 12./18. Lebensmonat
- Kontakte mit Einrichtungen der »sozialen Kontrolle«
- Autoritäres väterliches Verhalten
- Verlust der Mutter
- Häufig wechselnde frühe Beziehungen
- Sexueller und/oder aggressiver Missbrauch
- Altersabstand zum nächsten Geschwister <18 Monate
- Schlechte Kontakte zu Gleichaltrigen

Soziokulturelle Faktoren

Interessant ist in diesem Zusammenhang die Betrachtung transkultureller Unterschiede. Besonders Frauen haben in östlichen arabischen und asiatischen Gesellschaften teilweise stark eingeschränkte Möglichkeiten, psychosoziale Belastungen auszudrücken. Während psychische Symptome oft ignoriert werden oder zur Stigmatisierung führen können, wird körperliches Krankheitsverhalten von der Umgebung eher akzeptiert und führt zu einer Entlastung von Aufgaben und Anforderungen sowie zu Aufmerksamkeitsgewinn und Zuwendung.

In China ist die Somatisierungsrate besonders hoch. Emotionale Probleme können dort kulturell erhebliche soziale und moralische Stigmata mit sich bringen. Die kulturelle Einbindung verlangt und fördert eine eher rigide affektive und moralische Selbstkontrolle. Die Familienharmonie wird nicht selten durch Leugnung von Konflikten gewahrt.

In verschiedenen Kulturen gibt es auch verschiedene Somatisierungstendenzen (▪ Tab. 16.1). In Nigeria, wie auch in anderen afrikanischen Ländern, ist eine Symptombetonung im Kopfbereich charakteris-

▪ Tab. 16.1. Somatoforme Symptome in unterschiedlichen Kulturen. (In Anlehnung an Isaac et al. 1995)

Land	Symptome	Auftreten [%]
Asien (z. B. Bangalore/ Indien)	Rückenschmerzen	68
	Gliederschmerzen	65
	Kopfschmerzen	65
	Gelenkschmerzen	58
	Schwächegefühl	42
Afrika (z. B. Harare/ Simbabwe)	Kopfschmerzen	66
	Rückenschmerzen	54
	Brustschmerzen	46
	Abdominelle Beschwerden	46
	Bauchschmerzen	44
Brasilien (z. B. Sao Paulo)	Kopfschmerzen	80
	Gliederschmerzen	72
	Schwindelgefühle	67
	Atemnot, Erstickungsgefühl	62
	Parästhesien	56
Italien (z. B. Mailand)	Kopfschmerzen	85
	Palpitationen	74
	Brustschmerzen	59
	Übelkeit	59
	Schnelles Atmen	59
USA (z. B. Temple)	Kopfschmerzen	56
	Brustschmerzen	41
	Schwindelgefühle	26
	Kurzatmigkeit	26
	Speiseunverträglichkeit	26

Beispiele für kulturspezifische Syndrome

Manche »Symptom-Komplexe« werden im Sinne eines Syndroms mit entsprechendem kulturspezifischen Ursachenmodell zusammengefasst. Beispiele für derartige Syndrome sind u. a.:

DHAT – das sogenannte Samenverlustsyndrom: Dies kommt v. a. bei Menschen aus Indien, in ländlichen Gegenden Nepals, in Sri Lanka und Bangladesch vor. Die Menschen glauben, dass Samen in den Urin verloren wird, nachdem kulturspezifische Tabus bezüglich Masturbation oder sexuellem Verkehr gebrochen worden sind. Sie klagen häufig über allgemeine Schwäche und Erschöpfung und sind im Sinne einer Hypochondrie überbesorgt, an der Erkrankung zu leiden. Zudem klagen die Menschen über eine weißliche Verfärbung des Urins und über sexuelle Dysfunktion. In der indischen Gesellschaft werden spezielle Kräutermischungen verschrieben, um die »Samen-Blut-Balance« wiederherzustellen. In Indien ist diese Erkrankung unter dem Namen »Jiyarn«, in Sri Lanka unter »Sukraprameha« und in China unter »Shenkui« bekannt.

HWA-BYUNG, WOL-HWA-BUM – das sogenannte Ärgersyndrom in Korea: Es handelt sich um epigastrische Schmerzen, die auf eine Raumforderung im oberen Abdomen zurückgeführt werden. Der Patient ist überzeugt, dass diese Raumforderung zum Tode führt. Andere Symptome können Müdigkeit, Muskelschmerzen, Kurzatmigkeit, Palpitationen, Schlafstörungen, Dysphorie, Appetitverlust und andere gastrointestinale Störungen sein. Ein Zusammenhang zur somatoformen Störung besteht jedoch.

KORO – das sogenannte Syndrom der »genitalen Retraktion« in Malaysia: Es handelt sich um die Angst und fast wahnhafte Überzeugung, dass sich die Genitalien in das Abdomen zurückziehen und der Tod darauf folgt.

SHENIJIAN SHUAIRUO: Dieses Syndrom in Asien könnte synonym mit dem westeuropäischen Begriff der Neurasthenie verwendet werden. Charakteristisch sind Symptome wie Ermüdbarkeit, Reizbarkeit, schwache Konzentration, Schlafstörungen und andere somatische Symptome wie Schwindel, Kopfschmerzen, gastrointestinale Störungen, sexuelle Dysfunktionen oder andere Zeichen von autonomer Dysfunktion. Oftmals werden die Kriterien für eine Depression oder Angsterkrankung erfüllt.

tisch. Über den Kopf werden symbolisch psychische Probleme ausgedrückt. In arabischen Ländern kennt man eine sogenannte Herzaufregung.

Neben den verschieden akzentuierten Beschwerdebildern sind auch die ätiologischen Erklärungsmuster unterschiedlich. In einigen indischen Kulturen werden bestimmte Symptome auf das »Verrutschen« innerer Organe nach dem Nichtbefolgen bestimmter Rituale nach der Geburt, unausgewogenem Konsumieren heißer und kalter Speisen, Zauberei oder Samenverlust bei der Masturbation oder beim nächtlichen Samenabgang zurückgeführt. Im Senegal werden manchmal Zauberei und Verhexung als Ursache somatischer Symptome angeklagt. In Vietnam werden teilweise Kopfschmerzen als die sogenannte Windkrankheit bezeichnet, die durch ein Ungleichgewicht der fünf Elemente hervorgerufen wird und auf Nichtbeachtung bestimmter Rituale nach der Geburt zurückgehen kann.

Psychologische Erklärungssmodelle

Lerntheoretisches Modell. Ein Stimulus führt zur Darbietung körperlicher Symptome, die durch unterschiedliche Modalitäten verstärkt werden können. Als Auslösefaktoren können beispielsweise Stress oder Überlastung sowie spezielle Informationen über eine Erkrankung (z. B. durch Medien) eine Rolle spielen. Vulnerabilitätsfaktoren sind z. B. hereditäre Faktoren, Persönlichkeitsfaktoren, Übererregbarkeit, Überempfindlichkeit auf körperliche Reize sowie negative Affektzustände.

Weiteren Einfluss auf die Krankheitsentwicklung hat die individuelle Krankheitsvorstellung, moduliert durch Einstellungen, soziales Lernen (Erziehung) und kulturelle Normen. In dieses Krankheitskonzept fließen auch frühere Erfahrungen wie schwere Erkrankungen und Traumata (Misshandlung oder Missbrauch) im Kindesalter ein.

Die körperlichen Beschwerden werden durch innere oder äußere Faktoren ausgelöst. Bei entsprechender Vulnerabilität werden die Symptome entsprechend verarbeitet, sowohl vom Individuum als auch vom sozialen Umfeld. Durch interne oder externe Verstärkung werden die Symptome aufrechterhalten. Zu den Verstärkern zählt der Krankheitsgewinn, dieser kann unterteilt werden in primären (inneren) und sekundären (durch die Umwelt bedingt, z. B. Zuwendung, Krankschreibung) Krankheitsgewinn.

Psychoanalytisches Modell. Psychologische Abwehrmechanismen gegen unannehmbare Wünsche und Triebimpulse werden für die Entstehung der somatoformen Störung verantwortlich gemacht. Die somatoformen Symptome führen zu einer vorübergehenden emotionalen Entlastung, und so bleibt der ursächliche Konflikt unbearbeitet. Neuere Überlegungen lassen auf Abwehrprozesse v. a. gegenüber depressiven und ängstlichen Symptomen schließen. Darüber hinaus werden Schuldängste und Abwehrmechanismen wie Verschiebung diskutiert. Auch hier spielt primärer (innerer) und sekundärer (äußerer) Krankheitsgewinn eine Rolle bei der Entlastung vom Ursprungskonflikt und der Affektspannung.

Beispiel

Fall 16.1. *Der 45-jährige, allein lebende und geschiedene Verwaltungsangestellte Udo R. sieht am Freitagnachmittag interessiert eine Talkshow zum Thema »Herzinfarkt«. Der Studiogast, ein Mann in seinem Alter, sei nur knapp einem Herzinfarkt entronnen. Beinahe sei bei dem Studiogast der Herzinfarkt übersehen worden. Einige Wochen vorher sei er zu einer Routineuntersuchung beim Hausarzt »angeblich kerngesund« gewesen. Deshalb hätte er zunächst nicht auf die Alarmzeichen, wie in den linken Arm ausstrahlende Brustschmerzen, Kurzatmigkeit und Schweißausbrüche, geachtet. Wahrscheinlich wäre er »jetzt nicht mehr da«, hätte seine Ehefrau nicht den Notarzt verständigt.*

Herrn R. lässt die Sendung alsbald keine Ruhe mehr. Am nächsten Morgen fällt ihm beim Treppengehen auf, dass er völlig außer Atem ist, und plötzlich bemerkt er auch einen stechenden Schmerz in der Brust. Am nächsten Werktag schildert er einer Kollegin seine Beschwerden. Diese erzählt ihm daraufhin, dass Herr M. aus der Personalabteilung ja vor 2 Jahren auch einen Herzinfarkt gehabt hätte und der »hätte ja wirklich nicht soviel Stress gehabt«. Er solle sich ruhig den Nachmittag freinehmen und zum Hausarzt gehen. Sofort ruft er bei seinem Hausarzt an und bekommt auch einen Termin für denselben Nachmittag. Der Hausarzt lässt Blut abnehmen und ein EKG schreiben. Das EKG ergibt zwar einige »nicht signifikante Extrasystolen«, diese hätten aber nichts mit den geschilderten Beschwerden zu tun. Auch die Laborbefunde liegen im Normbereich. Mit einem mulmigen Gefühl geht Herr R. nach Hause.

Am nächsten Tag erzählt er seiner Arbeitskollegin von den »Extrasystolen«. Die Arbeitskollegin rät ihm, doch lieber zum Kardiologen zu gehen. So ruft Herr R. gleich noch einmal beim Hausarzt an, um sich zu einem Kardiologen überweisen zu lassen. Der Hausarzt erklärt ihm, dass er ihn nicht wegen der Extrasystolen überweisen wolle. Herr R. ist nun sehr erbost und wechselt den Hausarzt. Der zweite Hausarzt wiederholt »sicherheitshalber« noch mal Ruhe-EKG und Laborparameter und gibt ihm eine Überweisung zum Internisten zur Ergometrie.

In der Zwischenzeit hat sich Herr R. im Internet ausführlich informiert und erkennt immer mehr der dort aufgeführten Symptome an sich selbst. Herr R. beginnt, sich körperlich zu schonen, einen Wanderurlaub sagt er ab. Die Ergometrie bricht Herr R. bei psychovegetativer Erschöpfung ab. Der Internist überweist ihn zur Durchführung einer Koronarangiographie ins Krankenhaus. Dort wird nochmals Blut abgenommen und wieder ein EKG geschrieben. Zur Familienanamnese berichtet er dem Stationsarzt, ein Großvater väterlicherseits habe es wohl mit dem Herzen gehabt, viel könne er dazu aber nicht sagen, da sein Vater alkoholkrank gewesen sei und die Familie verlassen habe, als er noch ein Kind gewesen sei. Die Koronarangiographie ergibt keinen pathologischen Befund.

Herr R. zweifelt mittlerweile schon sehr an der Glaubhaftigkeit der Ärzte, als sein neuer Hausarzt ihm die Befunde erklärt. So ganz gesund könne sein Herz ja nicht sein, immerhin habe man ihn zur Koronarangiographie ins Krankenhaus geschickt. Als der Hausarzt ihn nun auch noch fragt, ob er psychotherapeutische Hilfe brauche, fühlt sich Herr R. völlig missverstanden. Er bricht erbost das Gespräch ab. Es muss doch eine Erklärung für seine Symptome gefunden werden, er bilde sich seine Beschwerden doch nicht einfach nur ein. Er spüre doch genau, dass da was nicht stimme. Er beschließt, einen weiteren »Spezialisten« zu konsultieren, eine Drittmeinung könne ja nicht schaden.

16.1.3 Symptome, Diagnosekriterien (ICD-10)

Diagnostische Hinweise für das Vorliegen einer somatoformen Störung

- Inadäquate Beschwerdeschilderung: entweder wortreich, klagsam-pedantisch oder mit »belle indifférence«
- Psychische Randsymptome: innere Unruhe, Konzentrationsschwierigkeiten, Erschöpfbarkeit, depressive Verstimmung, Angst- und Schlafstörungen
- Langjährige komplizierte Anamnese und Krankengeschichte (»fat file«, dicke Akte)
- Häufiger Arztwechsel (»doctor shopping«)
- Häufiger Symptom- und Syndromwandel
- Bezugspersonen weisen häufig ähnliche Beschwerden auf
- Signifikanter Unterschied zwischen objektiven Befunden und subjektiven Beschwerden und Beschwerdeausgestaltungen
- Typische Symptome und multiple Beschwerden in unterschiedlichen Organsystemen
- Darüber hinaus: trotz wiederholter Abklärung wird Operation gewünscht

▶

- Neue Patienten mit langer Vorgeschichte, die sich trotz bereits erfolgter, wiederholter Abklärung vorstellen, um eine mehr als Zweit-, Dritt- oder Viertmeinung einzuholen
- Biografische Belastungen (Trennungskonflikte, Erschöpfung, Missbrauch oder Misshandlungen)
- Meist gestörte soziale Funktion durch die Erkrankung
- Hinweise für ängstliche und depressive Symptome

Einzelne Symptome werden, je nach Alter und anderen Parametern, unterschiedlich dargeboten. Auch sind transkulturelle Besonderheiten zu beachten.

Die **S2-Leitlinien zur Diagnostik für somatoforme Störungen** einiger psychotherapeutischer Verbände in der AWMF (Arbeitsgemeinschaft der Wissenschaftlichen Medizinischen Fachgesellschaften) (Sauer u. Eich 2007) beinhalten:

- Hinreichend sicherer Ausschluss organischer Ursachen der Beschwerden.
- Erkennen einer somatoformen Störung. Die Zuordnung zu speziellen Unterformen ist nicht zwingendes Ziel primärärztlicher Diagnostik.
- Patienten mit einer somatoformen Störung können zusätzlich organisch krank sein; deshalb muss im Verlauf, z. B. bei plötzlich veränderten Beschwerdecharakteristika, das Vorliegen einer organischen Erkrankung ggf. erneut ausgeschlossen werden.
- Bei Verdacht auf eine somatoforme Störung die Anamnese über das Leitsymptom hinaus erweitern: weitere aktuelle Beschwerden, bisheriger Verlauf der Beschwerden und Behandlung, Erfragen von Hinweisen auf psychische Beeinträchtigungen, aktuelle psychosoziale Belastungen und Auslösesituationen, störungsunterhaltende Faktoren, Orientierung über biografischen Werdegang.
- Die diagnostische Erfassung psychischer Faktoren sollte schon bei ersten Hinweisen darauf, dass die Beschwerden nicht ausreichend organisch begründbar sind, erfolgen und nicht erst nach Abschluss aller notwendigen organmedizinischen Untersuchungen.
- Das Erfragen der Ursachenüberzeugung des Patienten gibt wichtigen Aufschluss über zu erwartende Interaktionsprobleme.
- Die Beachtung nicht ausdrücklich geäußerter Behandlungsanliegen und ein körperliches Beschwerdeangebot kann auch »Eintrittskarte« zur Erörterung anderer, z. B. psychosozialer Anliegen sein (»fakultative Somatisierung«).
- Mögliche sozialmedizinische Folgen der Körperbeschwerden (Beantragung einer Rente, Sozialgerichtsverfahren etc.) müssen erfragt werden.

Diagnostische Sofortmaßnahmen

- Gründliche Anamneseerhebung (Störung, Entwicklung, Familie)
- Körperlich-neurologische Untersuchung, Labor- und apparative Diagnostik (z. B. EEG, EKG, bildgebende Verfahren)
- Psychiatrische Untersuchung (z. B. Hypochondrie, Angst, Depression)
- Erfassung aktueller psychosozialer Umstände und Belastungsfaktoren
- Einschätzung des globalen psychosozialen Funktionsniveaus

! Auch bei Patienten mit diagnostizierter somatoformer Störung kann jederzeit eine organische Erkrankung auftreten, deswegen sollte bei Veränderung der Beschwerden oder des Ausdrucks eine organische Ursache ausgeschlossen werden.

Somatisierungsstörung

(ICD-10) F45.0: Somatisierungsstörung

Diagnostische Leitlinien:

- Mindestens 2 Jahre anhaltende multiple und unterschiedliche körperliche Symptome ohne ausreichende somatische Befunde
- Hartnäckige Weigerung, den Rat oder die Versicherung verschiedener Ärzte anzunehmen, dass es sich um keine körperliche Erkrankung handelt
- Soziale und familiäre Funktionsbeeinträchtigung durch die Symptome und daraus resultierendes Verhalten

Die Symptome können sich auf jedes Körperteil oder -system beziehen: gastrointestinale Beschwerden (wie Schmerz, Aufstoßen, Rumination, Erbrechen, Übelkeit usw.), abnorme Hautempfindungen (wie Jucken, Brennen, Prickeln, Taubheitsgefühl, Wundsein etc.); auch sexuelle und menstruelle Störungen sind häufig.

Somatisierungsstörung: Screeningverfahren nach Othmer und De Susa

- Kardiopulmonal: Kurzatmigkeit (außer bei Anstrengung)
- Gastrointestinal: Brechen (außer bei Schwangerschaft)
- Schluckbeschwerden
- Psychosexuelle Symptome während des größten Teils des Lebens, mit Beginn sexueller Aktivität Gefühl des Brennens in Geschlechtsorganen oder dem Rektum (außer beim Geschlechtsverkehr)
- Gynäkologische Symptome: subjektiv empfundene schmerzhafte Menstruation
- Schmerzen in den Extremitäten
- Amnesie (als Konversions- oder pseudoneurologische Symptome)

Mindestens 3 von diesen 7 Symptomen bieten ausreichende Anhaltspunkte für das Vorliegen einer Somatisierungsstörung.

Beispiel

Fall 16.2. *Die 29-jährige Sekretärin Herta F. stellt sich bei ihrem Hausarzt mit rezidivierenden, starken abdominellen Schmerzen vor. Die Schmerzen seien »brennend«, wie »mit einem glühenden Messer«. Diese Schmerzen hätten über mehrere Monate bestanden und seien nun jedoch nicht mehr zu ertragen. Im Ultraschall werden Gallensteine festgestellt, woraufhin die Diagnose einer Gallenkolik gestellt wird. Eine Cholezystektomie wird durchgeführt. Frau F. ist zunächst für zwei Monate nach der Operation beschwerdefrei.*

Zehn Monate später stellt sie sich erneut mit abdominellen Schmerzen vor. Neben den Schmerzen beklagt sie noch vermehrte Regurgitation, Übelkeit und Erbrechen. Verschiedene weiterführende Untersuchungen werden durchgeführt, letztlich wird ein Spasmus des Oddi-Sphinkters vermutet. Es erfolgt eine Rücküberweisung zum behandelnden Chirurgen mit zahlreichen Dilatationsversuchen. Trotz dieser Interventionen kommt es immer nur zu einem kurzfristigen Sistieren der Beschwerden für einige Wochen und Monate und dann jeweils wieder zu einer erneuten Präsentation der Beschwerden. Die Schmerzen sprechen nicht auf Butylscopolamin (Buscopan®) an, Frau F. wird letztlich mit hohen Mengen an Benzodiazepinen und Morphinderivaten behandelt. Zahlreiche weitere diagnostische Maßnahmen durch den Gastroenterologen zeigen keine, die Beschwerden rechtfertigende Organkorrelate.

Sowohl Frau F. als auch ihre Familie können dies nicht verstehen, und so sucht sie noch weitere Spezialisten auf. Auch dort bleiben wiederholte Untersuchungen erfolglos. Durch die fast durchgehenden Krankschreibungen verliert Frau F. nun noch ihre Arbeit. Das ganze Leben von Frau F. und ihrer Familie dreht sich nur um die Erkrankung der Patientin. Da Frau F. beginnt, unter vermehrt depressiven Symptomen zu leiden, überweist sie der Hausarzt zum Facharzt für Psychiatrie und Psychotherapie. Frau F. kann keinen Zusammenhang zwischen dem Auftreten der Symptomatik erkennen. Im Gegenteil, es hätte sich ihre partnerschaftliche Beziehung in den letzten zwei Jahren sogar verbessert. Der behandelnde Psychiater und Psychotherapeut stellt nach sorgfältiger Anamneseerhebung und in Zusammenschau der Befunde die Diagnose einer Somatisierungsstörung (ICD-10: F45.0) und leitet mit zunächst skeptischem Einverständnis von Frau F. eine medikamentöse und psychotherapeutische Behandlung ein.

Undifferenzierte Somatisierungsstörung

(ICD-10) F45.1: Undifferenzierte Somatisierungsstörung

Diagnostische Leitlinien:

- Mindestens 6 Monate lang Darbietung multipler körperlicher Beschwerden in unterschiedlichen Organbereichen ohne entsprechende Organpathologie
- Jedoch: Nicht alle Kriterien der Somatisierungsstörung sind erfüllt

Hypochondrische Störung

(ICD-10) F45.2: Hypochondrische Störung

Diagnostische Leitlinien:

- Anhaltende Überzeugung (mindestens 6 Monate) vom Vorhandensein wenigstens einer ernsthaften körperlichen Erkrankung als Ursache für vorhandene Symptome. Vielmehr die anhaltende Befürchtung, an einer spezifischen körperlichen Erkrankung (vom Patienten benannt) zu leiden oder anhaltende Beschäftigung mit einer angenommenen Entstellung oder Missbildung (dysmorphophobe Störung).
- Diese lassen sich auch in wiederholten Untersuchungen nicht körperlich erklären. Zum anderen kann auch eine anhaltende Beschäftigung mit einer vermuteten Entstellung diagnostisch wegweisend sein.
- Ständige Weigerung, den Rat und die Versicherung mehrerer Ärzte zu akzeptieren, dass den Symptomen keine körperliche, sondern eine psychische Erkrankung zugrunde liegt.

Allgemeine und normale Empfindungen und Körpererscheinungen werden von den betreffenden Personen als abnorm und belastend interpretiert. Meist ist die Aufmerksamkeit auf ein oder zwei Organe oder Organsysteme fokussiert. Die befürchtete **körperliche Krankheit** oder Entstellung kann von dem Betreffenden **genau benannt** werden. Zwischen den Konsultationen wechselt der Grad der Überzeugung, von der Erkrankung befallen zu sein. Es überwiegt das Leiden an der Überzeugung oder Befürchtung, erkrankt zu sein, gegenüber dem Leiden an den Symptomen bzw. Beschwerden an sich. Es wird mehr nach Erklärung statt nach Behandlung gesucht.

Die hypochondrische Störung kann auch neben einer anderen somatoformen Störung diagnostiziert werden.

Das Erscheinungsbild einer hypochondrischen Störung muss von vorübergehenden hypochondrischen Befürchtungen abgegrenzt werden. Diese erfüllen das für die Diagnose erforderliche Zeitkriterium von mehr als 6 Monate anhaltenden Beschwerden nicht. Die hypochondrische Störung ist auch von einem hypochondrischen Wahn zu unterscheiden. Die Patienten haben die Fähigkeit, sich nach einer Beruhigung oder einer weiteren Untersuchung wenigstens kurzfristig von ihrer Überzeugung zu distanzieren.

Beispiel

Fall 16.3. *Die 24-jährige Medizinstudentin Janine F. stellt sich beim Hausarzt vor, sie habe in letzter Zeit vermehrte »Myalgien« und auch »Muskelfibrillationen«. Die Myalgien würden v. a. morgens nach dem Aufstehen auftreten, und der Schmerzcharakter sei brennend. Es käme auch zu stark erhöhter Ermüdbarkeit der Muskulatur. Die Beschwerden seien ihr seit dem letzten Semester, seit sie den Neurologiekurs gehabt habe, erst so richtig und vermehrt aufgefallen. Früher sei sie körperlich immer sehr belastbar und sportlich gewesen. Dies habe ihre Mutter auch bestätigt, die sie deswegen extra noch einmal gefragt habe. Nur in letzter Zeit sei sie kaum noch sportlich aktiv gewesen, und sie hätte auch bemerkt, dass ihre Muskeln nach dem Sport schmerzen würden. Neu aufgetreten seien nun seit dem letzten Semester die Faszikulationen im Sinne von Muskelzuckungen. Sie hätte nun die Befürchtung, an ALS (amyotrophe Lateralsklerose) zu leiden.*

Die hausärztliche Diagnostik zeigt keine wegweisenden Befunde. Frau F. drängt darauf, unbedingt bei einem Neurologen weitere Organdiagnostik, wie ein MRT des Schädels, EMG etc. durchführen zu lassen. Sie habe auch schon einen Neurologen der Uniklinik in der Mensa darauf angesprochen. Der Hausarzt überweist Frau F. an einen niedergelassenen Neurologen. Die Untersuchungen ergeben keinen Anhalt für eine Erkrankung. Der Hausarzt freut sich nun, Frau F. die Ergebnisse mitzuteilen, da sich die Verdachtsdiagnose der Medizinstudentin nicht bestätigt hat. Ausführlich bespricht er mit ihr, dass sich weder in der körperlich-neurologischen Untersuchung noch in den verschiedenen elektrophysiologischen Untersuchungen (EMG u. a.) ein Anhalt für eine Myopathie, Polyneuropathie oder Motoneuronerkrankung wie ALS ergab. Im ausführlichen Gespräch mit dem Hausarzt kann sie überzeugt werden, dass sie v. a. vermehrt auf die Muskelzuckungen geachtet habe und durch vermehrte Schonhaltung ihre sportliche Kondition schlechter geworden ist. Im Gespräch kann der Hausarzt ihr helfen, Stressfaktoren zu eruieren, und rät ihr zu Entspannungstraining, Stressreduktionstechniken und adäquater körperlicher Betätigung.

Somatoforme autonome Funktionsstörung

(ICD-10) F45.3: Somatoforme autonome Funktionsstörung

Diagnostische Leitlinien:
- Eindeutige vegetative Symptome, die vom Patienten einem bestimmten (vegetativ innervierten) Organsystem zugeordnet werden
- Mehr als 2 vegetative Symptome: Palpitation, Schweißausbrüche, Unruhe im Bauch, epigastrisches Druckgefühl, Hitzewallung, Erröten, Mundtrockenheit
- Mehr als eines der folgenden Symptome: Brustschmerzen bzw. Druckgefühl im Bereich des Herzens, brennendes und drückendes Gefühl im Epigastrium, Gefühl der Überblähung, Völlegefühl, subjektive Steigerung der Defäkationsfrequenz, Dysurie, erhöhte Miktionsfrequenz, Aerophagie, Singultus, Dyspnoe, Hyperventilation, außergewöhnliche Ermüdbarkeit bei leichter Anstrengung
- Keine hinreichende organische Erklärung der Beschwerden

Bei der autonomen somatoformen Funktionsstörung ist die vegetative Symptomatik Hauptmerkmal der Störung.

Einteilung in betroffene Organsysteme:
- **Kardiovaskuläres System** (F45.30) (dazugehörige Begriffe: Herzneurose, neurozirkulatorische Asthenie, DaCosta-Syndrom)
- **Oberer Gastrointestinaltrakt** (F45.31) (dazugehörige Begriffe: psychogene Aerophagie, psychogener Singultus, Dyspepsie, Pylorusspasmus, Magenneurose)

- **Unterer Gastrointestinaltrakt** (F45.32) (dazugehörige Begriffe: psychogene Flatulenz, psychogenes Colon irritabile, psychogene Diarrhö)
- **Respiratorisches System** (F45.33) (dazugehörige Begriffe: psychogene Hyperventilation und Singultus sowie psychogener Husten)
- **Urogenitales System** (F45.34) (dazugehörige Begriffe: psychogene Pollakisurie und Dysurie)

Beispiel

Fall 16.4. *Sylvia Z., eine 33-jährige Hausfrau und Mutter von drei Kindern, klagt beim Hausarzt über quälende Probleme mit vermehrtem Wasserlassen. Zudem bestünden seit 6 Monaten dabei auch brennende Schmerzen. Das Wasserlassen sei teilweise auch von starkem Schwitzen und Herzklopfen, Erröten und Zittern begleitet. Frau Z. wird zunächst vom Hausarzt und dann vom niedergelassenen Urologen und Gynäkologen eingehend untersucht, ein eindeutiges Organkorrelat zeigt sich in den gründlichen Abklärungen nicht.*

Frau Z. und ihre Familie beschäftigen sich intensiv mit der Möglichkeit, an einer ernsthaften, aber nicht näher bezeichneten Erkrankung zu leiden, nachdem die Ärzte vermehrt versichern, keine organische Erklärung für die Beschwerden finden zu können. Auf Vorschlag des Hausarztes, bei einem Psychiater oder Psychotherapeuten aufgrund der Beschwerden Rat zu suchen, reagiert die Familie empört und wechselt unmittelbar den Hausarzt.

Anhaltende somatoforme Schmerzstörung

(ICD-10) F45.4: Anhaltende somatoforme Schmerzstörung

Diagnostische Leitlinien:

- Mehr als 6 Monate währender, an den meisten Tagen auftretender schwerer belastender Schmerz ohne ausreichende organische Begründung.
- Durch die Symptomatik ist die Aufmerksamkeit des Patienten gebunden.
- Die Störung tritt nicht ausschließlich während einer Schizophrenie, einer affektiven Störung oder einer Panikstörung, einer Somatisierungsstörung oder einer hypochondrischen Störung auf.

Eine anhaltende somatoforme Schmerzstörung kann nur dann diagnostiziert werden, wenn keine anderen relevanten Somatisierungssymptome vorliegen.

Neue Begriffe ohne ICD-10-Klassifikationen (»modern health worries«) werden unter »somatoforme Schmerzstörung« klassifiziert (Chronic Fatigue Syndrome – CFS, Irritable Bowel Syndrome, Sick Building Syndrome, Burnout Syndrome und Multiple Chemical Sensitivity – MCS):

Multiple Chemical Sensitivity (Chemische Mehrfachempfindlichkeit): Attribuierung einer bunten körperlichen Präsentation auf Umwelteinflüsse und Gifte.

Fibromyalgien: Wechselnde Muskelschmerzen.

Irritable Bowel Syndrome: Multiple gastrointestinale Symptomatik.

Sick Building Syndrome: Für das Auftreten von körperlichen Symptomen werden ungenügende Klimatisierung bzw. fehlerhafte Belüftung durch Klimaanlagen von Räumen verantwortlich gemacht.

Burnout Syndrome (Burn-out-Syndrom, Erschöpfungssyndrom): Besonders betroffen sind Menschen, die langfristig beruflich oder privat in einer helfenden oder pflegenden Funktion für andere Menschen tätig sind, oft auch Lehrer. Psychische Symptome sind Hoffnungslosigkeit, Hilflosigkeit, aggressive Impulse, oft auch Depressivität und Angst; körperliche Symptome sind **Erschöpfung,** Kopfschmerzen, Schlafstörungen, Herzbeschwerden, sexuelle Probleme. Die Symptome können zu Konsequenzen im sozialen Verhalten und in den Einstellungen des Betroffenen führen. Daraus kann **Zynismus, Gleichgültigkeit** und **Pessimismus** resultieren. Es muss nicht immer in krankheitswertiger Ausprägung auftreten. Das Burn-out-Syndrom ist eine Art Modediagnose, eine sorgfältige psychiatrisch-psychotherapeutische Diifferenzialdiagnostik ist meist sehr hilfreich.

Beispiel

Fall 16.5. *Der 30-jährige serbische Koch Milan S. stellt sich beim Hausarzt mit starken, quälenden Kopfschmerzen vor. Die Schmerzen hätte Herr S. nun schon seit über einem Jahr. Meistens würden sie den Hinterkopf betreffen. Die Lokalisation wechsle jedoch häufig. Manchmal seien die Beschwerden auch »bandförmig über den ganzen Kopf". Es sei dann, als habe er einen »zu engen Hut auf«. Die Schmerzen wären manchmal pochend. Meist verspüre er jedoch ein leichtes Druckgefühl im Kopf, und eigentlich verspüre er immer leichten Kopfschmerz. Er könne sich aufgrund der dauerhaften Kopfschmerzen auf der Arbeit nicht mehr konzen-*

trieren. Sein Chef habe ihm schon mit der Kündigung gedroht und würde ihn oft anschreien, da er wegen der Schmerzen so unkonzentriert sei. Nur zu Hause beim Tischtennisspiel gehe es ihm besser, und die Schmerzen würden kurzzeitig nachlassen.
Die beim Hausarzt durchgeführten Untersuchungen ergeben keine wegweisenden Besonderheiten. Immer wieder stellt Herr S. sich beim Hausarzt vor, um zum einen eine Krankschreibung zu erhalten, und zum anderen fordert er immer weitere somatische Diagnostik und eine Wiederholung aller Untersuchungen. Trotz mehrfach unauffälliger Befunde besteht Herr S. auf eine Überweisung zur weiteren neurologischen Abklärung. Auch die dort durchgeführte Diagnostik, unter anderem ein MRT, bleibt ohne pathologischen Befund. Die Beschwerden werden symptomatisch mit Analgetika behandelt, was jedoch auch keine dauerhafte Besserung der Symptome bringt. Der Hausarzt stellt die Verdachtsdiagnose »somatoforme Schmerzstörung« (ICD-10: F45.4). Er bespricht seine Diagnose vorsichtig, aber deutlich mit Herrn S. und erstellt ein Therapiekonzept, das u. a. Stressmanagement mit einschließt. Allmählich kommt es zu einer Besserung der Symptomatik.

Sonstige somatoforme Störungen

(ICD-10) F45.8: Sonstige somatoforme Störungen

Hier sind alle störenden Empfindungen zu klassifizieren, die nicht auf körperliche Störungen zurückzuführen sind und ursächlich mit belastenden Ereignissen oder Problemen in Verbindung stehen oder auch zu einer beträchtlichen persönlichen oder medizinischen Aufmerksamkeit für den Patienten führen. Gefühle von Schwellung oder Bewegung auf der Haut, Parästhesien wie Kribbeln und Taubheit sind hierfür typische Beispiele.

Beispiele für sonstige somatoforme Störungen:
- Globus hystericus (Kloßgefühl in der Kehle)
- Andere Formen von Schluckstörungen (Dysphagie)
- Psychogener Schiefhals (Torticollis)
- Andere Störungen mit krampfartigen Bewegungen
- Psychogener Pruritus
- Andere Parästhesien
- Psychogene Dysmenorrhö (mit Ausschluss von Dyspareunie und Frigidität)
- Zähneknirschen

16.1.4 Differenzialdiagnosen

Körperliche Differenzialdiagnosen

Die somatoforme Störung impliziert eine vorherige gründliche körperlich-neurologische Abklärung und den Ausschluss einer organischen Erkrankung. Insbesondere sollten Erkrankungen beachtet werden, die zu unklaren, multiplen und in ihrem Ausprägungsgrad wechselnden Beschwerden führen können. Eine **psychiatrische Ätiologie** liegt v. a. dann nahe, wenn **multiple somatische** Symptome deutlich **vor dem 40. Lebensjahr** auftreten.

Wichtige körperliche Differenzialdiagnosen
- Multiple Sklerose
- Myasthenia gravis
- Polymyalgia rheumatica
- Systemischer Lupus erythematodes
- HIV-Infektion und AIDS
- Porphyrie
- Polymyalgia rheumatica
- Schilddrüsenerkrankungen
- Neurogene Tumorerkrankungen
- Metastasierung
- Seltene metabolische Erkrankungen

Die Differenzialdiagnose zwischen organisch bedingtem Schmerz mit konsekutiven psychischen Veränderungen und einer anhaltenden somatoformen Schmerzstörung kann mitunter schwierig sein. Auch bei organisch bedingtem Schmerz spielen psychosoziale Faktoren wie Angst, Konflikte am Arbeitsplatz o. Ä. eine tragende Rolle bei der Verstärkung der Beschwerden. Im Verlauf einer chronischen Schmerzerkrankung kommt es nicht selten zu sekundären psychosozialen Belastungen und Spannungen im sozialen Umfeld. Die Beurteilung des ursächlichen Zusammenhangs setzt die genaue Kenntnis des zeitlichen Verlaufs der Schmerzerkrankung und der Lebensumstände zum Zeitpunkt der Erkrankung voraus. Es ist hilfreich, bei der Schilderung der Schmerzen »genau hinzuhören«. Es sollte gefragt werden nach Lokalisation und Ausstrahlung, Qualität, Quantität bzw. Intensität, Umstände, unter denen die Schmerzen auftreten, intensiver werden oder sich bessern.

Wenn psychische Faktoren in der Entstehung und Aufrechterhaltung der Schmerzen besonders bedeutsam sind, sind die Angaben zur Schmerzlokalisation oft vage. Die Schmerzen werden eher mit affektiven als mit sensorischen Adjektiven beschrieben, wobei sich typischerweise keine Unterschiede der Schmerzintensität in Abhängigkeit vom Tagesverlauf oder von be- oder entlastenden Faktoren finden. Bei Patienten mit anhaltender somatoformer Schmerzstörung sind biografische Belastungsfaktoren, wie beispielsweise körperliche oder sexuelle Misshandlungen, gehäuft zu finden. Bei der Anamneseerhebung ist deshalb besondere Sorgfalt geboten. Differenzialdiagnostisch ist auch auf die Möglichkeit eines medikamenteninduzierten Schmerzes und auf eine komorbide Abhängigkeitserkrankung zu achten. Im Rahmen von (sozialmedizinischen) Begutachtungen kommt die Diagnose einer anhaltenden somatoformen Schmerzstörung häufig vor. Hier ist besonders auf arbeitsplatzbezogene Konflikte im zeitlichen Zusammenhang mit Auftreten und Verstärkung der Beschwerden bzw. Krankschreibung zu achten.

Hinweise für nichtorganische Ursachen des Schmerzsyndroms (mod. nach Fritzsche et al. 2003)

- Von Willkürmotorik unabhängiger Schmerz
- Fehlen schmerzverstärkender bzw. -lindernder Faktoren
- Dauerschmerz
- Vage Lokalisation
- Inadäquate Affekte, z. B. theatralisch oder affektindifferent
- Beschwerdebeginn meist vor dem 35. Lebensjahr

Psychiatrische Differenzialdiagnosen

Von der somatoformen Störung sind psychische Erkrankungen abzugrenzen, bei denen es ebenfalls zu Klagen über somatische Symptome kommt, ohne dass ein organischer Ursprung gefunden werden kann.

Bei der **artifiziellen Störung** (▶ Kap. 23) kommt es zu körperlichen Symptomen durch **Manipulation**. So kann beispielsweise eine nicht abheilende Wunde durch teilweise Selbstinjektion oder Inokulation von Fremdsubstanzen hervorgerufen sein. Hier lässt sich ein objektivierbarer Befund erheben, z. B. das Nichtabheilen der Wunde – im Gegensatz zur somatoformen Störung. Die Patienten wirken durch die Symptome oft relativ wenig beeinträchtigt. Bei der artifiziellen Störung steht der sekundäre Krankheitsgewinn (z. B. Zuwendung) oft im Vordergrund, auch wenn er nicht unbedingt bewusst angestrebt wird.

Bei der **Angst-/Panikstörung** (▶ Kap. 15) treten körperliche Symptome meist paroxysmal auf, die Angst steht bei dem Erkrankungsbild aber deutlich im Vordergrund. Bei Diagnose einer Angst-/Panikstörung sollte die Diagnose einer somatoformen Störung nicht gestellt werden. Besonders schwierig kann die Differenzialdiagnose zwischen einer somatoformen autonomen Funktionsstörung und einer Panikstörung sein. Nach den Leitlinien der AWMF (Arbeitsgemeinschaft der Wissenschaftlichen Medizinischen Fachgesellschaften) ist bei zeitlich auf die Dauer einer Panikattacke beschränkten körperlichen Symptomen zunächst die Diagnose einer Panikstörung zu überprüfen. Werden die vegetativen Symptome vom Patienten selbst als Ausdruck von Angstgefühlen verstanden, liegt eine Angststörung vor. Kommt es zu ausgeprägtem Vermeidungsverhalten, jedoch ohne Panikattacken, kann eine Agoraphobie zusätzlich zur somatoformen autonomen Funktionsstörung diagnostiziert werden.

Ist die körperliche Symptomatik im Verlauf einer **schizophrenen Psychose** (▶ Kap. 20) oder einer **affektiven Störung** (▶ Kap. 14) aufgetreten, kann die Diagnose einer somatoformen Störung ebenfalls nicht gestellt werden. Körperliche Symptome im Rahmen einer Schizophrenie erfüllen zumeist die »Wahnkriterien« (bizarre, nicht nachvollziehbare Überzeugung, Auftreten des Wahns, ohne kulturellen Hintergrund etc.), oder es handelt sich um Wahrnehmungsstörungen. Hier imponieren meist der Charakter des »von außen Gemachten« und der bizarre Charakter der Symptomatik. Für die affektive Störung ist die Wahrnehmung und Interpretation von körperlichen Symptomen in Abhängigkeit von der Grundstimmung typisch. Aus der häufigen Komorbidität von Depression und somatoformer Störung ergeben sich spezielle differenzialdiagnostische Schwierigkeiten. Waren typische Symptome einer somatoformen Störung bereits vor Beginn der Depression vorhanden und bestehen diese auch nach Abklingen einer depressiven Episode fort, kann von dem Vorliegen beider Störungen ausgegangen werden.

Die somatoforme Störung ist von der **dissoziativen Störung** abzugrenzen. Bei dieser kommen v. a. »ausgestanzte pseudoneurologische« Symptome wie Krampfanfälle, Bewusstseinsstörungen, Amnesien und Bewegungsstörungen vor, die nicht somatischer Genese sind. Dissoziative Störungen werden aber nicht zu den somatoformen Störungen gezählt.

Weitere zu beachtende Differenzialdiagnosen sind die **posttraumatische Belastungsstörung** (▶ Kap. 21), **Simulation** und **Rentenbegehren** (▶ Kap. 13).

16.1.5 Epidemiologie/Prävalenz

In Deutschland leiden ungefähr 5,4 Mio. Menschen an einer somatoformen Störung (zur Prävalenz somatoformer Beschwerden ◘ Tab. 16.2). Davon sind etwa 40,5% behandelt und 59,5% unbehandelt. Die Krankheitskosten bei chronifizierter somatoformer Störung sind für ambulante Behandlungen 14-mal und für stationäre Behandlungen 6-mal erhöht gegenüber den Durchschnittskosten der Allgemeinbevölkerung.

Mit 11% sind die somatoformen Störungen eine der häufigsten psychiatrischen Diagnosen in der Allgemeinbevölkerung. Bei 20% der Patienten in der hausärztlichen Praxis lässt sich eine somatoforme Störung diagnostizieren. Sie ist somit eine der häufigsten Erkrankungen in der hausärztlichen und internistischen Praxis. Einer Schätzung gemäß zeigen ca. 80% der Bevölkerung zumindest zeitweise Symptome einer somatoformen Störung. In der Regel sind die Beschwerden selbst remittierend.

Die **Somatisierungsstörung** wird häufiger bei Frauen diagnostiziert – mit einer Prozentrate von ca. 2% in der Praxis von Allgemeinmedizinern. Wendet man strenge, wissenschaftliche Kriterien an, findet sich in der Allgemeinbevölkerung eine Lebenszeitprävalenz bis ca. 1% für die Somatisierungsstörung (Frauen : Männer = 10:1).

◘ Tab. 16.2. Prävalenz somatoformer Beschwerden in der erwachsenen Allgemeinbevölkerung in Deutschland. (In Anlehnung an Franz u. Schepank 1996)

Somatoforme Beschwerden	Prävalenz [%]
Psychovegetative Symptomatik, innere Unruhe	41
Müdigkeit	32
Schmerzstörungen, Kopfschmerzen	32
Oberbauchbeschwerden	27
Schlafstörungen	23
Appetitstörungen	22
Periphere Durchblutung	21
Schwitzen	19
Unterbauchbeschwerden	18
Herzschmerzen	13
Schwindel	10
Alibidinie	8

Die Studie wurde zwischen den Jahren 1983 und 1985 in Mannheim vorgenommen.

Für die **hypochondrische Störung** findet sich eine Lebenszeitprävalenzrate von 0,2–6%. Die hypochondrische Störung (wie auch ausgeprägtere hypochondrische Befürchtungen) zeigt keine Korrelation mit dem Alter und tritt – im Unterschied zu anderen somatoformen Störungen – nicht generell gehäuft bei Frauen auf (Ausnahme: Schwangere).

Von besonderer Bedeutung ist ein Anstieg der körperdysmorphen Störungen bei Patienten, die kosmetisch-plastische chirurgische Hilfe in Anspruch nehmen. 2001 zeigten etwa 6% des Patientenklientels eines plastisch-kosmetischen Chirurgen das Vollbild der körperdysmorphen Störung, 18% wiesen einzelne Symptome auf. Im spezialmedizinischen Setting (plastisch-kosmetische Chirurgie) überwog das weibliche Geschlecht.

Besonders häufig wird die **somatoforme autonome Funktionsstörung** diagnostiziert. In Feldstudien wurde eine Prävalenz von 25% in der Allgemeinbevölkerung eruiert. Es gab keine eindeutigen Geschlechtsunterschiede.

Für die **somatoforme Schmerzstörung** wurde eine Lebenszeitprävalenz von 12% der Allgemeinbevölkerung eruiert. Die somatoforme Schmerzstörung hat einen Häufigkeitsgipfel zwischen dem 40. und 60. Lebensjahr. Es existieren keine klaren geschlechtsspezifischen Differenzen. Nur entsprechend lokalisierte Schmerzsyndrome wie Unterleibsbeschwerden, Spannungskopfschmerz und Fibromyalgien finden sich gehäuft bei Frauen. Je nach verwendeten Diagnosekriterien (Normabweichungen im körperlichen Befund »erlaubt«) liegt die Prävalenz der somatoformen Schmerzstörung bei Patienten mit chronischem Schmerz zwischen 1 und 40%. In der hausärztlichen Praxis zeigt sich eine Punktprävalenz von 5% bis 10%. In Untersuchungen zeigte sich, dass 10% der befragten Arbeitnehmer im zurückliegenden Halbjahr durchschnittlich 14 Krankschreibungstage aufgrund von Schmerzen angegeben haben. Patienten mit somatoformer Schmerzstörung haben durchschnittlich eine Fehldauer von 7 Tagen pro Monat vergleichsweise zu 0,5 Tagen pro Monat in der Allgemeinbevölkerung.

16.1.6 Verlauf und Prognose

Eine gute Prognose lässt sich stellen, wenn die Symptome plötzlich aufgetreten sind und bei adäquater Hausarztversorgung keine schwere komorbide Organpathologie vorliegt. Eine ungünstige Prognose lässt sich bei chronischem Verlauf mit massiver psychosozialer Fixierung auf die Symptome und bei komorbiden primären Persönlichkeitsstörungen abschätzen. Bei Patienten, die aufgrund medizinisch ungeklärter körperlicher Symptome im psychiatrischen Konsiliardienst eines Universitätskrankenhauses vorgestellt wurden, zeigte sich in 26% der Fälle nach 3 Monaten ein gebesserter oder symptomfreier Zustand. Bei 50% der Patienten kam es zu einer Beschwerdepersistenz nach einem Zeitraum von 2 Jahren. Längsschnittbeobachtungen zeigen eine erstaunliche Stabilität der Beschwerden noch nach 6 und 12 Jahren.

Es kommt im Laufe der Erkrankung häufig zur Durchführung exzessiver und invasiver medizinischer Diagnostik sowie Einleitung multipler unterschiedlicher medikamentöser Therapien und einer erhöhten Rate an operativen Eingriffen.

Patienten mit **chronifizierter somatoformer Störung** nehmen in mehr als 50% Medikamente ein, die keine Psychopharmaka sind, bis zu 100% geben alltagsrelevante Behinderungen verschiedenster Natur an. Die subjektiven Verläufe sind im Allgemeinen schlechter als bei vergleichbaren körperlichen Erkrankungen. Es kommt meist zu einer lang anhaltenden psychischen Beeinträchtigung. Ungefähr die Hälfte der Patienten wird schließlich erwerbsunfähig. Eine materielle Kompensation im Sinne einer Rentenzahlung erhöht weiterhin die Gefahr der Chronifizierung der somatoformen Störung.

Die **Somatisierungsstörung** nimmt im frühen Erwachsenenalter oft einen chronisch fluktuierenden Verlauf. Sehr häufig kommt es zu lang andauernden sozialen, interpersonellen und familiären Verhaltensstörungen. Zur Chronifizierung trägt u. a. die mehrfache Wiederholung von Untersuchungen bei. Durch zahlreiche Verschreibungen wird häufig iatrogen eine Abhängigkeit oder ein Missbrauch von Medikamenten induziert. Zumeist handelt es sich dabei um Tranquilizer, Benzodiazepine und Analgetika. Nach Chronifizierung und bei Patienten, die das Vollbild einer Somatisierungsstörung entwickelt haben, ist die Prognose ungünstig. Im Langzeitverlauf kommt es zu besonders zahlreichen stationären Aufnahmen. Wenn es zu einer somatischen Komorbidität kommt, ist oft ein extrem ausgeprägtes Krankheitsgefühl vorhanden.

Von besonderer therapeutischer Bedeutung ist, dass es im Verlauf der somatoformen Störungen zu einer erhöhten Komorbidität für psychische Erkrankungen wie Angsterkrankung, Depression, Zwangsstörungen, Drogen- und Medikamentenmissbrauch, Suizidalität und Persönlichkeitsstörungen (70%) kommt. Die psychiatrische Komorbidität bestimmt den Schweregrad und wirkt sich negativ auf die Verlaufsprognose der Patienten aus.

Zur Chronifizierung einer somatoformen Störung und insbesondere einer somatoformen Schmerzstörung beitragende Faktoren (mod. nach Fritzsche et al. 2003)

- Psychiatrische Komorbidität (Angst, Depression, Sucht) mit zusätzlichen belastenden Lebensumständen
- Gestörte Partnerschaft (Gewalt in der Ehe)
- Enger zeitlicher Zusammenhang mit belastenden Lebensereignissen
- Mangelndes soziales Umfeld
- Berufliche Unzufriedenheit
- Dauerhafte Pflegschaft eines Angehörigen

Mögliche Komplikationen und Folgen einer chronischen (somatoformen) Schmerzstörung (mod. nach Fritzsche et al. 2003)

- Somatisch
  - Medikamentenmissbrauch
  - Iatrogene körperliche Schädigungen durch medizinische Behandlungen und Untersuchungen
  - Einschränkungen durch körperliche Schonhaltung
- Psychisch
  - Beeinträchtigungen des Selbstwertgefühls
  - seelische Inaktivität
  - Ängste
  - Gedrückte Stimmung
- Sozial
  - Verlust und Einschränkung des sozialen Umfelds
  - Verlust des Arbeitsplatzes, Berentung
  - Partnerschaftskonflikte

16.2 Pharmakotherapie

16.2.1 Grundlagen und Behandlungsstrategien

Allgemeine Elemente der Behandlungsplanung (Sauer u. Eich 2007)

- Geplante, nicht redundante, zeitlich geraffte Diagnostik
- Vorliegen anderer psychischer Erkrankungen prüfen
- Diagnose der somatoformen Störung stellen und dem Patienten mitteilen
- Sorgsam ausgewählte Medikamente kontrolliert einsetzen
- Zeitstruktur einhalten (Termine nicht länger als geplant)
- Regelmäßige Termine vergeben, nicht nur bei Beschwerdeverschlimmerung
- Psychoedukation über somatoforme Störungen, Nutzen von Informationsmaterialien
- Kooperation mit anderen Behandlern, Überweisung zum Facharzt für Psychiatrie und Psychotherapie oder Facharzt für psychosomatische Medizin und Psychotherapie

Da in der empirischen Literatur ausreichende Studien zur Wirksamkeit von Medikamenten bei somatoformen Störungen weitgehend fehlen, lassen sich nur bedingt Anhaltspunkte für eine differenzierte Psychopharmakotherapie gewinnen. Darüber hinaus muss mit dem gehäuften Auftreten meist intensiv erlebter Nebenwirkungen bei der Verschreibung von Medikamenten gerechnet werden. Auch wenn eine medikamentöse Therapie in bestimmten Situationen hilfreich sein kann, ist grundsätzlich bei der pharmakologischen Intervention Zurückhaltung geboten. Es sollten nicht bei jedem neu hinzugetretenen Symptom sofort auch neue Medikamente verschrieben werden. Keinesfalls darf eine dauerhafte Verordnung von Medikamenten erfolgen, z. B. Benzodiazepine oder Antipsychotika wie *Fluspirilen* (z. B. *Imap*®). Anhand der Metaanalysen gibt es bislang keinen sicheren Anhalt für den allgemeinen Nutzen einer psychopharmakologischen Dauertherapie bei somatoformen Störungen. Es muss daher ein individueller Behandlungsansatz, auch in Abhängigkeit mit komorbiden psychischen Erkrankungen, erarbeitet werden.

16.2.2 Präparate

Nach aktueller Studienlage führt eine Behandlung mit dem Anxiolytikum *Opipramol* (z. B. *Insidon*®) (Dosierung 100–200 mg/Tag) bei Patienten mit **somatoformen Störungen** im Allgemeinen möglicherweise zu einer Verbesserung der psychischen Symptomatik (Angst, Depression). *Opipramol* ist ein trizyklisches Piperazinylderivat (Sigma-Ligand, H_1-histaminerg, geringer antidopaminerg und 5-HT_{2A}-antagonistische Wirkung). Es ist zurzeit das einzige Medikament, das in Deutschland zur Behandlung der somatoformen Störung zugelassen ist. Als Nebenwirkungen werden Benommenheit, Müdigkeit, Schwindel und Mundtrockenheit beschrieben. Eine Abhängigkeitsentwicklung oder Absetzphänomene wurden bislang nicht beschrieben. Unter den Kontraindikationen werden akutes Engwinkelglaukom, Prostatahypertrophie, schwere Leber- und Nierenerkrankungen und eine Kombination mit MAO-Hemmern aufgeführt. Die Wirkung von Anticholinergika kann verstärkt werden.

Innerhalb der Gruppe der somatoformen Störungen ist die medikamentöse Behandlung der **somatoformen autonomen Funktionsstörung** am besten evaluiert. Obwohl eine medikamentöse Therapie in Phasen erheblich beeinträchtigender Beschwerden durchaus hilfreich sein kann, soll laut Studiendaten eine Dauermedikation vermieden werden. Darüber hinaus sollte die Behandlung auf die einzelnen Organsysteme zugeschnitten sein. Zur Therapie von krampfartigen abdominellen Beschwerden können z. B. Spasmolytika verwendet werden. Bei unspezifischen Beschwerden des unteren Gastrointestinaltrakts sollte eine generelle Verordnung von Quellstoffen vermieden werden. Insbesondere die Indikation für peripher wirkende Schmerzmittel sollte genau geprüft werden. Bei Betonung des kardiovaskulären Systems können (bei differenzierter Indikation) Betarezeptorenblocker zum Einsatz kommen.

Bei den Untersuchungen zur Psycho- und Pharmakotherapie der anhaltenden **somatoformen Schmerzstörung** ist die Abgrenzung von Patienten mit chronischem Schmerz anderer Genese oft nicht deutlich. Entsprechend stützen sich die evidenzbasierten Leitlinien der AWMF nur auf die Therapiestudien, in denen eindeutig Patienten mit anhaltender somatoformer Schmerzstörung behandelt wurden. Eine Behandlung mit Tranquilizern kann anhand der Studiendaten nicht empfohlen werden. Kontrovers diskutiert wird die Anwendung von *Amitriptylin* (z. B. *Saroten*® *ret.*) in der Therapie der somatoformen Schmerzstörungen. Manche Präparate mit dem Wirkstoff *Amitriptylin* sind neben der Behandlung depressiver Erkrankungen auch zur langfristigen Schmerzbehandlung im Rahmen eines therapeutischen Gesamtkonzepts zugelassen. Im Gegensatz zur guten Wirksamkeit bei Patienten mit chronischer Schmerzstörung ist *Amitryptilin* nach den Kriterien der evidenzbasierten Medizin bei Patienten mit somatoformer Schmerzstörung wahrscheinlich nicht wirksam. Allerdings gibt es auch Daten aus einer anderen Metaanalyse plazebokontrollierter Studien, welche die Wirksamkeit einer antidepressiven Medikation im Allgemeinen bei somatoformer Schmerzstörung positiv bewerten.

Durch die häufigen und vehementen intensiven Klagen über starke Schmerzen wird von Patienten mit anhaltender somatoformer Schmerzstörung ein hoher Druck auf die hausärztliche Versorgung ausgeübt. Der Patient verlangt nach wiederholten, nicht selten invasiven diagnostischen und therapeutischen Maßnahmen (inklusive Operationen). Die Verhinderung derartiger, nichtindizierter und mit entsprechenden Risiken behafteter Maßnahmen kann als eigenständiges, wertvolles Behandlungsziel angesehen werden. Dies erfordert die interdisziplinäre Zusammenarbeit und den engmaschigen Austausch mit den an der Therapie beteiligten ärztlichen Kollegen. Grundsätzlich kann die Anleitung zu einem angemessenen Maß an körperlichen und sozialen Aktivitäten in der primärärztlichen Behandlung Positives bewirken – insbesondere dann, wenn Rückzugstendenzen zu beobachten sind.

Für Patienten mit **hypochondrischer Störung** lassen sich aus der empirischen Literatur keine generellen Hinweise für den Nutzen einer die Psychotherapie begleitenden oder ersetzenden Pharmakotherapie ableiten. Eine sedierende Medikation bringt hier also langfristig keinen Vorteil. Auch die Behandlung der hypochondrischen Störung mit dem nicht sedierenden Antidepressivum *Fluoxetin* (z. B. *Fluctin*®) aus der Gruppe der SSRI ist nur fraglich wirksam (Off-label-Indikation).

16

16.3 Psycho- und Soziotherapie

16.3.1 Grundlagen, Therapiearten

Eine vollkommene Beseitigung einer somatoformen Störung, besonders nach Chronifizierung, ist nur selten zu erreichen. Ziel der hausärztlichen Versorgung soll die Verbesserung der Lebensqualität der Betroffenen sein, auch wenn die Symptomatik weiter besteht (■ Tab. 16.3). Bei langjähriger und dauerhafter Symptomatik stellt die stützende hausärztliche Begleitung oft die wichtigste Form der Behandlung dar. Der hausärztlichen Behandlung der Somatisierungsstörung kommt mehr noch als bei anderen somatoformen Störungen eine Schlüsselstellung zu.

Die Behandlung von Patienten mit somatoformer Störung sollte nach Möglichkeit in der Hand **eines** einzigen Arztes liegen. Dieser sollte die Befunde mit dem Patienten besprechen. Aufgrund des besonderen therapeutischen Verhältnisses sollte dies möglichst durch den Hausarzt geschehen. Bei externer psychotherapeutischer Behandlung ist eine enge Zusammenarbeit zwischen Hausarzt und Psychotherapeuten von großer Bedeutung für den Behandlungserfolg.

Besonders Patienten mit hypochondrischer Störung suchen wiederholt nach einer Versicherung, dass keine ernsthafte körperliche Erkrankung vorliegt. Dabei muss der Beziehungsaspekt beachtet werden. Mit dem Patienten sollte abgesprochen werden, ab wann der Arzt sich weigert, ihm erneut die Harmlosigkeit der Beschwerden zu versichern. Der Hausarzt sollte dem Patienten erklären, dass die Verweigerung, die Versicherung mehrmals auszusprechen nicht dazu dient, den Patienten zu »bestrafen«, sondern als Signal, dass man ihm zutraut, selbst an seinen Ängsten zu arbeiten und diese auch ein Stück weit »auszuhalten«. Dies ist wichtig für den weiteren therapeutischen Fortschritt und die Aufrechterhaltung einer guten therapeutischen Beziehung. Die konsequent durchgehaltene, zuvor verabredete Verweigerung von wiederholten Versicherungen ist die zentrale therapeutische Strategie der kognitiv-behavioralen Psychotherapie der hypochondrischen Störung.

Allgemeine Prinzipien der therapeutischen Beziehung bei Patienten mit hypochondrischer Störung sind (mod. nach Kellner 1987, 1992):
- Suche nach zugrunde liegenden psychischen Erkrankungen (z. B. depressive Störungen), die einer psychopharmakologischen Therapie gut zugänglich sind
- Beachten einer möglichen neu auftretenden oder koexistenten organischen Erkrankung
- Zusätzliche Kontaktangebote über das durchschnittliche Maß hinaus bei sonst regelmäßigen, fest vereinbarten Terminen
- Offene Diskussion über die Natur der körperlichen Symptome, hierbei empathische und akzeptierende Grundhaltung
- Überprüfende körperliche Untersuchung bei jedem Vorstellungstermin
- Spezifische medizinische Interventionen nur aufgrund objektiver diagnostischer Untersuchungsergebnisse

Tab. 16.3. Psychotherapeutische Ziele und Maßnahmen bei somatoformen Störungen. (Hiller u. Rief 2004)

Ziele	Maßnahmen
Vertrauensvolle Beziehung herstellen	Den Patienten seine körperlichen Beschwerden ausführlich darstellen lassen, Verständnis zeigen, Akzeptanz signalisieren
Behandlungsmotivation aufbauen	Mit dem Patienten Ziele und Teilziele der Therapie erarbeiten, unrealistische Ziele (z. B. »Heilung«) relativieren, psychotherapeutische Möglichkeiten aufzeigen (z. B. Stressreduktion, Entspannung, Problemlösung)
Psychosomatisches Krankheitsverständnis entwickeln	Zusammenhänge zwischen körperlichen und psychischen Prozessen demonstrieren (z. B. durch Verhaltensexperimente, Symptomtagebücher, Biofeedbackmethoden)
Somatomedizinische Maßnahmen auf ein vertretbares Minimum reduzieren	Zeitkontingente ärztliche Versorgung vereinbaren, Medikamentenkonsum auf medizinisch notwendige Mittel reduzieren, ärztliche Rückversicherung möglichst vermeiden
Inadäquates Schon- und Vermeidungsverhalten abbauen	Körperliche oder sportliche Aktivitäten entfalten, Verantwortung in Familie und Beruf übernehmen
Krankheitsüberzeugungen umattribuieren	Krankheitsängste und -überzeugungen offen ansprechen, Alternativerklärungen suchen und überprüfen
Lebensqualität verbessern	Soziale Kontakte, Unternehmungen in der Freizeit, Hobbys, Interessen usw. fördern, »Genusstraining«

- Angebot einer wiederholten Versicherung und Aufklärung über mögliche Zusammenhänge von Gründen und Bedeutungen der körperlichen Symptome und Sensationen
- Fortlaufender Austausch zwischen verantwortlichem Arzt und Psychiater bzw. Psychotherapeuten
- Überweisung an Experten bei ernsthafter psychiatrischer Komorbidität oder psychodynamisch bedeutsamen Störungen der Arzt-Patienten-Beziehung

Patienten mit somatoformen Störungen sind in der Regel schwer zu einer Psychotherapie zu motivieren. Wenn es dem Hausarzt gelingt, ein Krankheitsverständnis zu wecken und den Patienten zur Psychotherapie zu motivieren, sind gute Erfolge zu erzielen. Für den Hausarzt ist es wichtig, eine Übersicht über die verschiedenen zur Verfügung stehenden Therapieformen und die speziellen Vorgehensweisen zu haben. Er soll auch über die Therapiefortschritte informiert werden, um gut mit dem behandelnden Psychiater bzw. Psychotherapeuten zusammenarbeiten zu können.

16.3.2 Psychotherapie

Übersicht über nichtpharmakologische Therapieformen der somatoformen Störung

- Einzel- bzw. Gruppenpsychotherapie (Problemlösungsansatz nach Grawe)
- Störungsspezifische Gruppenpsychotherapie (z. B. Schmerzbewältigungsgruppe)
- Weitere indikative Gruppentherapien je nach individuellen Problembereichen
- Paar- oder Familiengespräche
- Entspannungstraining (Progressive Muskelrelaxation nach Jacobson)
- Sport- und Bewegungstherapie
- Ergotherapie
- Musiktherapie
- Physikalische Therapie
- Ernährungsberatung

Die ambulante kognitive Verhaltenstherapie ist eine wirksame evidenzbasierte Behandlung von Patienten mit somatoformen Störungen. Für die Wirksamkeit einer rein verhaltenstherapeutischen und für die Effektivität einer stationären Psychotherapie liegen ebenfalls Hinweise vor.

Verhaltenstherapeutische Prinzipien bei Patienten mit somatoformen Störungen (Salkovskis u. Warwick 1986)

- Erklärung der Behandlungsrationale und des therapeutischen Engagements
- Systematisches Anhalten zur Selbstbeobachtung von körperlichen Symptomen, Gesundheitsängsten, negativen Gedanken und krankheitsbezogenen Verhaltensweisen in den typischen Auftretenskontingenzen
- Reattribuierung der körperlichen Symptome durch Entwicklung von Alternativerklärungen, den Einsatz von kognitiven Restrukturierungstechniken und Verhaltensexperimenten
- Exposition, Reaktionsverhinderung und Verhinderung einer fortgesetzten Suche nach Versicherung bei Ärzten oder durch medizinische Diagnostik
- Identifikation und Modifikation von dysfunktionalen Annahmen zu Krankheit und Gesundheit durch Einsatz von kognitiven Restrukturierungstechniken

! Zur Behandlung von Patienten mit somatoformen Störungen ungeeignet ist eine Psychotherapie, die mangelnde Introspektion und Motivation ausschließlich als Widerstand oder mangelnde Eignung des Patienten interpretiert. Zu Beginn einer Psychotherapie kann nicht erwartet werden, dass der Patient bereits versteht, alle körperlichen Symptome auf psychische Ursachen zurückzuführen. Gerade zu Beginn der Therapie wird der Patient meist weiterhin den Hausarzt wegen seiner körperlichen Beschwerden aufsuchen. Dies ist nicht als Indikator für ein primäres Therapieversagen aufzufassen.

16

Bei Patienten mit **autonomer somatoformer Funktionsstörung** ist es sinnvoll, den Patienten die Zusammenhänge zwischen den Befindlichkeitsveränderungen und den objektivierbaren Befunden zu erläutern. Beispielsweise kann man dem Patienten die Tachykardie im EKG bei Aufregung demonstrieren (Biofeedback). Auch die für das Erkrankungsbild typische Besserung der Symptome unter körperlicher Belastung kann gezielt therapeuthisch genutzt werden.

Für die Behandlung von Patienten mit autonomer somatoformer Funktionsstörung des kardiovaskulären Systems (F45.30; z. B. atypischer nichtkardial bedingter Brustschmerz) ist die Wirksamkeit der kognitiven Verhaltenstherapie gesichert. Für die autonome somatoforme Funktionsstörung des oberen Gastrointestinaltrakts (F45.31) gibt es keine empirisch gesicherten Behandlungsempfehlungen. Für die somatoforme autonome Funktionsstörung des unteren Gastrointestinaltrakts (F45.32) sind nach den Kriterien der evidenzbasierten Medizin folgende Psychotherapiemethoden wirksam:

- Kognitive Verhaltenstherapie
- Kombinierte kognitiv-behaviorale Verfahren (mit Elementen wie Krankheitsinformation, Entspannung bzw. Muskelrelaxation, Stressmanagement, Selbstsicherheitstraining, Temperaturbiofeedback)
- Psychodynamische Kurzpsychotherapie
- Hypnose
- Konfliktzentrierte Gespräche mit Entspannungsübungen
- Progressive Muskelrelaxation nach Jacobson

Psychodrama mit Entspannungsübungen ist wahrscheinlich wirksam. Für die Funktionsstörung des Urogenitaltrakts (F45.34) gibt es bisher keine empirisch gesicherten Behandlungsempfehlungen. Beim Hyperventilationssyndrom finden sich oft Überlappungen zu Angst- und Paniksyndromen, welche eine entsprechende Therapie erforderlich machen.

Bei Patienten mit anhaltender **somatoformer Schmerzstörung** stellt die Psychotherapie – im Unterschied zu Patienten mit chronischen Schmerzen allgemein – die Therapie der ersten Wahl dar. Schmerzbewältigungstrategien, die bei Schmerzstörung im Allgemeinen gebräuchlich sind, wie Identifikation schmerzerhaltender Muster, Entspannung, Aktivierung, können dabei eine wichtige Funktion zur Motivierung des Patienten haben. Durch eine Reattribuierung der Schmerzen kann sich eine signifikante Verbesserung der Lebensqualität der Patienten ergeben. Die Schmerzen können dann als weniger schlimm oder bedrohlich wahrgenommen werden, und es kann zu einem Anstieg des Aktivitätsniveaus der Patienten kommen. Auch eine psychodynamisch orientierte Psychotherapie ist möglicherweise wirksam.

Die psychotherapeutische Motivation ist bei Patienten mit einer **hypochondrischen Störung** meist gering, was sich schon aus der Definition ableiten lässt. Der zu erzielende Therapieerfolg ist jedoch größer, als ursprünglich angenommen wurde. Differenzierte Empfehlungen in Bezug auf das zu wählende Psychotherapieverfahren lassen sich anhand der Studien nicht ableiten. Als gesichert gilt aber, dass in der ersten Therapiephase die Reattribution von einem somatischen zu einem psychosomatischen Krankheitsmodell im Mittelpunkt stehen sollte. Psychotherapiemethoden, die eine derartige Phase auslassen (wie die klassische Psychoanalyse), zeigen bei Patienten mit hypochondrischer Störung schlechtere Therapieerfolge. Eine ausschließliche Körpertherapie ist aus demselben Grund nicht indiziert. Kognitive Verhaltenstherapie und behaviorale Therapie sind wahrscheinlich wirksam zur Behandlung einer hypochondrischen Störung. Eine mögliche therapeutische Wirkung kann auch durch edukative Gruppentherapie und Einzelpsychotherapie mit edukativen, kognitiven und interpersonellen Elementen erzielt werden. Für Aufmerksamkeitstraining liegt derzeit keine ausreichende Evidenz vor.

Komorbiden Diagnosen wie Persönlichkeitsstörungen muss die Therapie in jedem Fall gerecht werden. Die meist schwierige therapeutische Beziehung wird durch das Vorliegen einer komorbiden Persönlichkeitsstörung verkompliziert. Die Therapie sollte darauf abzielen, derartige Schwierigkeiten zu antizipieren.

16.3.3 Psychotherapie: praktisches Vorgehen

Grundprinzipien des hausärztlichen Vorgehens bei somatoformen Störungen

- Vergabe von regelmäßigen, zeitlich begrenzten Gesprächsterminen (z. B. alle 4 Wochen)
- Schrittweises Heranführen an die Problematik
- Vermittlung von Entspannungstechniken, Krankheitsbewältigungs- und Verhaltenstechniken, ggf. Information und Überweisung (Adressenliste und Kosten) und jedoch Rückmeldung vom Patienten erbitten
- Konfliktbesprechung nur vorsichtig thematisieren
- Krankschreibungen nur sehr befristet
- Nach spätestens 6 Monaten ohne signifikante Behandlungserfolge Überweisung zur psychiatrisch-psychotherapeutischen Diagnostik

Indikationen für eine Überweisung in eine fachpsychiatrisch-psychotherapeutische Behandlung (mod. nach Fritzsche et al. 2003)

- Schwerwiegende zugrundeliegende Probleme und Konflikte, die die Notwendigkeit einer längerfristigen Psychotherapie absehbar machen
- Schwerwiegende psychiatrische Komorbidität: Depression, Angststörung und Persönlichkeitsstörung
- Medikamentenmissbrauch und -abhängigkeit
- Ausgeprägte Inaktivität
- Sozialer Rückzug
- Vermeidungsverhalten
- Psychosoziale Risikofaktoren
- Ausgeprägte emotionale Belastungen

16.3.4 Soziotherapie

Es ist davon auszugehen, dass ca. 50% der Berufs- und Erwerbsunfähigkeitsverfahren mit somatoformen Störungen vergesellschaftet sind. Im Januar 2000 kam es zur Einführung des § 37a SGB V. Soziotherapie ist in der Bundesrepublik Deutschland eine ambulante Leistung der gesetzlichen Krankenversicherung (§ 37a SGB V). In der Vergangenheit ist Soziotherapie als eine Methode von Sozialarbeit in der Sozialpsychiatrie synonym mit Sozialtherapie oder Betreutem Wohnen für psychisch Kranke verwandt worden. Soziotherapie wird generell v. a. bei Patienten mit schwerwiegenden psychischen Erkrankungen, wie schizophrenen oder affektiven Psychosen, verordnet (▶ Kap. 11). Bei somatoformen Störungen kann die Soziotherapie nur verordnet werden, wenn eine entsprechende Komorbidität besteht.

! Hausärztliche Verordnung von Soziotherapie
- **Hinzuziehen eines soziotherapeutischen Leistungserbringers, Verordnung von 3 Therapieeinheiten (z. B. hausärztliche Überweisung)**
- **EBM-Ziffer 819: 180 Punkte**

16.4 Weitere Informationen

- Deutsche Schmerzliga e. V.: http://www.schmerzliga.de
- Gemeinsame Leitlinien: der Deutschen Gesellschaft für Psychotherapeutische Medizin (DGPM), der Deutschen Gesellschaft für Psychoanalyse, Psychotherapie, Psychosomatik und Tiefenpsychologie (DGPT), des Deutschen Kollegiums für Psychosomatische Medizin (DKPM), der Allgemeinen Ärztlichen Gesellschaft für Psychotherapie (AÄGP) und der Deutschsprachigen Gesellschaft für Psychotraumatologie (DeGPT): http://www.uni-duesseldorf.de/AWMF/ll/051-001.htm, http://www.uni-duesseldorf.de/AWMF/ll/051-002.htm, http://www.uni-duesseldorf.de/AWMF/ll/051-003.htm, http://www.uni-duesseldorf.de/AWMF/ll/051-004.htm, http://www.uni-duesseldorf.de/AWMF/ll/051-005.htm, http://www.uni-duesseldorf.de/AWMF/ll/051-006.htm

16.5 Weiterführende Literatur

Fritzsche K, Dornberg M, Niklaus B (2003) Chronische Schmerzstörung. In: Fritzsche K, Geigges W, Richter D, Wirsching M (Hrsg) Psychosomatische Grundversorgung. Springer, Berlin Heidelberg New York Tokio, S 189–208

Hiller W, Rief W (2004) Somatoforme Störungen. In: Berger M (Hrsg) Psychische Erkrankungen. Klinik und Therapie. Urban & Fischer, München, S 769–787

Kellner R (1987) Hypochondriasis and somatization. JAMA 258: 2718–2722

Kellner R (1992) The treatment of hypochondriasis: To reassure or not to reassure? The case for reassurance. Int Rev Psychiatry 4: 71–88

Sauer N, Eich W (2007) Somatoforme Störungen und Funktionsstörungen. Dtsch Ärztebl 104: A45–A53

Salkovskis PM, Warwick HMC (1986) Morbid preoccupations, health anxiety and reassurance: A cognitive-behavioural approach to hypochondriasis. Behav Res Ther 24: 597–602

Suchtkrankheiten

U.S. Zimmermann, S. Bilger, K. Mann

Das Wissen um die Ursachen und die Behandlung aller Suchtkrankheiten hat sich in den letzten Jahrzehnten sprunghaft entwickelt, wozu insbesondere die neurobiologischen Forschungen der letzten 20 Jahre beitrugen. Suchterkrankungen sind heute medizinisch klar definierbar. Über ihre Behandlung besteht weitgehend Konsens, welcher in entsprechenden Therapieleitlinien Niederschlag gefunden hat. Hierzu sei auf die Veröffentlichungen »Evidenzbasierte Suchtmedizin« sowie »Qualifizierte Entzugsbehandlung von Alkoholabhängigen« verwiesen, die beide 2006 im Deutschen Ärzte-Verlag erschienen sind (► Abschn. 17.9). Hierdurch konnte auch die Prognose der Suchterkrankungen merklich gebessert werden, sodass der früher verbreitete therapeutische Nihilismus unangebracht ist. Die Behandlung suchtkranker Patienten lohnt sich und führt in der Regel zu einer deutlichen Besserung der Gesundheit.

17.1 Gemeinsame Aspekte aller Suchtkrankheiten und deren hausärztlicher Versorgung

17.1.1 Definition

Der Begriff »Sucht« leitet sich nicht, wie häufig angenommen, von »Suchen« her, sondern aus dem mittelhochdeutschen Wort »siech« im Sinne von Siechtum. In den internationalen medizinischen Diagnosesystemen taucht die Diagnose »Sucht« jedoch nicht auf, stattdessen wird der neutralere Begriff »Abhängigkeit« verwendet.

Definition

Toleranz (Gewöhnung): Darunter versteht man gemeinhin die Abnahme einer Substanzwirkung bei wiederholter Zufuhr. Diesem Wirkungsverlust wird häufig mit erhöhter Zufuhr begegnet.
Körperliche Abhängigkeit: Eine solche liegt vor, wenn nach Absetzen einer verwendeten Substanz ein Entzugssyndrom entsteht, dessen Symptome häufig gegensätzlich zur akuten Drogenwirkung sind.
Psychische Abhängigkeit: Diese bezeichnet ein starkes, unwiderstehliches Verlangen nach einer Substanz, verbunden mit Kontrollverlust und den damit einhergehenden Verhaltensauffälligkeiten.

17.1.2 Ätiologie

Das Bedingungsgefüge bei der Entstehung und Aufrechterhaltung von Suchtkrankheiten ist komplex und – wie bei anderen menschlichen Verhaltensweisen auch – niemals vollständig durch einen einzelnen Einflussmechanismus zu erklären. Spezialisten auf den Gebieten der Genetik, Verhaltensforschung, Psychologie und Soziologie versuchten über lange Zeit hinweg, Suchterkrankungen nur mit den Erkenntnissen ihres eigenen Fachgebiets zu erklären. Demgegenüber setzte sich in den letzten Jahren zunehmend die Erkenntnis durch, dass nicht nur genetische und Umweltfaktoren selbst den Verlauf von Suchterkrankungen beeinflussen, sondern vor allen Dingen deren wechselseitige Interaktion (■ Abb. 17.1).

Genetik

Schädlicher Gebrauch und Abhängigkeit von Alkohol und anderen Drogen treten familiär gehäuft auf. Mehr als die Hälfte dieses Risikos konnte in Zwillings- und Adoptionsstudien auf genetische Effekte zurückgeführt werden, wobei Nachkommen von Alkoholikern ein vier- bis achtfach erhöhtes Risiko haben, im Laufe ihres Lebens ebenfalls alkoholabhängig zu werden. Obwohl zweifelsfrei feststeht, dass die Anlage zum Alkoholismus erblich ist, gibt es wenige Erkenntnisse darüber, welche Gene dafür verantwortlich sein könnten. Auch bei der Abhängigkeit von allen anderen Substanzgruppen scheinen genetische Faktoren von Bedeutung zu sein. Insgesamt dürfte deren Einfluss etwa ebenso stark sein wie der von Umweltfaktoren.

Umgebungsbedingungen

Seit mehr als einem Jahrhundert werden soziokulturelle Theorien zur Entstehung von Suchtkrankheiten diskutiert. Diese gingen von der Beobachtung aus, dass zur Zeit der Industrialisierung in Europa Alkoholabhängigkeit vorwiegend in sozial benachteiligten Schichten auftrat. Diese Sichtweise lässt sich aus heutiger Perspektive nicht mehr halten, vielmehr treten Suchterkrankungen in allen sozialen Schichten im vergleichbaren Maße auf. Sie führen jedoch in der Regel sekundär zu einem sozialen Abstieg, der sich abhängig vom Ausgangsniveau unterschiedlich stark auswirken kann. Aus diesem Grund leben Abhängige im Querschnittsbild tatsächlich häufiger in schwierigen sozialen Situationen.

Eine Reihe von Faktoren beeinflusst den Erstkonsum psychotroper Substanzen. Dazu gehört die Verfügbarkeit von Drogen, gesetzliche Regelungen, soziale Strömungen und kulturelle Traditionen; ebenso

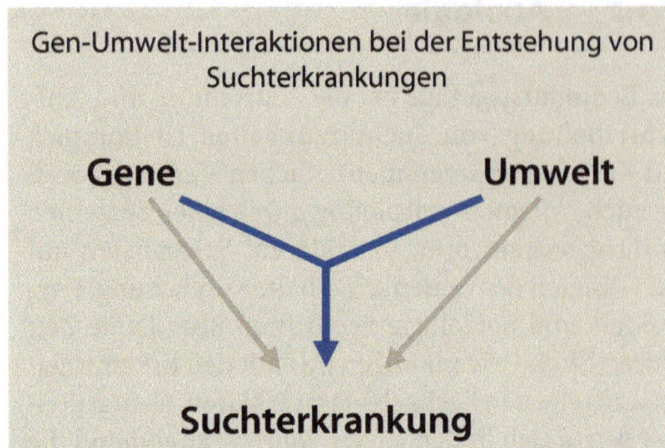

Abb. 17.1. Genetische und Umweltfaktoren beeinflussen die Entwicklung von Suchterkrankungen vorwiegend durch ihre wechselseitige Interaktion

stark jedoch das Verhalten von Gleichgestellten (Peergroup). Die Substanzverfügbarkeit ist für die Suchtentstehung insofern von Bedeutung, als unabhängig von anderen Entstehungsfaktoren die reine Substanzwirkung für sich genommen Suchtentwicklung fördert. Dabei gibt es bedeutsame Unterschiede zwischen den verschiedenen Substanzen, wie in Abb. 17.2 dargestellt.

17.1.3 Symptome, Diagnosekriterien (ICD-10)

Die diagnostischen Kriterien von Abhängigkeit sind unabhängig von der jeweiligen Substanz nachfolgend wiedergegeben.

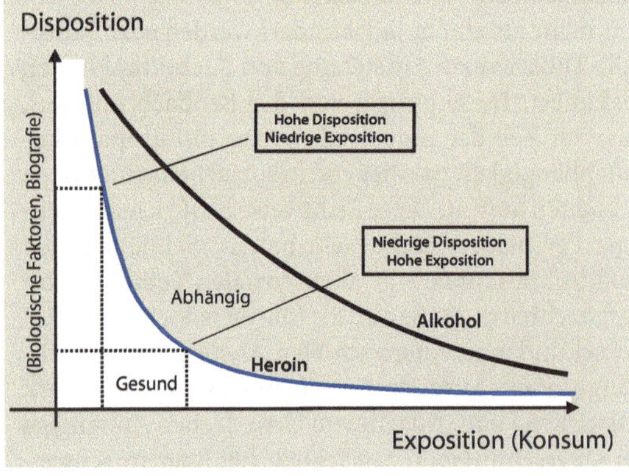

Abb. 17.2. Dispositions-Expositions-Modell zur Suchtentstehung. Bei ausgeprägter Disposition kommt es bereits bei niedriger Exposition zur Suchtentstehung und umgekehrt. Der Verlauf des Grenzbereichs ist abhängig vom Suchtpotenzial der jeweiligen Substanz

Diagnostische Kriterien für Substanzabhängigkeit nach ICD-10

Kriterien 1 und 2 beschreiben körperliche Abhängigkeitszeichen, Kriterien 3–6 Anzeichen der psychischen Abhängigkeit.

Drei oder mehr der folgenden Kriterien müssen gleichzeitig während eines zusammenhängenden Zeitraums von 12 Monaten erfüllt sein:

1. Körperliches Entzugssyndrom
2. Toleranzentwicklung gegenüber den Substanzeffekten
3. Starkes Verlangen oder eine Art Zwang, die Substanz zu konsumieren
4. Verminderte Kontrolle über den Substanzgebrauch, d. h. über Beginn, Beendigung oder die Menge des Konsums
5. Einschränkung wichtiger anderer Aktivitäten
6. Anhaltender Substanzgebrauch trotz eindeutig schädlicher Folgen

Hierbei ist zu beachten, dass körperliche Abhängigkeitszeichen nicht bei allen Substanzen auftreten. Beispielsweise kommt es bei Cannabis, Amphetaminen, Kokain und Stimulanzien nur in geringem Ausmaß zu körperlichen Entzugszeichen.

Von der Substanzabhängigkeit ist der sogenannte Missbrauch abzugrenzen, der gemäß ICD-10 deskriptiver und ohne Wertung als »**schädlicher Gebrauch**« bezeichnet wird.

Definition

Schädlicher Gebrauch: Er ersetzt den wertenden Ausdruck »Missbrauch« und liegt gemäß ICD-10 dann vor, wenn infolge von Substanzkonsum eine Gesundheitsschädigung körperlicher Art (z. B. Gastritis durch Alkohol) oder psychischer Art (z. B. cannabisinduzierte Psychose) eingetreten ist. Etwaige negative soziale Folgen oder Sanktionierung des Konsumverhaltens durch nahestehende Personen sind jedoch keine Kriterien schädlichen Gebrauchs.

Die verschiedenen abhängigkeitserzeugenden Substanzen sind nach ICD-10 gemäß der in Tab. 17.1 dargestellten Weise gruppiert. Die Kategorie F19 ist dabei solchen Patienten vorbehalten, deren Substanzgebrauch wahllos durcheinander stattfindet und keine nennenswerte Bevorzugung einzelner Substanzen mehr erkennbar ist.

Tab. 17.1. Einteilung der abhängigkeitserzeugenden Substanzen gemäß ICD-10

ICD-10-Kodierung	Abhängigkeitserzeugende Substanz
F10	Alkohol
F11	Opioide (Heroin, *Methadon*, Codein, opiathaltige Schmerzmittel)
F12	Cannabinoide (Haschisch, Marihuana)
F13	Sedativa oder Hypnotika (Barbiturate, Benzodiazepine, *Clomethiazol*, *Chloralhydrat*)
F14	Kokain (Crack)
F15	Andere Stimulanzien (Amphetamine, Ecstasy, Gammahydroxybutyrat/GHB, Koffein)
F16	Halluzinogene (LSD, Psilocybin, halluzinogene Pilze)
F17	Tabak
F18	Flüchtige Lösungsmittel
F19	Multipler Substanzgebrauch und Konsum anderer psychotroper Substanzen (»Polytoxikomanie«)

Leitsymptome, die auf die Möglichkeit einer Suchterkrankung hinweisen, sind jeweils bei den einzelnen Suchtmitteln aufgeführt. Im Allgemeinen sollte der Verdacht auf eine Abhängigkeitserkrankung dann aufkeimen, wenn Patienten häufig Arbeitsunfähigkeit bescheinigt haben wollen oder hierzu sogar Verwandte schicken. Forderungen nach der Verschreibung potenziell suchterzeugender Medikamente weisen v. a. dann auf Suchterkrankungen hin, wenn die Patienten nicht mit Alternativvorschlägen zur Behandlung mit anderen Medikamenten einverstanden sind.

17.1.4 Differenzialdiagnosen

Eine akute Intoxikation sollte nicht mit schädlichem Gebrauch gleichgesetzt werden. Nicht selten liegt einem schädlichen Gebrauch oder einer Abhängigkeit eine andere psychische Erkrankung zugrunde, v. a. Angststörungen (▶ Kap. 15) und depressive Störungen (▶ Kap. 14), die ebenfalls behandelt werden muss. Andere psychische Erkrankungen können bereits vor der Suchterkrankung bestanden oder sich erst infolge dieser entwickelt haben. Entscheidend für die Diagnostik und Differenzialdiagnostik ist also der zeitliche Zusammenhang zwischen Konsum und Auftreten der psychischen Symptome. Bleibt beispielsweise eine depressive Symptomatik auch noch längere Zeit nach einer Entzugsbehandlung bestehen, so spricht dies gegen rein entzugsbedingte depressive Symptome und für das Vorliegen einer komorbiden depressiven Störung.

17.1.5 Epidemiologie/Prävalenz

Obwohl in der öffentlichen Wahrnehmung Suchterkrankungen vorwiegend mit dem Gebrauch illegaler Drogen in Verbindung gebracht werden, sind Häufigkeit, Gesundheitsschädigung und Folgekosten bei der Abhängigkeit von Tabak, Alkohol und Sedativa ungleich stärker ausgeprägt. Bildlich ist dies in Abb. 17.3 veranschaulicht.

In Deutschland sind etwa 2 Mio. Menschen im medizinischen Sinne alkoholabhängig, von denen sich nur ein kleiner Teil (<10%) in Behandlung befindet (Abb. 17.4). Jährlich sterben ca. 74.000 Menschen an den direkten oder indirekten Folgen des Alkoholkonsums. Etwa 4,3 Mio. Personen sind abhängige Raucher, wobei der Raucheranteil bei Jugendlichen und jungen Erwachsenen überwiegt. Etwa 111.000 Todesfälle jährlich sind auf tabakbedingte Erkrankungen zurückzuführen (bösartige Neubildungen, Kreislauferkrankungen und Atemwegserkrankungen). Dadurch entstehen geschätzte Kosten von 17,3 Mrd. Euro jährlich. Auch die Abhängigkeit von sedierenden Medikamenten ist in Deutschland weit verbreitet: Etwa 1,4 Mio. Personen sind medikamentenabhängig, was bei der überwiegenden Mehrzahl von 1,1 Mio. auf Benzodiazepine zurückzuführen ist. Eine Besonderheit dabei ist, dass zu zwei Dritteln Frauen betroffen sind.

Sogenannte harte Drogen wie Heroin, andere Opiate, Kokain und Amphetamine werden in Deutschland von ca. 275.000 Personen konsumiert, 175.000 davon sind als abhängig einzuschätzen. Die Entwicklung der letzten Jahre zeigt, dass Heroin als Rauschmittel offenbar an Bedeutung verliert, wohingegen die Zahl der Kokain- und Amphetaminkonsumenten stetig ansteigt. Ein weiterer besorgniserregender Trend ist bei Kindern und Jugendlichen zu beobachten, die in den letzten Jahren Tabak, Alkohol und Cannabinoide immer früher und in immer höheren Mengen konsumieren. Staatliche Regulierungsinstrumente, wie z. B. die Einführung einer Steuer auf sogenannte Alcopops, bewirkten bei dieser Konsumentengruppe zuletzt einen raschen und nachhaltigen Rückgang des sanktionierten Suchtmittels.

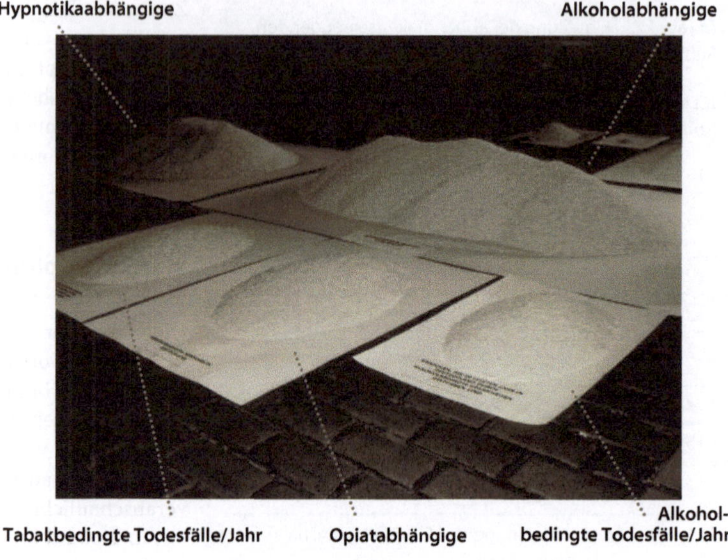

Abb. 17.3. Veranschaulichung der Häufigkeit verschiedener Abhängigkeitserkrankungen. Jedes Reiskorn stellt einen Menschen dar. Kunstaktion »Of All the People in All the World« der Gruppe «Stan's Café", Mannheim 2005

17.1.6 Verlauf und Prognose

Suchterkrankungen verlaufen, wie andere psychiatrische Erkrankungen auch, meist chronisch-rezidivierend. Abstinente Episoden, die von Rezidiven (Rückfällen) unterbrochen werden, stellen gegenüber dem unbehandelten, chronisch-progredienten Verlauf einen wesentlichen Therapieerfolg dar.

17.1.7 Spezielle hausärztliche Aufgaben

Bei der Behandlung von Suchterkrankungen kommt den Hausärzten eine herausragende Rolle zu. Dies ergibt sich daraus, dass unabhängig vom Suchtmittel mindestens 90% der betroffenen Patienten keine suchtspezifische ärztliche oder anderweitige Hilfe in Anspruch nehmen (Abb. 17.5). Erste Anlaufstelle

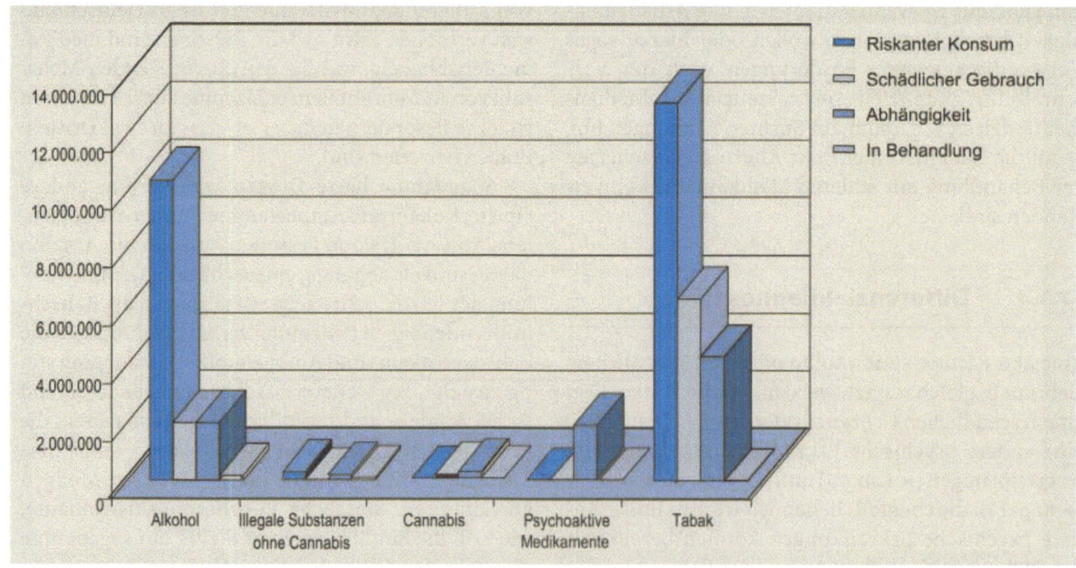

Abb. 17.4. Häufigkeit von Konsum und Abhängigkeit von psychoaktiven Substanzen und ihrer Therapie in Deutschland. (Herbst et al. 1999, mod. nach Wienberg 2002)

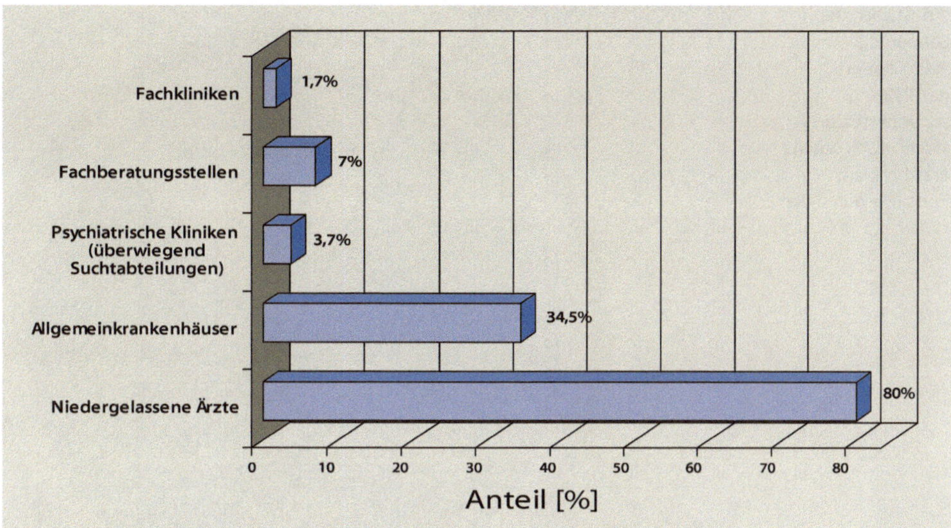

Abb. 17.5. Anteil der Alkoholabhängigen, die mindestens einmal in Behandlung bei verschiedenen Einrichtungen waren

bei suchtbezogenen Problemen ist jedoch in aller Regel der Hausarzt, der zumeist aufgrund von körperlichen Folgeerkrankungen, nicht jedoch wegen der zugrunde liegenden Sucht konsultiert wird. Dies wird auch in Abb. 17.5 deutlich, die zeigt, welche Institutionen von alkoholabhängigen Patienten überhaupt in Anspruch genommen werden.

Insofern vermittelt der Hausarzt einen ganzheitlichen Diagnose- und Therapieansatz. Er ist Ansprechpartner und Wegweiser in einem komplexen Netz verschiedener Versorgungsstrukturen, mit deren örtlichen Gegebenheiten er vertraut sein sollte. Spezifische Anforderungen liegen darin, mit den Scham- und Schuldgefühlen der Patienten umgehen zu können, um ein Gespräch über suchttypische Verhaltensweisen überhaupt erst zu ermöglichen. Weiter kann er aufgrund der guten Kenntnisse von familiärem und sozialem Umfeld als Mediator auftreten, beispielsweise gegenüber Familienmitgliedern oder Arbeitgebern. Hierfür ist es hilfreich, die nachfolgend beschriebene Technik der motivierenden Gesprächsführung in ihren Grundlagen zu beherrschen.

Die Mehrheit der betroffenen Patienten ist sich über ihr Suchtproblem nur wenig bewusst oder bagatellisiert es. Hier beginnt die erste und wichtigste Aufgabe des Hausarztes, nämlich an die Möglichkeit einer Suchterkrankung zu denken, diese diagnostisch zu sichern, mit dem Patienten zu besprechen und auf Veränderungsmotivation hinzuwirken. Dies bedeutet, dass der Wunsch des Patienten nach Abstinenz nicht Voraussetzung, sondern Ziel ärztlicher Bemühungen ist. Dabei durchlaufen abhängige Patienten eine typische Abfolge von Motivations- und Handlungsstadien, die in Abb. 17.6 dargestellt sind.

Zur Schaffung oder Verbesserung der Veränderungsmotivation wurde in den letzten Jahrzehnten die Technik der sogenannten **motivierenden Gesprächsführung** entwickelt, die auf Miller und Rollnick (2005) zurückgeht (s. auch ▶ Kap. 10.6.2). Die Grundsätze der motivierenden Gesprächsführung gelten für alle Suchterkrankungen und sind nachfolgend zusammengefasst.

Merkmale der motivierenden Gesprächsführung

- Empathische Grundhaltung mit Verzicht auf Konfrontation
- Förderung der Wahrnehmung von Diskrepanzen zwischen Selbstbild und Wirklichkeit
- Aufbau von Selbstvertrauen bezüglich der Fähigkeit zur Abstinenz
- Vereinbarung von gemeinsam erarbeiteten exakt umschriebenen Behandlungszielen

Techniken der motivierenden Gesprächsführung

- Offene Fragen ohne implizite Wertung
- Reflektierendes Zuhören
- Positive Rückmeldungen
- Strukturierte Zusammenfassung der Äußerungen des Patienten

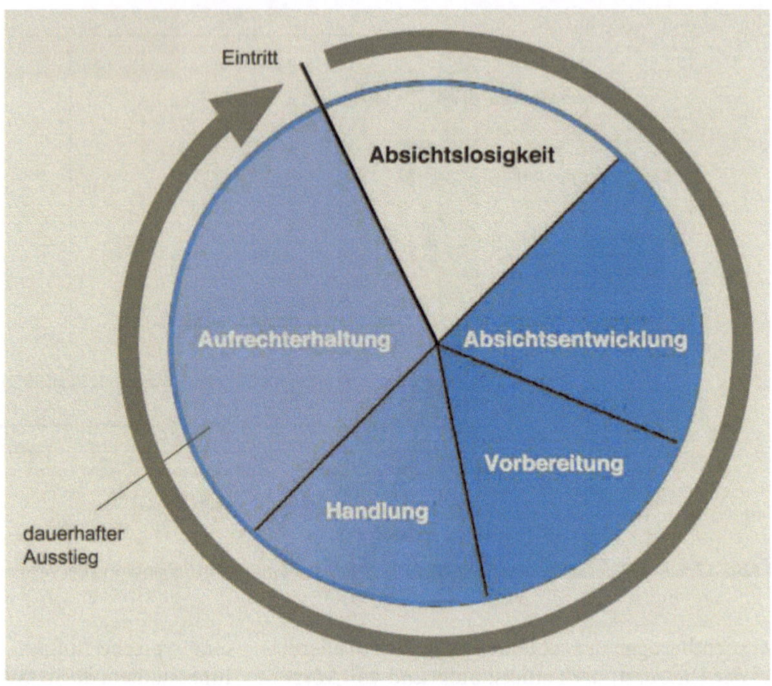

Abb. 17.6. Stadien der Verhaltensänderung. (Mod. nach Prochaska u. DiClemente 1992) Dunkelblau: Unterstützung nahezu ausschließlich durch den Hausarzt, hellblau: Unterstützung u. a. durch den Hausarzt

Das Grundprinzip der motivierenden Gesprächsführung liegt darin, dass der Patient nicht belehrt oder beschuldigt wird, sondern in der Diskussion über tatsächlich vorliegende negative Folgen des Substanzgebrauchs selbst zur Einsicht in die Notwendigkeit von Verhaltensänderungen kommt. Hierbei muss auch besprochen werden, welche Ziele sinnvoll und erreichbar sind.

Die Technik der motivierenden Gesprächsführung ist dann hilfreich, wenn Patienten ausreichend gesprächsbereit und einsichtsfähig sind. Demgegenüber ist bei dem kleineren Teil der schwergradig abhängigen Patienten auch aus heutiger Sicht eher ein konfrontatives Vorgehen mit eindeutigen Handlungsanweisungen indiziert. Dies gilt v. a. für Patienten mit fortgeschrittenen körperlichen Folgeerkrankungen sowie dann, wenn häufige Versuche zur Konsumbeendigung frustran verliefen.

Beim tatsächlichen Vorliegen einer Abhängigkeitserkrankung ist, unabhängig von der jeweiligen Substanz, die vollständige Abstinenz auf Lebenszeit das einzig Erfolg versprechende Ziel. Reduzieren von Substanzgebrauch im Sinne eines »**kontrollierten Konsums**« kann nur bei riskantem oder schädlichem Gebrauch angeraten werden, falls die oben beschriebenen Suchtkriterien nicht zutreffen. Zur Vorbereitung von Maßnahmen, die zur Abstinenz führen, kann der Hausarzt beraten, ob diese ambulant, tagesklinisch, in einem Allgemeinkrankenhaus oder einer Suchtfachklinik stattfinden sollen. Ab dieser Stelle ist es ratsam, eine Suchtberatungsstelle oder einen in Suchtbehandlung versierten ärztlichen Kollegen hinzuzuziehen. Die eigentliche Entgiftung ist – abhängig von der jeweiligen Substanz – nur in ausgewählten Ausnahmefällen in der Hausarztpraxis durchführbar. Die Kriterien hierzu sind bei der jeweiligen Substanz aufgeführt.

Bei der Planung rückfallschützender Maßnahmen zur Aufrechterhaltung dauerhafter Abstinenz kommt dem Hausarzt die wichtige Aufgabe dauerhafter professioneller Beratung zu. In vielen Fällen kann diese sinnvoll mit einer rückfallschützenden pharmakologischen Behandlung kombiniert werden, wie in Abb. 17.7 dargestellt.

Motivation zur Veränderung süchtigen Verhaltens ist nicht Voraussetzung, sondern Ziel hausärztlicher Unterstützung von Suchtpatienten.

17.2 Alkohol (F10)

Regelmäßiger Alkoholkonsum kann bereits bei bemerkenswert niedrigen Trinkmengen zu körperlichen Folgeschäden führen. Trotz der Häufigkeit resultierender medizinischer Folgeerkrankungen (z. B. arterielle Hypertonie, Gastritis, Unfälle, Malignome) darf die Behandlungsbedürftigkeit der Sucht als Grunderkrankung nicht ausgeblendet werden.

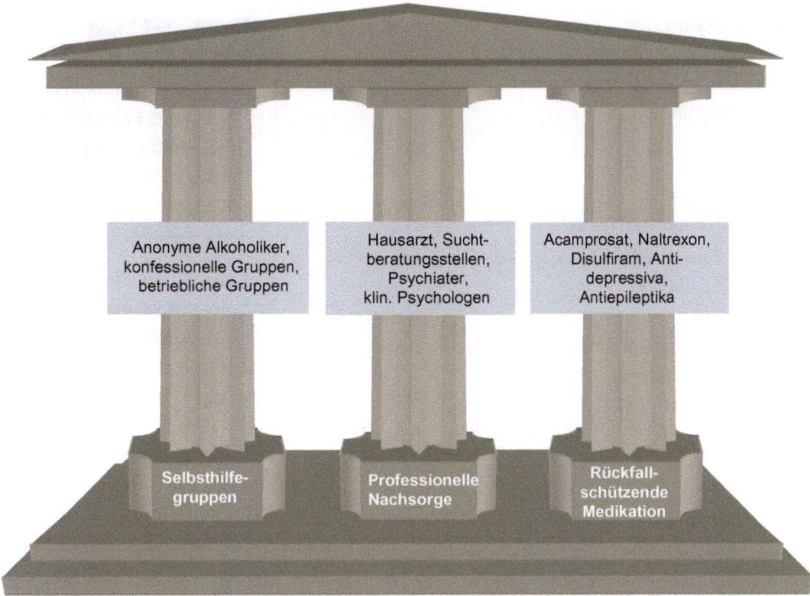

Abb. 17.7. Drei Säulen der Rückfallprophylaxe

Definition

Riskanter Konsum: Riskanter Konsum von Alkohol liegt laut WHO vor, wenn noch keine alkoholbedingte Schädigung eingetreten ist, bei dauerhafter Fortführung des Konsummusters jedoch zu erwarten ist. Dies ist bei Männern ab einem täglichen Konsum von 30 g, bei Frauen ab 20 g der Fall (20 g Alkohol sind beispielsweise in 0,5 l Bier oder 0,25 l Wein enthalten). Nach aktuelleren Empfehlungen der Deutschen Hauptstelle für Suchtfragen (DHS) sind diese Grenzwerte sogar noch niedriger anzusetzen und liegen für Männer bei 20–24 g täglich, für Frauen bei 10–12 g.

Alkoholabhängige Patienten kommen – je nach Krankheitsstadium – aus sehr unterschiedlichen Beratungsanlässen in die Praxis. Oft werden Alkoholkonsum und die damit einhergehenden Probleme verleugnet. Die Behandlung erfolgt wegen Verletzungen, Infekten oder gastrointestinaler Beschwerden. Im fortgeschrittenen Stadium der Abhängigkeit steht öfter der Wunsch nach Krankschreibung wegen Problemen am Arbeitsplatz und verschiedenster körperlicher Beschwerden im Vordergrund. Hier liegen häufig objektiv Arbeitsunfähigkeit und die Notwendigkeit einer suchtspezifischen Behandlung vor, auch wenn die Betroffenen dies weiter leugnen und nur kurzfristige Entlastung anstreben. In jedem Fall sollten Verdachtsmomente auf einen schädlichen Gebrauch angesprochen werden. Eine moralische Wertung ist dabei strikt zu vermeiden. Anzustreben ist ein therapeutisches Bündnis mit dem Ziel echter Problemlösung. Auch wenn Patienten bei einem konfrontativen Vorgehen zu Verleugnung und Bagatellisierung neigen oder sogar den Arzt wechseln, werden sie wiederkommen, sofern sie tatsächlich Hilfe suchen. Trotz verschiedener therapeutischer Optionen ist die Letalität der fortgeschrittenen Alkoholkrankheit hoch.

Beispiel

Fall 17.1. *Der 54-jährige, frühberentete Schreiner Alfred K., der in einen 19 km entfernten Nachbarort gezogen ist, kommt in Begleitung seiner Ehefrau in die Sprechstunde. Er habe vor 8 Monaten eine Alkoholentwöhnungsbehandlung beendet, trinke jetzt aber wieder gelegentlich. Herr K. war 6 Jahre zuvor wegen einer Schnittverletzung schon einmal in der Praxis behandelt und wohl dabei auf das Alkoholproblem angesprochen worden. Es werden weitere Termine vereinbart, wobei auch eine fortgeschrittene Leberzirrhose diagnostiziert wird. Eine medikamentöse Behandlung mit Acamprosat und Citalopram wird begonnen. Bereits 14 Tage später kommt Herr K. mit Bauchschmerzen ins Kreiskrankenhaus, wo er an den Folgen einer akuten Pankreatitis verstirbt.*

17.2.1 Symptome, Diagnostik

Auch wenn der Hausarzt nicht durch den Patienten selbst, seine Angehörigen oder anderweitig Nahestehende über ein vorliegendes Alkoholproblem unterrichtet ist, kann der Verdacht hierauf anhand einer Reihe klinischer Zeichen, vorwiegend dermatologischer Art, leicht geäußert werden, wie nachfolgend zusammengefasst ist.

Typische klinische Hinweiszeichen bei Alkoholabhängigkeit

- Rötung von Gesicht, Dekolleté, Handinnenflächen
- Konjunktivitis
- Vergröberte, vorgealterte Haut, Spider naevi
- Foetor ex ore (Alkohol oder überdeckende stark riechende Lutschpastillen)
- Schwitzen, Zittern
- Starkes Rauchen (bei mehr als 80% aller Alkoholiker)
- Rippenfrakturen ohne Fremdeinwirkung (frisch oder im Röntgenbild)
- Rhinophym
- »Dupuytren-Kontraktur

Auch typische Laborveränderungen (Tab. 17.2) können Hinweise auf das Vorliegen einer Alkoholstörung geben. Beide Fälle sollten Anlass dazu geben, das Alkoholkonsummuster direkt zu erfragen, was beispielsweise mithilfe der deutschen Fassung des **AUDIT-C-Screening-Tests** (▶ Arbeitsmaterial A12; Wetterling u. Veltrup 1997) gut möglich ist. Bei einem Gesamtpunktwert von vier oder mehr bei Männern bzw. drei oder mehr bei Frauen ist der Test positiv im Sinne eines erhöhten Risikos für alkoholbezogene Störungen und spricht für die Notwendigkeit zu weiterem Handeln.

Tipps

Akuter Alkoholkonsum bzw. das Einhalten von Abstinenz kann auch einfach durch Atemalkoholmessgeräte überprüft werden. Medizinisch geeignete Geräte sind zu Preisen von etwa 600 € erhältlich.

Ein mögliches Flussdiagramm zum Screening auf Alkoholerkrankungen ist in Abb. 17.8 dargestellt.

Bei positivem Ergebnis ergeben sich die beiden Konsequenzen einer Kurzintervention und Weiterführung der Diagnostik. Bezüglich Kurzinterventionen in Form einer 10- bis 30-minütigen Beratung durch den Hausarzt wurde festgestellt, dass diese bei mindestens der Hälfte der betroffenen Patienten zu einer nachhaltigen Trinkmengenreduzierung führt. Aufklärungsgespräche sind demzufolge nicht »vertane Zeit«, sondern therapeutisch effektiv.

Maßnahmen beim Vorliegen von Hinweisen auf alkoholbezogene Erkrankungen

- Suchtdiagnose verifizieren bzw. ausschließen
- Screening auf
  - Alkoholfolgeerkrankungen
  - anderweitigen Suchtmittelgebrauch
  - typische Infektionskrankheiten
  - Vitaminmangel
  - Folgeerkrankungen des Rauchens

Tab. 17.2. Laborkonstellationen, die auf Alkoholabhängigkeit hinweisen können (ohne Nennung der Zeichen einer Leberfunktionsstörung)

Parameter	Veränderung	Bemerkungen
γ-GT	Erhöht	Bei 70–80%, normalisiert sich rasch, Höhe korreliert nicht mit Schweregrad der Sucht oder der Leberschädigung
ALAT, ASAT	Erhöht	Weniger spezifisch als γ-GT, zeigt Leberschädigung an
MCV	Erhöht	Aufgrund Vitamin-B_{12}-Mangels, normalisiert sich bei Abstinenz erst im Verlauf mehrerer Wochen
Thrombozyten, Erythrozyten	Erniedrigt	Wegen alkoholtoxischer Knochenmarksdepression
Natrium	Erniedrigt	
HDL-Cholesterin	Erhöht	
Asialotransferrin = carbohydratdefizientes Transferrin (CDT)	Erhöht	Höchste Spezifität, zeigt chronischen Alkoholkonsum von >60 g/Tag an, Normalisierung mit Halbwertszeit von 2 Wochen bei Abstinenz

17

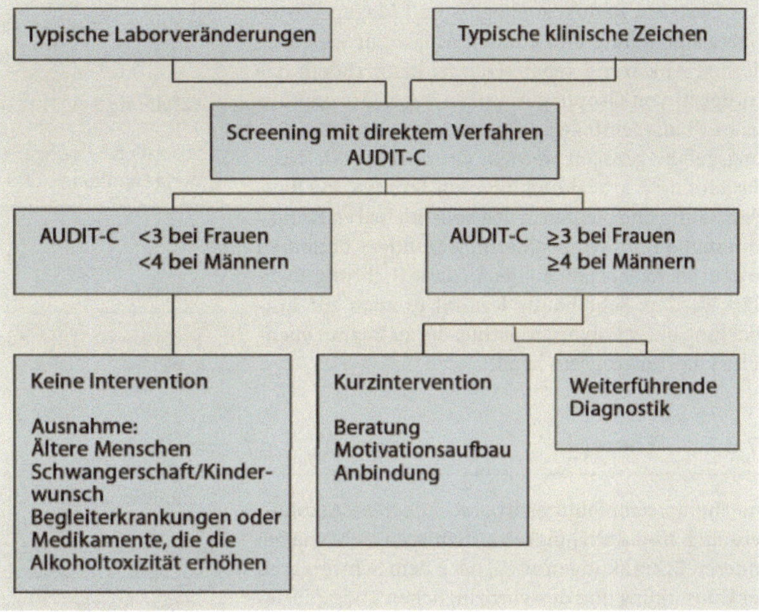

Abb. 17.8. Flussdiagramm zum Screening auf alkoholassoziierte Erkrankungen

Der wichtigste Punkt ist dabei naturgemäß, das Vorliegen von Alkoholabhängigkeit zu verifizieren bzw. auszuschließen. Dies kann unter Umständen einfach sein und anhand der in ► Abschn. 17.1.3 dargestellten diagnostischen Kriterien geschehen. In unklaren Fällen können Suchtberatungsstellen, psychiatrische Kollegen oder Ambulanzen von Suchtkliniken zur diagnostischen Einschätzung mit einbezogen werden.

Komorbidität und Folgeerkrankungen

Beim Verdacht auf Alkoholstörungen muss immer auch an das gleichzeitige Bestehen anderweitiger Suchterkrankungen gedacht werden. Diese Vermutung kann ggf. durch kombinierte Drogenschnelltests im Urin verifiziert werden, wobei allerdings ein negatives Ergebnis selbst kurz zurückliegenden Drogengebrauch nicht mit Sicherheit ausschließen kann.

Alkoholabhängige Patienten sind zudem häufig aufgrund eines geschwächten Immunsystems und unzureichender Ernährung vermehrt infektanfällig. An die Möglichkeit einer **Tuberkulose** sollte dabei zumindest gedacht werden, ggf. empfiehlt sich ein Tuberkulintest. Sofern in der Vergangenheit anderweitige Suchterkrankungen oder riskante Sexualkontakte vorlagen, sollte an mögliche Infektionen mit **Hepatitis B und C** sowie **HIV** gedacht werden. **Vitamin-B-Mangelerkrankungen** rühren einerseits von unzureichender Ernährung her, andererseits stört Alkohol und die damit einhergehende Gastritis die enterale Resorption von Thiamin. Ein Thiaminmangel ist durch Serumspiegelbestimmung messbar, die jedoch teurer als die Substitution ist, welche deshalb großzügig durchgeführt werden sollte. Vitamin-B_{12}-Mangel kann zumeist an der makrozytären Anämie erkannt werden und sollte substituiert werden, sofern sie sich trotz Abstinenz und ausreichender Ernährung nicht bessert. Neben diesen alkoholassoziierten Erkrankungen sollte auch an die typischen Folgeerkrankungen des Rauchens gedacht werden, das mehr als 80% aller Alkoholiker exzessiv betreiben.

! Mangel an Vitamin B_1 (Thiamin) ist bei Alkoholikern häufig und kann zur Wernicke-Enzephalopathie führen. In der Anamnese sollte deshalb nach der Nahrungsaufnahme der letzten Wochen gefragt werden. Falls die Ernährung unzureichend war, sollte großzügig Thiamin oral substituiert werden, beim geringsten Verdacht auf Thiaminmangelzeichen (► Abschn. 17.2.3 »Neurologische Alkoholfolgeerkrankungen«) muss Thiamin unverzüglich parenteral gegeben werden.

Hinsichtlich körperlicher Alkoholfolgeerkrankungen sind in erster Linie die **alkoholische Fettleber** und deren kontinuierliche Übergang in eine **Leberzirrhose** zu bedenken, was laborchemisch und nötigenfalls sonographisch abgeklärt werden kann. Akute oder chronische Pankreatitiden können ebenfalls laborchemisch oder sonographisch ausgeschlossen werden. Gastritis, Refluxösophagitis und Magen-Darm-Ulzera sind häufig und können Anlass zur endoskopischen Abklärung geben. Hierbei kann zudem das Vorliegen von Ösophagusvarizen abgeklärt und aus deren Stadieneinteilung Rückschlüsse auf die Blutungsgefahr gezogen werden. Oropharyngeale Neoplasien sind v. a. bei kombiniertem Trinken und Rauchen häufig und bleiben in den behandelbaren Krankheitsstadien oft symptomarm. Besonders Patienten ab dem 50. Lebensjahr sollten in diese Richtung abgeklärt werden. Sehr häufig kommt es auch zur Entwicklung einer Polyneuropathie, die zu Beginn ebenfalls symptomarm sein kann.

17.2.2 Therapie

Die Therapieempfehlungen bei schädlichem Alkoholgebrauch und Abhängigkeit orientieren sich, wie bei anderen Erkrankungen auch, nach dem Schweregrad der Erkrankung und den vordringlichen Therapiezielen. Hierbei ist zu berücksichtigen, dass bei alkoholabhängigen Patienten das einzige sinnvolle Behandlungsziel in Abstinenz auf Lebenszeit besteht. Langfristiges »kontrolliertes Trinken« gelingt nur einem verschwindend kleinen Prozentsatz von Alkoholikern, bei nahezu allen anderen kommt es jedoch im Verlauf von einigen Wochen zum erneuten Kontrollverlust und Rückfall in das vorherige Trinkmuster. Auch Abstinenz gelingt vielen Patienten jedoch nur über mehr oder weniger lange Zeiträume hinweg, die bei der Mehrzahl durch Rückfälle unterbrochen werden. Es ist sehr wichtig, dass sich Patient und Behandelnde hiervon nicht demotivieren lassen.

Die Behandlung der Alkoholabhängigkeit erfordert immer ein von vornherein multimodal angelegtes Behandlungskonzept. Reine Entzüge ohne die vorherige Planung einer Nachsorge sind wenig hilfreich und sollten eher unterlassen werden, um nicht die Vorstellung zu suggerieren, dass damit die Sucht behandelt würde. Idealerweise sollte sich an die Entgiftung vielmehr eine mehrwöchige Entwöhnungsbehandlung anschließen, auf die eine niederfrequente, jedoch langfristige Nachsorge folgt. Die dabei möglicherweise beteiligten Institutionen sind in ◘ Tab. 17.3 aufgeführt.

Entgiftung und Entwöhnung können durch das Konzept der **qualifizierten Entgiftung** komprimiert in insgesamt 3 Wochen zusammengefasst werden. Dies ist auf entsprechenden Spezialstationen psychiatrischer Kliniken möglich und erfordert ein multidisziplinäres Team von entsprechend ausgebildeten Ärzten, Psychologen, Pflegekräften sowie Sozialarbeitern.

◘ **Tab. 17.3.** Bestandteile der Behandlung von Alkoholabhängigkeit und dabei beteiligte Institutionen

Entgiftung	Entwöhnung	Nachsorge
Vollstationär Psychiatrie (»qualifizierte Entgiftung«, ca. 3 Wochen)		
Vollstationär Allgemeinkrankenhaus	Suchttagesklinik (4–8 Wochen)	Hausarztpraxis
Suchttagesklinik	Suchtberatungsstellen (ambulant, 8–16 Wochen)	Suchtambulanz
Suchtfachambulanz	Klinische Psychologen (ambulant, variable Zeitdauer)	Suchtberatungsstellen
Hausarztpraxis	Vollstationär Suchtfachklinik (sogenannte Langzeittherapie, 8–16 Wochen)	Klinische Psychologen

Entgiftung

Die Entgiftung von Alkohol ist notwendige Voraussetzung für jegliche Behandlung der zugrunde liegenden Suchterkrankung. Sie wird in Deutschland in der Regel vollstationär durchgeführt, was dadurch gerechtfertigt ist, dass potenziell lebensbedrohliche Komplikationen drohen (◘ Tab. 17.6). Hierfür sind Suchtabteilungen psychiatrischer Krankenhäuser vorzuziehen, da nur dort vom ersten Tag an auch eine Bearbeitung der zugrunde liegenden Suchtproblematik erfolgt. Dies geschieht in standardisierter Form unter dem Begriff »**qualifizierte Entgiftung**« (vgl. unten). Ohne diese Motivationsarbeit mündet der rein körperliche Entzug nur in wenigen Fällen in die notwendige Weiterbehandlung, was der Grund ist, warum Entgiftungen in Allgemeinkrankenhäusern mit einer hohen Rückfallrate verbunden sind. Eine ambulante Entgiftung ist in ausgewählten Einzelfällen möglich, die Kriterien hierzu werden weiter unten beschrieben.

Im Laufe der letzten Jahre wurde wissenschaftlich belegt, dass wiederholte Entzüge zu immer gravierenderen Schäden führen, was auf exzitotoxische Schädigung von Neuronen zurückzuführen ist. Dies wird auch als »**kindling**« (engl.: »ein Feuer entzünden«) bezeichnet und bedeutet ein von Mal zu Mal stärker werdendes Ansprechen der im Entzug involvierten Transmittersysteme mit einer Kaskade weiterer Folgen (z. B. zerebrale Krampfanfälle). Es ist also nicht gleichgültig, ob ein Patient 3 oder 13 Entgiftungen mitmacht. Insofern erweist sich auch die alte Vorstellung, wonach durch besonders schwere Entzüge eine besonders ausgeprägte Abstinenzmotivation zu erreichen sei, als deletär.

Definition

Qualifizierte Entgiftung: Die qualifizierte Entgiftung basiert auf einem stationären Klinikaufenthalt von etwa 3 Wochen Dauer und setzt sich aus mehreren therapeutischen Komponenten zusammen, die von Ärzten, Psychologen, Gesundheits- und Krankenschwestern/-pflegern und Sozialarbeitern geleistet werden.

Therapeutische Komponenten der qualifizierten Entgiftung

- Ärztliche Einzelgespräche
- Ärztliche Gruppenvisiten (medizinische Informationen und Erfahrungen über Suchterkrankungen)
- Informationsgruppen (Information über sowie Diskussion von allem Wissenswerten zur Alkoholerkrankung)
- Gruppengesprächstherapie (individuelle Analyse von Abhängigkeitsentwicklung und Rückfallsituationen und deren Diskussion in der Gruppe)
- Kompetenztraining (Rollenspiele zur Bewältigung alkoholspezifischer schwieriger Situationen)
- Entspannungsgruppen (Progressive Muskelrelaxation nach Jacobson)
- »Phantasie- und Märchenreise« (Förderung von Kreativität und Phantasie zusammen mit Entspannung, Beruhigung und Erholung)
- Frühsportgruppen
- Ergotherapeutische Gruppen (verbunden mit Training sozialer Kompetenzen während themenzentriertem Arbeiten)
- Tagesauswertung (Bilanz der Erlebnisse und Erkenntnisse des abgelaufenen Tages)

Alkoholentzugszeichen und ihre Behandlung

Bei Reduktion der Trinkmengen oder vollständiger Abstinenz kommt es nach 12–24 h zum Auftreten des typischen Alkoholentzugssyndroms. An Komplikationen kann es zu epileptischen Anfällen und Delirien kommen, die nachfolgend näher beschrieben sind.

Definition

Alkoholentzugssyndrom: Nach Absetzen regelmäßigen Alkoholkonsums auftretende Symptome: Zittern, Schwitzen, Tachykardie, Hypertonie, Nervosität und Unruhe, Übelkeit und Erbrechen, Kopfschmerzen, Schlaflosigkeit, in schweren Fällen auch Fieber.

Exkurs

Die Pathophysiologie des Entzugssyndroms ist durch Adaptationsvorgänge der Neurotransmitter GABA und Glutamat erklärlich. Chronischer Alkoholkonsum stimuliert das GABAerge und dämpft das glutamaterge System. Infolge neuroadaptiver Vorgänge kommt es bei fortgesetztem Alkoholkonsum reaktiv zur Unteraktivität von GABA und Überaktivität von Glutamat. Fällt die Wirkung von Alkohol plötzlich weg, kommt es zu einer neuronalen Übererregbarkeit, da die exzitatorische Wirkung von Glutamat gesteigert und gleichzeitig die inhibitorische Aktivität von GABA vermindert ist.

In der klinischen Praxis kann es hilfreich sein, das Ausmaß des Alkoholentzugssyndroms standardisiert zu messen. Hierzu ist die deutsche Version der sogenannten **Clinical Institute Withdrawal Assessment for Alcohol (CIWA-A-Skala,** Stuppäck et al. 1995) hilfreich (► Arbeitsmaterial A13). Im stationären Setting hat es sich bewährt, diese Skala alle 2 h durchzugehen und den Entzug medikamentös zu behandeln, sobald die Punktzahl über 10 liegt. Ziel der medikamentösen Behandlung:

- Erleichterung des Entzugs für den Patienten durch Minderung der vegetativen Entzugssymptome
- Vorbeugung von epileptischen Anfällen und Delirien

Die hierfür geeigneten Medikamente sind in ◘ Tab. 17.4 zusammengestellt. Hierbei ist zu beachten, dass bei entsprechend prädisponierten Patienten schwere Entzugssymptome bereits bei Blutalkoholkonzentrationen zwischen 1 und 2‰ auftreten können. Andererseits sollte eine Behandlung mit Benzodiazepinen

Tab. 17.4. Verwendete Medikamente und Zielsymptomatik bei Alkoholentzug[a]

Medikamente	Vegetative Entzugszeichen	Anfallsschutz	Delirprophylaxe	Anmerkung
Clomethiazol (*Distraneurin®*)	++	++	+	Wirkdauer nur 2–4 h
Benzodiazepine	++	++	0	Lang wirksame, z. B. *Diazepam* (z. B. *Valium®*)
Antipsychotika	0	–	++	Nur in Kombination mit Anfallschutz
Tiaprid (*Tiapridex®*)	+	0	?	Auch bei BAK[b] >1‰; »off-label-use"
Carbamazepin (z. B. *Tegretal®*)	0	++	0	Auch bei BAK[b] >1‰
Clonidin (z. B. *Catapresan®*)	+	0	0	Kann Schweregrad des Entzugs verschleiern, Zulassung zur Behandlung von Hypertonie
Trizyklische Antidepressiva z. B. *Doxepin* (z. B. *Aponal®*)	+	–	–	

[a] +: wirksam, ++: gut wirksam, 0: unwirksam, –: kontraproduktiv; [b] BAK: Blutalkoholkonzentration.

oder *Clomethiazol (Distraneurin®)* erst dann erfolgen, sobald der Blutalkohol unter 1‰ abgesunken ist, da sonst aufgrund der Interaktion mit Alkohol die Gefahr einer Übersedierung mit Atemstillstand zu hoch ist. Bei heftigen Entzugszeichen trotz Restintoxikation von über 1‰ kann jedoch eine Behandlung mit *Tiaprid (Tiapridex®)* und *Carbamazepin* (z. B. *Tegretal®*) bereits begonnen werden.

Im stationären Rahmen hat sich *Clomethiazol* (*Distraneurin®*) bewährt. Auch Benzodiazepine, evtl. kombiniert mit Antipsychotika, können verordnet werden. Das schrittweise Ausschleichen von *Clomethiazol* und Benzodiazepinen über 4–7 Tage ist zu beachten. Bei Vorliegen einer kardiopulmonalen Begleiterkrankung sollte wegen der Nebenwirkungen von *Clomethiazol* (Atemdepression, hypotone Blutdruckreaktion, bronchiale Hypersekretion) auf dieses Präparat verzichtet werden. Alternativ bietet sich der Einsatz von Benzodiazepinen an, z. B. 10 mg *Diazepam* (z. B. *Valium®*) pro Stunde bis zur Symptomfreiheit. Allerdings haben Benzodiazepine, verglichen mit *Clomethiazol*, bei der Behandlung des Volldelirs keine ausreichende Effektivität.

Tipps

Eine Behandlung mit *Clomethiazol* (*Distraneurin®*), Benzodiazepinen oder Antipsychotika sollte nur stationär erfolgen. Für den ambulanten Bereich wird die Kombination *Tiaprid* (*Tiapridex®*) plus *Carbamazepin* (z. B. *Tegretal®*) empfohlen.

Das Abfangen von Entzugszeichen durch Alkohol wird in den skandinavischen und angelsächsischen Ländern angesichts der hohen Krankenhauskosten durch ambulante allmähliche Reduktion der Trinkmengen praktiziert. Aufgrund des suchtbedingten Kontrollverlustes ist dies jedoch äußerst schwierig. Im stationären Bereich wird perioperativ gelegentlich eine parenterale Alkoholinfusion verwendet, die jedoch eine Notfallindikation bleiben sollte. Bei bereits eingetretenem Alkoholentzugsdelir ist die Gabe von Alkohol nicht mehr wirksam.

Alkoholentgiftung in der Hausarztpraxis

Die Alkoholentgiftung kann ambulant erfolgen, wenn folgende Bedingungen erfüllt sind:

- Anamnestisch keine schwerwiegenden Entzugserscheinungen bei Absetzversuchen
- Keinerlei Hinweise für frühere epileptische Anfälle oder Delir
- Ununterbrochene Betreuung durch eine häusliche Vertrauensperson gewährleistet
- Verzicht auf gefährliche Tätigkeiten (z. B. Führen von Kraftfahrzeugen) gewährleistet

! Komplikationen sind zu erwarten bei positiver Anamnese für schwere vegetative Entzugserscheinungen, Entzugskrämpfe oder Delirien. Auch »Spiegeltrinker« mit einer täglichen Alkoholeinnahme von mehr als 150 g/Tag sowie polytoxikomane Patienten, Patienten mit psychischer oder somatischer Komorbidität (v. a. kardiovaskulär) sowie sozialer Instabilität sollten nicht ambulant entgiftet werden. Eine ambulante

Behandlung mit Clomethiazol (Distraneurin®) ist wegen der Gefahr der Suchtverlagerung kontraindiziert.

Im einfachsten Fall erfolgt der Entzug durch eine ärztlich begleitete Trinkmengenreduktion. Eine pharmakologische Behandlung ist bei ca. einem Drittel der Patienten erforderlich. Für die ambulante Behandlung hat sich die Kombinationsbehandlung von *Tiaprid* (*Tiapridex®*) und *Carbamazepin* (z. B. *Tegretal®*) bewährt, mit der die vegetativen Entzugssymptome bei gleichzeitig bestehender Anfallsprophylaxe gut beherrscht werden können.

Die Patienten werden täglich ein- bis zweimal gesehen und dabei Puls, Blutdruck und Entzugsschwere nach CIWA-A gemessen. Es erfolgt eine individuell adaptierte Medikation, die sich an den in ◘ Tab. 17.5 beschriebenen Dosierungsangaben orientiert. Die Patienten sind in dieser Zeit nicht arbeitsfähig sowie nicht in der Lage zu gefährlichen Tätigkeiten einschließlich der aktiven Teilnahme am Straßenverkehr. Sie sollten zu Hause nicht alleine gelassen werden. Nach 5 Tagen ist die Entgiftung in den meisten Fällen abgeschlossen.

Komplikationen der Alkoholentgiftung

Beim unbehandelten Alkoholentzug kommt es bei mindestens jedem zehnten Fall zum Auftreten von Komplikationen (◘ Tab. 17.6), meistens in Form von epileptischen Anfällen oder Delirien. Dies ist der Hauptgrund, weswegen Alkoholentzüge grundsätzlich unter stationären Bedingungen vorgenommen werden sollten. Auch mit einer medikamentösen Behandlung des Entzugssyndroms sind Komplikationen nicht immer zu vermeiden, zudem ist das Vorliegen einer besonderen Gefährdung nicht in allen Fällen vorhersehbar. Naturgemäß steigt deren Risiko mit hohen Trinkmengen und der Dauer regelmäßigen Konsums. Insbesondere bei zuvor im Funktionsniveau unbeeinträchtigten Spiegeltrinkern besteht die Neigung, Komplikationsgefahren zu unterschätzen, da bei diesen Patienten infolge der kontinuierlichen Alkoholzufuhr nie Entzugszeichen auftraten. Abgesehen vom zurückliegenden Alkoholkonsum wird das Risiko für Komplikationen jedoch auch durch genetische Faktoren mitbestimmt, welche im Vorhinein nicht feststellbar sind.

Generell lässt sich festhalten, dass die Schwere des Alkoholentzugssyndroms und das Risiko für auftretende Komplikationen mit jeder Entgiftung ansteigen.

Alkoholentzugsanfälle. Entzugsanfälle treten so gut wie immer in der Form von Grand-mal-Anfällen auf. Hier ist besonders zu beachten, dass dies auch noch mit einigen Tagen Latenz nach vollständigem Abklingen des vegetativen Entzugssyndroms möglich ist. Die Patienten müssen über diese Gefahr unmissverständlich aufgeklärt werden, am besten wird dabei auch eine entsprechende Verhaltensanpassung besprochen.

! Das Führen von Kraftfahrzeugen sowie andere gefährliche Tätigkeiten bei Beruf, Haushalt oder Sportausübung sollten mindestens für 2 Wochen strikt vermieden werden.

◘ **Tab. 17.5.** Medikationsschema für den ambulanten Entzug von Alkohol bei leicht- bis mittelgradigem Alkoholentzugssyndrom

Datum	Medikament	Morgens	Mittags	Abends	Nachts
		[mg]	[mg]	[mg]	[mg]
1. Tag	*Tiaprid* (*Tiapridex®*) *Carbamazepin* (z. B. *Tegretal*)	300 100	300 100	300 200	300 –
2. Tag	*Tiaprid* *Carbamazepin*	300 100	300 100	300 200	300 –
3. Tag	*Tiaprid* *Carbamazepin*	200 100	200 100	200 100	200 –
4. Tag	*Tiaprid* *Carbamazepin*	200 –	200 –	200 200	200 –
5. Tag	*Tiaprid* *Carbamazepin*	100 –	100 –	100 100	100 –

Individuelle Anpassungen möglich, Tageshöchstdosis *Tiaprid* (*Tiapridex®*) bis 1.800 mg.

Tab. 17.6. Akute Komplikationen bei Alkoholentzug

Komplikation	Pathophysiologie	Symptomatik	Notfalltherapie[a]
Delir	Unklar	Desorientiertheit, Verwirrtheit, Unruhe, optische Halluzinationen, psychosegeleitetes Verhalten	*Haloperidol* (*Haldol®*) plus Benzodiazepin
Epileptische Anfälle	Dysbalance GABA – Glutamat	Praktisch immer Grand mal, fraglich auch komplex-partielle Anfälle	Benzodiazepin rektal oder parenteral
Wernicke-Enzephalopathie	Mittelhirnblutungen infolge Mangel von Vitamin B_1 (Thiamin)	Desorientiertheit, Blickparese mit Doppelbildern, Gangstörung. Prodromalstadium unspezifisch mit gastrointestinalen Symptomen, Fieber, allgemeiner Schwäche	Thiamin i.v., symptomorientiert
Zentrale pontine Myelinolyse	Wahrscheinlich zu rasche Normalisierung von Hyponatriämie	Tetraparese, Blickparese mit Doppelbildern, zerebellare Ataxie	Symptomorientiert

[a] Therapeutisch ist in allen Fällen die Überweisung in eine intensivmedizinische Versorgungseinrichtung notwendig, bei Anfällen wegen der Gefahr der Wiederholung und des Übergangs in einen Status epilepticus.

Im Gegensatz zu spontan auftretendem Grand mal bei Epilepsie sollten Alkoholentzugsanfälle immer behandelt werden, da die Gefahr der Wiederholung und des Übergangs in statusartige Häufungen oder einen Status epilepticus besteht. Die Notfallbehandlung besteht in Benzodiazepinen, die rektal oder parenteral gegeben werden. Die Behandlung sollte zur besseren Überwachung vollstationär weitergeführt werden, zudem kann im Krankenhaus eine rasche Aufdosierung mit einem Antiepileptikum, beispielsweise *Carbamazepin* (z. B. *Tegretal®*), erfolgen. Die Fortführung der antiepileptischen Therapie sollte für etwa 2 Wochen erfolgen und danach im Laufe einer weiteren Woche ausgeschlichen werden.

17

Alkoholentzugsdelir. Auch durch die Entwicklung eines Delirs kann eine vitale Bedrohung von Patienten im Entzug auftreten. Wie bei Entzugsanfällen gilt auch hier, dass diese Komplikation schlecht vorherzusehen ist, sofern aus der Vorgeschichte keine Entzugsdelirien bekannt sind. Psychopathologisch kommt es zu Desorientiertheit, innerer Unruhe – häufig verbunden mit nestelnden Bewegungen der Hände –, massiv gestörter Aufmerksamkeit mit der Unfähigkeit, ein wechselseitiges Gespräch länger als wenige Sekunden fortlaufend zu führen, sowie einer Störung des Kurzzeitgedächtnisses, weshalb die Wiedergabe von unmittelbar zurückliegenden Gesprächsinhalten unmöglich ist. Besonders tückisch ist der rasche, nicht vorhersagbare Wechsel zwischen Hypo- und Hyperaktivität, Letzteres häufig gepaart mit raptusartigem fremdaggressiven Verhalten, das durch Halluzinationen und Wahngedanken geleitet sein kann.

Der Volksmund beschreibt das Delir eindrücklich als »Weiße-Mäuse-Sehen«. Tatsächlich sind die optischen Halluzinationen oft klinisches Leitsymptom, jedoch nicht diagnostisch ausschlaggebend. Die Patienten beschreiben am häufigsten kleine, dunkle bewegliche Punkte oder Schatten, die oft als »Tierchen« interpretiert werden. Da die Halluzinationen meistens nicht spontan angegeben werden, ist es notwendig, gezielt danach zu fragen, wobei nicht selten eine gewisse Suggestibilität festzustellen ist. Hilfreich kann es z. B. sein, sich schildern zu lassen, welche Figuren oder andere Dinge der Patient auf einer leeren, weißen Wand wahrnimmt.

Vitale Gefährdung besteht aufgrund

- des psychosegeleiteten, desorganisierten Verhaltens mit resultierender Fremd- oder Selbstgefährdung bis hin zum Suizid und
- der vegetativen Störungen mit massiver Hypertonie, Elektrolytentgleisung, Fieber, Atemregulationsstörungen und Grand-mal-Anfällen.

! Patienten mit dem Vollbild eines Alkoholentzugsdelirs bedürfen intensivmedizinischer Behandlung und können in psychiatrischen Einrichtungen nicht ausreichend versorgt werden.

Die medikamentöse Behandlung bestand in Deutschland bis vor einigen Jahren in der intravenösen Gabe von *Clomethiazol* (*Distraneurin®*). Da diese Darreichungsform nicht mehr erhältlich ist, behandelt man mit einer Kombination aus Benzodiazepinen und einem Antipsychotikum, beispielsweise *Diazepam* (z. B. *Valium®*) und *Haloperidol* (*Haldol®*).

Wernicke-Enzephalopathie. Die Wernicke-Enzephalopathie ist zwar pathophysiologisch nicht auf den Alkoholentzug zurückzuführen, tritt aber häufig zeitlich eng assoziiert damit auf. Die Ursache ist, dass die Patienten oft mit Beginn der Abstinenz wieder anfangen, in nennenswertem Umfang Nahrung und dabei Kohlehydrate zu sich zu nehmen. Die Verstoffwechslung von Kohlehydraten kann die letzten Körpervorräte an Thiamin verbrauchen, sodass die Wernicke-Enzephalopathie als akute Thiaminmangelerkrankung auftritt. Aus demselben Grund kann sie auch durch Glukoseinfusionen ausgelöst werden, die deshalb nicht ohne gleichzeitige Thiamingabe erfolgen sollten.

Zentrale pontine Myelinolyse. Bei der pontinen Myelinolyse kommt es zur akuten Demyelinisierung der Pons, aber auch des Thalamus und des Kleinhirns. Die Ursache liegt sehr wahrscheinlich im zu raschen Ausgleichen einer Hyponatriämie, die regelmäßige Begleiterscheinung chronischer Alkoholintoxikationen ist. Symptomatik:

- Leicht- bis mittelgradig ausgeprägte Sprech- und Schluckstörungen
- Zeichen der Pyramidenbahnschädigung mit Hyperreflexie
- Babinski-Zeichen und Quadriplegie
- Bewusstseinsstörungen
- Im Extremfall voll ausgeprägtes Locked-in-Syndrom

Entwöhnung

An die Alkoholentgiftung sollte sich eine Entwöhnungsbehandlung direkt anschließen. Diese kann in den in ◘ Tab. 17.3 aufgeführten Einrichtungen erfolgen. Wichtigstes therapeutisches Ziel ist naturgemäß die Festigung der Abstinenz. Die Kosten werden grundsätzlich von den Rentenversicherungsträgern übernommen. Ausnahmsweise tritt die Krankenkasse ein, wenn Patienten nicht rentenversichert sind sowie bei bestimmten kurzzeitigen tagesklinischen Therapiekonzepten.

Historisch entwickelte sich die Entwöhnungsbehandlung zunächst im vollstationären Setting. Bis in die 1980er Jahre dominierten die sogenannten Kuren oder Langzeittherapien, die sich über mehrere Monate erstreckten. In den letzten Jahren kam es zu einer allmählichen Verkürzung der stationären Behandlungszeiten, was durch positive Ergebnisse verschiedener Modelleinrichtungen gefördert wurde. Im Einklang mit internationalen Erfahrungen werden die Therapiedauer und das entsprechende Setting zunehmend individuell vereinbart. Abhängig vom Schweregrad der Suchterkrankung und den persönlichen sowie sozialen Ressourcen kann die Entwöhnung ambulant, tagesklinisch oder vollstationär erfolgen. Aus heutiger Sicht sind die traditionellen mehrmonatigen Langzeittherapien nur noch dann indiziert, wenn Patienten aufgrund von Erwerbslosigkeit, sozialer Isolation oder fehlender fester Wohnung stark rückfallgefährdet sind oder begleitende psychiatrische Erkrankungen eine längerfristige stationäre Behandlung erfordern.

Als Behandlungsmethode haben in den letzten Jahren immer mehr **verhaltenstherapeutische Elemente** Einzug in die Entwöhnung Alkoholkranker gefunden. Hierzu gehören:

- Analyse von Rückfallsituationen
- Rollenspiele zur Rückfallprophylaxe
- Soziales Kompetenztraining
- Alkoholexpositionstraining

Die meisten dieser Elemente werden in der neuen Methode der **»alkoholspezifischen Psychotherapie«** kombiniert, die in den letzten Jahren in den USA entwickelt und für deutsche Verhältnisse modifiziert und validiert wurde. Ein entsprechendes Manual wurde veröffentlicht (Brück u. Mann 2006).

Bei der Behandlung wird v. a. versucht, die persönlichen Ressourcen einschließlich der Copingfähigkeiten zu aktivieren. Verhaltensmuster und Gewohnheiten, die zur Unterstützung der Sucht beitragen, werden hinsichtlich der Bedingungsfaktoren analysiert und durch alternative Verhaltensweisen ersetzt. Soziale Integration und Persönlichkeitsentwicklung sind Therapieziele, die durch Einbeziehung von Angehörigen und durch vermehrte Kontakte mit Personen ohne Suchtprobleme oder durch eine berufliche Rehabilitation gefördert werden.

Nachsorge

Gutes Vertrauensverhältnis. Als dritte Phase der Alkoholbehandlung schließt sich die Nachsorge an, die im Gegensatz zu Entgiftung und Entwöhnung wieder eine Hauptaufgabe hausärztlicher Versorgung darstellt. Dies hängt mit dem besonderen persönlichen Vertrauensverhältnis zusammen, das als allgemeiner Wirksamkeitsfaktor in der Psychotherapie zunehmend Beachtung findet. Therapeutenvariablen scheinen für den Behandlungserfolg eine größere Rolle zu spielen als die zuvor beschriebenen verschiedenen Settingvariablen. So zeigte sich z. B. in kontrollierten Studien, dass der Grad der Empathie eines Therapeuten mit dem Behandlungsergebnis positiv korrelierte. Unterstützende und akzeptierende Vorgehensweisen führten demzufolge zu einer geringeren Rückfallrate als konfrontatives und direktives Vorgehen. Demgegenüber war das Ausmaß der anfänglichen Therapiemotivation auf Patientenseite wesentlich weniger wichtig für das spätere Therapieergebnis.

Abstinenzmotivation. Die Schaffung von Abstinenzmotivation ist nicht Voraussetzung, sondern vielmehr Ziel und günstigstenfalls Ergebnis ärztlicher Behandlung, an dem sich die eingesetzten Methoden wesentlich orientieren sollen. In der hausärztlichen Nachsorge kann dies v. a. dadurch geschehen, dass die Patienten für das Einhalten von Abstinenz positiv verstärkt werden. Dies geschieht unter therapeutischen Aspekten nicht nur als unspezifisches Lob, sondern dadurch, dass der Arzt einen kausalen Zusammenhang zwischen den Bemühungen um die Veränderung süchtigen Verhaltens und dem dabei erzielten Abstinenzerfolg herstellt. Dazu gehört auch wesentlich, das Selbstvertrauen des Patienten hinsichtlich des Umgangs mit Alkohol zu stärken: Die Patienten sollen Zuversicht entwickeln, ohne Suchtmittel im Leben zurechtzukommen und Anfechtungen widerstehen zu können, auch wenn sie alltägliche Widrigkeiten meistern müssen oder Alkohol aufgedrängt bekommen.

Sehr oft können Patienten in diesem Zusammenhang vom sogenannten **Selbstsicherheitstraining** profitieren, das verschiedentlich in Gruppenform bei Volkshochschulen oder durch niedergelassene Psychotherapeuten angeboten wird. Hier übernehmen Krankenkassen häufig einen Teil der Kosten.

17

Rückfälle

Eine besondere Herausforderung stellt der Umgang mit erneutem Alkoholkonsum dar. Alkoholabhängige Patienten unternehmen meist mehrere Anläufe, bevor stabile, längerfristige Abstinenz tatsächlich erreicht wird. Abwechselnde Perioden von Konsum und Abstinenz sind dabei wie bei anderen rezidivierenden Erkrankungen eher die Regel als die Ausnahme. Entscheidend ist ein konstruktiver Umgang mit Rückfällen sowohl aufseiten der Patienten als auch der Behandler. Es ist wichtig, dabei Vorwürfe oder einen vorwurfsvollen Unterton zu vermeiden, damit beim Patienten keine therapieschädigende Reaktanz oder ein Therapieabbruch hervorgerufen wird. Stattdessen sollte man sich um eine professionelle Sprache bemühen, die das Verhalten wertfrei beschreibt.

In diesem Sinne kann zeitlich abgegrenztes, kurzfristiges Trinken nicht als »Rückfall«, sondern als »Vorfall« oder als »Ausrutscher« bezeichnet werden. Hierdurch wird dem Patienten vermittelt, dass er diesen Vorfall dazu nutzen kann zu lernen, worin seine Gefährdungen bestehen, auf welche Situationen sie sich beziehen und was er unternehmen kann, künftig erfolgreicher damit umzugehen. Oberstes Ziel ist dabei zu verhindern, dass der Patient seine Bemühungen enttäuscht aufgibt und nicht mehr an eine alkoholfreie Zukunft für sich glaubt.

Tipps

Zur Reflexion durch den Patienten oder als Leitfaden für ein Gespräch über Rückfälle eignen sich die beiden Arbeitsblätter «Verstehen eines Ausrutschers« und »Einen Ausrutscher verarbeiten« (► Arbeitsmaterial A14).

Pharmakologische Rückfallprophylaxe

Der Erfolg stationärer und ambulanter Entwöhnungsbehandlungen wurde wiederholt überprüft und zweifelsfrei nachgewiesen. Trotzdem kommt es bei ca. 40–60% der Patienten innerhalb von 1 bis 2 Jahren zu einem ausgeprägten Rückfall mit anhaltender Wiederaufnahme des vorherigen Konsummusters. Aus diesem Grund ist es ratsam, jede Möglichkeit zur Besserung der Erfolgsaussichten zu nutzen. Eine große Zahl von Studien zeigte übereinstimmend, dass durch den Einsatz von sogenannten Anticravingsubstanzen speziell in den ersten Monaten nach der Entgiftung das Verlangen nach Alkohol verringert und Rückfälle verhindert werden können. Aus heutiger Sicht haben sich dabei insbesondere *Acamprosat* (*Campral®*) und *Naltrexon* (*Nemexin®*) als wirksam erwiesen.

Zulassung

Acamprosat ist in Deutschland, Österreich und der Schweiz für diese Indikation zugelassen. In anderen EU-Staaten sowie in den USA ist daneben auch *Naltrexon* in der Alkoholikerbehandlung zugelassen.

Das aversiv wirksame *Disulfiram* (*Antabus®*), das zur Behandlung des Alkoholabusus und der Alkoholabhängigkeit zugelassen ist, ist bereits wesentlich länger bekannt. Unter strenger Indikationsstellung, Abwägung der potenziellen Risiken und unter kontrollierten Rahmenbedingungen kann es auch aus heutiger Sicht eine entscheidende Hilfe für sehr schwer Abhängige bieten. Eine Übersicht über diese Medikamente wird in ◻ Tab. 17.7 gegeben.

! Die Verordnung von Tranquilizern (Benzodiazepinen) für alkoholabhängige Patienten, häufig aufgrund von geklagten Schlafstörungen und »zur Beruhigung«, trägt hingegen meist nur zur Chronifizierung der Suchterkrankung bei. Sie ist daher als Kunstfehler anzusehen (»Krankheit auf Rezept«). Auch zum ambulanten Alkoholentzug sind Tranquilizer nicht geeignet, da durch deren Verordnung die Gefahr besteht, eine neue Abhängigkeit zu erzeugen.

Die Verschreibung von *Clomethiazol* (*Distraneurin®*) auf Rezept zur Alkoholentgiftung ist ebenfalls als Kunstfehler zu betrachten: *Clomethiazol* ist ausdrücklich nur zur Behandlung von »akuten Entzugserscheinungen nach chronischem Alkoholabusus und Delirium tremens (bei stationärer Behandlung)« zugelassen. Bei alkoholabhängigen Patienten sind schwere Fälle von *Clomethiazol*-Abhängigkeit und Suizidversuche mit dieser Substanz beobachtet worden.

Acamprosat. *Acamprosat* (*Campral®*) ist seit 1995 in Deutschland zur Rückfallprophylaxe bei Alkoholabhängigkeit zugelassen. Der Wirkmechanismus beruht nach neuesten Erkenntnissen auf einer subtilen Modulation von NMDA-Rezeptoren und metabotropen Glutamatrezeptoren. In evidenzbasierten Übersichtsarbeiten wird die Wirksamkeit von *Acamprosat* auf Abstinenzrate und Anzahl trinkfreier Tage bestätigt und deshalb generell der klinische Einsatz empfohlen. Diese Metaanalysen ergaben, dass der Anteil kontinuierlicher Abstinenz nach sechsmonatiger *Acamprosat*-Behandlung bei ca. 36% liegt, verglichen mit 23,4% unter Placebobedingungen. Dies entspricht einer Effektstärke von 0,26. Die Anzahl der Patienten, die behandelt werden müssen, um im ersten Behandlungsjahr einen Rückfall zu vermeiden (»number needed to treat«, NNT) liegt demzufolge bei 7,5. Zum Vergleich sei die Zahl der Bluthochdruckpatienten aufgeführt, die mit Antihypertensiva behandelt werden müssen, damit innerhalb eines Jahres ein gefährliches kardiovaskuläres Ereignis verhindert wird. Diese NNT liegt in den meisten Studien bei 20 oder darüber (◻ Abb. 17.9).

◻ Tab. 17.7. Medikamente zur Rückfallprophylaxe bei Alkoholabhängigkeit

Substanz	Tagesdosierung	Dosisverteilung	Nebenwirkungen	Kontraindikationen	Pharmakodynamik	Pharmakokinetik ($t_{1/2}$)	Interaktion	Besonderheiten	Therapiekosten/Monat[a]
Acamprosat (Campral®)	2 g (Gewicht <60 kg: 1,3 g)	2–2–2 Tbl. (Gewicht <60 kg: 2–0–2 Tbl.)	Diarrhö, GIT-Beschwerden, Juckreiz, Exanthem, Sedierung	Leberzirrhose Child-Pugh C, Niereninsuffizienz und Kreatinin >120 mmol/l Schwangerschaft/Stillzeit	Moduliert NMDA- und metabotrope Glutamat-Rezeptoren	Langsame, unvollständige enterale Resorption, Steady state nach 7 Tagen	Keine, insbesondere nicht mit Alkohol	Enthält hohe Mengen Kalzium (33 mg pro Tbl.)	88,10 € (2 g)
Naltrexon (Nemexin®) In Deutschland »off-label-use« bei Alkoholabhängigkeit	50 mg	1–0–0 Tbl.	Schlafstörungen, Unruhe, GIT-Beschwerden, Appetitlosigkeit, Kopfschmerzen	Akute Hepatitis Schwerer Leberschaden Einnahme von Opiaten in jeglicher Form	Blockiert Opiatrezeptoren	HWZ der Rezeptorblockade >72 h	Opiathaltige Schmerz- und Suchtmittel: Wirkungsabschwächung, möglicherweise jedoch Verstärkung von Nebenwirkungen	Nebenwirkungen bessern sich zumeist nach dreitägiger Gewöhnung	118,00 € (50 mg)

▼

Tab. 17.7. (Fortsetzung)

Substanz	Tagesdosierung	Dosisverteilung	Nebenwirkungen	Kontraindikationen	Pharmakodynamik	Pharmakokinetik ($t_{1/2}$)	Interaktion	Besonderheiten	Therapiekosten/Monat[a]
Disulfiram (*Antabus®*)	0,2–0,5 g	1-mal tgl.	Müdigkeit, Mundgeruch, Kopfschmerzen, Blutdruckabfall, Polyneuropathie, Depression, Psychosen, Transaminasenanstieg, Laktatazidose	KHK, schwere Herzrhythmusstörungen, klinisch manifeste Kardiomyopathie, zerebrale Durchblutungsstörung, fortgeschrittene Arteriosklerose, Ösophagusvarizen, I. Trimenon der Schwangerschaft, Thyreotoxikose	Hemmt Acetaldehyddehydrogenase	Wirkung wird nur durch Enzymneubildung beendet, deshalb Wirkdauer bis zu 2 Wochen	Alkohol Paraldehyd, Verminderte hepatische Elimination von z. B. Phenytoin, orale Antikoagulanzien, *Diazepam* Wirkungsverstärkung durch Metronidazol		53,90 € (0,2 g)

[a] Die Preise beziehen sich auf die N3-Packung des im Handelsnamen angegebenen Präparats (bzw. die N2-Packung, falls ein Arzneimittel nicht in der N3-Packung verfügbar ist).

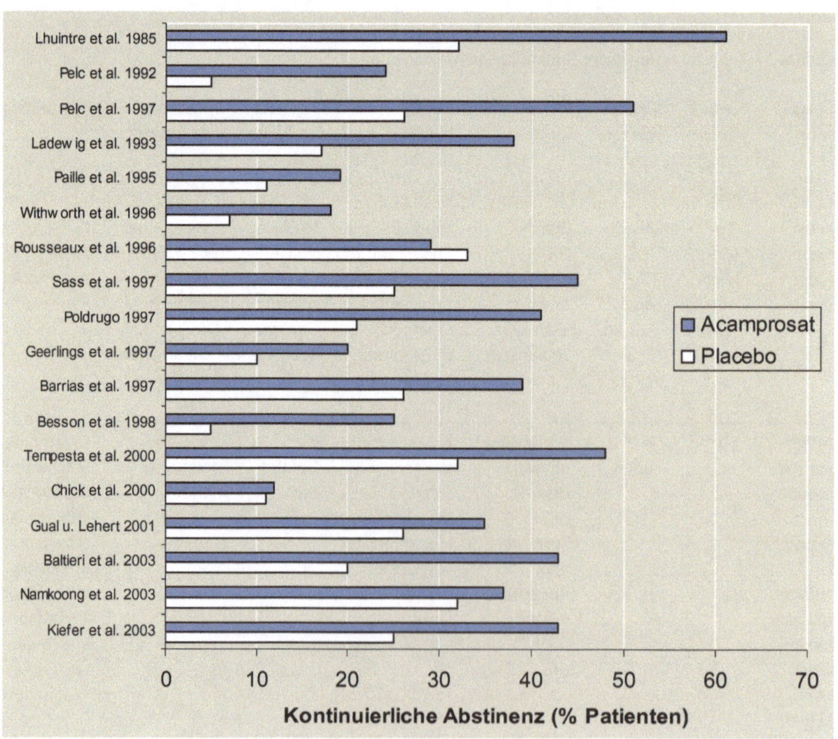

Abb. 17.9. Effekt der Behandlung mit *Acamprosat* (*Campral®*) in Kombination mit verschiedenen supportiven Maßnahmen zur Rückfallprophylaxe Alkoholabhängiger

Acamprosat (*Campral®*) wirkt besonders dann, wenn begleitende psychotherapeutische bzw. psychosoziale Maßnahmen stattfinden. Die Substanz führt nicht zu relevanten Interaktionen mit anderen Arzneimitteln, insbesondere nicht zu erhöhter Alkoholtoxizität, und besitzt weder Abhängigkeitspotenzial noch andere eigene psychotrope Wirkungen.

Der Therapiebeginn sollte unmittelbar nach der Entgiftung liegen und sich entsprechend dem sehr hohen Rückfallrisiko speziell in den ersten Abstinenzmonaten auf eine Behandlungsdauer von 3 bis 12 Monaten erstrecken. Die Behandlung sollte bei zeitlich begrenzten Rückfällen fortgeführt werden, da diese einen langfristigen Behandlungserfolg nicht in Zweifel stellen und kein Sicherheitsrisiko aus der Kombination mit Alkohol entsteht.

Tipps

Aufgrund der gut gesicherten Evidenz sollte jedem alkoholabhängigen Patienten unmittelbar nach der Entgiftung eine Behandlung mit *Acamprosat* (*Campral®*) über 3–12 Monate angeboten werden, um die Zeit der höchsten Rückfallgefährdung zu überbrücken.

Naltrexon. *Naltrexon* (*Nemexin®*) blockiert im Gehirn die Rezeptoren für körpereigene Opiate wie z. B. β-Endorphin. Man geht davon aus, dass die endorphinvermittelten subjektiv angenehmen Effekte von Alkohol unterbunden werden und deshalb das Suchtverlangen weniger stark ausgeprägt ist. In mehreren placebokontrollierten Studien konnte nachgewiesen werden, dass *Naltrexon* die Rückfallrate von alkoholabhängigen Patienten vermindert, besonders dann, wenn es in Kombination mit begleitenden psychotherapeutischen Maßnahmen eingesetzt wurde. *Naltrexon* ist unter dem Handelsnamen *Nemexin®* in Deutschland zur medikamentösen Unterstützung bei der psychotherapeutisch geführten Entwöhnung vormals Opiatabhängiger nach erfolgter Opiatentgiftung zugelassen. Zum Rückfallschutz alkoholabhängiger Patienten besteht keine Zulassung, weshalb es nur nach Klärung der Erstattung im Rahmen der ärztlichen Behandlungsfreiheit als Therapieversuch eingesetzt werden kann.

Im Falle meist zurückliegenden Opiatkonsums würde die Einnahme von *Nemexin®* ein schwerstgradiges, anhaltendes Opiatentzugssyndrom auslösen. Vor Behandlungsbeginn sollte auch für wenigstens einige Tage lang Alkoholabstinenz bestehen, um das Zusammentreffen von eventuellen gastrointestinalen Nebenwirkungen und einem Alkoholentzugssyndrom zu vermeiden. Eine unter *Naltrexon*-Behandlung notwendig werdende Opiatanalgesie erfordert besondere Vorsichtsmaßnahmen, da einerseits die zur Analgesie erforderliche Dosis höher ist, andererseits die dabei auftretende Atemdepression sowie andere opiatinduzierten Nebenwirkungen verstärkt und länger anhaltend auftreten können.

! Eine rückfallschützende Behandlung mit *Naltrexon* sollte über mehr als 3 drei Monate fortgeführt werden und während eines zeitlich begrenzten Rückfalls nicht unterbrochen oder abgebrochen werden.

Eine Behandlung mit *Naltrexon* ohne Unterbrechung ist sinnvoll, weil die Zahl der Trinktage und die tägliche Trinkmenge auch dann spürbar dieses Medikament reduzieren kann, wenn die Patienten keine oder nur sehr gering ausgeprägte Motivation zur Verhaltensänderung aufweisen. *Naltrexon* erhöht die Toxizität von Alkohol nicht und besitzt selbst keinerlei Abhängigkeitspotenzial. Die empfohlene tägliche Erhaltungsdosis liegt bei 50 mg. Da die geschilderten Nebenwirkungen vorwiegend in den ersten 3 Behandlungstagen auftreten und sich danach deutlich bessern, empfiehlt sich nach Möglichkeit eine einschleichende Dosierung mit der halben Erhaltungsdosis für 3 Tage.

Disulfiram. *Disulfiram* (*Antabus®*) hat wie kaum eine andere Behandlungsform des Alkoholismus für Kontroversen gesorgt. In Skandinavien und England wurde während der letzten Jahrzehnte kontinuierlich nahezu die Hälfte der Alkoholabhängigen damit behandelt. In Deutschland gab es hingegen seit den 1980er und -90er Jahren keine nennenswerten Verordnungen mehr. Erst im Zusammenhang mit der verstärkten Diskussion um den Einsatz von Anticravingsubstanzen zur Rückfallprophylaxe ist auch die Behandlung mit *Disulfiram* wieder stärker in den Vordergrund gerückt. Dies wird in Deutschland auch durch ein Modellprojekt zur Behandlung besonders schwer Alkoholabhängiger unterstützt, welches die Wirksamkeit einer *Disulfiram*-Gabe bei supervidierter Einnahme im Rahmen täglicher ambulanter Vorstellungen belegen konnte.

! Die Verordnung von *Disulfiram* setzt genaue Kenntnis der Wirkungsweise und v. a. der unter Umständen lebensbedrohlichen Unverträglichkeitsreaktion bei Alkoholzufuhr voraus. Aus diesem Grund sollte die Substanz nur unter strenger, mehrmals wöchentlich stattfindender Supervision verordnet werden.

Exkurs

Disulfiram wirkt dadurch, dass es in den Abbauweg von Ethanol eingreift, der über das giftige Zwischenprodukt Acetaldehyd zur harmlosen Essigsäure verläuft. *Disulfiram* blockiert das Enzym, das Acetaldehyd verstoffwechselt, weshalb dieses Zwischenprodukt im Körper akkumuliert und die Alkoholunverträglichkeitsreaktion auslöst. Diese besteht in Hautrötung sowie heftigen Kopfschmerzen, Übelkeit, Erbrechen, Durchfall sowie Blutdruckabfall, der unter Umständen bis hin zu Synkopen führen kann. Dieselbe Symptomatik ist auch ohne *Disulfiram*-Einnahme bei ca. 8% der Angehörigen fernöstlicher Rassen anzutreffen, bei denen häufig ein genetisch bedingter Mangel eines Isoenzyms der Aldehyddehydrogenase auftritt.

Eine *Disulfiram*-Reaktion kann ab einer aufgenommenen Menge von ca. 3 g reinem Alkohol auftreten. Dies entspricht etwas weniger als 0,1 l Bier oder 0,05 l Wein.

Eine isolierte Behandlung mit *Disulfiram* ohne gleichzeitige engmaschige psychosoziale Unterstützung sollte auch aus heutiger Sicht nicht durchgeführt werden. Demgegenüber zeigen die Erfahrungen der letzten Jahre, dass schwer abhängige Patienten, die trotz dokumentierter Abstinenzbemühungen häufig rückfällig werden, durch *Disulfiram* gut stabilisiert werden können, wenn dies mit einer täglichen, zumindest aber dreimal wöchentlichen ambulanten Kurzberatung verknüpft wird. Die überwiegende Mehrzahl der Patienten gibt dabei an, im Gegensatz zu früher deutlich weniger Suchtdruck zu verspüren.

Durch eine zeitlich begrenzte Behandlung von 6 Monaten bis zu einem Jahr kann die Möglichkeit geschaffen werden, dass Patienten sich infolge der zusammenhängenden Abstinenz in den Lebensbereichen Erwerbstätigkeit, Partnerschaft und Wohnsituation stabilisieren und im Anschluss auch ohne Aversivbehandlung abstinent bleiben können. In der Regel wird diese Behandlungsform spezialisierten Suchtambulanzen vorbehalten bleiben. Im Einzelfall und unter Einhaltung der zuvor beschriebenen Voraussetzungen kann eine hausärztliche *Disulfiram*-Behandlung jedoch eine sinnvolle Alternative darstellen, sofern sie in Zusammenarbeit mit einer Suchtfacheinrichtung geschieht. Auch im Rahmen einer substitutionsgestützten Behandlung Opiatabhängiger, wobei der Patient zur Einnahme des Substitutionsmittels regelmäßig in der Praxis erscheint, kann bei gleichzeitig bestehender Alkoholabhängigkeit eine Behandlung mit *Disulfiram* indiziert sein.

17

Tipps

Zur Dosierung wird am ersten Tag 1,5 g, am zweiten Tag 1 g und am dritten Tag 0,5 g empfohlen. Die Einnahme sollte beaufsichtigt erfolgen. Zur Erhaltungstherapie kann täglich 0,25 g, entsprechend einer halben Dispergette, eingenommen werden, alternativ auch 0,5 g jeden zweiten Tag. Abhängig von der individuellen Disposition ist es möglich, dass hierdurch noch keine ausreichende Alkoholunverträglichkeitsreaktion ausgelöst wird. In diesen Fällen kann die Dosierung bis zu maximal 0,5 g täglich gesteigert werden. Früher wurde die Durchführung eines Alkoholprobetrunkes unter ärztlicher Aufsicht empfohlen, um das Auftreten einer Unverträglichkeitsreaktion zu verifizieren, die damit verbundene Gefährdung einzuschätzen und dem Patienten die abschreckende Wirkung zu demonstrieren. Dies erscheint jedoch aus heutiger Erfahrung weder zeitgemäß noch notwendig.

Die Wirkung von *Disulfiram* kann nach Absetzen noch bis zu 14 Tage anhalten. Es empfiehlt sich, die Patienten vor einer Behandlung über die Wirkungen und Nebenwirkungen schriftlich aufzuklären und ein entsprechendes Einverständnis einzuholen.

Beispiel

Fall 17.2. *Ein 28-jähriger, aus anderen Anlässen bekannter Student, kommt mehrfach in Vierteljahresabständen mit Verletzungen in die Praxis, die er sich jedesmal zugezogen hat, weil er im Vollrausch in einer Kneipe randaliert hat und von der Polizei festgenommen worden ist. Er hat Hämatome, Schürfungen von den Handschellen sowie Schulter- und Nackenbeschwerden, ist ansonsten aber unauffällig. Bei Nachfragen stellt sich heraus, dass der immer sehr angepasst und freundlich wirkende Student ein episodisches Trinkmuster mit abstinenten Intervallen aufweist (»Quartalstrinker«). Alle paar Wochen kommt es jedoch zu erheblichem Trinkdruck, dem der Patient trotz des Vorsatzes dauerhafter Abstinenz nicht widerstehen kann. Auslöser sind jeweils alltägliche Konfliktsituationen, nach denen er beginnt, in der Kneipe zu trinken, bis es zuerst Ärger mit dem Wirt, dann mit der Polizei gibt. Nachdem diese Situationen sich immer häufiger wiederholen, ist er bereit, deswegen eine Suchtberatungsstelle aufzusuchen und eine Behandlung mit Disulfiram zu beginnen. Bis heute kommt es zu keinen Trinkepisoden und* *erstaunlicherweise auch zu keinem nennenswerten Alkoholverlangen mehr.*

Behandlung komorbider Erkrankungen

Die Behandlung komorbider psychischer Erkrankungen ist wesentlicher Bestandteil der Nachsorge alkoholabhängiger Patienten. Grund hierfür ist, dass sich Schweregrad der Suchterkrankung einerseits und psychische Begleiterkrankungen andererseits wechselseitig durch positive Rückkopplung verstärken können, was zu einer Art Teufelskreis führen kann, wie in ◘ Abb. 17.10 dargestellt.

Dabei ist die seitens der Patienten häufig gestellte »Henne-Ei-Frage« irrelevant, vielmehr gilt es, beide Effekte der wechselseitigen Verstärkung therapeutisch zu beeinflussen. Grundsätzlich werden psychische Erkrankungen bei Alkoholikern genauso behandelt, als ob keine Alkoholstörung vorläge, was im Einzelfall Pharmakotherapie, Psychotherapie und Soziotherapie umfassen kann. In der Regel wird es sinnvoll sein, hierbei die Zusammenarbeit mit einem Facharzt für Psychiatrie zu suchen bzw. für den Patienten solche Kontakte erstmals zu knüpfen. Gleiches gilt für die Mitbehandlung seitens klinischer Psychotherapeuten.

Die am häufigsten auftretenden komorbiden Erkrankungen sind in ◘ Abb. 17.11 zusammengestellt.

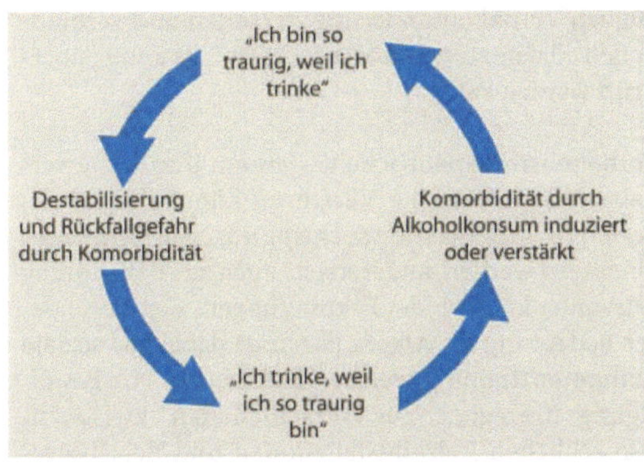

◘ **Abb. 17.10.** Teufelskreis mit wechselseitiger Verstärkung von Alkoholabhängigkeit und gleichzeitig bestehenden psychischen Erkrankungen. (In Anlehnung an de Saint-Exupéry 2000)

Komorbide Depressionen. Wegen ihrer Häufigkeit verdienen die mit Alkoholismus assoziierten depressiven Erkrankungen sowie Angststörungen eine besondere Erwähnung. Als spezifische toxische Wirkung von Alkohol kann es zum Auftreten alkoholinduzierter Depressionen kommen, die im Ausmaß einer schweren depressiven Episode gleichen können, sich im Gegensatz zu dieser jedoch nur aufgrund der Alkoholabstinenz innerhalb von 1 bis 2 Wochen entscheidend bessern oder sogar voll remittieren. Aus diesem Grund sollte nach Abstinenzbeginn etwa 1–2 Wochen gewartet werden, bevor die Indikation zu einer medikamentösen antidepressiven Behandlung gestellt wird. Dies gilt nur dann, wenn die affektive Störung anamnestisch ausschließlich auf Trinkphasen begrenzt ist und nie in nennenswerter Form während Abstinenzzeiten in Erscheinung trat.

Die medikamentöse Depressionsbehandlung erfolgt nach den üblichen Regeln (► Kap. 14). Besonders zu beachten ist, dass Alkoholiker häufig an hartnäckigen Schlafstörungen (► Kap. 18) leiden, was durch ein sedierendes Antidepressivum meist gebessert werden kann. Anhaltende Schlafstörungen sind per se ein Risikofaktor für Alkoholrückfälle. Hinsichtlich der Indikation einer psychotherapeutischen Behandlung sind die im Folgenden aufgelisteten Fragen hilfreich.

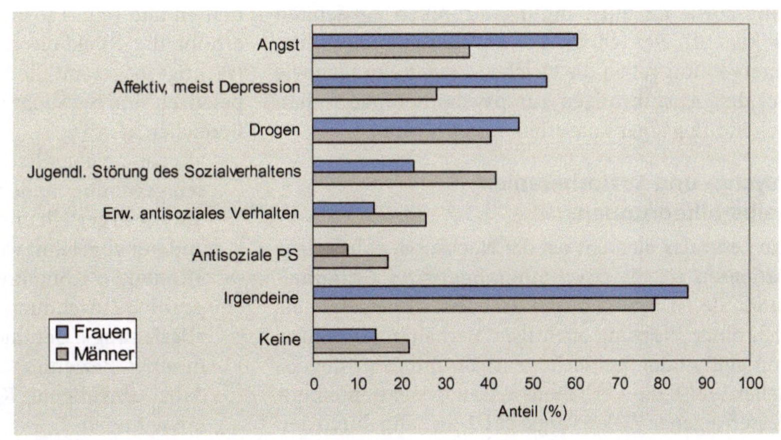

◘ **Abb. 17.11.** Lebenszeitprävalenz psychischer Komorbidität bei alkoholabhängigen Frauen und Männern. (Kessler et al. 1997)

Leitfragen zur Indikation psychotherapeutischer Mitbehandlung bei alkoholassoziierter Depression

- Ist die Depression so gravierend, dass der Schwerpunkt der Therapie zunächst auf der Reduktion der depressiven Symptomatik und nicht auf der Suchtproblematik liegen sollte?
- Ist es wahrscheinlich, dass die Reduktion der depressiven Symptome auch eine Reduktion des Verlangens nach Suchtmitteln bewirkt?
- Kann die Behandlung der Sucht die depressive Symptomatik reduzieren?
- Können psychotherapeutische Strategien zur Behandlung der Sucht und der depressiven Symptomatik gleichzeitig angewandt werden?
- Ist der Patient suizidal, sodass eine Krisenintervention zur Vermeidung eines Suizidversuchs absolute Priorität hat?

Komorbide Angststörungen. Wie bei der Depression ist die psychopharmakologische Behandlung einer Angststörung (▶ Kap. 15) erst sinnvoll, wenn sie nach mindestens ein- bis dreiwöchiger Abstinenz weiter persistiert. Besonders gut untersucht ist bei Alkoholabhängigen mit Angststörungen das serotonerg wirksame Anxiolytikum *Buspiron* (z. B. *Bespar*®). In einer offenen klinischen Studie konnte gezeigt werden, dass dieses Präparat sowohl die Angstsymptomatik als auch das Verlangen nach Alkohol vermindert. Ob dies auch für das zur Behandlung der generalisierten Angststörung zugelassene Antiepileptikum *Pregabalin (Lyrica*®*)* gilt, bleibt abzuwarten.

Psychotherapeutisch ist in erster Linie an eine kognitiv-verhaltenstherapeutisch orientierte Behandlung sowie an Entspannungstechniken zu denken (▶ Kap. 10). Bezüglich einer psychotherapeutischen Intervention gelten die gleichen Fragestellungen wie bei den Ausführungen zur psychotherapeutischen Behandlung einer komorbiden Depression.

17

Psycho- und Soziotherapie, Selbsthilfegruppen

Ein zentrales Element bei der Nachsorge abhängiger Patienten ist die **psychotherapeutische Grundhaltung.** Sie ist v. a. dadurch gekennzeichnet, dass sie sich einer Wertung süchtigen Verhaltens im Sinne von »gut« oder »schlecht« enthält und in professioneller Weise die Verhaltensweisen des Patienten mit dessen eigenen Zielen vergleicht. Dies kann durch den Hausarzt auch ohne formale Ausbildung in einem spezifischen Psychotherapieverfahren geleistet werden, wobei das besondere Vertrauensverhältnis als begünstigende Therapeutenvariable wirken kann. Darüber hinaus haben sich die nachfolgenden psychotherapeutischen Methoden (▶ auch Kap. 10) als hilfreich und indiziert bei der Nachsorge alkoholabhängiger Patienten erwiesen.

Psychoedukation. Bei der Psychoedukation werden Informationen über Art und Verlauf der Erkrankung sowie der damit verbundenen Folgen vermittelt. Psychoedukation als einzige Methode ist vergleichsweise wenig wirksam, sollte jedoch integraler Bestandteil eines Gesamtbehandlungsplans sein.

Motivierende Gesprächsführung. Diese sollte das Grundprinzip des Interaktionsstils bestimmen. Ziel dabei ist, Ambivalenzen hinsichtlich einer Verhaltensänderung zu vermindern, Entscheidungen bezüglich Verhaltensänderung zu treffen und verbindliche Teilziele zu vereinbaren, deren Einhaltung überprüft werden kann.

Verhaltenstherapeutische Verfahren. Klassische verhaltenstherapeutische Verfahren können einerseits gezielt zur Modifikation suchtspezifischen Verhaltens eingesetzt werden, andererseits auch zur Behandlung relevanter komorbider Erkrankungen. Von besonderer Bedeutung bei Alkoholikern ist dabei das **soziale Kompetenztraining,** welches das Erlernen von Bewältigungsstrategien bei verschiedenen zwischenmenschlichen Reizkonstellationen und Belastungsfaktoren beinhaltet. Das häufig gering ausgeprägte Selbstwertgefühl und daraus entstehende entweder überangepasste oder inadäquat aggressive Verhaltensweisen gegenüber Mitmenschen und dem Partner führen zu erheblichen Belastungssituationen des Patienten und seines sozialen Umfelds. Dies wiederum erhöht die Rückfallwahrscheinlichkeit und beeinträchtigt insgesamt die Lebensqualität. Soziale Kompetenzen sind bei Suchtpatienten häufig in folgenden Bereichen gestört:

- »Recht«: eigene Rechte und berechtigte Interessen gegenüber anderen durchsetzen, indem Forderungen gestellt und unberechtigte Forderungen anderer abgelehnt werden
- »Kontakt«: Kontakte aufnehmen und gestalten, positive Zuwendung von anderen erlangen
- »Beziehung«: Gefühle, Bedürfnisse und Wünsche in einer Beziehung ausdrücken und umsetzen, dabei Umgang mit Kritik erlernen und Kompromisse finden

Diese sozialen Verhaltensweisen können über Instruktionen, Modelllernen sowie kognitive Techniken vermittelt und in Rollenspielen eingeübt werden. Mancherorts bestehen hierzu Gruppenangebote von Volkshochschulen. Alternativ bieten auch niedergelassenen klinischen Psychologen derartige Gruppentherapien an.

Alkoholismusspezifische Psychotherapie. In den letzten Jahren wurde erstmals eine alkoholismusspezifische Psychotherapie entwickelt, die auf verschiedene Elemente der vorgenannten Methoden zurückgreift, diese kombiniert und in einigen Punkten spezifiziert.

Der Nutzen einer **Expositionsbehandlung** kann aus heutiger Sicht noch nicht sicher beurteilt und damit nicht allgemein empfohlen werden. Psychodynamische Therapien, klientenzentrierte Gesprächspsychotherapie sowie Paar- und Familientherapien können in Einzelfällen hilfreich sein, sofern spezifische Problemkonstellationen vorliegen.

Selbsthilfegruppen. Als dritte Säule der Nachsorge nehmen Selbsthilfegruppen eine wichtige Rolle beim Schutz vor Rückfällen ein. Die bekannteste Gruppierung ist die Organisation der Anonymen Alkoholiker, die 1936 in den USA gegründet wurde. In Deutschland existieren darüber hinaus weltanschaulich orientierte Gruppierungen wie der Kreuzbund, die Guttempler sowie das Blaue Kreuz. Ortsspezifisch kommen Selbsthilfegruppen der Suchtberatungsstellen und einzelner Suchtfachkliniken sowie betriebliche Selbsthilfegruppen hinzu. Ihre Effektivität bei der Verhinderung von Rückfällen ist zweifelsfrei belegt, wobei die Wirkmechanismen weitgehend unklar und wenig erforscht sind.

Selbsthilfegruppen können als Lernfeld zur Erprobung neuer Kompetenzen abstinenter Patienten aufgefasst werden, sind jedoch grundsätzlich auch trinkenden Alkoholikern ohne vorangegangene Behandlung zugänglich. In diesem Sinne können Selbsthilfegruppen auch Motivationen zur Annahme professioneller Hilfe schaffen. Inhaltlich dienen sie v. a. der individuellen Erarbeitung von Verständnis suchtbedingter Belastungen sowie von Ansätzen zu deren Bewältigung. Manche Selbsthilfegruppen gehen von der Annahme aus, die Bewältigung von Suchtmittelkonsum erfordere eine spirituelle, in manchen Fällen auch religiöse Umkehr. Solche Gruppen sind nur für Patienten geeignet, die diesem Grundverständnis zustimmen.

Bei der Beratung der Patienten muss manchmal darauf hingewiesen werden, dass es deren Ziel sein muss, eine Selbsthilfegruppe zu finden, die ihnen gefällt und in der sie sich aufgehoben fühlen. Viele Patienten lehnen solche Gruppen nur deswegen ab, weil sie mit einer versuchsweisen Teilnahme nicht zufrieden waren. Ihnen sollte empfohlen werden, es bei weiteren Selbsthilfegruppen zu versuchen, bis sie eine ihren Bedürfnissen entsprechende gefunden haben.

Ein weiterer möglicher Wirkfaktor von Selbsthilfegruppen besteht in der eingegangenen sozialen Verpflichtung und der im Gegenzug erhaltenen Verfügbarkeit sozialer Ressourcen. Beispielsweise werden in manchen Selbsthilfegruppen sogenannte Tandems gebildet, wobei sich 2 Teilnehmer gegenseitig verpflichten, in Krisensituationen des anderen jederzeit ansprechbar und hilfsbereit zu sein. Wichtig ist auch, dass die Teilnahme langfristig, d. h. auf Jahre bis Jahrzehnte hinaus erfolgt. Die damit einhergehende ständige Beschäftigung mit der Suchtproblematik und die immer wiederkehrende Erfahrung mit Rückfällen oder alkoholassoziierten Problemen anderer Gruppenmitglieder ist möglicherweise ein weiterer Grund für deren Effektivität.

17.2.3 Alkoholassoziierte Störungen und ihre Behandlung

Intoxikation (F10.0)

Nach Genuss von Alkohol kommt es zu den allgemein bekannten Intoxikationserscheinungen, die sich bei höheren Dosierungen psychopathologisch als

- Verhaltensveränderungen, möglicherweise mit unangepasstem Aggressions- und Sexualverhalten,
- Affektlabilität und
- beeinträchtigtem Urteilsvermögen

äußern. Die neurologischen Symptome entsprechen denen einer Kleinhirnschädigung:

- Verwaschene Sprache
- Unsicherer Gang
- Koordinationsstörungen
- Nystagmus

Der Grad der Intoxikation bei demselben Blutalkoholspiegel kann interindividuell sehr verschieden sein und sich auch intraindividuell infolge chronischen Alkoholkonsums durch Toleranzentwicklung deutlich vermindern. Deshalb ist es möglich, dass alkoholabhängige Patienten selbst bei Blutalkoholspiegeln zwischen 3 und 4‰ psychopathologisch und neurologisch weitgehend unauffällig sein können. Die Toleranzentwicklung Alkoholabhängiger ist somit nahezu ausschließlich pharmakodynamischer Natur, wogegen der enzymatische Abbau von Alkohol auch durch chronisches Trinken nur unerheblich beschleunigt werden kann.

Gerichte und forensische Medizin gingen lange Zeit von der Annahme aus, dass die Beeinträchtigung der Fahrtüchtigkeit und Schuldfähigkeit eng mit dem gemessenen Blutalkoholspiegel zusammenhängen würden. Dies spiegelt sich u. a. in den in ◻ Abb. 17.12 aufgeführten Grenzwerten und ihrer juristischen Bedeutung wieder. Hierzu ist anzumerken, dass die Grenzwerte der Blutalkoholkonzentration für die Beurteilung der Schuldfähigkeit lediglich Richtwerte darstellen, die eine verminderte bzw. aufgehobene Schuldfähigkeit nahelegen. Keinesfalls darf bei der Beurteilung der Schuldfähigkeit die Blutalkoholkonzentration allein Berücksichtigung finden.

Vor Gericht ist es zudem immer wieder notwendig, mögliche alkoholbedingte Veränderungen der Schuldfähigkeit im Nachhinein anhand von Trinkmengen abzuschätzen. Hierfür wird allgemein die bekannte Formel nach Widmark angewendet, deren Ergebnisse in ◻ Abb. 17.13 mit real gemessenen Daten verglichen werden.

Dabei fällt auf, dass sowohl der maximal erreichte Blutalkohol als auch dessen Zeitpunkt zwischen den Probanden um den Faktor 2 bis 3 schwankt. Dies bedeutet in der Praxis, dass die von Patienten häufig gestellte Frage nach der Blutalkoholkonzentration nach Trinken einer bestimmten Menge Alkohols nicht genau genug zu beantworten ist, um das Handeln danach richten und beispielsweise über die Fahrtüchtigkeit entscheiden zu können.

> **!** **Es ist unmöglich, anhand der Trinkmenge hinreichend genau auf den erreichten Blutalkoholspiegel zu schließen.**

Im medizinischen und juristischen Sprachgebrauch wird der Begriff des **pathologischen Rausches** verwendet. Darunter wird zumeist nicht eine quantitative Steigung eines sogenannten einfachen Rausches verstanden, sondern ein qualitativ anderer Zustand. Dieser soll durch persönlichkeitsfremde Verhaltensstörungen, wie z. B. Aggressivität, sowie durch Orientierungs- und Bewusstseinsstörungen gekennzeichnet sein, wobei für den gesamten Zustand eine Amnesie bestehen soll. Insgesamt ist die empirische Evidenz zum pathologischen Rausch nicht überzeugend, zudem können die Symptome des »einfachen Rausches« kaum als nichtpathologisch betrachtet werden.

Wernicke-Enzephalopathie (E51.2) und Korsakow-Psychose (F10.6)

Diese beiden Erkrankungen werden aus heutiger Sicht als eine Krankheitsentität aufgefasst, da sich die letztere nahezu immer aus der ersteren entwickelt und beide pathophysiologisch auf einen Mangel an Vitamin B_1 (Thiamin) zurückzuführen sind. Der Thiaminstoffwechsel bei Alkoholikern wird durch viele Faktoren inklusive der gestörten Leberfunktion, veränderten Proteinbildung, thiaminarmen Kost und der gestörten enteralen Resorption beeinflusst.

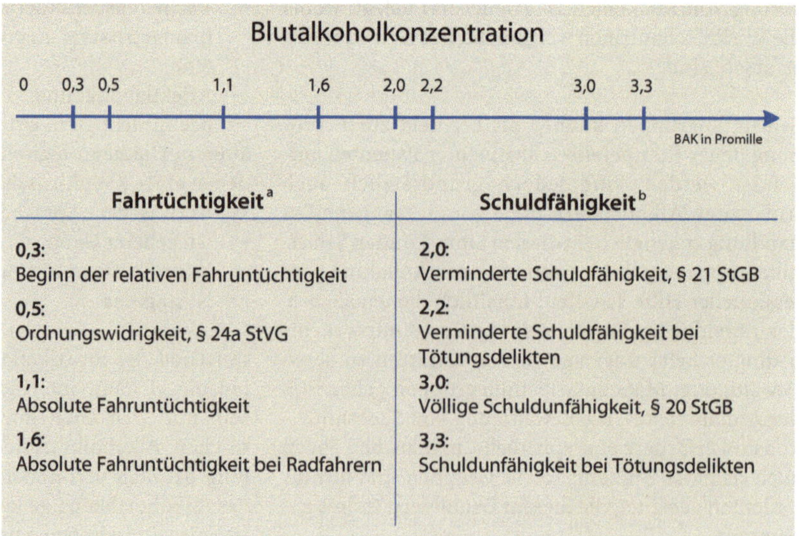

◻ **Abb. 17.12.** Grenzwerte der Blutalkoholkonzentration und ihre rechtliche Würdigung in Deutschland. *BAK* Blutalkoholkonzentration; [a] seit dem 01. August 2007 gilt in Deutschland für Fahranfänger innerhalb der Probezeit und Jugendliche unter 21 Jahren eine 0,0-Promille-Grenze (neuer § 24c StVG), [b] BAK-Grenzwerte für die Einschätzung der Schuldfähigkeit sind lediglich Richtwerte, die eine verminderte bzw. aufgehobene Schuldfähigkeit nahelegen

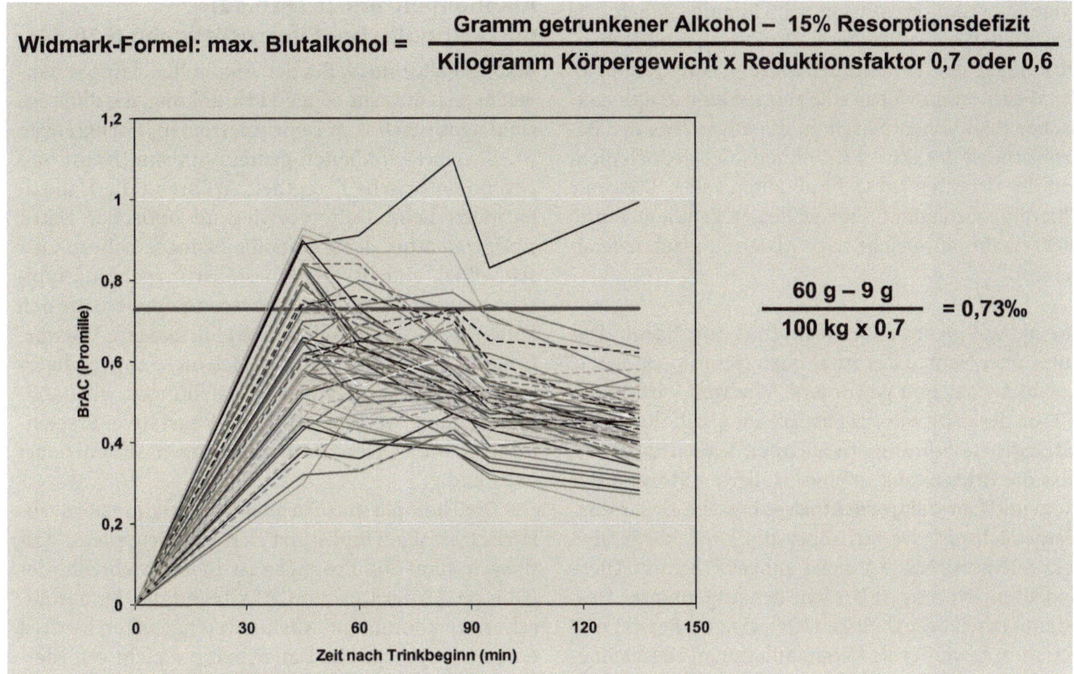

Abb. 17.13. Widmark-Formel zur Berechnung der maximalen Blutalkoholkonzentration anhand von getrunkener Alkoholmenge, Körpergewicht und Geschlecht. Im Vergleich dazu Messwerte der Atemalkoholkonzentration (breath alcohol concentration, BrAC) bei 70 männlichen Probanden im Alter von 18 bis 24 Jahren nach raschem Trinken von 0,6 g Alkohol pro kg Körpergewicht. Zu beachten ist die etwa dreifache Variabilität der gemessenen Alkoholkonzentrationen

Klinisch treten prodromal zunächst unspezifische gastrointestinale Symptome und Fieber auf. Klinisch typisch ist die Trias von

- Augenmuskellähmungen,
- Ataxie und
- Bewusstseinsstörungen.

Es können jedoch auch atypische Formen mit direktem Übergang in ein Korsakow-Syndrom auftreten. Die Augenmuskelstörungen bestehen vorwiegend in

- bilateraler Abducensparese,
- konjugierter Blicklähmung oder
- internukleärer Ophthalmoplegie.

Zudem sind möglich:

- Pupillenstörungen
- Blickrichtungsnystagmus
- Störungen der vestibulären Funktionen
- Vegetative Dysregulation mit
  - Hyothermie und Blutdruckabfall
  - Tachykardie
  - heftigem Schwitzen
- Sensomotorische Polyneuropathie

Bei schwerer Ausprägung kommt es zu

- Delir,
- Desorientiertheit,
- Apathie und
- Bewusstseinsstörungen bis hin zum Koma.

Pathomorphologisch findet sich beim Wernicke-Korsakow-Syndrom eine Schrumpfung und bräunliche Verfärbung der Mammilarkörper und der Hirnareale um den dritten Ventrikel. Diese sind Ausdruck stattgehabter punktförmiger Hirnblutungen. Im EEG finden sich unspezifische leichte bis mittelgradige Allgemeinveränderungen, häufig aber auch Normalbefunde. Kernspintomographisch lassen sich die hämorrhagischen Läsionen im Zwischenhirn und Hirnstamm nachweisen.

Die Prognose ist beim Vollbild der Wernicke-Enzephalopathie schlecht, wobei die Mortalität auf etwa 20% geschätzt wird mit überwiegendem Übergang in ein Korsakow-Syndrom bei den überlebenden Patienten.

Therapeutisch ist die möglichst rasche intravenöse Gabe von 300 mg Thiamin täglich über mehrere Tage hinweg erforderlich, worauf sich eine mehrwöchige Substitution von 100 mg Thiamin täglich oral anschließen sollte. In dieser Dosierung sind Nebenwirkungen der Thiaminbehandlung sehr selten. In der Weltliteratur wurde eine geringe Zahl anaphylaktischer Reaktionen berichtet, die angesichts der Bedrohlichkeit des akuten Krankheitsbilds jedoch nicht von der parenteralen Gabe abhalten sollte. Die orale Thiamingabe kann in Einzelfällen zu Erythemen und Juckreiz führen, welche nach Absetzen rasch reversibel sind.

Korsakow-Psychose (amnestisches Syndrom). Das unter dem Namen des russischen Neurologen Sergej Korsakow bekannt gewordene Syndrom wird in der ICD-10 deskriptiv als »persistierende alkoholbedingte amnestische Störung« bezeichnet. Dies drückt aus, dass die Erkrankung in einer isolierten **Störung des Kurz- und Langzeitgedächtnisses** besteht. Das Immediatgedächtnis, das sich über die zurückliegenden Sekunden erstreckt, ist dabei unbeeinträchtigt. Diese Gedächtnisstörung ist Ursache der ausgeprägten Desorientiertheit bezüglich Zeit, Ort, eigener Person und Situation sowie der als »Konfabulationen« bezeichneten Pseudoerinnerungen.

Eindrücklich ist, dass mit diesen Patienten oft einfache alltägliche Gespräche über längere Zeit möglich sind, ohne dass die Erkrankung deutlich wird. Grund hierfür sind die Pseudoerinnerungen, welche die Patienten auf Nachfragen bezüglich Vergangenem ohne jedes Zögern angeben, oftmals plausibel klingen und sich erst bei kritischem Hinterfragen als realitätsfrei herausstellen. Psychopathologisch kommt es zudem zu

- Konzentrations- und Antriebsstörungen,
- Sprach- und Artikulationsstörungen sowie
- epileptischen Anfällen.

Aufgrund der ausgeprägten Desorientiertheit bei fehlender Krankheitseinsicht sind diese Patienten in der Regel pflegebedürftig und benötigen eine gesetzliche Betreuung.

17

Die **Therapie** des Korsakow-Syndroms ist schwierig, eine evidenzbasierte Behandlung gibt es nicht. Therapieversuche mit *Clonidin* (z. B. *Catapresan*®), NMDA-Rezeptor-Antagonisten und *Fluvoxamin* (z. B. *Fevarin*®) erbrachten in Einzelstudien Erfolge, die bislang nicht an einem größeren Kollektiv reproduziert werden konnten. Am ehesten ist intensives neuropsychologisches Training Erfolg versprechend.

Alkoholhalluzinose (F10.52) und alkoholischer Eifersuchtswahn (F10.51)

Alkoholhalluzinose. Bei der Alkoholhalluzinose handelt es sich um eine seltene Erkrankung, die differenzialdiagnostisch vom Delirium tremens abzugrenzen ist. Beiden Krankheiten gemeinsam sind Angst und psychomotorische Erregtheit. Während die Halluzinationen beim Delir vorwiegend optischer Natur sind, treten bei der Alkoholhalluzinose nahezu ausschließlich akustische Sinnestäuschungen auf, typischerweise in Form von mehreren Stimmen, die den Patienten wie im Chor beschimpfen und ihm Vorwürfe machen. Sie sind häufig, jedoch nicht notwendigerweise verbunden mit Wahnvorstellungen, die handlungsleitend werden können. Vegetative Erscheinungen und Orientierungsstörungen fehlen dabei vollständig.

Die **Therapie** muss in aller Regel stationär-psychiatrisch erfolgen und stützt sich auf hochpotente Antipsychotika. Die Prognose ist in der Mehrzahl der Fälle gut. Sofern es zum Abklingen der Sinnestäuschungen kommt und Abstinenz eingehalten wird, ist eine antipsychotische Dauertherapie nicht erforderlich. Bei fortgesetztem Trinken kann es zu Rezidiven oder zum Persistieren kommen, wobei die dann chronisch verlaufende Halluzinose schlecht auf Antipsychotika anspricht und mit einer ungünstigen Prognose behaftet ist.

Alkoholischer Eifersuchtswahn. Beim alkoholischen Eifersuchtswahn handelt es sich ebenfalls um eine seltene Störung, deren besondere Bedeutung darin liegt, dass sie häufig mit fremdaggressivem Verhalten verbunden ist. Die Patienten sind unkorrigierbar davon überzeugt, dass ihr Partner untreu ist. Die Entwicklung verläuft allmählich und ist schwierig aufzuhalten und zu behandeln, da sie weder auf Antipsychotika noch auf psychotherapeutische Bemühungen anspricht. Wichtig ist auch hier die Erzielung von Abstinenz, in deren Folge sich die Symptomatik zurückbildet, was erfahrungsgemäß sehr langsam geschieht.

Alkoholdemenz (F10.73)

Diese Form der Demenz ist diagnostisch von Demenzen anderer Ursachen abzugrenzen. Entsprechend den allgemeinen Diagnosekriterien demenzieller Erkrankungen liegt gleichzeitig eine Störung der Gedächtnisfunktionen und der höheren kognitiven Leistungsfähigkeit vor. Demzufolge kommt es zu:

- Intellektuellem Abbau mit kritiklosem urteilsarmen Denken

- Persönlichkeitsveränderungen mit emotionaler und affektiver Abstumpfung
- Affektlabilität mit teils depressiver, teils euphorischer Verstimmung

Differenzialdiagnostisch sind abzugrenzen:
- Amnestisches Syndrom
- Hepatische Enzephalopathie
- Enzephalitiden bei begleitenden Infektionserkrankungen (z. B. HIV)
- Alzheimersche Demenz
- Frontotemporale Demenz

Nach Abklärung dieser Krankheitsbilder verbleibt die Alkoholdemenz als eine Ausschlussdiagnose, die dann gestellt werden kann, wenn sie auch nach wenigsten 3 Wochen Alkoholabstinenz unverändert fortbesteht. Eine spezifische **Therapie** ist nicht bekannt, bestenfalls kann ein Fortschreiten durch Alkoholabstinenz vermieden werden.

Bemerkenswert ist, dass das Ausmaß atrophischer Hirnveränderungen nur wenig mit klinischen oder testpsychologischen Auffälligkeiten korreliert. Ein Beispiel für alkoholinduzierte Hirnatrophie ist in ◘ Abb. 17.14 dargestellt.

Alkoholembryopathie (fetales Alkoholsyndrom) (Q86.0)

Infolge mütterlichen Alkoholkonsums während der Schwangerschaft kann es zur Alkoholembryopathie kommen, die beim Neugeborenen mit Verminderung von Geburtsgewicht und Geburtslänge einhergeht und im weiteren Leben mit den unten genannten dauerhaften Schäden verbunden ist. Die charakteristischen Gesichtsfehlbildungen sind in ◘ Abb. 17.15 dargestellt. Die Alkoholembryopathie ist gegenwärtig in den Ländern der westlichen Welt die häufigste Ursache klinisch relevanter Intelligenzminderung.

Neuere Studien legen nahe, dass es sich beim fetalen Alkoholsyndrom um ein kontinuierliches Spektrum handelt, das abhängig vom Alkoholkonsum während der Schwangerschaft von klinisch kaum nachweisbaren Schädigungen bis hin zum Vollbild der Erkrankung reichen kann. Aus diesem Grund kann es als gesichert angesehen werden, dass jeglicher Alkoholkonsum während der Schwangerschaft zu einer Schädigung des Ungeborenen führt. Folglich muss jeder Schwangeren dringend nahegelegt werden, auf jeglichen Alkoholkonsum zu jeder Phase der Schwangerschaft zu verzichten. Alkoholabhängige Patientinnen sollten demzufolge sofort und unter stationären Bedingungen entgiften, um den Entzug möglichst schonend zu gestalten und die Schwangerschaft nicht zu gefährden.

Dauerhafte Schäden infolge Alkoholembryopathie
- Charakteristische Gesichtsfehlbildungen
- Minderwuchs
- Spektrum zentralnervöser Entwicklungsstörungen bis hin zu krankheitswertiger Intelligenzminderung

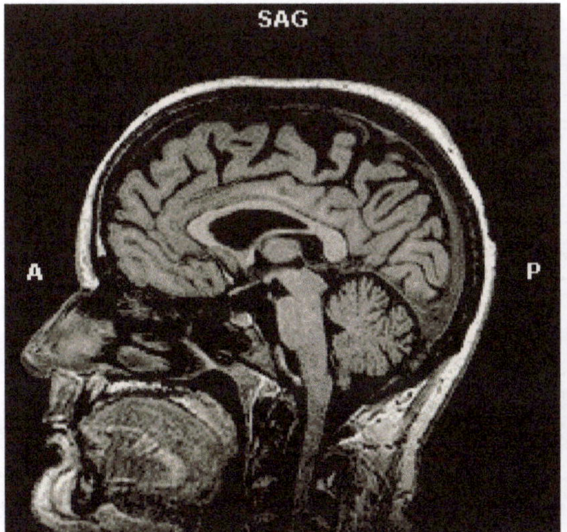

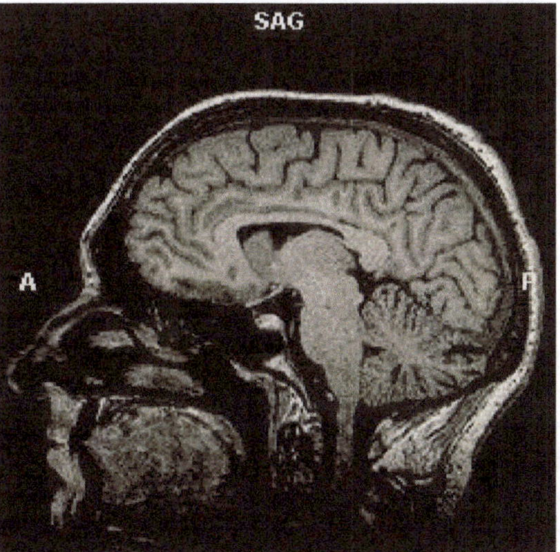

◘ **Abb. 17.14.** Hirnatrophie mit Verbreiterung der Sulci und Ventrikelerweiterung bei einer Person mit schädlichem Alkoholgebrauch (links) im Vergleich zur Darstellung einer gleichaltrigen Kontrollperson (rechts)

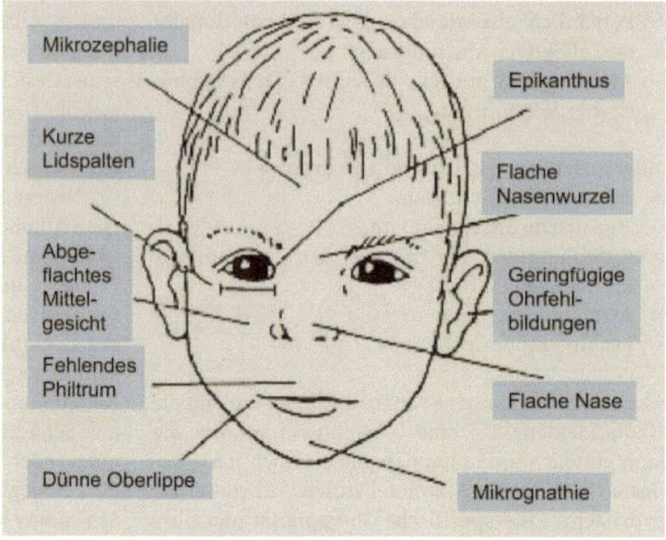

Abb. 17.15. Typische Gesichtsfehlbildungen bei Alkoholembryopathie

! Jeglicher Alkoholkonsum während der Schwangerschaft schädigt das Ungeborene. Deshalb sollten alle Schwangeren vollständige Alkoholkarenz einhalten. Alkoholabhängigen Schwangeren sollte dringend zu einer sofortigen stationären Entgiftung geraten werden.

Neurologische Alkoholfolgeerkrankungen

Entsprechend der Zielsetzung dieses Handbuchs sollen hier nur die in das nervenärztliche Fachgebiet fallenden Alkoholfolgeerkrankungen abgehandelt werden. Hierzu gehören auf neurologischem Gebiet die in Tab. 17.8 aufgeführten Krankheiten, zu deren eingehender Beschreibung auf die neurologische Fachliteratur verwiesen wird.

17.3 Tabak (F17)

Exkurs

Die Tabakpflanze wurde im 16. Jh. durch spanische Eroberer aus Mittel- und Südamerika nach Europa gebracht. Über lange Zeit hinweg wurde ihr Konsum in der Allgemeinbevölkerung unterdrückt und war Privileg des Adels. Die Massenverbreitung des Nikotinkonsums durch Rauchen erfolgte gegen Ende des 19. Jahrhunderts nach Einführung der Zigarette. Im weiteren Verlauf stieg die Zahl der Zigarettenraucher zunächst weltweit kontinuierlich an. In Deutschland wurde der Konsumgipfel in den 1970er bis 80er Jahren erreicht. Seit der Zeit fällt er langsam ab. Weltweit rauchen nach Schätzungen der WHO etwa 1,1 Mrd. Menschen, entsprechend einem Drittel der Weltbevölkerung.

17.3.1 Ätiologie

Der Beginn des Tabakkonsums ist am ehesten durch soziale Verstärker zu erklären: Rauchen wird als attraktives und nachahmenswertes Verhalten erlebt, das im Freundeskreis eine höhere Akzeptanz vermittelt. Dies gilt vor allen Dingen für Jugendliche und die mit der Pubertät verbundenen Verhaltensänderungen. Der abhängige Tabakkonsum hingegen ist stärker durch die **psychotropen Wirkungen des Tabakkonsums** erklärlich. Hierzu gehören:

- Gefühl der Entspannung
- Anxiolyse
- Unterdrückung von Nervosität
- Steigerung von Vigilanz, Aufmerksamkeit und Konzentrationsfähigkeit
- Dämpfung des Hungergefühls

■ **Tab. 17.8.** Übersicht neurologischer Alkoholfolgeerkrankungen und ihrer Therapie

Krankheit	Leitsymptome	Maßnahmen
Wernicke-Enzephalopathie	Verwirrtheit, Augenmuskellähmungen, Ataxie (s. Text)	Sofortige parenterale Thiaminsubstitution, Krankenhauseinweisung (s. Text)
Korsakow-Psychose (amnestisches Syndrom)	Gedächtnisstörungen, Desorientiertheit (s. Text)	Sofortige parenterale Thiaminsubstitution, Krankenhauseinweisung (s. Text)
Zentrale pontine Myelinolyse	Sprech-/Schluckstörungen, Lähmungen mit Babinski-Zeichen (s. Text)	Symptomorientiert, sofortige Krankenhauseinweisung
Alkoholbedingte Demenz	Störungen von Gedächtnis und höheren kognitiven Leistungen	Andere Demenzursachen ausschließen, Überweisung zum Facharzt
Polyneuropathie	Distal beinbetonte brennende Schmerzen, Sensibilitätsstörungen und Paresen	Abstinenz, Thiamingabe, evtl. α-Liponsäure (wirkt als Infusion deutlich besser als oral)
Optische Neuropathie (»Alkohol-Tabak-Amblyopie«)	Visusverlust, Skotome, Erblindung	Substitution aller B-Vitamine
Alkoholische Kleinhirnatrophie	Stand-/Gangataxie, Blickrichtungsnystagmus; obere Extremität weniger betroffen	Sofortige parenterale Thiaminsubstitution, Abstinenz
Alkoholmyelopathie	Spastische Paraparese, Blasenstörungen	Abstinenz
Akute alkoholische Myopathie	Schmerzhafte Schwellung von Rumpf-/Extremitätenmuskulatur	Sofortige Krankenhauseinweisung, Verhinderung von Nierenversagen wegen Rhabdomyolyse
Hypokaliämische Myopathie	Subakut auftretende schmerzlose, proximal betonte Paresen, schwere Hypokaliämie	Krankenhauseinweisung zur parenteralen Kaliumsubstitution
Chronische alkoholische Myopathie	Chronisch-progrediente proximal betonte Atrophie und Schwäche der Extremitätenmuskulatur, Becken > Schultergürtel	Abstinenz

Sehr wahrscheinlich gibt es auch eine genetische Prädisposition zu abhängigem Tabakkonsum. Mögliche Kandidatengene beziehen sich auf die zentralnervösen Rezeptor- und Transportermoleküle für Dopamin sowie Serotonin.

Pharmakologie von Nikotin

Maßgeblich für die Entwicklung der körperlichen Tabakabhängigkeit ist das Nikotin, ein natürliches, bei Zimmertemperatur flüssiges und toxische Alkaloid, das 1928 von den deutschen Chemikern Posselt und Reimann isoliert wurde. Durch die rasche arterielle Aufsättigung ist Zigarettenrauchen die effektivste Darreichungsform von Nikotin und in seiner Suchtpotenz den pharmazeutischen Produkten zur Nikotinersatztherapie weit überlegen. Die nach wenigen Sekunden einsetzenden psychotropen Effekte erklären die hohe Suchtgefahr.

Die Aufnahmemenge von Nikotin beim Rauchen kann durch das Zugvolumen, die Zahl der Züge pro Zigarette, die Intensität des Zuges und die Tiefe der Inhalation beeinflusst werden. Kein anderes Tabakprodukt bietet eine vergleichbar exakte Kontrollmöglichkeit über die Menge der Nikotinabsorption. Beispielsweise erfasst ein abhängiger Raucher beim Konsum sogenannter Light-Zigaretten das veränderte Freisetzungsverhalten von Nikotin sofort und inhaliert tiefer bzw. raucht mehr Zigaretten, um zur gleichen Nikotindosis zu kommen. Die mittlere Halbwertszeit von Nikotin beträgt beim Nichtraucher etwa 120 min, bei regelmäßigen Rauchern um 30 min. Nikotin wird zu 80–90% in der Leber zu Cotinin oxidiert, nur 10% werden unmetabolisiert ausgeschieden. Nikotin hat eine hohe Affinität zu acetylcholinergen Synapsen im Gehirn, wobei kleinere Dosen erregend, höhere Konzentrationen jedoch nach anfänglicher Erregung inhibitorisch wirken. Zudem wirkt Nikotin auch über Dopamin, Noradrenalin und β-Endorphin.

17.3.2 Symptome, Diagnostik

Die Definition von Missbrauch und Abhängigkeit von Tabak entspricht den eingangs aufgeführten allgemeinen Kriterien. Körperliche Abhängigkeitszeichen wie Toleranzentwicklung und Entzugssymptome kommen bei Nikotin vor. Klinische Hinweiszeichen, die den Allgemeinarzt auf das Vorliegen von Nikotinabhängigkeit hinweisen können, sind allgemein bekannt und unten nochmals zusammengefasst.

Bei jedem Patienten in der hausärztlichen Praxis sollte der Raucherstatus und nach Möglichkeit die Menge der gerauchten Zigaretten (oder anderer Tabakerzeugnisse) dokumentiert werden. Anlass hierzu sind nicht nur respiratorische Infekte und Atemwegsbeschwerden, sondern alle tabakassoziierten Erkrankungen (Reflux, Magenschmerzen, Durchfall, Durchblutungsstörungen) und das Screening kardiovaskulärer Risikofaktoren (bei Hypertonie, KHK, Diabetes oder beim allgemeinen Gesundheitscheck). Rauchen innerhalb der letzten 24 h kann ggf. durch einen Atemtest auf Kohlenmonoxid (CO) nachgewiesen werden, Nikotinkonsum innerhalb der letzten Tage durch Messung des Hauptmetaboliten Cotinin im Urin, Blut oder Speichel.

Typische klinische Hinweiszeichen bei Tabakabhängigkeit

- Foetor, evtl. überdeckende, stark riechende Lutschpastillen
- Gelbverfärbung der Finger an dominanter Hand
- Vergröberte, vorgealterte Haut, v. a. in Gesicht und Dekolletee

In der wissenschaftlichen und klinischen Praxis hat sich zur Diagnostik der Tabakabhängigkeit zudem der international standardisierte Fragebogen nach Fagerstrøm etabliert (Heatherton et al. 1991; ▶ Arbeitsmaterial A15). Als entscheidende von insgesamt 6 Kriterien gelten die beiden Fragen nach dem

- morgendlichen Rauchverlangen (Zeit bis zur ersten Zigarette) sowie der
- Zahl der Zigaretten pro Tag.

Insgesamt können 10 Punkte erreicht werden. Entsprechend wird die Stärke der Abhängigkeit als sehr gering (0–2), gering (3–4), mittel (5–6), stark (7–8) oder sehr stark (9–10) eingestuft.

17.3.3 Therapie

Da es keinen unschädlichen Tabakkonsum gibt, sollten alle Raucher mehrmals jährlich auf die gesundheitlichen Vorteile der Tabakentwöhnung hingewiesen werden und eine entsprechende minimale Kurzintervention durchgeführt werden. Hierbei gelten die oben angesprochenen Regeln des »**motivational interviewing**« (▶ Abschn. 17.1.7). Als erster notwendiger Interventionsschritt sollte die gegenwärtige Ausstiegsbereitschaft ermittelt werden, beispielsweise durch Fragen wie »Sind Sie bereit, jetzt mit dem Rauchen aufzuhören und einen festen Termin dafür zu vereinbaren?«. Ist der Patient nicht unmittelbar zu einem Ausstiegsversuch bereit, sollte eine motivierende Intervention zum Einsatz kommen.

Rund 80% aller Raucher werden mindestens einmal jährlich von ihrem Hausarzt gesehen. Ihm kommt deshalb bei der Primär- und Sekundärprävention tabakassoziierter Erkrankungen eine entscheidende Bedeutung zu. Bereits ein kurzer ärztlicher Rat, mit dem Rauchen aufzuhören, führt zu einer zwar geringen, aber signifikanten Zunahme der Abstinenzrate. Dies ist mit Evidenzstufe 1A gesichert. Der Effekt einer solchen Minimalintervention entspricht einem Anstieg der Nichtraucherquoten um ca. 2,5%. Je intensiver die entsprechende hausärztliche Beratung ist, desto größer ist der Entwöhnungserfolg. Mehrere Kontakte sind hierbei effektiver als ein einzelner ausführlicher Kontakt, und die Anwendung mehrerer Beratungsformen ist günstiger als nur eine einzelne. Dementsprechend sollte der Patient auch auf anderweitige Informationsangebote hingewiesen werden, beispielsweise durch Internet- und Telefonangebote von Stellen wie das Deutsche Krebsforschungszentrum, die Bundeszentrale zur gesundheitlichen Aufklärung oder die Deutsche Hauptstelle für Suchtfragen (◘ Tab. 17.20).

Rauchstopp

Konkrete Terminvereinbarung. Wichtigstes Merkmal der Unterstützung von Nikotinkarenz besteht in der Vereinbarung eines Termins zur schlagartigen Beendigung jeglichen Tabakkonsums (»Rauchstopp«). Hierzu sollte ein fester Termin vereinbart werden, der etwa 1–3 Wochen nach Beginn entsprechender Beratung liegen kann. Dies kann der Patient dazu nutzen, entsprechende Vorbereitungen zu treffen, Freunde und Angehörige darüber zu informieren und dadurch den Handlungsdruck auf sich selbst zu erhöhen. Ferner können bereits im Vorfeld Pläne für Verhaltensänderungen gefasst werden, die nicht mit dem Rauchen kompatibel sind. Dies kann sich auf typische alltägliche Rauchsituationen, beispielsweise Arbeitspausen, beziehen, aber auch auf Freizeitaktivitäten nach Feierabend, wie z. B. vermehrte sportliche Betätigung.

Weitere Beratungsangebote. Es ist wichtig, dem Patienten weitere Beratungstermine nach dem vereinbarten Rauchstopp anzubieten, um die damit entstandenen Erfahrungen zu reflektieren. Im Erfolgsfall kann dies durch positive Verstärkung und das Gespräch über subjektiv spürbare Vorteile bestehen, allerdings ggf. auch über unangenehme Begleiteffekte des Nichtrauchens (Entzugszeichen in Form von Nervosität, Unruhe und emotionale Labilität bzw. Gewichtszunahme). Hierzu bieten sich offene Fragen an, um das Problemlöseverhalten des Patienten anzuregen (z. B. »Was hat sich denn verändert, seitdem Sie nicht mehr rauchen?«).

Positive Verstärkung. Im Falle eines Misserfolgs sollte darauf hingewirkt werden, dass der Patient sich nicht als Versager erlebt und die Hoffnung aufgibt, künftig tabakfrei leben zu können. Vielmehr sollte darauf hingewiesen werden, dass Tabakabhängigkeit eine chronische Erkrankung ist und der Weg zur Rauchfreiheit u. U. einen längeren Prozess darstellt, im Verlaufe dessen Ausrutscher und Rückfälle zum »natürlichen Verlauf« dazugehören. Insofern können auch erfolglose Ansätze als Schritte auf dem Weg zur Rauchfreiheit betrachtet werden und dazu benutzt werden, Fehler zu erkennen und künftig zu vermeiden oder bei nachfolgenden Rauchstoppversuchen intensivere Hilfsangebote psychotherapeutischer oder pharmakologischer Art wahrzunehmen.

Entzugszeichen und -komplikationen

Tabakabstinenz kann bei Abhängigen bereits nach stundenweiser Karenz zu körperlichen Entzugserscheinungen führen, die in der Regel 1–4 Wochen, in wenigen Ausnahmefällen mehrere Monate lang anhalten.

Symptome des Nikotinentzugssyndroms

- Senkung von Blutdruck und Herzfrequenz
- Orthostatische Dysregulation
- Vermehrter Hunger und Gewichtszunahme
- Verstärktes Rauchverlangen
- Ungeduld, Unruhe, Ängstlichkeit
- Konzentrationsstörungen
- Schlafstörungen
- Depressive Verstimmung

Auftreten einer depressiven Episode. Patienten mit einer positiven Anamnese für Depressions- und Angsterkrankungen machen häufig ein schwereres Entzugssyndrom durch. Bei ihnen ist auch in vermehrtem Umfang die einzige nennenswerte Komplikation der Raucherentwöhnung zu befürchten, nämlich das Auftreten einer krankheitswertigen und behandlungsbedürftigen depressiven Episode. Zum Verlauf kann festgehalten werden, dass die Abstinenzrate nach einem Jahr zwischen 10 und 30% und somit zwischen den Therapieresultaten bei Alkoholabhängigen und bei Opiatabhängigen liegt. Frauen scheint dauerhafte Abstinenz schwerer zu fallen als Männern, da ihre Rückfallraten signifikant höher sind.

Notwendige Dosisanpassung von Medikamenten. Nach Beendigung des Tabakkonsums kann sich die metabolische Aktivität verschiedener hepatischer Cytochrom-P-Systeme normalisieren, die zuvor durch Rauchen in ihrer Aktivität stimuliert wurden. Deshalb kann es zu erhöhten Plasmakonzentrationen verschiedener zuvor beschleunigt abgebauter Medikamente kommen. Dazu gehören Theophyllin, Paracetamol, Phenazon, Phenylbutazon, Pentazocin, Lidocain, Benzodiazepine, trizyklische Antidepressiva, Antipsychotika, orale Antikoagulanzien sowie Östrogene. Weiterhin kann eine Dosisreduktion nach Rauchstopp aufgrund verschiedener anderer Ursachen für *Clomipramin* (z. B. *Anafranil*®), Insulin sowie α- und β-Adrenozeptorenblocker notwendig sein. Eine Dosissteigerung nach Raucherentwöhnung kann demgegenüber aufgrund der Verringerung der zirkulierenden Katecholamine für Sympathomimetika wie Isoprenalin oder Salbutamol notwendig werden.

! Nach Rauchstopp kann wegen veränderten hepatischen Abbaus bei verschiedenen Medikamenten eine Dosisanpassung notwendig werden.

Pharmakotherapie

Zum medikamentösen Rückfallschutz nach Rauchstopp stehen in Deutschland derzeit 3 gut evidenzbasierte Substanzen zur Verfügung, nämlich Nikotinersatzstoffe, *Bupropion (Zyban®)* sowie *Vareniclin (Champix®)*. Die Indikation zur medikamentösen Behandlung wird durch den Schweregrad der Abhängigkeit, bisherige Erfolge oder Misserfolge bei der Abstinenz und die Gefahr der Entwicklung einer Depression bestimmt.

Nikotinersatzpräparate

Alle Formen der Nikotinsubstitution (Pflaster, Kaugummi, Nasalspray, Inhaler, Sublingualtablette) sind mittlerweile in ihrer Effektivität und ihrem Nebenwirkungsprofil gut untersucht. Die Abstinenzrate lässt sich damit um das 1,5- bis 2-fache steigern. Die Erfolgsraten sind unabhängig von der Dauer der Therapie, dem Setting und der Intensität einer zusätzlichen therapeutischen Unterstützung. In Deutschland sind gegenwärtig nur Pflaster, Kaugummi und Sublingualtabletten gebräuchlich. Es fanden sich Hinweise, dass bei starken Rauchern eine **Kombinationsbehandlung mit verschiedenen Nikotinersatzpräparaten** effektiver ist.

Nikotin gilt als die wichtigste suchterzeugende Substanz im Tabakrauch. Durch die Nikotinsubstitution ist es möglich, reines Nikotin ohne Schadstoffe zu verabreichen, sodass im Rahmen der begleitenden psychotherapeutischen Behandlung eine bewusste Auseinandersetzung mit der eigenen Tabakabhängigkeit stattfinden kann. Bei der Nikotinsubstitution treten keine Nikotinspitzen wie beim Tabakkonsum auf; bei Ausbleiben solcher Verstärkereffekte ist eine Abhängigkeitsentwicklung unwahrscheinlich.

Aufgrund der teilweise falschen Vorstellungen von den Nikotinwirkungen auf das Herz-Kreislauf-System werden in den Fachinformationen zahlreiche Kontraindikationen angegeben und Warnhinweise ausgesprochen, die einer Revision bedürfen. Die vasokonstriktorischen Wirkungen sind mehr den inhalierten Produkten und dem CO als dem Nikotin zuzuschreiben. Das trifft möglicherweise auch für die Nikotinanwendung während der Schwangerschaft zu.

Tipps

Grundsätzlich sollte eine Nikotinersatztherapie in ausschleichender Dosierung über einen Zeitraum von wenigstens 8 Wochen erfolgen. Eine Nikotinsubstitution über die ersten 12 Wochen hinaus ist ohne sicheren Vorteil für die Aufrechterhaltung langfristiger Abstinenz.

Die Verträglichkeit aller Verabreichungsformen ist bei bestimmungsgemäßer Anwendung gut. Der Einsatz in der Praxis ist durch die Befreiung von der Verschreibungspflicht für die meisten Darreichungsformen stark vereinfacht. Eine Übersicht über die Indikation zur Nikotinersatztherapie in Abhängigkeit vom Schweregrad der Sucht ist in ◘ Tab. 17.9 dargestellt.

Die Besonderheiten der 3 wichtigsten Applikationswege sind nachfolgend zusammengefasst.

Nikotinpflaster. Diese transdermalen Applikationen werden einmal täglich appliziert und geben den Wirkstoff über 16 bzw. 24 h ab. Durch die kontinuierliche Nikotinzufuhr werden Nikotinwirkung und bisheriges Suchtverlangen entkoppelt. Hierbei kann eine

◘ **Tab. 17.9.** Differenzielle Indikation zur Nikotinersatztherapie in Abhängigkeit vom Schweregrad der Sucht

Abhängigkeitsgrad	Rauchercharakteristika	Intervention
Raucher, keine oder sehr geringe Abhängigkeit	Max. 10 Zigaretten/Tag, FTND[a] 0–2	Raucherberatung, Kurzintervention, evtl. verhaltenstherapeutische Unterstützung, nur bei unbeherrschbarem Rauchverlangen: Einsatz von Nikotinkaugummi (2 mg) oder -tabletten
Abhängigkeitsgrad: abhängiger Raucher, mittelschwere Abhängigkeit	<20 Zigaretten/Tag, FTND 3–4	Strukturierte Raucherberatung, Kurzintervention, Gruppenbehandlung, Nikotinpflaster, alternativ Nikotinkaugummi (4 mg) oder -tabletten
Abhängigkeitsgrad: abhängiger Raucher, schwere Abhängigkeit	20–30 Zigaretten/Tag, FTND 5–6	Strukturierte Raucherberatung, Kurzintervention, Gruppenbehandlung, Nikotinpflaster, alternativ Nikotinkaugummi (4 mg), alternativ Nasalspray, bei starken Entzugszeichen Kombinationsbehandlung aus Pflaster und Kaugummi (4 mg) oder Tabletten, evtl. längerdauernde Substitution bei Abstinenzgefährdung
Abhängigkeitsgrad: abhängiger Raucher, sehr schwere Abhängigkeit	>30 Zigaretten/Tag, FTND >6	Gruppen- oder Einzelbehandlung, Nikotinpflaster in Verbindung mit Nikotinkaugummi (4 mg) oder -tabletten, alternativ Nasalspray, evtl. längerdauernde Substitution bei Abstinenzgefährdung

[a] Fagerstrøm Test of Nicotine Dependence (► Arbeitsmaterial A15).

allmähliche Reduktion der Nikotindosis mit Ausschleichen innerhalb von 2 bis 3 Monaten am einfachsten erreicht werden. Sehr starke Raucher können ggf. durch die gleichzeitige Applikation von 2 Pflastern höhere Nikotinspiegel erzielen, da die Gefahr einer Unterdosierung bei unsicherer Dosisfreisetzung gegeben ist. Ob die Freisetzung sich über 16 oder 24 h erstreckt, scheint für den Therapieeffekt nicht entscheidend zu sein.

Nikotinkaugummi. Mit dieser Verabreichungsform ist eine bedarfsgesteuerte, individuelle Anwendung möglich, wobei innerhalb von 15–30 min wirksame Nikotinspiegel aufgebaut werden können. Aus suchttherapeutischer Sicht beinhaltet dies den Nachteil einer Verbindung von Konsum und Suchtmittelwirkung. In sehr seltenen Fällen kann es zu einer Abhängigkeitsentwicklung von Nikotinkaugummis kommen. Andererseits sind Kaugummis gut geeignet, um kurzfristig auftretendes Rauchverlangen oder rückfallgefährdende Situationen zu überwinden.

Nikotinnasenspray. Dies ermöglicht eine hochdosierte Nikotingabe mit rascher Resorption und zugleich starker sensorischer Stimulation. Eine Nebenwirkung besteht in deutlich ausgeprägtem brennenden Gefühl an der Nasenschleimhaut. Das Nasenspray ist die effektivste Form der Nikotinsubstitution und sollte vorwiegend stark abhängigen Rauchern angeboten werden. Mehr noch als beim Kaugummi besteht jedoch die Gefahr einer Abhängigkeitsentwicklung oder besser Abhängigkeitsverschiebung. Aus diesem Grund sind Nasensprays rezeptpflichtig.

Andere medikamentöse Behandlungsverfahren zur Raucherentwöhnung

Eine Übersicht über die gegenwärtig zur Raucherentwöhnung zugelassenen Medikamente sowie weitere Behandlungsmöglichkeiten sind in ◘ Tab. 17.10 zusammengestellt.

Bupropion. Im Rahmen der Entzugssymptomatik tritt bei vielen Patienten eine vorübergehende depressive Affektstörung auf, bei einer kleinen Gruppe kommt es sogar zur einer krankheitswertigen und behandlungsbedürftigen depressiven Episode. In diesen Fällen kann der Einsatz von *Bupropion* (*Zyban®*) besonders erwogen werden. Diese Substanz wird in den USA seit 1988 als Antidepressivum eingesetzt, wobei auch dessen Wirksamkeit bei Raucherentwöhnung bekannt wurde. In Deutschland ist es seit 2007 als Antidepressivum zugelassen. Seit dem Jahr 2000 ist es in mehreren europäischen Ländern inklusive Deutschland zur Raucherentwöhnung zugelassen.

Der genaue Wirkmechanismus ist unklar, es wird jedoch angenommen, dass über eine zentralnervöse Hemmung der Wiederaufnahme von Dopamin und Noradrenalin das Rauchverlangen und die Entzugssymptome unterdrückt werden. Die Effizienz wurde in mehreren placebokontrollierten Studien eindeutig belegt, im direkten Vergleich gegenüber Nikotinersatz scheint *Bupropion* gleich wirksam zu sein. *Bupropion* ist mit Nikotinersatztherapie kombinierbar und erbringt dann eine höhere langfristige Abstinenzrate. Allerdings ist diese Kombinationsrate auch mit einer erhöhten Nebenwirkungsrate verknüpft, insbesondere Schlafstörungen und Übelkeit. Aus gegenwärtiger Sicht soll *Bupropion* im Allgemeinen als **Mittel der zweiten Wahl** nach Nikotinersatzmitteln erwogen werden.

Die **Anwendung** erfolgt in der ersten Woche mit nur einer Tablette à 150 mg, unter der Voraussetzung guter Verträglichkeit kann dann zur Erhaltungstherapie mit 2-mal 150 mg im Abstand von mindestens 8 h übergegangen werden. Eine Einnahme nach 16 Uhr sollte zur Vermeidung von Schlafstörungen nicht erfolgen. Der Rauchstopp sollte erst nach einer Woche der Behandlung erfolgen, die Behandlung mit *Bupropion* sollte für wenigstens 6 Wochen andauern, bei einer Fortführung über mehr als 8 Wochen konnte jedoch keine Verbesserung der langfristigen Abstinenzquote beobachtet werden.

Die **Nebenwirkungen** sind in ◘ Tab. 17.10 zusammengefasst. Vereinzelt wurde über schwere Nebenwirkungen in Form von Krampfanfällen und über Todesfälle berichtet, wobei ein kausaler Zusammenhang bislang nicht eindeutig gesichert werden konnte. Zu beachten ist jedoch, dass bestimmte Patienten besonders zur Entwicklung von Nebenwirkungen in Form von vegetativer Überstimulation mit erheblicher innerer Unruhe prädisponiert sind. Deshalb sind Wiedervorstellungen kurz nach Behandlungsbeginn zur Sicherstellung der Verträglichkeit sinnvoll.

Vareniclin. Diese neue Substanz ist seit 2006 für die Europäische Union und seit 2007 in Deutschland zur Unterstützung von Abstinenzbemühungen bei Nikotinabhängigkeit nach Rauchstopp zugelassen. *Vareniclin (Champix®)* ist ein partieller Agonist am nikotinischen Acetylcholinrezeptor. Somit wirkt die Substanz ähnlich wie Nikotin selbst, jedoch in abgeschwächter Form. Sie ist deshalb in der Lage, die wesentlich stärkere Rezeptorstimulation durch Nikotin abzupuffern. Hierdurch soll das starke Suchtverlangen nach Tabak verringert werden.

Tab. 17.10. Medikamentöse Unterstützungsmöglichkeiten bei Raucherentwöhnung

Substanz	Tagesdosierung	Dosisverteilung	Nebenwirkungen	Kontraindikationen	Pharmakodynamik	Pharmakokinetik ($t_{1/2}$)	Interaktion	Besonderheiten	Therapiekosten/ Monat[a]
Nikotin	8–52 mg (Pflaster), bis 60 mg (Kaugummi)	1-mal tgl. (Pflaster), bis zu 16-mal tgl. (Kaugummi)	Lokale Reizungen, GIT-Beschwerden, Kopfschmerzen, Schwindel, Palpitationen, Vorhofflimmern	Schwere kardiovaskuläre Erkrankungen oder Herzinsuffizienz, kurz zurückliegender Schlaganfall, Schwangerschaft/ Stillzeit	Substitution der Nikotinwirkung durch Stimulation von nikotinergen Acetylcholinrezeptoren	HWZ 30–120 min HWZ der zerebralen Wirkung 15 min	Enzyminduktion in der Leber, Verringerung zirkulierender Katecholamine	Rezeptfrei, nur in Kombination mit regelmäßiger Beratung sinnvoll	90 € (17,5 mg Pflaster), 76 € (32 mg Kaugummi)
Bupropion (Zyban®)	150–300 mg	1–2 Tbl. mit 8 h Abstand, nicht nach 16 Uhr	Schlafstörungen, Zittern, Konzentrationsstörungen, Unruhe, Kopfschmerzen, Schwindel, GIT-Beschwerden, Tachykardie, RR-Anstieg, Krampfanfälle, Reizbarkeit, Halluzinationen	Frühere epileptische Anfälle oder erhöhte Anfallsbereitschaft, schwere Leberzirrhose, bipolare affektive Störung, Bulimie/ Anorexie	Wiederaufnahmehemmer für Dopamin und Noradrenalin		MAO-Hemmer, v. a. Tranylcypromin, Antipsychotika, andere Antidepressiva, Theophyllin, Malariamittel, Tramadol, systemische Steroide, Chinolole	Einschleichend dosieren, wirksames Antidepressivum, zur Behandlung depressiver Episoden ohne Raucherentwöhnung zugelassen	41 € (150 mg)
Vareniclin (Champix®)	Einschleichend 0,5–2 mg	1–0–1 Tbl.	Übelkeit, Erbrechen, Obstipation, Blähungen	Schwangerschaft, Stillzeit	»Pufferung« an nikotinischen Acetylcholinrezeptoren		Unbekannt		55 € (1 mg)

[a] Die Preise beziehen sich auf die N3-Packung des im Handelsnamen angegebenen Präparats (bzw. die N2-Packung, falls ein Arzneimittel nicht in der N3-Packung verfügbar ist).

Andere Substanzen

Mehrere andere Pharmaka wurden mit verschiedenem Erfolg bei der Tabakentwöhnung eingesetzt. Eine gewisse Evidenz besteht hierzu bei *Rimonabant (Acomplia®)*, das in mehreren klinischen Studien effektiv die Rückfallquote nach Rauchstopp vermehren konnte. Gleichzeitig wurde die Gewichtszunahme verringert. *Rimonabant* ist in Deutschland jedoch nicht für die Indikation Nikotinentwöhnung zugelassen, sondern zur Behandlung von Adipositas (BMI >30 kg/m² oder BMI >27 kg/m² bei gleichzeitigen kardiovaskulären Risikofaktoren). Der Einsatz zur Raucherentwöhnung kann somit nur im Rahmen der Therapiefreiheit als Heilversuch nach entsprechender ausführlicher Aufklärung der Patienten erfolgen.

Eine Reduktion der täglich gerauchten Zigaretten konnte auch bei einer Behandlung mit *Galantamin (Reminyl®)* festgestellt werden, wobei die Verringerung des Rauchens in dieser Studie nicht Therapieziel war.

Psycho- und Soziotherapie

Bei der Unterstützung zur Einhaltung dauerhafter Abstinenz werden eine Reihe **psychotherapeutischer Maßnahmen** eingesetzt, die vorwiegend auf der Verhaltenstherapie und ihren Methoden basieren. Sie beinhalten v. a.

- Problemlösetraining sowie
- Training allgemeiner Bewältigungsstrategien.

Dazu gehört z. B. das Erkennen individueller Risikoprofile, d. h. die Identifikation äußerer oder innerer Reize oder Aktivitäten, welche die Rückfallgefahr vergrößern. Beispiele hierfür sind, sich in Gesellschaft von Rauchern zu befinden, unter Zeitdruck zu stehen, in Auseinandersetzungen zu geraten, schlechte Laune zu haben oder Alkohol zu konsumieren. Bezüglich des Alkoholkonsums sollten Patienten darüber informiert werden, dass sich aufgrund der pharmakologischen Wirkungen von Nikotin und Alkohol das Verlangen nach der jeweils anderen Substanz deutlich verstärkt. Für Exraucher kann es deshalb hilfreich sein, den Alkoholkonsum weitgehend zu reduzieren oder zumindest zeitweise ganz einzustellen, um ihre Chancen auf Tabakabstinenz zu erhöhen.

Als nächster Schritt müssen **Bewältigungs- und Problemlösestrategien** erkannt und eingeübt werden. Dies bedeutet, Gefahrensituationen vorauszusehen und ihnen auszuweichen, mentale Strategien zu erlernen, mit denen negative Stimmungen kontrolliert werden und die Aufmerksamkeit vom Rauchverlangen wegverlagert werden kann. Bestandteil psychotherapeutischer Behandlung ist auch, Basiswissen zum Rauchen und erfolgreicher Entwöhnung zu vermitteln, so z. B. über Dauer und Symptome des Entzugs sowie die Illusion der Kontrolle über das Rauchverhalten. Abstinenzwilligen Rauchern muss klar sein, dass der Vorsatz, nur gelegentlich eine Zigarette zu rauchen oder einen Zug zu tun, kontraproduktiv ist und nur bei einer kleinen Minderheit von Exrauchern nicht zeitnah zu einem Rückfall führt.

Weitere psychotherapeutische Aspekte sind die **Behandlungsunterstützung** durch das soziale Umfeld und das Erstellen von klar definierten **Verträgen** mit einem Therapeuten, die Belohnungen und Sanktionen vom erfolgreichen Beenden des Tabakkonsums abhängig machen. Auch Entspannungstechniken, körperliches Training sowie Hypnose werden eingesetzt. Die Evidenz für deren Effektivität ist jedoch gering.

Gruppentherapie zur Raucherentwöhnung

Die meisten der eben genannten Prinzipien werden mittlerweile in Form von ambulanten Gruppentherapien in Kleingruppen mit 6–12 Personen durchgeführt. Typischerweise beinhaltet dies 6–10 Sitzungen von 90 min Dauer in wöchentlichem Abstand. Die Therapieinhalte und die Vermittlung allgemeinen gesundheitsförderlichen Verhaltens werden dabei in der Gruppe selbst erarbeitet. Möglichkeiten der

- Selbstbeobachtung,
- der Situations- und Reizkontrolle,
- der Selbstverstärkung,
- des Umgangs mit selbstverpflichtenden Verträgen sowie
- die Rückfallprävention

werden durch vorbereitende Rollenspiele vermittelt. Auch hierbei wird ein Termin für den Rauchstopp vereinbart, der typischerweise nach der zweiten Therapiesitzung liegt. Die Effektivität dieser Gruppentherapien ist mittlerweile gut belegt, im Mittel wird die langfristige Abstinenzquote durch sie verdoppelt. Vermutlich können insbesondere stark abhängige Raucher von dieser relativ intensiven Behandlungsform profitieren. Derartige Gruppentherapien werden mittlerweile von einer Reihe von Suchtfachkliniken und anderen Facheinrichtungen angeboten. Nach vorheriger Vereinbarung übernehmen viele Krankenkassen den größten Teil der anfallenden Behandlungskosten.

Hilfen zur Selbsthilfe

Viele Raucher erachten eine formalisierte Entwöhnungsbehandlung als nicht notwendig, wollen ihren Tabakkonsum jedoch trotzdem einstellen. Für sie kann eine Reihe von leicht zugänglichen **Selbsthilfeunterlagen** empfohlen werden. Hierzu zählen einschlägige Bücher, Videos, Computerprogramme sowie Internetinformationen. Metaanalysen zeigten einen mäßiggradigen Erfolg, der jedoch verbessert werden kann, wenn einzelne Unterlagen oder Methoden zur Selbsthilfe individualisiert empfohlen werden (◘ Tab. 17.20).

Tabakentwöhnung bei schwangeren Raucherinnen

Abstinenzmotivation. Rauchen in der Schwangerschaft gefährdet die Entwicklung des Ungeborenen, u. a. durch Vaskularisationsstörungen der Plazenta und dadurch bedingte Plazentainsuffizienz. Kinder von Raucherinnen haben deshalb ein deutlich geringeres Geburtsgewicht. Schwangere Raucherinnen sollten deshalb so früh wie möglich zur Abstinenz motiviert werden. Im Allgemeinen empfiehlt es sich dabei, ggf. rauchende Partner mit einzubeziehen. Eine Reihe von Informationsmaterialien der Bundeszentrale für gesundheitliche Aufklärung hilft Hausärzten und den Betroffenen selbst, diesen Vorsatz umzusetzen (Brecklinghaus et al. 1999).

Nikotinersatztherapie. Sofern bei schwangeren Raucherinnen ein ärztlich oder anderweitig professionell unterstützter Abstinenzversuch erfolglos blieb, sollte der Einsatz eines Nikotinersatzprodukts erwogen werden. Trotz der theoretischen Möglichkeit, dass Nikotin selbst teratogen sein könnte, muss davon ausgegangen werden, dass die Kombination verschiedener Tabakrauchbestandteile mit Nikotin einen höheren Schaden beim Kind bewirkt als die alleinige Gabe von Nikotin. Die Effektivität der Nikotinersatztherapie ist in der besonderen Situation der Schwangerschaft allerdings noch nicht sicher beurteilbar. Das Angebot der Nikotinersatztherapie sollte möglichst früh in der Schwangerschaft erfolgen, da nicht bekannt ist, ob bestimmte Stadien der kindlichen Entwicklung mehr oder weniger empfindlich durch Rauchen gestört werden.

17

! Die Nikotinersatztherapie sollte bei Schwangeren ärztlich überwacht werden, was entweder durch den Hausarzt oder durch den betreuenden Gynäkologen übernommen werden kann. Andere zur Raucherentwöhnung eingesetzte Pharmaka sind demgegenüber für die Raucherentwöhnung während der Schwangerschaft nicht geeignet.

Nach der Geburt des Kindes schaffen es viele Mütter nicht, die während der Schwangerschaft eingehaltene Tabakabstinenz fortzusetzen. Deshalb sollte werdenden Müttern bereits im Vorfeld eindringlich nahegelegt werden, ihre Abstinenzbemühungen aufrechtzuerhalten. Dies kann mit der Empfehlung zum Stillen begründet werden, da Nikotin in die Muttermilch übergeht, die Entwicklung und das Wachstum des Säuglings stört und zu kindlicher Unruhe und Schlafstörungen führen kann.

Tabakentwöhnung bei Patienten mit kardiovaskulären Erkrankungen

Wenn bei Rauchern akute kardiovaskuläre Erkrankungen manifest geworden sind, muss bedacht werden, dass trotz dieses Umstands die Patienten weiterhin tabakabhängig sind. Selbst wenn ihre Motivationsabstinenz gesteigert ist, bedürfen sie wie andere Patienten auch professioneller Hilfe bei ihren Abstinenzbemühungen. Auch hier ist die Effektivität einer **Nikotinersatztherapie** hinlänglich gesichert, sofern die kardiovaskuläre Erkrankung stabil genug ist. Auch für *Bupropion (Zyban®)* wird vorläufig eine positive Nutzen-Risiko-Relation angenommen, wobei die Effektivität für diese Patientengruppe zwar gesichert ist, die Gefahr von Nebenwirkungen und Komplikationen jedoch noch weniger gut eingeschätzt werden kann als bei Nikotinersatztherapien.

17.3.4 Tabakassoziierte Störungen

Intoxikation

Die letale Dosis von Nikotin liegt bei 40–60 mg. Akute Vergiftungen kommen beim Rauchen selten vor, da ein Teil des Nikotins nicht resorbiert wird und ein Teil – ohne eingeatmet zu werden – in die Umgebungsluft übergeht. Bei versehentlicher oraler Aufnahme von Nikotin können jedoch nennenswerte Intoxikationszeichen auftreten. Dies geschieht gelegentlich bei Kindern, die unbeaufsichtigt Zigaretten oder Zigarettenreste aus Aschenbechern in den Mund nehmen und verschlucken.

Vergiftungserscheinungen:
- Kopfschmerz
- Schwindelgefühl
- Übelkeit und Erbrechen
- Diarrhö
- Tremor
- Schwächegefühl in den Beinen

Bei schweren Vergiftungen:
- Tonisch-klonische Krämpfe
- Schock
- Koma
- Atemlähmungen
- Herzstillstand

Folgeschäden

Junge Menschen, die früh anfangen zu rauchen, tragen ein hohes Risiko, ihr Leben lang Tabak zu konsumieren. Etwa die Hälfte von ihnen stirbt frühzeitig an tabakassoziierten Störungen. Raucher verlieren im statistischen Mittel 8 Jahre ihres Lebens. Im Alter zwischen 35 und 69 Jahren verursacht Rauchen etwa 40–45% aller Krebstodesfälle, 90–95% aller Lungenkarzinome, 75% aller chronisch-obstruktiven Lungenerkrankungen sowie 35% aller kardiovaskulären Todesfälle. Das relative Risiko eines Herzinfarkts steigt auf das 3- bis 4-Fache des Nichtrauchers.

Raucher sind gegenüber dem Ratschlag, das Rauchen einzustellen, empfänglicher, wenn dieser mit medizinischen Befunden oder Hinweisen auf Folgeschäden des Rauchens verknüpft ist. Deshalb sollte darauf hingewiesen werden, dass Rauchen als Auslöser oder Risikofaktor bei einer Reihe von Erkrankungen wesentlich beteiligt ist, die nachfolgend zusammengefasst sind. In diesem Zusammenhang sollten Raucher auch darauf hingewiesen werden, dass sie ihre Mitmenschen durch Passivrauchen schädigen.

Erkrankungen und Symptome, die durch Tabakrauchen ausgelöst oder verschlechtert werden

- Chronisch obstruktive Bronchitis
- Lungenemphysem
- Pneumonien
- Bösartige Neubildungen (Lunge, Kehlkopf, Mundhöhle, Rachen, Speiseröhre, Bauchspeicheldrüse, Harnblase, Gebärmutter, Leukämie)
- Asthma
- Hypertonie
- Arterielle Verschlusskrankheiten
- Herzinfarkt
- Nierenerkrankungen
- Impotenz und Infertilität
- Hautalterung

17.4 Sedativa und Hypnotika (F13)

Entsprechend der Auftretenshäufigkeit in der täglichen Praxis sollen Sedativa und Hypnotika noch vor den illegalen Drogen behandelt werden. Im Sinne von Sedativa und Hypnotika sind gegenwärtig so gut wie ausschließlich verschiedene Benzodiazepine von Relevanz. Der Hausarzt kann mit zwei verschiedenen Patientengruppen mit Abhängigkeit und Missbrauch dieser Substanzen konfrontiert werden: Einerseits Patienten, die von illegalen Drogen abhängig sind und bei vorübergehenden Drogenengpässen Entzugserscheinungen mit Benzodiazepinen selbst behandeln wollen. Diese Patientengruppe ist vergleichsweise leicht identifizierbar. Demgegenüber ist es gelegentlich schwieriger zu erkennen, wenn ältere, ansonsten psychopathologisch wenig auffällige Patienten sich an eine initial indizierte anxiolytische Behandlung gewöhnen und ein Abhängigkeitssyndrom entwickeln. Die Suchtkriterien sind hier, wie bei allen anderen Substanzen, die in ► Abschn. 17.1.3 genannten. Die einschlägigen abhängigkeitserzeugenden Substanzen sind in Tab. 17.11 zusammengefasst.

17.4.1 Ätiologie

Die Entwicklung einer Abhängigkeit von Sedativa oder Hypnotika ist ein multifaktorieller Vorgang, der einerseits von den pharmakologischen Eigenschaften der Substanz (vgl. unten), andererseits von der individuellen Empfindlichkeit des Organismus bestimmt wird. Diese Substanzen haben relativ schwache verhaltenskontrollierende Verstärkereigenschaften, dementsprechend kommt es vergleichsweise langsam zur Suchtentwicklung. Langfristig kommt es jedoch zu den körperlichen und psychischen Zeichen der Abhängigkeit. Eine kurze bis mittelfristige Einnahmedauer reicht jedoch nicht aus, um bei abruptem Absetzen ein Entzugssyndrom zu erzeugen. Bei therapeutischen Dosen sind hierzu etwa 8 Wochen Expositionsdauer erforderlich, bei extrem hohen Dosen genügen schon kürzere Zeiten.

Tab. 17.11. Abhängigkeitserzeugende Sedativa und Hypnotika und ihr Wirkmechanismus

Abhängigkeitserzeugende Substanz	Wirkmechanismus
Benzodiazepine	$GABA_A$-Rezeptor
Neuere Hypnotika (*Zolpidem, Zopiclon, Zaleplon*)	$GABA_A$-Rezeptor
Barbiturate	$GABA_A$-Rezeptor
Clomethiazol (*Distraneurin*®)	? Glycin-Rezeptor
Chloralhydrat (z. B. *Chloraldurat*®)	Ähnlich Ethylalkohol
Gammahydroxybutyrat (GHB)	$GABA_A$-Rezeptor

Pharmakologie

Benzodiazepine, Barbiturate und barbitursäureähnliche Substanzen wirken vorwiegend auf zentralnervöse Synapsen, die den Neurotransmitter Gamma-Aminobuttersäure (GABA) enthalten. GABA ist die mengenmäßig bedeutendste Transmittersubstanz mit erregungshemmender Wirkung. Die meisten der suchtrelevanten Wirkungen werden über die sogenannten $GABA_A$-Rezeptoren vermittelt, an denen Benzodiazepine über eine eigene Bindungsstelle angreifen. Die inhibierende Wirkung von GABA wird hierdurch verstärkt. Barbiturate wirken ebenfalls am $GABA_A$-Rezeptor und greifen an der sogenannten Barbituratbindungsstelle an. Die stärkere Toxizität der Barbiturate im Vergleich zu den Benzodiazepinen liegt möglicherweise darin begründet, dass Barbiturate den $GABA_A$-Rezeptor sogar in Abwesenheit von GABA selbstständig aktivieren können.

Risikogruppen und Hinweiszeichen für Hypnotikaabhängigkeit

- Alte Menschen, die unter körperlichen, mit Schmerzen verbundenen Krankheiten leiden
- Patienten mit Angsterkrankungen (z. B. generalisierte Angststörung, Panikstörung, Agoraphobie)
- Patienten mit Persönlichkeitsstörungen oder anhaltender subdepressiv-dysphorischer Verstimmung
- Patienten mit chronischen Schlafstörungen
- Angehörige medizinischer Berufe
- Patienten mit vorbestehender Alkoholabhängigkeit oder Abhängigkeit von illegalen Drogen
- Patienten, die auf die Verweigerung entsprechender Rezepte unwillig und fordernd reagieren
- Beschaffung von Medikamenten oder Rezepten über Dritte
- Medikamentenbeschaffung über Privatrezept bei gesetzlich Krankenversicherten

17.4.2 Symptome, Diagnostik

Die **Diagnostik** der Abhängigkeit geschieht durch Vergleich mit den allgemeinen Suchtkriterien. Im Gegensatz zu Alkohol und Nikotin gibt es keine einschlägigen Hilfsinstrumente, wie z. B. Selbstbeurteilungsskalen, die zur Entdeckung von Hypnotikaabhängigkeit validiert sind. Die klinischen Hinweiszeichen, die beim Hausarzt einen entsprechenden Verdacht erwecken sollten, beziehen sich vorwiegend auf die Anamnese und das Wissen über spezifische Risikogruppen, in denen Hypnotikaabhängigkeit weit verbreitet ist. Diese Personengruppen sind nachfolgend aufgeführt.

Eine kurz zurückliegende Exposition gegenüber Barbituraten und Benzodiazepinen kann durch Untersuchung der jeweiligen Substanz im Urin, weniger gut auch im Plasma nachgewiesen werden. Die Dauer der Nachweisbarkeit hängt dabei von der Eliminationsgeschwindigkeit der Substanz und der benötigten Stoffmenge ab. Die üblichen immunologischen Screeningtests erfassen nicht alle Benzodiazepine. So z. B. ist der Nachweis von *Flunitrazepam* (z. B. *Rohypnol®*), *Lorazepam* (z. B. *Tavor®*) und *Alprazolam* (z. B. *Tafil®*) schwierig. *Clomethiazol* (*Distraneurin®*), *Zolpidem* (z. B. *Stilnox®*), *Zopiclon* (z. B. *Ximovan®*), *Zaleplon (Sonata®)* und Gammahydroxybutyrat sind ebenfalls nicht routinemäßig nachweisbar.

Eine Besonderheit bei der Abhängigkeit von Benzodiazepinen besteht darin, dass sie auch ohne nennenswerte Dosissteigerung unter Einnahme von therapeutischen Dosierungen entstehen kann. Trotzdem können diese Patienten insofern schwer abhängig sein, als sie beim plötzlichen Absetzen des Benzodiazepins ein vital bedrohliches Entzugssyndrom entwickeln können.

Auch unter dieser sogenannten Niedrigdosisabhängigkeit kann es bei längerem Bestehen zum Neuauftreten schädlicher **Begleitwirkungen** kommen, die u. U. so gravierend sind, dass eine Entgiftung notwendig wird. Hierzu gehören affektive Indifferenz, kognitiv-mnestische Defizite und körperliche Schwäche. Die Gedächtnisstörungen treten bei Benzodiazepinkonsumenten v. a. bei hohen Dosierungen auf. In Kombination mit bereits kleinen Alkoholmengen können amnestische Episoden mit erheblichen Verhaltensstörungen auftreten. Gelegentlich kommt es auch zu wiederholten Intoxikationen aufgrund von Versehen, Gedächtnisstörungen oder allgemeiner Indifferenz und Kritiklosigkeit gegenüber der Medikamenteneinnahme, die bis hin zur Handlungsunfähigkeit führen können.

Unter dauerhafter Benzodiazepinmedikation kann es zur sekundären Zunahme von Angst- und Schlafstörungen kommen, was sich nach vollständiger Entgiftung wieder bessert. Bei Dauergebrauch geht auch die schlaffördernde Wirkung verloren. Zudem muss die Behinderung von körperlicher Leistungsfähigkeit und Konzentrationsfähigkeit bedacht werden, die den Umgang mit Maschinen, die aktive Teilname am Straßenverkehr und die häusliche Arbeit gefährlich bis unmöglich machen kann.

Typische Beeinträchtigungen bei Hypnotikaabhängigen, die eine Entgiftung erforderlich machen können

- Antriebslosigkeit und affektive Indifferenz
- Gedächtnisstörungen
- Körperliche Schwäche, eingeschränkte Mobilität
- Wiederholte versehentliche Intoxikationen

In jedem Fall ist jedoch eine Nutzen-Risiko-Abwägung erforderlich, da nicht jeder Patient von Sedativa oder Hypnotika entzogen werden muss. Faktoren, die für den Entzug sprechen, sind:

- Wirkverlust oder Wirkumkehr
- Manifeste schädliche Folgeerscheinungen des dauerhaften Konsums
- Iatrogene Hypnotikaabhängigkeit bei anderweitig besser behandelbarer psychischer Grunderkrankung
- Veränderungsbereitschaft oder -möglichkeit bei Patienten in ansonsten gutem Allgemeinzustand

Demgegenüber kann es bei Fehlen oder nur mäßiger Ausprägung der genannten Punkte vertretbar sein, Sedativa auf Lebenszeit weiter zu verabreichen, wenn bei älteren Patienten ein langer, quälender und evtl. sogar gefährlicher Entzug zu erwarten wäre.

17.4.3 Therapie

Entgiftung

Beim Entzug von Benzodiazepinen muss regelmäßig von der Entwicklung eines typischen Entzugssyndroms ausgegangen werden.

Entzugszeichen:

- Schlafstörungen
- Ängstlichkeit
- Innere Unruhe
- Reizbarkeit
- Kopfschmerzen
- Tremor
- Muskelzuckungen
- Allgemeine Schwäche
- Schwindel
- Benommenheitsgefühl
- Appetitlosigkeit
- Konzentrationsstörungen
- Dysphorische Verstimmung
- Wahrnehmungsstörungen wie
  - Metallgeschmack
  - Hyperakusis
  - Lichtscheue
  - Gefühl elektrischer Schläge
  - Depersonalisationserscheinungen

Komplikationen:

- Entzugs-Grand-mal-Anfälle
- Delirien

Besonders bei vorbestehenden Angsterkrankungen kann es u. U. schwierig sein, entzugsbedingte Ängstlichkeit und Unruhe von der Grunderkrankung zu unterscheiden. Häufig treten die genannten Entzugszeichen mit einer deutlichen Verzögerung nach erster Dosisreduktion auf, können sich andererseits jedoch noch über Wochen nach dem vollständigen Absetzen hinziehen.

Die Entgiftung von Benzodiazepinen und anderen Sedativa oder Hypnotika muss grundsätzlich sehr langsam und ausschleichend durchgeführt werden, da anderenfalls die Gefahr schwerwiegender Entzugserscheinungen entsteht.

Schwerwiegende Entzugserscheinungen können verhindert und der Entzug erträglicher gestaltet werden, wenn gleichzeitig eine anfallsschützende Behandlung mit einem Antiepileptikum durchgeführt wird. Vorgehen und Behandlungsrahmen bei der Entgiftung unterscheiden sich abhängig von den nachfolgend beschriebenen Bedingungen.

Entzug von Benzodiazepinen im Niedrigdosisbereich

Unter Niedrigdosisbereich versteht man Tagesdosierungen bis zu etwa 20 mg *Diazepam*-Äquivalente. In diesen Fällen kann als erster Schritt ein langsamer ambulanter Entzug in der Haus- oder Allgemeinarztpraxis versucht werden.

Tipps

Der ambulante Entzug von Benzodiazepinen wird am besten durch langsame Dosisreduktion des zuvor eingenommenen Präparats durchgeführt. Die Abdosierzeit kann dabei zwischen 4 und 10 Wochen betragen, die Dosierung sollte dabei abhängig vom Auftreten von Entzugszeichen reduziert werden.

Die letzten Reduktionsschritte sind erfahrungsgemäß die schwierigsten, oftmals kommt es erst bei nahezu abgeschlossenem Entzug zum erstmaligen Auftreten von relevanten Entzugszeichen. Deshalb empfiehlt es sich, anfangs größere Reduktionsschritte durchzuführen, beispielsweise durch eine Halbierung der Dosierung in Abständen von einer halben bis einer Woche, gegen Ende jedoch langsamer zu reduzieren. Dies ist jedoch nur dann praktikabel, wenn die eingenommenen Präparate eine mittlere bis lange Halbwertszeit aufweisen. Bei kurz- und ultrakurz wirksamen Benzodiazepinen kann die Umstellung auf ein länger wirksames Benzodiazepin sinnvoll sein, beispielsweise *Diazepam* (z. B. *Valium®*) oder *Oxazepam* (z. B. *Adumbran®*). Bei einigen Substanzen tragen langwirksame Metabolite zu diesem Effekt bei. Zur Berechnung der Umstellung wird auf ◘ Tab. 17.12 verwiesen.

◘ Tab. 17.12. Äquivalenzdosen verschiedener Benzodiazepine im Vergleich zu 10 mg *Diazepam* (Beispiel: 6 mg *Bromazepam* sind gleich wirksam wie 10 mg *Diazepam*)

Substanz	Handelsname	Äquivalenzdosis [mg]
Diazepam	*Valium®*, *Faustan®*	10
Alprazolam	*Tafil®*	0,5–1
Bromazepam	*Lexotanil®*	6
Brotizolam	*Lendormin®*	0,5
Chlordiazepoxid	*Librium®*	20 (25)
Clobazam	*Frisium®*	20
Clonazepam	*Rivotril®*	2 (0,5)
Clotiazepam[a]	*Trecalmo®*	5
Dikaliumclorazepat	*Tranxilium®*	20
Flunitrazepam	*Rohypnol®*	0,5 (1,0)
Flurazepam	*Dalmadorm®*	30 (15–30)
Halazepam	(In Deutschland nicht auf dem Markt)	40
Ketazolam[a]	*Contamex®*	30
Loprazolam[a]	*Sonin®*	1,5 (1)
Lorazepam	*Tavor®*	2 (1)
Lormetazepam	*Noctamid®*	1
Medazepam	*Rudotel®* (früher *Nobrium®*)	20
Metaclazepam[a]	*Talis®*	10
Midazolam	*Dormicum®*	7,5
Nitrazepam	*Mogadan®*, *Radedorm®*	5
Nordazepam	*Tranxilium N®*	20
Oxazepam	*Adumbran®*	30 (20–40)
Oxazolam[a]	*Tranquit®*	30
Prazepam	*Demetrin®*	20
Temazepam	*Planum®*, *Remestan®*	20
Tetrazepam	*Musaril®*	20
Triazolam	*Halcion®*	0,5

[a] In Deutschland nicht mehr auf dem Markt.

Eine Umstellung kann insbesondere bei vorheriger Einnahme von hochpotenten Anxiolytika wie *Lorazepam* (z. B. *Tavor®*) oder *Alprazolam* (z. B. *Tafil®*) sowie bei *Zolpidem* (z. B. *Stilnox®*), *Zopiclon* (z. B. *Ximovan®*) oder *Zaleplon* (z. B. *Sonata®*) sowie *Clomethiazol* (z. B. *Distraneurin®*) angebracht sein.

Leider kann bei ambulanter Behandlung jedoch nur bei einem geringen Teil der Patienten vollständige Abstinenz erreicht werden. In diesem Fall kann eine stationäre oder tagesklinische Entgiftung in einer psychiatrischen Klinik nicht vermieden werden.

Entzug von Benzodiazepinen im Hochdosisbereich

Patienten mit Tagesdosen über 20 mg *Diazepam*-Äquivalenten sollten stationär-psychiatrisch über 3–6 Wochen entzogen werden, da dort bezüglich der Abdosierungsstrategien, Behandlung von Entzugssymptomen und der häufig bestehenden psychischen Komorbidität die erforderliche Expertise besteht. Unter stationären Bedingungen werden in der Regel alle Patienten auf ein langwirksames Benzodiazepin, wie z. B. *Diazepam* (z. B. *Valium®*) umgestellt. Die Reduktion kann in größeren Schritten durchgeführt werden, da die auftretenden Entzugszeichen mehrmals täglich eingeschätzt werden. Skalen zur Objektivierung der Entzugssymptomatik in Analogie zur CIWA-A-Skala sind gegenwärtig in Vorbereitung.

Tipps

Als Faustregel bei der stationären Reduktion von Benzodiazepinen gilt, die Tagesdosierung alle 3 Tage zu halbieren.

Entzug von Benzodiazepinen bei gleichzeitiger anderweitiger Suchterkrankung

Eine Subgruppe von alkoholabhängigen sowie die Mehrzahl der von illegalen Drogen abhängigen Patienten nimmt entweder regelmäßig Benzodiazepine ein oder benutzt diese zum Überbrücken von Drogenengpässen und den dabei auftretenden Entzugserscheinungen. Bei diesen Mehrfachabhängigen verläuft der Benzodiazepinentzug schwerer und kann initial sehr hohe Dosierungen erfordern. Insbesondere ist der Verlauf des Entzugs nicht im Vorhinein abschätzbar. Aus diesen Gründen sollten diese Patientengruppen ausschließlich unter stationär-psychiatrischer Behandlung entgiften. Auch hier kommt vorzugsweise ein langwirksames Präparat wie z. B. *Diazepam* (z. B. *Valium*®) infrage, das ggf. gleichzeitig auch zur Behandlung eventueller Alkoholentzugserscheinungen eingesetzt wird.

Entzug von Benzodiazepinen bei Schwangeren

Aus mehreren Gründen sollten Schwangere zu jedem Zeitpunkt der Gravidität versuchen, abstinent von Benzodiazepinen zu werden. Zum einen können Benzodiazepine teratogen wirken, was v. a. bei höherer Dosierung sowie in Kombination mit Alkohol der Fall ist. Postpartal kommt es bei Exposition des Kindes gegenüber Benzodiazepinen zum sogenannten **Floppy-infant-Syndrom** mit vermindertem Muskeltonus, Sedierung, Hypotonie, Trinkschwäche und in schweren Fällen sogar Atemstörungen des Kindes. Daran kann sich ein Benzodiazepinentzug des Neugeborenen anschließen, dessen Behandlung erfahrungsgemäß schwierig ist und in Einzelfällen lebensbedrohlich werden kann.

Das Vorgehen beim Benzodiazepinentzug Schwangerer unterscheidet sich nicht grundsätzlich vom bislang Beschriebenen, allerdings erscheint es aufgrund der hohen Dringlichkeit und dem unmittelbaren Erfolgszwang eher angemessen, die Behandlung stationär durchzuführen.

Entzug von anderen Sedativa

Der Entzug von Barbituraten erfolgt durch langsame Reduktion der entsprechenden Dosierung über mehrere Wochen, dabei gelten dieselben Grundregeln wie für Benzodiazepine. Dasselbe gilt für *Chloralhydrat* (z. B. *Chloraldurat*®), dessen Abhängigkeitspotenzial heute oft übersehen wird. Missbrauch und Abhängigkeit von *Clomethiazol* (*Distraneurin*®) sind unter ambulanten Bedingungen aller Erfahrung nach nicht ausreichend behandelbar, hier empfiehlt sich regelhaft die Überweisung in eine psychiatrische Klinik, wo der Entzug durch allmähliche Dosisreduzierung durchgeführt wird, ggf. in Kombination mit einem langwirksamen Benzodiazepin oder Antiepileptikum.

Einsatz von Antiepileptika während des Entzugs von Sedativa

Trotz allmählichen Ausschleichens muss regelhaft von der Entwicklung eines Benzodiazepinentzugssyndroms ausgegangen werden. Die häufigsten Symptome hierbei sind Unruhe und Schlafstörungen, zu deren Milderung Antikonvulsiva empfohlen werden können. Diese Substanzen sind einerseits in der Lage, die subjektiven Entzugssymptome abzuschwächen, andererseits beugen sie der Gefahr von Entzugskrampfanfällen vor. Somit ist auch rascheres Abdosieren möglich. Geeignete Substanzen sind *Carbamazepin* (z. B. *Tegretal*®), *Oxcarbazepin* (z. B. *Trileptal*®) und *Gabapentin* (z. B. *Neurontin*®). *Valproinsäure* (z. B. *Orfiril*®) ist zwar in der Lage, Krampfanfälle zu verhindern, wirkt aber weniger gut auf die übrigen Benzodiazepinentzugssymptome. *Lamotrigin* (z B. *Lamictal*®) ist nicht geeignet, da es zu langsam und vorsichtig eindosiert werden muss. Bei *Carbamazepin* und *Oxcarbazepin* muss an die Nebenwirkung eines »**Syndroms der inadäquaten ADH-Sekretion**« (SIADH) gedacht werden, weshalb der Serumnatriumspiegel nach Behandlungsbeginn wöchentlich kontrolliert werden sollte.

> **Tipps**
>
> Beim Entzug von Sedativa sollte generell eine einschleichende Behandlung mit Antiepileptika durchgeführt werden, wobei die Zieldosis derjenigen bei der Behandlung genuiner epileptischer Leiden entspricht. Eine nennenswerte Reduktion der Benzodiazepine erfolgt am besten erst dann, wenn diese Zieldosis in etwa erreicht ist.

Entwöhnung und Nachsorge

Motivationsförderung. Die Erfordernisse bei Entwöhnung und Nachsorge ähneln der bei Alkoholabhängigkeit, allerdings ist das Spektrum der Hilfsangebote hier weniger breit. Die Nachsorge kann bei der Mehrzahl der Patienten ambulant erfolgen, wobei der Beitrag des Hausarztes wie bei der Alkoholabhängigkeit vorwiegend in anhaltender Motivation zur Abstinenz besteht. Da der Hausarzt in der überwiegenden Mehrzahl der Fälle außerdem die Quelle der Suchtmittelversorgung darstellt, ist es zudem seine vordringliche Aufgabe, entgifteten Hypnotikaabhängigen keine weitere abhängigkeitserzeugenden Medikamente mehr zu verschreiben und bei entsprechendem Verlangen von Patienten dies in motivierenden Gesprächen zu begründen. Dabei erscheint es regelhaft angezeigt, die Patienten zur Wahrnehmung anderweitiger **Hilfsangebote** zu motivieren, beispielsweise durch

- Suchtberatungsstellen,
- fachärztliche Kollegen,

- Suchtfachambulanzen oder
- suchtspezifische Tageskliniken.

Rückfallschutz. Eine spezifische medikamentöse Behandlung zum Rückfallschutz ist nicht bekannt. Allerdings muss das häufige Vorliegen psychischer Grunderkrankungen bedacht werden, die suffizient medikamentös und psychotherapeutisch behandelt werden sollten. Dies gilt vordringlich für Angsterkrankungen und Depressionen.

Psychotherapeutische Verfahren zum Rückfallschutz stützen sich, wie bei der Alkoholabhängigkeit, im Wesentlichen auf Motivationsförderung und -erhaltung, weshalb hier auf den entsprechenden ► Abschn. 17.2.2 verwiesen wird. Aufgrund der häufig auftretenden Symptome von Nervosität und innerer Unruhe erscheint als spezifische psychotherapeutische Maßnahme das Erlernen von konzentrativen Selbstentspannungstechniken angezeigt, beispielsweise die Progressive Muskelrelaxation (PMR) nach Jacobson und das autogene Training. Diese Verfahren werden häufig von Volkshochschulen oder klinischen Psychologen vermittelt.

Wichtiger Bestandteil der Nachsorge ist auch hier die regelmäßige, langfristige Teilnahme an **Selbsthilfegruppen.** Spezielle Angebote für Medikamentenabhängige gibt es nur an wenigen Orten, sodass am ehesten Selbsthilfegruppen zusammen mit alkoholabhängigen Patienten ratsam sind. Hierbei besteht die größte Überschneidung an Problembereichen. Angesichts des hohen Frauenanteils Medikamentenabhängiger kommen auch solche Gruppen infrage, die nur Frauen offen stehen. Sollten vor Ort keine derartigen Angebote bestehen, kann der Hausarzt auch die Neugründung örtlicher Selbsthilfegruppen anregen, zumal er möglicherweise den Überblick über die Zahl infrage kommender Patienten seines Einzugsgebiets und dem seiner Kollegen hat.

17.5 Illegale und andere Drogen (F11–12, 14–16, 18)

17.5.1 Opiate und opiatartige Analgetika (F11)

Die hausärztliche Behandlung opiatabhängiger Patienten stellt eine besondere Herausforderung dar. Sie unterscheidet sich von den anderen Suchterkrankungen dadurch, dass körperliche Erkrankungen, soziale Folgeerscheinungen sowie Konflikte mit der Justiz, Ärzten und mit anderen Therapeuten wesentlich häufiger auftreten. Diese Schwierigkeiten neigen dazu, sich gegenseitig zu verstärken und aufrechtzuerhalten. Die zugrunde liegende Erkrankung lässt sich deshalb nicht ausschließlich auf den Suchtmittelkonsum bzw. dessen Unterlassung reduzieren. Vielmehr müssen alle Verhaltensauffälligkeiten mit in das Krankheitskonzept aufgenommen und therapeutisch angegangen werden.

Opiatartige Substanzen und Wirkmechanismus

Pharmakologie der Opiate

Opiate mit hohem Missbrauchs- oder Abhängigkeitspotenzial, z. B. das natürliche Opiat Morphin, wirken über den μ-Rezeptor. Andere Opioide (z. B. Butorphanol) binden bevorzugt am κ-Rezeptor, wieder andere (z. B. das endogene Met-Enkephalin oder synthetische Peptide) am δ-Rezeptor. Der Begriff »Opioid« bezeichnet dabei jedwede exogene Substanz, die an irgendeinem der verschiedenen Subtypen von Opiatrezeptoren bindet und einen agonistischen Effekt hat.

Von den mehr als 20 chemisch unterscheidbaren Opiaten mit klinischer Relevanz kommt dem halbsynthetischen Heroin derzeit die größte Bedeutung zu. Heroin (Diacetylmorphin) ist potenter und lipidlöslicher als Morphin und passiert deshalb schneller die Blut-Hirn-Schranke, wird jedoch rasch zu 6-Monoacetylmorphin und Morphin hydrolysiert. Das synthetische Codein (3-Methoxymorphin) ist vermutlich eine Vorstufe (»Prodrug«) ohne wesentliche eigene Wirkung am μ-Rezeptor, wird nach seiner Absorption jedoch zu Morphin metabolisiert. *Methadon* ist ebenfalls synthetisch und ein typischer μ-Rezeptor-Agonist mit langanhaltender Wirkungsdauer bei wiederholter Anwendung und mit gegenüber Heroin bzw. Morphin kaum euphorisierender Wirkung.

Opiate werden therapeutisch in Arzneimitteln wie z. B. Analgetika, Anästhetika und in Mitteln gegen Diarrhö oder Husten eingesetzt. Die missbräuchliche Verwendung kann intravenös oder oral erfolgen, auch Rauchen oder Schnupfen (z. B. bei relativ reinem Heroin) sind gängige Konsumarten.

Symptome, Diagnostik

Der Konsum von Opiaten wird durch die diagnostischen Kategorien »Opiatabhängigkeit« und »Opiatmissbrauch« nach den in ► Abschn. 17.1.3 genannten globalen Kriterien beschrieben. **Opiatabhängigkeit** ist insbesondere gekennzeichnet durch:

- Bedeutsame Toleranzentwicklung
- Auftreten von Entzugssymptomen bei abruptem Absetzen

Aufgrund der Toleranzentwicklung vertragen opiatabhängige Patienten Dosierungen, die für Normalpersonen lebensbedrohlich sind. Nach phasenweiser Abstinenz vermindert sich die Toleranz jedoch, sodass es bei erneutem Konsum früher gewohnter Dosen zu versehentlichen oder beabsichtigten Überdosierungen kommen kann, was zu der allgemein beklagten hohen Zahl von drogenassoziierten Todesfällen führt. Klinische Opiatintoxikationszeichen und die erforderliche Behandlung sind in ▫ Tab. 17.13 zusammengefasst.

Der erfahrene Hausarzt wird einen opiatabhängigen Patienten rasch am Gesamtbild der nachstehend zusammengefassten Hinweiszeichen erkennen, selbst wenn der aktive Drogengebrauch längere Zeit zurückliegt. Die Mehrzahl der Patienten spricht ihr Drogenproblem jedoch von sich aus an, zumeist verbunden mit der Bitte oder Forderung nach Substitutionsmitteln oder Medikamenten zur Abmilderung von Entzugszeichen. Wie bei anderen Suchterkrankungen auch zählt es in dieser Situation zu den spezifischen Aufgaben des Hausarztes, die Suchterkrankung zu erkennen, die suchtmittelspezifische Selbstwahrnehmung des Patienten zu erfassen und Änderungsmotivation zu schaffen.

Klinische Hinweiszeichen auf Opiatabhängigkeit

- Forderung nach Rezepten für opiatartige Analgetika, Codein, Benzodiazepine
- Reduzierter Allgemeinzustand und Ernährungszustand bei jungen Patienten
- Einstichstellen, Abszesse, Vernarbungen über Venen
- Miosis
- Massiver Tabakkonsum

Therapie

In Zusammenschau mit den häufigen somatischen Begleiterkrankungen sowie sozialen und rechtlichen Problemen muss gemeinsam mit dem Patienten ein **Gesamtbehandlungsplan** erstellt werden, bei dem Abstinenzbemühungen zentraler Bestandteil sind. Die vereinbarten Ziele müssen für den Patienten realistischerweise erreichbar sein. Oft muss das langfristige Ziel vollständiger Abstinenz in Teilziele aufgegliedert werden, die im Sinne einer prozesshaften Entwicklung hin zur Abstinenz aufeinander aufbauen und abhängig vom jeweils angestrebten Teilziel von spezifischen anderweitigen unterstützenden Maßnahmen begleitet werden. Hierzu bedarf es regelhaft einer Zusammenarbeit des Hausarztes mit Sozialarbeitern und Suchttherapeuten. Sinnvolle **Einzelziele** können sein:

- Vermeidung der gemeinsamen Nutzung von Injektionsnadeln

▫ Tab. 17.13. Zeichen der Opiatintoxikation und ihre Therapie

Intoxikationszeichen	Notwendige Maßnahmen
Leichte Intoxikation: initiale Euphorie, gefolgt von Apathie, Dysphorie, psychomotorischer Unruhe oder Verlangsamung, Beeinträchtigung der Urteilsfähigkeit, Pupillenkonstriktion	Keine spezifischen Maßnahmen notwendig
Mittelschwere Intoxikation: Benommenheit, Müdigkeit, verwaschene Sprache, Aufmerksamkeits- und Gedächtnisstörungen	Krankenhauseinweisung zur Überwachung von Herz-/Kreislauffunktionen und Atmung auch bei (noch) fehlender vitaler Bedrohung, da der weitere Verlauf der Intoxikation nicht vorhersagbar ist
Schwere Intoxikation: Pupillendilatation, Koma, Atemstillstand	Notfallmaßnahme: intravenöse Gabe von *Naloxon (Narcanti®)* ½ bis mehrere Ampullen je nach Effekt, sofortige Krankenhauseinweisung **Cave:** a) Auslösung eines schweren Entzugssyndroms durch *Naloxon*-Überdosierung; b) kürzere Halbwertszeit von *Naloxon* im Vergleich zu Opiaten, deshalb Notwendigkeit zur wiederholten Gabe im Abstand von 10 bis 30 min

- Verabreichung von Drogen nicht mehr intravenös, sondern oral
- Im weiteren Verlauf: Konsumierung von Substitutionsmitteln anstelle von Drogen
- Einstellung des Beikonsums während der Substitution
- Verringerung der Dosierung substituierter Opiate
- Erreichen vollständiger Abstinenz von Opiaten und Ersatzdrogen

Opiatentzugszeichen

Das Opiatentzugssyndrom (vgl. unten), das von abhängigen Patienten teilweise eindrücklich demonstriert wird, ist zwar subjektiv sehr unangenehm, stellt aber keinen medizinischen Notfall dar und rechtfertigt nicht die notfallmäßige stationäre Aufnahme oder die Verordnung von Ersatzstoffen ohne ausreichende Kontrolle. Die meisten Opiatabhängigen haben bei fehlendem Nachschub schon wiederholt Entzüge durchgemacht. Die Entzugssymptome klingen bei reinem Heroinentzug nach wenigen Tagen ab. Eine Krankschreibung für einige Tage kann gerechtfertigt sein. Hilfreich beim Entzug sind:

- Ablenkung
- Ggf. Bettruhe, Wärme
- Nichtsteroidale Antirheumatika (wegen der Muskelschmerzen)
- Evtl. *Doxepin* (z. B. *Aponal*®) (gegen Unruhe und Schlafstörungen)

! Keinesfalls jedoch sind bei der Linderung der Entzugssymptome bei Opiatabhängigen Opiate oder Tranquilizer angebracht.

Wenn Patienten Opiate oder Tranquilizer fordern, ist neben der Gefahr des Missbrauchs immer auch das Risiko einer Intoxikation und des Suizids zu bedenken, da diese Patienten in der Regel mehrere Ärzte aufsuchen, um sich Medikamente verschreiben zu lassen. Ausnahmen stellen sehr junge Abhängige am Beginn einer Drogenkarriere dar, die erste Entzugserscheinungen bemerken (und mit entsprechender therapeutischer Begleitung gelegentlich den frühen Ausstieg schaffen), sowie Schwangere, die umgehend in eine Substitutionsbehandlung vermittelt werden sollten.

Vor allem bei Patienten, die nicht regelmäßig Opiate konsumieren und hochmotiviert sind, kann es im Einzelfall möglich sein, die schrittweise Entgiftung in der hausärztlichen Praxis erfolgreich durchzuführen. In aller Regel muss sich die praktische Hilfe des Hausarztes jedoch auf die Nachsorge nach erfolgter Entgiftung und – bei Vorliegen der notwendigen Qualifikation – die Opiatsubstitution beschränken; zur eigentlichen Entgiftungsbehandlung ist zumeist eine stationäre Aufnahme erforderlich.

Körperliche Begleiterkrankungen

Neben der eigentlichen Modifikation des Opiatkonsums muss sich die Behandlung auch auf die Verbesserung der körperlichen Gesundheit sowie von zugrunde liegenden psychischen Erkrankungen beziehen. Hierbei kann es zunächst wichtiger sein, Maßnahmen zur Sicherung des Überlebens und zur Abwendung langfristiger Gesundheitsschäden zu treffen. Dies erfordert in einem ersten Schritt ein entsprechendes diagnostisches »Work-up«, das hauptsächlich in der Untersuchung gefährdender Begleiterkrankungen besteht. Hierbei müssen hauptsächlich

- Infektionen mit Hepatitis B und C,
- HIV sowie
- Lues und
- Tuberkulose

ausgeschlossen werden. Dermatologische Erkrankungen, vor allen Dingen

- Abszesse und
- lokale Infektionen,

müssen durch eine Inspektion des gesamten Integuments erfasst werden.

Drogenscreening im Urin

Kurz zurückliegender Drogenkonsum kann günstigenfalls durch Screeninguntersuchungen im Urin festgestellt werden. Hierbei muss die Möglichkeit falsch-positiver sowie falsch-negativer Befunde bedacht werden, die vorwiegend bei der Verwendung von immunologischen Drogenschnelltests minderer Qualität auftreten. Falsch-positive Befunde treten in der Praxis v. a. bezüglich Opiaten und Amphetaminen inklusive Ecstasy auf. Falsch-positive Befunde bezüglich Benzodiazepinen, Cannabinoiden, *Methadon* und Kokain sind jedoch ungewöhnlich. Für forensische Fragestellungen kann durch aufwendige chromatographische Verfahren ein entsprechender Substanzkonsum jedoch zweifelsfrei bewiesen werden. In der Praxis wesentlich häufiger sind jedoch falsch-negative Befunde, die durch Manipulationen der Patienten bedingt sind.

Tipps

Sofern in der Hausarztpraxis ein Drogenscreening durchgeführt werden soll, ist es wichtig, dieses unangekündigt zu einem Zeitpunkt durchzuführen, an dem dies der Patient nicht von sich aus bereits vermuten kann.

Ab der Einforderung einer Urinprobe soll der Patient nach Möglichkeit nicht mehr alleine gelassen werden und darf die Praxis auf keinen Fall mehr verlassen. Die Urinabgabe sollte unter Sicht erfolgen, da sonst zu häufig Manipulationsversuche der Patienten vorkommen. Sofort nach Erhalt der Probe sollte sichergestellt werden, dass diese tatsächlich Körpertemperatur aufweist. Unter diesen Umständen sind Opiate, Codein und Amphetamine bis 48 h nach letzter Einnahme nachweisbar. *Methadon*, Benzodiazepine und Kokain sind etwa für 3 Tage und Cannabinoide abhängig von der Intensität des Konsums für 5–20 Tage nachweisbar (s. auch ▶ Kap. 5.2.2).

Entgiftung

Die vollständige Entgiftung muss im Regelfall vollstationär auf geschlossenen Suchtfachstationen erfolgen. Bei Dosisreduktion oder Ausschleichen zuvor stabiler Opiatsubstitution kommt es zum Auftreten der typischen Opiatentzugszeichen, die nachfolgend zusammengestellt sind:

- Heftiges Suchtverlangen
- Tränenfluss, Nasenlaufen, Niesen, Gähnen
- Schmerzen oder Krämpfe der Extremitätenmuskulatur
- Bauchkrämpfe, Übelkeit, Erbrechen, Diarrhö
- Pupillenerweiterung
- Frösteln, Schüttelfrost
- Tachykardie, Hypertonie
- Allgemeine motorische Unruhe, Schlafstörungen
- Syndrom der unruhigen Beine (»Anxietas tibiarum«, »Restless-legs-Syndrom«)

Das **Opiatentzugssyndrom** ist subjektiv äußerst unangenehm, vital bedrohliche Komplikationen treten jedoch im Gegensatz zum Alkohol- und Benzodiazepinentzug nicht auf. Das Entzugssyndrom beginnt nach reinem Konsum von Heroin nach ca. 8 h, bei *Methadon* nach ca. 24 h und bei *Buprenorphin (Subutex®)* nach 24–36 h. Es erreicht seine höchste Ausprägung bei Heroin nach 1,5–3 Tagen, bei *Methadon* nach mehr als 3 Tagen.

Im Rahmen einer geplanten Entgiftung sollte das Opiatentzugssyndrom pharmakologisch behandelt werden, da es keinerlei Hinweise darauf gibt, dass die Rückfallgefährdung nach sogenanntem kalten Entzug geringer wäre. Im ambulanten Behandlungsrahmen können auftretende Entzugszeichen naheliegenderweise mit dem bisher verwendeten Substitutionsmittel gelindert werden. Alternativ ist die Gabe von *Clonidin* (z. B. *Catapresan®*) hilfreich, das die vegetativen Entzugszeichen verringert, in geringerem Ausmaß auch Drogenverlangen sowie psychomotorische Unruhe und Muskelschmerzen. Wenig hilfreich scheint die Substanz bei dem Verlangen nach Drogen (»craving«) oder bei komorbiden affektiven Störungen zu sein. Weiterhin sind die kreislaufrelevanten Nebenwirkungen (Blutdruckabfall) sowie die Sedierung durch *Clonidin* zu beachten.

Clonidin sollte zur Behandlung des Opiatentzugssyndroms nur unter strenger klinischer Überwachung eingesetzt werden und ist in Deutschland zur Entzugsbehandlung nur unter stationären Bedingungen zugelassen.

Die Kombination von *Clonidin* (z. B. *Catapresan®*) mit *Methadon* bringt keine Vorteile, die Kombination mit *Doxepin* (z. B. *Aponal®*) sollte wegen Wirkungsabschwächung unterbleiben. Bei vorbestehenden komorbiden Psychosen kann es durch einen schnellen clonidingestützten Entzug zur Exazerbation dieser Störungen kommen. *Clonidin* sollte nicht abrupt abgesetzt, sondern über einige Tage ausgeschlichen werden.

Das in ◘ Tab. 17.14 aufgezeigte Dosierungsschema kann unter stationären Bedingungen als Anhalt dienen, sollte jedoch nach Entzugssymptomatik und Nebenwirkungen angepasst werden.

Einem systematischen narrativen Review zufolge wird durch α_2-adrenerge Agonisten die Entzugssymptomatik vergleichbar wirksam reduziert wie durch *Methadon*. *Methadon* scheint jedoch besser verträglich zu sein.

◘ Tab. 17.14. Dosierungsschema für *Clonidin* zur Behandlung des Opiatentzugs

Tag	Dosierung
1. Tag	14 Uhr: ½ Tbl. à 0,15 mg (Testdosis), nach 1–2 h Blutdruck- und Pulsmessung. Falls Blutdruck ≤120/80 und/oder Puls ≤ 70, ggf. Änderung der medikamentösen Strategie erforderlich, ansonsten, falls Testdosis gut vertragen wurde, um 22 Uhr: 2 Tbl. à 0,15 mg
2. Tag	8 Uhr: 2 Tbl. à 0,15 mg, 15 Uhr: 1 Tbl. à 0,15 mg, 22 Uhr: 2 Tbl. à 0,15 mg
3.–5. Tag	Wie am 2. Tag
6. Tag	8 Uhr: 1 Tbl. à 0,15 mg, 15 Uhr: ½ Tbl. à 0,15 mg, 22 Uhr: 1 Tbl. à 0,15 mg
7. Tag	8 Uhr: ½ Tbl. à 0,15 mg, 22 Uhr: ½ Tbl. à 0,15 mg
8. Tag	22 Uhr: ½ Tbl. à 0,15 mg

Doxepin (z. B. *Aponal*®) ist gegen Suchtverlangen und Schlafstörungen etwas besser wirksam als *Clonidin* (z. B. *Catapresan*®), mildert die vegetativen Entzugssymptome jedoch nur geringfügig und birgt die Gefahr orthostatischer Dysregulation und epileptischer Anfälle. Für die Verwendung von sedierenden Antipsychotika, Antiepileptika und *Baclofen* (z. B. *Lioresal*®) ist der Evidenzgrad zu gering für eine allgemeingültige Empfehlung. Die häufig auftretenden gastrointestinalen Entzugszeichen sollten jedoch symptomorientiert mit Spasmolytika oder Loperamid (z. B. Imodium®) behandelt werden. Bei vorbestehendem Beigebrauch von Benzodiazepinen muss immer an die Gefahr von epileptischen Anfällen im Benzodiazepinentzug gedacht werden, die ggf. mit *Carbamazepin* (z. B. *Tegretal*®) verhindert werden können.

! Die Gabe von Opiatantagonisten wie *Naloxon* (z. B. *Narcanti*®) oder *Naltrexon (Nemexin®)* ist zur Entgiftungsbehandlung streng kontraindiziert, da hierdurch ein massives Entzugssyndrom bis hin zur vitalen Gefährdung ausgelöst werden kann. Ausnahmen sind die vorsichtige, fraktionierte Gabe von *Naloxon* zur Notfallbehandlung vital bedrohlicher Opiatintoxikationen.

Auch zur Durchführung des sogenannten Turboentzugs wird *Naloxon* verwendet, um unter Vollnarkose einen forcierten und raschen Opiatentzug zu induzieren. Da die langfristige Prognose hinsichtlich Rückfällen hiernach nicht günstiger ist als beim fraktionierten Entzug, kann diese Behandlungsform jedoch nicht empfohlen werden.

Opiatsubstitution

Die Behandlung Opiatabhängiger war lange Jahre ausschließlich auf Abstinenz ausgerichtet, mit oft wiederholten Entgiftungsversuchen und hohen Rückfallquoten. Seit Mitte der 1990er Jahre setzten Ärzte auch hierzulande zunehmend Drogenersatzstoffe mit dem Ziel der Schadensbegrenzung ein (»**harm reduction**«). Daraus entwickelte sich das Konzept der »**substitutionsgestützen Behandlung**« Opiatabhängiger, das 2001 mit der Novellierung des Betäubungsmittelgesetzes und nachfolgenden Richtlinien der Bundesärztekammer und des Gemeinsamen Bundesausschusses neue rechtliche Grundlagen erhielt.

Nach neueren Metaanalysen stellt die Opiatsubstitution die mit Abstand erfolgreichste Behandlung Opiatabhängiger dar. Insbesondere erreicht sie auch diejenigen Abhängigen, die durch abstinenzorientierte Therapien nicht (oder noch nicht) erreicht werden. Sie umfasst neben der kontrollierten Abgabe des Substitutionsmittels häufig eine psychotherapeutische Behandlung und obligat eine psychosoziale Betreuung. Dadurch unterscheidet sie sich auch konzeptionell von der leider häufig geübten Praxis, Suchtstoffabhängigen gelegentlich ein Ersatzmedikament (meist Codein, Tramadol, aber auch Benzodiazepine) zu verordnen.

Die Verordnung von Codein als Drogenersatzstoff ist nach dem Gesetz nur noch in Ausnahmefällen zulässig, muss auf einem Betäubungsmittelrezept mit eindeutiger Einnahmevorschrift erfolgen und ist wegen der kurzen Halbwertszeit medizinisch wenig sinnvoll. Mit Benzodiazepinen können die Symptome des Drogenentzugs entgegen oft geäußerter Meinung kaum abgemildert werden. Benzodiazepine werden von polytoxikomanen Drogenabhängigen oft als zusätzliches Suchtmittel zum Erzielen eines »Kicks« verwendet (bevorzugt *Flunitrazepam*, das aufgelöst und i.v. appliziert wird).

! Die Verordnung von Benzodiazepinen an Drogenabhängige bringt keine ausreichende Linderung der Entzugssymptome und schafft oft eine neue und oft schwieriger zu behandelnde Abhängigkeit.

Zur Substitutionsbehandlung eingesetzt werden (◘ Tab. 17.15):
- *Methadon*
- *Levomethadon (L-Polamidon®)*
- *Buprenorphin (Subutex®)*

Methadon und L-Polamidon®. Beide haben als Lösung die gleiche Wirkung und sind folgendermaßen umzurechnen: 1 ml *L-Polamidon*-Lösung enthält 5 mg *Levomethadon*-HCl und entspricht 1 ml der *Methadon*-Lösung 1% (Rezeptur) mit 10 mg *Methadon* (Racemat). Die zur Substitution notwendigen Tagesdosen sind sehr unterschiedlich und hängen von der Opiattoleranz und dem genetisch bedingten individuellen Ansprechen auf Opiate ab. Sie liegen zwischen 20 und 200 mg *Methadon* täglich. Abgesehen vom Ausschleichen mit dem Ziel des Absetzens ist es **nicht** sinnvoll, eine möglichst geringe Dosis des Substitutionsmittels anzustreben, weil unter niedrigen Dosen der Suchtdruck größer ist und Rückfälle bzw. Beikonsum häufiger sind. Die Dosierung ist allerdings nach oben begrenzt durch die opiattypischen Nebenwirkungen wie Obstipation, Müdigkeit und Benommenheit. Häufig klagen die Patienten unter *Methadon* auch über Antriebsstörungen, depressive Verstimmungen und Schwitzen.

Tab. 17.15. Präparate zur Substitution

Substanz		Wirkstärken	Tagesdosis	Nebenwirkungen	Kontraindikationen	Pharmakodynamik	Interaktionen	Besonderheiten	Therapiekosten/ Monat[a]
Methadon	*D/L-Methadon* Rezeptur 1% Lsg.	Individuell dosierbar	20–200 mg	Übelkeit, Sedierung, Obstipation, Atemdepression, Schwitzen, Pruritus, Exanthem, Kopfschmerzen, Antriebsstörung, zerebrale Krampfanfälle	Behandlung mit MAO-B-Hemmern, Narkotika-Antagonist oder Narkotika-Agonist/Antagonist (außer z. B. Behandlung einer Überdosis)	HWZ bis 24 h, dadurch Einmalgabe in 24 h ausreichend	Wirkungsverstärkung durch Alkohol und alle zentral dämpfenden Arzneimittel (Benzodiazepine), *Clonidin* und verwandte Substanzen, MAO-Hemmer-CYP3A4-Inhibitoren und Induktoren	Rezeptur, mit Zusätzen, um missbräuchliche i.v.-Anwendung zu verhindern, vor Einnahme in der Praxis dosierbar oder in Einzeldosen durch Apotheker	48,00 € (20 mg)
Methadon	*Methaddict*® Tbl.	5 mg, bis 10 mg, 40 mg	20–200 mg	Wie oben	Wie oben	Wie oben	Wie oben	Tbl. vor Einnahme auflösen (Fruchtsaft)	26,00 € (20 mg)
Levomethadon	*L-Polamidon*® Lsg. zur Substitution	100 ml, 3-mal 100 ml, bis 500 ml	10–100 mg	Wie oben	Wie oben	Wie oben	Wie oben	Auch als Polamidon-Tropfen zur Schmerzbehandlung verfügbar	16,50 € (10 mg)
Buprenorphin	*Subutex*®	0,4 mg, 2 mg, 8 mg	2–24 mg	Nebenwirkungen weniger ausgeprägt wegen partiell antagonistischer Wirkung, sonst wie oben	Schwere respiratorische Insuffizienz, schwere Leberinsuffizienz, akuter Alkoholismus oder Delirium tremens, Behandlung mit MAO-Hemmern, Kinder und Jugendliche <18 Jahre: Vorsicht bei Asthma bronchiale oder respiratorischer Insuffizienz, Niereninsuffizienz, Leberinsuffizienz (Arzneimitteldosis ggf. herabsetzen); besonders sorgfältige ärztliche Überwachung bei Patienten mit bekannter oder vermuteter EKG-Veränderung (Verlängerung des QT-Intervalls) oder Elektrolyt-Ungleichgewicht (insbes. Hypokaliämie), Bradykardie und bei Behandlung mit Klasse-I- und -III-Antiarrhythmika	Partieller Agonist/Antagonist, Ceilingeffekt bei höheren Dosen >24 mg, nur sublinguale Resorption, hohe Rezeptoraffinität und lange HWZ, daher intermittierende Gabe alle 2 Tage möglich	Wie oben	Nur bei sublingualer Verabreichung wirksam, evtl. zerstampfen; auch zur Substitution in der Schwangerschaft geeignet	40,00 € (2 mg)

[a] Die Preise beziehen sich auf die N3-Packung des im Handelsnamen angegebenen Präparats (bzw. die N2-Packung, falls ein Arzneimittel nicht in der N3-Packung verfügbar ist).

Tipps

In unkomplizierten Fällen, z. B. bei »isolierter« Opiatabhängigkeit, fehlenden Hinweisen auf ernsthafte psychische Erkrankungen und guter therapeutischer Beziehung, sind der Therapiebeginn und die Dosisfestlegung ambulant möglich. Bei schwerwiegender Polytoxikomanie und internistischen oder psychischen Begleiterkrankungen ist jedoch eine stationäre Therapie angeraten.

Dosierung. Die **Initialdosis** erhält der Patient prinzipiell erst nach einem positiven Opiatnachweis im Urin und eingehender Untersuchung und Aufklärung. Sie soll bei opiattoleranten Drogenabhängigen max. 40 mg *D,L-Methadon* (20 mg *Levomethadon*) betragen, um versehentliche Überdosierung und Todesfälle zu vermeiden. Treten Entzugssymptome auf, so kann noch am selben Tag (oder bei Behandlungsbeginn am Abend dann am darauf folgenden Morgen) eine zweite Dosis gegeben werden. Unter Berücksichtigung der vom Patienten angegebenen Wirkdauer sowie der subjektiven und objektiven Entzugs- bzw. Intoxikationssymptomatik kann dann die Dosis an den Folgetagen sukzessive geändert (bei Entzugszeichen: gesteigert) werden, bis der Patient 24 h lang keine Entzugssymptome mehr spürt. Maßgebliche Kriterien sind dabei der klinische Befund und die subjektiven Angaben des Patienten; dem Serumspiegel des *Methadons* kommt hierbei weniger Bedeutung zu. Eine flexible und der klinischen Symptomatik angemessene Dosierung hat Vorrang vor einem starren Dosierungsschema.

Nach 1–6 Tagen kann die gesamte Dosis einmalig morgens gegeben werden. In der ersten Woche sollte täglich eine ärztliche Kontrolluntersuchung erfolgen, später bei stabiler Dosierung mindestens einmal pro Woche. Bei begleitendem Ausschleichen von Benzodiazepinen oder Barbituraten muss die *Methadon*-Dosis ggf. gesteigert werden.

17

Bei der **Beurteilung der *Methadon*-Wirkung** sind die Dosisangaben zur Substitution lediglich Orientierungshilfen. Die sorgfältige Beachtung bestimmter klinischer Zeichen ist jedoch unerlässlich. Dazu gehören – neben den Angaben des Patienten über seine subjektive Befindlichkeit – folgende objektiv erfassbare Kriterien:

- Pupillengröße (bei Überdosis: Miosis)
- Darmgeräusche (bei Überdosis: Darmstille)
- Schwitzen
- Frieren
- Tremor
- Stuhlfrequenz

Auftretende Nebenwirkungen sollten behandelt werden, ggf. unter vorsichtiger Reduktion der Dosis, die jedoch ausreichend sein sollte, um Entzugssymptome und das Verlangen nach Opiaten zu reduzieren. Bei Auftreten von Entzugssymptomen, internistischen Krankheiten (z. B. grippalen Infekten), bestimmten Medikamenten oder körperlicher Arbeit kann eine Dosiserhöhung in Schritten von 10 bis 20 mg *Methadon* (bzw. 5–10 mg *Levomethadon*) erforderlich werden. Nach jeder **Dosisänderung** sollte vor einer erneuten Dosisänderung mindestens eine einwöchige ärztliche Beobachtungsphase bestehen. Beim Auftreten von Nebenwirkungen (Schwitzen, Sedierung) sollte eine Dosisreduktion um nicht mehr als 10–20 mg *Methadon* (bzw. 5–10 mg *Levomethadon*), ebenfalls in mindestens einwöchigem Abstand, erfolgen.

Andere Empfehlungen zur **Dosisreduktion**, z. B. zur Beendigung einer Substitution unter ambulanten Bedingungen, gehen von einer Reduktion der jeweiligen Dosis um 10% pro Woche aus, die hinsichtlich der Entzugssymptomatik von den Patienten meist gut vertragen wird. Ab einer Dosis von 30 – 40 mg *Methadon* (bzw. 15 – 20 mg *Levomethadon*) sollte die weitere Reduktion in kleineren Schritten (2,5 – 5 mg *Methadon* bzw. 1,25 – 2,5 mg *Levomethadon*) erfolgen. Der Entzug der letzten 10 – 20 mg *Methadon* (bzw. 5 – 10 mg *Levomethadon*) kann stationär erfolgen. Dabei können ggf. Antidepressiva oder *Carbamazepin* (z. B. *Tegretal®*) gegeben werden.

Die **Erhaltungsdosis** wird in der Regel innerhalb von 1 bis 3 Monaten nach Beginn der Therapie gefunden. Eine Ausnahme stellen wesentliche somatische oder psychische Belastungen dar, bei denen eine Dosisanpassung notwendig sein kann. Empfehlungen für eine Maximaldosis (z. B. 120 mg *D,L-Methadon*) sind problematisch und wissenschaftlich nicht gut belegt. Zwar kommen – bei großer interindividueller Variabilität – viele Opiatabhängige mit einer Dosis von 80 – 120 mg *D,L-Methadon* pro Tag (oder auch weniger) zurecht, jedoch finden sich in der Praxis immer wieder Patienten, bei denen auch höhere Dosierungen (z. B. um 200 mg *D,L-Methadon* pro Tag oder mehr) ärztlich indiziert sein können. Auch hier hat die Orientierung an klinischen Kriterien gegenüber einer starren Grenze Vorrang.

So sollten **höhere Dosierungen** dann Anwendung finden, wenn es, z. B. aufgrund eines beschleunigten Stoffwechsels (»rapid metabolizing«) oder einer Enzyminduktion (z. B. durch Antikonvulsiva oder *Rifampicin*), zum Auftreten von Entzugssymptomen kommt. Auch gibt es empirische Hinweise, dass komorbide Drogenabhängige mit einer zusätzlichen psychischen Erkrankung von einer höheren *Metha-*

don-Dosis profitieren und dass eine Erhöhung der *Methadon*-Dosis die Häufigkeit des Beigebrauchs reduzieren kann.

Bei Verdacht auf Stoffwechselbesonderheiten kann die Bestimmung des *Methadon*-Plasmaspiegels hilfreich sein. Aufgrund seiner pharmakokinetischen Eigenschaften (rasche Resorption nach oraler Gabe, maximale Plasmaspiegel nach etwa 2–6 h, hohe Bioverfügbarkeit von etwa 80% sowie eine Plasmaeliminationshalbwertszeit von etwa 24 bis 48 h) kann *Methadon* nach Erreichen der Erhaltungsdosis als **einmalige Tagesdosis** gegeben werden, täglich im etwa gleichen Zeitraum. Es wird in Saft verdünnt unter Aufsicht eines behandelnden Arztes oder ausgebildeten medizinischen Personals oral verabreicht und die Einnahme durch Nachtrinken kontrolliert.

! Bereits geringe Dosen von *Methadon* können bei nicht opiattoleranten Personen zu schweren Intoxikationen mit Atemdepression führen, Todesfälle sind hierbei beobachtet worden. Deshalb sind die Patienten im Falle einer »Take-home-Gabe« unmissverständlich auf dieses Risiko hinzuweisen, damit nicht andere Personen versehentlich oder absichtlich deren Substitutionsmittel einnehmen.

Seit kurzem steht *Methadon* auch als Fertigarzneimittel in Tablettenform (in den Wirkstärken 5, 10 und 40 mg) zur Verfügung, das zur Einnahme aufgelöst wird.

Buprenorphin (Subutex®). *Buprenorphin (Subutex®)* wird als Sublingualtablette mit den Wirkstärken 0,4, 2 und 8 mg verabreicht. Der Vorteil gegenüber *Methadon* und *L-Polamidon®* liegt in der deutlich längeren Halbwertszeit, weswegen *Buprenorphin* auch zur intermittierenden Gabe alle 2 oder 3 Tage zugelassen ist. Dosierungen in der Substitutionsbehandlung liegen zwischen 2 mg und 20 mg/Tag (wesentlich höher als in der Schmerzbehandlung, wo *Buprenorphin* als *Temgesic®* mit einer Einzeldosis von 0,4 mg eingesetzt wird). Durch die partiell opiatantagonistische Wirkung von *Buprenorphin* sind die Nebenwirkungen wie Obstipation, Schwitzen, Müdigkeit deutlich geringer. Auch Intoxikationen kommen kaum vor. Die Patienten sind unter der Behandlung weniger sediert, was manche jedoch als Nachteil empfinden.

! Bei Schwangeren ist *Buprenorphin* zur Substitution wegen der weniger ausgeprägten Entzugssymptomatik beim Neugeborenen dem *Methadon* vorzuziehen. Eine Umstellung von *Methadon* auf *Subutex®* bei bereits eingetretener Schwangerschaft ist wegen Abortgefahr (Teilentzug) kritisch.

Seit dem Jahr 2002 wird in einigen deutschen Großstädten in öffentlich geförderten, wissenschaftlich begleiteten Modellprojekten die Abgabe von injizierbarem Heroin an Schwerstabhängige, die mit der *Methadon*-Substitution nicht erfolgreich zu behandeln sind, erprobt. Ob dieses Modell in Deutschland weiter verfolgt wird, ist gegenwärtig unklar, in der Schweiz wird es jedoch mit Erfolg praktiziert. Da diese Behandlung an spezielle Bedingungen geknüpft ist, ist sie für die Hausarztpraxis nicht relevant.

Rechtliche Grundlagen. Die substitutionsgestützte Behandlung Drogenabhängiger wird durch das Betäubungsmittelgesetz (15. BtMÄndV, 01.07.2001, inzwischen mehrfache Änderungen, zuletzt 30. BtMÄndV vom 10.03.2005) sowie die Richtlinien der Bundesärztekammer zur substitutionsgestützten Behandlung Opiatabhängiger vom 22.03.2002 und die BUB-Richtlinien des Bundesausschusses der Ärzte und Krankenkassen (in der Fassung vom 28.10.2002) geregelt. Neben Details zur Verschreibung und Durchführung der Behandlung sind darin die Anforderungen an die Qualifikation der verschreibenden Ärzte sowie die Meldepflicht an das bundesweite Substitutionsregister bei der Bundesopiumstelle geregelt. Seit Juli 2002 dürfen nur noch Ärzte Substitutionsmittel verschreiben, die die Zusatzweiterbildung »Suchtmedizin« nachweisen können.

Tipps

In § 5 Absatz 3 BtMVV wurde für Ärzte, die für höchstens 3 Patienten im gleichen Zeitraum ein Substitutionsmittel verschreiben, eine Ausnahmeregelung geschaffen. Sie benötigen diese Qualifikation nicht, wenn sie die Patienten regelmäßig (einmal im Quartal) einem suchtmedizinisch qualifizierten Konsiliararzt vorstellen und mit diesem die Behandlung absprechen. Diese Regelung ist insbesondere für Hausärzte interessant, die nur ihre eigenen Patienten behandeln wollen bzw. zunächst Erfahrungen sammeln möchten, um sich dann für die Weiterbildung zu entscheiden.

Alle Substitutionspatienten, auch diejenigen, die privat bezahlen, müssen anonymisiert an das Substitutionsregister der Bundesopiumstelle in Bonn gemeldet werden. Dies soll v. a. dazu dienen, Doppelbehandlungen bei verschiedenen Ärzten zu vermeiden. Bei Versicherten der gesetzlichen Krankenkassen muss die Substitution außerdem der Kasse und der Beratungskommission der zuständigen Kassenärztlichen Vereinigung gemeldet werden, die den Auftrag hat, einzelne Behandlungsfälle stichprobenhaft zu überprüfen. Da gesetzliche Versicherte einen Anspruch auf diese Behandlung haben, ist die häufig geübte »graue« Substitution dieser Patienten als Privatbehandlung (meist gegen Barzahlung) unzulässig und kann als Verstoß gegen die vertragsärztlichen Pflichten verfolgt werden.

Organisatorische Rahmenbedingungen. Die Substitutionsbehandlung kann sich in der praktischen Umsetzung erheblich unterscheiden. Es gibt Schwerpunktpraxen, die bis zu 200 Abhängige versorgen, daneben Hausarztpraxen, die nur wenige Patienten behandeln. Dennoch haben sich einige Grundprinzipien allgemein durchgesetzt. Neben organisatorischen Rahmenbedingungen (Öffnungszeiten, insbesondere am Wochenende, geregelte Urlaubsvertretung) und der persönlichen Qualifikation von Ärzten und Praxispersonal sind v. a. die Voraussetzungen des Patienten zu beachten. Nicht jeder Abhängige ist in der Lage oder bereit, regelmäßig in der Praxis zu erscheinen oder die notwendigen Regeln einzuhalten. Diese müssen vor Beginn der Substitution geklärt werden, am besten in Form eines schriftlichen Behandlungsvertrags (▶ folgende Übersicht).

Angaben eines schriftlichen Behandlungsvertrags zur Substitutionsbehandlung (nach den Richtlinien der Bundesärztekammer)

- Wahl des Substitutionsmittels und mögliche Nebenwirkungen
- Vergabe-Modus
- Notwendigkeit des Verzichts auf Beikonsum anderer Stoffe, die den Zweck der Substitution gefährden oder die medizinisch gefährlich sind
- Urin- und Alkoholkontrollen
- Information über Abbruchkriterien
- Erforderliche psychosoziale Begleitmaßnahmen
- Aufklärung über eventuelle Fahruntüchtigkeit
- Schweigepflichtentbindungen gegenüber den beteiligten Institutionen (z. B. Kassenärztliche Vereinigung, psychosoziale Betreuungsstelle, mitbehandelnde Ärzte, Apotheke)
- Information über zentrale Meldeverpflichtung in anonymisierter Form zur Verhinderung von Doppelvergaben

Es ist das ausdrückliche Einverständnis des Patienten zu den geplanten Therapiemaßnahmen einzuholen. Auch die Ziele der Substitution sollten vor Behandlungsbeginn mit dem Patienten geklärt werden.

Häufige Motive der Patienten zur Substitutionstherapie

- Kurzfristige Überbrückung vor einer geplanten Therapie oder Haft
- Angst vor Entzugserscheinungen
- Angst vor Strafverfolgung
- Fehlendes Geld zur Beschaffung des Suchtmittels (oft bestehen bereits hohe Schulden)
- Langfristige Substitution oder Wunsch nach rascher Dosisreduzierung

Nach der notwendigen Eingangsdiagnostik (soziale und suchtmittelbezogene Anamnese, körperliche Untersuchung, Labordiagnostik mit Opiatnachweis im Urin und zu Begleiterkrankungen) erfolgt die Einnahme des Substitutionsmittels prinzipiell in der Praxis unter Beobachtung.

> **!** **Eine Überlassung oder Mitgabe des Substitutionsmittels an den Patienten ist rechtlich nicht zulässig. Die Einnahme des Substitutionsmittels hat stets unter medizinischer Aufsicht zu geschehen.**

Falls die Einnahme in der Praxis nicht möglich ist, kann diese auch in der Apotheke oder durch Pflegepersonal (z. B. Altenheim oder Sozialstation) gewährleistet werden. Erst im späteren Verlauf der Substitution darf eine **Take-home-Verordnung** erfolgen (für bis zu 7 Tagen, bei Auslandsurlaub auch bis zu 30 Tagen im Jahr unter Meldung an die Aufsichtsbehörde). Dazu ist ein entsprechendes Betäubungsmittelrezept auszustellen. Voraussetzungen dafür:

- Entsprechender Behandlungsverlauf
- Einstellung auf eine stabile Dosis
- Fehlen von Beikonsum
- Gewähr, dass das Substitutionsmittel vorschriftsmäßig eingenommen wird

Eine **Kontraindikation** kann in diesem Zusammenhang nicht nur der Konsum illegaler Drogen, sondern auch erheblicher Alkoholkonsum sein. Daher sind während der Substitution nicht nur regelmäßige Urintests auf Drogen, sondern auch Alkoholtests erforderlich. Es besteht kein Rechtsanspruch auf eine Take-home-Verordnung.

Stellenwert der Substitutionsbehandlung. Die Substitutionsbehandlung hat sich inzwischen als gleichwertiges Angebot neben den abstinenzorientierten Therapien etabliert. Nach den Richtlinien der Bundesärztekammer von 2002 ist »bei Vorliegen einer manifesten Opiatabhängigkeit eine substitutionsgestützte Behandlung dann indiziert, wenn andere Behandlungsmaßnahmen erfolglos waren, wenn Abstinenzversuche unter ärztlicher Kontrolle keinen Erfolg erbracht haben und/oder wenn eine drogenfreie Therapie derzeit nicht durchgeführt werden kann und/oder wenn die substitutionsgestützte Behandlung im Vergleich mit anderen Therapiemöglichkeiten die größte Chance zur Heilung oder Besserung bietet«.

Neben der relativ rasch zu beobachtenden medizinischen und sozialen Stabilisierung bietet die Substitutionsbehandlung aufgrund des längerfristigen Kontakts auch die Möglichkeit, begleitende psychische Erkrankungen zu erkennen und schrittweise zu behandeln. Dazu gehören in aller Regel auch Rückfälle, die als therapeutische Chance genutzt werden sollten. Ein Behandlungsabbruch alleine wegen eines Rückfalls ist nicht vertretbar. Während früher häufig eine relativ kurze Substitutionsdauer von 1 bis 2 Jahren angestrebt wurde (mit der Intention, durch eine langsame Dosisreduktion in dieser Zeit Drogenfreiheit zu erreichen), geht man heute in den meisten Fällen davon aus, dass die Behandlung der meist schwer beeinträchtigten Patienten (auch mit psychischer Komorbidität) über einen längeren Zeitraum erfolgen muss. In einer nicht unerheblichen Zahl von Fällen lässt sich dadurch Abstinenzmotivation oder Motivation zu weiterer Therapie erreichen. In Bezug auf längerfristig erreichbare Stabilisierung und Abstinenz ist die Substitutionsbehandlung gegenüber der sofortigen stationären Entwöhnungsbehandlung als überlegen anzusehen.

Einige besondere **Probleme der Substitutionsbehandlung** sollen hier nur genannt werden. Soziale Schwierigkeiten wie

- Arbeitslosigkeit,
- Schulden,
- Verlust der Wohnung,
- polizeiliche Ermittlungen und
- drohende Haft

sind häufig und bei der Behandlung zu berücksichtigen. In vielen Fällen liegen chronische Infektionen vor (Hepatitis C in über 65% der Fälle, HIV bei 14%), die neben der Substitution behandelt werden müssen. Auch interkurrente Erkrankungen erfordern eine gute Absprache bei der Zusammenarbeit mit anderen niedergelassenen Kollegen und Krankenhäusern. Bei stationärer Behandlung muss die Fortführung der Substitution abgesprochen werden (häufig verfügt in Allgemeinkrankenhäusern kein Arzt über die notwendige Fachkunde). Bei Urlaub des substituierenden Arztes ist die Vertretung meist geregelt.

Tipps

Hausärzte, die von unbekannten Patienten um Ersatzdrogen gebeten werden, weil der substituierende Arzt nicht erreichbar sei, sollten zu Recht misstrauisch werden und nichts verordnen. Juristisch betrachtet dürfen sie das auch nicht und können sich darauf berufen, wenn Neinsagen schwerfällt.

Entwöhnung und Nachsorge

Allgemeine Prinzipien bei der Nachsorge von Suchterkrankungen wurden bereits im Abschnitt über Alkoholabhängigkeit (▶ Abschn. 17.2.2) angesprochen und gelten auch für Opiatabhängige. Das therapeutische Setting und die erforderlichen Methoden hängen hier im besonderen Ausmaß von der körperlichen und psychischen Komorbidität und den aufgetretenen sozialen Schwierigkeiten ab. Das Behandlungsspektrum kann sich dementsprechend von ambulanten Beratungen durch den Hausarzt bis hin zu vollstationären Entwöhnungsbehandlungen hinziehen. Letztere werden häufig mit geschützten Rehabilitationsprogrammen verbunden, die sich über mehr als ein Jahr hinstrecken. Dies ist v. a. bei jungen Patienten angezeigt, die zuvor keine berufliche oder soziale Eigenständigkeit erreichen konnten.

Soziotherapie

Aus diesem Grund kommt zusätzlich zu dem in ◘ Abb. 17.7 dargestellten Modell eine vierte Säule der Nachsorge hinzu, nämlich die Soziotherapie. Diese wird durch Suchtberatungsstellen oder als Teil von stationären Nachsorgebehandlungen angeboten und befähigt die Patienten oftmals erst dazu, suchtmedizinische Behandlung in Anspruch zu nehmen oder sich auf langfristige Therapieangebote vorzubereiten.

! Es ist wichtig, das soziale Umfeld des Patienten in die Therapie mit einzubeziehen und dabei besonders soziale Kontakte zu Bezugspersonen zu stärken, die zuverlässig drogenfrei sind oder nie suchtkrank waren.

Ärztlicherseits kann es hilfreich sein, klar zu vereinbaren, dass Informationen über die Behandlung an wichtige dritte Stellen weitergegeben werden dürfen. Beispielsweise kann sich der Arzt von der Schweigepflicht gegenüber Gerichten, der Staatsanwaltschaft, Standesorganisationen, Arbeitgebern oder Angehörigen befreien lassen, sodass erneuter Opiatkonsum oder die Beendigung der Behandlung mitgeteilt werden können. Bisherige Erfahrungen zeigen, dass eine derartige Absprache die Behandlung nicht belastet, jedoch die Motivation zur dauerhaften Abstinenz verbessert.

Auch die vermehrte Fürsorge für die eigene Gesundheit und entsprechende ärztliche Unterstützung sollten Bestandteil der Nachsorgebehandlung werden. Sofern nicht bereits geschehen, gehören hierzu:

- Abklärung von Infektionserkrankungen
- Gegebenenfalls Impfung gegen Hepatitis B
- Abklärung der Viruslast bei bestehender Hepatitis C
- Eventuell Entscheidung über eine Interferonbehandlung

Tipps

Eine Interferonbehandlung kann prinzipiell während einer stabilen Opiatsubstitution durchgeführt werden. Zu beachten ist jedoch das erhebliche Risiko für neu auftretende schwere depressive Episoden als Nebenwirkungen des Interferons. Bei vorbekannten Depressionen sollten die Patienten deshalb prophylaktisch auf ein Antidepressivum eingestellt werden, bevor die Interferonbehandlung beginnt.

Selbsthilfegruppen

Wie bei allen Suchterkrankungen stellen Selbsthilfegruppen einen wichtigen Bestandteil rückfallschützender Maßnahmen dar. Deren Effizienz ist bei der Opiatabhängigkeit allerdings weniger gut belegt als bei Alkoholabhängigen. Entsprechende Selbsthilfegruppen sollten sich spezifisch an Abhängige von illegalen Drogen richten, da die behandelten Themen sich wesentlich von denen bei anderen Suchtmitteln unterscheiden. Selbsthilfegruppen können eine Unterstützung dabei darstellen,

- abstinente Sozialkontakte aufzubauen,
- Situationen mit hohem Rückfallrisiko zu vermeiden und
- ggf. sich ankündigende eigene Rückfallgefahr frühzeitig zu erkennen.

Pharmakologische Rückfallprophylaxe

Naltrexon (Nemexin®). Zur medikamentösen Unterstützung der Entwöhnungsbehandlung nach erfolgter Opiatentgiftung ist in Deutschland *Naltrexon (Nemexin®)* zugelassen. Dieser Opiatantagonist ist in der Lage, die Wirkung kleinerer Mengen verabreichten Heroins oder anderer Opiate zu verhindern. Bei Selbstverabreichung hoher Dosen von Opiaten besteht jedoch Lebensgefahr, da nach Durchbrechen der durch *Naltrexon* bedingten Opiatrezeptorblockade schlagartig die Atmung und Herz-Kreislauf-Funktion beeinträchtigt werden können.

Vor der ersten Gabe von *Naltrexon* ist es wichtig, dass die Patienten vollständig opiatfrei sind, da anderenfalls ein massives Opiatentzugssyndrom ausgelöst würde. Es empfiehlt sich, dies dadurch zu überprüfen, dass eine Testdosis des kurzwirksamen Opiatantagonisten *Naloxon* (z. B. *Narcanti®*) intravenös verabreicht wird. Sofern hierbei keine Opiatentzugszeichen ausgelöst werden, ist eine Behandlung mit *Naltrexon* sicher.

Diese Behandlungsmöglichkeit konnte sich bislang nicht allgemein durchsetzen, da sie von den meisten opiatabhängigen Patienten abgelehnt wird. In Einzelfällen von hochmotivierten Patienten, bei denen Rückfälle eine besondere Gefährdung bedingen würden, stellt *Naltrexon* jedoch eine hilfreiche zusätzliche Behandlungsoption dar.

Behandlung komorbider psychischer Erkrankungen

Opiatabhängige Patienten leiden sehr häufig an zusätzlichen psychischen Erkrankungen, die den Suchtmittelkonsum und die Erfolgsaussichten von Abstinenzbemühungen wesentlich beeinflussen. Vor allen Dingen treten Persönlichkeitsstörungen mit dissozialen und emotional instabilen Zügen auf, zudem Erkrankungen aus dem affektiven Spektrum wie unipolare oder bipolare depressive Störungen. Erst in den letzten Jahren wurde deutlich, dass eine in Kindheit und Jugend bestehende Aufmerksamkeitsdefizit- und Hyperaktivitätsstörung (ADHS) sich ins Erwachsenenalter fortsetzen kann (► Kap. 24) und dann oft mit der Abhängigkeit von verschiedenen Suchtmitteln inklusive Opiaten einhergeht. Da diese Erkrankungen bei Opiatabhängigen häufig kombiniert auftreten und schwer voneinander abzugrenzen sind, ist es im Einzelfall meist schwierig festzulegen, welche Behandlungsstrategie dabei Priorität hat.

Tipps

Um eine angemessene Behandlung Opiatabhängiger zu gewährleisten, sollte ein Facharzt für Psychiatrie beim Verdacht auf gleichzeitige psychiatrische Erkrankungen zur diagnostischen Einschätzung und Therapieplanung hinzugezogen werden.

Pharmakologische Behandlungsmöglichkeiten. Diese bestehen im Einsatz von Antidepressiva sowie Antiepileptika als Stimmungsstabilisatoren. Zur Behandlung des ADHS ist auch bei Erwachsenen *Methylphenydat* (z. B. *Concerta®*) wirksam und sollte bevorzugt in retardierter Form verwendet werden. Auch *Atomoxetin* (z. B. *Strattera®*) ist vergleichbar gut geeignet. Beide Substanzen sind jedoch nur zur Behandlung von Kindern und Jugendlichen zugelassen, dementsprechend übernehmen die Krankenkassen die Kosten der Behandlung Erwachsener derzeit nicht. Sofern das Vorliegen einer ADHS fachärztlich gesichert ist, kann jedoch ein entsprechender Behandlungsversuch auf Privatrezept erfolgen. Beim gleichzeitigen Vorliegen von depressiven Störungen und ADHS empfiehlt sich eine Einstellung auf ein noradrenerg wirksames Antidepressivum wie beispielsweise *Reboxetin* (z. B. *Edronax®*).

Antiaggressionstraining. Beim Vorliegen von dissozialen Persönlichkeitsstörungen kann es angezeigt und hilfreich sein, durch ein Antiaggressionstraining fremdaggressive Verhaltensweisen zu verringern. Entsprechende Angebote gibt es beispielsweise an Schulen, Jugendhilfeeinrichtungen, häufig auch in Justizvollzugsanstalten. Ob ein derartiges Training lokal angeboten wird, kann bei den örtlichen Polizeistellen oder der Staatsanwaltschaft erfragt werden.

Abhängigkeit von opiathaltigen Analgetika

Die ICD-10 differenziert bei der diagnostischen Einordnung nicht zwischen der Abhängigkeit von opiathaltigen Schmerzmitteln und illegalen opiathaltigen Drogen. Trotzdem unterscheiden sich heroinabhängige Patienten in Entstehungsbedingungen und Verhalten stark von solchen Patienten, die außer opiatartigen Schmerzmitteln keine weiteren Suchtmittel einnehmen. Eine Besonderheit bei der Schmerzmittelabhängigkeit besteht darin, dass das Suchtmittel so gut wie ausschließlich von Ärzten, im überwiegenden Fall durch den Hausarzt, bezogen wird. Dies bedeutet eine besondere ärztliche Verantwortung bei der Verhinderung der Schmerzmittelabhängigkeit, eröffnet andererseits jedoch auch besondere Interventionsmöglichkeiten. Leidensdruck und Funktionseinschränkungen infolge der unangemessenen Einnahme von Analgetika werden zumeist von den psychotropen Nebenwirkungen in Form von Müdigkeit, Antriebsverlust und Lethargie bedingt, die zumeist zeitgleich mit einer erheblichen und nicht therapeutisch indizierten Dosissteigerung einhergehen.

Ätiologie

Entgegen früher gehegten Befürchtungen werden schmerzkranke Tumorpatienten nur extrem selten abhängig von verschriebenen betäubungsmittelpflichtigen Analgetika. Zur Suchtentwicklung kommt es vielmehr zumeist dann, wenn neben der schmerzauslösenden körperlichen Erkrankung **prädisponierende psychosoziale Bedingungen** bestehen. Dies kann z. B. durch traumatisches Erleben von Unfällen oder Verletzungen oder Missbrauchserfahrungen bedingt sein, in anderen Fällen durch anhaltende Funktionseinschränkungen. Häufig entwickelt sich Schmerzmittelabhängigkeit auch nach Arbeitsunfällen. Aktuelle psychosoziale Probleme, beispielsweise in Partnerschaft oder im Berufsleben, können erheblichen Einfluss auf das Schmerzerleben nehmen, sodass das organische Korrelat in der Regel nicht das Ausmaß der erlebten Schmerzen erklären kann. Ein Beispiel hierfür sind die häufigen Rückenschmerzen, die oft ohne oder nur mit minimalen nachweisbaren anatomischen Veränderungen einhergehen, während andererseits schwerste Bandscheibenvorfälle nahezu schmerzfrei verlaufen können.

Gleichzeitig oder bereits vorher bestehende psychische Erkrankungen erhöhen die Gefahr einer Schmerzmittelabhängigkeit dramatisch. Dies gilt beispielsweise für posttraumatische Belastungsstörungen (► Kap. 21), Somatisierungsstörungen oder somatoforme Schmerzstörungen (► Kap. 16). Auch zurückliegende anderweitige Suchterkrankungen stellen einen derartigen Risikofaktor dar.

Symptome, Diagnostik

Meist wird dem Hausarzt schon rein anhand der Häufigkeit und Dauer verordneter Analgetika die Entwicklung einer Suchterkrankung auffallen. In der Praxis ist dies möglicherweise dadurch erschwert, dass sich Patienten Schmerzmittel gleichzeitig von verschiedenen Ärzten verschreiben lassen und die Rezepte in verschiedenen Apotheken einlösen. Hier kann es hilfreich sein, sich mit den ärztlichen Kollegen sowie den kooperierenden Apotheken vor Ort im Verdachtsfall unter Beachtung der ärztlichen Schweigepflicht auszutauschen.

Klinische Hinweiszeichen auf das Vorliegen einer Abhängigkeit von opiathaltigen Schmerzmitteln

- Einfordern von Dosissteigerung
- Bitte um Rezeptierung von Analgetika gleichzeitig bei mehreren Ärzten
- Mangelnde Wirkung hochwirksamer Analgetika
- Forderung nach parenteraler Verabreichung von Opiaten
- Anhaltender Widerstand gegen Versuche der Dosisreduktion
- Bedarf anderweitiger psychotroper Medikation (Sedativa, Antidepressiva)
- Verschlechterung von sozialem, familiärem und beruflichem Funktionsniveau
- Frühere anderweitige Suchterkrankung
- Verlust bzw. Fälschen von Rezepten

Therapie

Tipps

Bei der Behandlung chronischer dysfunktioneller Schmerzen mit Opiaten ist es angeraten, eine interdisziplinäre Zusammenarbeit mit Anästhesisten, Psychiatern oder Neurologen zu etablieren, wozu Überweisungen oder Fallkonferenzen zumindest im Abstand von einigen Monaten regelmäßig erfolgen sollten.

Sofern eine Abhängigkeitserkrankung vorliegt, muss der Patient eindrücklich über diesen Umstand aufgeklärt werden, die weitere Rezeptierung sollte kritisch überdacht werden. Ebenso sollte mit dem Patienten und seinen Angehörigen über suchtbedingte Funktionseinschränkungen gesprochen werden. Liegen diese vor, muss zu einer Entgiftungsbehandlung geraten werden. Während des Entzugs kann es zur Zunahme der Schmerzen kommen, deren Ausmaß interindividuell sehr verschieden ist. Eine Exazerbation ist um so eher zu erwarten, je höher die psychische Komorbidität ist. Bei einem erheblichen Anteil der Patienten wird die Entgiftung deshalb nur gelingen, wenn gleichzeitig intensive verhaltenstherapeutische Maßnahmen durchgeführt werden. Hierzu empfiehlt sich die stationäre oder tagesklinische Behandlung in psychiatrischen oder Suchtfachkliniken.

17.5.2 Cannabinoide (F12)

Missbrauch und Abhängigkeit von Cannabinoiden sind in den letzten Jahren zunehmend in die öffentliche Diskussion getreten, v. a. im Zusammenhang mit dem zunehmenden Cannabiskonsum Jugendlicher. Der Anteil von 18- bis 29-Jährigen, die im vergangenen Jahr Cannabis konsumierten, hat sich in Deutschland zwischen 1990 und 2000 mindestens verdreifacht. Gleichzeitig veränderte sich die Zusammensetzung der im Verkehr befindlichen Produkte dahingehend, dass immer häufiger speziell gezüchtete Cannabispflanzen vertrieben werden, die mittlerweile im Vergleich zu den traditionell angebauten Pflanzen ein Mehrfaches des Tetrahydrocannabinolgehalts aufweisen. Dieser Effekt wird durch den Einsatz spezieller künstlicher Lichtquellen noch verstärkt.

Cannabis wurde traditionell entweder als Marihuana (getrocknete Blätter) oder Haschisch (getrocknetes Pflanzenharz) gemischt mit Tabak geraucht. In letzter Zeit wird zunehmend das Rauchen von purem Haschisch in Glaspfeifen (»Bong«) gebräuchlich, wobei höhere Drogenmengen in wesentlich kürzerer Zeit aufgenommen werden. Als Folge dieser Entwicklungen werden in den letzten Jahren zunehmend schwere Abhängigkeitssyndrome gesehen.

Symptome, Diagnostik

Amotivationales Syndrom. Der Konsum von Cannabinoiden ist bei Jugendlichen und jungen Erwachsenen weit verbreitet, wobei es nur in einem geringen Prozentsatz der Konsumenten zur Entwicklung manifester Abhängigkeit kommt. Diese geht in der Regel mit deutlichen Funktionseinschränkungen im Sinne eines amotivationalen Syndroms einher. Kennzeichen dafür sind:

- Erheblich reduzierter psychomotorischer Antrieb
- Störungen von Konzentrations- und Leistungsfähigkeit
- Allgemeiner Interessenverlust

Diese Beschwerden können ein Leitsymptom sein, das den Hausarzt auf das Vorliegen einer Cannabisabhängigkeit hinweisen kann. Sehr häufig wird dies nicht durch die Patienten selbst, sondern durch begleitende Angehörige oder Freunde geschildert, die den Patienten in die Sprechstunde bringen.

Pharmakologie der Cannabinoide

Unter Cannabis versteht man die Gesamtheit bioaktiver Substanzen der aus Asien stammenden Hanfpflanze Cannabis sativa. Die hinsichtlich ihrer euphorisierenden Wirkung wichtigste dieser Substanzen ist das Δ-9-Tetrahydrocannabinol (THC). Neben dem Rauchen sind Essen und Schnupfen die üblichen Formen der Haschischaufnahme. Beim Rauchen treten die kardiovaskulären und zentralnervösen Wirkungen bereits innerhalb einer Minute nach der Inhalation auf, erreichen ihr Maximum nach etwa 20–30 min und dauern etwa 2–3 h an. Bei der oralen Aufnahme beginnt die Wirkung nach etwa 30 min, erreicht nach etwa 2–3 h ihr Maximum und dauert etwa 3–6 h an.

Cannabinoide wirken auf die sogenannten Cannabinoidrezeptoren, die in 2 Formen vorkommen. Für die psychotropen Wirkungen sind die sogenannten CB1-Rezeptoren verantwortlich. In den letzten Jahren wurden die ersten beiden körpereigenen Liganden dieser Rezeptoren gefunden, nämlich Anandamid sowie 2-Acylglycerol. Beide Moleküle stimulieren die Cannabinoidrezeptoren. Insofern ähnelt das Cannabinoidsystem dem endogenen Opiatsystem, das sowohl durch opiathaltige Pharmaka als auch durch körpereigene Opiate (Endorphine) stimuliert werden kann. 2006 wurde ein Cannabinoidrezeptorantagonist als Medikament zur Behandlung der Adipositas und des metabolischen Syndroms bei Übergewicht in Deutschland zugelassen (*Rimonabant, Acomplia®*). Die theoretisch vorstellbare Wirkung dieser Substanz bei der Behandlung von Cannabisabusus und -abhängigkeit wurde bislang jedoch noch nicht untersucht.

Klinische Hinweiszeichen auf das Vorliegen von Cannabisabhängigkeit

- Amotivationales Syndrom mit Interessenverlust, Antriebslosigkeit, Konzentrationsstörungen, sozialem Rückzug
- Nachlassende Leistungen in Schule, Ausbildung, Studium
- Cannabinoidnachweis im Urin-Drogenscreening

Cannabisintoxikation. Die Cannabisintoxikation ist durch die im Folgenden aufgeführten klinisch bedeutsamen maladaptiven Veränderungen in Verhalten und Erleben gekennzeichnet. Ein Cannabisrausch hält in der Regel 3–5 h an, Störungen von Konzentration und Gedächtnis können jedoch noch 1–2 Tage nach Intoxikation auftreten und möglicherweise eine Beeinträchtigung der Fahrtüchtigkeit bedingen. Beim Drogenscreening im Urin können die Metabolite bei gelegentlichem Konsum etwa 2–3 Tage lang nachgewiesen werden, bei täglichem und starkem Konsum bis zu 4 Wochen.

Klinische Zeichen der Cannabisintoxikation

- Euphorie verbunden mit Entspannung und psychomotorischer Verlangsamung
- Kognitive Beeinträchtigungen: Konzentration, Aufmerksamkeit, Gedächtnis
- Formale Denkstörungen: assoziative Lockerung, beschleunigtes Denken, Redefluss
- Wahrnehmungsstörungen: verändertes Zeiterleben, verändertes Erleben von Raum und Farben, gesteigerte Berührungsempfindlichkeit, selten Halluzinationen
- Depersonalisation und Derealisation
- Appetitzunahme mit kurzen Phasen erheblich gesteigerter Nahrungszufuhr
- Übelkeit, Erbrechen
- Situationsinadäquates Lachen und Witzeln
- Substanzinduzierte akute Psychosen

Therapie

Die Behandlung der Cannabisabhängigkeit folgt den bisher beschriebenen allgemeinen **Grundprinzipien der Suchttherapie.** Eine Besonderheit ist dadurch gegeben, dass die Patienten zumeist deutlich jünger sind als Abhängige anderer Substanzgruppen und demzufolge meist andersgeartete psychosoziale Folgeschäden aufweisen. Diese betreffen zumeist die Ausbildung oder den Eintritt ins Berufsleben.

Aufgabe des Hausarztes ist es in erster Linie, beim Schildern unspezifischer Symptome an die Möglichkeit eines cannabisinduzierten amotivationalen Syndroms zu denken und diese gezielt abzuklären. Wenn cannabisinduzierte Beschwerden zum Arztbesuch führen, liegt in der Regel eine derart ausgeprägte Abhängigkeitsentwicklung vor, dass ambulante Absetzversuche zumeist scheitern. Sie sollten in einem ersten Schritt zusammen mit **informativen und motivierenden Gesprächen** trotzdem versucht werden.

Tipps

Falls mit motivierenden Gesprächen innerhalb von 2 Monaten keine stabile Abstinenz erreicht werden kann und weitere Funktionseinschränkungen vorliegen, sollte zu einer stationären Entzugsbehandlung in einer Suchtfachklinik geraten werden.

Zur Nachsorge ist wie bei allen Substanzen eine dauerhafte **motivationsstärkende Beratung** notwendig, ebenso sind **Selbsthilfegruppen** empfehlenswert, die am ehesten zusammen mit Konsumenten anderer illegaler Drogen wahrgenommen werden sollten. Deren Wirksamkeit ist jedoch weniger gut belegt als für Selbsthilfegruppen von Alkoholikern.

Weltweit sind derzeit **keine Pharmaka** zur rückfallschützenden Behandlung von Cannabisabhängigkeit zugelassen. Möglicherweise kann der vor kurzem zugelassene Cannabinoidrezeptorantagonist *Rimonabant (Acomplia®)* hierfür in Erwägung gezogen werden, da diese Substanz in placebokontollierten Studien in der Lage war, Partialwirkungen wie z. B. Euphorie und Tachykardie bei gesunden Probanden während einer experimentell erzeugten Cannabisintoxikation zu reduzieren. Dies kann derzeit jedoch nur im Rahmen eines Heilversuchs nach der erforderlichen ausführlichen Aufklärung erfolgen. Einschlägige klinische Erfahrungen oder Fallberichte wurden hierzu noch nicht publiziert. Auch bei Cannabis gilt der Grundsatz, komorbide psychische Erkrankungen suffizient zu behandeln, da dies zu einer allgemeinen Stabilisierung und Verringerung der Rückfallgefahr führt.

Cannabisentzug

Bis vor wenigen Jahren war umstritten, ob das Absetzen von Cannabinoiden zu einem spezifischen Entzugssyndrom führt. Im Zusammenhang mit den in den letzten Jahren veränderten Konsumgewohnheiten mit erheblich höheren Tagesdosen steht jedoch außer Zweifel, dass abruptes Absetzen langfristigen THC-Konsums zu körperlichen und psychischen Entzugserscheinungen führt. Diese sind im Folgenden aufgeführt und beginnen meist 10 h nach dem letzten Konsum. Die einzelnen Symptome halten unterschiedlich lange an und erstrecken sich über einen Zeitraum von etwa 5–21 Tagen. Die Betroffenen sollten insbesondere darüber aufgeklärt werden, dass das initial auftretende heftige Verlangen nach Cannabis als Entzugszeichen aufzufassen ist, das sich in der Regel nach 5–10 Tagen soweit verringert, dass es die Patienten nicht mehr anhaltend beeinträchtigt.

Klinische Zeichen des Cannabisentzugs

- Starkes Drogenverlangen
- Schlafstörungen, Albträume
- Affektlabilität, Ängstlichkeit, Reizbarkeit
- Hyperalgesie
- Schweißausbrüche, v. a. nächtlich
- Psychomotorische Unruhe, Nervosität

Cannabiskonsum und Fahrtüchtigkeit

Entsprechend dem zunehmend häufigen Konsum häuft sich auch das Vorkommen von Verkehrsunfällen, die unter akutem Cannabiseinfluss verursacht werden.

Die Verkehrstüchtigkeit kann aufgrund verschiedener Teilwirkungen von Cannabis beeinträchtigt werden:

- Störungen von
  - Konzentrationsfähigkeit
  - Reaktionsgeschwindigkeit
  - Realitätswahrnehmung
- Sedierung
- Verminderte Leistungsfähigkeit für mehrere Stunden nach der letzten Einnahme (in Fahr- und Flugsimulatoren nachweisbar)

§ 24a des Straßenverkehrsgesetztes bestimmt, dass das Führen eines Kraftfahrzeuges eine Ordnungswidrigkeit darstellt, wenn beim Fahrer THC im Blut nachweisbar ist. Diese Regelung wird gegenwärtig überdacht, da es aufgrund stark verbesserter Nachweisverfahren für THC inzwischen möglich ist, auch so geringe Spuren im Serum nachzuweisen, dass von ihnen eine Beeinträchtigung der Fahrtüchtigkeit nicht sicher angenommen werden kann.

Beispiel

Fall 17.3. *Ein 34-jähriger kaufmännischer Angestellter war bisher nur zu einer Untersuchung auf Tauchtauglichkeit in der Praxis. Er erscheint nun, um mehrfach ein Urinscreening auf Drogen durchführen zu lassen. Er sei nach dem Heimweg aus der Disco von der Polizei kontrolliert worden und müsse jetzt seine Drogenfreiheit nachweisen. Jeglicher Konsum wird bestritten. Die Drogenuntersuchungen werden unter Aufsicht durchgeführt und sind stets negativ. Bei einer erneuten Tauchuntersuchung fallen Zeichen des Alkoholmissbrauchs auf, nämlich Gesichtsrötung und Spider naevi. Eine Laboruntersuchung wird empfohlen, vom Patienten jedoch abgelehnt. Laborchemisch und im AUDIT-Fragebogen (**▶ Arbeitsmaterial A12**) bestätigt sich dieser Verdacht. Da bei wochenweiser Alkoholkarenz bislang keine Entzugszeichen auftraten, wird nach einem Beratungsgespräch eine Absti-*

nenzperiode von 2 Monaten vereinbart, die der Patient einhalten kann. Dabei bessern sich das Allgemeinbefinden und die Laborauffälligkeiten deutlich.

Der Nachweis über das Führen eines Kraftfahrzeugs unter Einfluss von THC wird zumeist dadurch geführt, dass die Polizei vor Ort eine Screeninguntersuchung aus Körperschweiß durchführt. Bei positivem Ergebnis wird eine Blutprobe entnommen. Erstauffällige Fahrer werden vielerorts seitens der Führerscheinstellen in unregelmäßigen Abständen zum Abgeben von Urinproben beim Gesundheitsamt einbestellt. Sofern dadurch regelmäßiger Cannabiskonsum nachgewiesen wird, entzieht die Behörde in der Regel die Fahrerlaubnis. Im Zweifelsfall wird eine medizinisch-psychologische Untersuchung angeordnet.

Exkurs

Ärztlich-therapeutischer Einsatz cannabinoidhaltiger Medikamente

Cannabiskonsumenten stellten fest, dass diese Droge zur Linderung der Beschwerden bei einer Reihe von Erkrankungen führen kann. Die wissenschaftliche Erforschung dieser Effekte wird derzeit wenig systematisch und mit nur geringem Aufwand betrieben. Dennoch ergab sich im Laufe der letzten Jahre ausreichende Evidenz für die therapeutische Wirksamkeit von Tetrahydrocannabinol bei Übelkeit und Erbrechen sowie bei der mit der Aids-Erkrankung einhergehenden ausgeprägten Kachexie (»AIDS waisting syndrome«). In Deutschland wurde deshalb das synthetische Cannabisderivat *Nabilon*® für die Indikationen Übelkeit und Erbrechen während Chemotherapie als Arzneimittel zugelassen. *Dronabinol* ist ein weiteres Cannabisderivat und zur Behandlung bei den vorgenannten Indikationen zugelassen. Hierbei handelt es sich um reines Δ9-Tetrahydrocannabinol, das chemisch isoliert wurde.

Weitere möglicherweise klinisch relevante Effekte von Cannabinoiden bestehen in der Linderung muskulärer Krämpfe sowie der Spastik bei multipler Sklerose und Querschnittslähmung und in der Besserung chronischer und therapieresistenter Schmerzen. Diese ist offensichtlich auch in Kombination mit Opiaten möglich. Zudem scheinen Cannabinoide

- gegen akute Migräneanfälle zu wirken,
- den Augeninnendruck beim Glaukom zu senken,
- asthmatische Beschwerden zu bessern sowie
- Tics bei Gilles-de-la-Tourette-Syndrom zu bessern.

Patienten, welche die genannten Medikamente oder Cannabis in Drogenform nur zur Linderung der vorerwähnten Beschwerden einsetzen, scheinen nur selten cannabisabhängig zu werden. Hier besteht möglicherweise eine Parallele zur Opiatbehandlung von Tumorpatienten, die ebenfalls sehr selten eine Opiatabhängigkeit entwickeln.

Die Verschreibung von *Dronabinol* kann entweder als Rezeptursubstanz erfolgen, die erst in der Apotheke zu gebrauchsfertigen Tropfen oder Kapseln verarbeitet wird. Alternativ kann das US-amerikanische Präparat *Marinol*® über die internationale Apotheke bezogen werden. Sowohl Dronabinol als auch *Nabilon*® unterliegen dem Betäubungsmittelgesetz.

17.5.3 Partydrogen: Kokain (F14), andere Stimulanzien (F15) und Halluzinogene (F16)

Diesen 3 Substanzgruppen ist gemeinsam, dass sie psychische Stimulation vermitteln, geringe oder keine körperliche Abhängigkeit verursachen und von vielen Patienten ohne eindeutige Präferenz gegenseitig austauschbar konsumiert werden. Auch bei der Behandlung entstehen ähnliche Erfordernisse, weshalb diese Substanzen zusammengefasst behandelt werden.

Symptome, Diagnostik

Kokain und Amphetamine

Beide Substanzen zeigen trotz unterschiedlicher Wirkmechanismen ähnliche Effekte beim Gebrauch durch den Menschen. Auch die Toxizität ist gut vergleichbar. Sie führen zu rascher Wirkung in Form einer als äußerst angenehm beschriebenen Gefühlslage. Weitere Effekte beinhalten:

- Höheren Grad an Wachheit
- Euphorie und Wohlbefinden
- Reduziertes Ruhe- und Schlafbedürfnis

Dieser sogenannte »rush« dauert nur wenige Minuten, während andere psychische und physiologische Effekte länger andauern und sich erst mit abnehmenden Plasmaspiegeln zurückbilden. Psychopathologisch kann es zu einem paranoiden Syndrom bis hin zu akuten psychotischen Syndromen kommen, die im Querschnitt schwer von den Symptomen der Schizophrenie (▶ Kap. 20) zu unterscheiden sind.

Pharmakologie

Kokain und Amphetamine aktivieren mesolimbische und mesokortikale dopaminerge Neurone. Kokain wirkt dabei vermutlich primär über eine reversible Hemmung des Rücktransports von synaptisch freigesetztem Dopamin in die Nervenzelle, hemmt aber auch den Rücktransport anderer biogener Amine wie Noradrenalin und Serotonin. Amphetamin und seine Derivate wirken vermutlich primär über eine verstärkte Freisetzung von Dopamin und Noradrenalin in den synaptischen Spalt. Die funktionelle Konsequenz ist dabei die gleiche: Sowohl Kokain als auch Amphetamin(-derivate) potenzieren die Dopaminwirkung.
Bei chronischem Gebrauch entwickelt sich eine gewisse Toleranz für die Effekte von Amphetamin. Dies scheint für Kokain nur in geringerem Umfang der Fall zu sein. Die Wirkung von Kokain ist relativ kurz, die Halbwertszeit im Plasma liegt zwischen 30 und 90 min. Metabolite können im Urin noch 24–48 h nach der Einnahme nachgewiesen werden. Die Halbwertszeit von Amphetamin ist deutlich länger (7–19 h). Die abhängigkeitserzeugende Potenz von Kokain und Amphetaminen muss als stark eingeschätzt werden.

17

Kokain kann auf verschiedene Weise konsumiert werden, sei es oral, durch Injektion, durch Absorption über die Nasenschleimhäute oder durch Inhalation und Absorption durch die Lungenalveolen. »**Crack**« ist eine harte, weiße Substanz, die beim Rauchen zu einem typischen Geräusch (»crackling sound«) führt. Nicht selten wird Kokain mit Heroin gemischt und injiziert (Straßenname: »**Speedball**«).

Kokain wird von 4 unterscheidbaren Patientengruppen konsumiert:
- Abhängige mittleren Lebensalters mit ausschließlichem Konsum von Kokain
- Junge Erwachsene mit den Leitdrogen Heroin und Kokain, häufig mit intravenöser Applikationsweise
- Polytoxikomane Rauschmittelkonsumenten mit weitgehend wahllosem Konsum, häufig mit der Leitdroge Crack
- Junge Konsumenten, die die Einnahme von Amphetaminen, Ecstasy und LSD während Partys hin und wieder mit Kokain kombinieren

Amphetamine werden zumeist von jungen Konsumenten gebraucht, wobei die Konsummuster weniger scharf abgrenzbar sind.

Auch Amphetamine können oral, intravenös oder – wie z. B. das Metamphetamin (Straßenname: »**Speed**«) – über die Nasenschleimhaut (Schnupfen) appliziert werden. Eine besonders reine und kristalline Form des Metamphetamins (Straßenname: »**Ice**«) kann aufgrund des niedrigen Siedepunkts auch geraucht werden und entfaltet eine rasche und stark stimulierende Wirkung. Amphetamine und amphetaminähnliche Substanzen finden sich als Inhaltsstoffe ebenso in Appetitzüglern. Auch bei der Behandlung hyperaktiver Kinder kommen amphetaminähnliche Substanzen zur Anwendung, wobei hier die Suchtgefahr selbst bei mehrjähriger Therapie gering ist.

Kokainintoxikation. Diese manifestiert sich in affektiven Symptomen wie:
- Euphorie oder affektive Abstumpfung
- Gesteigerte Vitalität
- Übersteigerte Selbsteinschätzung bezüglich Kreativität und Leistungsfähigkeit
- Geselligkeit
- Streitlust
- Unruhe
- Hyperaktivität
- Soziale und sexuelle Enthemmung mit vermehrter Libido
- Vermindertes Schlafbedürfnis

Hinzu kommen als Zeichen vegetativer Erregung:
- Schwitzen
- Pupillendilatation
- Tachykardie
- Hypertonie
- Erhöhung der Atemfrequenz

Bei Überdosierung können Angst und Agitiertheit hinzukommen und stereotype Verhaltensweisen, Halluzinationen aller Qualitäten sowie Wahnvorstellungen auftreten. Unmittelbar nach Abklingen dieser Effekte kommt es – immer noch als unmittelbare Intoxikationszeichen – zu:
- Dysphorischer Verstimmung
- Niedergeschlagenheit

- Antriebslosigkeit
- Müdigkeit
- Erschöpfung

Diese gehen unmittelbar in ein Entzugssyndrom über. Die **biphasische Wirkung von Kokain** führt zu dem typischen Muster von massiv gehäuftem Konsum (»binge«), bei dem jeweils die unangenehmen Partialwirkungen durch erneuten Konsum bekämpft werden, oftmals so lange, bis sämtliche verfügbaren finanziellen Mittel verbraucht sind.

Amphetaminintoxikation. Die akuten Wirkungen und Intoxikationszeichen von Amphetaminen sind dieselben, im Unterschied zu Kokain entsteht jedoch eine rasche körperliche und pharmakodynamische Toleranz gegenüber den euphorisierenden Wirkungen, teilweise auch hinsichtlich Appetitsuppression. Die Wirkdauer von Amphetaminen ist deutlich länger.

Komplikationen der Kokainintoxikation bestehen in zentralnervöser Übererregung mit zerebralen Krampfanfällen, Dyskinesien und Dystonien, Fieber sowie aufgrund anhaltender Vasokonstriktion zerebrale Minderdurchblutungen mit ischämischen Läsionen. Hochdosierter Amphetaminkonsum kann komplizierend mit Herzrhythmusstörungen, hypertensiven Krisen mit Gehirnblutungen, Krampfanfällen, Dyskinesien, Dystonien und Bewusstseinstrübung bis zum Koma verbunden sein. Kasuistisch wurde auch eine Reihe von Todesfällen im Zusammenhang mit massivem Fieber und Rhabdomyolyse berichtet.

Halluzinogene

Zu den Halluzinogenen werden pharmakologisch sehr unterschiedliche Substanzklassen gerechnet, wie Ergotderivate (z. B. LSD), Phenylalkylamine (z. B. Meskalin, MDA = 3,4-Methylendioxy-N-ethylamphetamin = »Eve«, MDMA = 3,4-Methylendioxymethamphetamin = »Ecstasy«), Indolalkaloide (z. B. Psilocybin) und andere. Die halluzinogenen Effekte variieren je nach Substanz bezüglich Wirkungseintritt und Wirkungsdauer. So liegt das Wirkungsmaximum von MDMA (Ecstasy) bei etwa einer halben Stunde und die Wirkungsdauer bei etwa 4–6 h, während die Wirkung des LSD innerhalb von Minuten einsetzt, ihr Maximum nach etwa 2–4 h erreicht und etwa 12–14 h andauert. Ein körperliches Entzugssyndrom tritt bei Halluzinogenen nicht auf. Die Toleranzentwicklung verläuft schnell in Bezug auf die euphorisierenden und psychedelischen Wirkungen, nicht jedoch in Bezug auf die vegetativen Wirkungen von Blutdruckerhöhung, Tachykardie, Mydriasis und Hyperreflexie.

Pharmakologie der Halluzinogene

Auf der pharmakologischen Ebene scheint die halluzinogene Wirkung v. a. über die Aktivierung zentraler serotonerger 5-HT_2- sowie 5-HT_1-Rezeptoren vermittelt zu werden. Auch Phenylalkylamine wie MDMA (»Ecstasy«) oder MDE (»Eve«) haben dosisabhängig eine halluzinogene Wirkung, jedoch wirken sie, vermutlich auf der Basis dopaminerger Mechanismen, auch amphetaminartig und nehmen eine Art Mittelstellung zwischen Stimulanzien und klassischen Halluzinogenen ein. Sie werden verschiedentlich als eigene Substanzklasse mit der Bezeichnung **»Entaktogene«** geführt, da sie angeblich eine »Berührung des eigenen Inneren« ermöglichen (»en« = innen, »tactus« = Berührung, »gen« = entstehen lassen).

Die Wirkung dieser Entaktogene besteht neben der amphetaminähnlichen Stimulation in der Induktion angenehmer emotionaler Zustände mit Entspannung, Angstfreiheit und Glücksgefühlen. Diese Wirkung und die relativ leichte und billige Herstellungsmöglichkeit in Tablettenform (als »Designerdrogen«) machen verständlich, dass die Entaktogene in Diskotheken und auf Partys von Jugendlichen eine rasche Verbreitung fanden.

Halluzinogenintoxikation. Die Halluzinogenintoxikation kann sich in folgenden Symptomen äußern, die sich während oder kurz nach dem Halluzinogengebrauch entwickeln können:
- Ausgeprägte Angst oder Depression
- Beziehungsideen
- Angst vor dem Verlieren des eigenen Verstandes
- Wahnideen
- Beeinträchtigung der Urteilsfähigkeit
- Beeinträchtigung der Erfüllung sozialer oder beruflicher Pflichten

Halluzinogenbedingte **Änderungen der Wahrnehmung** treten typischerweise im Zustand vollständiger Wachheit auf und bestehen in subjektiver Verstärkung von Wahrnehmungseindrücken, Depersonalisation, Derealisation, Illusionen, Halluzinationen sowie Synästhesien (Verschmelzung von Sinnesempfindungen). Hinzu kommen **vegetative Symptome** wie Mydriasis, Tachykardie, Schwitzen, Palpitationen, Verschwommensehen, Tremor und Koordinationsstörungen.

Überdosierungen sind bei manchen Halluzinogenen wie z. B. Fliegenpilzen, Engelstrompeten oder Ecstasy lebensbedrohlich, da Bewusstseinstrübungen, Delirien sowie vegetative Begleiterscheinungen bis hin zu Bewusstlosigkeit, Koma und Atemlähmung auftreten können.

Typisch für Halluzinogene ist auch das mögliche Auftreten von **persistierenden Wahrnehmungsstörungen (»Flashbacks«)**. Diese episodisch auftretenden Nachhallzustände von häufig sehr kurzer Dauer (Sekunden oder Minuten) äußern sich als Wiedererleben von Wahrnehmungseindrücken, die zuvor im halluzinogen-intoxikierten Zustand erlebt worden waren, auch wenn inzwischen der Gebrauch von Halluzinogenen beendet worden ist.

MDMA (Ecstasy) sowie MDA können **selten lebensbedrohliche Komplikationen** auslösen, die klinisch dem malignen neuroleptischen Syndrom ähneln und sich in Koma, hohem Fieber, disseminierter intravasaler Koagulation, Rhabdomyolyse und akutem Nierenversagen äußern. Sie treten bei Jugendlichen bzw. jungen Erwachsenen auf, die sich unter MDA- bzw. MDMA-Einfluss bei langdauerndem Tanzen verausgaben. Diese Komplikationen sowie Berichte über Krampfanfälle, kardiale Arrhythmien und Leberversagen selbst bei seltenem oder niederfrequentem Gebrauch weisen auf die potenzielle Gefährlichkeit dieser Substanzen im Individualfall hin, auch wenn Tausende von Jugendlichen nach dem Gebrauch einer Designerdroge keine gravierenden Gesundheitsschäden erleiden.

Therapie

Die allgemeinen Prinzipien bei der Behandlung von Partydrogenmissbrauch unterscheiden sich nicht von denen bei Alkohol oder illegalen Drogen. Vorwiegende Aufgaben des Hausarztes sind hierbei:

- Erkennen des Suchtproblems
- Information der Patienten
- Schaffen von Änderungsmotivation
- Nachsorge nach erfolgter Entgiftungsbehandlung

Entzug

Entsprechend der geringen körperlichen Abhängigkeit kommt es beim Entzug von Partydrogen zu vergleichsweise gering ausgeprägten Entzugszeichen. Im Vordergrund stehen stattdessen psychische Symptome wie Depressivität und Antriebsmangel. Diese bedingen häufig erhebliches Drogenverlangen, was den ambulanten Entzug in den meisten Fällen scheitern lässt. Ein weiterer Grund, warum die Entzugsbehandlung in psychiatrischen Kliniken stattfinden sollte, liegt in der häufigen gleichzeitigen Abhängigkeit von anderen Suchtmitteln. Die typischen Entzugszeichen sind in ◘ Tab. 17.16 zusammengefasst.

Das Vermeiden von Entzugssymptomen durch allmähliche Reduktion des Suchtmittelgebrauchs ist im Gegensatz zu anderen Drogen nicht praktikabel. Die Behandlung erfolgt ausschließlich symptomorientiert.

Nachsorge

Auch die allgemeinen Prinzipien rückfallschützender Maßnahmen wurden bereits beschrieben. Besonderheiten bei Partydrogen bestehen darin, dass deren Konsum auch bei massivem Ausmaß vergleichsweise wenig unmittelbar schädliche Folgen zeigt. Diese bestehen noch am ehesten darin, dass die Drogen finanzielle Reserven verbrauchen und dass im intoxikierten Zustand Verhaltensweisen auftreten, die zu sozialen Nachteilen führen. Dies gilt v. a. für enthemmtes aggressives oder sexuelles Verhalten im Kokainrausch. Auch klagen Patienten häufig über schlechte Stimmung und Antriebsarmut, die als Entzugszeichen zu werten sind.

◘ Tab. 17.16. Entzugszeichen beim Entgiften von Partydrogen

Droge	Entzugszeichen	Entzugskomplikationen
Kokain	Nach wenigen Stunden bis Tagen: Dysphorie, Müdigkeit, lebhafte und unangenehme Träume, Insomnie oder Hypersomnie, Appetitsteigerung, Lustlosigkeit, starkes Drogenverlangen	Suizidalität
Amphetamine	Nach einem bis mehreren Tagen: Massives Drogenverlangen, Abgeschlagenheit, Depression, Müdigkeit, Ängstlichkeit, Konzentrationsstörungen	Suizidalität
Ecstasy	Nach 2–5 Tagen: Erschöpfung, Kopfschmerzen, Ängstlichkeit, Reizbarkeit	Keine
Halluzinogene	Keine	Keine

Drogenfreies Freizeitverhalten. Ein wesentlicher Aspekt beim Vermeiden von Rückfällen besteht darin, dass der Gebrauch von Partydrogen bei den Konsumenten eng mit jeglichem Freizeitverhalten und »Spaß« verbunden ist. Hier sollte darauf hingewirkt werden, lustbetontes Freizeitverhalten aufzubauen, das ohne Drogenkonsum auskommt bzw. unvereinbar mit dem Gebrauch von Drogen ist. Hierzu gibt es kaum allgemeingültige Vorgaben, vielmehr muss es Aufgabe der Betroffenen selbst sein, entsprechende Aktivitäten individuell für sich selbst zu finden. In der Regel wird dabei jedoch ein Wechsel des Freundeskreises erforderlich sein. Die Erfolgsaussichten unterscheiden sich abhängig von der vorwiegend gebrauchten Droge und sind bezüglich Halluzinogenen am besten einzuschätzen, gefolgt von Ecstasy und Amphetaminen; die langfristige Abstinenz von Kokain fällt erfahrungsgemäß am schwersten.

Selbsthilfegruppen. Wie bei allen anderen Suchterkrankungen auch spielen Selbsthilfegruppen eine wichtige Rolle bei der Verhinderung von Rückfällen. Vor allem kommt hierfür die Organisation der »**Narcotics Anonymous**« (NA) infrage. In den für Alkoholiker konzipierten Gruppen kommen Patienten mit vorwiegendem Konsum von Partydrogen erfahrungsgemäß nicht gut zurecht.

Pharmakotherapie

Die pharmakotherapeutischen Möglichkeiten zum Rückfallschutz sind im Gegensatz zur Behandlung von Alkoholikern, Rauchern und Opiatabhängigen gering. Die meisten Erfahrungen liegen zur Behandlung der Kokainabhängigkeit vor, wofür Antidepressiva, stimmungsstabilisierende Antiepileptika sowie Dopaminagonisten untersucht wurden. Bezüglich dieser Substanzgruppen kann keine klare Empfehlung ausgesprochen werden.

Disulfiram (Antabus®). Mehrere neue Studien ergaben jedoch überraschenderweise positive Ergebnisse beim Einsatz von *Disulfiram (Antabus®)*. Ursprünglich wurde dabei versucht, Patienten mit gleichzeitigem Alkohol- und Kokainkonsum zu helfen. Es stellte sich jedoch heraus, dass *Disulfiram* unabhängig von gleichzeitigem Trinken deutlich besser als Placebo in der Lage war, den Kokainkonsum zu vermindern. Somit scheint beim Scheitern anderer therapeutischer Maßnahmen ein Heilversuch mit *Disulfiram* gerechtfertigt.

Darüber hinaus kann es bei der Nachsorge bezüglich aller Partydrogen angezeigt sein, psychische Erkrankungen wie Depressionen, Angsterkrankungen und Schlafstörungen syndromorientiert zu behandeln.

Bezüglich Halluzinogenen ist die Besonderheit zu beachten, dass sich die als Drogenwirkung ausgelösten Psychosen sowie verzögert auftretende Echopsychosen bei Behandlung mit Antipsychotika paradoxerweise eher verschlechtern als verbessern. Hier sind Benzodiazepine deutlich besser wirksam.

17.5.4 Flüchtige Lösungsmittel (F18)

Diese Kategorie von ICD-10 bezieht sich auf den absichtlichen Gebrauch oder die Exposition gegenüber flüchtigen Inhalanzien (Schnüffelstoffen, z. B. organische Lösungsmittel) mit Ausnahme anästhetischer Gase und kurzwirksamer Vasodilatatoren. Auch hierbei gelten die allgemeinen diagnostischen Kriterien der Abhängigkeit und des Missbrauchs wie in ► Abschn. 17.1.3 beschrieben. Eindeutige Belege für ein mögliches Entzugssyndrom (am ehesten mit Reizbarkeit, Übelkeit, Schlafstörungen, Tremor und flüchtigen Illusionen) gibt es nicht. Toleranzentwicklung bei massivem Konsum wurde berichtet. An schädlichen Nebeneffekten kann es zum »**Lösungsmittelschnüffler-Ausschlag**« um Nase und Mund kommen, zudem treten unspezifische respiratorische Befunde (z. B. Nasenausfluss, Husten) sowie Verletzungen oder Brandwunden bei Inhalation entzündlicher Stoffe auf.

Zu den inhalierten Stoffen gehören aliphatische und aromatische Kohlenwasserstoffe (z. B. in Klebstoffen, Benzin), halogenierte Kohlenwasserstoffe (z. B. in Reinigungsmitteln, Treibgasen) und andere flüchtige Substanzen. Typischerweise geschieht der Konsum durch Sprühen oder Eingießen der Substanzen in Kunststoffbeutel, aus denen die flüchtigen Gase inhaliert werden. Durch das Inhalieren wirken diese Stoffe relativ rasch, oft innerhalb weniger Minuten. Die meisten inhalierten Mittel bestehen aus einer Mischung verschiedener Substanzen, sind in einer Vielzahl kommerzieller Produkte enthalten und relativ leicht legal und billig zu erwerben. Unter anderem deshalb tritt diese Form der Sucht typischerweise bei sozial unterprivilegierten Bevölkerungsgruppen auf und stellt ein verbreitetes Problem in den Metropolen lateinamerikanischer Länder dar.

Intoxikation

Klinisch bedeutsame Symptome:

- Gleichgültigkeit
- Streitlust

- Apathie
- Beeinträchtigung der Urteilsfähigkeit
- Beeinträchtigung der Erfüllung sozialer oder beruflicher Verpflichtungen

Körperliche und vegetative Symptome:
- Schwindel
- Nystagmus
- Koordinationsstörungen
- Undeutliche Sprache
- Unsicherer Gang
- Lethargie
- Reflexabschwächung
- Psychomotorische Verlangsamung
- Tremor
- Allgemeine Muskelschwäche
- Verschwommenes Sehen oder Diplopie (Doppelbilder)
- Im Extremfall Stupor und Koma

Weiterhin können Inhalanzien auch intoxikationsbedingte Delirien, psychotische Störungen, affektive und Angststörungen und Demenz sowie körperliche Erkrankungen (z. B. Leberschädigung, neurologische Erkrankungen) induzieren. Durch Hypoxie, Elektrolytverschiebungen oder Arrhythmie kann es zum »plötzlichen Schnüfflertod« kommen.

17.5.5 Multipler Substanzkonsum (F19)

Dieser Begriff wird im allgemeinen Sprachgebrauch zumeist inkorrekt verwendet. Die Störung des multiplen Substanzgebrauchs (**Polytoxikomanie**) liegt nach der ICD-10 dann vor, wenn mehrere Substanzen nebeneinander konsumiert werden und kein Stoff oder keine Stoffgruppe vorherrscht. Die Substanzaufnahme erfolgt chaotisch und wahllos, oder Bestandteile verschiedener Substanzklassen sind untrennbar vermischt. Wenn Patienten jedoch von mehreren Substanzen abhängig sind, wobei jede von ihnen gezielt und spezifisch konsumiert wird, ohne dass sie durch eine andere ersetzbar wäre, wird nicht F19 kodiert, sondern jede einzelne Suchterkrankung. Polytoxikomane Patienten sind im Vergleich zu solchen, die ein oder mehrere spezifische Abhängigkeiten aufweisen, deutlich schwerer erkrankt und wesentlich schwieriger zu dauerhafter Abstinenz zu führen.

17.6 Missbrauch nichtabhängigkeitserzeugender Substanzen (F55)

Eine Reihe von sehr heterogenen Substanzen wird von Patienten missbräuchlich benutzt, obwohl aufgrund des fehlenden Suchtpotenzials keines der 4 eingangs genannten Kriterien psychischer Abhängigkeit auftritt (► Abschn. 17.1.3) und, wenn überhaupt, nur geringe körperliche Entzugszeichen zu beobachten sind. Der Missbrauch dieser Substanzen wird nach ICD-10 deshalb nicht in das Suchtkapitel eingegliedert. Eine Übersicht hierzu ist in ◻ Tab. 17.17 gegeben.

Nichtopiathaltige Analgetika

Am weitesten verbreitet ist in diesem Zusammenhang der Missbrauch nichtopiathaltiger Analgetika, wozu

◻ Tab. 17.17. Beispiele für nichtabhängigkeitserzeugende Substanzen, die missbräuchlich benutzt werden

Substanzgruppe	Häufige zuvor oder gleichzeitig bestehende Erkrankungen oder Faktoren	Mögliche Komplikationen
Analgetika (Acetylsalicylsäure oder Paracetamol mit oder ohne Kombination mit Koffein, Metamizol)	Spannungskopfschmerz, somatoforme Schmerzstörungen, andere somatoforme Störungen	Gastrointestinale Ulzera, analgetikainduzierter Kopfschmerz, Phenazetinniere
Diuretika	Anorexia nervosa, Bulimie	Hypokaliämie
Laxanzien	Anorexia nervosa, Bulimie, altersassoziierte Obstipation	Obstipation, Kotsteine
Anticholinergika (Biperiden)	Schizophrenie, M. Parkinson	Anticholinerges Delir
Dopaminagonisten (L-Dopa)	M. Parkinson	Psychosen, Hypersexualität
Antidepressiva	Schlafstörungen	Kopfschmerz bei Absetzversuchen
Antacida	Gastrointestinale Ulzera	In hohen Dosen Niereninsuffizienz
Steroide und Hormone	Bodybuilder, Leistungssportler	Unter anderem Cushing-Syndrom, steroidinduzierter Diabetes mellitus

es v. a. bei vorbestehenden chronischen Kopfschmerzen und unspezifischen Rückenschmerzen sowie bei somatoformen Schmerzstörungen kommen kann. Einzelne Substanzen und besonders Mischpräparate weisen zudem eine schwach euphorisierende Wirkung auf. Komplizierend kann es zur Verstärkung oder zum Neuauftreten von analgetikainduziertem Kopfschmerz kommen. Die Therapie besteht im abrupten Absetzen jeglicher Analgetika. Hierdurch exazerbierte Kopfschmerzen erstrecken sich selten über mehr als wenige Tage und sprechen wahrscheinlich auf Betablocker an.

Diuretika

Diuretika werden nahezu ausschließlich von Patienten mit Essstörungen missbraucht, weshalb essgestörte Patienten immer gezielt hiernach gefragt werden sollten. Aufgrund der schweren allgemeinen Verhaltensstörung dieser Patienten mit anderweitigen suchtähnlichen Verhaltensweisen sollte hier auf einen völligen Verzicht hingewirkt werden, der jedoch meist nur schwer durchsetzbar ist. Beim Absetzen kann es zum Auftreten von Reboundödemen kommen.

Laxanzien

Laxanzien werden sowohl durch essgestörte als auch durch ältere Patienten missbraucht. Therapeutisch ist hierbei das stufenweise Absetzen zu empfehlen. Gegebenenfalls muss auf die obstipierende Nebenwirkung gleichzeitig eingenommener anticholinerger Medikamente hingewiesen werden.

Anticholinergika

Anticholinergika haben eine mild euphorisierende Wirkung, die jedoch nur einen sehr geringen Anteil hiermit behandelter Patienten zu einem Missbrauch veranlasst. Diese Medikamente werden am besten schrittweise über mehrere Tage hinweg ausgeschlichen. Sofern bei schizophrenen Patienten hierbei extrapyramidal-motorische Nebenwirkungen auftreten, sollten sie auf ein atypisches Antipsychotikum umgestellt werden.

In seltenen Einzelfällen nehmen Patienten, die aufgrund eines Morbus Parkinson mit ***L-Dopa*** behandelt werden, eigenmächtig unangemessen hohe Dosierungen bis hin zum Zehnfachen der üblichen Tagesdosen ein. Hier scheint eine individuelle Disposition vorzuliegen, die sich gelegentlich auch in gesteigertem sexuellen Verlangen und entsprechendem inadäquaten Verhalten während der Behandlung mit *L-Dopa* äußern kann. Komplizierend können hier Psychosen mit vorwiegend optischen Halluzinationen auftreten.

> **Tipps**
>
> Das fraktionierte Ausschleichen bei chronischer Überdosierung von *L-Dopa* bei Patienten mit M. Parkinson sollte aufgrund der Gefahr einer massiven Verschlechterung der Grunderkrankung in neurologischen Fachkliniken erfolgen.

Antidepressiva

Antidepressiva werden zuweilen von Patienten mit chronischen Schlafstörungen unter erheblicher Dosissteigerung missbräuchlich benutzt. Dies gilt v. a. für trizyklische Antidepressiva. Diese Substanzen müssen ebenfalls schrittweise ausgeschlichen werden, da es bei abruptem Absetzen zu Kopfschmerzen, Unruhe, Übelkeit und Erbrechen kommen kann.

Steroide und Androgene

Bodybuilder und Leistungssportler, in zunehmender Weise jedoch auch Amateursportler, benutzen Kortikosteroide und Androgene, um den Aufbau von Muskelmasse und die Regeneration nach dem Training zu fördern. In Einzelfällen kommt es dabei zu einer durch die Patienten schwer zu kontrollierenden massiven und für den eigentlichen Zweck nicht mehr angezeigten Dosissteigerung. Die Beschreibung der damit einhergehenden endokrinologischen Komplikationen würde den Rahmen dieses Handbuchs sprengen.

17.7 Impulskontrollstörungen (sogenannte nicht stoffgebundene Süchte) (F63)

17.7.1 Definition

Eine Reihe von Verhaltensstörungen wird im allgemeinen Sprachgebrauch als »Sucht« bezeichnet, obwohl die Verhaltensstörungen nicht mit dem Gebrauch einer Substanz zusammenhängen. Teilweise wurden derartige Verhaltensweisen schon vor mehreren hundert Jahren beschrieben (z. B. die Kleptomanie), andere Verhaltensstörungen entwickelten sich erst in den letzten Jahren und stehen häufig in Zusammenhang mit der Entwicklung neuer elektronischer Kommunikationsformen. Eine Liste von Beispielen ist in ◘ Tab. 17.18 gegeben.

Tab. 17.18. Beispiele für sogenannte nichtstoffgebundene Süchte und deren psychiatrische Klassifikation

Umgangssprachliche Bezeichnung	Psychiatrische Bezeichnung	Klassifikation
Spielsucht	Pathologisches Spielen	Impulskontrollstörung F63
Brandstiften	Pathologisches Brandstiften, Pyromanie	Impulskontrollstörung F63
Stehlsucht	Pathologisches Stehlen, Kleptomanie	Impulskontrollstörung F63
Haareausreißen	Pathologisches Haareausreißen, Trichotillomanie	Impulskontrollstörung F63
Kaufsucht	Oniomanie	Fehlt, am ehesten Impulskontrollstörung
Internetsucht, SMS-Sucht		Fehlt, am ehesten Impulskontrollstörung
Sexsucht	Beim Mann: Satyriasis, bei der Frau: Nymphomanie	Sexuelle Funktionsstörungen F52
Magersucht	Anorexia nervosa	Essstörungen F50
Ess-/Brechsucht	Bulimia nervosa	Essstörungen F50
Intermittierende Reizbarkeit	»Intermittent explosive disorder«	Impulskontrollstörung (DSM-IV 312.34)

Definition

Impulskontrollstörungen: Bei den Impulskontrollstörungen kommt es wiederholt zu nicht rational begründbaren Handlungen, die in den meisten Fällen den Patienten oder andere Personen schädigen. Diese Handlungen entstehen aus spontan oder reizassoziiert auftretenden Handlungsimpulsen, die so lange an Intensität zunehmen, bis sie nicht mehr kontrolliert werden können.

17.7.2 Ätiologie

Vorstellungen zur Ätiologie und Pathogenese der Impulskontrollstörungen speisen sich vorwiegend aus der Beobachtung von Patienten mit pathologischem Glücksspiel. Sie können als erlerntes Verhalten aufgefasst werden in dem Sinne, dass angenehm und belohnend empfundene Affekte und Emotionen, wie z. B. Aufbau und Lösung von innerer Anspannung, durch Konditionierung mit der impulshaften Handlung verknüpft werden. Dies erklärt jedoch noch nicht, warum sich ein spontan auftretendes Verlangen nach den entsprechenden Verhaltensweisen ausbildet. Hier scheint ähnlich wie bei Suchterkrankungen eine biologische Veranlagung erforderlich zu sein, die das verstärkte Ansprechen des Belohnungssystems auf entsprechende Reize bedingt. Bei impulskontrollgestörten Patienten wurden beispielsweise Hinweise auf eine verminderte Aktivität des serotonergen sowie dopaminergen Systems und eine Funktionsstörung frontaler Hirnregionen gefunden.

17.7.3 Symptome, Diagnostik

Die diagnostische Zuordnung ist schwierig, da Ähnlichkeiten mit Suchtverhalten, affektiven Erkrankungen sowie Zwangserkrankungen gesehen werden können. ICD-10 und DSM-IV bezeichnen sie als »abnorme Gewohnheiten und Störungen der Impulskontrolle« und klassifizieren sie in einer eigenen Kategorie. Die Suchtaspekte treten am deutlichsten beim pathologischen Glücksspiel (Spielsucht) auf und sind in Tab. 17.19 gegenübergestellt.

Ähnlichkeiten mit affektiven Erkrankungen bestehen darin, dass eine hohe Komorbidität und häufig eine Familienanamnese für affektive Erkrankungen vorliegen und dass sich Störungen der Impulskontrolle während depressiver Episoden oft verschlechtern, jedoch auf eine antidepressive Pharmakotherapie (▶ Abschn. 14.2) ansprechen. Ähnlichkeiten mit Zwangserkrankungen (▶ Abschn. 15.2) bestehen auf psychopathologischer Ebene im Sinne der fehlenden Kontrollierbarkeit von Verhaltensweisen, welche die Patienten als sinnlos empfinden und gerne einstellen würden.

Tab. 17.19. Spielsucht

Ähnlich Sucht	Unähnlich Sucht
Euphorie/Rausch	Keine Substanz
Ständiger Drang	Keine körperliche Abhängigkeit
Kontrollverlust	Komorbididät mit vielen anderen Erkrankungen
Dosissteigerung/ Toleranz	Alleinige Therapie anderer Problembereiche ist therapeutisch wirksam
Oft komorbide Suchterkrankung	Ansprechen auf serotonerge Antidepressiva
Oft Familienanamnese für Suchterkrankung	

Tipps

In der Praxis hat sich bewährt, spiel- und kaufsüchtige Patienten in Suchthilfeeinrichtungen und mit den psychotherapeutischen Methoden der Suchtmedizin zu behandeln. Dies scheint auch für Patienten mit pathologisch ausgedehntem Nutzen von Internetangeboten und Computerspielen zu gelten.

17.7.4 Epidemiologie/Prävalenz

Epidemiologische Angaben zu Impulskontrollstörungen sind bislang unzuverlässig und können allenfalls für einzelne der genannten Störungen gemacht werden. Bezüglich pathologischen Spielens wird geschätzt, dass etwa 1–3% der Personen, die regelmäßig Glücksspiel betreiben, die diagnostischen Kriterien des pathologischen Spielens erfüllen. Dies dürfte die Impulskontrollstörung mit der höchsten Prävalenz in Deutschland darstellen. Pyromanie, Trichotillomanie und Kleptomanie sind zwar phänomenologisch eindrückliche, jedoch sehr seltene Erkrankungen. Bezüglich pathologischen Kaufens wurde geschätzt, dass bis zu 6% der Allgemeinbevölkerung zeitweise davon betroffen sein sollen, so gut wie alle davon Frauen.

17.7.5 Pathologisches Glücksspielen (F63.0)

Symptome, Diagnosekriterien (ICD-10)

Allgemeine Symptome des pathologischen Glücksspielens und aller anderer Impulskontrollstörungen sind, dass

- den Impulsen zu spezifischen Handlungen kein Widerstand entgegengesetzt werden kann, obwohl die Patienten dies versuchen,
- den Handlungen Anspannung und Erregung vorausgehen, die nach der Tat in Erleichterung, Euphorie oder Lustempfinden übergehen, und
- die Impulshandlungen wiederholt auftreten, obwohl sie zu psychosozialen Komplikationen führen.

Die spezifischen diagnostischen Kriterien des pathologischen Glücksspielens sind nachfolgend zusammengefasst.

Kriterien des pathologischen Glücksspielens

- Wiederholte (zwei oder mehr) Episoden von Glücksspielen über einen Zeitraum von mindestens einem Jahr.
- Die Episoden bringen den Betroffenen keinen Gewinn, sondern werden trotz subjektiven Leidensdrucks und Störungen der sozialen und beruflichen Funktionsfähigkeit fortgesetzt.
- Betroffene beschreiben einen intensiven Drang zu spielen, der nur schwer kontrolliert werden kann. Sie sind nicht in der Lage, das Glücksspielen durch Willensanstrengung zu unterbrechen.
- Die Betroffenen sind ständig mit Gedanken und Vorstellungen vom Glücksspielen oder mit dem Umfeld des Glücksspielens beschäftigt.

Typisch ist, dass Spielsüchtige nicht primär den Geldgewinn suchen, sondern die mit dem Vorgang des Spielens verbundene Stimulation. Diese nimmt typischerweise im Verlauf der Erkrankung ab und wird durch höhere Einsätze bzw. höhere Risiken kompensiert, was an die Toleranzentwicklung bei Suchterkrankungen erinnert. Die Entwicklung der Erkrankung durchläuft typischerweise 3 Stadien, deren erste als **Gewinnphase** angesehen werden kann. Hierbei ist das Spielen auf die Freizeit beschränkt und unterscheidet sich nicht wesentlich vom Spielverhalten Gesunder. Beim Übergang in die **Verlustphase** findet eine kritische Gewöhnung statt, wobei die Spielintensität steigt und Gewöhnungseffekte durch höhere Einsätze bzw. Gewinne kompensiert werden müssen.

Meist beginnen die Spieler ihre Glücksspielaktivitäten heimlich zu betreiben und finanzielle Engpässe bzw. Abwesenheiten von zu Hause durch vorgeschützte Aktivitäten und Lügen zu vertuschen. Dabei kann noch eine gewisse Kontrolle über das Spielverhalten vorhanden sein, beispielsweise dann, wenn in der Spielsituation kein Bargeld mehr zur Verfügung steht. In einer dritten sogenannten **Verzweiflungsphase** ist keinerlei Kontrolle mehr möglich, sodass jegliches verfügbare Geld inklusive Gewinnen verspielt wird. Zudem wird Geld zum Spielen auch durch Anleihen bei Banken und Privatpersonen oder durch Straftaten beschafft.

Pathologische Spieler leiden in der Regel gleichzeitig auch an anderen psychischen Erkrankungen, v. a. an affektiven Störungen, stoffgebundenen Suchterkrankungen, der Aufmerksamkeitsdefizit-/Hyperaktivitätsstörung sowie an Persönlichkeitsstörungen mit vorwiegend dissozialen, narzisstischen oder emotional instabilen Zügen. Etwa 20% der in Behandlung befindlichen Spieler weisen in der Vorgeschichte einen Suizidversuch auf.

Differenzialdiagnosen

Pathologische Glücksspieler unterscheiden sich von professionellen Spielern dadurch, dass letztere spielen, um einen Gewinn zu erzielen und die Umstände hierbei gezielt zu ihrem Nutzen einsetzen. Beispielsweise nutzen sie ausschließlich solche Spiele, die sie gut beherrschen und bei denen Lernen überhaupt eine wesentliche Rolle spielt. Bevorzugt suchen sie sich schlechtere Spielgegner aus. Demgegenüber ist pathologischen Glücksspielern eine derartige Kontrolle über die Spielumstände nicht möglich, zudem spielen sie nicht um des Gewinnes willen. Exzessives Glücksspiel kann auch im Rahmen anderer psychischer Erkrankungen auftreten, besonders häufig z. B. bei manischen Episoden, aber auch bei der Schizophrenie, bei hirnorganischen Persönlichkeitsveränderungen oder anderen affektiven Störungen. Pathologisches Spielen kann gelegentlich auch als Nebenwirkung dopaminerger Medikation bei Morbus Parkinson auftreten.

Pharmakotherapie

Im Allgemeinen können Impulskontrollstörungen durch eine Behandlung mit **Serotoninwiederaufnahmehemmern (SSRI)** verbessert werden. Dies gilt auch für das pathologische Spielen. Hier können 2 Wirkmechanismen angenommen werden: Zum einen hängt das Ausmaß der Verhaltensstörung eng mit dem Auftreten depressiver Symptome zusammen und bessert sich mit Remission derselben. SSRI wirken jedoch auch dann, wenn die Patienten nicht depressiv sind. Insbesondere kommt es dabei zu einer Verminderung des spontan auftretenden Spieldrucks. Hierfür sind deutlich höhere Dosierungen und längere Behandlungszeiten notwendig als bei der Behandlung depressiver Störungen. Hierin ähnelt das pathologische Spielen den Zwangserkrankungen.

Psycho- und Soziotherapie

Die Behandlung pathologischen Spielens muss gleichzeitig auf verschiedenen Ebenen stattfinden:

- **Information/Motivation schaffen:** Krankheitskonzept erklären, Aufstellen finanzieller Konsequenzen/Schulden, Suchtberatungsstellen hinzuziehen, spezifische Selbsthilfegruppen
- **Soziotherapie:** Einbeziehung von Familie, Spielstätten (»Sperrenlassen« in Casinos), Banken (Verfügungsberechtigung über Konten, Kreditkarten), professionelle Schuldnerberatung, Anregen einer gesetzlichen Betreuung
- **Pharmakotherapie:** *Clomipramin* (z. B. *Anafranil®*) oder Serotononwiederaufnahmehemmer in Höchstdosierung über mehrere Monate (vgl. oben)

In einem ersten Schritt müssen die Patienten und ihre Angehörigen über den Krankheitscharakter der zugrunde liegenden Störung aufgeklärt und über die verschiedenen Ebenen von Behandlungsmöglichkeiten und Hilfsangeboten informiert werden. Im Gegensatz zu stoffgebundenen Suchterkrankungen sind die Betroffenen meist bezüglich der Problematik einsichtig und suchen professionelle Hilfe, da aufgrund bereits eingetretener Schäden eine Verhaltensänderung unabdingbar notwendig geworden ist. Die Motivationsarbeit liegt in diesem Fall darin, zu vermitteln, dass Abstinenzbemühungen und ärztliche Behandlung in den meisten Fällen erfolglos bleiben, wenn sie nicht von einschneidenden soziotherapeutischen Maßnahmen begleitet werden.

! Soziotherapeutische Maßnahmen sind unabdingbar und bestehen in der vollständigen Aufklärung aller Familienmitglieder und anderer relevanter Bekannter der Patienten über die Verhaltensstörung und die damit verbundenen Gefährdungen. Abhängig vom individuellen Verhaltensmuster ist es auch zwingend notwendig, mit den verschiedenen beteiligten Institutionen wie Banken, Spielstätten, Gerichten und Behörden zusammenzuarbeiten.

Zusammenarbeit mit Institutionen. Beteiligte Institutionen sind im Wesentlichen die Spielstätten sowie Banken oder andere Geldgeber. Häufig ist das Verlangen zu Spielen an bestimmte Orte geknüpft, z. B. an eine oder mehrere spezifische Gaststätten mit Spielautomaten oder Casinos. Mit den Betreibern dieser Stätten sollte vereinbart werden, dass die Betroffenen dort aktiv am Spielen gehindert werden. In Spielcasinos können sie sich beispielsweise vom Spielbetrieb ausschließen (sperren) lassen. Bei Banken können Konten, EC- sowie Kreditkarten gesperrt und vereinbart werden, dass diese von einer Vertrauensperson verwaltet werden. Diese kann den Betroffenen auch die zum Leben notwendigen Geldbeträge täglich zuteilen. Gegebenenfalls sollten die Betroffenen das Angebot von Schuldnerberatungsstellen wahrnehmen.

Gesetzliche Betreuung. Falls solche Maßnahmen nicht ausreichend Wirkung zeigen, hat es sich bewährt, dass vormundschaftsgerichtlich eine gesetzliche Betreuung für den Bereich Finanzen eingerichtet wird, die durch einen Einwilligungsvorbehalt ergänzt werden sollte. Nur hierdurch kann verhindert werden, dass pathologische Spieler weitere Schulden verursachen, indem sie z. B. neue Konten bei bislang nicht informierten Banken eröffnen.

Behandlungsziel muss in Analogie zu stoffgebundenen Süchten die vollständige Abstinenz von jeglichem Spielverhalten und der damit assoziierten Hinweisreize sein. Naturgemäß sollten Patienten die früheren Spielorte meiden.

Tipps

Zur Einleitung einer Behandlung des pathologischen Spielens ist es zumeist erforderlich, initial eine stationär-psychiatrische Behandlung in einer Suchtfacheinrichtung durchzuführen. Diese wird häufig durch begleitende psychische Erkrankungen zusätzlich indiziert.

Den Patienten hilft eine derart einschneidende Maßnahme erfahrungsgemäß dabei, ihre pathologischen Verhaltensweisen unter Kontrolle zu bringen. Zudem kann die psychopharmakologische Behandlung in der erforderlichen Intensität rascher unter stationären Bedingungen etabliert werden. In allen Abschnitten der Behandlung ist zudem die zusätzliche Inanspruchnahme von **Suchtberatungsstellen** empfehlenswert. Ferner sollten die Patienten, wo immer möglich, an spezifischen **Selbsthilfegruppen** für impulskontrollgestörte Patienten teilnehmen.

17.7.6 Pathologische Brandstiftung (Pyromanie) (F63.1)

Die Pyromanie ist eine sehr seltene Erkrankung und beschäftigt mehr den forensischen Psychiater als den Hausarzt. Sie ist gekennzeichnet durch wiederholte Brandstiftung an Häusern oder anderen Objekten bzw. den Versuch hierzu. Hinweise auf eine ursächliche Impulskontrollstörung ergeben sich daraus, dass den Taten ein intensiver Drang und ein inneres Spannungsgefühl vorangehen, die nicht ausreichend mit der bei illegalen Handlungen zumeist auftretenden allgemeinen Aufgeregtheit erklärlich ist. Im Anschluss an die Tat berichten die Patienten ein angenehmes Erleichterungs- und Entspannungsgefühl. Auch andere Verhaltensweisen deuten auf eine gestörte Impulskontrolle hin, da die Betroffenen häufig auch Alkoholmissbrauch, pathologisches Spielen oder sexuelle Verhaltensstörungen aufweisen.

Diagnosekriterien der pathologischen Brandstiftung nach ICD-10

- Zwei oder mehrere vollzogene Brandstiftungen ohne erkennbares Motiv.
- Die Betroffenen beschreiben einen intensiven Drang, Feuer zu legen mit einem Gefühl innerer Anspannung vorher und Erleichterung nachher.
- Die Betroffenen sind ständig mit Gedanken oder Vorstellungen des Feuerlegens oder den Umständen des Feuerlegens beschäftigt (z. B. mit der Feuerwehr).

17.7.7 Pathologisches Stehlen (Kleptomanie) (F63.2)

Auch das pathologische Stehlen ist eine sehr seltene Erkrankung. Untersuchungen an Ladendieben führten nur bei 5% zu Hinweisen auf das Vorliegen von Kleptomanie. Etwa 70% der Betroffenen sind Frauen. Symptomatisch ist ein unwiderstehlicher Drang, Gegenstände zu stehlen, was sich zumeist als Ladendiebstahl manifestiert. Auch hier werden das für Impulskontrollstörungen typische Anspannungsgefühl vor der Tat und die Entspannung danach berichtet.

Diagnosekriterien des pathologischen Stehlens nach ICD-10

- Zwei oder mehr Diebstähle ohne erkennbares Motiv, sich selbst oder andere zu bereichern.
- Die Betroffenen beschreiben einen intensiven Drang zum Stehlen mit einem Gefühl von Anspannung vor dem Diebstahl und Erleichterung danach.
- Die gestohlenen Gegenstände sind für den Patienten wertlos und dienen nicht der persönlichen Bereicherung.

Die gestohlenen Gegenstände sind in der Regel für den Betroffenen wertlos und werden entweder zu Hause gehortet oder weggeworfen, in keinem Fall jedoch verkauft oder anderweitig gewinnbringend verwertet. Den Betroffenen ist zumeist bewusst, dass ihre Handlungen verboten und sinnlos sind, sie erleben sie als wesensfremd. Hier bestehen Parallelen zu Zwangserkrankungen (▶ Abschn. 15.2).

Kleptomane Patienten leiden in hohem Maße gleichzeitig an anderen psychischen Erkrankungen, allen voran an depressiven Episoden. Auch Angsterkrankungen, Essstörungen und die Aufmerksamkeits- und Hyperaktivitätsstörungen kommen häufig vor. Zur Behandlung wurde mehrfach über Erfolge mit Antidepressiva, v. a. SSRI berichtet. Diese scheinen vorwiegend dann zu helfen, wenn gleichzeitig eine depressive Störung vorliegt. Verhaltenstherapeutische oder andere psychotherapeutische Verfahren wurden verschiedentlich eingesetzt, aussagekräftige Studien liegen hierzu jedoch nicht vor.

17.7.8 Pathologisches Haareausreißen (Trichotillomanie) (F63.3)

Bei dieser häufiger auftretenden Erkrankung besteht das pathologische Verhalten im Ausreißen der eigenen Haare, was zu sichtbarem Haarverlust führt. Auch dieses Verhalten wird durch eine zunehmende innere Anspannung ausgelöst, die in den unwiderstehlichen Impuls mündet, Haare auszureißen, gefolgt von einem Gefühl von Entspannung nach der Handlung. Die wenigen epidemiologischen Studien lassen vermuten, dass diese Erkrankung etwa 0,5–2% der Gesamtbevölkerung irgendwann im Laufe des Lebens betrifft.

Diagnosekriterien der Trichotillomanie nach ICD-10

- Sichtbarer Haarverlust aufgrund der anhaltenden wiederholten Unfähigkeit, Impulsen des Haareausreißens zu widerstehen
- Betroffene beschreiben einen intensiven Drang, Haare auszureißen, mit zunehmender Spannung vorher und einem Gefühl von Erleichterung nachher
- Verhalten ist nicht durch eine vorbestehende Hautentzündung oder in Zusammenhang mit wahnhaften Störungen oder Halluzinationen zu erklären

Zur **Behandlung** erwies sich in einzelnen Studien eine Kombination verschiedener verhaltenstherapeutischer Techniken als wirksam. Sie sollte mit einer medikamentösen Therapie mit SSRI verbunden werden, die sich gegenüber Noradrenalinwiederaufnahmehemmern als überlegen erwiesen haben und die Effekte der Verhaltenstherapie noch steigern konnten.

17.7.9 Intermittierende Reizbarkeit

Diese sehr seltene Störung betrifft häufiger Männer als Frauen und ist in der ICD-10 nicht ausführlich beschrieben. Im amerikanischen Diagnosemanual DSM-IV wird sie als »intermittent explosive disorder« näher charakterisiert.

Diagnosekriterien für intermittierende Reizbarkeit (»intermittent explosive disorder«) nach DSM-IV

A. Mehrere Episoden, in denen die Betroffenen gegenüber aggressiven Impulsen keinen Widerstand entgegensetzen können und die zu Angriffen von Personen oder Zerstörung von Gegenständen führen.
B. Das Ausmaß der Aggressivität während dieser Episoden steht in keinem Verhältnis zu vorangegangenen Auslösern.
C. Die aggressiven Episoden werden nicht durch andere psychische Erkrankungen erklärt (z. B. dissoziale oder emotional instabile Persönlichkeitsstörung, manische Episoden) und lassen sich nicht durch unmittelbare Effekte von psychotropen Substanzen oder einer nachweislichen Gehirnerkrankung erklären.

Entscheidend für die Diagnose ist, dass die aggressiven Handlungen nicht Folgen von Provokationen sind, sondern ohne nachvollziehbare Auslöser wie aus heiterem Himmel auftreten. Die typischen Zeichen einer Impulskontrollstörung, nämlich vorangehende unspezifische Anspannung und Unruhe sowie Erleichterung nach Durchführung der Handlungen, treten auch hier auf. Aufgrund der vielen anderen Umstände und Erkrankungen, die zu denselben Verhaltensweisen führen können, ist die intermittierende Reizbarkeit eine Ausschlussdiagnose, die nur durch einen Facharzt für Psychiatrie gestellt werden sollte. Die **Therapie** muss pragmatisch und symptomorientiert auf die begleitenden psychopathologischen Symptome abzielen, da eine spezifische Behandlungsmöglichkeit der Erkrankung nicht bekannt ist.

17.7.10 Andere Störungen der Impulskontrolle (F63.4)

Von den in ◘ Tab. 17.18 aufgeführten Verhaltensweisen sind rein aufgrund der Phänomenologie wahrscheinlich die sogenannte Kaufsucht und der unkontrollierbare Umgang mit neuen elektronischen Kommunikationsformen den Impulskontrollstörungen zuzurechnen.

Kaufsucht. Die Kaufsucht ähnelt der Kleptomanie. Die betroffenen, zumeist weiblichen Patienten beschreiben einen unwiderstehlichen Drang, Gegenstände zu kaufen, die zwar für sich genommen nützlich sind, von der Menge her aber grotesk übertrieben und deshalb sinnlos sind. Die Gegenstände werden ähnlich wie bei der Kleptomanie zumeist gehortet, jedoch nicht sinnvoll verwertet. Auch dieses Verhalten ist mit einem unwiderstehlichen Handlungsimpuls verknüpft. In der Folge verausgaben sich die Patienten finanziell häufig bis hin zur Überschuldung. Diagnostische Kriterien oder Leitlinien hierzu liegen gegenwärtig noch nicht vor. Therapeutisch scheinen hier die verhaltenstherapeutischen Methoden der Suchtmedizin wirksam zu sein, weshalb die Behandlung mit Gewinn in Suchtfachkliniken begonnen werden kann. Hierbei gelten dieselben Prinzipien wie beim pathologischen Spielen, insbesondere sind die dort genannten soziotherapeutischen Maßnahmen wichtig.

Internetsucht. Die sogenannte Internetsucht manifestiert sich in exzessiver Teilnahme an Chaträumen oder an Rollenspielen, die im Gegensatz zur Spielsucht nicht mit dem Gewinn von Geld oder anderen Vorteilen verknüpft sind. Beispiele sind Rollenspiele, bei denen die Teilnehmer in einer virtuellen Realität bestimmte Identitäten annehmen und sich deren Eigenschaften zu eigen machen. Leidensdruck entsteht dadurch, dass aufgrund des unkontrollierbaren Spielens keine Zeit mehr für die Anforderungen des täglichen Lebens bleibt. Da die Betroffenen zumeist Jugendliche und junge Erwachsene sind, bedeutet dies gewöhnlich den Abfall von Leistungen in Schule und Ausbildung bis hin zum Abbruch der Ausbildung. Sehr häufig werden die Betroffenen von Eltern oder anderen Angehörigen mit massivem Druck zum Arztbesuch bewegt und sind trotz der offensichtlichen Funktionseinschränkungen nur wenig zur Verhaltensmodifikation bereit.

17.8 Weitere Informationen

◘ **Tab. 17.20.** Kontaktadressen und relevante Internetseiten

Suchtmittel	Einrichtung	Kontaktmöglichkeit	Zielgruppe
Alkohol, Tabak, illegale Drogen	Bundeszentrale für gesundheitliche Aufklärung (BZgA) (Informationsstelle)	Bundeszentrale für gesundheitliche Aufklärung, Ostmerheimer Str. 220, 51109 Köln Tel.: +49(0)221 8992-0 Fax: +49(0)221 8992-300 Internet: http://www.bzga.de E-Mail: poststelle@bzga.de	Jugendliche
Alle Suchtmittel	BZgA (interaktive Webseite)	Internet: http://www.drugcom.de	Jugendliche Interessierte/ Betroffene

▼

Tab. 17.20. (Fortsetzung)

Suchtmittel	Einrichtung	Kontaktmöglichkeit	Zielgruppe
Alle Suchtmittel	Deutsche Hauptstelle für Suchtfragen (DHS) (Informationsstelle)	Deutsche Hauptstelle für Suchtfragen (DHS) e. V. Westenwall 4, 59065 Hamm Tel.: 02381 9015-0 Fax: 02381 901530 Internet: www.dhs.de E-Mail: info@dhs.de	Alle Interessierte, Betroffene und deren Angehörige
Alkohol	Anonyme Alkoholiker (Selbsthilfegruppe)	Gemeinsames Dienstbüro, Anonyme Alkoholiker Interessengemeinschaft e. V. Postfach 460227, 80910 München Tel.: +49(0)89 3169500 Fax: +49(0)89 3165100 Internet: http://www.anonyme-alkoholiker.de E-Mail: aa-kontakt@anonyme-alkoholiker.de	Betroffene
Alkohol	Al-Anon, Alateen (Selbsthilfegruppe)	Al-Anon/Alateen Zentrales Dienstbüro Emilienstr. 4, 45128 Essen Tel.: 0201 773007 Fax: 0201 773008 Internet: http://www.al-anon.de E-Mail: ZDB@Al-Anon.de	Erwachsene und jugendliche Angehörige von Alkoholikern
Alkohol	Suchtforschungsverbund Baden-Württemberg (Informationsstelle)	Zentralinstitut für Seelische Gesundheit, Klinik für Abhängiges Verhalten und Suchtmedizin J 5, 68159 Mannheim Tel.: +49(0)621 1703-3904 Fax: +49(0)621 1703-3505 Internet: http://www.bw-suchtweb.de	Ärzte, Psychologen, Therapeuten, Betroffene, Angehörige und sonstige Interessierte
Tabak	Interaktive Webseite der BZgA	Internet: http://www.rauch-frei.info	Jugendliche und erwachsene Interessierte/ Betroffene
Illegale Drogen	Narcotics Anonymous (NA) (Selbsthilfegruppe)	NA Service Komitee Postfach 111010, 64225 Darmstadt Keine telefonische Kontaktmöglichkeit Internet: http://www.narcotics-anonymous.de E-Mail: info@narcotics-anonymous.de	Betroffene
Pathologisches Spielen	Fachstelle Glücksspielsucht (Informationsstelle)	Rheydter Str. 176, 41464 Neuss Tel.: 02131 889-170 Fax: 02131 889-182 Internet: www.glueckspielsucht.de http://caritas.erzbistum-koeln.de/neuss_cv/sucht_hilfe/gluecksspiel/Fachstelle.html E-Mail: info@spielsucht.net	Betroffene und Angehörige
Internetsucht	Private Initiative zur Informationsvermittlung, interaktive Webseite	Internet: http://www.onlinesucht.de E-Mail: FarkeGabriele@aol.com	Betroffene, Angehörige, Interessierte

17

►

Tab. 17.20. (Fortsetzung)

Suchtmittel	Einrichtung	Kontaktmöglichkeit	Zielgruppe
Alle Suchter-krankungen	Deutsche Gesellschaft für Suchtforschung und Suchttherapie e. V. (Informations-stelle)	DG-Sucht, Postfach 1453, 59004 Hamm Tel.: +49(0)2381 4179-98 Fax: +49(0)2381 901530 Internet: http://www.dg-sucht.de/ E-Mail: dg-sucht@t-online.de	Suchtforscher aller Fachgebiete, am Erfahrungsaustausch zwischen Wissenschaft und Praxis Interessierte
Alle Suchter-krankungen	Arbeitsgemeinschaft der Wissenschaft-lichen Medizinischen Fachgesellschaften	http://www.uni-duesseldorf.de/awmf/ll/ll_038.htm	Leitlinien der Deutschen Gesellschaft für Psychiatrie, Psychotherapie und Nervenheilkunde (DGPPN) für Ärzte zurDiagnostik und Therapie
Medikamenten-abhängigkeit	Bundesärztekammer	http://www.bundesaerztekammer.de/downloads/Leitfaden_Medikamente_Vorabfassung.pdf	Leitfaden für Ärzte zur Diagnose und Behandlung von Medikamentenabhängigkeit

Test

Heatherton TF, Koziowski LT, Frecker RC, Fagerstrøm KO (1991) The Fagerstrøm Test for Nicotine Dependence: A revision of the Fagerstrøm Tolerance Questionnaire. Br J Addict 86: 1119–1127

Stuppäck C, Barnas C, Falk M et al. (1995) Eine modifizierte und ins Deutsche übersetzte Form der Clinical Institute Withdrawal Assessment for Alcohol Scale (CIWA-A). Wien Z Suchtforsch 18: 39–48

Wetterling T, Veltrup C (1997) Diagnostik und Therapie von Alkoholproblemen. Springer, Berlin Heidelberg New York Tokio

17.9 Weiterführende Literatur

Beck AT, Wright FD, Newman CF, Liese BS (1993) Cognitive Therapy of Substance Abuse. Dt. Ausgabe: Lindenmeyer J (1997) Kognitive Therapie der Sucht. Beltz Psychologie Verlagsunion, Weinheim

Brecklinghaus I, Lang P, Greiser E (1999) Rauchfrei in der Schwangerschaft. Beratungsleitfaden für die gynäkologische Fachpraxis. Bundeszentrale für gesundheitliche Aufklärung, Köln

Brück R, Mann K (2006) Alkoholismusspezifische Psychotherapie. Manual mit Behandlungsmodulen. Deutscher Ärzte-Verlag, Köln

Bundesärztekammer in Zusammenarbeit mit der Kassenärztlichen Bundesvereinigung (2001) Frei von Tabak – Ein Stufenprogramm zur Raucherberatung und Rauchertherapie in der Arztpraxis. In: Bundesärztekammer – Arbeitsgemeinschaft der Deutschen Ärztekammern (Hrsg) Texte und Materialien der Bundesärztekammer zur Fortbildung und Weiterbildung, Köln

Bundesärztekammer (2002) Richtlinien der Bundesärztekammer zur Durchführung der substitutionsgestützten Behandlung Opiatabhängiger. Dtsch Ärztebl 99: A1458–A1461

Diehl A, Mann K (2005) Früherkennung von Alkoholabhängigkeit. Dtsch Ärztebl 102: A2244–A2250

Gölz J, Backmund M, Gastpar M, Wittchen HU (2006) Unterversorgung und Fehlallokation. Dtsch Ärztebl 103: A2917

Haller R, Hinterhuber H, Mann K (2006) Empfehlung zur Substitutionstherapie. Neuropsychiatrie 20: 140–150

Hintz T, Schmidt G, Reuter-Merklein A, Nakovics H, Mann K (2005) Qualifizierter ambulanter Alkoholentzug. Enge Kooperation zwischen Hausarzt und psychosozialer Beratungsstelle – Ergebnisse eines Modellprojektes. Dtsch Ärztebl 102: A1290–A1295

Krausz M (2002) Modellprojekt: Heroin als Medikament. Dtsch Ärztebl 99: A26–A28

Ladewig D (1984) Analgetikamissbrauch und -abhängigkeit. MMW 126: 1201–1204

Langen D (2006) Autogenes Training. Gräfe und Unzer Ratgeber Gesundheit, München

Mann K, Loeber S, Croissant B, Kiefer F (2006) Qualifizierte Entzugsbehandlung von Alkoholabhängigen. Deutscher Ärzte-Verlag, Köln

Miller WR, Rollnick S (2005) Motivierende Gesprächsführung. Lambertus, Freiburg im Breisgau

Schmidt LG, Gastpar M, Falkai P, Gaebel W (2006) Evidenzbasierte Suchtmedizin. Deutscher Ärzte-Verlag, Köln

Schlafstörungen

M. Grözinger, F. Schneider, W. Niebling

Schlaf gehört zu den elementarsten Bedürfnissen, erfolglose Einschlafversuche zu den quälenden Ärgernissen und gestörter Schlaf zu den am meisten geäußerten gesundheitlichen Klagen. Schlafprobleme treten bei beiden Geschlechtern auf, in jedem Alter und in allen Gesellschaftsschichten. Aber es gibt große Unterschiede bezüglich Erscheinungsform, Ätiologie, Schweregrad und Therapie. Durch verstärkte Aufmerksamkeit und intensive Forschung hat die Anzahl der schlafbezogenen Diagnosen in den letzten Jahrzehnten zugenommen. Heute werden ungefähr 80 Schlafstörungen unterschieden. Darunter finden sich allerdings nicht nur Krankheiten im engeren Sinn, sondern auch Anpassungsvorgänge unseres Organismus an die modernen Lebensumstände.

18.1 Drei Funktionszustände des Gehirns: Wach, REM- und Non-REM-Schlaf

Schlaf. Schlaf ist nicht gleichbedeutend mit passiver Regeneration, sondern stellt einen aktiven, zum Wachbewusstsein komplementären Arbeitsmodus unseres Gehirns dar. Beide Zustände zusammen bilden eine sehr komplex organisierte Einheit. Deshalb bleiben Störungen, deren Ursachen im Wachzustand liegen, oft nicht auf diesen begrenzt, sondern wirken sich auch im Schlaf aus und umgekehrt.

Schlaf ist für sich betrachtet kein homogener Zustand. In den 1920er Jahren entdeckte Hans Berger in Jena mit dem von der intakten Schädeloberfläche abgeleiteten Elektroenzephalogramm (EEG) eine Methode, um die kortikale Aktivität und deren Variation objektiv zu erfassen. Die Signale zeigen bei gesunden Probanden im Wachzustand und bei geschlossenen Augen ein im Ideal sinusförmiges Signal mit einer Frequenz um 10 Hz. Nach dem Einschlafen nimmt durch eine zunehmende Synchronisation der Neurone die Frequenz der EEG-Tätigkeit langsam ab und die Amplitude zu. Damit einhergehend bedarf es immer intensiverer Reize, um den Probanden zu wecken. Entsprechend dieser Erhöhung der Weckschwelle spricht man auch von einer zunehmenden Schlaftiefe.

REM-Schlaf. Dieser Prozess kehrt sich nach etwas mehr als einer Stunde um. Die Frequenz der EEG-Signale nimmt wieder zu und ihre Amplitude ab. Dieses als »Desynchronisation« bezeichnete Phänomen wird vom Hirnstamm über das aufsteigende retikuläre System vermittelt und geht mit einer zunehmenden Aktivierung der Hirntätigkeit einher. Meist treten in der Folge schnelle, konjugierte Augenbewegungen auf, so genannte **Rapid Eye Movements (REMs).** Mit Einsetzen der typischen Bulbusbewegungen reduziert sich der Tonus der sonstigen Körpermuskulatur drastisch. Puls, Blutdruck und Atmung werden unregelmäßiger, und es treten Erektionen des Penis bzw. Anschwellungen der Klitoris auf (Abb. 18.1). Während dieser Phase ist das Gehirn gegenüber äußeren Reizen stark abgeschirmt, was sich in einer hohen Weckschwelle ausdrückt. Wegen seiner auffälligen und z. T. widersprüchlich anmutenden Merkmale wird der REM-Schlaf auch »aktiver« oder »paradoxer Schlaf« genannt. Er grenzt sich damit deutlich von der gesamten übrigen Schlafzeit ab, sodass diese zusammenfassend als Non-REM-Schlaf bezeichnet wird.

Non-REM-Schlaf. Der Non-REM-Schlaf untergliedert sich entsprechend der Zunahme der Schlaftiefe und entsprechend dem Vorkommen spezifischer EEG-Grafoelemente in die Stadien II–IV. Das während des Einschlafens auftretende Stadium I wird nicht dem Schlaf im engeren Sinn zugerechnet. Stadium II macht zeitlich den Hauptteil der Nacht aus. Stadium III und

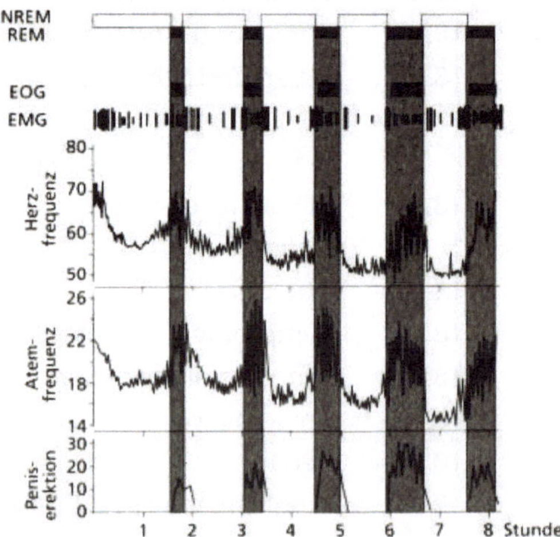

Abb. 18.1. Zeitverlauf physiologischer Parameter während der Nacht und deren Veränderung während des Non-REM–REM-Zyklus. Die grau hinterlegten Zeitintervalle bezeichnen die REM-Episoden, *EOG* steht für Elektrookulogramm und gibt die schnellen Bulbusbewegungen wieder, *EMG* steht für Elektromyogramm und gibt die Aktivität der Muskulatur wieder. (Mod. nach Jovanovic 1974)

IV unterscheiden sich eher graduell und werden zusammen wegen der hohen Weckschwelle als **Tiefschlaf** bezeichnet.

Im Verlauf einer Nacht wechseln sich Phasen des Non-REM- und des REM-Schlafs in regelmäßigen Zeitabständen ab, sodass ein zyklisches Muster der kortikalen Aktivierung entsteht. Ein **Schlafzyklus,** bestehend aus einer Non-REM- und einer REM-Phase, dauert bei gesunden Menschen ungefähr 90–100 min. Allerdings ist die Struktur dieser Zyklen nicht identisch. Zu Beginn der Nacht wird die größte Schlaftiefe erreicht, während die REM-Phasen eher kurz sind. In der zweiten Nachthälfte kehrt sich diese Verteilung um.

Jeder gesunde Schläfer wacht im Verlauf einer Nacht im Mittel ungefähr 25-mal auf. Meistens geschieht dies in zeitlicher Nähe zum REM-Schlaf, wenn das Gehirn stärker aktiviert ist. Der Schläfer kann in diesen Phasen reden, sich bewegen und sinnvoll handeln. Trotzdem wird er sie in der Regel nicht erinnern, sofern eine Zeitdauer von einigen Minuten nicht überschritten wird.

Bei gesunden Menschen existieren somit 3 Funktionszustände des Gehirns: wach, REM- und Non-REM-Schlaf. Diese sind durch völlig unterschiedliche Arbeitsmodi charakterisiert. Die Umschaltung wird durch mehrere Neurotransmittersysteme reguliert. Unter anderem sind die Überträgerstoffe Noradrenalin, Serotonin, Dopamin, Orexin, Histamin, GABA und Acetylcholin in komplexen Interaktionen beteiligt. Die 3 erstgenannten monoaminergen Transmitter gehören zu eher kleinen, aber ubiquitär auftretenden Nervensystemen. Die Raphekerne des Hirnstamms bilden den wichtigsten Ausgangspunkt serotonerger Bahnen. Diese innervieren weite Teile des Großhirns und tragen zu einer Dämpfung der Vigilanz bei. Die Unterbrechung dieser Bahnen führt zu einer drastischen Reduktion der Schlafzeit bis zur völligen Schlaflosigkeit. Werden dagegen noradrenerge Neurone, die aus dem Locus coeruleus im Hirnstamm entspringen, im Schlaf aktiviert, so tritt im EEG ein Wechsel zu einem leichteren Schlafstadium auf. Die Freisetzung von Noradrenalin führt in der Regel zu einer Anhebung der Vigilanz.

18.2 Homöostatische, zirkadiane und ultradiane Schlafregulation

Schlaf unterliegt einer homöostatischen Kontrolle. Je länger wir wach sind, desto stärker wird das Bedürfnis zu schlafen und desto kürzer brauchen wir, um einzuschlafen. Dabei scheint dem Tiefschlaf die entscheidende Bedeutung zuzukommen. Entsprechend führt Schlafentzug während der ersten Stunden der anschließenden Schlafphase zu einer Verlängerung, v. a. aber Vertiefung des Schlafs. Auf diese Weise versucht der Organismus, das Tiefschlafdefizit zu kompensieren. Umgekehrt reduziert eine Schlafphase am Spätnachmittag die während des kommenden Nachtschlafs eigentlich abzuarbeitende Tiefschlafmenge. Durch den fehlenden Druck fällt dann das Einschlafen am Abend schwerer. Auch der REM-Schlaf zeigt kompensatorische Mechanismen nach Schlafentzug.

Der vorgegebene 24-h-Rhythmus gibt unserem Leben eine Struktur täglich wiederkehrender Abläufe. Um die dafür benötigten Ressourcen zum richtigen Zeitpunkt bereitstellen zu können, weisen viele physiologische Parameter wie Körpertemperatur, Blutdruck, Puls, Atmung oder die Kortisolkonzentration im Blut regelmäßige tageszeitliche Schwankungen auf. Die zirkadiane Steuerung von Körperprozessen ist so überlebenswichtig, dass jede unserer Körperzellen mit einer eigenen inneren Uhr ausgestattet ist. Diese geben eine etwas mehr als 25 h dauernde Rhythmik vor und synchronisieren sich auf Organebene. Über das Hormon Melatonin der Epiphyse stehen sie mit dem obersten Zeitgeber, dem Nucleus suprachiasmaticus (SCN) des Hypothalamus, in Verbindung. Während des Tages führt das auf die Retina treffende Licht via SCN bereits nach kurzer Zeit zu einer Suppression der Melatoninproduktion. In der nächtlichen Dunkelheit dagegen kommt es zu einem drastischen Anstieg der Melatoninkonzentration im Blut. Dieser wirkt im gesamten Körper als Zeitgeberimpuls und verkürzt die langsameren Rhythmen der untergeordneten Zentren. Beim Fehlen äußerer Zeitgeber wie Sonnenlicht oder soziale Ereignisse geben die inneren Uhren des SCN einen langsameren, frei laufenden Zyklus vor.

Der ultradiane Non-REM–REM-Zyklus wird überwiegend vom Hirnstamm aus gesteuert. Er ergibt sich durch die wechselseitige Hemmung monoaminerger »REM-off«- und cholinerger »REM-on«-Neurone. Die serotonergen Zellen sind in den Raphekernen, die noradrenergen im Locus coeruleus und die cholinergen im gigantozellulären Feld der Brückenhaube in der Formatio reticularis lokalisiert.

18.3 Diagnostische Verfahren

Die experimentelle und klinische Untersuchung des Schlafs ist so interdisziplinär wie kaum ein anderes Fach. Pneumologen, Internisten, Neurologen, Psychiater, Psychotherpeuten, Kinder- und Jugendpsychiater, HNO-Ärzte, Pädiater sowie Physiologen, Psychologen, Biologen und andere Naturwissenschaftler bemühen sich um ein Gesamtbild des Phänomens Schlaf. Anamnese, Fremdanamnese, Ratingskalen und eine Reihe objektiver Untersuchungsmethoden ergänzen sich bei der Identifizierung von Störungen.

18.3.1 Anamnese

Schlaf erfordert als komplexes biopsychosoziales Phänomen eine breit angelegte Anamnese. Da Schlafstörungen ubiquitär vorkommen, ergibt sich insgesamt ein hoher zeitlicher Aufwand. Andererseits können durch rechtzeitige Diagnosestellung und Therapie Folgeerkrankungen vermieden werden. Die folgende Liste soll die spezielle Anamnese von Schlafgewohnheiten und -störungen erleichtern und strukturieren.

- **Schlafhygiene:** Lärm, Licht, Temperatur, Liegekomfort, starke motorische, geistige oder emotionale Anspannung, nicht mit dem Schlaf in Verbindung stehende Tätigkeiten, Gewohnheiten des Partners
- **Zu-Bett-Gehen:** Zeitpunkt, Regelmäßigkeit, konstante Gewohnheiten direkt oder weiter vorausgehend, wiederkehrende Befindlichkeiten, vorausgehende Nickerchen, Einnahme von Medikamenten, Koffein, Alkohol, Nikotin und anderen zentral wirksamen Substanzen
- **Nachtschlaf:** Subjektive Einschlafdauer, Häufigkeit und Dauer von Wachphasen, Verhalten während dieser Zeiten, Wasserlassen, besondere Phänomene wie motorische Unruhe, Schwitzen, Missempfindungen, Schmerzen
- **Aufwachen:** Zeitpunkt, Regelmäßigkeit, konstante Gewohnheiten, wiederkehrende Befindlichkeiten
- **Tagesbefindlichkeit:** Müdigkeit und Einschlafneigung, Leistungsfähigkeit, Strukturierung des Tages, Stimmung, Ängste, Befindlichkeit, vegetative Beschwerden
- **Beschwerden:** Dauer, zeitlicher Verlauf, Umstände beim ersten Auftreten. Die 4 Kategorien Insomnie, Hypersomnie, Parasomie und Schlaf-wach-Rhythmusstörungen gezielt abfragen. Als Strukturierungshilfe können hierbei vorgefertigte Fragen dienen wie z. B. im Internet verfügbar (http://www.ifap.de/bda-manuale/schlaf/imgs/fragebogen.pdf)
- **Berufliche und private Lebenssituation:** Konfliktsituationen und Belastungsfaktoren identifizieren
- **Allgemeinmedizinische Anamnese:** frühere und noch bestehende Erkrankungen erfragen. Untersuchung, Labor und ggf. entsprechende Zusatzuntersuchungen durchführen oder veranlassen
- **Auflistung von Medikamenten und Suchtmitteln:** häufig diagnostisch ergiebig sind Fremdanamnese und Drogenscreening
- **Konsiliaruntersuchungen:** je nach Störung durch einen Pneumologen, Internisten, Neurologen, Psychiater, HNO-Arzt oder Pädiater

! Nahezu alle psychischen Erkrankungen gehen mit Schlafstörungen einher, kündigen sich durch solche an oder werden durch Schlafstörungen moduliert. Eine eingehende psychiatrische Anamnese erspart deshalb oft große diagnostische Umwege.

18.3.2 Fremdanamnese

Viele nächtliche Verhaltensweisen lassen sich erst mithilfe des Partners oder im Krankenhaus durch beobachtendes Personal erfassen. Wenn irgendwie möglich, sollte nicht auf diese Information verzichtet werden. Auffälligkeiten des Atemrhythmus, Schnarchen, motorische Besonderheiten, ungewöhnliche Lautäußerungen oder Zähneknirschen können entscheidende diagnostische Hinweise sein. Auch Angehörige und vorbehandelnde Ärzte sind eine wichtige Quelle für Informationen über frühere und gegenwärtige Erkrankungen.

18.3.3 Schlaftagebücher und Fragebögen

Die Verwendung von Fragebögen, visuellen Analogskalen und Schlaftagebüchern kann dem Arzt Zeit sparen und gleichzeitig die Qualität der Anamnese verbessern. Außerdem lassen sich auf diese Weise die Beschwerden der Patienten strukturieren und globale Aussagen, die einen längeren Zeitraum betreffen, durch zeitnahe Dokumentation ersetzen. Des Weiteren kann sich das subjektive Erleben des Schlafs von den objektiv erhobenen Befunden völlig unterscheiden. Beispielsweise erinnern wir uns meist nicht an die vielen kurzen Wachphasen, die im Verlauf einer Nacht regelhaft auftreten. Andererseits überschätzen wir die Zeit, die wir damit verbringen, auf das Einschlafen zu warten. Deshalb ist es sinnvoll, die apparative Diagnostik durch den subjektiven Eindruck vom Schlaf-wach-Verhalten zu ergänzen. Hierfür liegen zahlreiche evaluierte Instrumente vor.

Schlaftagebücher werden über einen Zeitraum von mindestens 14 Tagen vom Patienten morgens und abends ausgefüllt. Sie dienen der zeitnahen Dokumentation der subjektiven Schlafqualität. Gleichzeitig fördern sie im therapeutischen Sinn das Problembewusstsein und die Bereitschaft, an einer Lösung mitzuarbeiten. In manchen Fällen kann die verstärkte Selbstbeobachtung allerdings auch zu ungünstigen Effekten beitragen. Dann sollte das Ausfüllen der Schlaftagebücher abgebrochen werden. Auf der Homepage der Deutschen Gesellschaft für Schlafforschung und Schlafmedizin lassen sich entsprechende Formulare herunterladen. Auch der **Pittsburgher Schlafqualitätsindex (PSQI)** ist dort verfügbar (http://www.charite.de/dgsm/dgsm).

Die am weitesten verbreiteten Fragebögen zur Verlaufsdokumentation von Schlafstörungen durch Patienten sind die **visuellen Analogskalen VIS-A** und **VIS-M** (Ott et al. 1981) sowie die Schlaffragebögen **SF-A** und **SF-B** (Görtelmeyer 1981). Die Tagesschläfrigkeit kann mit der **Epworth Sleepiness Scale** erfasst werden (http://www.schlafapnoe-selbsthilfe.ch/pdf/diagnostik_pdf/di_epworth.pdf).

18.3.4 Polysomnographie

Die Polysomnographie bildet die wissenschaftliche und klinische Basis der Schlafmedizin. Dabei werden mehrere Biosignale eines Probanden während einer Nacht parallel aufgezeichnet. Die Messung erfolgt unter standardisierten Bedingungen in einem klimatisierten, akustisch und elektrisch abgeschirmten Raum. Die Elektroden werden an Kopf und Gesicht festgeklebt und über Kabel mit dem Registriergerät verbunden. Trotz der damit einhergehenden Unannehmlichkeiten wird die Untersuchung meistens erstaunlich gut toleriert. Allerdings sollte der tatsächlichen Messnacht eine Adaptationsnacht unter identischen äußeren Bedingungen unmittelbar vorausgehen. Dadurch wird eine ausreichende Eingewöhnung garantiert. Nur die Erfahrung und Gründlichkeit des Laborpersonals kann die dauerhafte Platzierung der Elektroden gewährleisten. Diese bildet die Voraussetzung für eine gute Qualität und Zuverlässigkeit der Messung.

Die Ableitung von EEG, EOG (Elektrookulogramm) und EMG (Elektromyogramm) dient der Erfassung des Schlafprofils. Bei Untersuchungen im Schlaflabor wird in der Regel jedem Intervall von 30 s Dauer standardisiert ein Schlafstadium zugeordnet. Hierzu dient seit 1968 weltweit ein nach Rechtschaffen und Kales benanntes Manual. Der sich über die Nacht entwickelnde zeitliche Verlauf wird als **Schlafprofil** (◘ Abb. 18.2) bezeichnet, die daraus abstrahierte Struktur als **Schlafarchitektur**. Aus dem Schlafprofil ergibt sich eine Reihe von Parametern, die das Schlafverhalten während der Messnacht beschreiben (s. Definitionen). Außerdem wird der relative Anteil aller Schlafstadien am Gesamtschlaf berechnet.

Definition

Einschlafzeit: Zeit zwischen dem Löschen des Lichts und dem ersten Auftreten des Schlafstadiums II.

REM-Latenz: Zeit zwischen Einschlafen und dem ersten Auftreten des Schlafstadiums REM.

Schlafeffizienz: Prozentualer Anteil von als Schlaf klassifizierter Zeit an der im Bett verbrachten Zeit.

Neben den genannten Parametern zur Ermittlung des Schlafprofils werden, jeweils angepasst an die individuelle Fragestellung, weitere Größen gemessen, z. B. EKG, nasaler und oraler Atemfluss, thorakale und abdominale Atemexkursionen, Atemgeräusche, kapillare Sauerstoffsättigung, grobe Lageveränderungen, Temperatur, Beinbewegungen sowie die Konzentration von unterschiedlichsten Stoffen im Blut. Eine visuelle und akustische Beobachtung im Video ist insbesondere zur Abklärung epileptischer Anfälle wichtig. Bei einfachen Fragestellungen kann das Verfahren auch ambulant durchgeführt werden.

18.3.5 Ergänzende ambulante Verfahren

Ein **Aktograph** hat das Aussehen einer Uhr, wird am Hand- oder Fußgelenk getragen und registriert Bewegungen mit einer Auflösung im Sekunden- oder Minutenbereich. Der Patient kann das Messinstrument je nach Speicherkapazität über mehrere Wochen tragen. Damit lassen sich der Schlaf-wach-Rhythmus, einige Parameter des Schlafverhaltens sowie Bewegungsstörungen mit einer Genauigkeit erfassen, die für viele Fragestellungen ausreicht.

Schlafbezogene Atmungsstörungen (► Abschn. 18.5.8) werden in der Regel stufenweise abgeklärt. Zunächst erfolgen die Schlafanamnese, die Beantwortung eines standardisierten Fragebogens und die klinische Untersuchung. Bei auffälligen Befunden werden die Patienten in ihrem eigenen Bett mit einem

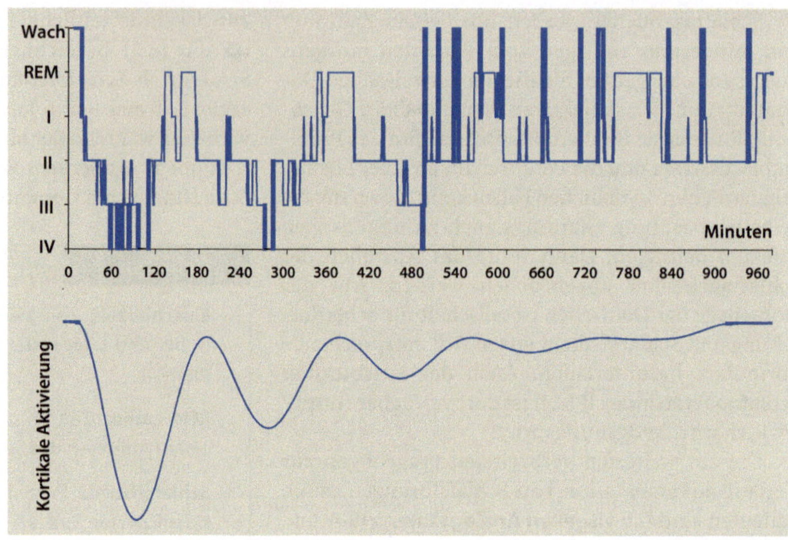

Abb. 18.2. *Oberer Teil:* ein reales Schlafprofil einer gesunden Versuchsperson während 8 h. Es stellen sich 5 Schlafzyklen dar. *Unterer Teil:* der korrespondierende idealisierte Kurvenverlauf der kortikalen Aktivierung. Mit Fortschreiten der Nacht nimmt die erreichte Schlaftiefe exponentiell ab

ambulanten Monitoring-System untersucht. Dazu wird im Verlauf einer Nacht der Luftfluss an Mund und Nase, die Herzfrequenz und Sauerstoffsättigung sowie die Körperlage kontinuierlich registriert. Die Exkursionen von Thorax- und Abdomen, die Schnarchgeräusche sowie Arm- und Beinbewegungen können je nach Gerät mit erfasst werden. Danach kann im Bedarfsfall zusätzlich eine Polysomnographie erfolgen.

Die **Tagesschläfrigkeit** wird mit dem **MSLT (Multiple Sleep Latency Test)** gemessen. Das Setting entspricht dem einer fünfmal wiederholten 20 min dauernden Polysomnographie. Registriert werden dabei die Einschlafzeit als Hinweis auf das aktuelle Aktivierungsniveau und das Auftreten von frühen REM-Phasen zur Narkolepsiediagnostik.

Daneben gibt es eine Reihe von neuropsychologischen Testbatterien zur objektiven Messung des Leistungsniveaus während des Tages. Diese erfassen verschiedene Aspekte des Aufmerksamkeitssystems wie selektive Aufmerksamkeit, geteilte Aufmerksamkeit und Vigilanz. Sie ergänzen die subjektiven Einschätzungen der verschiedenen Skalen.

18.4 Schlaf und Lebensstil

18.4.1 Kurzer und langer Schlaf als Risikofaktoren

In mehreren, groß angelegten Studien zeigte sich, dass die Sterblichkeit bei einer Schlafdauer von ungefähr 7 h pro Tag minimal ist. Weniger als 6,5 oder mehr als 9 h zu schlafen geht mit einer deutlichen Erhöhung von Morbidität und Mortalität einher. Da diese Beziehung nur als Korrelation zu verstehen ist, wirkt eine Änderung der Schlafzeit im individuellen Fall nicht notwendigerweise lebensverlängernd.

Menschen, die tagsüber und nachts zusammengenommen regelmäßig länger als 8 h schlafen, haben entgegen naiven Erwartungen ein deutlich erhöhtes Risiko, krank zu werden oder zu versterben. Auch wenn dieser Zusammenhang insbesondere für kardiovaskuläre Erkrankungen gezeigt werden konnte, scheinen nicht nur einzelne Todesarten isoliert betroffen zu sein. Vielmehr handelt es sich um ein generelles, aber bisher nicht gut verstandenes Phänomen. Aus dem Bereich depressiver Störungen ist seit vielen Jahren bekannt, dass zuviel Schlaf sich ungünstig auswirkt und Schlafentzug einen antidepressiven Effekt entfaltet. Daneben werden als erklärende Variablen die Einnahme von Benzodiazepinen, ein niedriger sozioökonomischer Status, eine inaktive Lebensweise und Übergewicht diskutiert.

18.4.2 Jetlag und Schichtarbeit

Jetlag

Unsere innere Uhr besitzt eine gewisse Trägheit und braucht pro überflogene Zeitzone etwa einen Tag, um sich anzupassen. Bis dahin leiden wir unter nächtlicher Schlaflosigkeit und Müdigkeit während des Tages, aber auch Störungen der Stimmung, Reizbarkeit und vegetativen Beschwerden. Bei einem Flug nach Westen verlängert sich der Reisetag, während er sich bei einem Flug nach Osten verkürzt. Da die inneren Schrittmacher auf eine Tageslänge von ca. 25,3 h eingestellt sind, ist die erforderliche Anpassung im ersten Fall geringer als im zweiten. Flüge nach Westen sind deshalb problemloser zu verkraften als Flüge nach Osten. In beiden Fällen kann man einige Tage vor der Reise bereits mit einer leichten Verschiebung des Schlaf-wach-Rhythmus im Hinblick auf den Zielort beginnen. Nach der Ankunft sollte man sich dem Tageslicht und dem sozialen Leben dort möglichst aussetzen, um die Umstellung zu fördern. Die Nützlichkeit von Melatonin oder anderen Medikamenten zur Unterstützung der Anpassung ist umstritten. Melatonin ist in Deutschland kein zugelassenes Arzneimittel und muss als Nahrungsergänzungsmittel aus den USA importiert werden. Es sollte am Zielort in einer Dosis von 1–3 mg über 4–5 Tage eingenommen werden, bei Westflügen gegen 23 Uhr Ortszeit, bei Ostflügen gegen 19 Uhr.

! Das Dosierungsintervall von Medikamenten verlängert sich bei Westflügen und verkürzt sich bei Ostflügen, wenn die Einnahme entsprechend der jeweiligen Ortszeit erfolgt. Deshalb muss bei Westflügen je nach Ausmaß der Zeitverschiebung von manchen Medikamenten wie Kontrazeptiva, Glukokortikoid-Dauertherapie und Insulin eine zusätzliche Dosis gegeben werden. Bei Ostflügen muss von Medikamenten mit enger therapeutischer Breite eine Dosis ggf. reduziert werden. Insulin sollte im Flugzeug erst gespritzt werden, wenn die Mahlzeit verteilt ist.

Schichtarbeit

Je nach angewandtem Kriterium arbeitet bis zu 30% der berufstätigen Bevölkerung entweder zu wechselnden oder zu konstant ungewöhnlichen Tageszeiten. Die innere Uhr dieser Menschen wird aber unverändert durch das Tageslicht und die sozialen Zeitgeber synchronisiert, sodass sie ständig gegen ihren eigenen Rhythmus leben müssen. Schichtdienst ist deshalb physisch belastend und ein potenzielles Gesundheitsrisiko. Er behindert soziale Aktivitäten und beeinträchtigt neben der beruflichen Tätigkeit auch die Erholungsphasen. 70–90% der ehemaligen Schichtarbeiter klagen auch dann noch über Schlafstörungen, wenn sie wieder in einen normalen Rhythmus eingegliedert sind. Die psychosoziale Belastung von Schichtdienst wird oft unterschätzt. Sie steigt mit zunehmendem Lebensalter und mit der Anzahl der im Schichtdienst gearbeiteten Lebensjahre an.

! Menschen mit Schlafstörungen, psychischen Krankheiten, Epilepsie und Diabetes mellitus sollten nach Möglichkeit nicht im Schichtdienst arbeiten. Bei einer Verschlechterung oder beim Neuauftreten psychischer, gastrointestinaler oder kardialer Beschwerden sollte an den Zusammenhang mit Schichtarbeit gedacht werden.

Je nach Schicht klagen 20–53% der Arbeiter unter gelegentlichem Einschlafen während der Arbeit. In Phasen des Schichtdienstes ist der Schlaf im Vergleich zum normalen Rhythmus verkürzt. Da die Homöostase des Tiefschlafs dominiert, geht die Verkürzung hauptsächlich zulasten der leichten Schlafstadien und des REM-Schlafs. Auf Schlafhygiene sollte bei Schichtarbeitern besonders geachtet werden. In manchen Fällen kann durch eine Aufteilung der Schlafphase unmittelbar vor und nach der Schicht eine Verbesserung der Lebensqualität erzielt werden.

18.4.3 Nickerchen (Naps)

Schlafphasen außerhalb der Hauptschlafepisode werden als »Naps« (Nickerchen) bezeichnet. Diese bilden einen physiologischen Bestandteil des menschlichen Schlaf-wach-Rhythmus, treten aber auch bei Erkrankungen auf. In einer Umgebung ohne soziale Zeitgeber weist die Wahrscheinlichkeit zu schlafen einen biphasischen Tagesverlauf auf (Abb. 18.3). Neben

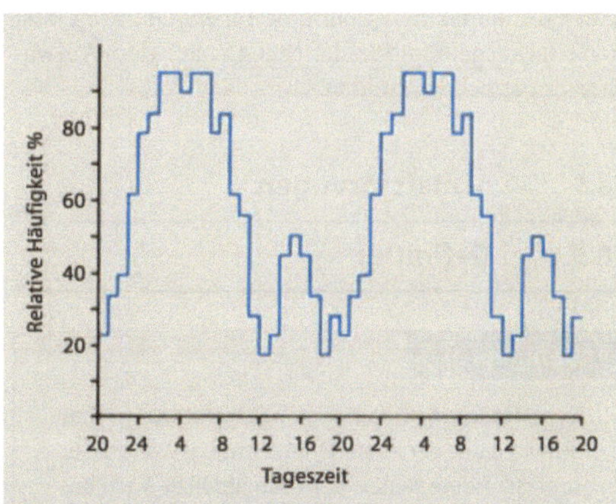

Abb. 18.3. Prozentuale Häufigkeit von Schlaf im Tagesverlauf. Die Probanden lebten ohne soziale Zeitgeber. (Mod. nach Zulley u. Campbell 1985)

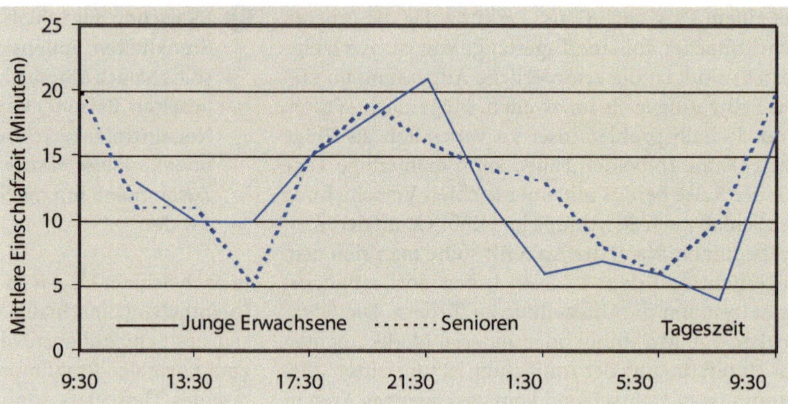

Abb. 18.4. Einschlaflatenz junger Erwachsener und älterer Probanden im Tagesverlauf. (Mod. nach Carskadon u. Dement 1987)

dem nächtlichen Maximum findet sich ein zweites gegen 16 Uhr. Hieraus kann man die Hypothese ableiten, dass ein Nachmittagsschlaf im Menschen biologisch angelegt ist, durch soziale Zeitgeber aber unterdrückt wird. Diese Vermutung wird durch die Messung der Einschlaflatenzen unter standardisierten Bedingungen gestärkt, die ebenfalls einen zweigipfligen Verlauf zeigen (Abb. 18.4).

Kurzschlafphasen erhöhen die Wachheit und verbessern Leistungsbereitschaft und Lernfähigkeit. Längerfristig praktiziert senken sie das kardiovaskuläre Risiko. Sie werden deshalb als »Powernapping« bezeichnet. Häufige und lange zusätzliche Schlafphasen sind dagegen besonders bei älteren Menschen mit einer erhöhten Mortalität und Morbidität korreliert. Naps können somit die Lebensqualität heben, wenn die Bedingungen richtig gewählt sind. Die Gesamtdauer sollte maximal 30 min betragen. Dadurch lässt sich eine ausgeprägte Schlafträgheit nach dem Aufwachen angeblich vermeiden.

18.5 Schlafstörungen

18.5.1 Definition

> **Definition**
>
> **Schlafstörung:** Der Begriff »Schlafstörung« hat sich im Laufe der letzten Jahrzehnte gewandelt. Er umfasst heute neben dem Schlafdefizit auch andere Phänomene wie Hypersomnien, Parasomnien und Störungen des Schlaf-wach-Rhythmus.

Schlafprobleme haben erhebliche Auswirkungen auf die individuelle Gesundheit (in Form von körperlichen und psychischen Erkrankungen), auf die Beziehungen zu den Mitmenschen im Alltag (durch verändertes Kontaktverhalten), auf zufällige Kontaktpersonen (durch Unfälle) und auf die gesamte Gesellschaft (in Form von Katastrophen durch Fehler Einzelner).

18.5.2 Ätiologie

Die Ursachen eines gestörten Schlaf-wach-Prozesses sind sehr vielfältig. Umweltfaktoren wie Lärm, ungewohnte Umgebung oder Schichtarbeit können die Nachtruhe deutlich beeinträchtigen. Manchmal treten dysfunktionale Kognitionen hinzu, wie falsche Erwartungen, unrealistische Einschätzungen oder eine übermäßige Selbstbeobachtung. Auch das Verhalten im Hinblick auf den Schlaf-wach-Rhythmus kann Probleme hervorrufen, wenn beispielsweise der Zeitpunkt des Zu-Bett-Gehens sehr unregelmäßig gewählt wird oder vorher zu viel Alkohol konsumiert wird. Auch Probleme der gegenwärtigen oder vergangenen Lebensgeschichte können den Schlaf erheblich beeinflussen. Nicht zuletzt bestimmen somatische und psychische Erkrankungen die Qualität des Schlaf-wach-Prozesses.

18.5.3 Symptome, Diagnosekriterien (ICD-10)

In der ICD-10 sind die Schlafstörungen nicht in einem eigenen Kapitel zusammengefasst. Sie werden vielmehr entsprechend ihrer vermeintlichen Ätiologie dem Kapitel F (Psychiatrie) – sofern kein organisches Korrelat vorliegt – bzw. mit organischem Korrelat dem Kapitel G (Neurologie) zugeordnet.

ICD-10

- F51.0 Nichtorganische Insomnie
- F51.1 Nichtorganische Hypersomnie
- F51.2 Nichtorganische Störung des Schlaf-wach-Rhythmus
- F51.3 Schlafwandeln
- F51.4 Pavor nocturnus
- F51.5 Albträume
- G25.8 Restless-legs-Syndrom und periodische Beinbewegungen im Schlaf
- G47.0 Ein- und Durchschlafstörungen (organische Insomnie)
- G47.1 Krankhaft gesteigertes Schlafbedürfnis (organische Hypersomnie)
- G47.2 (Organische) Störung des Schlaf-wach-Rhythmus
- G47.3 Schlafapnoe
- G47.4 Narkolepsie und Kataplexie

18.5.4 Differenzialdiagnosen

Die Differenzialdiagnose der Schlafstörungen umfasst zahlreiche somatische und psychische Erkrankungen. Eine sorgfältige Abklärung, ggf. unter konsiliarischer Mitbetreuung durch einen Pneumologen, Internisten, Neurologen, Psychiater, Kinder- und Jugendpsychiater, HNO-Arzt oder Pädiater ist deshalb wichtig. Bei der Vielzahl möglicher Ursachen ist ein systematisches Vorgehen entsprechend dem beschriebenen Anamneseschema hilfreich.

18.5.5 Epidemiologie/Prävalenz

Schlafstörungen sind ubiquitär anzutreffen. In epidemiologischen Studien leiden über 40% der Allgemeinbevölkerung unter Schlafbeschwerden. Bei 10–15% liegen behandlungsbedürftige Beschwerden vor. Nur ein Teil davon sucht ärztliche Hilfe auf. In Freiburg und Göttingen wurde 1995 eine Studie zu Schlafstörungen in 21 Allgemeinarztpraxen durchgeführt. 20,6% der Patienten litten unter einer Insomnie. In 80% der Fälle dauerten die Beschwerden bereits mehr als ein Jahr an.

18.5.6 Verlauf und Prognose

Schlafstörungen gehören bei adäquater Therapie zu den grundsätzlich gut behandelbaren Störungen. Bei mangelnder oder ungenügender Behandlung können aber erhebliche Komplikationen auftreten. Sehr häufig werden bei dieser Indikation Benzodiazepine eingesetzt. Zumindest Langzeitbehandlungen mit diesen Substanzen müssen obsolet sein, weil sie die Probleme nicht bessern. Vielmehr führen Absetz- und Reboundphänomene zu einer Perpetuierung des Medikamentengebrauchs.

! Schlafprobleme können chronifizieren, bestehende Krankheiten verschlechtern oder die Entstehung neuer Erkrankungen wie Bluthochdruck, koronare Herzerkrankungen, Suchterkrankungen und andere psychische Erkrankungen nach sich ziehen. Daneben kommt es zu einer Reduktion der Leistungsfähigkeit und einer erhöhten Unfallneigung. Eine langjährige Verschreibung von Substanzen mit Abhängigkeitspotenzial sollte auf jeden Fall vermieden werden.

18.5.7 Möglichkeiten und Grenzen der Behandlung in der Hausarztpraxis

Für die meisten Patienten mit Schlafstörungen bildet die Hausarztpraxis die erste Anlaufstelle. Hier sollten häufige somatische Ursachen ausgeschlossen werden und im Verdachtsfall eine psychiatrische Konsiliaruntersuchung veranlasst werden. Bei akuten insomnischen Beschwerden oder eindeutiger Restless-legs-Symptomatik kann ein erster Behandlungsversuch erfolgen. Dagegen sollten komplexere und chronische Formen von Schlafstörungen durch den Schlafmediziner abgeklärt werden.

! Wenn die Tagesbefindlichkeit beeinträchtigt ist, wenn fremdanamnestisch Atempausen angegeben werden oder extremes Schnarchen vorliegt, sollten schlafbezogene Atmungsstörungen wegen der potenziellen Folgeerkrankungen zügig durch den Schlafmediziner abgeklärt werden.

Wegen des erheblichen Aufwands für Arzt und Patient führt nicht jede Vorstellung in einem schlafmedizinischen Zentrum zu einer Untersuchung im Schlaflabor. Bei einer großen Zahl von Schlafbeschwerden steht der Informationsgewinn in keinem sinnvollen Verhältnis zu den Kosten. Schlafbezogene Atmungsstörungen und periodische Bewegungsstörungen im Schlaf können oft mit ambulanten Screeningmethoden vordiagnostiziert werden. Andererseits ist die Polysomnographie bei der Diagnostik und Therapie einer Vielzahl von Störungen absolut unverzichtbar und nicht durch einfachere Maßnahmen zu ersetzen. Deshalb ist eine klare Indikationsstellung wichtig, die dem Spezialisten vorbehalten bleiben sollte.

Die Deutsche Gesellschaft für Schlafforschung und Schlafmedizin (DGSM) hat im Jahr 2000 einen praktischen Leitfaden zum diagnostischen und therapeutischen Vorgehen bei »nichterholsamem Schlaf« publiziert. Er kann als grobe Leitlinie beim Umgang mit Schlafproblemen dienen (◘ Abb. 18.5).

18.5.8 Ausgewählte Schlafstörungen

Insomnien

Die Kernsymptome der Insomnie sind Probleme mit dem Einschlafen, dem Durchschlafen oder mit dem Erholungsgefühl nach dem Schlaf. Diese Beschwerden sind in der hausärztlichen Praxis häufig, und ein Großteil davon kann auch dort behandelt werden. Eine frühzeitige Therapie ist wichtig, um das Risiko für Folgeerkrankungen so klein wie möglich zu halten.

Stressreaktionen, eine Umstellung der Lebenssituation, die Erwartung wichtiger Ereignisse oder die grüblerische Fokussierung auf ein Thema können zu vorübergehenden Beeinträchtigungen des Schlafs führen. Dauern diese Umstände an, können auch die Schlafprobleme persistieren. Ist der Schlaf mindestens an 3 Tagen der Woche über mindestens einen Monat gestört, ist die Insomnie chronisch und geht dann meistens mit vegetativen Beschwerden, Abgeschlagenheit oder körperlichen Symptomen während des Tages einher. Umgekehrt sind körperliche Beschwerden in etwa der Hälfte der Fälle für Schlafprobleme verantwortlich.

Fortgeschrittenes Lebensalter, weibliches Geschlecht, niederer sozioökonomischer Status und eine persönliche Veranlagung, auf Stress mit Insomnie zu reagieren, sind mit einem erhöhten Erkrankungsrisiko verbunden.

Bedingungen, die als Auslöser oder Ursache einer Insomnie auftreten können:
- Dauerstress in einem oder mehreren Lebensbereichen, psychologische Konflikte
- Genuss von Alkohol und Stimulantien, unregelmäßiger Rhythmus, inaktive Lebensführung, konditionierte Schlaflosigkeit und andere Lifestylefaktoren
- Störende Umweltreize
- Missbrauch oder falscher Gebrauch von Medikamenten
- Somatische Erkrankungen (Schmerzen, gastroösophagealer Reflux)
- Nahezu alle psychischen Erkrankungen

Pharmakotherapie

Unterstützend zu den unter dem folgenden Abschnitt »Psycho- und Soziotherapie« beschriebenen Maß-

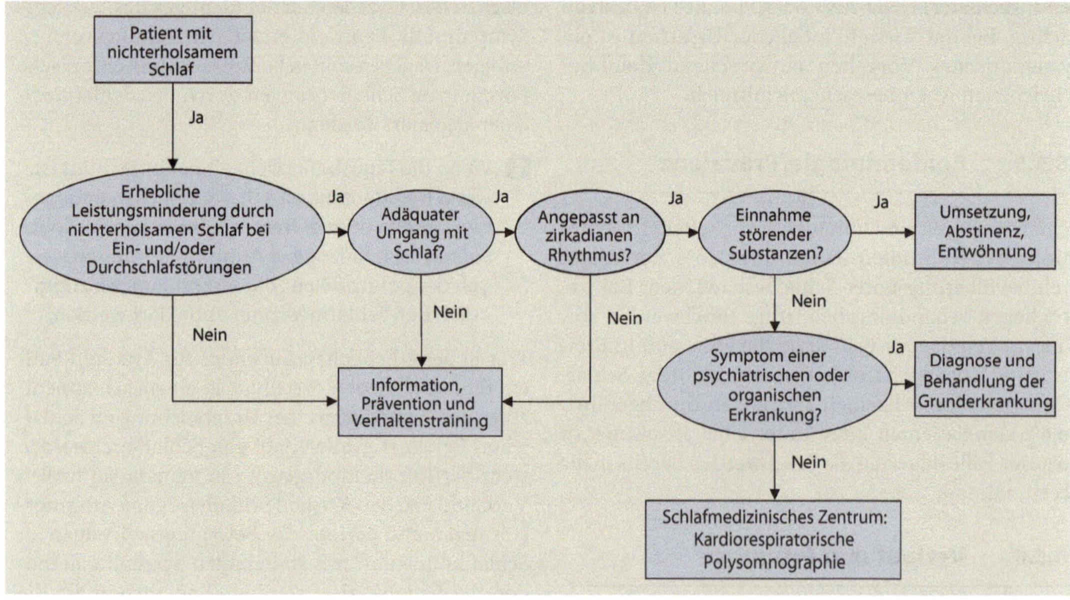

◘ **Abb. 18.5.** Durch die DGSM vorgeschlagener klinischer Algorithmus »nichterholsamer« Schlaf". (AWMF-Leitlinien-Register, Nr. 063/001, http://www.uni-duesseldorf.de/AWMF/ll-na/063-001.htm). (Fischer et al. 2005)

nahmen kann in hartnäckigen Fällen eine medikamentöse Begleittherapie notwendig sein (eine Übersicht über infrage kommende Medikamente gibt ◘ Tab. 18.1). Ideale schlaferzeugende Pharmaka (Hypnotika) sollten schnell und sicher wirken, die Wachheit und Leistungsfähigkeit während des Tages nicht beeinträchtigen, das physiologische Schlafprofil nicht verändern, nicht kumulieren, keine Toleranz oder Abhängigkeit induzieren und bei Überdosierung nicht atemdepressiv wirken.

Pflanzliche Präparate wie Baldrian und Hopfen können nur bei leichten Schlafstörungen empfohlen werden. Ebenso reicht die Wirkung von Antihistaminika bei Patienten, die ärztliche Hilfe suchen, meist nicht aus. Außerdem sind sie stark mit anticholinergen Nebenwirkungen behaftet.

Alkoholderivate, *Clomethiazol (Distraneurin®)* und **Barbiturate** sollten nicht mehr als Hypnotika eingesetzt werden.

Benzodiazepine. Die Komplikationen und Nebenwirkungen in Form von Toleranz- und Abhängigkeitsentwicklung, nächtlichen Stürzen, Überhang am Morgen, Tagesmüdigkeit, Persönlichkeitsveränderung und Gedächtnisproblemen bei chronischer Einnahme lassen Benzodiazepine im Vergleich zu anderen Substanzen unvorteilhaft erscheinen. Außerdem verändern Benzodiazepine die physiologische Architektur der Schlafprofile, können bei Lungenerkran-

◘ **Tab. 18.1.** Präparate zur Behandlung der Insomnie

Wirkstoff	Handelsname (Beispiel)	Dosis [mg]	Speziell bei	Nebenwirkungen, Kontraindikationen und Interaktionen[a]	Therapiekosten/ Monat[b]
Zaleplon	*Sonata®*	5–10	Einschlafproblemen wegen kurzer Wirkdauer	Niedrige Dosis bei Senioren und bei reduzierter Leberfunktion	35,20 € (5 mg)
Zolpidem	*Stilnox®*	5–10	Angst und zeitlich begrenzter Anwendungsdauer	Komplexes Verhalten im Schlaf (Schlafwandeln, Essen, Autofahren im Schlaf) (▸ Abschn. 7.7)	14,70 € (5 mg)
Zopiclon	*Ximovan®*	3,75–7,5		Metallischer Geschmack, (▸ Abschn. 7.7)	16,10 € (3,75 mg)
Mirtazapin (Off-label-Indikation)	*Remergil SolTab®*	7,5–30	Depression und längerdauernder Anwendung	Morgendlicher Überhang, (▸ Abschn. 7.4)	16,50 € (7,5 mg)
Trimipramin (Off-label-Indikation)	*Stangyl®*	12,5–100	Depressiven Erkrankungen mit Schlafstörungen und Angst	▸ Abschn. 7.4	3,80 € (12,5 mg)
Melperon	*Eunerpan®*	25–100	Psychischen Erkrankungen und therapieresistenten Schlafstörungen	▸ Abschn. 7.5	7,00 € (25 mg)
Pipamperon	*Dipiperon®*	20–120	Psychischen Erkrankungen und therapieresistenten Schlafstörungen		6,00 € (20 mg)
Prothipendyl (Off-label-Indikation)	*Dominal®*	40–120	Psychischen Erkrankungen und therapieresistenten Schlafstörungen		9,60 € (40 mg)

[a] Für eine vollständige Aufstellung von Nebenwirkungen und Interaktionen wird auf die Fachinformation der jeweiligen Präparate verwiesen.

[b] Die Preise beziehen sich auf die N3-Packung des im Handelsnamen angegebenen Präparats (bzw. die N2-Packung, falls ein Arzneimittel nicht in der N3-Packung verfügbar ist).

kungen und Schlafapnoe-Syndromen die nächtliche Atmung zusätzlich verschlechtern, zeigen Absetz- und Reboundphänomene und wirken bei manchen Patientengruppen paradox.

Es ist grundsätzlich davon abzuraten, Benzodiazepine bei Schlafstörungen einzusetzen.

Moderne Non-Benzodiazepinhypnotika wie *Zaleplon (Sonata®)*, *Zolpidem* (z. B. *Stilnox®*) und *Zopiclon* (z. B. *Ximovan®*) wirken wie die Benzodiazepine durch eine Verstärkung der GABAergen Effekte am $GABA_A$-Rezeptor. Es gelten deshalb die Kontraindikationen und qualitativ auch die Wirkungen und Nebenwirkungen der Benzodiazepine, wie in ▶ Kap. 7.7 beschrieben. Ihre anspannungslösende Wirkung führt dazu, dass Patienten zäh an ihnen festhalten und Ärzte sie weit über die empfohlene Behandlungsdauer hinaus verschreiben. Auch bei Non-Benzodiazepinhypnotika wurden schwerste Abhängigkeitssyndrome beobachtet.

Trotzdem sprechen klinische Erfahrung und Studienergebnisse für ein günstigeres Nebenwirkungsprofil im Verhältnis zu Benzodiazepinen. Ein Kumulationsrisiko besteht nicht. Bei eingeschränkter Nieren- oder Leberfunktion sollte die jeweilige Fachinformation beachtet werden. Die Halbwertszeiten betragen ungefähr 1, 2 und 5 h für *Zaleplon*, *Zolpidem* und *Zopiclon*. Dementsprechend sollte *Zaleplon* nur bei Einschlafstörungen verwendet werden. *Zaleplon* führt aber auch zu weniger Beeinträchtigung nach dem Aufwachen. Die Serumkonzentration von *Zaleplon* ändert sich durch Substanzen, die das Enzym CYP 3A3/4 beeinflussen.

Beispiel

Fall 18.1. *Der 55-jährige Chemiefacharbeiter Günther S. wird wegen einer Zolpidem-Abhängigkeit von der Hausärztin in eine psychiatrische Fachklinik eingewiesen. Bei der stationären Aufnahme gibt er an, vor mehreren Jahren wegen Einschlafproblemen mit der Einnahme von Zolpidem begonnen zu haben. Er habe die Wirkung als angenehm und entspannend erlebt. Ganz allmählich habe er die Dosis zur Dämpfung von Unruhe, Angst und Schlaflosigkeit auf jetzt täglich 19 Tabletten gesteigert. Er verlangt nun, mit dem Präparat substituiert zu werden. Es wird ihm alternativ vorgeschlagen, Diazepam in langsam absteigender Menge zu verordnen. Diesen Vorschlag lehnt er strikt ab und verlässt die Klinik gegen ärztlichen Rat. Obwohl er kognitiv etwas verlangsamt ist, gibt es keine ausreichenden Gründe für Zwangsmaßnahmen, zumal er angibt, nicht selbst Auto zu fahren. Die Hausärztin wird informiert und eine Wiederaufnahme angeboten.*

Sedierende Antidepressiva. Die sedierende Wirkung des Antidepressivums *Mirtazapin* (z. B. *Remergil®*) setzt bereits bei Dosierungen ein, bei denen andere Wirkungen und Nebenwirkungen noch nicht zum Tragen kommen. Diese Eigenschaft macht die Substanz in der Behandlung von Schlafstörungen einzigartig. Meistens reicht eine Dosis von 7,5 mg *Mirtazapin* aus, um ein sicheres Einschlafen zu gewährleisten. Der morgendliche Überhang lässt nach einigen Tagen nach. Einer längeren Anwendung steht wenig entgegen.

Mianserin (z. B. *Tolvin®*) besitzt dem *Mirtazapin* ähnliche Wirkungen bei jedoch erhöhten Nebenwirkungen. Es kann als Mittel der zweiten Wahl eingesetzt werden. *Trimipramin* (z. B. *Stangyl®*) hat gegenüber den anderen sedierenden Antidepressiva die herausragende Eigenschaft, den REM-Schlaf nicht zu supprimieren. Daneben gibt es eine Reihe von weiteren, den Schlaf fördernden Antidepressiva wie *Doxepin* (z. B. *Aponal®*), *Amitriptylin* (z. B. *Saroten®*) und *Maprotilin* (z. B. *Ludiomil®*), die jedoch ein ungünstigeres Nebenwirkungsprofil besitzen. Alle genannten Antidepressiva wirken in nur sehr geringen Dosierungen schlafanstoßend und sind verordnungsfähig.

Niederpotente Antipsychotika. Niederpotente Antipsychotika können ebenfalls zur Behandlung von Schlafstörungen eingesetzt werden. Insbesondere wegen der anticholinergen Nebenwirkungen raten wir von der allgemein gebräuchlichen Verordnung von *Promethazin* (z.B. *Atosil®*) oder *Levomepromazin* (z. B. *Neurocil®*) ab und empfehlen stattdessen *Melperon* (z. B. *Eunerpan®*) und wegen der geringeren Wechselwirkungen insbesondere *Pipamperon* (z. B. *Dipiperon®*). Bei sehr hartnäckigen Schlafstörungen kann auf die Gabe von 40–80 mg *Prothipendyl* (*Dominal®*) zurückgegriffen werden. In Ausnahmefällen können z. B. bei psychischen Erkrankungen auch höhere Dosen zur Anwendung kommen.

Melperon, *Pipamperon* und *Promethazin* sind zugelassen zur Behandlung von Schlafstörungen. Die Verordnung der übrigen erwähnten Antipsychotika bei Schlafstörungen ist »off label«.

Alle beschriebenen Substanzen sollten nicht eingesetzt werden bei akuten Intoxikationen und bei Überempfindlichkeiten sowie in der Schwangerschaft und Stillzeit. Grundsätzlich ist eine zeitliche Begrenzung der Medikation anzustre-

ben. Auf Einschränkungen beim Bedienen gefährlicher Maschinen, bei der Fahrtauglichkeit und beim Erfüllen komplizierter Aufgaben muss hingewiesen werden. Kontrollen der Blutwerte sind auch bei längerdauernder Verordnung noch erforderlich.

Psycho- und Soziotherapie

Die Therapie der Insomnien sollte, soweit möglich, an den individuell verursachenden Faktoren ansetzen. Außerdem können in der Behandlung eingesetzt werden:
- Verfahren zur körperlichen und gedanklichen Entspannung
- Psychoedukation über Schlaf und Schlafhygiene
- Stimuluskontrolle und Strukturierung des Schlaf-wach-Rhythmus (möglichst wenig Zeit ohne Schlaf im Bett verbringen, Vermeidung von Tagesschlaf, keine Aktivitäten im Bett, die nicht dem Schlaf dienen – Ausnahme: Sex)
- Schlafrestriktion zur Erhöhung des Schlafdrucks
- Führung eines Schlaftagebuchs
- Psychotherapeutische Methoden (Bearbeitung dysfunktionaler Überzeugungen zum Schlaf, paradoxe Interventionen, Ablenkung, Techniken zur Reduktion des Grübelns)

Nicht alle diese Verfahren sind gleichermaßen für alle Patienten geeignet. Ängstliche Menschen reagieren auf vermehrte Selbstbeobachtung oft mit einem erhöhten Angstpegel. In solchen Fällen sollte anderen Methoden der Vorzug gegeben werden.

Schlafbezogene Atmungsstörungen

Apnoen. Auch Menschen, die während des Tages keinerlei Probleme mit der Atmung haben, können aufgrund der anderen physiologischen Verhältnisse im Schlaf unter schweren nächtlichen Atmungsstörungen leiden. Dabei spielen die muskuläre Erschlaffung der Atemwege im Rachen, manchmal kombiniert mit anatomischen Veränderungen, und die fehlerhafte zentrale Steuerung der Atmungsregulation eine wichtige Rolle. Durch diese Mechanismen treten während des Schlafs wiederholt Atempausen auf, sogenannte **Apnoen**, die Weckreaktionen, sogenannte **Arousals**, nach sich ziehen. Diese Ereignisse werden zwar am nächsten Morgen meist nicht erinnert, der fraktionierte Schlaf bietet aber eine ungenügende Erholung. In schweren Fällen setzt die Atmung während eines Großteils der gesamten Schlafdauer immer wieder aus. Die Sauerstoffsättigung im Blut sinkt erheblich ab. Schlafapnoe kann so zu Tagesschläfrigkeit führen und der Auslöser für Bluthochdruck und Herz-Kreislauf-Erkrankungen sein.

Schnarchen. Ungefähr 10–30% der Erwachsenen schnarchen. Das Geräusch zeigt eine Verengung der Atemwege an, die das Atemholen im Schlaf erschwert. In der Regel geht davon keine Gefahr aus. Lautes und unregelmäßiges Schnarchen kann allerdings auf eine obstruktive Schlafapnoe hindeuten. Diese tritt bei 5% der Bevölkerung auf und betrifft vorwiegend übergewichtige Männer im mittleren Lebensalter. Gewichtsreduktion, Alkoholkarenz, Vermeidung der Rückenlage und das Freihalten der Atemwege stellen erste therapeutische Maßnahmen dar. Bei vielen Patienten wird die kontinuierliche positive Überdruckbeatmung (»continuous positive airway pressure«, **CPAP**) sehr erfolgreich eingesetzt. Dabei werden die Atemwege durch leichten Überdruck mithilfe einer Gesichtsmaske freigehalten. Die Apparatur wird erstaunlich gut toleriert und bringt den Patienten oft ihre Leistungsfähigkeit zurück. In einigen Fällen können chirurgische Eingriffe oder Aufbissschienen Erleichterung bringen.

! Schlaffördernde Medikamente, die den Atemantrieb dämpfen, sind in der Therapie des Schnarchens kontraindiziert, da sie die Sauerstoffsättigung herabsetzen können.

Patienten mit auffälligem Schnarchen, Tagesschläfrigkeit und vom Partner berichteten nächtlichen Atempausen sollten zur Abklärung einer schlafbezogenen Atmungsstörung in einer Schlafambulanz vorgestellt werden. Eine Untersuchung im Schlaflabor ist damit nicht notwendigerweise verbunden.

Narkolepsie

Symptome. Das Kernsymptom der Narkolepsie bilden **imperative Schlafattacken**, die die Betroffenen bei völlig untypischen Gelegenheiten überfallen können. Dadurch sind sie beim Bedienen gefährlicher Maschinen, insbesondere im Straßenverkehr, stark gefährdet. Daneben leiden die Patienten unter **automatischem Verhalten**, das sie während eines traumartigen Zustandes widersinnige Dinge tun lässt. Sie erinnern sich dann nicht an ihr Handeln. Der **plötzliche Tonusverlust** der Muskulatur, insbesondere bei emotionaler Erregung, kann Stürze bedingen. Die **Kataplexien** sind in ihrer Ausdrucksform sehr variabel und treten im Verlauf der Erkrankung unterschiedlich stark in Erscheinung. Bei der **Schlafparalyse** sind die Körpermuskeln nach dem Erwachen noch gelähmt, während das Bewusstsein schon voll zurückgekehrt ist. Als letztes charakteristisches Symptom können die Patienten unter **hypnagogen Halluzinationen** leiden. Kurz vor dem Einschlafen oder im Halbschlaf treten visuelle oder akustische Halluzinationen auf. Außerdem finden sich eine Reihe unspezifischer Beschwerden wie Schlaf-, Konzentrations- und Gedächtnisstörungen.

Die seltene Erkrankung tritt mit einem Häufigkeitsgipfel im frühen Erwachsenenalter auf und ist mit erheblichen Beeinträchtigungen verbunden, die bis zur Berentung führen können. Bei der Pathogenese scheinen genetische und immunologische Aspekte eine wichtige Rolle zu spielen. 90% der Narkoleptiker, aber nur bis 35% der Gesunden, weisen nämlich eine besondere HLA-Konstellation auf (HLA-DQB1*0602). Bei ungefähr 87% der Narkoleptiker mit Kataplexien ist kein Hypokretin im Liquor nachweisbar. Dieser Neurotransmitter vermittelt normalerweise aktivierende Impulse vom ARAS auf cholinerge, dopaminerge und histaminerge Neuronensysteme. Die Diagnosesicherung erfolgt anamnestisch, polysomnographisch und mit dem Multiple Sleep Latency Test.

Therapie. Nach Diagnosestellung ist eine ausführliche Aufklärung über die Erkrankung und Besprechung der Konsequenzen für die Lebensplanung wichtig. Daneben muss eine sehr stringente Lebensführung erfolgen, die mit dem Patienten zusammen ausgearbeitet wird. Die Wirkung von regelmäßigen Nickerchen ist dabei umstritten. Eine Aufklärung des sozialen Umfelds ist meist sinnvoll.

Pharmakologisch sind *Modafinil (Vigil®)*, eine vigilanzfördernde Substanz mit nicht sicher geklärtem Wirkmechanismus und Psychostimulanzien die Mittel der ersten Wahl, um die Einschlafattacken zu bessern. Kataplexien können am sichersten mit *Natriumoxybat (Xyrem®)* behandelt werden. Alle genannten Substanzen sind BtMVV-pflichtig (http://www.gesetze-im-internet.de/btmvv_1998/index.html). Eine weitere Option zur Therapie der Kataplexien – allerdings »off label« – bilden die dualen Antidepressiva *Venlafaxin* (z. B. *Trevilor®*) und *Duloxetin (Cymbalta®)*.

18

Beispiel

Fall 18.2. *Die 52-jährige Krankenpflegehelferin Christine K. wird vom Hausarzt nach dem Erstkontakt unmittelbar in eine Klinik für Psychiatrie und Psychotherapie eingeweisen, weil sie an ihrer Arbeitsstelle durch bizarres Verhalten aufgefallen ist. Während der Verteilung des Mittagessens hat sie vom Tablett eines Patienten ein Stück Käse genommen, hat davon abgebissen, den Rest auf das Tablett zurückgelegt und dem Patienten serviert. Einige Minuten später wird sie darauf angesprochen, kann sich aber an nichts Ungewöhnliches erinnern. Bei ihr ist seit einigen Jahren eine Narkolepsie bekannt. Derartige automatische Handlungen sind bereits mehrfach vorgekommen und sind ihr stets sehr peinlich gewesen. Trotz Einnahme von Stimulanzien und Clomipramin ist sie nicht symptomfrei geworden. Es wird eine Strukturierung des Tagesablaufs mit regelmäßigen Schlafpausen vereinbart und die Patientin zusätzlich auf Modafinil eingestellt. Dies bessert die Beschwerden vorübergehend. Trotzdem muss sie einige Jahre später berentet werden, nachdem erneut automatische Handlungen auftreten und der Arbeitgeber auf Berentung drängt.*

Restless-legs-Syndrom (RLS)

Symptome. Die Patienten klagen v. a. am Abend über sehr **quälende Missempfindungen in den Beinen**, am häufigsten in den Waden, die bei Entspannung im Sitzen und Liegen auftreten. Sie äußern sich als Kribbeln oder Ameisenlaufen, teilweise auch als Schmerzen in den Waden, und lösen Bewegungsdrang aus. Antipsychotika, aber auch Antidepressiva können die Beschwerden auslösen oder verstärken. Durch Umherlaufen oder Streckung tritt vorübergehend Linderung ein. Es gibt keine Verbindungen zu psychischen Erkrankungen. Gelegentlich treten die Symptome auch in den Armen auf. Die Beschwerden hindern die Betroffenen kontinuierlich am Einschlafen und führen so zu eingeschränkter Leistungsfähigkeit während des Tages.

Ätiologie. Ungefähr 5% der Bevölkerung leiden während einer Phase ihres Lebens unter dieser Ruhelosigkeit der Beine. Alle Altersgruppen sind betroffen, ältere Menschen und Frauen sind jedoch häufiger betroffen. Ein Teil der Erkrankungen tritt im Zusammenhang mit Eisenmangel (Ferritinspiegel <50 µg/l), Urämie, rheumatischen Erkrankungen oder im Verlauf einer Schwangerschaft auf. Medikamentöse Behandlungen mit Dopaminantagonisten, tri- und tetrazylischen Antidepressiva, *Lithium*, Antikonvulsiva, Interferon, Östrogenen und H_2-Blockern können verantwortlich sein. 30–50% der idiopathischen Fälle sind genetisch bedingt, für den Rest scheinen multiple Umweltbedingungen verantwortlich zu sein. Obwohl die Schilderungen der Patienten charakteristisch sind, müssen andere Ursachen der Missempfindungen wie Polyneuropathie oder Durchblutungsstörungen ausgeschlossen werden.

Therapie. Bewegung und physikalische Reize wirken lindernd. Bei symptomatischen Formen sollte eine kausale Therapie erfolgen. *L-Dopa* (z. B. *Restex®*) und Dopaminagonisten bilden einzeln oder in Kombination die medikamentösen Mittel der ersten Wahl (◘ Tab. 18.2). Opiate führen wahrscheinlich über die Stimulierung dopaminerger Neurone zu einer deutlichen Linderung. Eine konsequente Behandlung ist nicht zuletzt deshalb wichtig, weil die sehr unange-

Tab. 18.2. Präparate zur Behandlung des RLS und der PLMS

Wirkstoff	Handelsname (Beispiel)	Dosis [mg]	Besonderheiten	Nebenwirkungen, Kontraindikationen und Interaktionen[a]	Therapiekosten/ Monat[b]
L-Dopa	*Restex®*	50–250	Kann mit Retardform kombiniert werden	Nicht bei schweren Herz-, Nieren- und Leberfunktionsstörungen, Hyperthyreosen, Psychosen, Engwinkelglaukom Vorsicht bei Unruhe, Übelkeit, orthostatischer Dysregulation	7,70 € (50 mg)
Ropinirol	*Adartrel®*	0,5–4	Über mehrere Wochen aufdosieren, gleichmäßig verteilen, ggf. mit *L-Dopa* kombinieren	Nicht bei schweren Nieren- und Leberfunktionsstörungen, Psychosen, symptomatischem RLS, schweren kardiovaskulären Erkrankungen, Schwangerschaft und Stillzeit Vorsicht wegen plötzlicher Einschlafneigung, Übelkeit, orthostatischer Dysregulation, zwanghafter Verhaltensweisen	24,40 € (0,5 mg)
Pramipexol	*Sifrol®*	0,088–0,54	Langsam aufdosieren		25,20 € (0,088 mg)
Tilidin und *Naloxon* (Off-label-Indikation)	*Valoron N®*	50–100	Bei schweren und therapieresistenten Fällen oder bei Vorverlagerung der Symptome	Siehe Fachinformationen	27,00 € (50 mg)
Dehydrocodein (Off-label-Indikation)	*DHC60 Mundipharma®*	40–80	Bei schweren und therapieresistenten Fällen oder bei Vorverlagerung der Symptome	Siehe Fachinformationen	33,80 € (40 mg)

[a] Für eine vollständige Aufstellung von Nebenwirkungen und Interaktionen wird auf die Fachinformation der jeweiligen Präparate verwiesen.
[b] Die Preise beziehen sich auf die N3-Packung des im Handelsnamen angegebenen Präparats (bzw. die N2-Packung, falls ein Arzneimittel nicht in der N3-Packung verfügbar ist).

nehmen Beschwerden direkt und indirekt über das Schlafdefizit zu Depression und Suizidalität führen können.

PLMS. Etwa 80% der RLS-Patienten leiden zusätzlich unter **periodischen Beinbewegungen** im Schlaf (»periodic leg movements in sleep«, PLMS) die ungefähr alle 30 s regelmäßig – vorwiegend als Cluster im Non-REM-Schlaf – gefunden werden. Allerdings können sie auch während des Tages auftreten (PLM). Umgekehrt sind periodische Beinbewegungen seltener mit RLS assoziiert. Da von den Betroffenen PLMS oft nicht wahrgenommen werden, können sie diagnostisch leicht mit Ein- oder Durchschlafstörungen verwechselt werden. Von den Muskelkontraktionen betroffen sind hauptsächlich die Musculi tibiales anteriores. Auch PLMS sind mit erheblichen Einschränkungen der Schlafqualität verbunden und sprechen auf Dopaminagonisten an.

Parasomnien im Erwachsenenalter

Parasomnien sind **episodenhafte Störungen des ansonsten normalen Schlafprozesses,** die mit einer Erhöhung des Wachheitsgrades assoziiert sind. Pathophysiologisch scheinen abnorme zentralnervöse Aktivierungen eine wichtige Rolle zu spielen. Die Aufwachstörungen (Arousalstörungen) wie **Schlaftrunkenheit, Schlafwandeln (Somnambulismus)** und **Schlafterror (Pavor nocturnus)** gehören zu den non-REM-schlafassoziierten Parasomnien. Diese treten beim Erwachen aus der Tiefschlafphase auf. Der Übergangszustand ist durch ein partielles Erwachen gekennzeichnet, bei dem die Personen unbewusst komplexe Handlungen ausführen, an die sie sich später nicht erinnern können. Es kann sehr schwer sein, die Betroffenen während einer solchen Episode aufzuwecken. Aufwachstörungen treten typischerweise im Kindesalter auf. Wenn sie im Erwachsenenalter in Erscheinung treten, sollten sie gründlich abgeklärt werden. Sicherungsmaßnahmen können erforderlich sein.

Albträume und REM-Schlafverhaltensstörungen sind mit dem REM-Schlaf assoziierte Parasomnien. Gelegentliche Albträume sind ein ubiquitäres Phänomen und kommen bei 50% der Erwachsenen vor, bei 1–5% gehäuft. Dann sollten sie psychiatrisch abgeklärt und verhaltenstherapeutisch behandelt werden. Bei den Verhaltensstörungen im REM-Schlaf fehlt das normalerweise begleitende Merkmal der Muskelatonie teilweise oder ganz. Dadurch werden Träume in Handlungen umgesetzt, und es kann zu gefährlichen Eigen- oder Fremdverletzungen kommen. Im Gegensatz zum Schlafterror können sich die Betroffenen an die Träume erinnern. Wegen der potenziellen Gefährlichkeit sollte die Symptomatik abgeklärt und behandelt werden.

Sekundäre Schlafstörungen

Sekundäre Schlafstörungen treten als Symptom einer psychischen oder somatischen Erkrankung auf. In der ICD-10 werden sie unter der jeweiligen Hauptdiagnose subsumiert. Nichtsdestoweniger sind sie in der Hausarztpraxis häufig und können mithilfe konsiliarischer Zusatzuntersuchungen von dort aus abgeklärt werden. Die folgenden Erkrankungen haben ein hohes Potenzial, mit Schlafstörungen einherzugehen:

- Internistische Erkrankungen (Atemwegs- und Herz-Kreislauf-Erkrankungen, endokrine und metabolische Störungen, Juckreiz, hormonelle Störungen, Infektions-, Krebs-, Leber-, Nieren- und Magen-Darm-Erkrankungen)
- Psychische und neurologische Erkrankungen (Depression, Manie, Schizophrenie, Angst, Essstörungen, degenerative zerebrale Erkrankungen, Schmerzzustände, Epilepsien, Hirnschäden, Hirntumoren)

Exkurs

Therapeutischer Schlafentzug (Wachtherapie)

Einzelbeobachtungen aus den 1960er Jahren wiesen auf antidepressive Effekte von Schlafentzug hin. Eine kontrollierte Studie zum vollständigen Schlafentzug wurde 1971 von Pflug und Tölle aus Tübingen publiziert. Bei ungefähr 60% der depressiven Patienten führt eine Nacht ohne Schlaf zu einer Verbesserung der Beschwerden. Auch Gesunde berichten nach einer durchwachten Nacht über eine Aufhellung der Stimmung. Positive Prädiktoren bei Patienten sind der melancholische Subtyp der Depression, ausgeprägte Tagesschwankungen und eine verkürzte REM-Latenz. Leider hält der Effekt des Schlafentzugs meist nur bis zur nächsten Schlafperiode an. Auch kurze Nickerchen – insbesondere morgens – können einen Rückfall provozieren. Trotzdem kann Schlafentzug

- helfen, die Zeit bis zum Wirkungseintritt der Medikation zu überbrücken,
- einen zusätzlichen therapeutischen Schub bewirken,
- dem Patienten Hoffnung und das Gefühl eigener Kontrolle zurückgeben,
- helfen, Demenz von Pseudodemenz zu unterscheiden,
- in einigen Fällen zur ambulanten Stabilisierung eingesetzt werden.

Schlafentzug wird in vielen psychiatrisch-psychotherapeutischen Kliniken als supportive Therapie in Form einer offenen Gruppe 1- bis 2-mal wöchentlich angeboten. Oft nehmen auch ambulante Patienten teil. Ein Betreuer sollte die Patienten bei Aktivitäten wie Spazierengehen, Kochen und Spielen unterstützen. Während des folgenden Tages sollte Schlaf unbedingt vermieden werden. Am besten hilft hierbei motorische Aktivität.

Neben dem vollständigen Schlafentzug über die gesamte Nacht kann generell und besonders bei älteren oder schwachen Patienten ein partieller Schlafentzug der zweiten Nachthälfte durchgeführt werden. Dabei dürfen die Patienten bis ein oder 2 Uhr morgens schlafen, den Rest der Nacht bleiben sie wach. Der Schlafentzug der ersten Nachthälfte oder der selektive Entzug bestimmter Schlafstadien haben nur experimentelle Bedeutung. Im Gegensatz zu anderen Therapieformen erfordert Schlafentzug eine erhebliche Anstrengung und Kooperation vom Patienten. Trotzdem ist die Therapie bei vielen beliebt.

18.6 Weitere Informationen

Homepage der »Deutschen Gesellschaft für Schlafforschung und Schlafmedizin« (DGSM) und die Fachzeitschrift »Somnologie«: http://www.dgsm.de

Die Seite enthält u. a.:

- Liste von 322 Schlaflabors in Deutschland, die durch die Gesellschaft akkreditiert wurden
- Ratgeber für Patienten mit vielen allgemein interessierenden Themen wie Schichtarbeit, Schlafhygiene und Schlafstörungen bei Kindern
- 101 Fragen und Antworten zum Thema Schlaf und Träume
- Downloadmöglichkeiten für Schlaftagebücher und Fragebögen
- Adressen von Selbsthilfegruppen
- Weiterführende Links zum Thema Schlaf
- Informationen zu Kongressen und Veranstaltungen

Tests

Görtelmeyer R (1981) Schlaffragebogen SF-A und SF-B. In: Collegium Internationale Psychiatriae Scalarum (Hrsg) Internationale Skalen für Psychiatrie. Beltz, Weinheim

Ott H, Oswald I, Fichte K, Sastre-y-Hernandez M (1981) Visuelle Analogskalen zur Erfassung von Schlafqualität (VIS-A und VIS-M). In: Collegium Internationale Psychiatriae Scalarum (Hrsg) Internationale Skalen für Psychiatrie. Beltz, Weinheim

18.7 Weiterführende Literatur

Backhaus J, Riemann D (1999) Schlafstörungen. Hogrefe, Göttingen

Borbely A (2004) Schlaf. Fischer TB, Frankfurt am Main

Dreßing H, Riemann D (1994) Diagnostik und Therapie von Schlafstörungen. Fischer, Stuttgart

Jovanovic U (1974) Schlaf und Traum. Fischer, Stuttgart

Pflug B, Tölle R (1971) Therapie endogener Depressionen durch Schlafentzug. Nervenarzt 42: 117–124

Riemann D (2003) Ratgeber Schlafstörungen. Informationen für Betroffene und Angehörige. Hofgrefe, Göttingen

Staedt J, Riemann D (2006) Diagnostik und Therapie von Schlafstörungen. Kohlhammer, Stuttgart

Steinberg R, Weeß H-G, Landwehr R (2000) Schlafmedizin – Grundlagen und Praxis. Uni-Med, Bremen

Wiegand M, von Spreti F, Förstl H (2006) Schlaf und Traum. Neurobiologie, Psychologie, Therapie. Schattauer, Stuttgart

Zulley J (2005) Mein Buch vom guten Schlaf. Sandmann, München

Hirnorganische Störungen

L. Frölich, F. Schneider, B. Zimmer

Demenzen sind häufige Störungen im höheren Lebensalter, die gekennzeichnet sind durch (Kurzzeit-)Gedächtnisstörungen und weitere kognitive Störungen. Sie sind unspezifische Syndrome und müssen immer ätiologisch geklärt werden. Die häufigsten Formen sind die Alzheimer-Krankheit, die vaskulären Demenzen sowie die heterogene Gruppe der sekundären Demenzen. Gerade zu Beginn der Erkrankungen sind die kognitiven Störungen häufig klinisch nicht leicht zu bewerten, sodass eine kurze testpsychologische Untersuchung notwendig ist. Bei jeder Erstdiagnose ist auch eine bildgebende Untersuchung des Gehirns (CT, MRT) notwendig. Die therapeutischen Möglichkeiten variieren sehr stark. Bei manchen sekundären Demenzen, z. B. bei Hypothyreose oder Normaldruckhydrozephalus, ist grundsätzlich eine Heilung möglich, bei manchen degenerativen Demenzen, z. B. der frontotemporalen Demenz, gibt es derzeit keine spezifische Therapie. Bei der häufigsten Demenzform, der Alzheimer-Krankheit, sind Acetylcholinesterasehemmer und *Memantin* die Therapie der ersten Wahl, sie sind über längere Zeit symptomatisch wirksam. Bei allen Demenzformen sind soziotherapeutische und milieutherapeutische Maßnahmen unter Einbeziehung der Angehörigen unabdingbar.

Delirante Syndrome/akute Verwirrtheitszustände umfassen alle akut auftretenden, organisch bedingten psychischen Erkrankungen, die mit Bewusstseinsstörung und kognitiven Beeinträchtigungen einhergehen. Gemeinsam ist ihnen, dass in der Regel eine akut einwirkende körperliche (systemische) oder zerebrale Erkrankung oder eine exogene Noxe zu einer akuten Funktionsstörung des Gehirns geführt hat. Das Erscheinungsbild ist geprägt von verminderter Klarheit des Bewusstseins, herabgesetzter Fähigkeit, die Aufmerksamkeit zu fokussieren, sowie einer Störung des Kurzzeitgedächtnisses und einer Verwirrtheit des Gedankengangs. Dazu treten eine Hypo- oder Hyperaktivität, eine Störung des Schlaf-wach-Rhythmus, und nur im Vollbild des Delirs (meist optische) Halluzinationen und vegetative Störungen auf. Alle Symptome fluktuieren häufig im Tagesverlauf. Das akute Delir ist immer eine schwerwiegende Erkrankung, die insbesondere bei älteren Menschen mit einer relativ hohen Letalität behaftet ist. Ein Delirpatient ist immer als Notfall fall zu behandeln. Eine kausale Behandlung ist in jedem Fall einer symptomatischen Behandlung vorzuziehen, dies ist aber oft nicht oder nicht sofort umsetzbar. Zur symptomatischen Therapie stehen grundsätzlich Antipsychotika, Benzodiazepine und *Clomethiazol* zur Verfügung.

19

19.1 Demenzen

19.1.1 Vorbemerkungen zur Bedeutung der Demenzen in der hausärztlichen Versorgung

Wegen den demografischen Veränderungen in der Bevölkerung (höherer Anteil Älterer an der Gesamtbevölkerung und gestiegene Lebenserwartung) und der gestiegenen Aufmerksamkeit gegenüber Gedächtnisstörungen im Alter sind die Demenzen heute eine neue Volkskrankheit geworden. Im Durchschnitt entfallen etwa 25 Patienten mit Demenz auf eine Hausarztpraxis und ca. 250 Patienten auf eine nervenärztliche Praxis.

In der Allgemeinbevölkerung wird der Begriff »Demenz« zumeist synonym zu »Alzheimer-Krankheit« gebraucht. Dies sollte aber in der ärztlichen Praxis zugunsten einer therapeutisch wichtigen Differenzialdiagnostik nicht geschehen: In der Praxis behindert der syndromale Begriff »Demenz« eine echte Frühdiagnostik, weil die Störung basaler Alltagsfertigkeiten zum wesentlichen Kriterium erhoben wird und das Neuauftreten bzw. Zunehmen von Gedächtnisstörungen häufig als altersbegleitende Veränderung der geistigen Leistungsfähigkeit verkannt wird, solange sich Angehörige nicht über Fehlleistungen des Patienten beklagen. Die Entwicklung spezifischer und sensitiver biologischer Marker würde dem Hausarzt die diagnostische Arbeit erleichtern. Diese stehen aber noch nicht zur Verfügung.

Die Behandlung und Versorgung von Demenzkranken ist eine interdisziplinäre Aufgabe, in der verschiedene ärztliche und nichtärztliche Berufsgruppen engagiert sind und die nicht auf eine ausschließliche pflegerische Versorgung reduziert werden darf.

Trotz aller Schwierigkeiten ist der früher verbreitete therapeutische Nihilismus gegenüber Demenzen heute unangebracht. Die Behandlung demenzkranker Patienten ist medizinisch essenziell, die verfügbaren Medikamente haben einen patientenrelevanten Nutzen, und die Aufmerksamkeit für den demenzerkrankten Menschen ist ein Gradmesser der humanen Grundeinstellung unserer Gesellschaft (§ 70 SGB V).

19.1.2 Definition

> **Definition**
>
> **Demenzen:** Demenzen sind organisch bedingte, psychische Erkrankungen im höheren Lebensalter (Prävalenz bei über 65-Jährigen: ca. 10%), gekennzeichnet durch (Kurzzeit-)Gedächtnisstörungen und weitere kognitive Störungen (Sprache, räumliche Orientierung, abstrakt-logisches Denken, Kritik- und Urteilsstörungen). Zusätzlich sind weitere nichtkognitive psychische Symptome häufig. Die Alltagskompetenz ist vermindert. Delirante Syndrome, Depression, Wahn und Angst müssen ggf. erkannt und spezifisch behandelt werden.

19.1.3 Ätiologie

Demenzen sind ätiologisch unspezifisch, die häufigsten Formen sind die Alzheimer-Krankheit, die vaskulären Demenzen sowie die heterogene Gruppe der sekundären Demenzen (▪ Abb. 19.1). Grundsätzlich sollte bei einem demenziellen Syndrom immer eine eindeutige diagnostische Abklärung der Ätiologie angestrebt werden, da prinzipiell die Behandlungsmöglichkeiten unterschiedlich sind.

Die **Alzheimer-Krankheit**, die häufigste Form aller Demenzen, ist eine primär degenerative Erkrankung des Gehirns mit nicht vollständig bekannter Ätiologie und charakteristischen neuropathologischen und neurochemischen Merkmalen (▪ Abb. 19.2 und 19.3). Zurzeit gehen die wesentlichen ätiologischen Hypothesen von verschiedenen molekularen und zellbiologischen Schädigungen im Metabolismus des Amyloid-Precursor-Proteins aus, die die Entstehung der Alzheimer-Pathologie verursachen. Daneben gibt es verschiedene hirnspezifische und allgemeine Risikofaktoren, die die Neurodegeneration begünstigen oder reduzieren können.

Nach dem Stand der Erkenntnis scheint es so etwas wie eine gemeinsame Endstrecke der neurodegenerativen Prozesse zu geben, in die folgende Pathomechanismen einmünden: Triggerung der Apoptose, der Exzitotoxizität und der zellulären Glukoseverwertungsstörung. Diese Mechanismen sind z. T. miteinander gekoppelt: So kann Exzitotoxizität ebenso wie ein zelluärer Energiemangel apoptotische wie nekrotische und inflammatorische Prozesse auslösen und aufrechterhalten. Diese Pathomechanismen führen zur Neurodegeneration.

Im Gehirn selbst finden sich charakteristische pathologische Veränderungen: eine ausgeprägte Verminderung von Neuronen-Populationen, besonders im Hippocampus und im temporoparietalen und frontalen Kortex. Histopathologisch treten neurofibrilläre Verklumpungen, die Alzheimer-Fibrillen, und neuritische Plaques, die aus Amyloidpeptiden und daran angelagerten weiteren Proteinen bestehen, sowie granulovakuoläre Körper auf. Neurochemische Veränderungen sind ebenfalls gefunden worden, so eine deutliche Verminderung des Enzyms Cholinacetyltransferase, des Acetylcholins selbst und anderer Neurotransmitter und Neuromodulatoren.

Acetylcholin als ein wichtiger Neurotransmitter im zentralen Nervensystem (ZNS) nimmt eine entscheidende Rolle für Fähigkeiten des Lernens, Erinnerns, der Aufmerksamkeit und Vigilanz ein. Die

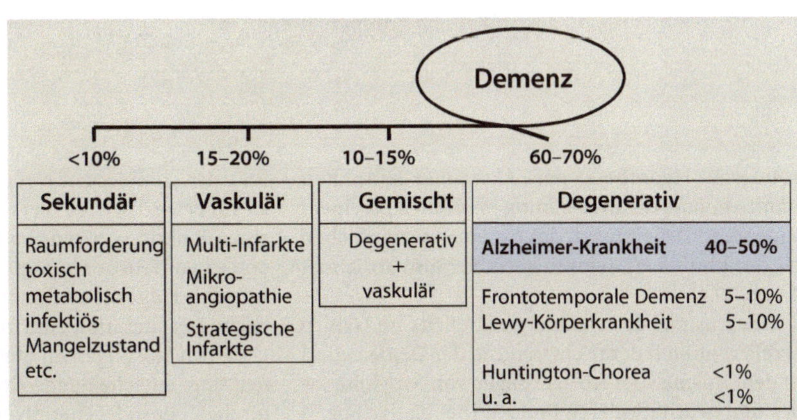

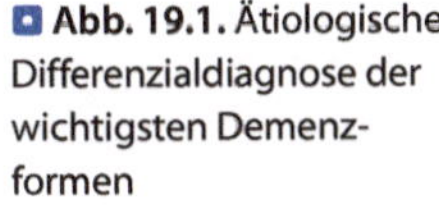
▪ **Abb. 19.1.** Ätiologische Differenzialdiagnose der wichtigsten Demenzformen

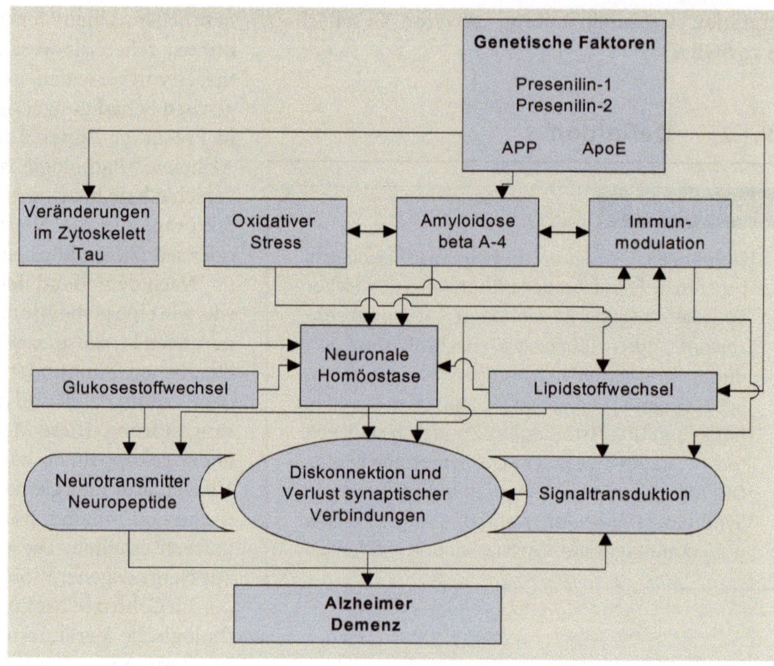

Abb. 19.2. Pathophysiologisches Modell der Interaktion zellulärer Schädigungen im Gehirn bei Alzheimer-Krankheit. (Frölich u. Padberg 2005)

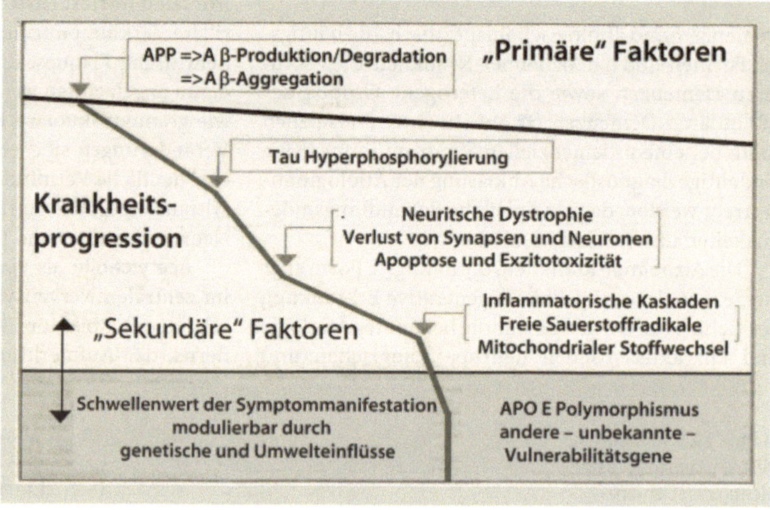

Abb. 19.3. Pathophysiologisches Modell der Entstehung der Alzheimer-Krankheit

19

cholinerge Hypothese der Alzheimer-Krankheit nimmt an, dass die Erkrankung im Gehirn zu einem cholinergen Defizit führt, das für einen wesentlichen Teil der klinischen Symptomatik verantwortlich ist (Abb. 19.4).

Das Ausmaß des cholinergen Defizits im Gehirn korreliert gut mit dem Schweregrad der Demenz und mit dem Ausmaß der Ablagerungen von Amyloidplaques und neurofibrillären Bündel. Die relative Spezifität der cholinergen Neurotransmitterdegeneration ist ein Beleg dafür, dass es wahrscheinlich zunächst zu einer Funktionsstörung im Metabolismus des präsynaptischen Neurons kommt, bevor dann – möglicherweise als Folge dieser Funktionsstörung – eine synaptische Degeneration eintritt.

Auch Störungen im **glutamatergen System** scheinen eine entscheidende Rolle bei akuten und chronischen neurodegenerativen Erkrankungen (z. B. bei

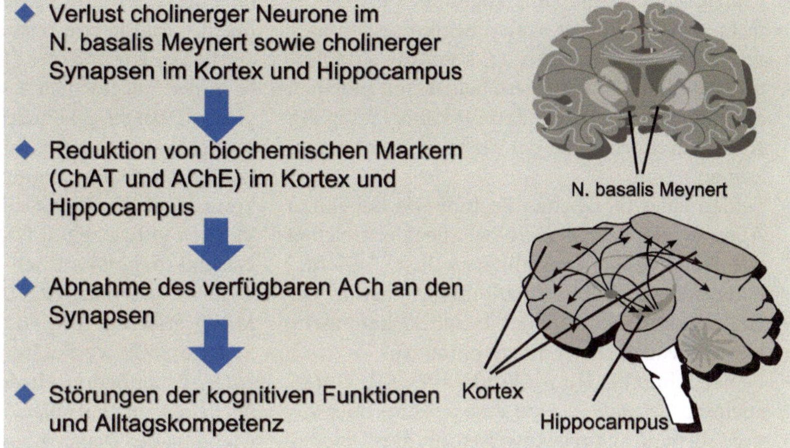

Abb. 19.4. Cholinerges Defizit im Gehirn und seine Beziehung zu kognitiven Störungen bei Alzheimer-Krankheit

Alzheimer-Krankheit und vaskulärer Demenz) zu spielen. Bei Alzheimer-Krankheit konnte in Kortex und Hippocampus ein ausgeprägter Verlust von Glutamatrezeptoren beobachtet werden, der mit dem Grad der Demenz korreliert. Für die Pathophysiologie primärer Demenzen ist der glutamatgesteuerte, spannungsabhängige NMDA-(N-Methyl-D-Aspartat)-Rezeptor von hoher Bedeutung. Während die physiologische, kurze Glutamatfreisetzung die Grundlage für Lernprozesse, Gedächtnisbildung und die Ausbildung der synaptischen Plastizität des Gehirns bildet, führt chronisch freigesetztes Glutamat zu einem langandauernden neuronalen Kalziumeinstrom und letztlich zum Untergang kortikaler und subkortikaler Neurone.

19.1.4 Symptome, Diagnosekriterien (ICD-10)

Demenzen sind (langsam) progediente hirnorganische Syndrome. Die **(Kurzzeit-)Gedächtnisstörung** ist längere Zeit das Leitsymptom der komplexen psychischen Beeinträchtigung, wird aber von anderen **kognitiven sowie emotionalen Störungen** begleitet. Erst wenn die kognitive Störung so ausgeprägt ist, dass das zuvor vorhandene persönliche Ausmaß von Alltagskompetenz beeinträchtigt wird, kann von einer Demenz gesprochen werden. In Frühstadien kommen häufig eine Antriebsminderung oder Depressivität vor, die die noch diskreten kognitiven Störungen überlagern können und die Differenzialdiagnose schwierig machen (Komorbidität 20–95%). Andere nichtkognitive Auffälligkeiten, wie wahnhafte Überzeugungen, Schlafstörungen, Aggressivität, Angst, Depressivität, motorische Unruhe oder auch Apathie, treten meist später im Verlauf auf. Motorische Veränderungen (erhöhter Muskeltonus, Myoklonus, Gangstörung), fokale neurologische Defizite und epileptische Anfälle kommen im fortgeschrittenen Stadium vor.

(ICD-10) F00–F01, G30

Diagnosekriterien der Demenz nach ICD-10
- Abnahme von Kurz- und Langzeitgedächtnis
- Abnahme des abstrakten Denkvermögens, Abnahme von Urteilsvermögen, Planungs- und Organisationsvermögen oder andere Störungen höherer kortikaler Funktionen, wie Aphasie, Agnosie, visuospatiale Fähigkeiten
- Beeinträchtigung der Affektkontrolle, des Antriebs oder des Sozialverhaltens
- **Beeinträchtigung der Alltagskompetenz**
- Keine Störung der Bewusstseinslage (außer als Komplikation)
- Symptome bestehen seit mindestens 6 Monaten

Für eine klinische Diagnose der **Alzheimer-Krankheit** sind folgende Merkmale notwendig:
- Vorliegen eines Demenzsyndroms (Gedächtnisstörungen plus andere kognitive Störungen, keine Bewusstseinsstörung, keine Depression). Um diese Symptome im Schweregrad zu erfassen und den Verlauf nachvollziehbar zu dokumentieren, sind über den klinischen Befund hinaus psychometrische Testverfahren sinnvoll.

- Schleichender Beginn mit langsamer Verschlechterung. Während der exakte Beginn gewöhnlich nur schwer festzustellen ist, kann die Erkenntnis, dass Defizite vorliegen, bei Dritten plötzlich auftreten. Im weiteren Verlauf kann häufig ein scheinbarer Stillstand der Defizite über längere Zeit auftreten.
- Fehlen eines plötzlichen Beginns wie bei einem Apoplex oder Fehlen neurologischer Herdzeichen wie Hemiparese, Sensibilitätsverlust, Gesichtsfeldausfälle und Koordinationsstörungen in der Frühphase der Krankheit (solche Phänomene können jedoch später hinzukommen).
- Fehlen klinischer Hinweise oder spezieller Untersuchungsbefunde, die auf eine System- oder andere Hirnerkrankung hinweisen, die eine Demenz verursachen könnte (z. B. Hypothyreose, Hyperkalzämie, Vitamin-B_{12}-Mangel, Niazin-(B_3-)Mangel, Neurosyphilis, Normaldruckhydrozephalus, subdurales Hämatom). Zum sicheren Ausschluss einer sekundären Demenz sind Laboruntersuchungen sowie immer ein bildgebendes Verfahren des Gehirns (CT oder MRT) notwendig.

Beispiel

Fall 19.1. *Nachbarn verständigen den hausärztlichen Notdienst, da die alleinlebende 73-jährige Frau Maria D. im Bademantel aus ihrer Wohnung heraus auf die Straße gelaufen ist. Bei Eintreffen des Arztes wiederholt sie mehrfach »Wo ist Pinky, wo ist Pinky?«. Ein geordnetes Gespräch ist nicht möglich. Frau D. ist vollkommen desorientiert und reagiert gereizt auf Ansprache. Gegen den Widerstand der Patientin wird sie in ein psychiatrisch-psychotherapeutisches Fachkrankenhaus eingewiesen. Dort erfolgt eine ausführliche Diagnostik, bestehend aus ausführlicher Labordiagnostik, MRT und Lumbalpunktion. Nach Kontaktaufnahme mit dem Bruder von Frau D. ist zu erfahren, dass sie schon seit Jahren einen verwirrten Eindruck mache. Sie sei aber immer zurechtgekommen. Erst in den letzten Monaten habe sich ihr Zustand deutlich verschlechtert. Es wird die Diagnose einer Alzheimer-Demenz gestellt (ICD-10: F00.1) und daraufhin ein Acetylcholinesterasehemmstoff verordnet. Nach Beratung des Bruders von Frau D. wird dieser vom zuständigen Gericht auf Vorschlag der behandelnden Ärzte zum Betreuer bestellt. Da Frau D. nicht in der Lage ist, sich selbstständig zu versorgen und da durch die Desorientiertheit Eigengefährdung besteht, muss sie in eine spezialisierte Einrichtung für demenzkranke Patienten verlegt werden.*

Das klinische Bild der **vaskulären Demenz** kann typischerweise durch plötzlichen Beginn, stufenweise oder fluktuierende Verschlechterung mit Schlaganfällen, prolongierte reversible ischämische neurologische Defizite und transitorische ischämische Defizite in der Vorgeschichte sowie durch fokal-neurologische Defizite gekennzeichnet sein. Auch langsam progrediente, eher fluktuierende Entwicklungen sind häufig. Die makroangiopathisch-vaskuläre Erkrankung des Gehirns lässt sich durch den von Hachinski klinisch entwickelten Ischämiescore quantifizieren. Die mikroangiopathisch-vaskuläre Erkrankung des Gehirns lässt sich nur über eine Bildgebung (CT/MRT) erfassen. Die Diagnose kann aufgrund der Symptomatik, vaskulärer Risikofaktoren sowie entsprechender Befunde in der strukturellen Bildgebung, bei denen ein plausibler Zusammenhang mit der Entwicklung der Demenz bestehen muss (neuroradiologische Kompatibilität), gestellt werden.

Für die Diagnose einer **gemischten Demenz** müssen sowohl biologische Befunde, die für eine Alzheimer-Krankheit sprechen, als auch solche, die für eine vaskuläre Demenz sprechen, vorliegen.

Gleichzeitig auftretende Verhaltensauffälligkeiten, wie der Verlust sozialer Fähigkeiten, Distanzlosigkeit, Inflexibilität und Hyperoralität, bei relativ wenig beeinträchtigtem Gedächtnis sowie ein Erkrankungsbeginn vor der 7. Lebensdekade sollten an eine **frontotemporale Demenz (FTD)** denken lassen. Auffällig ist häufig auch eine prominente Antriebsveränderung, entweder als Apathie oder als Agitation. Neben den Verhaltensänderungen sind häufig auch Sprachstörungen ein Leitsymptom. Hinter dem klinischen Erscheinungsbild einer frontotemporalen Demenz verbergen sich verschiedene neuropathologische Entitäten (z. B. Morbus Pick und andere).

Für eine **Demenz bei Lewy-Körperchen-Erkrankung (DLBD)** sprechen stärkere Fluktuationen im Verlauf ohne erkennbare vaskuläre Ursache sowie mindestens eines der folgenden Symptome:

- Visuelle oder akustische Halluzinationen
- Extrapyramidale Symptome oder starke extrapyramidale Nebenwirkungen unter Antipsychotikatherapie
- Wiederholte unerklärte Stürze oder Episoden unerklärter Bewusstlosigkeit

Von besonderer Bedeutung sind die **sekundären Demenzen** wegen der vollständig oder teilweise reversiblen Ätiologien, die gerade in der hausärztlichen Praxis bis zu einem Viertel aller Demenzsyndrome ausmachen können. Für sekundäre Demenzen bestehen häufig spezifische Therapiemöglichkeiten.

Tipps

»Suchenwollen = Findenwollen«
Gerade in Frühstadien einer Demenz sind die kognitiven Störungen häufig rein klinisch nicht gut zu erkennen, sondern sie werden durch Depression und Antriebsminderung überlagert, sodass eine Fremdanamnese wichtig sowie eine testpsychologische Untersuchung sinnvoll sind.
Bei neu aufgetretenen kognitiven Störungen sollte, sofern zusätzlich neurologische, psychische oder internistische Symptome vorliegen, die nicht durch bekannte Komorbiditäten eindeutig zu erklären sind, eine fachärztliche Abklärung durch einen Psychiater oder einen Neurologen angestrebt werden.

Diagnostik

Der **psychopathologische Befund** soll einerseits die kognitiven Störungen systematisch erfassen, d. h. vor allem Gedächtnisstörungen, Aphasie, Raumorientierungsstörungen, aber auch Einschränkungen der Kritik- und Urteilsfähigkeit sowie des abstrakt-logischen Denkens, andererseits die nichtkognitiven Störungen, von denen Apathie/Agitation sowie die Depressivität/Ängstlichkeit und die wahnhaften Verkennungen besonders wichtig sind. Bei Patienten mit Demenzerkrankungen ist als Teil des klinischen Befundes weiterhin eine Einschätzung ihrer **Alltagskompetenz** erforderlich. Der **neurologische Befund** liefert notwendige differenzialdiagnostische Informationen zur Diagnostik und Abgrenzung anderer neurodegenerativer sowie Hinweise auf zerebrovaskuläre Erkrankungen.

Der **körperlich-internistische** Befund ist obligate Untersuchung und notwendige Grundlage für die differenzialdiagnostische Abgrenzung von vielen sekundären Demenzen sowie komplizierender Komorbiditäten.

Screeninginstrumente (◘ Tab. 19.1). Das am häufigsten verwendete Screeninginstrument für kognitive Störungen, der **Mini-Mental-Status-Test** (MMST; Kessler et al. 1990), ermöglicht eine grobe Abschätzung der kognitiven Defizite in ungefähr 10 min, ist aber gerade in Frühstadien wenig sensitiv. Auch der Uhrentest (Sunderland et al. 1989; ▶ Arbeitsmaterial A5), bei dem der Patient die Ziffern eines Uhrblattes sowie die Zeiger auf eine bestimmte Uhrzeit einzeichnen soll, ist als weiteres Verfahren zusätzlich zum MMST gut geeignet, da damit nichtsprachliche kognitive Leistungen erfasst werden. Sensitiver sind aber neuropsychologisch fundierte Screeningtests, die auch in der hausärztlichen Praxis verwendet werden können, wie der **DemTect** (Kessler et al. 2000; ▶ Arbeitsmaterial A4) oder der **TFDD** (Ihl u. Grass-Kapanke 2000).

Für eine differenzierte Quantifizierung des Ausmaßes der kognitiven Einschränkung stehen verschiedene, gut validierte Instrumente zur Verfügung. Dazu gehören folgende Testbatterien:

a) **CERAD** (Consortium to Establish a Registry for Alzheimer's Disease; Satzger et al. 2001)
b) **ADAS-cog** (Unterskala zur Kognition der Alzheimer's Disease Assessment Scale; Rosen et al. 1984)

Zur Einschätzung der Alltagskompetenz stehen verschiedene Messinstrumente zur Verfügung, die neben

◘ **Tab. 19.1.** Auswahl wichtiger psychometrischer Testverfahren zur (Früh-)Diagnostik von Demenzen (▶ auch Abschn. 4.4.2)

Bezeichnung	Autoren	Bewertung
Test für die Diagnostik der Demenzen mit Depressionsabgrenzung (TFDD)	Ihl u. Grass-Kapanke 2000	Leistungsprüfungstest, kurz, für Frühformen
Test zur Detektion von Demenzen (DemTect; ▶ Arbeitsmaterial A4)	Kessler et al. 2000	Neuropsychologische Leistungsprüfung, kurz, für Frühformen
Uhrentest (▶ Arbeitsmaterial A5)	Sunderland et al. 1989	Sensitiv, alltagsrelevant, schlecht operationalisiert
Cerad-Testbatterie (CERAD)	Satzger et al. 2001	Sensitiv, alzheimerorientiert, weltweiter Standard
Mini-Mental-Status-Test (MMST)	Kessler et al. 1990	Klinischer Kurztest, weithin gebräuchlich, wenig sensitiv

einer evtl. noch erhaltenen Selbstbeurteilung sämtlich auf den Informationen von Bezugspersonen beruhen (Fremdbeurteilung). Demzufolge erhält man die erforderlichen Informationen häufig schon bei Erhebung der Fremdanamanese, sodass eine systematische und differenzierte Erfassung in Form von ADL-Rating-Skalen (Activities of Daily Living) die Bedürfnisse der Praxis übersteigt.

Laboruntersuchungen. In der Abklärung von demenziellen Syndromen ist eine **Blutentnahme** zur klinisch-chemischen Untersuchung obligat. Diese dient zunächst dazu, behandelbare, sekundär zu einem Demenzsyndrom führende Erkrankungen zu erkennen und für diese Erkrankungen eine gezielte Therapie zu ermöglichen.

Tipps

Die obligaten Laboruntersuchungen bei der Demenzabklärung sollten immer als erste technische Untersuchung, neben der Bildgebung, durchgeführt werden. Die Optimierung der zugrunde liegenden pathologischen Zustände und ein adäquates Zuwarten auf klinische Besserung sollten vor weiteren technischen Untersuchungen erfolgen.

Bei der Alzheimer-Krankheit gibt es keine spezifischen Befunde im klinischen Routine-Labor. Die Häufigkeit sekundärer Demenzen, die mithilfe der klinisch-chemischen Laboruntersuchungen aufzuklären sind, liegt bei 13–15%, wobei nur bei ca. 35% ein vollständiger Rückgang der Symptomatik zu erwarten ist. Sie sind allerdings potenziell reversibel, und die Befunde sind einfach und sicher anhand der Laborparameter zu erheben. Die klinische Symptomatik der sekundären Demenzen ist aber häufig nicht von einer Demenz bei Alzheimer-Krankheit zu unterscheiden, sodass der klinische Anhalt, der zu einer Laboranalyse der nachfolgenden Parameter Anlass gibt, aus einer sorgfältigen Analyse der möglichen Komorbiditäten resultiert.

! Gerade für sich rasch entwickelnde demenzielle Syndrome sowie delirante Zustandsbilder ist die organische Abklärung mithilfe laborchemischer Untersuchungen essenziell. Die Demenzsyndrome können lebensbedrohlich sein und sind bei erfolgreicher Behandlung am ehesten reversibel.

Lumbalpunktion. Weitere nosologisch spezifische biologische Marker für die Diagnose einer Alzheimer-Krankheit lassen sich nach einer psychiatrisch-fachärztlichen Untersuchung erheben. Diese ist sinnvoll zur Diagnostik unklarer Frühstadien, insbesondere in der Abgrenzung einer Depression und bei atypischen Verläufen. Die Lumbalpunktion dient in erster Linie dem differenzialdiagnostischen Ausschluss einer organischen Gehirnerkrankung. Neben dem Verdacht auf eine infektiöse Erkrankung des ZNS empfiehlt sich eine Liquoruntersuchung zur Differenzialdiagnostik bei demenziellen Syndromen besonders bei Patienten, die jünger als 55 Jahre sind, sowie bei Verdacht auf metastasierende Malignome, Hydrozephalus, Immunsuppression und bei Immunvaskulitis mit Beteiligung des ZNS.

Spezifische Labordiagnostik. Die Entwicklung spezifischer Labordiagnostik weckte die Hoffnung auf Früherkennung der Alzheimer-Krankheit. Heute ist es unter Verwendung einer Kombination von Phospho-Tau und A-beta 1–42 möglich, eine diagnostische Sensitivität und Spezifität von über 85% bei der Unterscheidung der Alzheimer-Krankheit von anderen Formen der Demenz und Gesunden zu erzielen. Für die Praxis sind diese Befundmuster aber noch nicht genug abgesichert.

Molekulargenetische Untersuchungen sind zur Diagnostik ungeeignet, so ist der Nachweis der Variante epsilon-4 der 3 Isoformen des Apolioprotein E weder genügend sensitiv noch spezifisch für die Alzheimer-Krankheit.

! Zu jeder Erstdiagnose einer Demenz ist eine bildgebende Untersuchung des Gehirns (CT, besser MRT) obligat. Diese ist zunächst bei der ersten Abklärung durchzuführen, sollte aber nach klinischer Entscheidung bei jeder plötzlichen oder unerklärten Verschlechterung wiederholt werden.

Bildgebung. Im Befund ergeben sich am häufigsten Zeichen der allgemeinen zerebralen Atrophie mit Akzentuierung in der Hippocampusformation. Zum Ausmaß der regionalen Atrophie bei Alzheimer Demenz ◻ Abb. 19.5. Altersentsprechende Befunde in der **CT** oder **MRT** sprechen jedoch prinzipiell ebenso wenig gegen eine Alzheimer-Krankheit wie die häufigen geringgradigen Veränderungen der weißen Substanz, die oft irreführend als Zeichen der »zerebrovaskulären Schädigung«, d. h. als Anzeichen für eine primär vaskuläre Störung gewertet werden. Bei vaskulärer Demenz lassen sich mit CT oder MRT deutliche Hinweise auf eine zerebrovaskuläre Erkrankung finden, sei es mehrere kortikale Infarktresiduen, eine ausgeprägte Marklagerdegeneration (>25% des

19

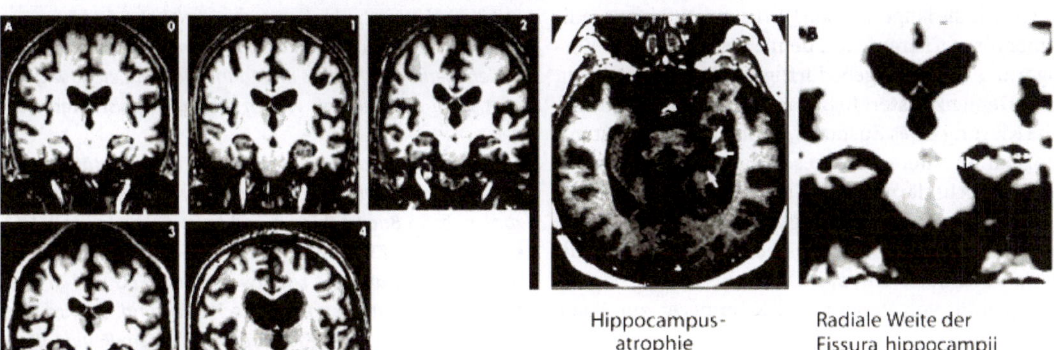

Abb. 19.5. Kraniale MRT zur Diagnostik der regionalen Atrophie bei Alzheimer-Krankheit. (*Abb.-Teil links* aus Scheltens et al. 1992, *Abb.-Teil rechts* aus Frisoni et al. 1996)

Marklagers) oder ein – seltener – Nachweis eines Infarkts an einer strategischen Lokalisation mit klarer neuropathologischer Zuordnung, weswegen eine strukturell bildgebende Untersuchung immer zur Diagnose einer vaskulären Demenz notwendig ist. Der wesentliche Wert der strukturellen Routineuntersuchung mit CT oder MRT liegt somit im Ausschluss sekundärer Demenzen (v. a. Raumforderungen, Blutungen, Normaldruckhydrozephalus) und im Nachweis einer zerebrovaskulären Erkrankung.

Eine weitere Möglichkeit, die Diagnosegenauigkeit zu verbessern, bieten moderne Methoden des **Neuroimaging.** Die Vulnerabilität des Hippocampus für die Alzheimer-Pathologie ist allgemein bekannt, und die Ausbildung von Atrophien kann mittels MRT entdeckt und gemessen werden.

Die **SPECT-Technik** mit lipophilen Tracern (z. B. HMPAO oder ECD) als optionale Zusatzuntersuchung hat Eingang in die klinische oder fachärztliche Diagnostik gefunden. Es lassen sich typischerweise bei einer leichten bis mittelschweren Alzheimer-Krankheit in etwa symmetrische biparietale Perfusionsdefizite nachweisen, die keinem Gefäßversorgungsgebiet zuzuordnen sind und pathognomonisch für eine Alzheimer-Krankheit sind.

Seit mehr als einem Jahrzehnt stellt die **PET** mit Fluor-Desoxyglukose (FDG-PET) den Goldstandard der In-vivo-Positivdiagnostik der Alzheimer-Demenz dar. Bereits bei leicht dementen Patienten – oft auch schon beim Auftreten erster kognitiver Störungen, die noch nicht das Ausmaß einer Demenz erreichen – findet sich ein typisches Muster eines Hypometabolismus in den temporoparietalen und frontalen Assoziationsarealen des zerebralen Kortex.

Apparative Zusatzuntersuchungen in der Routineabklärung von Demenz-Leitlinien der DGPPN

1. Labor
   - Obligat: Blutbild, BKS, Elektrolyte, »Leber- und Nierenwerte«, Glukose, Schilddrüsenfunktion, evtl. spezielle Infektionen (Lues), Vitamine (B_{12}, Folsäure)
   - Fakultativ: Homocystein, evtl. spezielle Infektionen (HIV, Borrelien)
2. Apparativ
   - Obligat: EEG, EKG
   - Fakultativ: kranieller Doppler
3. Neuroimaging
   - Obligat: strukturell (CT oder MRT)
   - Fakultativ: funktionell (SPECT/PET)
4. Liquoruntersuchung (fakultativ)
   - Entzündliche ZNS-Erkrankungen, NPH

Eine kausale Therapie im Sinne einer Heilung bei Alzheimer-Krankheit oder vielen anderen Demenzformen ist zurzeit nicht möglich. Aber ein selbstbestimmtes Handeln ist für Patienten in Frühstadien einer Demenz möglich und kann für die selbstbestimmte Planung der Versorgung für die Folgezeit eingesetzt werden (Patientenverfügung, Planung der weiteren Lebens- und Wohnsituation, Erbangelegenheiten, Betreuungsangelegenheiten). Auch ist wahrscheinlich die längerfristige Wirksamkeit einer medikamentösen Therapie mit dem Therapieziel der Verzögerung einer Pflegebedürftigkeit im Frühstadium einer Demenz besser. Insgesamt bringt die diagnostische Klärung eines Zustands, der häufig zunächst mit »normal im Alter« gleichgesetzt wird, und die nachfolgende Aufklärung mit Informationen über die Krankheit sowie den Umgang mit den Veränderungen in der Regel eine große Stressreduktion für die Familie und den Betroffenen, was eine Besserung der Lebensqualität von Patient und Kümmerer zur Folge hat.

Wie erkenne ich eine Demenz und wie kläre ich die Ätiologie?

1. Untersuchungen auf klinischer Ebene
   - Anamnese und Fremdanamnese; psychopathologischer, neurologischer und körperlicher Befund; geriatrisches Basisassessment
   - Psychometrisches Screening (z. B. mit DemTect, TFDD, MMST, Uhrentest)
2. Untersuchungen mit erweiterter klinischer Diagnostik
   - Laboruntersuchungen
   - Zerebrale Bildgebung (Routine-CT oder MRT ohne Kontrastmittel)
3. Fakultative Untersuchungen für spezielle Patientengruppen nach klinischer Vorauswahl
   - Weitere spezifische Laboruntersuchungen
   - EEG
   - Liquoruntersuchung
   - Funktionelle Bildgebung und quantifizierende Auswertung der strukturellen MRT

Beispiel

Fall 19.2. *Der 67-jährige Herrmann L., ehemals leitender Angestellter in einer großen Firma, stellt sich in Begleitung seiner Ehefrau bei seinem Hausarzt vor. Er klagt über Vergesslichkeit sowie Konzentrationsprobleme und erzählt, dass er sich seit ein paar Monaten immer mal wieder mit seinem Auto verfahre und er dann stundenlang irgendwo herumirre. Er gehe auch nicht mehr gerne einkaufen, da es ihm schwerfalle, die Preise beim Einkaufen zu summieren, und er lege immer wieder Gegenstände an den falschen Platz, z. B. habe er gestern den Schlüsselbund in den Kühlschrank gelegt. Auch ziehe er sich von seinen Freunden zurück, da es ihn anstrenge, Gesprächen zu folgen. Er schäme sich seiner Vergesslichkeit wegen und versuche, diese vor seinen Freunden zu verbergen. Seine Frau ergänzt, dass sich die Vergesslichkeit ihres Mannes schleichend entwickelt habe. Sie könne gar nicht genau sagen, wann die Probleme begonnen hätten. Zudem berichtet sie, dass ihr Mann in letzter Zeit häufig gereizt sei und sie sich oft wegen Kleinigkeiten streiten würden.*

Eine neuropsychologische Untersuchung bestätigt Störungen des Kurzzeitgedächtnisses, Defizite beim Rückwärtszählen, beim Buchstabieren und beim Rechnen. Im MMST erreicht Herr L. 23 von 30 Punkten. Die körperlich-internistische Untersuchung, die Laborwerte, EKG, EEG und CT sind ohne hier relevanten pathologischen Befund. Es wird eine Demenz bei Alzheimer-Krankheit mit frühem Beginn (ICD-10: F00.0) diagnostiziert. Nach 3-monatiger Therapie mit Donepezil und kognitivem Training, begleitet von Beratungsgesprächen mit dem Patient und seiner Ehefrau, stabilisiert sich der Zustand von Herrn L., und er ist deutlich umgänglicher und weniger gereizt.

19.1.5 Differenzialdiagnosen

Die in ◘ Abb. 19.1 genannten Differenzialdiagnosen innerhalb der Gruppe der Demenzen sollten immer fachärztlich psychiatrisch abgeklärt werden. Es gibt eine Vielfalt von körperlichen oder intrakraniellen Erkrankungen, die (auch) zu einer Demenz führen, wobei aber die kognitive Störung meistens nur eines von mehreren Symptomen ist und häufig andere Symptome sogar im Vordergrund des klinischen Bilds stehen.

Wichtige Differenzialdiagnosen in absteigender Häufigkeit:

- Normaldruckhydrozephalus
- Hypothyreose
- Frontale Hirntumoren
- Chronisches Subduralhämatom
- Neurolues
- Neurodegenerative Erkrankungen wie z. B. die Creutzfeldt-Jakob-Krankheit
- Angeborene Stoffwechselstörungen

Auch internistische Erkrankungen, die zu kardiopulmonalen, Leber- oder Nierenfunktionsstörungen führen, können kognitive Störungen meist leichteren Grades hervorrufen oder diese verschlechtern. Sie sind in der Regel therapeutisch zu bessern.

Problemgruppen. Drei Gruppen von Patienten werfen in der Abklärung besondere Probleme auf. Die **erste Gruppe** beinhaltet Patienten, die eine anamnestisch eindeutige Abnahme kognitiver Funktionen aufweisen, aber vom Schweregrad her nicht die diagnostischen Kriterien für eine Demenz erfüllen, da ihre Alltagskompetenz nach klinischem Eindruck nicht eingeschränkt ist. Diese Patienten mit »leichter kognitiver Beeinträchtigung« (»**mild cognitive impairment**«, MCI; ◘ Abb. 19.6) (nach der ICD-10-Klassifikation werden diese Patienten hilfsweise mit F06.7 verschlüsselt) sind in verschiedenen Studien untersucht und anhand einer Reihe von Kriterien klassifiziert worden. Das Risiko dieser Patienten für die Entwicklung einer Alzheimer-Krankheit ist im Vergleich zur Allgemeinbevölkerung um das Zehnfache erhöht, wenngleich das Syndrom ätiologisch heterogen ist. Nach den vorliegenden Studien zeigen 6–23% der Patienten mit MCI pro Jahr eine Progression zur Demenz (Median 11%), ein Drittel innerhalb von 2 Jahren. Nach Langzeitdaten werden mindestens 20% der Patienten sicher bis zu 6 Jahren demenzfrei sein, d. h. bei diesen Patienten liegt mit Sicherheit eine andere Ätiologie als Ursache der MCI vor. Bei diesen Patienten ist anzustreben, mit differenzierten und neuropsychologischen sowie technischen Untersuchungsmethoden diejenigen zu identifizieren, die sich in Frühstadien der Alzheimer-Krankheit befinden.

Die **zweite Problemgruppe** sind jene Patienten, die an einer Depression mit kognitiver Beeinträchtigung (▶ Kap. 14) leiden. Diese Patienten klagen meistens stärker über ihre Gedächtnisstörungen, als dass kognitive Defizite im klinischen Interview erkennbar sind. Gleichzeitig sind häufig eine depressive Affektlage und ein reduzierter Antrieb beobachtbar, ohne dass die Patienten dies aber als krankheitswertig erleben. Insgesamt schließt die subjektive Wahrnehmung von kognitiven Störungen eine beginnende Demenzerkrankung keineswegs aus, die Patienten erleben dies häufig eher als »ärgerlich« denn als »bedrückend«. Diese Patienten benötigen eine sorgfältige Anamnese und diagnostische Einschätzung, insbesondere in Bezug auf Art, Schwere und Prognose der kognitiven Probleme. Es ist sinnvoll, die Patienten probatorisch über den Zeitraum von etwa 4–12 Wochen mit einem Antidepressivum in ausreichender Dosierung zu behandeln und bei unzureichender Besserung eine fachärztlich-psychiatrische Abklärung im Hinblick auf eine Demenz einzuleiten.

Beispiel

Fall 19.3. *In der Sprechstunde stellt sich der 47-jährige Heinrich B., Elektriker, verheiratet, Vater eines Sohnes, vor. Er beklagt, dass er sich in letzter Zeit mit dem Auto häufig verfahre. Er setze sich in sein Auto und komme irgendwo an, ohne zu wissen, was er da eigentlich wolle. Ansonsten komme er im Alltag eigentlich gut zurecht. Da durch den Hausarzt das Beschwerdebild nicht sicher einzuordnen ist, verweist er Herrn B. an eine Gedächtnissprechstunde einer psychiatrisch-psychotherapeutischen Klinik. Nach einem ausführlichen Anamnesegespräch wird dort eine testpsychologische Untersuchung durchgeführt, in der sich der Verdacht auf eine demenzielle Erkrankung nicht erhärtet. Der Kollege der Gedächtnissprechstunde vermutet eine Depression (ICD-10: F32.1). Diese wird mit SSRI behandelt. Nach etwa 6 Wochen ist Herr B. erneut in der hausärztlichen Sprechstunde und berichtet, dass seine Probleme nicht mehr vorhanden seien. Dies ist auch durch den konsultierten Psychiater festzustellen.*

Die **dritte schwierige Differenzialdiagnose** stellen medikamentös, z. B. durch *Biperiden (Akineton®)* oder *Budipin (Parkinsan®)* oder internistische Pharmaka, induzierte kognitive Störungen dar, die von leichten fluktuierenden Gedächtnisstörungen bis hin zu deliranten Syndromen reichen können. Die anamnestischen Angaben (schnelle Entwicklung der Symptome über einige Tage, Koinzidenz mit einer definierten

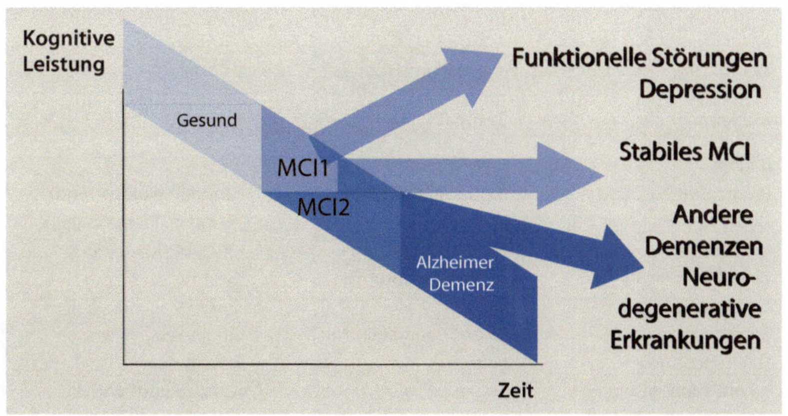

◘ **Abb. 19.6.** Leichte kognitive Störung als mögliche Vorstufe der Alzheimer-Krankheit

körperlichen Erkrankung, zuvor kognitiv unbeeinträchtigt) und der Nachweis einer neu aufgetretenen körperlichen Erkrankung oder einer neu angesetzten Medikation werden zu entsprechenden ärztlichen Maßnahmen veranlassen. Anticholinerg wirksame Pharmaka sollten generell bei Alterspatienten nur zurückhaltend eingesetzt werden. Auch bei einer vorbestehenden demenziellen Erkrankung muss bei plötzlicher Verschlechterung immer eine gründliche Abklärung unter diesem Aspekt veranlasst werden (■ Tab. 19.2).

19.1.6 Epidemiologie/Prävalenz

Seit Beginn der zweiten Hälfte des vergangenen Jahrhunderts entwickeln sich dramatische Verschiebungen in der Altersstruktur der Bevölkerung. Bedingt durch eine gestiegene und weiter steigende Lebenserwartung sowie den Geburtenrückgang nehmen der Anteil der alten Menschen und das Durchschnittsalter ständig zu. Die heutige und mehr noch die zukünftige Gesellschaft der Industriestaaten wird also durch eine in sich gealterte Gesellschaft des langen Lebens geprägt sein.

Zurzeit sind etwa 15% der Bevölkerung in den Ländern Europas über 65 Jahre alt – mit steigender Tendenz.

Das Lebensalter ist der bedeutsamste Risikofaktor für Demenzen jeder Ätiologie, insbesondere auch für die Alzheimer-Demenz. Die Prävalenz und die Inzidenz der Alzheimer-Demenz verdoppeln sich nahezu alle 5 Jahre ab dem 60.–65. Lebensjahr bis zum 85. Lebensjahr. Es existieren über 20 Studien, die eine Abhängigkeit der Inzidenz und Prävalenz der Alzheimer-Krankheit vom Lebensalter belegen. Die Datenlage für Personen unter 65 oder über 85 Jahre ist noch zu ungenügend, als dass die genannte exponentielle Beziehung für jedes Lebensalter angenommen werden kann. Möglicherweise gibt es einen »Plateaueffekt« bei sehr alten Personen mit einer maximalen Prävalenz von ca. 50% im höchsten Lebensalter (■ Abb. 19.7 und ■ Abb. 19.8).

19.1.7 Verlauf und Prognose

Demenzen beginnen schleichend und entwickeln sich langsam, aber stetig über Jahre, was stark verschleiernd wirkt. Der Beginn kann im mittleren Erwachsenenalter oder sogar früher liegen (Alzheimer-Krankheit mit präsenilem Beginn, früheste Fälle ab 30. Lebensjahr). In seltenen Fällen vor dem 65. bis 70. Lebensjahr (<5% aller Demenzen) können familiär-gebundene (hereditäre) Fälle beobachtet werden, bei denen eine molekulargenetische Diagnostik möglich ist. Falls eine solche angestrebt wird, sind bestimmte ethische Regularien für die Aufklärung und Begleitung der Patienten zu beachten, die für die Huntington-Chorea entwickelt wurden.

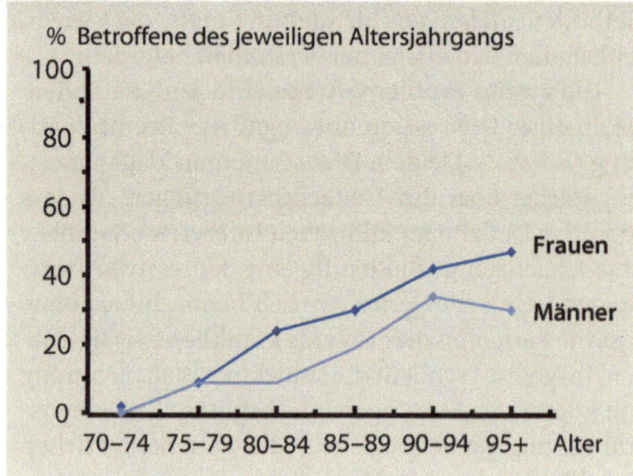

■ **Abb. 19.7.** Abhängigkeit der Demenzprävalenz vom Lebensalter. Zusammenschau verschiedener Studien. (Daten nach Berliner Altersstudie, Mayer u. Baltes 1996)

■ **Tab. 19.2.** Abgrenzung Demenz, Delir und Depression

Merkmal	Demenz	Delir	Depression
Beginn	Schleichend	Akut	Allmählich
Progression	Monate (allmählich)	Stunden (fluktuierend)	Wochen (allmählich)
Dauer	Jahre	Stunden, Tage, Wochen	Wochen bis Monate
Bewusstsein	Nicht getrübt	Getrübt/fluktuierend	Nicht getrübt
Zirkadianer Rhythmus	Gewöhnlich normal	Gestört	Teilweise gestört
Gedächtnis	Gestört	Gestört	Gewöhnlich normal
Emotionen	Angst, Traurigkeit, Wut	Angst, Wut	Traurigkeit, Anhedonie
Halluzinationen	Selten	Häufig	Sehr selten
Inhaltl. Denkstörungen	Selten	Kurz, sporadisch	Selten

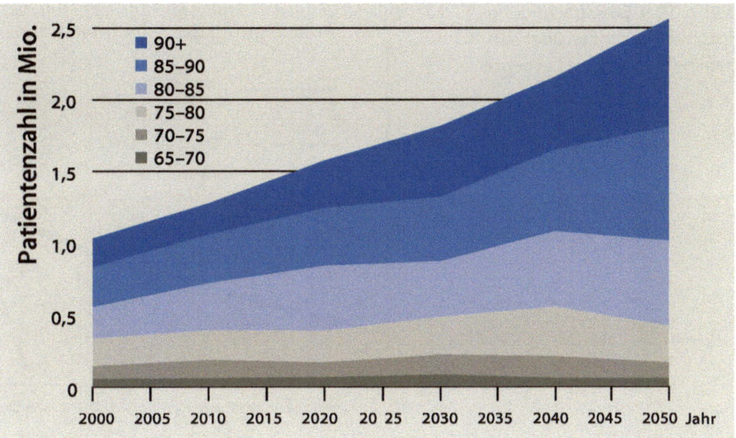

Abb. 19.8. Auswirkungen der demografischen Veränderungen und des altersspezifischen Demenzrisikos auf die Zahl der Demenzkranken. (Daten aus Bickel 2002)

19.1.8 Pharmakotherapie

Grundlagen und Behandlungsstrategien

Im folgenden Beitrag wird die Demenztherapie als integratives Gesamtkonzept unter den Aspekten der Pharmakotherapie, der psychologischen Therapieansätze, der (Angehörigen-)Beratung und der Soziotherapie dargelegt. Solch ein therapeutisches Gesamtkonzept, das vom Arzt, den Angehörigen und dem Patienten selbst gleichermaßen getragen werden muss, ist die Grundvoraussetzung für das Gelingen der therapeutischen Maßnahmen beim demenziell erkrankten Patienten.

Integratives Konzept für die Behandlung von Demenzen

1. Pharmakotherapie
   - Internistische Therapie von körperlichen Komorbiditäten
   - Antidementive Therapie mit einer als wirksam anerkannten Substanz (z. B. AChE-Inhibitoren, Glutamatantagonisten)
   - Psychopharmakologische Therapie von Begleitstörungen (z. B. neuere Antidepressiva, atypische Antipsychotika)
2. Psychotherapie
   - Angehörigengruppen, kognitives Training, Selbsterhaltungstherapie, Musiktherapie, Kunsttherapie
3. Soziotherapie
   - Ambulante und (teil-)stationäre Versorgungsstrukturen (z. B. Gedächtnissprechstunde), Beratung (rechtliche Aspekte, Pflegeversicherung), Umfeldstrukturierung

Symptomatisch bedarf primär das Kernsymptom »kognitives Defizit« der Behandlung, weil Defizite im Verhalten und der Alltagskompetenz v. a. Folgen des kognitiven Defizits sind. Im Verlauf der Erkrankung mit zunehmendem Schweregrad ändern sich aber die Beeinträchtigungen und damit die Therapieziele erheblich (Abb. 19.9).

Therapieerwartungen. Bezüglich der Wirkungen einer antidementiven Pharmakotherapie ist es wichtig, realistische Therapieerwartungen zu vereinbaren und diese mit den Patienten und ihren Angehörigen zu besprechen. Die häufig geäußerte Ansicht, eine medikamentöse Therapie bei demenziellen Erkrankungen führe nicht zum angestrebten Behandlungsziel, ist zunächst auf überhöhte Therapieerwartungen zurückzuführen. Jede der bisher verfügbaren medikamentösen Therapien greift wahrscheinlich nicht in die Ätiologie (wohl aber in die Pathogenese) des nur unvollständig verstandenen Krankheitsgeschehens ein. Deshalb ist eine »restitutio ad integrum« nicht zu erwarten, sodass man nur von einer »symptomatischen« Therapie sprechen kann. Darauf sollte zu Beginn der Behandlung hingewiesen werden, um falsche Erwartungen zu vermeiden und eine entsprechende Enttäuschung nach kurzer Therapiezeit zu verhindern. Weiterhin setzt eine Therapie oft so spät ein, dass sie bei dem schon sehr fortgeschrittenen Krankheitsprozess nicht mehr ihre optimale Wirkung entfalten kann. Schließlich ist häufig eine zu niedrige Dosierung zu beobachten, die sich oft zudem mit einer zu kurzen Behandlungsdauer kombiniert. Unter solchen Bedingungen kann sich die Einschätzung des Behandlungseffekts nur negativ entwickeln.

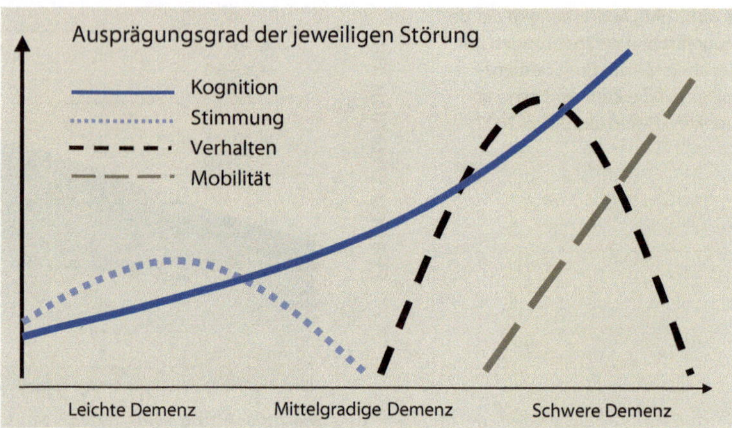

Abb. 19.9. Beeinträchtigung einzelner Funktionen über den Krankheitsverlauf bei Demenzen

Behandlungsansätze. Eine wirksame kausale Therapie ist bislang nur bei wenigen Demenzerkrankungen möglich. Beispiele sind Demenzsyndrome infolge von endokrinen Erkrankungen oder Vitaminmangel (besonders Vitamin B_{12} und Folsäure). Gegen Alzheimer-Krankheit werden zurzeit krankheitsmodifizierende Therapiestrategien entwickelt, die aus der Amyloid-Kaskaden-Hypothese abgeleitet werden. Es wird versucht, die pathologische Spaltung des Amyloid-Precursor-Proteins zum Amyloidpeptid zu verhindern, die extrazelluläre Aggregation von Amyloidpeptiden zu amyloiden Plaques zu hemmen oder gegen das Amyloidpeptid aktiv zu immunisieren. Alle diese Behandlungsansätze sind in ihren Erfolgsaussichten noch nicht abzuschätzen.

Ziel der Therapie auf der Ebene der **neurodegenerativen Prozesse** (▶ Abschn. 19.1.3) ist es, den Neuronenverlust zu verlangsamen. Das Therapieziel ist hier, einen oder mehrere der deletären Vorgänge zu beeinflussen, z. B. mit Antioxidanzien, Antiphlogistika, Östrogenen oder Statinen. Therapeutische Empfehlungen lassen sich zum gegenwärtigen Zeitpunkt aus diesen Daten nicht ableiten.

Bei einem Teil der Demenzerkrankungen kann zumindest die Progression wirksam beeinflusst werden, z. B. durch eine optimale Einstellung der Risikofaktoren bei vaskulärer Demenz. Diese Therapien richten sich dann auf die zugrunde liegenden Grunderkrankungen und sind somit keine spezifischen antidementiven Therapien und der hausärztlichen Basistherapie zuzurechnen.

Störungen des cholinergen Systems. Vor dem Untergang von Nervenzellen kommt es zu einer **Funktionseinschränkung mit weitgehender Störung des Neurotransmittergleichgewichts.** Eine pharmakologisch induzierte Steigerung der funktionellen Aktivität des **cholinergen Neurotransmittersystems** ist zurzeit die effektivste, wenngleich auch nur symptomatische Therapie der Alzheimer-Krankheit. Es wurden verschiedene Ansätze verfolgt, um die Aktivität des cholinergen Systems im ZNS zu erhöhen. In der klinischen Praxis haben sich nur die Cholinesterase-Inhibitoren durchgesetzt.

Störungen des glutamatergen Systems. Neben Störungen des cholinergen Systems spielen die Störungen im glutamatergen System eine entscheidende Rolle bei akuten und chronischen neurodegenerativen Erkrankungen wie Alzheimer-Krankheit und vaskuläre Demenz. Therapeutisch bedeutsam ist, dass der niederaffine nichtkompetitive NMDA-Rezeptorantagonist *Memantin* den NMDA-Rezeptor nutzungs- und spannungsabhängig blockiert, moduliert bzw. modulierend hemmt.

Tipps

Die meisten Demenzerkrankungen haben eine multifaktorielle Ätiologie und komplexe Pathophysiologie. Deshalb erscheint es sinnvoll, nicht nur eine einzige Substanz, sondern verschiedene Medikamente mit unterschiedlichen Wirkmechanismen einzusetzen. Bisher liegt allerdings nur eine aussagekräftige Studie zur Kombination von *Donepezil (Aricept®)* mit *Memantin* (z. B. *Axura®*) vor, die für den Nutzen eines solchen Vorgehens spricht.

Symptomatische Behandlung von Komorbidität und Verhaltensauffälligkeiten

Demente Patienten weisen stadienabhängig erhebliche Störungen in ihren Verhaltensäußerungen auf.

Die Ursache dieser Verhaltensstörungen kann eine direkte Folge der Neuronenzerstörung oder aber auch eine Reaktion auf die kognitiven Einbußen und den damit verbundenen Kompetenzverlust sein. Sie äußert sich in Hilflosigkeit, Angst, Trauer, Depressivität, Aggressivität, psychomotorischer Unruhe, Herumirren, ungezielter Überaktivität, wahnhaftem Erleben und Halluzinationen etc. Bei mehr als 80% der Patienten persistieren diese Symptome über mindestens 6 Monate. Zwischen den verschiedenen Demenzformen finden sich nur Unterschiede hinsichtlich der Häufigkeit von motorischen Störungen, Appetitveränderungen und Enthemmungsphänomenen (◘ Abb. 19.10).

Eine Behandlung der Verhaltensstörungen kann sowohl durch milieutherapeutische Maßnahmen wie durch psychopharmakologische Medikation versucht werden. Die Verhaltensstörungen sind auch durch Antidementiva positiv beeinflussbar.

Tipps

Psychopharmaka sollten langsam einschleichend und so niedrig wie möglich dosiert werden, weil speziell die oft unumgängliche Sedierung dem Ziel der Erhaltung der Alltagskompetenz und der Aufrechterhaltung von Antrieb und Initiative zuwiderläuft und vielleicht sogar die Progredienz der Symptomatik beschleunigt. Daher kann es durchaus angezeigt sein, vor Behandlung mit sedierenden Psychopharmaka einen Versuch mit antidemenziellen Arzneimitteln gegen die Verhaltensstörungen zu unternehmen.

Die Wirksamkeit der psychopharmakologischen Therapie auf die vorgenannten Symptombereiche wird aber häufig überschätzt. Gleichzeitig wird eine Wirksamkeit von Antidementiva auf die Verhaltensauffälligkeiten eher unterschätzt.

Präparate und kommentierte Auswahl, Dosis, Nebenwirkungen

Cholinesterase-Inhibitoren sind mittlerweile als schweregradbezogene Standardtherapie der Alzheimer-Krankheit etabliert (◘ Tab. 19.3). Sie werden aber auch außerhalb der zugelassenen Indikation »off-label« bei anderen Demenzerkrankungen eingesetzt. *Memantin* (z. B. *Axura®*), ein NMDA-Rezeptorantagonist, ist ebenfalls schweregradbezogen für die Therapie der Alzheimer-Krankheit zugelassen. Es sind 3 Cholinesterase-Inhibitoren verfügbar: *Rivastigmin* (*Exelon®*), *Galantamin* (*Reminyl®*) und *Donepezil* (*Aricept®*). Die zugelassene Indikation bei Alzheimer-Krankheit beschränkt sich für alle 3 Cholinesterase-Inhibitoren auf die leichten bis mittelschweren Demenzstadien. In den USA ist *Donepezil* allerdings bereits auch für schwere Demenzen zugelassen. *Memantin* ist für die mäßige bis schwere Alzheimer-Krankheit zugelassen.

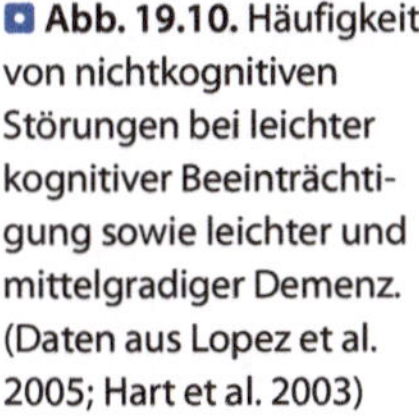

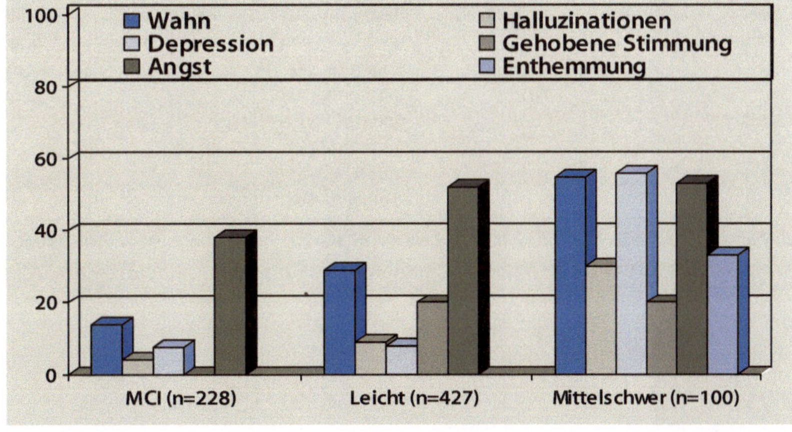

◘ **Abb. 19.10.** Häufigkeit von nichtkognitiven Störungen bei leichter kognitiver Beeinträchtigung sowie leichter und mittelgradiger Demenz. (Daten aus Lopez et al. 2005; Hart et al. 2003)

Tab. 19.3. Präparateauswahl

Wirkstoff	Handelsname (Beispiel)	Dosis	Wirkung/Nebenwirkung	Interaktionen	Besonderheiten	Therapiekosten/Monat[a]
Donepezil	*Aricept®*	5–10 mg	Besserung/Stabilisierung von Kognition, Alltagskompetenz und ggf. Verhaltensstörungen Cholinerge Stimulation (zu Nebenwirkungen s. Text)	Cholinerge Stimulation (Zu pharmakokinetischen und pharmakodynamischen Wechselwirkungen s. Text)	Zulassung für leichte bis mäßige Demenz bei Alzheimer-Krankheit, Hinweise für Wirksamkeit bei schwerer Demenz	106,14 € (5 mg)
Galantamin	*Reminyl®*	8–24 mg	Besserung/Stabilisierung von Kognition, Alltagskompetenz und Verhaltensstörungen Cholinerge Stimulation (Zu Nebenwirkungen s. Text)	Cholinerge Stimulation (Zu pharmakokinetischen und pharmakodynamischen Wechselwirkungen s. Text)	Zulassung für leichte bis mäßige Demenz bei Alzheimer-Krankheit	111,67 € (8 mg)
Rivastigmin	*Exelon®*	6–12 mg	Besserung/Stabilisierung von Kognition, Alltagskompetenz und möglicherweise Verhaltensstörungen Cholinerge Stimulation (Zu Nebenwirkungen s. Text)	Cholinerge Stimulation (Zu pharmakokinetischen und pharmakodynamischen Wechselwirkungen s. Text)	Zulassung für leichte bis mäßige Demenz bei Alzheimer-Krankheit und symptomatische Behandlung der leichten bis mittelschweren Demenz beim idiopathischen Parkinson-Syndrom	55,22 € (6 mg)
Memantin	*Axura®*	10–20 mg	Besserung/Stabilisierung von Kognition, Alltagskompetenz und ggf. Verhaltensstörungen (Zu Nebenwirkungen s. Text)	Keine Wechselwirkungen	Zulassung für mäßige bis schwere Demenz bei Alzheimer-Krankheit	58,42 € (10 mg)

[a] Die Preise beziehen sich auf die N3-Packung des im Handelsnamen angegebenen Präparats (bzw. die N2-Packung, falls ein Arzneimittel nicht in der N3-Packung verfügbar ist).

Therapieerfolg

Der Anteil der Patienten mit einer Verbesserung ihrer Testwerte um mindestens 4 Punkte auf der ADAS-cog am Ende des Behandlungszeitraums gegenüber dem Ausgangswert schwankt zwischen 25% (bei *Rivastigmin* [*Exelon*®] in der niedrigen Dosierung) und 54% (*Donepezil* [*Aricept*®] in der höheren Dosierung). Dies bedeutet, dass im Mittel etwa ein Drittel der Patienten als Responder (im Sinne einer deutlichen transienten Verbesserung der kognitiven Leistungsfähigkeit) bezeichnet werden kann. Im Gegenzug lässt sich bei allen Substanzen bei ca. 15% der Patienten eine unveränderte Verschlechterung der Testwerte auf der ADAS-cog nachweisen. Die NNT (»number needed to treat«), damit ein Patient eine globale Antwort zeigt, wird auf etwa 12 eingeschätzt, und die NNT für eine signifikante Besserung kognitiver Symptome auf 10. Die »number needed to harm«, v. a. hinsichtlich des Auftretens cholinerger Nebenwirkungen, wird im selben Größenordnungsbereich mit 12 angegeben. Im Mittel verbesserten sich die Patienten, die mit der aktiven Substanz behandelt wurden, leicht gegenüber dem Befund bei Studienbeginn. Dieser Trend nach dem Behandlungszeitraum von 24 (bis 52) Wochen legt einen stabilisierenden Effekt auf den natürlichen Krankheitsverlauf nahe.

Exkurs

Kontroversen um die Studien mit Cholinesterase-Inhibitoren

Cholinesterase-Inhibitoren sind in Deutschland und zahlreichen anderen Ländern zur Behandlung der leichten bis mäßigen Alzheimer-Krankheit zugelassen. Die Akzeptanz dieser Medikamentengruppe ist allerdings nicht hoch: Unter den Verschreibungen der Antidementiva im Jahr 2004 in Deutschland erreichten die Cholinesterase-Inhibitoren einen Anteil von nur 23%, und insgesamt können bisher nur ca. 20% der betroffenen Patienten von einer zugelassenen Therapie profitieren. Gründe hierfür sind – neben allgemeinen wirtschaftlichen Überlegungen unter dem Eindruck von Sparmaßnahmen (die medikamentöse Therapie versursacht dosisabhängig Kosten in der Größenordnung von 750–1500 €/Jahr) – ein generelles Misstrauen gegenüber der Effektivität der Cholinesterase-Inhibitoren, das aber insbesondere wegen der Konsistenz der Effekte in kontrollierten klinischen Studien nicht gerechtfertigt ist.

Die neuen, revidierten Empfehlungen des Appraisal Committee des britischen National Institute for Health and Clincal Excellence vom 26.05.2006 (NICE) bewerten den Nutzen der Cholinesterase-Inhibitoren jetzt im Gegensatz zu der früheren Version zurückhaltend, empfehlen einen Einsatz nur bei Patienten mit mittelschwerer Demenz unter bestimmten Bedingungen, und sie stellen die Kosten-Nutzen-Effektivität insgesamt infrage. Das deutsche Institut für Qualität und Wirtschaftlichkeit im Gesundheitswesen kommt dagegen in seinem Abschlussbericht zu Cholinesterase-Inhibitoren zu dem Fazit: »[...] die Cholinesterasehemmer *Donepezil*, *Galantamin* und *Rivastigmin* haben bei Patienten mit einer Alzheimer-Demenz leichten bis mittleren Schweregrades einen Nutzen bezüglich des Therapieziels der kognitiven Leistungsfähigkeit ... [und] ... der Aktivitäten des täglichen Lebens«.

In Bezug auf andere patienten- und kostenrelevante Endpunkte wie Einweisung und Gesamtdauer der Unterbringung in einem Pflegeheim oder das Risiko für Sekundärerkrankungen liegen aus den bisherigen Studien nur spärliche Informationen vor. Sie geben aber Hinweise, dass die langfristige Anwendung aller Cholinesterase-Inhibitoren zu einer Verzögerung der Pflegeheimeinweisung führt.

Die Kosten-Nutzen-Relation der Medikamente wird unterschiedlich beurteilt. In einer Arbeit wurde berechnet, dass der Einsatz von Cholinesterase-Inhibitoren den Pflegeaufwand um eine halbe Stunde pro Tag reduziert, was ungefähr den Kosten der Medikation entspräche. Außerdem soll durch die Medikation die Einweisung in kostenintensive stationäre Langzeitpflegeeinrichtungen verzögert werden. Zwei Arbeiten versuchten, die Auswirkungen einer Therapie mit Cholinesterase-Inhibitoren auf die Nutzung von Ressourcen der Gesundheitssysteme und damit verbundene Kosten systematisch zu evaluieren. Beide Untersuchungen kamen zu dem Schluss, dass die Behandlung mit Cholinesterase-Inhibitoren keine zusätzlichen Kosten verursache und daher kosteneffizient sei. Das Appraisal Committee des britischen NICE-Instituts kommt dagegen zu gegenläufigen Ergebnissen. Aufgrund methodischer Probleme bei der Beurteilung der Kosten-Nutzen-Relation, erheblicher Unterschiede der Struktur der Gesundheitssysteme und der unbefriedigenden Datenlage in Bezug auf die Langzeittherapieeffekte mit Cholinesterase-Inhibitoren ist zurzeit eine abschließende gesundheitsökonomische Bewertung kaum möglich.

Die Einzelfallbeobachtung, unbedingt erforderlich im hausärztlichen Bereich, ist bei Demenzkranken wenig geeignet, die Wirksamkeit eines Medikaments zu beurteilen, da der wesentliche Therapieeffekt der meisten Antidementiva v. a. in der Minderung der Progredienz im Verlauf der Erkrankung liegt, und eine mehr als kurzfristige Symptombesserung bei den meisten Patienten nicht zu erwarten ist. Dies macht es nahezu unmöglich, im Einzelfall den Therapieeffekt eines Medikaments abzuschätzen, da der Spontanverlauf der meisten Demenzformen nicht sicher vorhersehbar ist und somit die Medikamenteneffekte nicht vom natürlichen Verlauf der Erkrankung differenziert werden können. Deshalb sollte sich der Hausarzt in seinem therapeutischen Handeln an der systematischen Bewertung der verfügbaren Erkenntnisse im Sinne der evidenzbasierten Medizin orientieren, die eine Wirksamkeit der Antidementiva belegt hat.

Nebenwirkungen

Bei der Beurteilung einer symptomatischen Therapie, die den Krankheitsverlauf günstig beeinflusst, von der aber keine Heilung erwartet werden kann, erlangt die Verträglichkeit und die Rate von Nebenwirkungen eine besondere Bedeutung. Die Cholinesterase-Inhibitoren haben bei einschleichender Dosierung eine geringe Inzidenz unerwünschter Nebenwirkungen. Jedoch haben alle Cholinesterase-Inhibitoren dosisabhängig eine im Vergleich zu Placebo höhere Abbruchrate und Inzidenz v. a. cholinerger Nebenwirkungen (Einzelheiten s. unten). Anhalt für ein erhöhtes Mortalitätsrisiko bei Alzheimer-Krankheit ergibt sich bis jetzt bei umfangreicher Datenlage für keinen der Cholinesterase-Inhibitoren.

Bei den unerwünschten Wirkungen handelt es sich zum großen Teil um Gruppeneffekte der Cholinesterase-Inhibitoren. Die Aussagen über unerwünschte Wirkungen treffen daher auf alle 3 zugelassenen Cholinesterase-Inhibitoren zu. In allen Studien war die Inzidenz von unerwünschten Wirkungen und die Drop-out-Rate höher als unter Placebo. Die Drop-out-Rate wegen unerwünschter Ereignisse betrug in den Zulassungsstudien unter den Cholinesterase-Inhibitoren zwischen 4–28% und unter Placebo 1–10%.

Die meisten Nebenwirkungen ergeben sich aus den cholinergen Wirkungen der Substanz. **Gastrointestinale Nebenwirkungen**, v. a. Übelkeit, Diarrhö, Erbrechen und Gewichtsabnahme, treten am **häufigsten** auf. Eine zentrale vagotone Aktivierung spielt dabei eine geringere Rolle als periphere Wirkungen. Die Toleranz für gastrointestinale Nebenwirkungen mit zunehmender Anwendung wird auf eine vermehrte periphere Produktion von Acetylcholin nach längerer Exposition zurückgeführt.

Tipps

In der Praxis sollte bei gastrointestinalen Nebenwirkungen die Dosis reduziert werden. Nach einigen Wochen kann langsam wieder eine schrittweise Dosissteigerung versucht werden. Zusätzlich können bei ausgeprägter Übelkeit für einige Tage Antiemetika verabreicht werden (z. B. Metoclopramid).

Wie alle übrigen cholinergen Nebenwirkungen, tritt **Gewichtsabnahme und Anorexie** unter sämtlichen Cholinesterase-Inhibitoren auf und betrifft v. a. ältere Frauen, die mit höheren Dosen behandelt werden. Unter 10 mg *Donepezil (Aricept®)* leiden ca. 6% der Patienten unter Langzeitbehandlung an persistierender Übelkeit. Die Inzidenz andauernder Übelkeit unter *Donepezil* ist vergleichbar mit der unter *Galantamin (Reminyl®)* (4–6%), wobei unter 6–12 mg *Rivastigmin (Exelon®)* die Rate gastrointestinaler Nebenwirkungen mit 15% damit deutlich häufiger zu sein scheint.

Als weitere cholinerge, vagotone Wirkung kann es zu einer **Reduktion der Herzfrequenz** kommen. Im Durchschnitt nimmt die Herzfrequenz unter *Donepezil* um 2–3/min ab. Vereinzelt wird ein sinuatrialer oder atrioventrikulärer Block beobachtet. Die Inzidenz von Synkopen ist allgemein niedrig (<2%), jedoch unter Verum etwa doppelt so häufig als unter Placebo. Bei einem Teil der Studien war die Rate von Frakturen als mögliche Folge von Synkope und Schwindel nicht signifikant häufiger in den Verumgruppen (mit *Galantamin*, *Rivastigmin* und *Donepezil*). Patienten mit AV-Block oder anderen bradykarden Herzrhythmus- oder Überleitungsstörungen sollten *Donepezil* und andere Cholinesterase-Inhibitoren deswegen nur unter sorgfältigem klinischen Monitoring erhalten.

Seltener sind **ZNS-Nebenwirkungen** wie Schwindel, Verwirrtheit, epileptische Anfälle, Insomnie oder Müdigkeit. Schwindel kam in den randomisierten Studien mit *Donepezil* und anderen Substanzen sowohl unter Verum als auch Placebo sehr häufig vor (bis 24% unter aktiver Behandlung), war aber unter Verum häufiger.

Tipps

Bei Patienten mit Insomnie, Albträumen oder hypnagogen Halluzinationen unter der Therapie mit *Donepezil* ist es empfehlenswert, entgegen der üblichen Empfehlung die Tagesdosis nicht abends, sondern am Morgen einzunehmen.

Muskelkrämpfe sind selten und führen nur bei wenigen Patienten zum Abbruch der Behandlung. In einzelnen Fällen wurde eine Assoziation von Cholinesterase-Inhibitoren *(Donepezil, Galantamin)* und einer trunkalen Dystonie (Pisa-Syndrom) vermutet.

Aufgrund theoretischer Überlegungen könnten Cholinesterase-Inhibitoren ein Parkinson-Syndrom hervorrufen oder verstärken. In klinischen Studien bei Patienten mit M. Parkinson, Lewy-Body-Demenz und Hochrisikopatienten konnte diese pathophysiologisch naheliegende Vermutung, von Einzelfällen abgesehen, nicht bestätigt werden. Unter *Rivastigmin* kommt es bei Patienten mit M. Parkinson allerdings zu einem vermehrten Auftreten von Tremor. Theoretisch können cholinerge Substanzen auch die Urinkontinenz beeinträchtigen (Harnverhalt). In den randomisierten Studien war die Inzidenz von Inkontinenz unter Placebo jedoch ebenso hoch wie unter Verum, was möglicherweise auch daran liegt, dass dieses Symptom nicht systematisch untersucht wurde.

Die Nebenwirkungen von *Memantin* (z. B. *Axura®*) betreffen v. a. das Zentralnervensystem (Kopfschmerzen, Müdigkeit, Schwindel, aber auch Verwirrtheit). Auch Obstipation kommt vor. Bei langsamer Eindosierung führen sie sehr selten zu dauerhafter Unverträglichkeit. *Memantin* ist im Allgemeinen bei multimorbiden Patienten gut verträglich.

Kontraindikationen

Für Cholinesterase-Inhibitoren gelten allgemein folgende Kontraindikationen:

- Asthma bronchiale
- Höhergradiger AV-Block oder andere Herzrhythmusstörungen wie das Sick-Sinus-Syndrom oder schwere Bradykardie
- Floride Magen- oder Duodenalulzera
- Störungen der Darmperistaltik oder der Sphinkterfunktion

Tipps

Grundsätzlich ist vor Behandlungsbeginn neben der klinischen Untersuchung ein EKG sinnvoll, um die relativen Kontraindikationen Sick-Sinus-Syndrom, AV-Block und andere Überleitungsstörungen auszuschließen. Bei Patienten mit kardialen Vorerkrankungen oder Vorbehandlung mit bradykardisierenden Substanzen (z. B. Betablocker, Digitalis, Verapamil) sollten auch in der Eindosierungsphase **häufigere EKG-Kontrollen** erfolgen. Da in Einzelfällen **Krampfanfälle** beschrieben wurden, ist Vorsicht geboten bei Patienten mit Krampfanfällen in der Anamnese.

Memantin wird überwiegend unverändert renal ausgeschieden. Bei mittelschwerer Niereninsuffizienz muss eine Dosisreduktion vorgenommen werden. **Schwere Niereninsuffizienz** stellt eine Kontraindikation dar. Da in Einzelfällen Krampfanfälle beschrieben wurden, stellen **Krampfanfälle** in der Anamnese ebenfalls eine Kontraindikation dar.

Wechselwirkungen

Cholinesterase-Inhibitoren können naturgemäß über die Beeinflussung der Cholinesterase die Wirkdauer der in der Anästhesie verwendeten Muskelrelaxanzien vom Succinylcholin-Typ verlängern. Außer dieser besonderen Situation sind für *Rivastigmin* keine klinisch relevanten Beeinflussungen der Spiegel anderer Medikamente zu erwarten. *Rivastigmin* wird unabhängig vom Cytochrom-System metabolisiert. Dagegen werden *Donepezil* und *Galantamin* über das Cytochrom-System abgebaut (▶ Kap. 8). Bei *Donepezil* läuft der Abbau überwiegend über CYP2D6 und CYP3A4. Induktoren von CYP3A4 wie *Johanniskraut* oder *Carbamazepin* (z. B. *Tegretal®*) können den Wirkspiegel senken, Inhibitoren von CYP2D6 wie *Paroxetin*, *Fluoxetin*, Metoprolol, Propranolol oder von CYP3A4 wie Erythromycin, Clarithromycin, Ketonazol oder Itraconazol den Wirkspiegel erhöhen. *Galantamin* wird überwiegend über P450 2D6 abgebaut, sodass eine genetisch bedingte Veränderung an diesem Enzym (»slow metabolizer«) sowie eine Inhibition des Enzyms z. B. durch *Paroxetin* (z. B. *Seroxat®*) oder *Fluoxetin* (z. B. *Fluctin®*) zu einer Wirkungsverstärkung führen kann.

Pharmakokinetische Wechselwirkungen sind bei *Memantin* nicht zu erwarten.

Pharmakodynamische Wechselwirkungen, also Wirkverstärkungen oder Abschwächungen, die durch gleichsinnige oder gegenläufige Medikamentenwirkungen oder -nebenwirkungen entstehen, sind v. a.

für Cholinesterase-Inhibitoren relevant: Der negativ chrono- oder dromotrope Effekt von Betablockern, Digitalis und Verapamil kann durch Cholinesterase-Inhibitoren verstärkt werden und zu bedrohlichen Bradykardien führen. Daneben ist aber auch eine Abschwächung der Wirkung durch Substanzen mit anticholinerger Wirkung oder Begleitwirkung relevant. Hierzu gehören v. a. verschiedene ältere Psychopharmaka, z. B. die meisten trizyklischen Antidepressiva, insbesondere *Amitriptylin* (z. B. *Saroten®*) und *Doxepin* (z. B. *Aponal®*). Oft unbeachtet ist auch, dass Medikamente gegen Dranginkontinenz wie Trospiumchlorid auch auf einem anticholinergen Wirkungsmechanismus beruhen.

Behandlung anderer degenerativer Demenzformen mit Cholinesterase-Inhibitoren

Für frontotemporale Demenz gibt es bislang nur spärliche Daten über Cholinesterase-Inhibitoren. In einer unverblindeten, offenen Studie bei 20 Patienten mit frontotemporaler Demenz verbesserten sich einige Parameter kognitiver Funktionen unter *Rivastigmin* (*Exelon®*) im Vergleich zu einer Kontrollgruppe. Die bisherige Evidenz erlaubt keine Empfehlung zugunsten von Cholinesterase-Inhibitoren bei frontotemporaler Demenz, zudem bei dieser Erkrankung – im Gegensatz zur Alzheimer-Krankheit, M. Parkinson, vaskulärer und Lewy-Body-Demenz – nicht gesichert ist, ob tatsächlich ein cholinerges Defizit vorliegt.

Bei 21 Patienten mit Demenz bei progressiver supranukleärer Blickparese fanden sich unter *Donepezil* (*Aricept®*) geringe positive Effekte auf die kognitiven Funktionen, aber eine Verschlechterung der Aktivitäten des täglichen Lebens und v. a. der Mobilität. In einer unkontrollierten Fallserie bei 6 Patienten mit progressiver supranukleärer Blickparese wurden weder positive noch negative Effekte einer Therapie mit *Donepezil* beobachtet. In Einzelfällen und kleinen Fallserien wurden Therapieerfolge unter verschiedenen Cholinesterase-Inhibitoren bei Demenz in Verbindung mit Down-Syndrom und M. Huntington berichtet. Über die Behandlung der Demenz bei Wernicke-Korsakow-Syndrom gibt es widersprüchliche Ergebnisse.

19.1.9 Psycho- und Soziotherapie

Kognitives Training

In der Literatur finden sich zahlreiche Hinweise, dass es bei gesunden alten Menschen möglich ist, ein im Alternsprozess eingetretenes Defizit durch kognitives Training wieder auszugleichen, wobei der trainingsbedingte Zugewinn etwa dem altersbedingten Verlust entspricht. Bezüglich dementer Patienten sind die Untersuchungsergebnisse widersprüchlich.

Unstrittig ist bei dementen Patienten ein bestehender, deutlich erschwerter Lernerwerb, besonders bei kognitivem Training. Dennoch sollten auch Trainingsstrategien im Rahmen eines therapeutischen Gesamtkonzepts berücksichtigt werden. Insbesondere in den allerfrühesten Phasen der Erkrankung, in welchen der Patient selbst noch gut mitarbeiten kann, ist dieser Weg erfolgversprechend. Je alltagsnäher ein solches Training angelegt ist, desto wahrscheinlicher werden beim spielerischen Lernen gleichzeitig mehrere Kanäle (verbal, visuell, haptisch, prozedural) benutzt und damit auch trainiert. Je mehr beim Training motorische Elemente angesprochen und geübt werden, desto eher ist ein Trainingserfolg zu erwarten. Wenn allerdings nur das trainiert wird, was aufgrund der Demenz zunehmend beeinträchtigt ist, besonders also das spontane verbale Gedächtnis, droht rasch Überforderung. Ein indirekter Weg zur Gedächtnisverbesserung ist das Training des Umgangs mit Gedächtnishilfen, das hinsichtlich der Alltagskompetenz der Patienten erfolgreich sein kann.

Nutzung von Versorgungsstrukturen

Im milieutherapeutischen Ansatz sind Versorgungsstrukturen (◘ Abb. 19.11)
- zur Entlastung der pflegenden Angehörigen,
- zur aktivierenden Pflege von Patienten und
- zur Informationsvermittlung über die Erkrankung

zu schaffen. Selbsthilfegruppen für Angehörige haben sich für die Krankheitsbewältigung und -begleitung sehr bewährt. Die rechtliche, finanzielle und soziale Beratung der Patienten und ihrer Angehörigen sollte gewährleistet sein. Um die unterschiedlichen Therapieelemente sinnvoll aufeinander abzustimmen, ist ein erheblicher organisatorischer Aufwand sowohl vonseiten des Arztes als auch vonseiten der Angehörigen notwendig. Dazu gehört eine feste Strukturierung des Tagesgeschehens für den Dementen mit definierten Fixpunkten wie Mahlzeiten, aber auch regelmäßig eingeplanten Spaziergängen ebenso wie Ruhezeiten.

Der im Einzelfall sehr schwierige Weg zwischen Über- und Unterforderung des Patienten sollte gesucht werden. Deshalb sollten schon frühzeitig Überlegungen angestellt werden, ob, wann und ggf. welche komplementären Angebote (z. B. Sozialstationen, Mobilitätsdienste, Tagespflegeeinrichtungen) zur Entlastung der Pflegenden, zur optimalen Nutzung

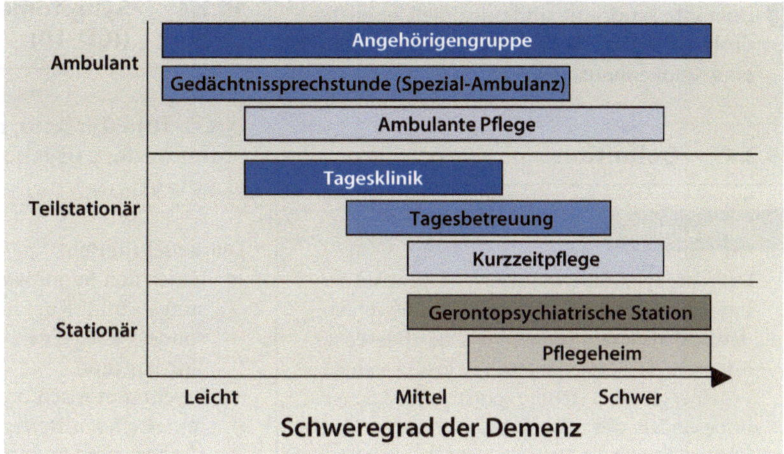

Abb. 19.11. Versorgungsstrukturen für Demenzpatienten und ihr Einsatzbereich über den Krankheitsverlauf

der Reserven und zur Erhöhung der Lebensqualität des Patienten im Einzelfall zu nutzen wären.

Insgesamt sind in der langzeitigen Versorgung von Demenzpatienten v. a. eine gute Kenntnis der Versorgungstrukturen und eine stadien- und symptomangepasste Zusammenarbeit verschiedener Berufsgruppen unter aktiver Mitwirkung von Hausärzten gefragt. Da diese durch den hohen Zeitaufwand, den eine optimale Versorgung über Jahre hinweg erfordert, an die Grenzen ihrer Möglichkeiten kommen, ist ein delegierbares Case- und Caremanagement notwendig, das an den lokalen Gegebenheiten und Möglichkeiten ausgerichtet sein muss.

Beispiel

Fall 19.4. *Die 53-jährige Verkäuferin Else K., verheiratet und Mutter von 3 Töchtern, zeigt keine Krankheitseinsicht. Der Ehemann beklagt in der Sprechstunde, dass seine Frau nicht mehr in der Lage sei, den Haushalt zu führen. Sie wisse nicht mehr, wo alltägliche Gebrauchsgegenstände stehen. Die Familie habe sich so eingerichtet, dass die Mutter nie längere Zeit alleine sei und ihr bei Tätigkeiten im Haushalt jemand zur Hand gehe. In der Exploration mit dem Hausarzt gesteht Frau K. gewisse Gedächtnislücken und ihre Hilflosigkeit im Alltag plötzlich weinend ein.*

Da es sich hier um eine relativ junge Patientin handelt, ist eine umfangreiche differenzialdiagnostische Abklärung angeraten. Diese erfolgt stationär in einem psychiatrisch-psychotherapeutischen Fachkrankenhaus. Neuropsychologische Untersuchungen, MRT und PET des Schädels sowie der Liquorbefund unterstützen die klinische Verdachtsdiagnose einer Alzheimer-Demenz mit frühem Beginn (ICD-10: F00.0). Solange, wie die Familie es mit tragen kann, ist es Frau K. möglich, zu Hause wohnen zu bleiben. Es wird vom Haus- wie vom Nervenarzt eine Überweisung an eine Beratungsstelle ausgestellt, die zugleich auch der Sitz der lokalen Alzheimer Gesellschaft ist. Dies ist wichtig, da durch Umgestaltung des Haushalts, Unterweisung der Angehörigen, Zuhilfenahme von Pflegediensten etc. der Verbleib im Haushalt so lange wie möglich gestaltet werden kann.

19.2 Akute hirnorganische Störungen – delirante Syndrome und akute Verwirrtheitszustände

19.2.1 Vorbemerkungen zur Bedeutung akuter hirnorganischer Störungen in der hausärztlichen Versorgung

Früher bezeichnete man als »Delir« nur ein Störungsbild, das durch Situationsverkennung, optische Sinnestäuschungen und Veränderung des Realitätsbezugs gekennzeichnet war. Das »klassische« Beispiel hierfür ist das Alkoholentzugsdelir (► Abschn. 17.2.2). Heute wird der Begriff pathophysiologisch definiert und deshalb viel weiter gefasst: Die Definition umfasst alle akut auftretenden, organisch bedingten psychischen Erkrankungen, die durch Bewusstseinsstörung und kognitive Beeinträchtigungen gekennzeichnet sind. Darunter fallen insbesondere die in der allgemeinmedizinischen Versorgung häufigen Verwirrtheits- und Dämmerzustände bei alten Menschen, die manchmal schlecht von demenzbedingten Unruhezuständen abzugrenzen sind. Wegen der Rückbildungsfähigkeit von deliranten Syndromen bzw. akuten Verwirrtheitszuständen und der meist identifizierbaren exogenen Noxe oder der akuten körperlichen Erkrankung, die das Syndrom ausgelöst hat, ist die Differenzialdiagnose zum Demenzsyndrom aber von großer praktischer Relevanz.

Delirante Syndrome sind prinzipiell lebensbedrohliche Zustände und erfordern in der Regel eine Krankenhauseinweisung.

19.2.2 Definition

Definition

Delirante Syndrome: Darunter fasst man akut auftretende psychische Erkrankungen mit verminderter Klarheit des Bewusstseins, herabgesetzter Fähigkeit, die Aufmerksamkeit zu fokussieren, sowie einer globalen Störung kognitiver Funktionen, insbesondere des Kurzzeitgedächtnisses und einer Verwirrtheit des Gedankengangs. Dazu treten eine Hypo- oder Hyperaktivität, eine Störung des Schlaf-wach-Rhythmus und nur im Vollbild des Delirs (optische) Halluzinationen und vegetative Störungen. Alle Symptome fluktuieren häufig im Tagesverlauf. Es lässt sich eine zerebrale bzw. systemische Erkrankung oder eine exogene Noxe nachweisen, die für das Erscheinungsbild ursächliche Bedeutung hat.

19.2.3 Ätiologie

Die akuten hirnorganischen Störungen sind sowohl ätiologisch als auch vom Erscheinungsbild her uneinheitlich. Gemeinsam ist ihnen, dass meist eine akut einwirkende körperliche (systemische) oder zerebrale Erkrankung oder eine exogene Noxe (insbesondere auch über – relative – Medikamentenüberdosierungen oder Interaktionen sowie Entzugszustände) zu einer akuten Funktionsstörung des Gehirns geführt hat. Als pathogenetische Mechanismen werden Regulationsstörungen im Zell- und Neurotransmitterstoffwechsel des Gehirns angenommen.

Diese Syndrome werden mit einer Vielzahl von Synonymen bezeichnet: akutes hirnorganisches Psychosyndrom, akuter exogener Reaktionstyp, Durchgangssyndrom, Delir, akuter Verwirrtheitszustand.

Eine der häufigsten Ursachen eines Delirs beim älteren Menschen ist die Exsikkose oder auch eine – relative – Medikamentenüberdosierung (v. a. trizyklische Antidepressiva, Benzodiazepine). Weiterhin können Störungen im Elektrolythaushalt, Infektionen (u. a. Harnwegsinfekte, Pneumonien) sowie metabolische Störungen (z. B. Hyper- oder Hypoglykämie, hepatische Enzephalopathie) zu deliranten Zustandsbildern führen.

19.2.4 Symptome, Diagnosekriterien (ICD-10)

(ICD-10) F05: Delir, nicht durch Alkohol oder andere psychotrope Substanzen bedingt

Diagnosekriterien:

- Unter den **kognitiven Störungen** stehen Auffassungs- und Kurzzeitgedächtnisstörungen, besonders aber eine situative Desorientiertheit im Vordergrund.
- **Psychomotorisch** dominiert oft Unruhe, die sich in nestelnden Bewegungen oder auch ständigem Umherlaufen äußert. Diese kann sich aber rasch mit einer ausgeprägten Lethargie sowie einem extremen Antriebsmangel abwechseln. Begleitet ist dies gelegentlich von einer deutlich gesteigerten **Schreckhaftigkeit oder Abwehrhaltung**, die ärztliche oder pflegerische Interventionen erschweren und eine deutliche Gefährdung nach sich ziehen kann.
- Als **Wahrnehmungsstörungen** werden häufig Verkennungen und optisch-szenische Halluzinationen als »merkwürdige Erlebnisse« spontan oder auf Nachfrage berichtet.
- **Vegetative Störungen** wie Tachykardie, Hypertonie und Hyperhidrosis können vorhanden sein, sind aber nicht obligat.
- **Emotional** wirken die Patienten in der Regel auffällig mit Ängstlichkeit, Ratlosigkeit, Reizbarkeit, Stimmungslabilität, manchmal Euphorie oder Depression, Abwehrhaltung und Nichtkooperationsfähigkeit.

Leitsymptome des deliranten Syndroms sind die Störung von **Bewusstsein und Kognition.** Bei leichter Ausprägung kann der Patient benommen, verhangen oder »dösig« wirken, mit fortschreitender Schwere ist er zunehmend schwerer erweckbar (Somnolenz bis Koma). Oft steht die Unfähigkeit, die **Aufmerksamkeit** auszurichten, zu fokussieren oder aufrechtzuerhalten, im Vordergrund und ist deshalb diagnostisch wegweisend.

Diese Zustandsbilder müssen nicht immer dramatisch aussehen, sie können im Gegenteil auch nur sehr milde ausgeprägt sein oder durch ihr rasches Abklingen einer Entdeckung entgehen.

Tipps

Bei vielen Patienten liegt eine erhöhte Suggestibilität vor, die man z. B. mit der sogenannten **Fadenprobe** oder mit einer **Leseprobe** ermitteln kann: Dabei wird der Patient aufgefordert, dem Untersucher einen imaginären Faden aus der Hand zu nehmen, um damit z. B. eine Schleife zu binden. Der Untersucher soll dabei den Patienten sehr stimulieren, seine Aufmerksamkeit auf den nicht vorhandenen Faden zu lenken. Man kann den Patienten auch auffordern, einen imaginären Text von einem leeren Blatt Papier vorzulesen oder seine Wahrnehmungen auf einer weißen Wand zu beschreiben.

Diagnostik. Die klinische Diagnostik hat das Ziel, das Delir zunächst als solches schnellstmöglich zu erkennen und dann die somatische Ursache eines Delirs so schnell wie möglich zu klären. In Abhängigkeit vom Schweregrad der Symptomatik muss diese nach Erstverorgung ggf. im Krankenhaus durchgeführt werden.

Eine Fremdanamnese, insbesondere zu Medikamenten-, Alkohol- und Drogenkonsum oder zu Schlaf- und Beruhigungsmitteln, kann wichtige Hinweise liefern. Eine gründliche körperliche und neurologische Untersuchung ist allerdings oft wegen Situationsverkennungen, Unruhe oder Angst nicht durchführbar, sodass notfalls aus der Beobachtung auf körperliche Ursachen geschlossen werden muss.

Wie erkenne ich ein Delir bzw. akuten Verwirrtheitszustand und wie kläre ich die Ätiologie?

1. Untersuchungen auf klinischer Ebene
   - Anamnese und Fremdanamnese; Abschätzung des prämorbiden kognitiven Niveaus, frühere Episoden von Verwirrtheit, Operationen, Infektionen, somatische Komorbiditäten, neurologische oder psychische Vorerkrankungen, sensorische Defizite, Stürze, Fieber vor Einnahme fiebersenkender Mittel
   - Medikamentenanamnese, Konsum psychotroper Substanzen inklusive Alkohol und Benzodiazepine
   - Psychopathologischer, neurologischer und körperlicher Befund; Bewusstseinslage, Aufmerksamkeit, kognitive Funktionen (z. B. über MMST), Hinweise auf Alkoholmissbrauch oder -entzug, fokale neurologische Zeichen, Fieber, Hydratations- und Ernährungszustand, abdominelle Auffälligkeiten (Harn-/Stuhlverhalt, Ileus), Schmerzen, Frakturen, Fieber
2. Labor und apparative Untersuchungen
   - Blutbild und CRP, Urinstatus, Elektrolyte, Kreatinin, Harnstoff, Herz- und Leberenzyme, Blutzucker und ggf. HbA1c, TSH, ggf. fT3, fT4, Digitalisspiegel, ggf. andere Medikamentenspiegel
   - Bildgebung zerebraler Strukturen (Routine-CT oder MRT)
   - EKG
   - Thoraxröntgen
3. Fakultative Untersuchungen für spezielle Patientengruppen nach klinischer Vorauswahl (durch Facharzt oder in Klinik)
   - Weitere spezifische Laboruntersuchungen
   - EEG
   - Liquoruntersuchung

Beispiel

Fall 19.5. *Der Hausarzt wird von der Ehefrau zu dem 38-jährigen Lkw-Fahrer Günther F. gerufen. Dieser rede, nach Auskunft der Ehefrau, seit 2 Tagen »wirres Zeug«, laufe mal in seinem Zimmer auf und ab und liege dann wieder benommen in seinem Bett. Auch spreche er seine beiden Kinder und seine Frau mit falschem Namen an. Manchmal schreie er, dass Fledermäuse um ihn herum fliegen würden. Diese Symptome hätten plötzlich begonnen. Einem Gespräch mit dem Hausarzt kann Herr F. nicht folgen. Herr F. ist somnolent, er kann das Datum und seinen Namen nicht nennen, weiß nicht, wo er sich befindet, wer der Hausarzt ist und warum dieser da ist (zeitlich, örtlich, zur Person und situativ desorientiert). Zur Medikamentenanamnese und zum Konsum psychotroper Substanzen kann Herr F. keine Auskunft geben, aber die Ehefrau erklärt, dass Herr F. keine Medikamente einnehme und keinen Alkohol getrunken habe. Der Hausarzt diagnostiziert ein Delir unklarer Ätiologie und leitet eine sofortige stationäre Aufnahme in ein Krankenhaus zur weiteren Abklärung ein. Dort wird in einem kranialen CT ein Astrozytom entdeckt.*

19.2.5 Differenzialdiagnosen

Die psychopathologische Befunderhebung soll das Syndrom sichern und differenzialdiagnostisch v. a. **Verhaltensstörungen bei Demenz** abgrenzen (▶ Abschn. 19.1) sowie **vorübergehende akute schizophreniefome Zustandsbilder und akute affektive Störungen** ausschließen, die auch mit Zügen von situativer Desorientiertheit und Verwirrtheit einhergehen können. Auch psychomotorische Anfälle können gelegentlich wie ein delirantes Syndrom imponieren.

Im klinischen Alltag ist sicher die größte Schwierigkeit, ein Delir beim alten Patienten nicht als (vorbestehende) Demenz zu verkennen und deshalb von weiteren Sofortmaßnahmen abzusehen. Die beiden Syndrome decken sich in wesentlichen Symptomen, und die für die Unterscheidung wichtige Bewusstseinsstörung ist oft schlecht zu fassen. Zur Differenzierung können zusätzlich die akute Entwicklung der Symptomatik – auch im Sinne einer akuten Verschlechterung bei vorbestehender Demenz –, die Fluktuationen im Tagesverlauf sowie die durch die formalen und inhaltlichen Denkstörungen eingeschränkte Kooperationsfähigkeit und mögliche Suggestibilität beim Delir genutzt werden.

! Für die Differenzialdiagnose des deliranten Syndroms ist immer eine fachärztliche Untersuchung erforderlich, die in der Regel wegen der Akuität des Krankheitsbilds und der möglichen vitalen Gefährdung des Patienten im Krankenhaus zu erfolgen hat. Oft erfordert die Durchführung weiterer diagnostischer Maßnahmen oder auch der Transport ins Krankenhaus eine symptomatische Behandlung zur Sedierung und Anxiolyse.

19.2.6 Epidemiologie/Prävalenz

Ein Delir bzw. akuter Verwirrtheitszustand kann grundsätzlich bei jedem Menschen und in jedem Lebensalter auftreten. Besonders gefährdet sind allerdings Kinder und alte Menschen. Das Lebensalter moduliert sowohl das Delirrisiko wie die Delirursachen: Bei Kindern stehen Infektionskrankheiten an erster Stelle, meist als parainfektiöse Reaktion des Gehirns, seltener als Enzephalitis. Bei Erwachsenen sind Delirien insgesamt seltener, am ehesten ausgelöst durch Intoxikationen oder Entzug von psychotropen Substanzen (z. B. Alkohol). Im höheren Alter nimmt das Delirrisiko deutlich zu, am häufigsten durch körperliche Erkrankungen oder Medikamente.

Vorbestehende Demenzen erhöhen das Delirrisiko um das Dreifache, was die Differenzialdiagnose der beiden Syndrome erschwert.

Risikofaktoren für ein delirantes Syndrom:
- Hohes Lebensalter
- Vorbestehende kognitive Störung bzw. Hirnerkrankung (z. B. Demenz, Schlaganfall)
- Schwere körperliche Erkrankung (z. B. Infektionen, große Operationen)
- Andere schwerwiegende somatische Beeinträchtigungen (z. B. Blutzucker- oder Elektrolytentgleisungen, Exsikkose)
- Anticholinerg wirksame Medikamente

Besonders häufig sind delirante Syndrome in Altenpflegeheimen, bei multimorbiden Patienten und während einer stationären Krankenhausbehandlung. Alle akuten kognitiven Verschlechterungen mit Verhaltensauffälligkeiten bei Patienten in diesen Settings sollten auf das Vorliegen eines Delirs untersucht werden.

19.2.7 Verlauf und Prognose

Beim deliranten Patienten muss rasch über die erforderliche Diagnostik und Therapie entschieden werden. Eine kausale Behandlung ist in jedem Fall einer symptomatischen Behandlung vorzuziehen. Dies ist aber oft nicht oder nicht sofort umsetzbar. Risikomedikamente sollten möglichst abgesetzt und eine Kontrolle der Vitalparameter und eine Flüssigkeitsbilanzierung durchgeführt werden. Auch sollte jede metabolische Störung korrigiert werden und bei Infektionsverdacht eine zügige Behandlung mit einem kalkulierten Antibiotikum erfolgen. Im Regelfall wird eine Krankenhausaufnahme erforderlich werden.

Da die Exsikkose eine häufige Ursache eines Delirs im Alter ist, kann hier eine adäquate Basistherapie mit Flüssigkeitssubstitution schon eine deutliche Besserung einleiten.

! Das akute Delir ist immer eine schwerwiegende Erkrankung, die insbesondere beim älteren Menschen mit einer relativ hohen Letalität behaftet ist. Akut ist beim Delir immer mit einer Verschlechterung der Vitalfunktionen und ggf. intensivmedizinischem Behandlungsbedarf zu rechnen.

Im Fall eines komplikationslosen Verlaufs und bei adäquater Behandlung klingt ein Delir typischerweise innerhalb von 1–2 Wochen ab. Leichtgradige kognitive Einschränkungen können noch einige Wochen bestehen bleiben. Vor allem bei älteren Patienten können diese auch auf Dauer persistieren.

19.2.8 Pharmakotherapie

! Delirien sind Notfälle. Patienten mit dem Vollbild eines Delirs bedürfen einer stationären intensivmedizinischen Behandlung, zumeist in der Inneren Medizin, Intensivstation der »Organmedizin«. Ältere Patienten mit einem Delir sind in der Regel auf einer gerontopsychiatrischen Station besser versorgt als in einer intensivmedizinischen Behandlung, weil diese die bestmögliche psychosoziale Beruhigung, Strukturierung und Sicherheit bietet und hilft, Untersuchungen ohne zusätzliche Gefährdung zu ermöglichen.

Sofern eine somatisch therapierbare Ursache erkennbar ist, sollte diese neben den psychopathologischen Symptomen behandelt werden. Zur symptomatischen Therapie stehen grundsätzlich klassische und atypische **Antipsychotika, Benzodiazepine und *Clomethiazol (Distraneurin®)*** zur Verfügung.

Besteht ein Delir im Rahmen eines Alkoholentzugssyndroms, so ist aufgrund der Senkung der Krampfschwelle von einer Behandlung mit Antipsychotika abzusehen. Hier sind Benzodiazepine zu bevorzugen.

Hochpotente Antipsychotika. Beim **Delir mit Wahn und Halluzinationen** und/oder starker psychomotorischer Unruhe und Agitation haben sich hochpotente Antipsychotika bewährt, die beim erwachsenen Patienten meist aus der Gruppe der Butyrophenone (z. B. *Haloperidol, Benperidol*) gewählt werden, weil sie kaum anticholinerge Eigenschaften haben. Die hohe extrapyramidal-motorische (EPS) Potenz spielt wegen der zumeist kurzen Behandlungsdauer in diesem Fall keine entscheidende Rolle. Ein Vorteil vom Haloperidol ist die Möglichkeit der intravenösen Gabe. Beim älteren (dementen) Patienten wird man wegen der geringeren EPS-Neigung und wegen der meist weniger dramatischen Symptomatik eher auf *Risperidon (Risperdal®)* als atypisches Antipsychotikum ausweichen können. Für diese Substanz besteht für die Behandlung von starker Agitation bzw. Wahn und Unruhe eine ausreichende Evidenzbasierung. Hinsichtlich der Verwendung der neueren atypischen Antipsychotika in der Behandlung des Delirs bzw. akuten Verwirrtheitszustands liegen generell aber nur wenige Erfahrungen vor. Die kardiopulmonalen Risiken sowie die Sturzgefahr sind zu beachten.

Niederpotente Antipsychotika. Ist v. a. eine sedierende und gegen **psychomotrische Unruhe** gerichtete Wirkung beabsichtigt, können niederpotente Antipsychotika gewählt werden. Es sollten hier Substanzen mit geringer anticholinerger Wirkung (z. B. *Melperon*) gegenüber anderen (z. B. *Levomepromazin, Chlorprothixen*) Antipsychotika bevorzugt werden.

! Alle Antipsychotika senken die Krampfschwelle, die schon allein durch das Delir gesenkt wird, weswegen zur Sedierung, Anxiolyse sowie zur Krampfprophylaxe ggf. Benzodiazepine gegeben werden. Für diese Substanzklasse müssen wiederum mögliche Kontraindikationen aufgrund der atemdepressiven Wirkung sorgfältig bedacht werden.

Für den Einsatz von ***Clomethiazol*** gilt zusätzlich noch eine Kontraindikation durch die die Bronchialsekretion steigernde Wirkung sowie die Gefahr einer Gewöhnung bzw. Abhängigkeit. Die Substanz hat aber eine sehr gute anxiolytische und sedierende Wirkung sowie eine antiepileptische Potenz und ist wegen einer kurzen Halbwertszeit auch sehr gut steuerbar. Der ambulante Einsatz von *Clomethiazol* verbietet sich wegen der starken Abhängigkeits-/Toleranzentwicklung bei einer Anwendung über mehr als 10–14 Tage.

! Beim deliranten Patienten muss rasch über die erforderliche Diagnostik und Therapie entschieden werden. Ein Delirpatient ist immer als Notfall zu behandeln, auch wenn er auf den ersten Blick wenig krank wirkt. Meist ist eine Krankenhausbehandlung – ggf. intensivmedizinisch überwacht – erforderlich.

19.2.9 Präparate, Dosis, Nebenwirkungen

Die wichtigsten Präparate und Dosierungen werden in ▫ Tab. 19.4 aufgeführt.

19.2.10 Psycho- und Soziotherapie

Delirante Patienten und auch Patienten mit einem akuten Verwirrtheitszustand benötigen eine qualifizierte pflegerische Betreuung und eine Umgebung, die sie beruhigt, ihnen Sicherheit gibt und hilft, Untersuchungen ohne zusätzliche Gefährdung zu ermöglichen.

Kommunikation in klaren einfachen Sätzen sowie eine beruhigende Zuwendung wirken sich positiv auf Ängstlichkeit, Unruhe und Desorientierung aus. Eine Reizabschirmung von Alltagsstressoren (evtl. Fernsehen, Konfliktgespräche mit Angehörigen oder Freunden) ist sicherzustellen.

Tab. 19.4. Präparateübersicht

Wirkstoff	Handelsname Beispiel)	Dosis/Tag	Wirkung/Nebenwirkung
Haloperidol	*Haldol®*	1–10 mg	Antipsychotisch/EPS und Krampfschwelle senkend (▶ Abschn. 7.5 und ▶ Abschn. 20.1.7)
Melperon	*Eunerpan®*	25–200 mg	Antipsychotisch/EPS und Krampfschwelle senkend (▶ Abschn. 7.5)
Risperidon (Off-label-use)	*Risperdal®*	0,5–2 mg	Antipsychotisch, nur mäßig sedierend; häufige Nebenwirkung: orthostatische Dysregulation (▶ Abschn. 7.5)
Diazepam	Valium®	2–20 mg	Sedierend, anxiolytisch und antiepileptisch/atemdepressiv und abhängigkeitserzeugend (▶ Abschn. 7.7)
Lorazepam	*Tavor®*	1–8 mg	Sedierend, anxiolytisch und antiepileptisch/atemdepressiv und abhängigkeitserzeugend (▶ Abschn. 7.7)
Clomethiazol	*Distraneurin®*	0,2–2,4 g	Sedierend, anxiolytisch und antiepileptisch/bronchialsekretionssteigernd und abhängigkeitserzeugend

19.3 Weitere Informationen

- Deutsche Alzheimer Gesellschaft e. V., Selbsthilfe Demenz: http://www.deutsche-alzheimer.de
- Hirnliga e. V.: http://www.hirnliga.de
- Kompetenznetz Demenzen: http://www.kompetenznetz-demenzen.de
- Leitlinie Demenzkrankheit für Betroffene, Angehörige und Pflegende: http://www.patientenleitlinien.de/Demenz/demenz.html

Tests

Ihl R, Grass-Kapanke B (2000) Test zur Früherkennung von Demenzen mit Depressionsabgrenzung. Books on Demand (kostenlos zu beziehen unter www.schwabe.de/content/aerzte/service)

Kessler J, Calabrese P, Kalbe E, Berger F (2000) DemTect: A new screening method to support diagnosis of dementia. Psycho 26: 343–347

Kessler J, Denzler P, Markowitsch HJ (1990) Mini-Mental-Status-Test (MMST). Deutsche Fassung. Hogrefe Testzentrale, Göttingen

Lawton MP, Brody EM (1969) «Assessment of older people: Self-maintaining and instrumental activities of daily living." Gerontologist 9: 179–186

Rosen WG, Mohs RC, Davis KL (1984) A new rating scale for Alzheimer's Disease. Am J Psychiatr 141: 1356–1364

Satzger W, Hampel H, Padberg F, Bürger K, Nolde T, Ingrassia G, Engel GG (2001) Zur praktischen Anwendung der CERAD-Testbatterie als neuropsychologisches Demenz-Screening. Nervenarzt 72: 196–203

Sunderland T, Hill JL, Mellow AM, Lawlor BA, Gundersheimer J, Newhouse PA, Grafman J (1989) Clock drawing in Alzheimer's disease: a novel measure of dementia severity. J Am Geriatr Soc 37: 725–729

19

19.4 Weiterführende Literatur

Aldridge D (2003) Music therapy world. Musiktherapie in der Behandlung der Demenz. Books on Demand, Nordestedt

Bergener M, Hampel H, Möller HJ, Zaudig M (2005) Gerontopsychiatrie. Grundlagen, Klinik und Praxis. WVG, Stuttgart

Deutsche Gesellschaft für Psychiatrie, Psychotherapie und Nervenheilkunde (DGPPN) (2000) Behandlungsleitlinie Demenz. Steinkopff, Darmstadt

Förstl H (2005) Demenzen – Perspektiven in Praxis und Forschung. Urban & Fischer, München

Frölich L (2006) Andere chronische organische Störungen. In: Rupprecht R, Hampel H (Hrsg) Roter Faden Psychiatrie und Psychotherapie. WVG, Stuttgart, S 226–232

Frölich L, Müller-Spahn F (2007) Diagnostik und Therapie dementieller Syndrome (ICD-10: F0). In: Vorderholzer U, Hohagen F (Hrsg) Therapie psychischer Erkrankungen – State of the Art. Urban & Fischer, München, S 1–21

Gutzmann H (2005) Delir. In: Bergener M, Hampel H, Möller HJ, Zaudig M (Hrsg) Gerontopsychiatrie. Grundlagen, Klinik und Praxis. WVG, Stuttgart, S 503–521

Hampel H Padberg F, Möller H-J (2003) Alzheimer-Demenz. Klinische Verläufe, diagnostische Möglichkeiten, moderne Therapiestrategien. Wissenschaftliche Verlagsgesellschaft, Stuttgart

Hewer W (2003) Versorgung des akut verwirrten alten Menschen – eine interdisziplinäre Aufgabe. Dtsch Ärztebl 100: A2008–2012

Lipowski ZJ (1990) Delirium: acute confusional states. Oxford University Press, New York

Pantel J (2006) Akute organische Störungen. In: Rupprecht R, Hampel H (Hrsg) Roter Faden Psychiatrie und Psychotherapie. WVG, Stuttgart, S 151–155

Riepe MW, Frölich L, Benesch R (2005) Neurodegenerative Demenzen. In: Diener HC, Putzki N, Berlit P (Hrsg) Leitlinien für Diagnostik und Therapie in der Neurologie. Thieme, Stuttgart, S 144–152

Riepe MW, Frölich L, Gertz HJ, Haupt M, Kohler J, Mielke R, von der Damerau-Dambrowski V, Kurz A (2005) Evidenzbasierte medikamentöse Therapie der Alzheimer-Erkrankung – ein Diskussionsbeitrag aus Sicht von Praxis und Klinik. Dtsch Ärztebl 51/52: A 3587–3593

Wallesch C-W, Förstl H (2005) Demenzen. Thieme, Stuttgart

20

Schizophrene Psychosen

T. Kircher, F. Schneider, W. Niebling

Unter den schizophrenen Psychosen werden Störungen zusammengefasst, die Denken, Wahrnehmen, Emotionen und den Antrieb beeinflussen. Charakteristische Symptome bei der Schizophrenie sind formale und inhaltliche Denkstörungen, Ich-Störungen und Wahrnehmungsstörungen (besonders häufig sind hierbei akustische Halluzinationen), weiterhin emotionale, kognitive und soziale Defizite, die schon lange vor den akuten psychotischen Symptomen auftreten können. Die Therapie schizophrener Erkrankungen umfasst die medikamentöse Behandlung mit Antipsychotika, wobei möglichst die besser verträglichen, aber teureren atypischen Antipsychotika eingesetzt werden sollten, sowie psychoedukative und soziotherapeutische Maßnahmen. Abzugrenzen von den schizophrenen Psychosen sind u. a. die wahnhaften Störungen und die schizoaffektiven Störungen. Bei schizoaffektiven Störungen treten gleichzeitig sowohl Symptome einer Schizophrenie als auch einer Depression und/oder Manie auf.

20.1 Schizophrenie

20.1.1 Definition

Definition

Schizophrenie: Die Schizophrenie ist durch ein charakteristisches Störungsmuster unterschiedlicher psychopathologischer Bereiche, insbesondere Wahrnehmung, Denken, Ich-Funktion, Affektivität und Antrieb, gekennzeichnet. Sie ist relativ selten in der hausärztlichen Praxis anzutreffen, da die meisten Patienten psychiatrisch-psychotherapeutisch versorgt werden.

Die Schizophrenie wird in der internationalen Klassifikation psychischer Erkrankungen der Weltgesundheitsorganisation (ICD-10, Kapitel V [F]) als die häufigste und wichtigste Erkrankung in der Gruppe F20–F29 (Tab. 20.1) bezeichnet.

Bezeichnend bei der Schizophrenie sind einerseits episodisch auftretende, akute psychotische Zustände und andererseits chronische Beeinträchtigungen mit persistierenden psychotischen und/oder negativen Symptomen. Insbesondere bei chronischen Krankheitsverläufen treten z. T. ausgeprägte kognitive und soziale Beeinträchtigungen auf, die jedoch auch zu Beginn der Erkrankung bei einzelnen Patienten nachweisbar sein können.

Tab. 20.1. Schizophrenie und verwandte Erkrankungen nach ICD-10

Kodierung	Erkrankung
F20	Schizophrenie
F21	Schizotype Störung
F22	Anhaltende wahnhafte Störungen
F23	Akute vorübergehende psychotische Störungen
F24	Induzierte wahnhafte Störung
F25	Schizoaffektive Störungen
F28	Sonstige nichtorganische psychotische Störungen
F29	Nicht näher bezeichnete nichtorganische Psychose

20.1.2 Ätiologie

Die Ursache für den Ausbruch oder Verlauf der Erkrankung ist multifaktoriell. Das am besten akzeptierte ätiopathogenetische Modell der Schizophrenie, das neurobiologische, psychologische und soziale Faktoren berücksichtigt, ist das sogenannte **Vulnerabilitäts-Stress-Coping-Modell.** Es geht von einer dauerhaften, auch zwischen den einzelnen Schüben vorhandenen subklinischen – neuropsychologisch und neurophysiologisch nachweisbaren – Vulnerabilität im Sinne einer Disposition für die Manifestation einer Schizophrenie aus. Die Ursache liegt in genetischen und nichtgenetischen Einflüssen (z. B. Geburtskomplikationen). Endogene und exogene Stressoren biologischer und psychosozialer Natur, die mit dem in seiner Verarbeitungskapazität reduzierten Gehirn interagieren, führen bei nicht ausreichender Bewältigungsmöglichkeit (Coping) zu dessen passageren Funktionsversagen mit der klinischen Konsequenz akuter psychotischer Symptomatik.

Die Ätiologie der Schizophrenie ist in etwa zur Hälfte genetisch bedingt, zur anderen Hälfte durch umweltbedingte Faktoren (Tab. 20.2).

Familien-, Adoptions- und Zwillingsstudien weisen darauf hin, dass etwa 50% des Risikos, eine Schizophrenie zu entwickeln, genetisch im Sinne eines

■ Tab. 20.2. Risikofaktoren für Schizophrenie mit relativem Risiko

Risikofaktor	Relatives Risiko
Eineiiger Zwillingspartner mit Schizophrenie	~50,0
Zweieiiger Zwillingspartner Geschwister mit Schizophrenie	~10,0
Geburtskomplikationen (v. a. Geburtsgewicht, Sauerstoffmangel)	2–4
Hohes väterliches Alter	2–4
Drogenkonsum (v. a. Cannabis)	1,5–3
Aufwachsen in Großstädten	1,5–2,5
Intelligenz niedriger (aber noch in der Norm)	1,5–3,5
Infektionen des Gehirns während der Kindheit	1,5
Infektionen, Unterernährung der Mutter während der Schwangerschaft	1,2–2,0

polygenen Erbgangs bedingt sind. So liegt das Erkrankungsrisiko bei monozygoten Zwillingen bei rund 50%. Das Risiko für die Entwicklung einer Schizophrenie ist bei Angehörigen schizophren Erkrankter in Abhängigkeit vom Verwandtschaftsgrad gegenüber der Normalbevölkerung erhöht, für Geschwister liegt dies bei rund 10%. Mittlerweile konnten Varianten verschiedener Risikogene, die in Entwicklungs- und Regulationsprozessen des Gehirns eingreifen und das Risiko für Schizophrenie erhöhen, identifiziert werden (z. B. Neuregulin I, DISC I).

Etwa 50% der Vulnerabilität werden durch umweltbedingte Faktoren wie Schwangerschafts- und Geburtskomplikationen, Geburtsort, -monat, Drogenkonsum und Virusinfektionen der Mutter sowie psychosoziale Faktoren erklärt (■ Tab. 20.2).

Vulnerabilitäts-Stress-Coping-Modell. Das Vulnerabilitäts-Stress-Coping-Modell ist eine häufig verwendete und für therapeutische Entscheidungen relevante ätiopathogenetische Rahmenhypothese. Sie geht davon aus, dass bei individuell unterschiedlich ausgeprägter Vulnerabilität unter dem Einfluss überschwelliger Stressoren eine Erst- bzw. Remanifestation der Erkrankung auftreten kann.

Vulnerabilitätsfaktoren

- Dopaminerge Funktionsstörungen und andere Dysfunktionen der Neurotransmission (serotonerges, noradrenerges und cholinerges System, Glutamat, Neuropeptide und neurohormonelle Systeme)
- Funktionelle Folgen hirnstruktureller Veränderungen, hauptsächlich in limbischen Strukturen
- Verminderte Verarbeitungskapazität mit Störungen der Aufmerksamkeit und Informationsverarbeitung
- Schizotype Persönlichkeitsmerkmale
- Emotional-behaviorale Defizite bei Hochrisikokindern

Stressoren

- Kritikbetontes oder emotional überengagiertes Familienklima
- Überstimulierende soziale Umgebung
- Stressbetonte Lebensereignisse (z. B. Arbeitsplatzverlust, Trennung von Partnern)
- Cannabis-Missbrauch und andere Drogenerfahrungen

Protektive Faktoren

- Sinnvolle Bewältigungs- und Selbstmanagementstrategien
- Adäquates Problemlösungsverhalten in der Familie und dem sozialen Umfeld
- Unterstützende psychosoziale Interventionen und eigenes Wissen um die Erkrankung
- Antipsychotische Medikation

Die hirnmorphologischen Grundlagen der Vulnerabilität sind vermutlich strukturelle Veränderungen im Kortex und in den subkortikalen Regionen sowie im Kleinhirn. Diese gehen funktionell mit einer reduzierten Informationsverarbeitungskapazität einher. Diese Veränderungen konnten z. T. histologisch als veränderte neuronale Schichtung im Kortex identifiziert werden. Daneben konnten mittlerweile mithilfe bildgebender Verfahren, insbesondere der strukturellen Magnetresonanztomographie, Hirnsubstanzminderungen im Hippocampus, im oberen Temporallappen und im Frontallappen, im gruppenstatistischen Mittel bei Patienten nachgewiesen werden. Weiterhin zeigten sich Auffälligkeiten in besagten Gebieten auch mittels der funktionellen Magnetresonanztomographie unter kognitiver Aktivierung. Als neuronale Korrelate typischer Symptome der Schizophrenie konnten beim Auftreten von akustischen Halluzinationen Mehraktivierung im Bereich der temporalen Sprachareale sowie beim Auftreten formaler Denkstörungen Minderaktivierung im linken Gyrus temporalis superior nachgewiesen werden. Mittels PET konnten Veränderungen beim Patienten in den Basalganglien insbesondere im Dopaminsystem nachgewiesen werden.

Die strukturellen und funktionellen Anomalien werden v. a. als Ereignis einer pränatalen Hirnentwicklungsstörung und überwiegend nicht als Ausdruck eines progressiven neuropathologischen Prozesses gewertet.

20.1.3 Symptome, Diagnosekriterien (ICD-10)

Die klinische Symptomatik der Schizophrenie ist heterogen. Fast alle psychischen Funktionen sind mit betroffen. Bewusstsein und Orientierung sind hingegen in der Regel klinisch nicht beeinträchtigt. Die Sicherung der Diagnose bei Verdacht auf Schizophrenie sollte immer durch einen Facharzt für Psychiatrie und Psychotherapie erfolgen.

(ICD-10) F20: Schizophrenie

Leitsymptome

1. Gedankenlautwerden, -eingebung, -entzug, -ausbreitung
2. Kontroll- oder Beeinflussungswahn; Gefühl des Gemachten bzgl. Körperbewegungen, Gedanken, Tätigkeiten oder Empfindungen; Wahnwahrnehmungen
3. Kommentierende oder dialogische Stimmen
4. Anhaltender, kulturell unangemessener oder völlig unrealistischer Wahn (bizarrer Wahn)
5. Anhaltende Halluzinationen jeder Sinnesmodalität
6. Neologismen, Gedankenabreißen oder -einschiebungen in den Gedankenfluss
7. Katatone Symptome wie Erregung, Haltungsstereotypien, Negativismus, Mutismus oder Stupor
8. Negative Symptome wie auffällige Apathie, Sprachverarmung, verflachter oder inadäquater Affekt

Erforderlich für die Diagnose Schizophrenie ist **mindestens ein eindeutiges Symptom** (zwei oder mehr, wenn weniger eindeutig) **der Gruppen 1–4** oder **mindestens zwei Symptome der Gruppen 5–8.** Diese Symptome müssen fast ständig **während eines Monats oder länger** deutlich vorhanden gewesen ein. Bei eindeutiger Gehirnerkrankung, während einer Intoxikation oder während eines Entzugs darf keine Schizophrenie diagnostiziert werden.

20

Die Diagnose der Schizophrenie wird nach Ausschluss von Differenzialdiagnosen durch die klinische Exploration, ergänzt durch die Fremdanamnese und Verhaltensbeobachtung, gestellt. Die Einzelsymptome können zu verschiedenen Faktoren oder Symptomclustern im Sinne eines dimensionalen Ansatzes zusammengefasst werden. Die folgenden Dimensionen fungieren häufig als klinische Zielsyndrome insbesondere für pharmako- und soziotherapeutische Interventionen:

- Positivsymptome (inhaltliches und formales Denken, Ich-Funktionen, Halluzinationen; häufiger an akute Episoden gebunden)
- Negativsymptome (Intentionalität und Antrieb, Psychomotorik; bei einzelnen Patienten überdauernd)
- Desorganisationssyndrom (insbesondere assoziative Auflockerung, Gedankenabreißen, Handlungsdesorganisation)
- Affektive Symptomatik (gehobene oder depressive Verstimmung)
- Kognitive Beeinträchtigung (häufig überdauernd)

Diagnostische Unterformen

Es werden verschiedene Unterformen der Schizophrenie (■ Tab. 20.3) als Formen klinischer Prägnanztypen unterschieden. Sie orientieren sich am psychopathologischen Querschnittsbefund und an Verlaufsbesonderheiten, ohne dass ihnen eine sichere ätiologische Eigenständigkeit oder Verlaufsspezifität zuzuschreiben wäre.

Paranoide Schizophrenie

Die paranoide Schizophrenie ist durch Wahnvorstellungen verschiedenster Art und akustische Halluzinationen gekennzeichnet.

Beispiel

Fall 20.1. *Die Mutter des 19-jährigen Abiturienten Marcus P. informiert den Hausarzt telefonisch darüber, dass sich ihr Sohn seit Tagen merkwürdig verhalte und nicht mehr zur Schule gehen wolle. Sie bittet den Hausarzt um einen Hausbesuch, da sich ihr Sohn weigere, aus dem Haus zu gehen. Während des Hausbesuchs erzählt die Mutter, dass alles vor ca. 4 Monaten angefangen habe. Seitdem hätten Marcus Schulleistungen stark nachgelassen, und auch seinem Hobby, dem Fußballspielen, sei er nicht mehr nachgekommen. Er habe sich nicht mehr mit Freunden getroffen. Gelegentlich habe er auf Nachfragen geantwortet, dass seine Mitschüler über ihn lachen und reden würden. Auch leide ihr Sohn zunehmend über Schlafstörungen, sei nächtelang wach und*

Tab. 20.3. Unterformen der Schizophrenie (nach ICD-10)

Kodierung	Unterform
F20.0	Paranoide Schizophrenie
F20.1	Hebephrene Schizophrenie
F20.2	Katatone Schizophrenie
F20.3	Undifferenzierte Schizophrenie
F20.4	Postschizophrene Depression
F20.5	Schizophrenes Residuum
F20.6	Schizophrenia simplex
F20.8	Sonstige Schizophrenie
F20.9	Schizophrenie, nicht näher bezeichnet

umtriebig. Seit 3 Tagen weigere er sich, überhaupt zur Schule zu gehen oder die Wohnung zu verlassen. Seiner Körperpflege würde er auch schon seit längerem nicht mehr nachkommen. Heute Morgen habe er sich ein Feuerzeug genommen und sich damit anzünden wollen. Sie habe ihn nur mit Mühe davon abhalten können und sei über dieses Ereignis sehr erschrocken gewesen. Weiter berichtet sie, dass sie herausgefunden habe, dass ihr Sohn in letzter Zeit häufiger Cannabis konsumiert habe.

Marcus P. wirkt müde und erschöpft und weigert sich zunächst, mit dem Hausarzt zu sprechen. Nach längerem Zureden berichtet er dann, dass Ströme aus der Steckdose ihn kontrollieren und ihm eine Organisation, die er nicht kenne, seine Gedanken entziehen würde. Auf den Vorfall vom Vormittag angesprochen berichtet er, dass Stimmen befohlen hätten, sich anzuzünden. Wem diese Stimmen zugehörig seien, könne er nicht sagen. Der Hausarzt vermutet eine paranoide Schizophrenie (ICD-10: F20.0).

Einer Diskussion über die Notwendigkeit einer Behandlung in einem psychiatrisch-psychotherapeutischen Fachkrankenhaus ist Marcus P. nicht zugänglich. Aufgrund der Eigengefährdung wird Marcus P. nach PsychKG in eine psychiatrische Klinik eingewiesen. Die Behandlung erfolgt zunächst auf einer geschützten Station. Marcus P. wird medikamentös auf Olanzapin eingestellt. Nach 3 Wochen ist die akute psychotische Symptomatik remittiert, und Marcus P. wird auf eine offene Station zur Rehabilitation und zu weiteren begleitenden psychotherapeutischen Interventionen verlegt. Die Behandlung mit Antipsychotika wird auch nach der Entlassung für 2 Jahre fortgeführt, ein Rezidiv unter Cannabisabstinenz tritt nicht auf.

Hebephrene Schizophrenie

Bei der hebephrenen Schizophrenie stehen Affekt-, Antriebs- und formale Denkstörungen im Vordergrund, der Krankheitsbeginn liegt zwischen dem 15. und 25. Lebensjahr, die Verlaufsprognose ist eher ungünstig.

Katatone Schizophrenie

Charakteristikum katatoner Schizophrenien sind psychomotorische Störungen, die zwischen Erregung und Stupor wechseln können, sowie Haltungsstereotypien bis hin zur kataleptischen Starre. Eine »perniziöse Katatonie« liegt vor, wenn ein extremer Stupor mit Hyperthermie und vegetativer Dysregulation einhergeht. Differenzialdiagnostisch müssen hier Gehirnerkrankungen und Stoffwechselstörungen, Intoxikationen sowie ein malignes neuroleptisches Syndrom ausgeschlossen werden.

Beispiel

Fall 20.2. *Im Rahmen des hausärztlichen Bereitschaftsdienstes wird der Hausarzt zu dem 32-jährigen Bankkaufmann Walter B. gerufen, der zu Hause plötzlich begonnen hat, gegen die Türen zu treten und mit Gegenständen umherzuwerfen. Dabei schreit er, dass er Angst habe. Seine Frau berichtet dem Hausarzt, dass ihr Mann seit 2 Tagen über extreme Müdigkeit und Lustlosigkeit im Rahmen einer Erkältung geklagt habe. Dem Hausarzt gelingt es, Herrn B. zu beruhigen und ein Gespräch zu beginnen, infolge dessen er erfährt, dass Herr B. verschiedene Männerstimmen höre, die ihn mit obszönen Inhalten beschimpfen und versuchen würden, ihn zu steuern. Während des Gespächs bleibt Herr B. plötzlich reglos auf seinem Stuhl sitzen, spricht kein Wort mehr und starrt ins Leere. Passive Bewegungen der Gliedmaßen sind nur schwer möglich und bleiben in der Stellung, die passiv beigebracht wird (Flexibilitas cerea). Dieser Zustand hält zunächst an. Nach einer Lorazepam-Injektion beginnt Herr B. wieder zu sprechen und berichtet, erneut Stimmen gehört zu haben.*

Herr B. wird in eine psychiatrisch-psychotherapeutische Klinik eingewiesen. Dort ereignet sich ein ähnliches Ereignis: Herr B. ist erneut mutistisch, und er befolgt Aufforderungen roboterhaft. Diagnostiziert wird die Erstmanifestation einer katatonen Schizophrenie (ICD-10: F20.2). Unter Behandlung mit dem atypischen Antipsychotikum Amisulprid, das zunächst kurzfristig mit dem Benzodiazepin Lorazepam kombiniert wird, bildet sich die Symptomatik innerhalb von 5 Wochen weitgehend zurück, eine langfristige psychiatrisch-psychotherapeutische und hausärztliche Therapie wird eingeleitet.

Schizophrenia simplex

Die Schizophrenia simplex ist durch einen blanden Verlauf mit progredienter Negativsymptomatik und zunehmender sozialer Desintegration gekennzeichnet. Die Diagnose sollte zurückhaltend gestellt werden, weil spezifische Symptome fehlen.

Undifferenzierte Schizophrenie

Die undifferenzierte Schizophrenie wird nach ICD-10 diagnostiziert, wenn keine der vorgeschriebenen Unterformen zutreffen oder Merkmale verschiedener Unterformen vorliegen.

Beispiel

Fall 20.3. Die 25-jährige Studentin Maike L. kommt in Begleitung ihrer Mutter in die Hausarztpraxis. Ungeduldig rutscht sie auf ihrem Stuhl hin und her. Auf die Fragen des Hausarztes antwortet sie in unzusammenhängenden Sätzen. Der Hausarzt hat Mühe, den Erzählungen von Maike L. zu folgen, da sie offensichtlich Schwierigkeiten hat, einen Satz zu beenden. Während sie spricht, begleitet sie das Gesagte mit schauspielerischen Gesten und Betonungen, die nicht zum Inhalt des Gesagten passen. Zeitweise spricht sie auch in Reimen. Auf die Frage, was sie heute gemacht habe, erzählt sie zunächst, was sie gefrühstückt habe, dann berichtet sie, dass Katzen auch essen müssten, und erklärt, dass die Welt und ihr Körper eigentlich nicht existieren. Zwischendurch kichert Maike L. ohne ersichtlichen Grund.

Ihre Mutter berichtet, dass Maike zwar schon immer eine Einzelgängerin gewesen sei, sich aber seit mehreren Wochen noch mehr von ihrer Familie und ihren Freunden zurückgezogen habe sowie lust- und energielos wirke. Auch im Studium komme sie nicht mehr mit und habe enorme Konzentrationsprobleme. Maike sei sehr launisch, sie weine oder kichere ohne ersichtlichen Grund, und ihre Stimmung wirke manchmal flach und resonanzlos und dann wieder läppisch-heiter. Auch zeige sie ein desorganisiertes, bizarr-anmutendes Verhalten, beispielsweise mache sie beim Verlassen des Raumes immer eine Körperdrehung. Weiter berichtet die Mutter, dass sich ihr eigener Vater im Rahmen einer Psychose suizidiert habe.

Mit dem Verdacht auf eine undifferenzierte Schizophrenie (ICD-10: F20.3) überweist der Hausarzt Maike L. an ein psychiatrisch-psychotherapeutisches Fachkrankenhaus. Dort wird die Diagnose bestätigt, Maike L. stationär aufgenommen und eine medikamentöse Therapie mit dem atypischen Antipsychotikum Risperdal begonnen.

Postschizophrene Depression

Eine postschizophrene Depression nach ICD-10 liegt vor, wenn sich im Anschluss an eine akute Schizophrenie eine depressive Episode entwickelt. An der Entstehung dieser postremissiven Erschöpfungsdepression können morbogene, psychogene oder pharmakogene Faktoren beteiligt sein. Eine Abgrenzung zu depressiver Symptomatik, schizophrener Negativsymptomatik und medikamentös bedingter Hyperkinese ist erforderlich. Insbesondere muss bei einer postpsychotischen Depression mit einem erhöhten Suizidrisiko gerechnet werden.

Beispiel

Fall 20.4. Über die Leitstelle für den hausärztlichen Bereitschaftsdienst erfolgt gegen 0:30 Uhr die Bitte um einen umgehenden Hausbesuch in einer nahegelegenen Pension. Von dort aus hätten mehrere Gäste angerufen und berichtet, dass sich eine junge Frau sehr auffällig benehmen würde, u. a. an Türen klopfe, um SMS-Nachrichten zu zeigen. Bei dem Eintreffen des Hausarztes erklärt die 24-jährige Melanie K., die in ihrem Heimatort als Verkäuferin arbeitet, in verschwörerischem Ton, sie sei zum morgigen Weltcup-Skispringen aus Norddeutschland angereist, da sie seit gut 3 Jahren eine heimliche Beziehung zu einem »Star der Springerszene« hätte. Sie zeigt auf einen (etwas ramponierten) Kuchen, den sie für ihn gebacken habe, und teilt weiter mit, dass dieser von der Beziehung nichts wissen dürfe, da ansonsten ein von ihr nicht näher definierbares Unheil über die Menschheit kommen würde.

Auf näheres Befragen gibt die junge Frau an, sie hätte früher von ihrem Nervenarzt »Spritzen und zuletzt Tabletten« bekommen. Die Medikamente habe sie aber zu Hause gelassen, da sich jetzt ja »alle Probleme gelöst« hätten.

Mit viel Mühe lässt sich Frau K. vom Hausarzt überreden, sich in der psychiatrischen Notfallambulanz der in der Nähe liegenden psychiatrisch-psychotherapeutischen Klinik vorzustellen. Dort wird eine paranoide Schizophrenie (ICD-10: F20.0) diagnostiziert. Unter Behandlung mit Olanzapin schwindet die akute psychotische Symptomatik, es zeigt sich dann aber über etwa 3 Monate, während derer psychotisches Erleben nur noch selten auftritt, eine schwere depressive Symptomatik (postschizophrene Depression gemäß ICD-10: F20.4), sodass zusätzlich eine antidepressive Therapie mit Mirtazapin eingeleitet wird.

Schizophrenes Residuum

Ein schizophrenes Residuum wird diagnostiziert, wenn sich nach mindestens einer früheren akuten Episode ein chronisches Bild mit ausgeprägter Negativsymptomatik für mindestens 12 Monate entwickelt.

20.1.4 Differenzialdiagnosen

Die Differenzialdiagnose einer schizophrenen Psychose muss insbesondere zu organisch- bzw. substanzbedingten psychischen Erkrankungen sowie gegen nichtorganische psychotische Störungen (schizotype Störung, induzierte wahnhafte Störung, anhaltende wahnhafte Störungen, vorübergehende akute psychotische Störung oder schizoaffektive Störung) gestellt werden. Bei etwa 2–5% aller »akuten Schizophrenien« liegt eine andersartige primäre oder sekundäre, klinisch fassbare somatische Erkrankung des Gehirns zugrunde. Als Hilfestellung für eine strukturierte Vorgehensweise wird das Vorgehen gemäß ◻ Abb. 20.1 empfohlen.

20

Abb. 20.1. Differenzialdiagnostik der Schizophrenie nach ICD-10 (DGPPN 2006)

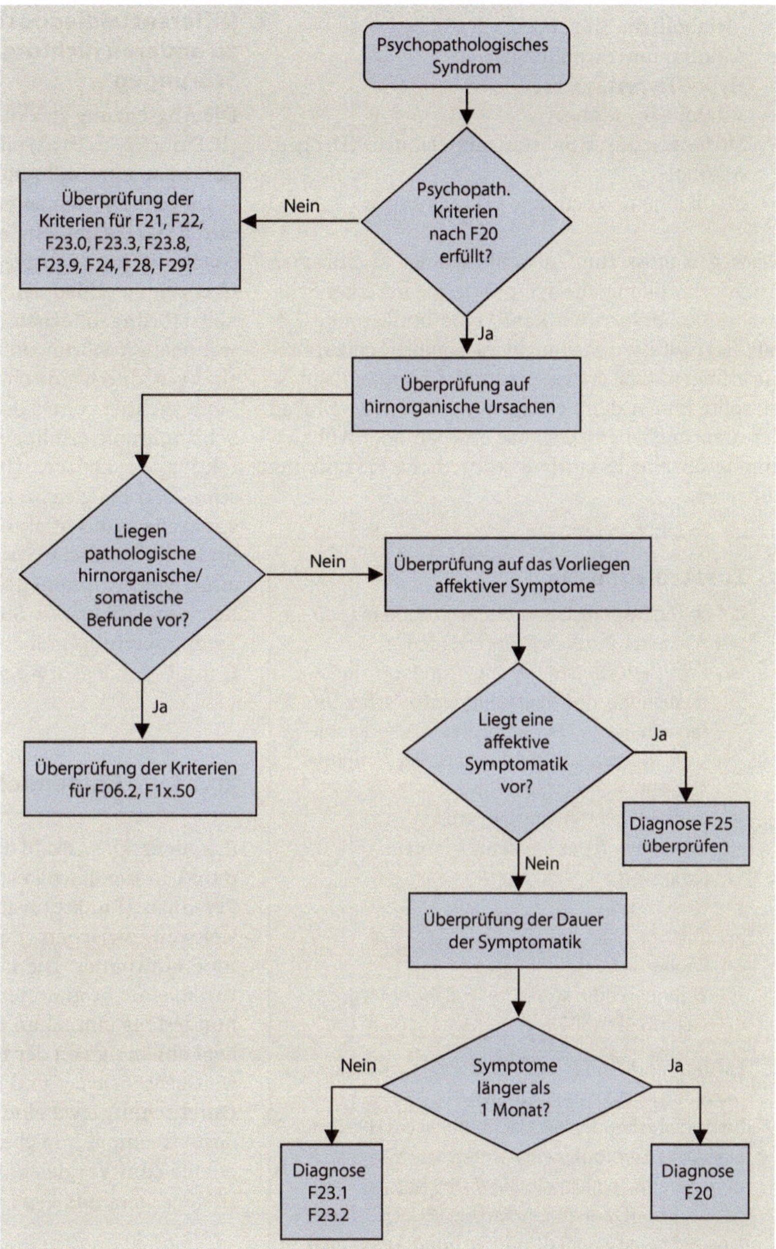

Differenzialdiagnostische Abgrenzung zu organischen psychotischen Störungen

Differenzialdiagnostisch sollte immer an folgende primäre **ZNS-Erkrankungen** gedacht werden, die u. U. sehr ähnliche Symptome wie die Schizophrenie haben können:

- Epilepsien
- Zerebrale Traumata
- Zerebrale Tumoren
- Infektionen des ZNS
- Degenerative Erkrankungen
- Zerebrovaskuläre Erkrankungen

Weiterhin findet sich eine Reihe von **internistischen Erkrankungen**, die sekundär über eine Beeinträchtigung der Hirnfunktionen zu psychotischen Symptomen führen können. Hierzu zählen insbesondere:

- Metabolische Störungen
- Autoimmunerkrankungen
- Hypo-/Hyperthyreose
- Vitamin-B_{12}-Mangel
- Störungen durch Substanzmittelabusus (Drogen, Alkohol)
- Medikamentös bedingte Erkrankungen

Deswegen muss zum Ausschluss einer organischen Grunderkrankung, die Symptome wie bei einer Schizophrenie hervorrufen kann, eine umfassende Zusatzdiagnostik vor Stellung der Diagnose Schizophrenie erfolgen. Eine erneute gründliche Organdiagnostik sollte immer dann erfolgen, wenn sich Zweifel an der ursprünglichen Diagnose ergeben oder Anhaltspunkte für eine komorbide körperliche Erkrankung auftreten.

Zusatzdiagnostik

Bei der Erstmanifestation der Schizophrenie sollten in jedem Fall durchgeführt werden:
- Komplette körperliche und neurologische Untersuchung, ggf. mit testpsychologischer Untersuchung in den Bereichen Exekutivfunktionen, Gedächtnisleistungen und Aufmerksamkeit
- Blutbild und Differenzialblutbild
- Bestimmung des C-reaktiven Proteins
- Leberwerte
- Nierenwerte
- TSH
- Drogenscreening
- Orientierende strukturelle Bildgebung des Gehirns (CT/MRT)

Ein raumfordernder oder entzündlicher Prozess muss ausgeschlossen werden.
Bei entsprechendem Verdacht sollten ein HIV-Test, eine Lues-Serologie, eine Untersuchung des Liquor cerebrospinalis durchgeführt werden. Obligat bei Ersterkrankungen sind ein EEG, EKG, meist eine Röntgen-Thorax-Untersuchung oder eine spezielle weiterführende Diagnostik mittels zerebraler CT oder MRT.

Bei einer **Wiedererkrankung** sollen
- neben der Erhebung eines gründlichen körperlichen Untersuchungsbefundes einschließlich des Körpergewichts und
- eines Routinelabors
- alle pathologischen Vorbefunde

überprüft werden.

Differenzialdiagnostische Abgrenzung zu anderen nichtorganischen psychotischen Störungen

Die Abgrenzung zu akuten psychotischen Störungen (ICD-10: F23.0–F23.3) erfolgt vorrangig auf Grundlage der Zeitspanne, während der psychotische Symptome vorliegen. Die schizotype Störung (ICD-10: F21) ist durch das Fehlen eindeutiger und längerdauernder psychotischer Symptome gekennzeichnet. Klare Grenzen zu schizoiden oder paranoiden Persönlichkeitsstörungen existieren nicht. Die anhaltenden wahnhaften Störungen (ICD-10: F22, ▶ Abschn. 20.2) sind v. a. durch eine chronische Verlaufstendenz gekennzeichnet, ohne dass die ICD-10-Kriterien der Schizophrenie erfüllt sind. Zudem müssen schizoaffektive Psychosen (ICD-10: F25.0–F25.2; ▶ Abschn. 20.3) bei gleichzeitigem Vorkommen von schizophrenen und affektiven Symptomen (depressive und/oder manische) von Unruhezuständen und/oder affektiven Symptomen bei Schizophrenie und schließlich von affektiven Störungen mit psychotischen Symptomen abgegrenzt werden (ICD-10: F 30.2, F 31.2, F 31.5, F 32.3, F 33.3; ▶ Kap. 14).

20.1.5 Epidemiologie/Prävalenz

Prävalenz. Die Anzahl der zu einem bestimmten Zeitpunkt in der Bevölkerung als krank angetroffenen Personen (Punktprävalenz) an Schizophrenie liegt weltweit zwischen 1,4 und 6,4 Betroffenen pro 1000 Einwohner. Die Lebenszeitprävalenz, d. h. das Risiko einer bestimmten Person im Laufe des Lebens mindestens einmal an Schizophrenie zu erkranken, liegt abhängig von der Definition der Diagnose weltweit zwischen 0,5 und 1,6%. Das bedeutet, dass im Durchschnitt etwa eine von hundert Personen mindestens einmal im Leben eine schizophrene Episode erlebt. Zum Vergleich: Die Lebenszeitprävalenz von Diabetes mellitus Typ I und II beträgt 5%.

Inzidenz. Die Anzahl neuer Erkrankungsfälle innerhalb eines Jahres, die sogenannte Jahresinzidenz, liegt bei einer engen Schizophreniedefinition bei 0,1 pro Tausend. Unter Zugrundelegung einer erweiterten Schizophreniediagnose fanden sich in allen Kulturen mit 0,01–0,04% größere Schwankungen der Jahresinzidenzraten.

Altersverteilung. Die Erkrankung tritt bevorzugt zwischen dem 15. und 35. Lebensjahr erstmals auf, bei ca. 65% der Erkrankten bereits vor dem 30. Lebensjahr.

Ein Krankheitsbeginn vor dem 12. oder nach dem 40. Lebensjahr (Spätschizophrenie) ist sehr selten.

Geschlechtsverteilung. Das Lebenszeitrisiko zwischen den Geschlechtern ist gleich. Männer erkranken bis zu 5 Jahren früher als Frauen. Frauen weisen im Menopausenalter einen zweiten, allerdings relativ niedrigen Erkrankungsgipfel auf.

Sozioökonomischer Status. Unter Personen mit niedrigem Bildungsabschluss und niedrigem sozioökonomischen Status ist die Erkrankung gehäuft zu finden. Vor dem Hintergrund der starken sozialen Beeinträchtigung durch die Erkrankung Schizophrenie ist noch nicht klar, ob dieses gehäufte Auftreten auf eine soziale Mitverursachung oder einen sozialen Abstieg der Betroffenen zurückzuführen ist. Das Morbiditätsrisiko ist in städtischen Regionen im Vergleich zu ländlichen in allen bisher untersuchten europäischen Ländern signifikant höher. Unter Nichtsesshaften findet sich ein hoher Anteil an chronischen Schizophreniepatienten, dies ist offensichtlich eine Folge der schweren Erkrankung.

Mortalität und Komorbidität. Patienten mit einer Schizophrenie haben eine etwa doppelt so hohe Mortalität im Vergleich zur Gesamtbevölkerung (altersstandardisiert). Die Lebenserwartung ist etwa im Durchschnitt 15 Jahre geringer. Ursachen sind eine erhöhte Rate an Suiziden und Unfällen mit Todesfolge sowie eine erhöhte Rate an körperlichen Krankheiten (kardiovaskulär und respiratorisch). Etwas mehr als 10% der an Schizophrenie Ersterkrankten unternehmen innerhalb eines Jahres einen Suizidversuch, wobei die wichtigsten Risikofaktoren Halluzinationen und vorheriges suizidales Verhalten sind.

Von den stationär behandelten Patienten leiden 50–80%, von ambulant behandelten 20–40% an zusätzlichen somatischen oder psychischen Erkrankungen. Bei der psychischen Komorbidität handelt es sich in erster Linie um einen erhöhten Anteil von Alkohol-, Tabakabhängigkeit und insbesondere Substanzmissbrauch oder -abhängigkeit mit illegalen Substanzen (Cannabis, Amphetamine, Halluzinogene, Kokain). Die Lebenszeitprävalenz für Substanzmissbrauch ist etwa doppelt bis vierfach so hoch wie in der Normalbevölkerung.

Ebenso erhöht ist die somatische Komorbidität und hierbei hauptsächlich kardiovaskuläre oder respiratorische Erkrankungen sowie Infektionskrankheiten. Erkrankungen wie rheumatoide Arthritis und maligne Tumore treten dagegen bei an Schizophrenie Erkrankten selten auf.

Behandlungsprävalenz. Unter den Patienten in psychiatrischen Krankenhäusern finden sich ca. 30% Patienten mit Schizophrenie, in der nervenärztlichen Praxis ca. 10%. In jeder hausärztlichen Praxis werden durchschnittlich 1–2 schizophrene Patienten behandelt.

20.1.6 Verlauf und Prognose

Krankheitsbeginn. Die Schizophrenie beginnt bevorzugt in der späten Adoleszenz und dem frühen Erwachsenenalter (bei Männern gehäuft zwischen dem 18. und 25. Lebensjahr, bei Frauen zwischen 22 und 28 Jahren). Dem Vollbild der Erkrankung geht in rund drei Viertel aller Patienten ein bis zu mehreren Jahren dauerndes Vorstadium **(Prodromalphase)** voraus, das durch uncharakteristische Störungen im Bereich von kognitiver Beeinträchtigung, Affektstörungen, Selbstwahrnehmung und sozialem Verhalten gekennzeichnet ist. Die Abgrenzung dieser uncharakteristischen Veränderungen gegenüber der Persönlichkeitsstruktur oder späteren Adoleszenzkrisen ist schwierig. Häufig sind in der Prodromalphase bereits folgende Anzeichen erkennbar:

- Sozialer Rückzug
- Beeinträchtigung der Rollenfunktionen
- Verringerung der Kommunikation mit anderen
- Ausprägung ungewöhnlicher Ideen und Erlebnisse
- Verringerung von Interessen, Energie und Initiative

Die Dauer dieser Prodromalphase variiert sehr stark. An einigen universitären Zentren in Deutschland gibt es Modellprogramme zur Frühdiagnostik der Schizophrenie. Eine frühe Behandlung scheint bei einem Teil der Patienten vor einem Vollausbruch der Erkrankung zu schützen.

Weiterer Verlauf. Der Langzeitverlauf der Schizophrenie ist höchst variabel. Üblicherweise kommt es nach mehr oder weniger akutem Krankheitsbeginn (mit dem Auftreten psychotischer Symptome) unter der Therapie zunächst zum Abklingen der ersten Krankheitsepisode mit unterschiedlicher Remissionsqualität. Bei etwa 20% der Erkrankten ist damit eine volle Wiederherstellung der früheren seelischen Gesundheit verbunden. Bei 80% kommt es zu einer unterschiedlich ausgeprägten Remission von Symptomfreiheit bis zu einem erheblichen kognitiven und sozialen Beeinträchtigungsgrad. Der Anteil schwerer progredienter Verläufe liegt bei den heutigen medikamentösen und psycho- und soziotherapeutischen Optionen in etwa bei 5–10%.

Der Verlauf der Schizophrenie kann nach der Akuität des Beginns (akut, schleichend, primär chronisch), dem Ablauf akuter Episoden (phasisch remittierend, episodenhaft mit Residuum) und dem langfristigen Verlaufsausgang (Vollremission, chronische Positivsymptomatik, persistierende Negativsymptomatik, psychotische Behinderung) differenziert werden.

Für die Therapie ist die Mehrdimensionalität der Verlaufsbeurteilung zu beachten. Neben der klinisch-psychopathologischen Symptomatik und dem psychosozialen Funktionsniveau sind v. a. auch subjektive wie auch objektive Lebensqualität sowie Beeinträchtigung durch Medikamentennebenwirkungen zu berücksichtigen.

Soziokulturelle Faktoren. Die Schizophrenie kommt in allen Ländern, Kulturen und Klimazonen vor. Kulturelle und religiöse Anschauungen können zu unterschiedlichen Ausprägungen der Krankheitssymptome beitragen. Bei der Behandlung von Patienten aus anderen Kulturkreisen sollte dies beachtet werden. So können kulturelle Besonderheiten als pathologisch fehlinterpretiert oder Krankheitsverhalten fälschlicherweise als kulturelle Besonderheit verkannt werden. Die Einbindung von Übersetzern und fremdsprachigen Informationsbroschüren bei ausländischen Patienten zur Klärung dieser Fragen ist sinnvoll. Verständnis für das Krankheitserklärungsmodell des Betroffenen kann zu einer Verbesserung des Behandlungserfolgs führen. Obwohl die Kernsymptome der Erkrankung in allen Ländern und Kulturen gleich sind, ist der Verlauf in Entwicklungsländern akuter und insgesamt etwas günstiger als in den entwickelten Ländern.

Prognose. Eine lange Dauer der Prodromalphase und ein schleichender chronischer Krankheitsbeginn mit kognitiver und sozialer Behinderung und schwerer Negativsymptomatik sind Hinweise für einen ungünstigeren Krankheitsverlauf. Ein akuter Beginn nach kurzem Vorstadium bei belastenden Lebensereignissen, das Fehlen von prämorbiden Persönlichkeitsabweichungen und eine gute soziale Anpassung lassen einen eher günstigen Krankheitsverlauf erwarten.

Wird die erste Psychose lange nicht sowohl medikamentös als auch psychosozial behandelt, muss dies als ein ungünstiger prognostischer Faktor angesehen werden.

Ungünstige prognostische Faktoren für den Verlauf der Schizophrenie

- Psychische Erkrankungen in der Familie
- Männliches Geschlecht
- Lange Prodromalphase
- Kognitive Beeinträchtigung
- Niedrige prämorbide Intelligenz
- Negativsymptomatik
- Schlechte prämorbide soziale Anpassung
- Fehlende stabile Partnerschaft
- Psychosozialer Stress und ein familiäres Klima mit belastenden Umgangsformen (»high expressed emotions«)
- Geburtskomplikationen
- Ethnischer Minderheitenstatus

Stigmatisierung. Die Schizophrenie ist für die Betroffenen wie auch für die Verwandten mit einer erheblichen Stigmatisierung verbunden. Stigmatisierung ist die Folge von Vorurteilen, die verursacht werden durch abwertende Meinungen über Patienten. Sie führen zu unberechtigten negativen Verhaltensweisen gegenüber den Betroffenen. Die Patienten sehen sich dabei mit Isolation und Diskriminierung konfrontiert. Diese Stigmatisierung dehnt sich auch auf Familienangehörige sowie Behandler und Betreuer aus. Wünschenswert zur Verringerung von Stigmata sind eine gemeindenahe Behandlung, Behandlungen mit atypischen Antipsychotika (wenig extrapyramidale Nebenwirkungen) und entsprechende Öffentlichkeitsarbeit.

Fremdaggressivität. Entgegen der landläufigen Meinung geht eine Schizophrenie nur mit einem relativ geringen Maß an Fremdaggressivität im Vergleich zur Normalbevölkerung einher. Der Anteil schizophren Erkrankter an Gewalttaten ist im Vergleich zu anderen Bevölkerungsgruppen wie z. B. Alkoholerkrankten gering. Wenn Fremdaggressivität auftritt, sind zumeist Angehörige betroffen. Einen Risikofaktor für Fremdaggressivität stellen psychotische Symptome und Substanzabhängigkeit dar.

Überweisungskriterien zum Facharzt und an eine Klinik

Die Schizophrenie beginnt bei drei Viertel der Fälle mit einer mehrjährigen Prodromalphase vor Auftreten des ersten psychotischen Symptoms. In diesem Frühstadium werden die Betroffenen oft zunächst vom Hausarzt gesehen. Zu wichtigen Prodromalsymptomen zählen Depression, Ängstlichkeit, sozialer Rückzug, funktionelle Beeinträchtigungen, zunehmende Negativsymptomatik, Veränderungen des Selbst- und Weltbezugs. Soweit Prodromalsymptome Progredienz zeigen, sollte die Überweisung zur weiteren Abklärung an einen Facharzt für Psychiatrie und Psychotherapie, eine psychiatrische Institutsambulanz oder – wenn vorhanden – ein Früherkennungszentrum erfolgen.

! Geht die Prodromalsymptomatik in die beginnende psychotische Episode über (Beeinträchtigungserleben, überwertige Ideen, Wahn), ist die Überweisung an einen Facharzt für Psychiatrie und Psychotherapie oder eine psychiatrische Institutsambulanz dringend. Bei einer voll entwickelten psychotischen Symptomatik ist eine sofortige Überweisung erforderlich.

Ist die Diagnose einer Schizophrenie gestellt, ist eine regelmäßige fachärztliche psychiatrisch-psychotherapeutische Behandlung erforderlich. Es muss ein Gesamtbehandlungsplan mit Einbeziehung der hausärztlichen und fachärztlich-psychiatrischen Behandlung, einschließlich Medikation, psycho- und soziotherapeutischer Maßnahmen erfolgen. Wichtig sind die Einbeziehung von Angehörigen, gesetzlichen Betreuern sowie sozialen Hilfs- und Rehabilitationsdiensten.

! Bei Vorliegen von Hinweisen auf akute Selbst- und/oder Fremdgefährdung muss in der Regel eine stationäre Behandlung erfolgen. In allen anderen Fällen ist eine ambulante wohnortnahe Behandlung einer stationären vorzuziehen.

Folgende Aspekte sollten bei einer Überweisung in die Klinik berücksichtigt werden:

- Anamnese: vorherige erfolgreiche ambulante Behandlungen bei psychotischen Episoden
- Einschätzungen und Präferenzen des Betroffenen
- Compliance: unter Berücksichtigung von Nebenwirkungen kann eine Optimierung der medikamentösen Therapie die Compliance erhöhen und eine stationäre Behandlung vermieden werden; bei fehlender Compliance ist eine niederschwellige Einweisung in eine stationäre oder teilstationäre Institution sinnvoll
- Vorheriges Ansprechen auf medikamentöse Therapie
- Komorbidität, Alkohol- und Drogenmissbrauch: die Berücksichtigung und Behandlung komorbider somatischer Erkrankungen und insbesondere Alkohol- und Drogenmissbrauch erfolgt leichter unter stationären Bedingungen
- Stationäre Therapie ist neben akuter Selbst- und Fremdgefährdung indiziert bei Therapieresistenz, ausgeprägten Wahn- und Angstzuständen, nicht gewährleisteter Ernährung und Pflege, ausgeprägter Antriebshemmung, die Remission behindernden familiären Konflikten, die Behandlung komplizierenden Begleiterkrankungen oder bei sonstigen nicht ambulant zu versorgenden Problemen

Die stationäre Behandlung sollte so kurz wie möglich durchgeführt werden. Eine vollstationäre Behandlung kann einen erheblichen Eingriff in die Lebenskontinuität bedeuten. Deshalb ist eine tagesklinische Behandlung als Alternative zur stationären Behandlung dann zu bevorzugen, wenn es sowohl der besonderen diagnostischen und therapeutischen Mittel des Krankenhauses bedarf, der Patient aber auch selbstständig oder mit Unterstützung Dritter eine tagesklinische Einrichtung regelmäßig aufsuchen kann.

20.1.7 Pharmakotherapie

Behandlungsziel bei der Schizophrenie ist der von Krankheitssymptomen weitgehend freie, zu selbstbestimmter Lebensführung fähige, therapeutische Maßnahmen in Kenntnis von Nutzen und Risiken abwägende Patient. Hierfür ist die Erstellung eines Gesamtbehandlungsplans unter Partizipation der Betroffenen und aller am Behandlungsprozess Beteiligten, eine Zusammenarbeit mit Angehörigen und die Koordination und Kooperation der Behandlungsinstitutionen unter Einbeziehung des nichtprofessionellen Hilfe- und Selbsthilfesystems notwendig. Alle Behandlungsschritte sollten in diesem Gesamtbehandlungsplan integriert werden sowie individuell und schubspezifisch im Rahmen einer multiprofessionellen und möglichst wohnortnahen Behandlung abgestimmt werden.

! Prinzipiell erfolgt die Therapie der Schizophrenie mit Antipsychotika. Es sollen, wenn irgend möglich, nur atypische Antipsychotika, v. a. für die längerfristige Behandlung, eingesetzt werden. Bei vorliegender depressiver Symptomatik können diese auch mit Antidepressiva kombiniert werden.
Zu Beginn einer Pharmakotherapie muss eine Aufklärung des Patienten über Wirkungen sowie Nebenwirkungen der Medikamente erfolgen. Der Patient sollte in den therapeutischen Entscheidungsprozess miteinbezogen werden.

Bei der Wahl der Medikation muss das jeweilige Wirkungs- und Nebenwirkungsprofil mit dem klinischen Zielsyndrom abgestimmt werden und früheres Ansprechen auf Antipsychotika, Nebenwirkungserfahrungen, Applikationsform, Begleitmedikation, individuelles Risikoprofil und Patientenpräferenz müssen berücksichtigt werden.

Antipsychotika können eingeteilt werden nach ihrer chemischen Struktur, nach der antipsychotischen Wirksamkeit (hoch-, mittel-, niedrigpotent) sowie nach ihren atypischen Eigenschaften. Unter **atypischen Antipsychotika** (AAP; Synonyme: Atypika, Neuroleptika oder Antipsychotika der zweiten Generation) werden Präparate subsumiert, die im Vergleich mit konventionellen Antipsychotika folgende Charakteristika aufweisen:

- Gute antipsychotische Wirksamkeit
- Weniger extrapyramidal-motorische Symptome (Parkinsonoid, Spätdyskinesien)
- Wirksamkeit bei Negativsymptomatik
- Wirksamkeit bei Therapieresistenz
- Geringe Prolaktinerhöhung

AAP sind in ◘ Tab. 20.4 und 20.6 aufgelistet.

Tipps

Amisulprid (z. B. *Solian*®) ist zurzeit das einzige Antipsychotikum, das zur Therapie bei vorherrschender Negativsymptomatik in Deutschland explizit zugelassen ist. Es vereinigt typische wie atypische Charakteristika von Antipsychotika. »Off label« wird auch wegen einer gewissen zusätzlichen antidepressiven Potenz *Quetiapin (Seroquel®)* häufiger verordnet.

Antipsychotika liegen, je nach Präparat, als Tabletten, Dragees, Saft, Lösungen für intravenöse Gaben und als kurz- oder langwirkende Präparate (Depotmedikation) für die intramuskuläre Applikation vor.

Die Dosierung der Antipsychotika ist grundsätzlich so niedrig wie möglich zu wählen. Hochdosierungen sollten grundsätzlich nur vom Facharzt für Psychiatrie und Psychotherapie vorgenommen werden (»off label«). Eine in der Vergangenheit gelegentlich durchgeführte hohe Dosierung typischer Antipsychotika, sowohl in der Akut- als auch in der Langzeittherapie, führte hauptsächlich zu extrapyramidal-motorischen Störungen, die für Patienten extrem unangenehm sind. Dies führte häufig zu einer Ablehnung der medikamentösen Therapie und war mit einer Verschlechterung der Behandlungsergebnisse verbunden, was zu einer weiteren Stigmatisierung der Betroffenen beitrug.

Die Umstellung von einem Antipsychotikum auf ein anderes sollte durch Überlappung beider Substanzen mit allmählichem Auf- bzw. Abdosieren erfolgen.

Relative Kontraindikationen

Relative Kontraindikationen für den Einsatz von Antipsychotika sind, je nach Substanzgruppen mit unterschiedlicher Gewichtung:

- Akute Intoxikationen durch zentral wirksame Substanzen
- Engwinkelglaukom
- Pylorusstenose
- Prostatahypertrophie
- Kardiale Vorschädigung
- Leber- und Nierenvorschädigungen
- Leukopenie
- Prolaktinabhängige Tumore
- Schwere Hypotonie
- Hirnorganische Erkrankungen
- Epilepsie
- Schädigung des extrapyramidal-motorischen Systems
- Anamnestisch malignes neuroleptisches Syndrom

Auf jeden Fall muss bei der Substanzwahl eine Nutzen-Risiko-Abwägung unter Berücksichtigung des substanzspezifischen Nebenwirkungsprofils erfolgen. Die substanzspezifischen Kontraindikationen sind in ◘ Tab. 20.4 aufgelistet.

Nebenwirkungen

Die Nebenwirkungen (◘ Tab. 20.5) **typischer Antipsychotika** unterscheiden sich v. a. nach der antipsychotischen Potenz. Hochpotente typische Antipsychotika sind mit einem hohen Risiko von extrapyramidalen Nebenwirkungen, einem mittleren Risiko von Sedierung und einem niedrigen Risiko von orthostatischer Hypotension, Tachykardie und ancholinergen oder antiadrenergen Nebenwirkungen verbunden. Niederpotente Antipsychotika rufen weniger extrapyramidale Nebenwirkungen, jedoch häufiger Sedierung, orthostatische Hypotension, Tachykardie und anticholinerge oder antiadrenerge Nebenwirkungen hervor.

Die Nebenwirkungen **atypischer Antipsychotika** unterscheiden sich v. a. nach ihrem spezifischen Rezeptorprofil. Hier stehen v. a. unerwünschte Wirkungen auf den Glukose- und Lipidstoffwechsel, das Körpergewicht, das hämatopoetische System und die kardiale Reizleitung im Vordergrund.

Tab. 20.4. Die wichtigsten Kontraindikationen atypischer Antipsychotika. (Schmauß u. Messer 2006)

Anti-psychotikum	Kontraindikationen
Clozapin (z. B. *Leponex®*)	– Überempfindlichkeit gegenüber dem Wirkstoff oder weiteren Bestandteilen von *Clozapin* – Patienten, die bereits auf *Clozapin* oder auf andere Antipsychotika oder sonstige Arzneimittel mit einer Schädigung der Blutbildung reagiert haben (Ausnahme: Leukopenie durch Zytostatika) – Erkrankungen des Blutes oder des blutbildenden Systems, v. a. wenn weiße Blutkörperchen betroffen sind – Akute Vergiftungen mit zentralwirksamen Substanzen, z. B. Alkohol, Schlafmitteln, Schmerzmitteln, Psychopharmaka oder anderen Mitteln – Medikamentös ungenügend kontrollierte Epilepsie – Kreislaufkollaps und/oder ZNS-Depression jeglicher Genese – Vergiftungsbedingte Psychosen und Bewusstseinstrübungen – Schwere Erkrankungen des Herzens, der abführenden Gallenwege und der Niere – Lebererkrankungen, die mit Übelkeit, Appetitlosigkeit oder Gelbsucht einhergehen, fortschreitende Lebererkrankungen, Leberversagen – Darmatonie
Risperidon (z. B. *Risperdal®*)	– Überempfindlichkeit gegenüber dem Wirkstoff oder weiteren Bestandteilen von *Risperidon* – Vorliegen erhöhter, nicht durch Medikamente bedingter Prolaktinspiegel
Olanzapin (*Zyprexa®*)	– Überempfindlichkeit gegenüber dem Wirkstoff oder weiteren Bestandteilen von *Olanzapin*
Amisulprid (z. B. *Solian®*)	– Überempfindlichkeit gegenüber dem Wirkstoff oder weiteren Bestandteilen von *Amisulprid* – Vorliegen erhöhter, nicht durch Medikamente bedingter Prolaktinspiegel – Prolaktinabhängige Tumoren und Brustkrebs – Phäochromozytom
Quetiapin (*Seroquel®*)	– Überempfindlichkeit gegenüber dem Wirkstoff oder weiteren Bestandteilen von *Quetiapin* – Mittel, die bei HIV-Erkrankungen Anwendung finden (HIV-Proteasehemmer) – Mittel gegen Pilzerkrankungen (Antimykotika vom Azol-Typ) – Antibiotika (Erythromycin, Clarithromycin)
Ziprasidon (*Zeldox®*)	– Überempfindlichkeit gegenüber dem Wirkstoff oder weiteren Bestandteilen von *Ziprasidon* – kardiale Vorschädigung
Sertindol (*Serdolect®*)	– Überempfindlichkeit gegenüber dem Wirkstoff oder weiteren Bestandteilen – Klinisch relevante Herz-Kreislauf-Erkrankungen – Unbehandelte Hypokaliämie und Hyponatriämie – Angeborenes oder erworbenes langes QT-Syndrom – Schwere Leberinsuffizienz – Mittel, die eine signifikante QT-Verlängerung hervorrufen (z. B. Antiarrhythmika Klasse Ia und III, einige Makrolide, einige Antipsychotika, einige Chinolonantibiotika) – Medikamente, die Cytochrom P4503A hemmen, wie z. B. HIV-Proteaseninhibitoren und »Azol«-Antimykotika
Aripiprazol (*Abilify®*)	– Überempfindlichkeit gegenüber dem Wirkstoff oder einem der sonstigen Bestandteile von *Aripiprazol*
Zotepin (*Nipolept®*)	– Überempfindlichkeit gegenüber dem Wirkstoff oder weiteren Bestandteilen von *Zotepin* – Akute Vergiftungen mit Alkohol, Schmerzmitteln vom Opiattyp, Schlafmitteln oder Psychopharmaka – Verminderte Leistung des blutbildenden Systems

Tab. 20.5. Unerwünschte Wirkungen der Antipsychotika. (DGPPN 2006)

Unerwünschte Wirkungen	Antipsychotikum								
	Haloperidol (Haldol®)	*Amisulprid (z. B. Solian®)*	*Clozapin (z. B. Leponex®)*	*Olanzapin (Zyprexa®)*	*Risperidon (z. B. Risperdal®)*	*Quetiapin (Seroquel®)*	*Ziprasidon (Zeldox®)*	*Aripiprazol (Abilify®)*	*Zotepin (Nipolept®)*
Frühdyskinesien, Parkinsonoid/ Akathisie	+++	0 bis +	0 bis (+)	0 bis ++	0 bis ++	0 bis +	0 bis +	0 bis +	0 bis ++
Spätdyskinesien	+++	0 bis (+)	0	(+)	(+)	?	?	(+)	0 bis (+)
Krampfanfälle	+	0	++	0	0	0	0	(+)	++
Verlängerung der QT-Zeit	+	(+)	(+)	(+)	(+)	(+)	+	0 (?)	+
Transaminasen-/Bilirubinanstieg	++	(+)	++	++	+	++	+	0 (?)	++
Obstipation	+	++	+++	++	++	+	0	0	+++
Orthostatische Dysregulation	++	0	++	(+)	++	++	+	+	+
Passagere Leukopenien	+	0	+++	(+)	0	++	0	0	++
Agranulozytose/Panzytopenie	0	0	+	0	0	0	0	0	0
Gewichtszunahme[a]	+	+	+++	+++	++	++	(+)	(+)	+++
Hyperprolaktinämie[b]	+++	+++	0	(+)	++	(+)	(+)	0	++
Galaktorrhö[b]	++	++	0	0	++	0	0	0	++
Dysmenorrhö/Amenorrhö[b]	++	++	0	0	++	(+)	0	0	++
Sedierung	+++	0 bis (+)	+++	+ bis ++	+	++	0 bis (+)	0	+++
Malignes neuroleptisches Syndrom	(+)	?	(+)	(+)	(+)	(+)	?	(+)	(+)

Anmerkung: Die Häufigkeitsangaben wurden hauptsächlich den Monografien des Bundesamtes für Arzneimittel und Medizinprodukte (BfArM) entnommen.

0 = nicht vorhanden, (+) = vereinzelt oder kein signifikanter Unterschied zu Plazebos, + = selten (unter 1%), ++ = gelegentlich (1–10%), +++ = häufig (>10%), ? = keine ausreichende Datenlage zur Abschätzung der Häufigkeit.

[a] Ausmaß über 6–10 Wochen: + = niedrig (0–1,5 kg), ++ = mittel (1,5–3 kg), +++ = hoch (>3 kg).

[b] Nur für *Amisulprid, Clozapin, Risperidon* und *Quetiapin* gut untersucht.

Kombinationstherapie und Wechselwirkungen

Eine antipsychotische Monotherapie ist generell aufgrund der besseren Steuerbarkeit und der fehlenden medikamentösen Interaktion zu bevorzugen. Jede antipsychotische Kombinationstherapie sollte, wenn möglich, vermieden werden. In der Praxis werden Kombinationen jedoch besonders polypragmatisch bei Patienten verwendet, die auf eine Monotherapie nicht ausreichend ansprechen.

! Eine Nichtansprechbarkeit sollte in der Akutphase erst nach 2–4 Wochen unter ausreichender Dosierung bei gesicherter Compliance beurteilt werden. In der Langzeitbehandlung von chronischen Symptomen kann ein Nichtansprechen oft erst nach mehreren Monaten beurteilt werden.

Die Kombination von Antipsychotika ist mit der Gefahr ungünstiger Wechselwirkungen und einer Potenzierung von Nebenwirkungen verbunden. Niederpotente Antipsychotika werden häufig adjuvant zur Sedierung verschrieben.

Unter einer **Augmentationsbehandlung** bei Antipsychotikatherapie wird eine Kombinationsbehandlung von Antipsychotika mit anderen Substanzen (v. a. Benzodiazepine, Antidepressiva, Phasenprophylaktika) verstanden. Eine Indikation hierzu kann bei unzureichendem antipsychotischen Ansprechen zur Behandlung von Begleitwirkungen oder speziellen Zielsymptomen (akute Erregung, Angst, Depression werden mit Benzodiazepinen behandelt) gegeben sein. Eine antipsychotische Basismedikation ist beizubehalten.

Bezüglich der Empfehlungen für Routineuntersuchungen unter Antipsychotikatherapie ▶ Kap. 7: ◘ Tab. 7.18 in Abschn. 7.5.5.

Dosierungen

Die Dosierungsempfehlungen richten sich nach dem einzelnen Präparat (◘ Tab. 20.6). Bei Patienten über 65 Jahren sollte besonders vorsichtig aufdosiert werden. Antipsychotika haben eine große therapeutische Breite. Aufgrund der unterschiedlichen Vorgehensweisen in den Behandlungsphasen werden die Dosierungsempfehlungen in Akutphase, Stabilisierungsphase sowie Langzeitmedikation unterteilt.

Akutphase. Bei Ersterkrankungen sollte man mit relativ niedriger, aber sicher wirksamer Dosis beginnen, da sowohl ein besseres Ansprechen als auch eine größere Sensibilität für Nebenwirkungen zu erwarten sind. Bei akuter schwerer Symptomatik im Rahmen von Rezidiven sollte man unverzüglich mit relativ hoher Dosis beginnen bzw. rasch aufdosieren. Eine langsame, schrittweise Erhöhung der Dosis ist nur bei Antipsychotika mit anticholinerger bzw. adrenolytischer Begleitwirkung oder ausgeprägter Sedierung notwendig. Bei Non-Response sollte neben der Complianceüberprüfung auch die erneute Evaluation von möglichen Komorbiditäten (v. a. Suchterkrankungen, Cannabis-Abusus) und psychosozialen Stressoren durchgeführt werden.

Tipps

Atypische Antipsychotika sollten in der Akutphase innerhalb weniger Tage bis zu einer Woche in den Zieldosisbereich aufdosiert werden. *Clozapin* (z. B. *Leponex®*) eignet sich in der Regel nicht zur Therapie in der Akutphase, da die therapeutische Dosis erst nach längerer Zeit erreicht werden kann und ein primärer Einsatz wegen Agranulozytoserisiko nicht indiziert ist.

Stabilisierungsphase und Langzeitmedikation. Schizophrenie ist eine häufig chronisch verlaufende und in vielen Fällen rezidivierende Erkrankung. Die rezidivprophylaktische Wirkung der atypischen Antipsychotika gegenüber Plazebo wurde in einer Vielzahl von Studien gezeigt. Etwa 70% der Patienten, die keine aktive antipsychotische Therapie aufweisen, haben im Folgejahr erneut ein Krankheitsrezidiv. Die Rate bei Patienten unter konventionellen Antipsychotika beträgt nur etwa 30%. Nach etwa 2 Jahren erkranken 80% der Nichtbehandelten und 50% der Behandelten erneut.

Eine kontinuierliche antipsychotische Therapie über mehrere Jahre kann das Risiko eines Krankheitsrezidivs um zwei Drittel verringern. Daher ist ein wesentliches Ziel der antipsychotischen Langzeit- oder Erhaltungstherapien neben der Symptom-Reduktion die Verhinderung von Rezidiven. Hierbei stellt die Kombination einer medikamentösen Langzeitbehandlung mit psycho- und soziotherapeutischen Verfahren einen Standard dar, da die Rückfallrate weiter reduziert wird und der Krankheitsverlauf weiter verbessert werden kann. Etwa 20% derjenigen Patienten, die eine erste psychotische Episode erleben, zeigen im Verlauf keine erneuten psychotischen Symptome mehr. Es existieren jedoch keine prognostischen Prädiktoren für medikamentös unbehandelt günstige Verläufe oder Faktoren, die eine solide Abschätzung des Ansprechens auf die pharmakologische Therapie ermöglichen.

Tipps

Die Medikation, unter der die Besserung aufgetreten ist, sollte in der niedrigsten, jedoch hinreichend wirksamen Dosis beibehalten werden. Eine zu früh vorgenommene Dosisreduktion führt in der Mehrzahl der Fälle zu einem Rückfall. Es sollte generell für die Langzeitprophylaxe ein atypisches Antipsychotikum eingesetzt werden. Die Auswahl erfolgt auch unter den Gesichtspunkten von Nebenwirkungsprofilen im Hinblick auf Spätdyskinesien, Sedierung, kardiale metabolische und endokrine Effekte.

Tab. 20.6. Empfohlene Dosierung (oral) der Antipsychotika. (In Anlehnung an DGPPN 2006)

Wirkstoff	Handelsname (Beispiel)	Empfohlene Startdosis pro Tag [mg]	DI[a]	Tageszieldosis (Ersterkrankte in der Akuttherapie) [mg]	Tageszieldosis (Mehrfacherkrankte in der Akuttherapie) [mg]	Dosierung in der Langzeittherapie pro Tag [mg]	Höchste empfohlene Dosis pro Tag[b] [mg]	Therapiekosten/Monat[c]
Atypika								
Amisulprid	*Solian®*	200	(1)–2	100–300	400–800	100–800	1200	27,13 € (100 mg)
Aripiprazol	*Abilify®*	5–10	1	15–(30)	15–30	15–30	30	228,08 € (15 mg)
Clozapin[d]	*Leponex®*	25	2–(4)	100–250	200–450	200–550	900	31,70 € (100 mg)
Olanzapin	*Zyprexa®*	5–10	1	5–15	5–20	10–20	20	117,79 € (5 mg)
Quetiapin	*Seroquel®*	50	2	300–600	400–750	300–750	800–(1200)	140,58 € (300 mg)
Risperidon	*Risperdal®*	2	1–2	1–4	3–6–(10)	2–6	8	51,19 € (1 mg)
Ziprasidon	*Zeldox®*	40	2	40–80	80–160	80–160	160	99,21 € (40 mg)
Konventionelle Antipsychotika								
Fluphenazin	*Dapotum®*	0,4–10	2–3	2,4–10	10–20	3–15	20–(40)	8,65 € (2,4 mg)
Flupentixol	*Fluanxol®*	2–5	1–3	2–10	10–(60)	2–15	15–(60)	11,26 € (2 mg)
Haloperidol	*Haldol®*	2–5	(1)–2	1–4	3–20	2–20	20	7,19 € (1 mg)
Perazin	*Taxilan®*	25–75	1–2	100–300	200–600		300–(800)	13,37 € (100 mg)
Perphenazin	*Decentan®*	4–8	1–3	6–36	12–42	6–36	36	12,20 € (6 mg)
Pimozid	*Orap®*	1–4	2	1–4	2–12	2–8	16	10,57 € (1 mg)
Zuclopenthixol	*Ciatyl-Z®*	20–40	1–3	2–10	25–50		80	4,85 € (2 mg)

[a] DI (Dosierungsintervall): Empfohlene Verteilung der genannten Gesamtdosis über den Tag; ein Zeitpunkt = 1, zwei Zeitpunkte = 2 etc., Höchstdosierungen müssen ggf. auf mehrere Zeitpunkte verteilt werden.

[b] Höchste zugelassene Dosis nach Angaben der Fachinformationen. Insbesondere bei den neueren Antipsychotika werden jedoch auch in der klinischen Praxis oft höhere Dosierungen verwendet (»off-label-use«) und positive Erfahrungen damit (kasuistisch) berichtet.

[c] Die Preise beziehen sich auf die N3-Packung des im Handelsnamen angegebenen Präparats (bzw. die N2-Packung, falls ein Arzneimittel nicht in der N3-Packung verfügbar ist).

[d] *Clozapin* wird üblicherweise nicht zur Behandlung von Ersterkrankungen eingesetzt.

[e] *Zotepin* vereinigt typische wie atypische Charakteristika von Antipsychotika.

Dauer der Langzeitmedikation

1. Antipsychotikatherapie unter Beibehaltung der Dosis für wenigstens 1–2 Jahre nach der ersten Akutphase. Bei anhaltenden psychosozialen Belastungen ist eine mehrjährige Behandlungsdauer, auch nach Erstmanifestation, zu empfehlen.
2. Nach einem ersten Rückfall: Antipsychotikatherapie zunächst unter Beibehaltung der Dosis über mindestens 2–5 Jahre, nach mehrmaligen Episoden mindestens 5 Jahre. Nach stabiler Symptomremission können bei der Langzeitbehandlung eine schrittweise Dosisreduktion über längere Zeiträume und eine Einstellung auf eine niedrigere Erhaltungsdosis erwogen werden.
3. Das Antipsychotikum darf niemals abrupt abgesetzt werden, sonst erhöht sich das Rückfallrisiko. Ein sehr langsames Ausschleichen ist zu empfehlen, z. B. Dosisreduktion von 25% innerhalb von 3 Monaten. Ein Absetzen der Medikation sollte nur unter kontinuierlicher Betreuung eines Facharztes für Psychiatrie und Psychotherapie erfolgen.

Indikation für eine Langzeitmedikation über 5 Jahre, ggf. Dauermedikation

- Bei floriden Psychosen, die bei Absetzen der Medikation exazerbieren
- Zur Rezidivprophylaxe bei häufigen Episoden, v. a. wenn Eigen- oder Fremdgefährdung im Rahmen von Exazerbationen bekannt sind
- Bei Schizophrenien mit überwiegend ausgeprägter Negativsymptomatik
- Bei chronischer Schizophrenie mit Residualzuständen

Depot-Antipsychotika bei Langzeitprophylaxe. Zur Langzeitprophylaxe eignen sich insbesondere Depot-Antipsychotika (Tab. 20.7, ▶ Abschn. 7.5.6). Die Vorteile der Depot-Antipsychotika liegen neben der Bequemlichkeit für den Patienten in der Vermeidung der hepatischen First-Pass-Metabolisierung, der Stabilisierung des Serumspiegels, der Vermeidung stärkerer Spiegelschwankungen mit dem geringeren Risiko von unerwünschten Wirkungen sowie der gesicherten Applikation.

Eine antipsychotische Depot-Medikation empfiehlt sich besonders, wenn eine regelmäßige orale antipsychotische Medikation nicht sichergestellt ist, eine gesicherte Applikation aber dringend notwendig erscheint oder wenn die Depot-Applikation eine Patientenpräferenz darstellt. Aufgrund fehlender Nachweise einer überlegenen Wirksamkeit einzelner typischer Depot-Antipsychotika untereinander sollte die Auswahl anhand des Nebenwirkungsprofils und des Injektionsintervalls vorgenommen werden.

Tipps

Als einziges atypisches Depot-Antipsychotikum liegt *Risperidon* vor. Da dieses erwartungsgemäß günstigere Nebenwirkungsprofile hat als die verfügbaren typischen Antipsychotika, besonders das geringere Risiko von Spätdyskinesien, sollte dies bei der Entscheidung berücksichtigt werden. Das Medikament ist allerdings relativ teuer.

! Besonderer Hinweis zu Clozapin
***Clozapin* (z. B. *Leponex®*) stellt nicht das Mittel der ersten Wahl dar, sondern sollte erst nach Therapieresistenz oder bei ausgeprägter Negativsymptomatik zum Einsatz kommen. Die In-**

Tab. 20.7. Übersicht über Depotpräparate. (Mod. nach Benkert u. Hippius 2007)

Depotpräparat	Wirkungsdauer	Dosierung [mg]	Kosten pro Injektion[a]
Konventionelle Antipsychotika			
Flupentixoldecanoat (z. B. *Fluanxol® Depot*)	3–4 Wochen	20–100	10,34 € (20 mg)
Fluphenazindecanoat (z. B. *Dapotum® Depot*)	2–4 Wochen	12,5–100	8,78 € (12,5 g)
Fluspirilen (z. B. *Imap®*)	1 Woche	2–10	2,95 € (2 mg)
Haloperidoldecanoat (Haldol® Decanoat)	2–4 Wochen	50–300	11,53 € (50 mg)
Perphenazinenanthat (Decentan-Depot®)	2 Wochen	50–300	6,43 € (50 mg)
Zuclopenthixolacetat (Ciatyl-Z Depot®)	2–3 Tage	50–150	4,44 € (50 mg)
Atypische Antipsychotika			
Risperidon Consta (Risperdal Consta®)	2 Wochen	25–50	148,39 € (25 mg)

[a] Die Preise beziehen sich auf die N3-Packung des im Handelsnamen angegebenen Präparats (bzw. die N2-Packung, falls ein Arzneimittel nicht in der N3-Packung verfügbar ist).

dikation sollte vom Facharzt gestellt werden. Hierbei ist v. a. die kontrollierte Anwendung mit regelmäßigen Blutbildkontrollen und entsprechender Aufklärung des Patienten zu beachten. Cave: Keine Kombination von *Clozapin* mit trizyklischem Depot-Antipsychotikum, da kardiovaskuläre Synkopen und/oder Atemstillstand bei gleichzeitiger *Clozapin*-Einnahme und Benzodiazepingabe möglich sind. Daher insbesondere i.v.-Applikation von Benzodiazepinen unbedingt vermeiden. Kombination mit *Fluvoxamin* führt zu einem zehnfachen Anstieg der *Clozapin*-Konzentration.

Notfalltherapie bei psychomotorischem Erregungszustand

- Basistherapie mit einem Antipsychotikum: *Haloperidol* (z. B. *Haldol*®) 5–10 mg p.o. oder i.v./i.m., ggf. 1- bis 2-malige Wiederholung im Abstand von 30 min, aber maximal 100 mg/Tag p.o. bzw. 60 mg/Tag parenteral; bei älteren Patienten zunächst 0,5–1,5 mg
- Alternativ: *Olanzapin* (*Zyprexa*®) 10–20 mg p.o. oder 10 mg i.m. (maximal 20 mg/Tag)
- Zusätzlich als Komedikation Benzodiazepine möglich: *Lorazepam* (z. B. *Tavor*®) 1–2 mg p.o. (am besten »Expidet-Formulierung«) oder 0,5–1 mg i.v./i.m. (**Cave:** nicht in Kombination mit *Olanzapin*), ggf. Wiederholung in 30-minütigen Abständen (»rapid tranquilization«) bis maximal 7,5 mg/Tag
- Psychomotorische Erregungszustände bei demenziellen Erkrankungen (▶ Kap. 19 und 29).

20.1.8 Psychotherapie

Psychotherapeutische Interventionen

Ziele psychologischer Behandlungsverfahren bei schizophrenen Erkrankungen sind die Verminderung der individuellen Vulnerabilität, die Verringerung von ungünstigen Einflüssen und äußeren Stressoren, die Verbesserung der Lebensqualität, die Verringerung von Krankheitssymptomen und die Förderung und Verbesserung von Fähigkeiten zur Kommunikation und Krankheitsbewältigung.

Psychoeduktion

Hierunter werden systematische, didaktische und psychotherapeutische Interventionen zusammengefasst, die dazu geeignet sind, die Patienten über die Krankheit und ihre Behandlungen zu informieren, das Krankheitsverständnis und den selbstverantwortlichen Umgang mit der Krankheit zu fördern und sie bei der Krankheitsbewältigung zu unterstützen. Betroffene sollten an Therapieentscheidungen mitwirken können. Wegen der kognitiven Einschränkungen möglicher medikamentöser Nebenwirkungen, Stigmatisierung sowie weitreichender psychologischer, sozialer und rechtlicher Auswirkungen werden besondere Anforderungen an die Informationsvermittlung gestellt. Es liegen hierzu standardisierte Programme vor. Themenbereiche sind Krankheitsverlauf, Epidemiologie, Rezidivhäufigkeit, Diagnosekriterien, biologische und psychosoziale Ursachenfaktoren sowie wesentliche Aspekte mehrdimensionaler Behandlung mit Berücksichtigung familiärer, sozialer, biologischer und pharmakologischer Gesichtspunkte.

Kognitive Verhaltenstherapie

Ziele der kognitiven Verhaltenstherapie bei Schizophrenie sind, das Ausmaß der psychotischen Positivsymptomatik, v. a. Wahn und Halluzinationen, zu reduzieren und die Flexibilität der Denkprozesse zu fördern. Weiterhin das Leiden an und die Behinderung durch psychotische Positivsymptome zu lindern und eine bessere soziale Anpassung zu erreichen, emotionale Störungen wie Depression, Angst und Hoffnungslosigkeit zu reduzieren sowie ein Verständnis von Psychose aufzubauen, das die aktive Teilnahme des Patienten darin fördert, sein Rückfallrisiko und seinen Grad an sozialen Behinderungen zu reduzieren. Kognitive verhaltenstherapeutische Sitzungen sollen von einem mit Schizophrenie erfahrenen Therapeuten über einen Zeitraum von mindestens 9 Monaten anhand eines anerkannten Manuals mit Fokus auf belastende Hauptsymptome durchgeführt werden.

Familienintervention und Zusammenarbeit mit Angehörigen

Da Familienangehörige von Patienten mit Schizophrenie regelhaft erheblich mitbetroffen sind, sollten diese immer in die Behandlung mit einbezogen werden. In einer Reihe von Studien hat sich gezeigt, dass durch Familienintervention das Rückfallrisiko gesenkt werden kann. Ziel der Zusammenarbeit mit Angehörigen ist die Verbesserung des Wissensstands über Symptome und Ursachen der Erkrankung sowie über Indikation, Wirkung und Nebenwirkung der Behandlungsmaßnahmen. Des Weiteren wird eine emotionale Entlastung durch den Austausch mit Gleichbetroffenen und Gespräche mit den Behandlern sowie die Förderung eines für alle Seiten hilfreichen Umgangs mit interaktionellen Konflikten angestrebt.

Training sozialer Fertigkeiten

Die Beeinträchtigungen kognitiver Funktionen beim Menschen mit Schizophrenie wurden in etlichen Studien nachgewiesen. Die Behandlung basiert auf der Theorie, dass kognitive Defizite zur Vulnerabilität der Betroffenen beitragen und durch die Korrektur dieser Defizite die Rückfallschwelle heraufgesetzt wird. Aufgrund unzureichender wissenschaftlicher Evidenz zur Wirksamkeit und Generalisierbarkeit der erreichten Ergebnisse können Therapien zur kognitiven Rehabilitation jedoch derzeit nicht für die breite klinische Praxis empfohlen werden.

Ergotherapie und andere Therapieformen

In der psychiatrisch-psychotherapeutischen Klinik spielt Ergotherapie traditionell eine große Rolle. Es wird hierbei die zielgerichtete Beeinflussung von Symptomen bzw. von Schädigungen, Fertigkeitsstörungen und Beeinträchtigungen im Rahmen einer Behinderung durch eine spezifische Aktivität erreicht. Empirisch abgesicherte Ergebnisse beziehen sich im Wesentlichen auf den arbeitstherapeutischen Schwerpunkt.

20.1.9 Soziotherapie

Hilfesysteme und soziotherapeutische Interventionen

Da bei einem Teil der Patienten mit Schizophrenie erhebliche psychosoziale Beeinträchtigungen entstehen, sind soziotherapeutische Interventionen und Rehabilitationen wichtige Behandlungsschwerpunkte. Wohnort- und Gemeindenähe sollten, wenn möglich und sinnvoll, Merkmale der psychiatrischen Behandlung sein.

Integrierte gemeindenahe Versorgung

In England und z. T. in den USA haben multiprofessionelle, gemeindepsychiatrische Teams die Versorgung von Patienten mit Schizophrenie, v. a. bei chronischem Verlauf, übernommen. In Deutschland übernehmen niedergelassene Psychiater, sozialpsychiatrische Dienste, Teams von Institutsambulanzen und z. T. Gesundheitsämtern in unterschiedlichem Maße diese Aufgaben. Die gemeindepsychiatrischen Teams können und sollten auch die Patienten zu Hause aufsuchen. Es hat sich in mehreren Studien gezeigt, dass eine wohnortnahe Behandlung im Rahmen von gemeindepsychiatrischen Teams zu größerer Zufriedenheit des Patienten, zu einer geringeren Einweisungsquote ins Krankenhaus, zur Verbesserung der sozialen Funktionen und der sozialen Netze im Vergleich zur Standardtherapie führt. Die Symptomatik scheint hierdurch allerdings nicht verbessert zu werden.

Rehabilitation und Arbeitsförderung

Die Erkrankung an einer Schizophrenie kann zum Abbruch der Ausbildung, Verlust des Arbeitsplatzes und zur Gefährdung partnerschaftlicher und familiärer Bindungen führen. Verhaltensauffälligkeiten und Einbußen von praktischen Alltagsfertigkeiten können die Chancen einer sozialen Wiedereingliederung nach einem oder mehreren Krankheitsepisoden verringern. Die Rehabilitation dient daher dem Erwerb und der Übung von sozialen Fertigkeiten mit dem Ziel eines Zugewinns an Kompetenz und Autonomie in den Bereichen Wohnen, Alltag, soziale Kontakte, Arbeit und Freizeit.

Die Rehabilitation bei Betroffenen mit leichten Krankheitssymptomen findet, soweit erforderlich, durch niedergelassene Psychiater, Institutsambulanzen oder andere Einzeleinrichtungen statt. Die berufliche und soziale Wiedereingliederung schwerer oder chronisch Erkrankter sollte in spezialisierten Einrichtungen oder Netzwerken ambulant, z. T. auch, wenn unbedingt nötig, stationär durchgeführt werden. Das Ziel einer Arbeit auf dem ersten Arbeitsmarkt kann von vielen Menschen mit Schizophrenie nicht erreicht werden.

In Deutschland existiert derzeit eine Vielzahl von Programmen zur beruflichen Rehabilitation, die jedoch häufig, entgegen der ursprünglichen Idee, in ihrer Funktion als Ort langfristiger Beschäftigungsmöglichkeiten in Anspruch genommen werden. Die sogenannten **Werkstätten für Behinderte (WfB)** sind neben Selbsthilfefirmen und verschiedenen Hinzuverdienst-Projekten dem komplementären Arbeitsbereich zuzuordnen und können den Erkrankten eine langjährige Teilnahme in der Arbeitswelt ermöglichen, von der sie ohne WfB ausgeschlossen wären. Außerdem gibt es in Deutschland eine Reihe von **beruflichen Förderungswerken** für psychisch Erkrankte mit dem Ziel der Berufsberatung, Vorbereitung und Umschulung sowie Rehabilitationseinrichtungen der Sozialversicherungsträger für psychisch Kranke.

Bezüglich beruflicher Rehabilitation bei schizophrenen Menschen, die arbeiten möchten, sind Programme mit einer raschen Beschäftigungsförderung direkt an einem Arbeitsplatz besser wirksam als schrittweise Heranführung an eine Beschäftigung im Rahmen langfristiger Programme.

Für Patienten, die nicht selbstständig leben können, sollten akzeptable Wohnformen gefunden werden, z. B. Betreutes Wohnen.

20.2 Wahnhafte Störung

20.2.1 Definition

Definition

Wahnhafte Störungen: Diese bilden eine kleine Gruppe, die gekennzeichnet ist durch systematisierten, nicht bizarren Wahn mit einem dem Wahn angemessenen Affekt ohne sonstige affektive und schizophrene Symptome bei relativ intakter Persönlichkeit. Traditionelle Begriffe sind »paranoide Störungen« oder »Paranoia«.

20.2.2 Ätiologie

Genauere Ursachen der wahnhaften Störungen sind nicht bekannt. Genetisch konnten keine sicheren Verbindungen zur Schizophrenie, zu affektiven Störungen und zur wahnhaften Störung selbst gefunden werden. Neurobiologische Theorien wurden bisher nicht systematisch an größeren Fallzahlen untersucht. Es ist möglich, dass psychosoziale Belastungsfaktoren (z. B. Migration) in Verbindung mit bestimmten prädisponierenden Persönlichkeiten (v. a. paranoide und zwanghafte Persönlichkeiten) zu wahnhaften Störungen führen.

20.2.3 Symptome, Diagnosekriterien (ICD-10)

(ICD-10) F22.0: Wahnhafte Störung

Diagnostische Leitlinien (mod. nach ICD-10)

- Wahn als einziges durchgehendes Krankheitskriterium (keine völlig unmöglichen oder kulturell inakzeptablen Vorstellungen)
- Dauer mindestens 3 Monate
- Depressive Symptome können vorkommen, vorausgesetzt, die Wahngedanken bestehen auch nach Rückbildung der affektiven Störung weiter
- Keine ständigen Halluzinationen
- Diagnostische Kriterien einer Schizophrenie sind zu keiner Zeit, auch nicht in der Vorgeschichte, erfüllt

Der Wahn lässt sich fast immer auf eines der folgenden Themen reduzieren:

- **Verfolgungswahn:** Die Patienten fühlen sich von Personen oder Institutionen beeinträchtigt, beobachtet, bedroht oder auch nur schlecht behandelt.
- **Eifersuchtswahn:** Die Patienten sind sich sicher und sammeln angebliche Beweise dafür, dass ihr Partner sie betrügt.
- **Hypochondrischer Wahn:** Die Patienten haben zunächst eigenartige Körperempfindungen, beginnen, nach Krankheiten zu suchen, sind zunehmend überzeugt, trotz verschiedenster ärztlicher Untersuchungen an einer ganz bestimmten, meist tödlichen Krankheit, erkrankt zu sein.
- **Liebeswahn:** Die Patienten sind überzeugt, dass eine Person, die sie meist nicht näher kennen, oft eine Person des öffentlichen Lebens, in sie verliebt ist, bis zu der wahnhaften Überzeugung, dass sie mit dieser Person verlobt oder verheiratet sind.
- **Dysmorphophober Wahn:** Die Patienten sind überzeugt, dass ihr Körper sich in irgendeiner Weise deformiert habe, obwohl sich dafür kein Anhalt ergibt.
- **Querulatorischer Wahn:** Oft abgeleitet aus einem Verfolgungswahn sind die Patienten überzeugt, dass sie schlecht oder juristisch falsch von Einzelpersonen und Ämtern behandelt werden. Sie verfolgen ihre Interessen gerichtlich, auch eine Fülle von negativen Urteilen verstärkt ihre Überzeugung, dass sie doch im Recht seien.
- **Größenwahn:** Die Patienten sind überzeugt, bestimmte Kenntnisse, Eigenschaften oder Fähigkeiten zu besitzen, teilweise auch eine bestimmte Person zu sein.

Meist beginnt der Wahn mit überwertigen Ideen, einzelnen Ereignissen, denen eine übermäßige Bedeutung zugemessen wird. Diese haben zwar einen realen Kern, die Wahnvorstellungen entwickeln sich aber daraus bis zum vollständig ausgebildeten Wahn.

20.2.4 Differenzialdiagnosen

Abzugrenzen von der wahnhaften Störung sind:

Wahnhafte organische Störungen und wahnhafte Störungen durch psychotrope Substanzen. Für diese Differenzialdiagnose ist die Suchtmittelanamnese bzw. der Nachweis einer organischen Störung entscheidend. Psychopathologisch ist die Differenzierung oft nicht möglich. Häufige organische Ursachen sind langjährige Alkoholabhängigkeit (Eifersuchtswahn, seltener Verfolgungswahn), Amphetaminmissbrauch (Verfolgungswahn), vaskuläre Erkrankungen mit multiplen Infarkten im Marklager (Morbus Binswanger), beginnende degenerative Demenzen.

Schizophrenien. Bei der wahnhaften Störung fehlen andere Schizophreniesymptome neben dem Wahn, der Wahn ist nie bizarr. Im Verlauf der wahnhaften Störung fehlen die Progredienz, Residualsymptome und Persönlichkeitsveränderungen. Trotzdem gehen viele wahnhafte Störungen im Verlauf in eine Schizophrenie über, die Diagnose muss dann geändert werden.

Affektive Störung. Bei der wahnhaften Störung existiert der Wahn auch unabhängig von affektiven Symptomen. Tritt er nur bei affektiven Symptomen auf, ist von einer affektiven Störung auszugehen. Auch ein periodisch auftretender Wahn ist nicht mit einer wahnhaften Störung vereinbar.

Paranoide Persönlichkeitsstörung. Patienten mit Persönlichkeitsstörungen haben keine manifesten Wahnideen, v. a. keinen systematisierten Wahn. Charakteristisch für die Persönlichkeitsstörung ist ihr Vorhandensein seit der Jugendzeit, bei der wahnhaften Störung beginnt der Wahn zu einem späteren Zeitpunkt im Leben.

Somatoforme Störungen (hypochondrische, dysmorphophobe Störung). Die Übergänge sind hier fließend und Ausdruck verschiedener Schweregrade, auch wenn es sich in der ICD-10 um verschiedene Erkrankungen handelt, die an unterschiedlichen Stellen kodiert werden. Bei der Hypochondrie oder Dysmorphophobie ist keine dauernde, gleichförmige Gewissheit vorhanden, die Aktualität wechselt stärker in Abhängigkeit von äußeren Belastungen oder affektiven Begleitsymptomen (**Cave:** primär affektive Störungen mit Wahnsymptomen).

An **Zusatzdiagnostik** muss bei Erstdiagnose dieselbe wie bei der Erstdiagnose der Schizophrenie durchgeführt werden.

20.2.5 Epidemiologie/Prävalenz

Wahrscheinlich sind mehr Frauen als Männer betroffen, die Punktprävalenz ist selten, geschätzt werden 0,02–0,03%, die Lebenszeitprävalenz wird auf 0,05–0,1% geschätzt, insgesamt handelt es sich um eine rare Erkrankung.

20.2.6 Verlauf und Prognose

Wahnhafte Störungen beginnen v. a. im mittleren bis späteren Erwachsenenalter (40–60 Jahre), auch wenn der Beginn zu jedem Lebenszeitpunkt möglich ist. Das erste Auftreten schließt sich oft nach einem monate- bis jahrelangen Vorstadium mit überwertigen Ideen und einzelnen Wahnideen an, bis zur Entwicklung des systematisierten Wahns. Mit Eintritt des Wahns bleibt die Erkrankung psychopathologisch stabil, und bei richtiger Diagnose entwickelt sich keine andere Erkrankung. Im Gegensatz zur Schizophrenie bleibt das soziale Funktionsniveau der Patienten oft gleichbleibend oder wenig beeinträchtigt. Die Patienten bleiben berufstätig und stabil in ihrem psychosozialen Umfeld, es sei denn, dass einzelne Wahnthemen wie Eifersuchtswahn oder querulatorischer Wahn mit dem Sozialleben interferiert.

20.2.7 Therapie

Die Patienten kommen so gut wie nie wegen ihres Wahns in therapeutische Behandlung, sie sind misstrauisch und kommen allenfalls wegen begleitender psychosozialer Probleme. Medikamentöse Behandlungen können meist nur als Medikation gegen die Angst vor Depression akzeptiert werden.

Mittel der Wahl sind prinzipiell **Antipsychotika,** zu erreichen ist hierdurch insbesondere eine Abnahme der Wahndynamik. Psychotherapeutisch ist die Behandlung des Wahns sehr schwierig, da ein Zweifel an den Wahninhalten in der Regel zum Beziehungsabbruch führt. Die Bearbeitung einzelner Konsequenzen der wahnhaften Überzeugungen oder das Aufzeigen möglicher Alternativen, die zu einem besseren subjektiven Befinden des Patienten führen, werden aber häufig akzeptiert und sind ein möglicher Ansatzpunkt für die Psychotherapie.

20.3 Schizoaffektive Störungen

20.3.1 Definition

> **Definition**
>
> **Schizoaffektive Störungen:** Kennzeichen der schizoaffektiven Störungen ist das gleichzeitige Auftreten eines manischen oder depressiven Syndroms in Kombination mit einem schizophrenen Syndrom.

Die Diagnose ist im Querschnitt oft nicht eindeutig möglich, da die Grenzen zur Schizophrenie und affektiven Störung fließend sind. Die Diagnose kann dann erst im Verlauf gestellt bzw. muss im Verlauf geändert werden. Zum Beispiel muss eine eigene schizoaffektive Psychose mit einem späteren reinen schizophrenen Verlauf in die Diagnose einer Schizophrenie geändert werden. Die Differenzialdiagnose hat besonders in Bezug auf die weitere medikamentöse Prophylaxe Auswirkungen.

20.3.2 Ätiologie

Vermutlich handelt es sich bei den schizoaffektiven Störungen um eine ätiologisch heterogene Gruppe von Patienten, wobei genetische und andere neurobiologische Faktoren, ähnlich wie bei der Schizophrenie oder den affektiven Störungen, komplex ineinandergreifen. Bei Familienuntersuchungen schizoaffektiver Störungen finden sich bei Verwandten sowohl vermehrt Schizophrenien als auch affektive Störungen, nur bei einem kleinen Teil gehäuft schizoaffektive Störungen. Vermutlich handelt es sich also aus genetischer Sicht um eine Gruppe von Erkrankungen, bei denen Einflüsse der schizophrenen und affektiven Störungen vorhanden sind. Bei neurobiologischen Untersuchungen wie auch der Bildgebung finden sich Befunde, wie sie bei Schizophrenie und affektiven Störungen auftreten, ohne dass sich ein einheitliches Bild feststellen lässt oder einfach eine Mischung beider Symptome angenommen werden kann.

20.3.3 Symptome, Diagnosekriterien (ICD-10)

(ICD-10) F25: Schizoaffektive Störungen

Diagnosekriterien

- Während derselben Episode und wenigstens für einige Zeit gleichzeitig: eindeutig schizophrene Symptome (► Abschn. 20.1.3, diagnostische Leitlinien der Schizophrenie) und eindeutig affektive Symptome, die die Kriterien einer depressiven oder manischen Episode erfüllen (► Kap. 14).
- Die Erkenntnis des Verlaufs soll in der Mehrzahl der Episoden oder symptomatischen Zeiten die Kriterien der schizoaffektiven Störung erfüllen. Rein affektive oder rein schizophrene Episoden sollten im Verhältnis dazu sehr selten sein.

Beispiel

Fall 20.5. *Die 25-jährige Studentin Nina W. wird von ihrer Mutter in die Hausarztpraxis gebracht. Nina W. ist auffällig orientalisch anmutend gekleidet und trägt eine Bibel unter dem Arm. Die Mutter berichtet, dass Nina etwa 3 Wochen lang über nachlassende Leistungsfähigkeit und körperliche Beschwerden geklagt hatte. Nun sei ihre Tochter seit ca. einer Woche wie ausgewechselt: Sie sei motorisch sehr unruhig, meist euphorisch, habe seit 2 Tagen nicht mehr geschlafen und äußere merkwürdige Ideen. Sie rede viel über Gott und die Bibel, spreche auch Passanten an und lege dabei einen regelrechten missionarischen Eifer an den Tag.*

Bei der Untersuchung bleibt Nina W. nicht ruhig sitzen, sie lacht laut auf und fällt dem Hausarzt um den Hals. Nina W. berichtet, dass es ihr sehr gutgehe und dass sie sehr glücklich sei, denn sie sei nun eine »Erleuchtete«, eine Jüngerin Gottes und von ihm auserkoren, die Welt zu erneuern und die Weltherrschaft zu übernehmen. Gott würde ihre Gedanken steuern und ihr Botschaften zur Verbesserung der Welt über das Fernsehen und das Radio zukommen lassen. Fragen beantwortet Nina W. meist nur in Rätseln. Sie redet sehr viel, doch zusammenhangslos und nicht logisch nachvollziehbar.

Der Hausarzt vermutet eine schizophrene Störung und überweist Nina W. in ein psychiatrisch-psychotherapeutisches Fachkrankenhaus. Dort wird eine schizomanische Störung diagnostiziert (ICD-10: F25.0) und eine Behandlung mit dem atypischen Antipsychotikum Olanzapin begonnen. Nach gewisser Remission der Symptomatik wird zur Phasenprophylaxe Lithium verordnet, da die genauere Exploration ergibt, dass Nina W. bereits vor 2 Jahren während eines einjährigen Studienaufenthalts in Südafrika eine ähnliche, allerdings nur relativ kurz dauernde Symptomatik aufwies, die seinerzeit unbehandelt blieb. Unter dieser Therapie klingen die schizophrenen Symptome nach 3 Wochen und die manischen nach 5 Wochen ab.

20.3.4 Differenzialdiagnosen

Die Differenzialdiagnosen der schizoaffektiven Störungen entsprechen denen der Schizophrenie und der affektiven Störungen (► Kap. 14, ► Abschn. 20.1.4).

Bei der Erstmanifestation einer schizoaffektiven Störung muss die in ► Abschn. 20.1.4 aufgeführte Zusatzdiagnostik durchgeführt werden.

20.3.5 Epidemiologie/Prävalenz

Die jährliche Inzidenz wird mit 0,3–5,7 auf 100.000 Einwohner angegeben. Die lebenslange Prävalenz beträgt 0,5–0,8%.

20.3.6 Verlauf und Prognose

Schizoaffektive Störungen können in jedem Lebensalter beginnen, in der Regel aber im frühen Erwachsenenalter, ähnlich wie Schizophrenie. Sie verlaufen meist günstiger als Schizophrenien und ungünstiger als affektive Störungen, sie nehmen also eine Art Zwischenstellung ein. Der Verlauf ist wie bei der Schizophrenie bzw. den rezidivierenden affektiven Störungen episoden- bzw. phasenförmig mit längeren, häufiger über Jahre dauernden symptomfreien Intervallen. Ungünstige Prognosen leiten sich ab aus schlechter prämorbider Anpassung, schleichendem Beginn, Fehlen eines auslösenden Ereignisses, Dominanz schizophrener Symptome, Verlauf ohne Remission sowie Schizophrenie in der Familiengeschichte.

Das Risiko eines vollendeten Suizids ist, ähnlich wie bei Schizophrenie und affektiven Störungen, hoch und liegt bei etwa 10–20%.

20.3.7 Therapie

Die Therapie der schizoaffektiven Störungen ist relativ komplex und erfordert prinzipiell eine Einzel- oder Kombinationsbehandlung aus atypischem Antipsychotikum, Antidepressivum und Stimmungsstabilisator. Die Therapie sollte dem Facharzt vorbehalten bleiben.

Akutbehandlung. Die Akutbehandlung erfolgt mit einem atypischen Antipsychotikum. Bei akuter schizomanischer Symptomatik sollte eine Kombination aus *Lithium* und Antipsychotikum erfolgen. Bei schizodepressiver Symptomatik wird ein Antipsychotikum mit einem Antidepressivum kombiniert.

Phasenprophylaxe. Diese richtet sich in erster Linie nach der vorherrschenden Symptomatik, d. h. je nachdem, ob eher eine manische, depressive oder schizophrene Symptomatik in den einzelnen Schüben im Vordergrund steht. Stimmungsstabilisierer haben wahrscheinlich eine geringere Wirkung als bei der bipolaren affektiven Störung. *Lithium* (z. B. *Hypnorex®*) und *Carbamazepin* (z. B. *Tegretal®*) haben vermutlich einen vergleichbaren phasenprophylaktischen Effekt bei der schizoaffektiven Störung. *Carbamazepin* hat Vorteile bei rein schizodepressiven Verläufen und bei im Vordergrund stehender psychotischer Symptomatik. Prinzipiell sollte für die Phasenprophylaxe ein Stimmungsstabilisator gegeben werden. Führt dies nicht zum Erfolg nach einem halben Jahr bis zu 2 Jahren, empfiehlt sich die Zugabe eines atypischen Antipsychotikums. Bei rein schizomanischen Störungen sollte von Beginn an eine zusätzliche Prophylaxe mit einem Antipsychotikum erfolgen. Bei schizodepressiven Störungen ist vermutlich eine Monotherapie mit einem atypischen Antipsychotikum die Prophylaxe der ersten Wahl.

> **Off-label-Indikation**
> *Carbamazepin* ist in der Rezidivprophylaxe als Medikament der zweiten Wahl bei manisch-depressiver Erkrankung zugelassen, nicht aber bei schizoaffektiver Erkrankung. Explizit zugelassen zur Behandlung einer schizoaffektiven Psychose ist das Antipsychotikum *Bromperidol (Tesoprel®)*. Allerdings arbeitet man gerade mit älteren Substanzen, die allgemein zugelassen sind für Erregungszustände, psychotische Symptome etc., im gegebenen Fall nicht »off label«.

20.4 Weitere Informationen

- Deutsche Gesellschaft für Psychiatrie, Psychotherapie und Nervenheilkunde (DGPPN): http://www.uni-duesseldorf.de(awmf/ll/038-009-htm
- Früherkennungs- und Therapiezentrum für psychische Krisen (FETZ): http://www.fetz.org (unter http://www.fetz.org/broschueren/frueherkennung.pdf steht eine Broschüre zur Früherkennung inklusive einer Checkliste zum Psychoserisiko zum Download zur Verfügung)
- Informationsportal zur Schizophrenie: http://schizophrenie-online.de
- Kompetenznetz Schizophrenie: http://www.kompetenznetz-schizophrenie.de
- Selbsthilfe und Angehörigenarbeit: http://selbsthilfeschizophrenie.de; http://www.irrsinnig-menschlich.de; http://www.bapk.de

20.5 Weiterführende Literatur

Deutsche Gesellschaft für Psychiatrie, Psychotherapie und Nervenheilkunde (DGPPN) (2006) 53 Praxisleitlinien in Psychiatrie und Psychotherapie, Band 1: Behandlungsleitlinie Schizophrenie. Steinkopff, Darmstadt

Häfner H (2005) Das Rätsel Schizophrenie. Eine Krankheit wird entschlüsselt. Beck, München

Hartwich P, Barocka A (2005) Schizoaffektive Psychosen. Diagnostik und Therapie. Verlag Wissenschaft und Praxis, Sternefels

Hartwich P, Barocka A (2006) Schizophrene Erkrankungen. Prophylaxe, Diagnostik und Therapie. Verlag Wissenschaft und Praxis, Sternefels

Kircher T, Gauggel S (2007) Neuropsychologie der Schizophrenie: Symptome, Kognition und Gehirn. Springer, Berlin Heidelberg New York Tokio

Schmauß M (2007) Schizophrenie – Pathogenese, Diagnostik und Therapie (Uni-MED Science). Uni-Med, Bremen

Schwere Belastungen und Anpassungsstörungen

A. Freisen, F. Schneider, D. Jobst

Patienten mit Anpassungsstörungen leiden meist unter depressiven Symptomen und sind übermäßig besorgt bezüglich alltäglicher Aufgaben. Bei der posttraumatischen Belastungsstörung (PTBS) kommt es zusätzlich zu einer emotionalen Teilnahmslosigkeit, sogenannten Flashbacks (szenische Wiedererinnerungen an das Trauma, die durch nichtige Anlässe ausgelöst werden), Albträumen und einem ausgeprägten Vermeidungsverhalten, wodurch Betroffene Situationen meiden wollen, die an das erlebte Trauma erinnern könnten. Beiden Störungen liegt ein erlebtes Trauma zugrunde, das bei der PTBS von katastrophalem Ausmaß sein muss. Die Diagnostik erfolgt durch die klinische Exploration. Während bei Anpassungsstörungen eine stützende Psychotherapie ausreichend sein kann, erfordert die PTBS meist eine spezielle medikamentös-psychotherapeutische Behandlung.

21.1 Ätiologie und Diagnostik

21.1.1 Definitionen

Definition

Anpassungsstörungen: Anpassungsstörungen beschreiben Zustände von subjektivem Leiden und emotionaler Beeinträchtigung, die soziale Funktionen und Leistungen behindern und während eines Anpassungsprozesses nach einer entscheidenden Lebensveränderung, nach einem belastenden Lebensereignis oder auch nach schwerer körperlicher Krankheit auftreten. Die Belastung kann die Unversehrtheit des sozialen Netzes betreffen (z. B. nach einem Trauerfall oder nach einer Scheidung), das weitere soziale Umfeld (z. B. Berentung oder Verlust des Arbeitsplatzes) oder soziale Werte (z. B. bei Emigration oder nach einer Flucht). Die Belastung kann dabei nur den Einzelnen oder auch ganze Gruppen betreffen.

Posttraumatische Belastungsstörung: Diese Störung entsteht als protrahierte Reaktion auf eine Belastung von katastrophalem Ausmaß, die bei fast jedem eine tiefe Verzweiflung hervorrufen würde (z. B. Vergewaltigung, Naturkatastrophen, schwere Verbrechen). Bestimmte Persönlichkeitszüge (z. B. zwanghafte Züge) können die Schwelle für die Entwicklung einer PTBS senken, sind aber nicht ausreichend, um das Auftreten der Störung zu erklären.

Akute Belastungsreaktion: Unter einer akuten Belastungsreaktion (ICD-10: F43.0) versteht man eine schwerwiegende Störung, die sich bei einem vorher psychisch gesunden Menschen reaktiv nach einer außergewöhnlich starken seelischen oder körperlichen Belastung entwickelt und in der Regel innerhalb von Stunden oder Tagen abklingt.

21.1.2 Ätiologie

Die posttraumatischen Belastungsreaktionen können regelhaft auf einen umschriebenen Auslöser – das Trauma – zurückgeführt werden. Ohne ein umschriebenes, definiertes Trauma kann die Störung nicht diagnostiziert werden. Die Art des erlebten Traumas spielt bei der Auslösung von Belastungsstörungen eine entscheidende Rolle: So entwickeln mehr als 50% der Opfer von Vergewaltigungen eine posttraumatische Störung gegenüber nur etwa 7% nach schweren Unfällen.

Posttraumatische Störungen entwickeln sich gehäuft bei Patienten, die schon in der Vorgeschichte psychisch auffällig oder manifest erkrankt waren. Risikofaktoren für die Entwicklung von Symptomen nach einem erlittenen Trauma stellen auch unzureichende zwischenmenschliche, insbesondere partnerschaftliche und familiäre Unterstützung sowie Defizite in der individuellen Bewältigungsstrategie dar (▣ Abb. 21.1).

Von entscheidender Bedeutung für die Entwicklung einer PTBS scheint auch der subjektiv erlebte Verlust von Kontrolle über das Geschehen zu sein. Dementsprechend sind subjektive Kontrollüberzeugungen wie »Die Kontrolle über meine Handlungen liegt bei mir« protektive Faktoren, die vor der Entwicklung einer PTBS schützen können.

Neurobiologisch geht man von der Entwicklung eines sogenannten **Hot Circle** aus: Die Angstwahrnehmung geht direkt über den Thalamus an die Amygdala, ohne dass frontale Strukturen modulierend involviert sein können. Es entwickelt sich also eine konditionierte Angst. Die Hyperaktivierung der Amygdala bei Patienten mit einer posttraumatischen Störung lässt sich mit funktioneller Bildgebung gut sichtbar machen.

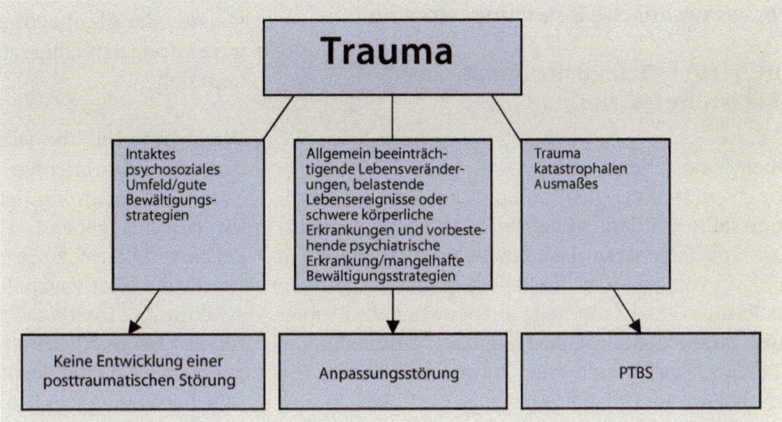

Abb. 21.1. Entstehung posttraumatischer Störungen

21.1.3 Symptome, Diagnosekriterien (ICD-10)

Die ICD-10 fasst die schweren Belastungen und Anpassungsstörungen in der Gruppe F4 (Neurotische, Belastungs- und somatoforme Störungen) zusammen. In der Untergruppe F43 unterscheidet sie zwischen der akuten Belastungsreaktion (F43.0), der posttraumatischen Belastungsstörung (F43.1), den Anpassungsstörungen (F43.2), der sonstigen Reaktionen auf schwere Belastung (F43.8) und der nicht näher bezeichneten Reaktion auf schwere Belastung (F43.9). Allen Störungen der Gruppe F43 ist gemeinsam, dass die Symptome durch ein sehr belastendes Lebensereignis oder eine eindrückliche Veränderung im Leben ausgelöst werden.

Akute Belastungsreaktion

(ICD-10) F43.0: Akute Belastungsreaktion

Diagnosekriterien:
Voraussetzung für die Diagnose ist ein unmittelbarer und klarer Zusammenhang zwischen einer außergewöhnlich schweren Belastung und dem Beginn der Symptome.

1. Meist tritt ein gemischtes und für gewöhnlich wechselndes Bild auf: Nach der anfänglichen »Betäubung« werden Depressionen, Angst, Ärger, Verzweiflung, Überaktivität und Rückzug beobachtet. Kein Symptom ist längere Zeit vorherrschend.
2. Die Symptome sind rasch rückläufig, meist innerhalb weniger Stunden, wenn eine Entfernung aus der belastenden Umgebung möglich ist. Wenn die Belastung weiter besteht oder nicht reversibel ist, beginnen die Symptome meist nach 24–48 h abzuklingen und sind gewöhnlich nach 3 Tagen nur noch minimal vorhanden.

Wichtige **Auslöser** einer akuten Belastungsreaktion:
- Diagnose einer schweren körperlichen Erkrankung
- Tod eines geliebten Menschen
- Beteiligung an schweren Unfällen
- Naturkatastrophen

Das traumatische Erlebnis stellt stets eine schwere Bedrohung für die Sicherheit oder körperliche Unversehrtheit des Patienten dar. Auch wenn die Symptome sehr verschieden sein können, beginnt die Störung beinahe regelhaft mit einer Art »Betäubung«, auf die ein »Sichzurückziehen« aus der traumatischen Situation (bis hin zum dissoziativen Stupor) oder aber ein Unruhezustand mit Hyperaktivität folgen können. Häufig kommt es zum Auftreten körperlicher Symptome wie Tachykardie, Schwitzen oder Hypertonie, die Ausdruck der extremen Angst des Patienten sind. Vom Zeitverlauf her beginnen die Symptome innerhalb von Minuten nach dem belastenden Ereignis und gehen innerhalb weniger Tage, manchmal sogar innerhalb von Stunden, zurück. Bei einigen Betroffenen kann es zu einer teilweisen oder sogar vollständigen Amnesie für das Ereignis und die Folgen kommen.

Posttraumatische Belastungsstörung

(ICD-10) F43.1: Posttraumatische Belastungsstörung

Diagnosekriterien:
Die Diagnose einer posttraumatischen Belastungsstörung sollte nur dann gestellt werden, wenn sie innerhalb von 6 Monaten nach einem traumatisierenden Ereignis von außergewöhnlicher Schwere aufgetreten ist. Es muss eine wiederholte unausweichliche Erinnerung oder Wiederinszenierung des Traumas in Gedächtnis, Tagträumen oder Träumen auftreten. Ein deutlicher emotionaler Rückzug, Gefühlsabstumpfung, Vermeidung von Stimuli, die eine Wiedererinnerung an das Trauma hervorrufen könnten, sind häufig zu beobachten. Die vegetativen Störungen, die Beeinträchtigung der Stimmung und das abnorme Verhalten tragen zur Diagnosestellung bei, sind aber nicht von erstrangiger Bedeutung.

Die posttraumatische Belastungsstörung entsteht im Gegensatz zur akuten Belastungsreaktion als verzögerte Reaktion auf ein belastendes Ereignis oder eine Situation katastrophalen Ausmaßes, die bei nahezu jedem eine tiefe Verzweiflung hervorrufen würde.

Wichtige **Auslöser** einer posttraumatischen Belastungsstörung:
- Vergewaltigung bzw. sexueller Missbrauch
- Gewaltverbrechen
- Kriegserfahrungen, Emigration, Flucht
- Schwere Unfälle
- Naturkatastrophen

Symptome. Typische Symptome sind das wiederholte Erleben des Traumas in der Erinnerung (**Flashbacks**, auch Nachhallerinnerungen oder Intrusionen genannt) oder in Träumen. Oft fühlen sich Betroffene emotional distanziert, zeigen sich gleichgültig gegenüber anderen Menschen, teilnahmslos an ihrer Umgebung, verfallen in eine ausgeprägte Anhedonie und vermeiden Aktivitäten oder Situationen, die Erinnerungen an das erlebte Trauma wachrufen könnten. Seltener kommt es zu dramatischen akuten Ausbrüchen von Angst, Panik oder Aggression, ausgelöst durch ein plötzliches Erinnern und intensives Wiedererleben des Traumas.

Begleitet werden diese Symptome durch einen Zustand vegetativer Übererregtheit mit Vigilanzsteigerung, einer übermäßigen Schreckhaftigkeit und Schlaflosigkeit. Häufig assoziiert sind Angst und Depressionen, nicht selten mit Suizidgedanken. Drogenabusus oder Alkoholkonsum können, oft als Bewältigungsstrategien eingesetzt, verkomplizierend hinzukommen.

Diagnostik. Für die Diagnostik ist eine sorgfältige Anamnese des erlebten Traumas und des zeitlichen Zusammenhangs mit dem Auftreten der Symptomatik ausschlaggebend. Unterstützend können vom Facharzt für Psychiatrie und Psychotherapie oder vom Ärztlichen oder Psychologischen Psychotherapeuten strukturierte Interviews wie DIPS (**Diagnostisches Interview bei psychischen Störungen**; Schneider et al. 2005) oder CAPS (**Clinician-Administered PTSD Scale**; dt. Übersetzung von Schnyder u. Moergeli 2002) eingesetzt werden. Als Screeninginstrument hat sich die **Posttraumatische Diagnoseskala (PDS)**, die deutsche Übersetzung der »Posttraumatic Stress Disorder Scale« von Foa et al., bewährt (Steil u. Ehlers 2000).

Beispiel

Fall 21.1. *Die 57-jährige Verlagssekretärin Clara W. stellt sich auf Anraten ihres Chefs bei einem Hausarzt vor und berichtet, dass sie sich bei einem etwa 9 Monate zurückliegenden Wohnungsbrand schwere Verbrennungen des Körpers zugezogen habe. Mehr als 30% der Körperoberfläche seien zweit- bis drittgradig verbrannt gewesen. Sie habe mehr als 14 Tage auf der Intensivstation gelegen und etliche operative Eingriffe über sich ergehen lassen müssen. Zu dem Brand sei es gekommen, als sie selbst beim Bügeln mit einer brennenden Zigarrette ihr Kleid entzündet habe. Nach dem fast dreimonatigem Aufenthalt in einer Akutklinik habe sie eine orthopädische Reha erhalten, bei der ihr auch eine psychotherapeutische Behandlung angeboten worden sei. Diese habe sie jedoch abgelehnt, da sie sich nicht habe mit dem belastenden Ereignis auseinandersetzen wollen. Sie mache sich viele Vorwürfe, dass sie versucht habe, das Kleid aufzuschneiden, anstatt sich z. B. unter die Dusche zu stellen.*

Sie gibt an, sich nach dem Unfall nur um ihren Körper gekümmert zu haben, obwohl bereits während der orthopädischen Reha Tagträume begonnen hätten, die ihr z. B. das brennende Kleid immer wieder gezeigt hätten. Sie leide unter Schlaflosigkeit, die sie durch den Konsum von Alkohol bekämpfe, und habe beinahe jede Nacht Albträume, in denen sie die Ereignisse wiedererlebe. Ihre Stimmung sei sehr schlecht, manchmal denke sie sogar an Selbstmord. Früher sei sie eine selbstbewusste, lebenslustige Frau gewesen. Seit dem Unfall habe sie sich jedoch aus ihrem Freundeskreis zurückgezogen, gehe keinen Hobbys mehr nach und besuche noch nicht einmal mehr ihren Schrebergarten, wo sie früher den ganzen Sommer verbracht habe.

Sie sei noch nie in psychiatrischer oder psychotherapeutischer Behandlung gewesen, lediglich nach dem Tod ihres Ehemannes habe sie längere Zeit eine schlechte Stimmung gehabt und sei damals von ihrem früheren Hausarzt behandelt worden. Aktuell habe sie sich an ihren Frauenarzt gewandt, der sie aufgrund ihrer Schlafstörungen mit 75 mg Amitriptylin zur Nacht behandelt habe. Nachdem ihre Stimmung jedoch immer schlechter geworden sei und zunehmend Selbstmordgedanken aufgetreten waren, habe er sie an einen Psychiater verwiesen. Sie wolle aber erst einmal ihren Hausarzt um Rat fragen, sie sei doch nicht verrückt.

Der hinzugezogene Nervenarzt weist die Patientin unmittelbar in eine psychiatrisch-psychotherapeutische Tagesklinik ein. Er hält eine ambulante Behandlung aufgrund der Schwere der Symptomatik nicht für ausreichend. Aufgrund der Symptomatik und der Diagnose einer PTBS (ICD-10: F43.1) wird eine medikamentöse Behandlung mit Sertralin (Serotonin-Wiederaufnahmehemmer) mit zunächst 25 mg begonnen und die Dosis langsam bis auf 150 mg gesteigert. Darunter kommt es zu einer zunächst langsamen, dann aber stetigen Besserung der depressiven Symptomatik. Psychotherapeutisch wird zunächst stützend gearbeitet, um die deutliche Scham und die Schuldgefühle der Patientin zu reduzieren.

Nach 2-monatiger tagesklinischer Betreuung kann die Patientin in gut stabilisiertem Zustand in die ambulante psychiatrisch-psychotherapeutische Weiterbetreuung entlassen werden. Sie lässt frühere Kontakte wieder aufleben und wendet sich auch wieder ihren Hobbys zu. Flashbacks, Albträume oder Selbstmordgedanken treten nicht mehr auf. Die Dauermedikation mit Sertralin 150 mg wird noch über 2 Jahre weitergeführt, während die psychiatrisch-psychotherapeutischen Kontakte langsam abnehmen. Ein enger weitergehender hausärztlicher Kontakt ist auch danach wichtig zur Verlaufsbeobachtung und raschen Reaktion, falls sich Zeichen eines Rückfalls in die depressive Symptomatik zeigen sollten.

Anpassungsstörungen

(ICD-10) F43.2: Anpassungsstörung

Diagnosekriterien:
Die Diagnose einer Anpassungsstörung hängt von folgenden Gegebenheiten ab:
1. Art, Inhalt und Schwere der Symptomatik
2. Anamnese und Persönlichkeit
3. Belastendes Ereignis, Situation oder Lebenskrise

Das 3. Kriterium muss eindeutig nachgewiesen sein, es müssen überzeugende Gründe dafür sprechen, dass die Störung ohne Belastung nicht aufgetreten wäre. Die Diagnose Anpassungsstörung ist nicht zu stellen, wenn eine zeitliche Abhängigkeit zu einem belastenden Ereignis nicht nachgewiesen werden kann.

Bei Anpassungsstörungen handelt es sich um Zustände von subjektivem Leiden und emotionaler Beeinträchtigung, die nach einer entscheidenden Lebensveränderung, nach einem belastenden Lebensereignis oder auch nach schwerer körperlicher Erkrankung auftreten. Die individuelle Vulnerabilität spielt eine größere Rolle als bei den übrigen Störungen der Gruppe F43.

Wichtige **Auslöser** einer Anpassungsstörung:
- Scheidung, Beziehungsende
- Tod eines geliebten Menschen
- Berentung
- Arbeitsplatzverlust
- Körperliche Erkrankungen

Die Betroffenen sind oft in einer depressiven Stimmung, haben Ängste oder eine übergroße Besorgnis bezüglich alltäglicher Lebenssituationen. Als Besonderheit treten bei betroffenen Jugendlichen oft Störungen des Sozialverhaltens auf, die sich z. B. in aggressivem oder dissozialem Verhalten äußern.

! Oft bringen die Betroffenen beim Hausarzt jedoch nur körperliche Symptome wie z. B. Schlafstörungen und Kopfschmerzen vor. Eine genaue Exploration bezüglich psychosozialer Belastungen ist deshalb wichtig.

Die Störung beginnt in der Regel innerhalb des ersten Monats nach dem belastenden Lebensereignis. Meist dauern die Symptome nicht länger als 6 Monate an. Eine Ausnahme stellt die längere depressive Reaktion dar (ICD-10: F43.21), bei der die Symptome bis zu 2 Jahren andauern können.

In den diagnostischen Leitlinien der ICD-10 wird explizit erwähnt, dass die individuelle Disposition bei dem möglichen Auftreten einer Anpassungsstörung eine größere Rolle spielt als bei den anderen Erkrankungen der Gruppe. Als **Risikofaktoren** gelten u. a.:
- Vorbestehende mangelhafte Belastbarkeit oder vorbestehende psychische Erkrankung
- Unzureichende partnerschaftliche und familiäre Unterstützung
- Defizite in der individuellen Bewältigungsstrategie, was die zu erwartenden Beeinträchtigungen, Frustrationen und Überforderungen anbelangt

Wird die Diagnose einer Anpassungsstörung gestellt, ist trotz möglicherweise vorhandener Risikofaktoren davon auszugehen, dass das Krankheitsbild ohne die Belastung nicht entstanden wäre.

Beispiele

Fall 21.2. *Der 28-jährige Bankangestellte Thomas M. sucht seinen Hausarzt auf, nachdem er wiederholt aufgrund starker Schmerzen in der Lendenwirbelsäule nachts erwacht ist und nichtsteroidale Analgetika keine ausreichende Wirkung zeigten. Bei positiver Familienanamnese und den entsprechenden Untersuchungen stellt der Hausarzt rasch die Diagnose eines Morbus Bechterew. Auch wenn Herr M. eigentlich schon mit dieser Diagnose gerechnet hat (sein Vater war im etwa gleichen Alter an einem Morbus Bechterew erkrankt), zeigt er sich durch diese Erkrankung extrem erschüttert. Er zieht sich daraufhin von seinem Freundeskreis zurück und verbringt die meiste Zeit des Tages damit, über seine Zukunft mit der Erkrankung nachzugrübeln, worunter auch seine Arbeit leidet.*

Er gelangt zu der Überzeugung, dass mit dieser Erkrankung an eine berufliche Karriere nicht mehr zu denken ist. Sogar eine Kündigung zieht er in Betracht. Die hausärztlich empfohlene und verordnete Physiotherapie zum Mobilitätserhalt der Wirbelsäule nimmt er nicht ein einziges Mal wahr. Er leidet unter Schlafstörungen, verliert das Interesse an früheren Hobbys und verbringt viel Zeit im Bett oder vor dem Computer, wo er Informationen über seine Erkrankung sammelt. Erst auf das Drängen seiner Partnerin hin sucht er nach etwa 3 Monaten schließlich erneut seinen Hausarzt auf, dem er zögerlich über seine Probleme, seinen sozialen Rückzug und seine schlechte Stimmung berichtet. Der Hausarzt vermutet eine Anpassungsstörung und überweist Herrn M. zur Abklärung an einen Facharzt für Psychiatrie und Psychotherapie. Dieser stellt rasch die Diagnose einer Anpassungsstörung (ICD-10: F43.2), deren Entwicklung dadurch begünstigt wurde, dass der Vater des Patienten einen sehr schweren Krankheitsverlauf hatte und inzwischen quasi bewegungsunfähig ist. Außerdem zeigt der Patient deutlich narzisstische Züge und erlebt die Erkrankung als persönliche Kränkung.

Der Psychiater verschreibt den Serotoninwiederaufnahmehemmer Paroxetin in einer Dosis von 40 mg und beginnt eine stützende Psychotherapie. Schon nach dem zweiten Gespräch findet der Patient einen deutlich angemesseneren Umgang mit der Erkrankung. Seine negative Einstellung zu Schmerzmedikamenten und zur krankengymnastischen Behandlung weicht einer vorsichtigen Akzeptanz. Nach 7 Monaten kann er die Medikation absetzen, ohne dass es zu einem Rückfall in die depressive Symptomatik kommt. Wichtiger noch als die Medikation empfindet der Patient die Gespräche, die zu einer deutlichen Entlastung und zum Stopp der Grübeleien führten.

Fall 21.3. *Der 50-jährige Fabrikarbeiter Heinz M. stellt sich mit Kopfschmerzen und Schlafstörungen bei seinem Hausarzt vor. Eher beiläufig erwähnt er, dass derzeit in seiner Firma größere Umstrukturierungen anstünden und er wahrscheinlich von einer Frühpensionierung betroffen sein wird. Er habe deshalb Sorge, die Raten für das erst kürzlich erworbene Eigenheim nicht mehr zahlen zu können. Erst bei genauerer Exploration durch den Hausarzt berichtet der Patient von einer negativen Stimmung und einer zunehmenden Interesselosigkeit an seinen früheren Hobbys und auch an seiner Umgebung, weshalb es in der letzten Zeit schon zu vermehrten Konflikten mit der Ehefrau gekommen wäre. Der Hausarzt stellt die richtige Diagnose einer Anpassungsstörung und behandelt den Patienten mit 40 mg Paroxetin. Darunter kommt es innerhalb von 6 Wochen zu einer deutlichen Verbesserung der Stimmung, die Schlafstörungen und die Kopfschmerzen treten ebenfalls nicht mehr auf. Bezüglich der Frühberentung Schließt sich Herr M. mit ebenfalls von den Umstrukturierungsmaßnahmen betroffenen Kollegen zusammen, um gerichtlich eine gute Abfindung zu erwirken.*

21.1.4 Differenzialdiagnosen

Wichtige Differenzialdiagnosen:
- Somatische Erkrankungen
- Panikstörung, generalisierte Angststörung
- Depressive Episode
- Borderline-Persönlichkeitsstörung

Andere psychische Erkrankungen, aufgrund der sehr ähnlichen Symptomatik insbesondere depressive Episoden (▶ Kap. 14) und Angststörungen (▶ Kap. 15.1), sind ebenfalls in Betracht zu ziehen.

! Die ätiologische Rückführbarkeit der posttraumatischen Stressreaktion auf ein bestimmtes Trauma ist das wichtigste differenzialdiagnostische Abgrenzungskriterium.

Die ätiologische Rückführbarkeit der posttraumatischen Stressreaktion auf ein bestimmtes Trauma ist z. B. bei einer Panikstörung oder einer generalisierten Angststörung nicht gegeben. Die Abgrenzung zur depressiven Episode ist oft schwieriger: Bei beiden diagnostischen Gruppen finden sich Symptome von reduziertem Interesse und ein Zustand, in dem sich die Patienten als leer und emotional teilnahmslos erleben. Hier ist die genaue Erhebung der psychiatrischen Anamnese besonders wichtig: Gibt es Hinweise darauf, dass der Patient bereits zuvor im Leben an einer depressiven Episode gelitten hat? Auch das Zeitkriterium spielt eine entscheidende Rolle: Während bei der Anpassungsstörung mit einer Dauer der Symptomtik von etwa 6 Monaten zu rechnen ist, kann eine depressive Episode deutlich länger anhalten. Eine körperliche Untersuchung ist auch bei offensichtlicher psychosozialer Belastung durchzuführen: Begleitende somatische Erkrankungen sollten nicht übersehen werden, insbesondere, wenn sie dem Patienten Anlass zur Somatisierung geben oder wenn hypochondrische Befürchtungen bestehen.

Eine besondere Schwierigkeit stellt die Abgrenzung der Borderline-Persönlichkeitsstörung (► Kap. 23) von der posttraumatischen Belastungsstörung dar, da viele Patienten mit Borderline-Störung von früheren Traumatisierungen berichten. Nur ein kleinerer Teil erfüllt jedoch wirklich die Diagnosekriterien einer PTBS.

21.1.5 Epidemiologie/Prävalenz

Genaue epidemiologische Angaben sind schwierig, da nach Schätzungen nur etwa jeder 20. Patient mit posttraumatischen Belastungsstörungen einen Arzt aufsucht. Die bisher größte epidemiologische Studie zu posttraumatischen Belastungsstörungen fand ein traumatisches Ereignis bei mehr als 60% der männlichen und mehr als 50% der weiblichen Bevölkerung und eine Lebenszeitprävalenz für die Entwicklung von posttraumatischen Belastungsstörungen von 8%, d. h., dass sich in ca. 15% der Traumata eine PTBS entwickeln kann. Frauen sind dabei ungefähr doppelt so häufig betroffen wie Männer. Schätzungen gehen aufgrund der Studienlage von einer Prävalenzrate von 2–7% der Allgemeinbevölkerung aus.

21.1.6 Verlauf und Prognose

Bei einem Großteil der Patienten mit einer Anpassungsstörung remittiert die Symptomatik innerhalb von 6 Monaten bzw. nach 2 Jahren bei der längeren depressiven Reaktion (F43.21). Hält die außergewöhnliche Belastung jedoch an, kann die Symptomatik persistieren, und es besteht die Gefahr der Chronifizierung. Es gibt Studien, die darauf hinweisen, dass Patienten mit einer Anpassungsstörung in der Anamnese ein erhöhtes Risiko für die Entwicklung einer depressiven Episode haben.

Bei ca. einem Drittel der Patienten, die ein schweres Trauma erlitten haben, entwickeln sich erhebliche psychische Symptome. Dauern diese mehr als 3 Monate an, so liegt eine chronifizierte PTBS vor. Die mittlere Dauer der PTBS beträgt laut epidemiologischen Studien 48 Monate für Frauen und 12 Monate für Männer. Mit dem zeitlichen Abstand zum erlebten Trauma nehmen die Zahlen derjenigen Patienten, die noch unter einer PTBS-Symptomatik leiden, kontinuierlich ab.

Welches Vorgehen ist indiziert?

Eine Anpassungsstörung kann in der Regel gut in der Hausarztpraxis behandelt werden. Sollten die Symptome sich jedoch trotz medikamentöser Therapie und stützender Gespräche nicht innerhalb von 2 Monaten deutlich bessern, ist eine Überweisung an einen Facharzt für Psychiatrie und Psychotherapie indiziert. Als Richtlinie gilt: Nach einem fehlgeschlagenen medikamentösen Behandlungsversuch mit einem Serotoninwiederaufnahmehemmer in ausreichender Dosierung (z. B. *Paroxetin* 40–50 mg/Tag oder *Sertralin* bis zu 150 mg) sollte eine fachärztliche Zweitmeinung zur Diagnoseüberprüfung und weiteren Therapieplanung eingeholt werden. Beim Auftreten von Selbstmordgedanken ist eine eingehende Überprüfung und ggf. eine stationäre Einweisung in eine psychiatrische Fachklinik vorzunehmen, bei konkreter, besonderer Eigengefährdung notfalls auch gegen den Willen des Patienten (► Abschn. 13.3).
Beim Vorliegen einer posttraumatischen Belastungsstörung sollte immer ein psychiatrisch- psychotherapeutischer Facharzt hinzugezogen werden. Besonders bei lange andauernden Traumatisierungen, wie z. B. durch sexuellen Missbrauch in der Kindheit, ist auch die Durchführung einer Psychotherapie indiziert. Auch hier gilt: Das Auftreten von Suizidgedanken ist ein Alarmzeichen, das die Prüfung einer stationären Aufnahme in eine psychiatrisch-psychotherapeutische Klinik nach sich ziehen muss.

21.2 Pharmakotherapie

21.2.1 Grundlagen und Behandlungsstrategien

Als Mittel der Wahl v. a. chronifizierter posttraumatischer Belastungsreaktionen gelten heute Serotoninwiederaufnahmehemmer (SSRI), da sie die stärksten Effekte aufweisen. Bezüglich Anpassungsstörungen besteht bisher keine eindeutige Empfehlung. In einem Cochrane Review (Evidenzstufe 1 a) kommen die Autoren zu dem Schluss, dass Therapieempfehlungen zugunsten einer bestimmten Medikamentensubstanz verfrüht sind. Sowohl SSRIs als auch trizyklische Antidepressiva und MAO-Hemmer zeigen eine klinisch signifikante Reduktion der Symptomatik. Zwischen den 3 Medikamentenklassen zeigten sich keine Unterschiede bezüglich Effektivität und Akzeptanz.

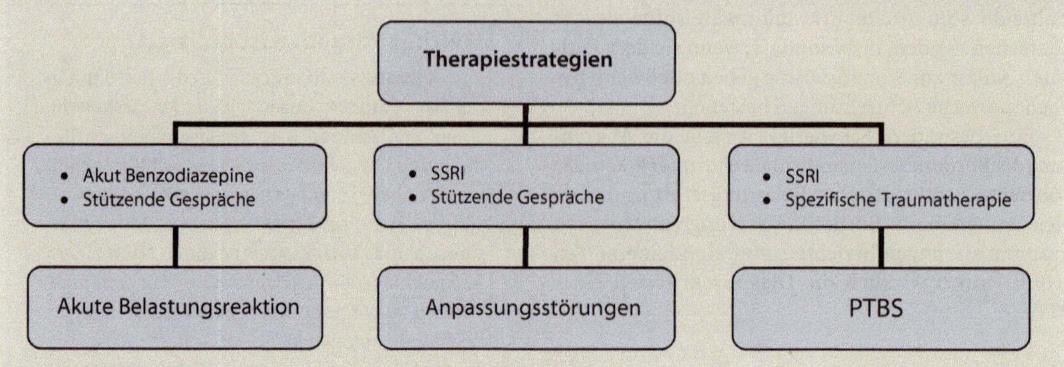

Abb. 21.2. Therapiestrategien bei Anpassungsstörungen und PTBS

SSRIs gelten jedoch als die am besten überprüfte Medikamentengruppe, da die meisten Studien mit SSRIs durchgeführt wurden (Abb. 21.2).

> **Indikatoren für eine medikamentöse Behandlung der PTBS**
> - Schwere, langanhaltende Symptomatik
> - Komorbide manifeste psychische Erkrankung, z. B. majore Depression (▶ Kap. 14) oder generalisierte Angststörung (▶ Kap. 15)
> - Suizidalität (▶ Kap. 28)
> - Weitere Stressfaktoren neben der PTBS-Symptomatik
> - Niedriges soziales Funktionsniveau
> - Nicht ausreichende Wirkung alleiniger Psychotherapie

21.2.2 Präparate und kommentierte Auswahl

Serotoninwiederaufnahmehemmer (SSRI). Als Mittel der Wahl zur medikamentösen Behandlung der Anpassungstörungen und der PTBS gelten Serotoninwiederaufnahmehemmer. Die besten Studienergebnisse liegen für *Sertralin* (z. B. *Zoloft®*) und *Paroxetin* (z. B. *Tagonis®*) vor. Als Einstiegsdosis sollte eine niedrige Dosierung gewählt werden (*Sertralin* 25 mg, *Paroxetin* 10 mg), da Patienten mit posttraumatischen Störungen häufig Nebenwirkungen entwickeln. Oft kommt es zu einem verzögerten Wirkungseintritt nach 8–12 Wochen. Vorher sollte keine medikamentöse Umstellung erfolgen. Die Erhaltungsdosis sollte eher hoch gewählt werden (*Sertralin* bis 150 mg, *Paroxetin* bis 50 mg).

! In Deutschland ist allein der SSRI *Paroxetin* für die Indikation der posttraumatischen Belastungsstörung zugelassen.

Antidepressiva. Sollte es nach Gabe von 2–3 SSRIs nicht zu einer ausreichenden Besserung der Symptomatik kommen, kann durch den Facharzt für Psychiatrie und Psychotherapie eine Umstellung auf trizyklische Antidepressiva erfolgen. Hier bietet sich insbesondere *Amitriptylin* (z. B. *Saroten®*) an (Beginn mit 1- bis 2-mal 25 mg/Tag, langsam bis auf 75 [bis 150] mg/Tag steigern).

MAO-Hemmer. Sollte auch die Medikation mit trizyklischen Antidepressiva keine ausreichende Wirkung bringen, bieten sich als Präparat der dritten Wahl MAO-Hemmer (Monoaminoxidasehemmer) wie z. B. *Moclobemid* (z. B. *Aurorix®*) oder *Trancylpromin* (*Jatrosom®N*) an.

Eine Auflistung der verwendbaren Präparate ist in Tab. 21.1 zu finden.

! Eine Monotherapie und erst recht eine Langzeitbehandlung mit Benzodiazepinen ist sowohl zur Behandlung einer Anpassungsstörung als auch zur Behandlung der PTBS kontraindiziert!

Die Behandlung sollte zwischen 1 und 2 Jahren andauern, bevor ein langsames Absetzen der Medikation erwogen wird. Als Therapiedauer hat sich bei der akuten Belastungsstörung ein Zeitraum von 6–12 Monaten bewährt. Bei chronifizerter Belastungsstörung erhöht sich die Therapiedauer auf 12–24 Monate.

Tab. 21.1. Präparateauswahl

Wirkstoff	Handelsname (Beispiel)	Dosis und Behandlungsplan	Wirkung/Nebenwirkung (NW)	Interaktionen	Besonderheiten	Therapiekosten/Monat[a]
Sertralin **(Off-label-Indikation)**	*Zoloft®*	Beginn mit 25 mg in einer morgendlichen Einzeldosis; im Zwei-Tage-Rhythmus Dosissteigerung auf bis zu 150 mg/Tag (bei posttraumatischer Belastungsstörung ggf. Steigerung bis auf 200 mg/Tag möglich)	Antidepressive und angstlösende Wirkung Signifikante Verminderung von PTBS-typischen Symptomen wie Intrusionen und Vermeidungsverhalten NW: Appetitlosigkeit, Übelkeit, Diarrhö, Schlafstörungen, sexuelle Funktionsstörungen	Geringes Interaktionspotenzial	**Cave:** keine Kombination mit MAO-Hemmern Vorsicht bei Kindern und Jugendlichen, Hinweise auf Steigerung der Suizidalität	40,42 € (50 mg)
Paroxetin (zugelassen bei posttraumatischer Belastungsstörung)	*Tagonis®*	Beginn mit 10 mg in einer morgendlichen Einzeldosis; im Zwei-Tage-Rhythmus Dosissteigerung auf bis zu 40–50 mg/Tag möglich	Antidepressive und angstlösende Wirkung Signifikante Verminderung von PTBS-typischen Symptomen wie Intrusionen und Vermeidungsverhalten NW: Appetitlosigkeit, Übelkeit, Obstipation, innere Unruhe, Schlafstörungen, sexuelle Funktionsstörungen	Potenter Inhibitor der CYP2D6 – Anstieg der Plasmaspiegel von trizyklischen Antidepressiva, Benzodiazepinen und Metoprolol	**Cave:** keine Kombination mit MAO-Hemmern Vorsicht bei Kindern und Jugendlichen, Hinweise auf Steigerung der Suizidalität	30,29 € (20 mg)
Fluoxetin **(Off-label-Indikation)**	*Fluctin®*	Beginn mit 10 mg in einer morgendlichen Einzeldosis; im Zwei-Tage-Rhythmus Dosissteigerung auf bis zu 60 mg/Tag möglich	Antidepressive und angstlösende Wirkung Signifikante Verminderung von PTBS-typischen Symptomen wie Intrusionen und Vermeidungsverhalten NW: Appetitlosigkeit, Übelkeit, Diarrhö, Schlafstörungen, innere Unruhe, sexuelle Funktionsstörungen, allergische Hauterscheinungen	Potenter Inhibitor der CYP2D6 – Anstieg der Plasmaspiegel von trizyklischen Antidepressiva, Benzodiazepinen und Antipsychotika; mögliche Verstärkung von extrapyramidal-motorischen Symptomen bei Kombination mit Antipsychotika	**Cave:** bei Kombination mit *Amitriptylin* oder Tramadol Berichte über Intoxikationen Lange Halbwertszeit (2–7 Tage), 2–3 Wochen nach Absetzen kann immer noch ein Interaktionsrisiko bestehen	19,36 € (20 mg)
Amitriptylin **(Off-label-Indikation)**	*Saroten®*	Beginn mit 1- bis 2-mal 25 mg pro Tag, dann Erhaltungsdosis, 1- bis 2-mal 75 mg/Tag (Höchstdosis), Hauptdosis abends geben (sedierende Wirkung)	Antidepressive und angstlösende Wirkung, sedierende Wirkung NW: starke anticholinerge Nebenwirkungen (Müdigkeit, Schwindel, Mundtrockenheit, Akkomodationsstörungen, orthostatische Dysregulation); Störungen der Erregungsleitung des Herzens möglich	Kombination mit Inhibitoren von CYP2D6 (*Fluoxetin*, Propranol) führen zur Erhöhung des Plasmaspiegels	Schlafanstoßende Wirkung Im Gegensatz zu SSRIs bei Kindern und Jugendlichen zugelassen	7,70 € (50 mg)

[a] Die Preise beziehen sich auf die N3-Packung des im Handelsnamen angegebenen Präparats (bzw. die N2-Packung, falls ein Arzneimittel nicht in der N3-Packung verfügbar ist).

21.3 Psycho- und Soziotherapie

21.3.1 Grundlagen und Therapiearten

Die psychotherapeutische Behandlung von Anpassungsstörungen und posttraumatischen Belastungsstörungen gestaltet sich oft sehr komplex. Dies liegt zum einen in der Vielschichtigkeit der Symptomatik begründet, zum anderen muss die Behandlung auch stets sehr individuell gestaltet sein und das Trauma vor dem Hintergund der persönlichen und kulturellen Besonderheiten der Betroffenen betrachtet werden. Es stehen verschiedene Behandlungsverfahren zur Verfügung, deren Effektivität inzwischen in klinischen Studien überprüft wurde. Psychodynamische Ansätze erwiesen sich als wirksam, ebenso Hypnotherapie, kognitive Verhaltenstherapie und möglicherweise auch die Eye Movement Desensitization and Reprocessing Therapie (EMDR), die jedoch weiterhin in Fachkreisen sehr umstritten ist.

Ziel der **psychodynamischen Therapieansätze** (► Abschn. 10.2.2) ist ein schrittweises Wiedererleben des traumatischen Ereignisses, wodurch die negativen Auswirkungen des Traumas beherrschbar werden sollen. Hinter diesem Therapieansatz steht die Annahme, dass traumatische Erinnerungen verdrängt oder abgespalten werden, was als ungünstiger Bewältigungsversuch zu verstehen ist. Durch die bewusste Erinnerung in therapeutischer Begleitung soll das traumatische Erlebnis überwunden werden.

Die **kognitive Verhaltenstherapie** (► Abschn. 10.2.3) hat eine kontextuelle Einordnung sowie die emotionale Entdramatisierung des Traumas zum Ziel. Dies erfolgt meist mittels Exposition und Habituation. Problematische Interpretationen des traumatischen Ereignisses sollen durch angemessenere und günstigere Auslegungen ersetzt werden. So kann ein Abbau von dysfunktionalem Vermeidungsverhalten erreicht werden.

21.3.2 Psychotherapie: praktisches Vorgehen

Die Indikation zur unterstützenden Psychotherapie ist bei Anpassungsstörungen und posttraumatischen Belastungsstörungen prinzipiell gegeben. Eine alleinige psychotherapeutische Behandlung kann erwogen werden wenn

- eine leichtere Symptomatik vorliegt,
- medizinische Kontraindikationen bezüglich einer Pharmakotherapie bestehen (z. B. relative Kontraindikation bei Schwangerschaft),
- mit einer fehlenden Compliance des Patienten bezüglich einer medikamentösen Therapie zu rechnen ist.

! Bei Anpassungsstörungen können einige stützende Gespräche ausreichend sein, die vom Hausarzt durchgeführt werden können. Bei schweren posttraumatischen Belastungsstörungen, insbesondere wenn diese durch sexuelle Missbrauchserlebnisse ausgelöst sind, sollte die Psychotherapie durch einen Facharzt für Psychiatrie und Psychotherapie bzw. begleitend durch einen Psychologischen Psychotherapeuten erfolgen. Auch eine Überweisung an spezialisierte Kliniken oder Praxen ist in Erwägung zu ziehen, v. a. wenn komorbide psychische Erkrankungen vorliegen.

Kognitive Verhaltenstherapie. Da die kognitive Verhaltenstherapie die beste therapeutische Effizienz zur Behandlung der PTBS in kontrollierten Studien zeigt (Ebbighaus et al. 1996), wird in ■ Tab. 21.2 der Ablauf kurz skizziert (leicht mod. nach Foa et al. 2000). Sie sollte durch einen erfahrenen Traumatherapeuten (Facharzt für Psychiatrie und Psychotherapie bzw. Psychologischer Psychotherapeut) durchgeführt werden.

■ Tab. 21.2. Ablauf der Verhaltenstherapie. (Mod. nach Foa et al. 2000)

Sitzung	Inhalt
1. und 2. Sitzung	Psychoedukation über posttraumatische Belastungsstörungen, Verhaltensanalyse, Progressive Muskelrelaxation nach Jacobsen als Entspannungsverfahren
3. und 4. Sitzung	Erstellung einer Angsthierarchie, Beginn der Exposition in sensu
5.–10. Sitzung	Weiterhin Exposition in sensu: Ziel ist eine deutliche Reduktion der Angstreaktion während des Erlebens der traumatischen Szene Hausaufgabe: Exposition in vivo zur Reduktion von Vermeidungsverhalten
7.–10. Sitzung	Kognitive Umstrukturierung
11. und 12. Sitzung	Zusammenfassung der erarbeiteten Copingstrategien, Rückfallprophylaxe

Empfohlen wird eine Behandlungsdauer von 12 Sitzungen à 90 min. Der Behandlungskontakt sollte einmal wöchentlich bestehen. Die 1. und 2. Sitzung beinhalten eine Psychoedukation über posttraumatische Belastungsstörungen. Ebenfalls sollte in diesen Sitzungen eine Verhaltensanalyse erfolgen. Als Entspannungsverfahren wird der Patient in die Progressive Muskelentspannung nach Jacobsen eingeführt. In den Sitzungen 3 und 4 steht zunächst die Erstellung einer Angsthierarchie im Vordergrund. Danach erfolgt die sogenannte Exposition in sensu. Dazu wird der Patient motiviert, sich detailliert die Vorgänge während des erlittenen Traumas ins Gedächtnis zu rufen. Die traumatischen Szenen werden in der Vorstellung durchlebt. Der Therapeut fordert den Patienten immer wieder auf, seine gegenwärtige Anspannung und die derzeit vorhandenen Gefühle zu beschreiben. Die Beschreibung der Vorgänge und der vorhandenen Gefühle wird auf Tonband aufgenommen, und der Patient erhält die Hausaufgabe, sich das Tonband mehrfach anzuhören.

Auch in der 5.–10. Stunde steht weiterhin die Exposition in sensu im Mittelpunkt. Ziel der Exposition ist eine deutliche Reduktion der Angstreaktion während des Erlebens der traumatischen Szene. Als Hausaufgabe führt der Patient schließlich die Exposition in vivo aus. Der Therapeut nutzt die Informationen aus den diagnostischen Vorgesprächen, um stark angstauslösende Situationen herauszufiltern und die Konfrontation detailliert zu planen. Zu Beginn sollte die Konfrontation in vivo in Begleitung des Therapeuten erfolgen, um zum Wohle des Patienten Vermeidung zu verhindern. Wie bei der Verhaltenstherapie der Angststörung gilt dabei, dass die Situation erst verlassen werden darf, wenn eine deutliche Reduktion der Angst aufgetreten ist. Neben der Exposition steht in der 7.–10. Sitzung auch die kognitive Umstrukturierung im Mittelpunkt der Therapie. In den Sitzungen 11 und 12 steht schließlich die Zusammenfassung der erarbeiteten Copingstrategien im Zentrum, ebenso die Rückfallprophylaxe und die Beendigung der Therapie.

Antragsstellung

Ein Antrag auf Kostenübernahme einer Richtlinienpsychotherapie durch den Facharzt für Psychiatrie und Psychotherapie oder den Psychologischen Psychotherapeuten für die psychotherapeutische Behandlung der PTBS wird meist problemlos genehmigt. Anders sieht es bei der Diagnose der Anpassungsstörung aus, die von den Krankenkassen oft nicht akzeptiert wird. Hier empfiehlt es sich, in dem Antrag komorbide Erkrankungen, wie z. B. die Diagnose »mittelgradig depressive Episode« ebenfalls zu nennen, wenn eine entsprechende diagnostische Einordnung gerechtfertigt ist.

21.3.3 Soziotherapie und Selbsthilfe

Bei längerem Krankheitsverlauf und dadurch bedingter Arbeitsunfähigkeit ist selbstverständlich eine berufliche Wiedereingliederung oder die Durchführung berufsrehabilitativer Maßnahmen in Betracht zu ziehen. Viele Patienten mit Anpassungsstörungen oder posttraumatischen Belastungsstörungen geben an, gut von der Einbindung in **Selbsthilfegruppen** zu profitieren. Nützliche Informationen dazu erhält man z. B. über die Internetseiten des »Weissen Rings« (http://www.weisser-ring.de) oder über die Initiative des Bundesministeriums für Familie, Senioren, Frauen und Jugend (http://www.hinsehen-handeln-helfen.de).

21.4 Weitere Informationen

- Leitlinien Psychotherapeutische Medizin und Psychosomatik (AWMF online): http://www.uni-duesseldorf.de/AWMF/ll/051-010.htm
- Seiten der Arbeitsgemeinschaft für psychosoziale Gesundheit: http://www.psychosoziale-gesundheit.net/psychiatrie/anpassungsstoerung.html; http://www.psychosoziale-gesundheit.net/seele/posttrauma1.html; http://www.psychosoziale-gesundheit.net/seele/posttrauma2.html

Tests

Schneider S, In-Alban T, Margraf J (2005) DIPS – Diagnostisches Interview psychischer Störungen. Hogrefe Testzentrale, Göttingen

Schnyder U, Moergeli H (2002) German version of Clinician-Administered PTSD Scale. J of Traumatic Stress 15: 487–492

Steil R, Ehlers A (2000) Posttraumatische Diagnoseskala (PDS). Psychologisches Institut, Universität Jena

21.5 Weiterführende Literatur

Benkert O, Hippius H (2007) Kompendium der Psychiatrischen Pharmakotherapie. Springer, Berlin Heidelberg New York Tokio

Ebbinghaus R, Bauer M, Priebe S (1996) Behandlung der posttraumatischen Belastungsstörung. Fortschr Neurol Psychiat 64: 433–443

Foa EB, Olasov Rothbaum B, Maercker A (2000) Posttraumatische Belastungsstörungen. In: Margraf J (Hrsg) Lehrbuch der Verhaltenstherapie, Bd 2. Springer, Berlin Heidelberg New York Tokio, S 107–121

Stein DJ, Zungu-Dirwayi N, Van der Linden GJ, Seedat S (2002) Pharmacotherapy for posttraumatic stress disorder. Cochrane Database Syst Rev 4: CD002795

Essstörungen

D. Wälte, N. Kuth, F. Schneider

22

Es lassen sich im Wesentlichen 3 Subtypen innerhalb der Essstörungen (F50.x) unterscheiden: Anorexia nervosa, Bulimia nervosa und Binge-Eating-Störung. Die Anorexia nervosa ist am gefährlichsten einzuschätzen, weil im Verlauf ein Mortalitätsrisiko von bis zu 20% gegeben ist. Aber auch Patienten mit den beiden anderen Subtypen können durch die aufgrund des Essverhaltens verursachten Entgleisungen des Elektrolythaushalts in eine Notfallsituation geraten. Die Therapie einer ausgeprägten Essstörung gehört deshalb in die Hände eines Facharztes für Psychiatrie und Psychotherapie und/oder eines Psychologischen Psychotherapeuten. Die Anorexia nervosa fällt in Klinik und Praxis zunächst durch ein erhebliches Untergewicht auf, das durch aktiv eingesetzte Maßnahmen der Gewichtsreduktion herbeigeführt wird. Gleichzeitig beharren die Patienten in den meisten Fällen rigide auf der Vorstellung, zu dick zu sein. Bei der Bulimia nervosa sind die Patienten in einem Teufelskreis von Heißhungerattacken und Maßnahmen der Gewichtsreduktion gefangen. Patienten mit Binge-Eating-Störung haben in der Regel ein erhebliches Übergewicht, das durch häufige »Fressattacken« mit extremer Nahrungsmenge ohne nachträgliche Maßnahmen der Gewichtsreduktion verursacht ist.
Jede Behandlung der Essstörung beginnt zunächst mit einer gründlichen somatischen Untersuchung, die nicht nur auf eine mögliche Ausschlussdiagnostik gerichtet ist, sondern auch auf potenzielle Folgeerscheinungen der Essstörung. Nach der somatischen Stabilisierung des Patienten, die durch supportive und für die anschließende Psychotherapie motivierende Gespräche begleitet wird, ist die kognitive Verhaltenstherapie die Therapie der ersten Wahl. Es ist zu erwarten, dass ca. zwei Drittel der Patienten von dieser Behandlung profitieren. Bei dem Rest der Patienten ist mit einem ungünstigen Verlauf zu rechnen.

22.1 Ätiologie und Diagnostik

22.1.1 Definition

Definition

Essstörungen: Diese sind durch eine Störung des Essverhaltens oder des Gewichtskontrollverhaltens charakterisiert. Eine Verschlechterung des physischen Befindens oder eine Beeinträchtigung des psychosozialen Verhaltens ist die Folge. Sie sind nicht sekundär durch andere Erkrankungen bedingt.

Im Wesentlichen lassen sich drei Untergruppen von Essstörungen unterscheiden, wobei im Verlauf auch Diagnoseshifts, auch zu anderen psychischen Erkrankungen wie Depression, Sucht-, Angst- oder Zwangserkrankung, zu beobachten sind.

Definition

Anorexia nervosa (»Appetitverlust«): Die Erkrankung ist gekennzeichnet durch einen erheblichen selbstverursachten Gewichtsverlust und die Beibehaltung eines für das Alter zu niedrigen Körpergewichts, getrieben von der Idee, trotz Untergewicht zu dick zu sein.
Bulimia nervosa (»Heißhunger« bzw. »Ochsenhunger«): Bei dieser Erkrankung kommt es zu Heißhungerattacken, gefolgt von dem Versuch, dem dickmachenden Effekt der Nahrung durch unterschiedliche Verhaltensweisen (Erbrechen, Laxanzienabusus, Fasten etc.) entgegenzuwirken.
Binge-Eating-Störung: Eine solche Störung lässt sich mit wiederholten Episoden von »Fressanfällen« beschreiben, bei denen große Mengen von Nahrungsmitteln mit einem Gefühl des Kontrollverlustes verspeist werden, ohne dass anschließend Maßnahmen zur Gewichtsreduktion eingeleitet werden.

Adipositas gehört nicht in die Kategorie der Essstörungen, da die Diagnose einer psychischen Erkrankung nicht allein aus dem erhöhten Körpergewicht abgeleitet werden kann.

Beispiel

Einer der ersten dokumentierten Fälle, bei denen auf eine Anorexia nervosa geschlossen werden kann, stammt aus dem Mittelalter. Über Katharina von Siena wird berichtet, dass sie mit ca. 7 Jahren den Entschluss fasste, ihre Jungfräulichkeit der Madonna zu schenken. Fortan hörte sie auf, Fleisch zu essen, und gab es während der Mahlzeiten entweder ihrem Bruder oder warf es Stück für Stück der Katze zu, ohne dass es von der Familie bemerkt wurde. Im Alter von 15 Jahren hörte sie endgültig auf, normal zu essen, und ernährte sich nur noch von Brot und Kräutern und trank nur Wasser. Sie starb im Alter von 33 Jahren.

Es wird angenommen, dass die Geschichte vom Suppenkaspar einen realen Hintergrund besitzt und auf einen im Jahre 1834 verstorbenen neunjährigen Jungen verweist, dessen Todesursache in den Kirchenbüchern mit »verweigerte Nahrungsaufnahme« angegeben wurde. Dr. Heinrich Hoffman ließ sich vermutlich in seinem Bildband »Der Struwwelpeter« von dieser Geschichte inspirieren und hat damit als leitender Arzt der Frankfurter »Anstalt für Irre und Epileptische« im Feld der Jugendpsychiatrie möglicherweise Krankheitsfälle aus der eigenen Praxis verarbeitet.

22.1.2 Ätiologie

Aus der statistischen Analyse der Inzidenz- und Prävalenzraten (▶ Abschn. 22.1.5) lassen sich bereits einige generelle Risikofaktoren ableiten: Neben dem Geschlecht (weiblich) und dem Alter (Jugendliche und junge Erwachsene) scheint das Leben in einer westlichen Bevölkerung ein Risikofaktor zu sein.

Kognitiv-verhaltenstherapeutische Ansätze betonen für die Entwicklung und Aufrechterhaltung einer Essstörung insbesondere einen Teufelskreislauf (◘ Abb. 22.1) zwischen einem gezügelten Essverhalten, einer Störung der psychophysiologischen Reaktion von Hunger und Sättigung, der Beschäftigung mit dem Essen und der Angst vor Gewichtszunahme. Danach führt die Angst vor Gewichtszunahme (bei Anorexia nervosa vor dem Hintergrund einer ausgeprägten Körperschemastörung) zu einem gezügelten Essverhalten bei Anorexia nervosa (bzw. zum Erbrechen bei Bulimia nervosa). Das gezügelte Essverhalten (bzw. das Erbrechen) führt kurzfristig zur Reduktion der Angst vor Gewichtszunahme, langfristig jedoch zu Störungen der psycho-physiologischen Reaktion von Hunger und Sättigung. Die Störungen der psychophysiologischen Reaktion von Hunger und Sättigung entfachen bei der Anorexia nervosa eine akribische Beschäftigung mit dem Essen (und bei der Bulimia nervosa erhebliche Essanfälle), die kurzfristig zu Stressabbau und Entspannung beiträgt, jedoch langfristig wieder die Angst vor Gewichtszunahme schürt.

Zur Frage der Ätiologie der Essstörungen insgesamt hat sich ein Diathese-Stress-Ansatz herausgebildet, der ein interaktives Zusammenwirken von prädisponierenden (genetische Faktoren, Lernerfahrungen), soziokulturellen (Schlankheitsideal), auslösenden (psychisch belastende Lebensereignisse) und aufrechterhaltenden (Teufelskreismodell sowie interaktionelle Auswirkungen) Bedingungen annimmt (Jacobi u. de Zwaan 2006).

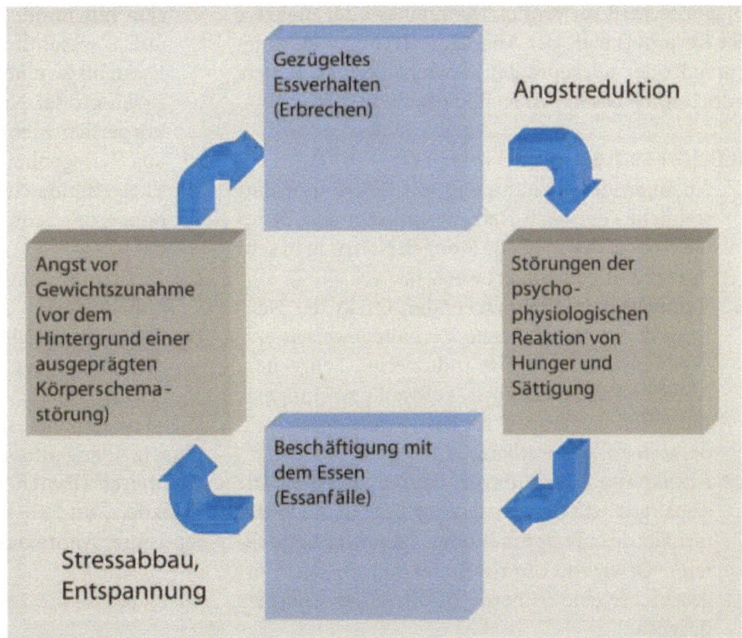

◘ **Abb. 22.1.** Teufelskreis der Essstörung

22

22.1.3 Symptome, Diagnosekriterien (ICD-10)

(ICD-10) F50.x: Essstörungen

(ICD-10) F50.0: Anorexia nervosa:

1. Körpergewicht mind. 15% unter dem erwarteten BMI (»Body-Mass-Index«, ▶ Definition, ◻ Abb. 22.2) oder BMI≤17,5.
2. Selbst herbeigeführter Gewichtsverlust durch Vermeidung von hochkalorischen Speisen und eine der folgenden Verhaltensweisen: selbst induziertes Erbrechen oder Abführen, übertriebene körperliche Aktivitäten, Gebrauch von Appetitzüglern oder Diuretika.
3. Körperschemastörung mit der Angst, zu dick zu werden.
4. Endokrine Störung (bei Frauen mit Amenorrhö, bei Männern mit Libido- und Potenzverlust).
5. Bei Beginn der Erkrankung vor der Pubertät ist die pubertäre Entwicklung verzögert oder gehemmt.

Subtypen:

- F50.00: Anorexie ohne aktive Maßnahmen zur Gewichtsabnahme (Erbrechen, Abführen etc.),
- F50.01: Anorexie mit aktiven Maßnahmen zur Gewichtsabnahme (Erbrechen, Abführen etc.; u. U. in Verbindung mit Heißhungerattacken).

(ICD-10) F50.1: Atypische Anorexia nervosa: Diese Diagnose wird verwendet, wenn eines oder mehrere der Kernmerkmale der Anorexia nervosa, z. B. Amenorrhö oder ausgeprägter Gewichtsverlust, fehlen, jedoch sonst das klinische Bild gegeben ist.

(ICD-10) F50.2: Bulimia nervosa:

1. Andauernde Beschäftigung mit Essen, unwiderstehliche Gier nach Nahrungsmitteln und Essattacken, bei denen große Mengen Nahrung in sehr kurzer Zeit konsumiert werden.
2. Versuch, dem dick machenden Effekt der Nahrung durch verschiedene Verhaltensweisen entgegenzusteuern: selbst induziertes Erbrechen, Abführmittelmissbrauch, zeitweiliges Hungern, Gebrauch von Appetitzüglern, Schilddrüsenpräparaten oder Diuretika.
3. Krankhafte Furcht davor, dick zu werden. Die selbst gesetzte Gewichtsgrenze liegt deutlich unterhalb des als optimal oder »gesund« betrachteten Gewichts. Häufig findet sich in der Vorgeschichte eine frühere Episode einer Anorexia nervosa.

(ICD-10) F50.3: Atypische Bulimia nervosa: Diese Diagnose wird verwendet, wenn ein oder mehr Kernmerkmale der Bulimia nervosa nicht zu beobachten sind, jedoch sonst das klinische Bild gegeben ist.

(ICD-10) F50.4: Essattacken bei sonstigen psychischen Störungen: Mit dieser Kategorie soll übermäßiges Essen im Sinne von psychogenen Essattacken kodiert werden als Reaktion auf belastende Ereignisse (z. B. Unfälle, Trauerfälle) mit resultierendem Übergewicht.

(ICD-10) F50.9: Nicht näher bezeichnete Essstörung: Hier kann die in der Fachwelt eingeführte **Binge-Eating-Störung** (Forschungskriterien nach DSM-IV) kodiert werden:

A. Wiederholte Episoden von »Fressanfällen« (»Binge-Eating«). Eine Episode von »Fressanfällen« ist durch die beiden folgenden Kriterien charakterisiert: Essen einer Nahrungsmenge in einem abgrenzbaren Zeitraum, die definitiv größer ist als die, welche die meisten Menschen in einem ähnlichen Zeitraum unter ähnlichen Umständen essen würden, und ein Gefühl des Kontrollverlustes über das Essen.

B. Die Episoden von »Fressanfällen« treten gemeinsam mit mindestens 3 der folgenden Symptome auf: 1. wesentlich schneller essen als normal; 2. Essen bis zu einem unangenehmen Völlegefühl; 3. Essen großer Nahrungsmengen, wenn man sich körperlich nicht hungrig fühlt; 4. Alleine essen aus Verlegenheit über die Menge, die man isst; 5. Ekelgefühle sich selbst gegenüber, Deprimiertheit oder große Schuldgefühle nach dem übermäßigen Essen.

C. Es besteht deutliches Leiden wegen der »Fressanfälle«.

D. Die »Fressanfälle« treten im Durchschnitt an mindestens 2 Tagen in der Woche für 6 Monate auf.

Die »Fressanfälle« sind nicht mit dem regelmäßigen Einsatz unangemessener kompensatorischer Verhaltensweisen (Fasten, exzessive körperliche Aktivität) assoziiert, und sie treten nicht ausschließlich während einer Anorexia oder Bulimia nervosa auf.

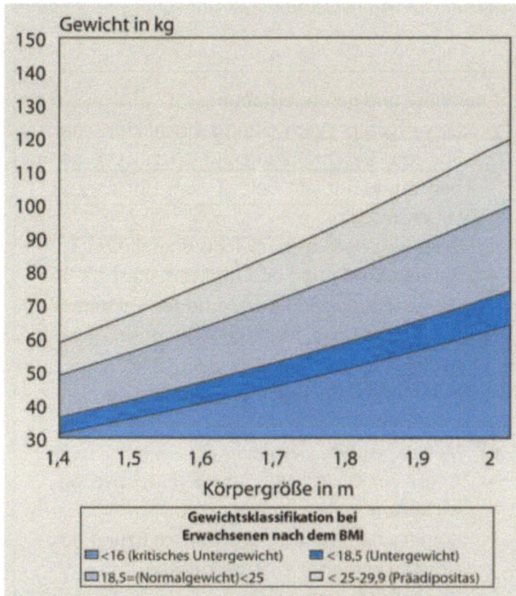

Abb. 22.2. Gewichtsklassifikation bei Erwachsenen nach dem BMI

Definition

Body-Mass-Index (BMI): Index zur Beschreibung des relativen Körpergewichts bezogen auf die Körpergröße. Die Bestimmung erfolgt nach Quetelets durch folgende Formel: Körpergewicht in kg/Körpergröße in m² (http://www.mybmi.de).

Beispiel

Fall 22.1. *Die 16-jährige Claudia H., Schülerin einer Realschule, ärgert sich von Anfang an darüber, dass die Jungs ihrer Klasse sich immer wieder über ihre Figur lustig machen. Sie versucht zunächst, die Hänseleien zu ignorieren; jedoch nach intensiver Betrachtung im Spiegel findet sie ihre Oberschenkel viel zu dick. Auch sonst findet sie sich nicht besonders hübsch und denkt manchmal sogar, dass es besser gewesen wäre, wenn sie als Junge zur Welt gekommen wäre. Auf keinen Fall will sie später so aussehen wie ihre Mutter, die sich wohl mit ihrem Körperumfang abgefunden hat. Ebenso ist das als gierig empfundene Essverhalten des Vaters kein Vorbild für sie. Mit ihren Eltern mag sie ihre Probleme wegen der dicken Beine nicht besprechen. Stattdessen nähren Frauenzeitschriften bei ihr den Wunsch, so toll auszusehen wie die darin abgebildeten Models.*

Am Anfang ihrer Diät steht bei Claudia H. lediglich der Verzicht auf Speisen mit hohem Fettanteil im Mittelpunkt, Nahrungsmittel also, die ihr Vater besonders gern zu sich nimmt. Irgendwie löst der Vater bei ihr auch das Gefühl von Ekel aus, wenn er sich wieder über eine fette Wurst oder über ein Eisbein hermacht. Auch die Vorliebe der Mutter für Schwarzwälder-Kirschtorte ist ihr ein Dorn im Auge. Die zwischenzeitliche Nahrungskarenz führt am Anfang noch zu unkontrolliertem Konsum von Süßigkeiten, sodass die Waage weiterhin das gleiche Gewicht anzeigt. Eiserne Disziplin und gelegentliches Erbrechen führen jedoch schließlich zu einer Gewichtsabnahme von ca. 10 kg. In dieser Phase hilft auch das Bitten und Betteln der Eltern nicht viel, mehr zu essen. Sie empfindet im Gegenteil Stolz, endlich Macht über ihren Körper zu haben. Mit 15 Jahren ist es das größte Geburtstagsgeschenk, 43 kg bei 171 cm Körpergröße auf die Waage zu bringen. Dieses Gewicht hält sie mit gewissen Schwankungen etwa ein Jahr. Über die Note »mangelhaft« in Mathematik ist sie so verzweifelt, dass sie noch weniger isst. Claudia H. wird schließlich von dem Hausarzt der Familie mit einem Gewicht von 42 kg in eine Klinik für Psychiatrie und Psychotherapie eingewiesen. Diagnose: Anorexia nervosa (ICD-10: F50.0).

22.1.4 Differenzialdiagnosen

Eine sorgfältige körperliche Untersuchung ist in jedem Fall zwingend erforderlich. Die Behandlungsleitlinie zu den Essstörungen der DGPPN (2000) nennt im Wesentlichen folgende Differenzialdiagnosen:

1. Somatisch:
   - Endokrine Erkrankungen, wie z. B. Diabetes mellitus, Hypo- oder Hyperthyreose
   - Gastrointestinale Erkrankungen wie Sprue, Pankreatitis, zystische Fibrose, Colitis oder ösophageale oder intestinale Stenosen
   - Infektiöse Erkrankungen wie Tuberkulose, Hepatitis, Endokarditiden oder HIV-Infektionen
   - Lebererkrankungen oder Nierenerkrankungen
2. Psychisch:
   - Schwere depressive Erkrankungen mit Appetitverlust
   - Psychotische Erkrankungen mit ernährungsbezogenem Wahn
   - Angst- und Zwangserkrankungen mit ernährungsbezogenen Ängsten oder Zwangsgedanken

Darüber hinaus ist daran zu denken, dass Essstörungen auch hohe Komorbiditätsraten aufweisen. Depressive Störungen kommen bei Anorexie und Bulimie mit 50–75% besonders häufig vor, gefolgt von Substanzmissbrauch oder -abhängigkeit und Sozialphobie mit 30–37% bei der Bulimie und von Zwangsstörungen mit 20% bei der Anorexie.

22

Tipps

Wie erkenne ich das Gesamtbild der Essstörung?

1. Untersuchung der körperlichen Veränderungen bei Anorexia und Bulimia nervosa, um somatische Komplikationen zu erkennen:
   - Inspektion:
     - Läsionen am Handrücken oder Schwielen an den Fingern durch häufiges manuelles Auslösen des Würgereflexes
     - Lanugobehaarung
     - Haarausfall
     - Schwellung und Entzündung der Speicheldrüsen
     - Insbesondere bei Bulimia nervosa: ausgeprägte Karies
     - Insbesondere bei Anorexia nervosa: Akrozyanose, Cutis marmorata, bei Kindern und Jugendlichen: Minderwuchs und verzögerte Pubertätsentwicklung
   - Labor, insbesondere bei rapider oder ausgeprägter Gewichtsabnahme bzw. häufigem Erbrechen:
     - Elektrolyte einschließlich Kalium, Phosphat, Magnesium (durch Dehydration Gefahr von Nierenschädigungen und Herzmuskelschwäche)
     - Blutbild (Neutropenie mit relativer Lymphozytose, bei Anämie und Thrombozytopenie, bei verminderter Flüssigkeitszufuhr erhöhter Hämatokrit)
     - Harnstoff, Kreatinin, Transaminasen, Gesamteiweiß, Amylase, Lipase (Erhöhung von Transaminasen, Amylase, Lipase und harnpflichtigen Substanzen)
   - Weitere:
     - EKG (EKG-Veränderungen: QT-Verlängerung, Bradykardie)
     - Untersuchung auf Gastrointestinalstörungen: z. B. verzögerte Magenentleerung, atonische Magenerweiterung, Flatulenz, Obstipation, Ösophagitis, besonders auch durch Laxanzienabusus induzierte Komplikationen
2. Anamnese und Befunderhebung:
   - Essverhalten (Vermeidung hochkalorischer Speisen, Beschränkung auf spezifische Lebensmittel, Rituale beim Essen, Horten von Lebensmitteln)
   - Veränderungen des Gewichts über die Zeit
   - Aktuelle Ernährung und Trinkverhalten
   - Gewichtsreduzierende Methoden (extremer Sport, Erbrechen, Laxanzien, Diuretika, Appetitzügler, Fasten)
   - Heißhungerattacken (Menge und Art der Nahrungsmittel)
   - Menarche und Zyklusverlauf
   - Angst vor Gewichtszunahme (exzessive Gewichtskontrollen)
   - Körperschemastörung (Fehleinschätzung des eigenen körperlichen Aussehens)
   - Persönliches Zielgewicht
   - Körperliche Aktivität
   - Alkohol-, Tabletten-, Drogenabusus
   - Leistungsverhalten
   - Krankheitseinsicht
   - Soziale Beziehungen (insbesondere in der Familie und der Gleichaltrigengruppe)
   - Kontrollstörung (besonders unkontrolliertes Geldausgeben für Nahrungsmittel)
   - Sexualanamnese (Amenorrhö, Libidoverlust)
   - Erfassung der psychischen Komorbidität

Zur Unterstützung der Essstörungsdiagnostik können störungsspezifische Fragebögen hilfreich sein, wie bspw. das »Eating Disorder Examination-Questionnaire« (EDE-Q; deutschsprachige Übersetzung von Hilbert u. Tuschen-Caffier 2006, ▶ http://www.vfp.muenster.de/publikationen/EDE-Q_vfp_2.pdf).

22.1.5 Epidemiologie/Prävalenz

Anorexia nervosa. Die Anorexia nervosa weist je nach Studie eine Inzidenz von ca. 0,1 bis 12 pro 100.000 Einwohner auf. Dementsprechend schwanken auch die Angaben zur Lebenszeitprävalenz zwischen 0,2 und 0,8%. Die höchste Inzidenzrate besteht bei Frauen im Alter zwischen 14 und 18 Jahren, der Beginn ist nach dem 40. Lebensjahr selten. Die Mortalitätsrate wird mit 5–20% angegeben.

Bulimia nervosa. Bei der Bulimia nervosa werden Inzidenzraten von etwa 12 pro 100.000 Einwohner berichtet. Die höchste Inzidenzrate besteht bei Frauen in der Altersstufe zwischen 18 und 35 Jahren. Präpubertäre Erstmanifestation oder nach dem 40. Lebensjahr ist selten. Die Prävalenzraten liegen im Durchschnitt bei ca. 1%.

Binge-Eating-Störung. Für die Binge-Eating-Störung liegen nur vereinzelt Daten vor. Die Lebenszeitprävalenz wird auf ca. 2% geschätzt.

> Bei allen Essstörungen sind Frauen häufiger betroffen als Männer. Dieses Verhältnis ist bei der Bulimie mit 20:1 am meisten ausgeprägt, gefolgt von der Anorexie mit 10:1, und tritt weniger in Erscheinung bei der Binge-Eating-Störung mit 1,5:1.

22.1.6 Verlauf und Prognose

Alle Essstörungssubtypen nehmen in der Regel einen subchronischen bis chronischen Verlauf. Die Mortalitätsrate ist bei Anorexie mit 5%–20% sehr hoch, jedoch bei Bulimie und der Binge-Eating-Störung als eher niedrig einzuschätzen. Nicht wenige Patienten zeigen fließende Übergänge zwischen den Essstörungen, was insbesondere bei Anorexia nervosa und Bulimia nervosa zu beobachten ist.

Als ungünstig für den Verlauf der Anorexia nervosa haben sich ein besonders niedriges Gewicht zu Behandlungsbeginn, längere Krankheitsdauer, Heißhungeranfälle und Erbrechen sowie eine ausgeprägte Rigidität erwiesen. Hingegen sind erhöhte Impulsivität und Substanzmissbrauch ungünstig für den langfristigen Verlauf der Bulimia nervosa. Wegen des schwankenden Verlaufs bei der Binge-Eating-Störung ließen sich prognostische Merkmale nicht genau erkennen.

Insgesamt ist im Vergleich mit den anderen Essstörungen Anorexia nervosa eindeutig die gefährlichere Erkrankung, bei der neben einem häufig langwierigen und schwierigen Krankheitsverlauf auch ein hohes Mortalitätsrisiko besteht.

22.2 Pharmakotherapie

22.2.1 Grundlagen und Behandlungsstrategien

Grundsätzlich ist bei den Essstörungen ein multimodaler Therapieansatz zu empfehlen. Eine ausschließliche Indikation zur Pharmakotherapie ist ohne zusätzliche Psychotherapie und Ernährungsberatung nicht gegeben.

Bei anhaltender depressiver Verstimmung nach ausreichender Gewichtszunahme kann bei Anorexia nervosa ein Serotonin-Wiederaufnahmehemmer gegeben werden. Auch eine Behandlung mit atypischen Antipsychotika kann bei extrem ausgeprägter Gewichtsphobie und psychotisch anmutender Körperschemastörung bei Anorexia nervosa in Erwägung gezogen werden.

Zur Behandlung der bulimischen Essstörung im Rahmen der Pharmakotherapie stellen SSRIs die Medikamente der ersten Wahl dar. Ohne die Einbeziehung einer Psychotherapie muss jedoch mit einer hohen Abbruchrate gerechnet werden.

> *Fluoxetin* hat als einzige Substanz die Zulassung zur Behandlung der Bulimie, allerdings nur im Rahmen eines zugleich auch psychotherapeutisch ausgerichteten Gesamtkonzepts.

> **Therapeutische Sofortmaßnahmen**
> In schweren Fällen einer Anorexia nervosa ist zur Abwendung der akuten Lebensgefahr die Indikation für eine sofortige Überweisung in eine stationäre Behandlung gegeben. Ziel ist eine Gewichtszunahme (Nahrungszufuhr via Magensonde oder parenteral) und die Behandlung einer durch selbst induziertes Erbrechen oder Laxanzienabusus resultierenden Hypokaliämie.

22.3 Psycho- und Soziotherapie

22.3.1 Grundlagen, Therapiearten

Bei den betroffenen Patienten müssen zunächst die lebensbedrohlichen somatischen Faktoren ausgeschaltet werden und ein motivationaler Zustand erreicht werden, der einen psychotherapeutischen Zugang erlaubt. Falls bei Patienten mit Anorexia nervosa noch ein kritisches Untergewicht besteht, sind der Psychotherapie im engeren Sinne stützende Gespräche vorzuschalten. Bei der sich darauf aufbauenden Psychotherapie stehen die Reduzierung der therapiegefährdenden Verhaltensweisen und der Wiederaufbau eines angemessenen Essverhaltens im Mittelpunkt. Die kognitive Verhaltenstherapie konzentriert sich dabei auf die dysfunktionalen Gedanken, die um das Gewicht und die Figur kreisen. Familientherapeutische Interventionen mit systemischen und verhaltenstherapeutischen Elementen erweisen sich insbesondere bei jugendlichen Patienten im Vergleich zur Einzeltherapie als besonders effektiv, weil häufig die ganze Familie unter den Folgen der Essstörung des Patienten leidet.

Tipps

Aufgaben des Hausarztes oder primär behandelnden Arztes

- Erkennen der Essstörung
- Aufklärung über die somatischen Folgen der Essstörung, v. a. über die Lebensbedrohung (bei Anorexia nervosa) und die Gefahr der Chronifizierung
- Aufklärung über die Angebote und Möglichkeiten der Psychotherapie
- Vermittlung in eine ambulante oder stationäre Psychotherapie
- Weitere hausärztliche Begleitung auch während der ambulanten Psychotherapie

Beispiel

Fall 22.2. *Sabine M., 25 Jahre alt, arbeitet an der Kasse in einem Supermarkt. Da sie unter zunehmenden Heißhungerattacken leidet, kommt sie in die hausärztliche Sprechstunde. Im ersten Gespräch gibt sie wohl aus Scham nur unzureichende Informationen über ihre Essstörung. Die Fragen nach ihrer beruflichen und psychischen Situation brechen das Eis, und sie eröffnet ihre täglichen Fressanfälle. Bei diesen Fressanfällen verschlingt sie meist abends in einer Art Ritual 2–4 Pizzen, tütenweise Chips, bis zu drei Tafeln Schokolade, und trinkt dabei mindestens zwei Liter Limonade oder Coca-Cola. Sie berichtet zunächst von einem gewissen Entspannungsgefühl kurz nach dem »Fressgelage«, das jedoch rasch in ein Völlegefühl mit einhergehender Befürchtung mündet, zu dick zu werden. Aus diesem Grunde erbricht sie nach den Mahlzeiten. Dabei wertet sie sich mit Gedanken wie »Ich bin wie ein Schwein« und »Ich bin nichts wert, das hat mein Freund auch gesagt« ab. Darüber hinaus scheint sie überhaupt nicht mit ihrer Figur zufrieden zu sein, obgleich ihr Gewichtszustand zwischen einem Normalgewicht und einem präadipösen Zustand pendelt. Die Frage nach der Einnahme von Laxanzien bejaht die Patientin.*

Die vertiefende Anamnese deckt Kummer nach der Trennung von ihrem Freund vor zwei Jahren und Belastungen am Arbeitsplatz auf. Die Patientin wird vom Hausarzt zunächst gründlich untersucht. Es zeigen sich Läsionen am Handrücken und Verdacht auf Karies. Labor und andere Parameter sind jedoch unauffällig. In dieser Situation wird die Patientin über die Möglichkeiten der Psychotherapie aufgeklärt. Die Patientin zeigt sich krankheitseinsichtig und motiviert, an einer ambulanten Verhaltenstherapie teilzunehmen. Auf der Basis des Konsilberichtes, in dem die Diagnose Bulimia nervosa (ICD-10: F50.2) dokumentiert wird, stellt der Psychologische Psychotherapeut für die Patientin bei der Krankenkasse einen Antrag auf ambulante Psychotherapie im Umfang von 45 Sitzungen. In den ersten Monaten stagniert das Beschwerdebild noch, nach einem Jahr können aber deutliche Fortschritte bei der Patientin erkannt werden. Die Heißhungerattacken mit Erbrechen reduzieren sich auf einen Tag im Monat. Die psychotherapeutische und hausärztliche Behandlung werden weitergeführt.

Spezifische psychische Probleme bei Patienten mit Essstörungen

- Gestörte Körperwahrnehmung
- Selbstwertproblem
- Starke Leistungsorientierung
- Geringe Fähigkeit, Stress und Spannung abzubauen
- Identitäts- und Autonomiekonflikt
- Interaktionsprobleme (Familie, Partnerschaft)
- Ängste, Depressionen, Schuldgefühle

22.3.2 Psychotherapie: praktisches Vorgehen

Vor dem Hintergrund des bisherigen empirischen Forschungsstandes haben sich multimodale kognitiv-verhaltenstherapeutische Therapieansätze (■ Abb. 22.3) bewährt, die z. T. auch in manualisierter Form vorliegen (Jacobi et al. 2004). Ausgehend von einer differenzierten Verhaltensanalyse des problematischen Essverhaltens wird der Patient zunächst in einer psychoedukativen Phase über die Diagnose, über mögliche Folgen der Störung, über die Ursachen und das weitere psychotherapeutische Prozedere aufgeklärt. Diese Phase mündet in einen differenzierten Behandlungsvertrag, der die wichtigsten Zielbereiche umfasst: Veränderung des problematischen Essver-

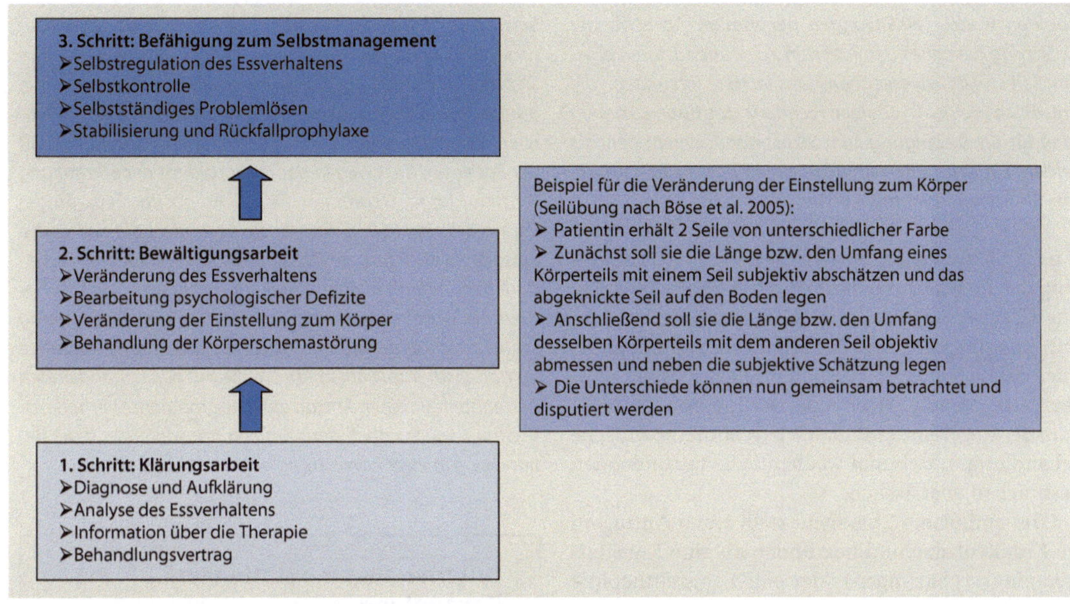

Abb. 22.3. Ablauf einer kognitiven Verhaltenstherapie bei Essstörungen

haltens mit Festlegung eines Mindestgewichts bei Anorexia nervosa, bei Bulimia nervosa Durchbrechung des Kreislaufs von Essanfällen und kompensatorischen Maßnahmen (z. B. Erbrechen), bei der Binge-Eating-Störung Unterstützung regelmäßiger sportlicher Aktivitäten, des Weiteren Bearbeitung der Bedingungen der Entstehung und Aufrechterhaltung der Essstörung, v. a. der psychologischen Defizite und Einstellungen zum Körper (Problem- und Konfliktstrategien, Selbstwertproblematik, Körperschemastörung, Emotionsregulation) und Befähigung zum Selbstmanagement des Essverhaltens.

Beispiel

Fall 22.3. *Die 25-jährige Birgit O., von Beruf Verkäuferin, stellt sich auf Anraten ihres Hausarztes in der Praxis eines Psychologischen Psychotherapeuten vor. An Beschwerden schildert sie Heißhungerattacken mit anschließendem Erbrechen zwei- bis dreimal in der Woche. Die Frage nach Laxantienabusus und längerem Fasten wird von der Patientin verneint. Sie plagt sich mit der ständigen Sorge, zu dick zu werden. Bei einer Körpergröße von 175 cm hat sie mit 65 kg (BMI=21) Normalgewicht. Aus dem Konsilbericht geht hervor, dass eine gründliche internistische Abklärung ohne somatischen Befund blieb. In der ersten Behandlungsphase wird die Patientin über ihre Diagnose (Bulimia nervosa; ICD-10: F50.2) aufgeklärt und gebeten, ihr Essverhalten zu protokollieren. Dabei benutzt sie einen Bogen, der folgende Spalten enthält: Uhrzeit, Situation, verzehrte Nahrung und Getränke (Art und Menge), Gefühle, Gedanken, Erbrechen (ja, nein).*

Die Patientin ist sehr motiviert, an ihrer Störung zu arbeiten, und füllt den Protokollbogen akribisch aus. Nur bei der Spalte »Gefühle« fällt es ihr sehr schwer, etwas Genaues hinzuschreiben. Eine Analyse der Protokolle durch den Psychologischen Psychotherapeuten offenbart, dass die Patientin morgens nur Tee oder Kaffee trinkt und mittags nur ein Brötchen und Salat isst. Wenn Sie aber abends nach Hause kommt und keine Verabredung mit ihren Freundinnen hat, macht sie sich über ihren stets gefüllten Kühlschrank her. Dann beginnt eine Art Essensritual. Verspeist werden zunächst wegen ihrer Vorliebe für italienische Gerichte Nudeln oder Pizza in der Menge von drei bis vier Portionen. Danach isst sie eine Schüssel Pudding, setzt sich gemütlich vor den Fernseher und verschlingt dann noch eine Tafel Schokolade. Anschließende Schuldgefühle und Magendruck veranlassen sie, zur Toilette zu laufen, um den Mageninhalt zu erbrechen. Danach wertet sie sich stark ab, weil sie ihre »Lust auf Fressen« nicht zügeln konnte.

In der ambulanten Psychotherapie wird zunächst ein Behandlungsvertrag über 25 Sitzungen geschlossen. Neben der Normalisierung des Essverhaltens wird die Veränderung des negativen Selbstwertgefühls und die negative Einstellung zum eigenen Körper zum Fokus der Therapie gemacht. Es kann herausgearbeitet werden, dass das negative Selbstwertgefühl in Zusammenhang mit persönlichen Kränkungen in der Familie, in der Schule und in einer früheren Partnerschaft zu sehen ist. Die Psychotherapie des Essverhaltens macht rasche Fortschritte, schwieriger gestaltet sich aber die Modifikation des tief verwurzelten negativen Selbstwertgefühls, sodass die 25 Sitzungen nicht ausreichend sind. Von der Krankenkasse werden auf Antrag durch den Psychothe-

rapeuten weitere 20 Sitzungen genehmigt. Ab etwa der 30. Sitzung gelingt es der Patientin zunehmend, ihren eigenen Selbstwert zu erkennen. Die letzten Sitzungen, die schließlich in einer 14-tägigen Frequenz stattfinden, können dann für die Befähigung zum Selbstmanagement genutzt werden. Ein Kontrolltermin nach einem halben Jahr ergibt, dass die Patientin weitgehend beschwerdefrei ist.

Je nach Schweregrad der Essstörung ist nach Abklärung der Kostenübernahme durch die Krankenkasse eine Überweisung an einen Psychiater bzw. Nervenarzt, eine entsprechende Fachklinik oder ambulant an einen ärztlichen oder Psychologischen Psychotherapeuten notwendig. Nach einer stationären Therapie ist in der Regel eine ambulante psychotherapeutische Behandlung mit einmal wöchentlich stattfindenden Gesprächen unerlässlich.

Der ambulante Therapeut stellt einen Antrag an die Krankenkasse und begründet, ob eine Kurzzeittherapie (<25 Sitzungen) oder eine Langzeittherapie (25–60, in Ausnahmefällen bis zu 80 Sitzungen) einzusetzen sind.

Während bei anorektischen Patienten meist eine stationäre Behandlung bei Diagnosestellung die erste Wahl darstellt, ist bei bulimischen Patienten ohne ausgeprägte Komorbidität zunächst an ein ambulantes Vorgehen zu denken.

Die Dauer der kognitiven Verhaltenstherapie ist an den Bedürfnissen des Patienten auszurichten, im ambulanten Bereich muss man jedoch mindestens ein halbes Jahr mit einer Behandlungsfrequenz von einmal pro Woche veranschlagen. Später können die Abstände zwischen den Therapiestunden vergrößert werden. Wegen der Möglichkeit von somatischen Komplikationen sollte eine Psychotherapie in Kooperation mit dem Hausarzt oder Internisten erfolgen.

Beispiel

Fall 22.4. *Die 28-jährige arbeitslose Tamara K. sucht wegen ihrer häufigen und ausgeprägten Essattacken die Praxis einer Psychologischen Psychotherapeutin auf, um sich über die Möglichkeiten einer kognitiven Verhaltenstherapie zu informieren. Auf dem Konsilschein des Hausarztes sind eine behandlungsbedürftige Hypertonie und der Verdacht auf eine depressive Episode vermerkt. Die nähere Exploration der Essattacken zeigt einen erheblichen Kontrollverlust, schnelles Essen großer Mengen bis zu einem Völlegefühl und Ekelgefühle über das eigene Verhalten. Der regelmäßige Einsatz von kompensatorischen Verhaltensweisen wird von der Patientin verneint. Mit einem Körpergewicht von 130 kg bei einer Körpergröße von 173 cm (BMI=43) liegt die Patientin deutlich über dem Normalgewicht. Nach den Symptomen im Zusammenhang mit der Depression gefragt, gibt die Patientin lebensmüde Gedanken an, schreckt jedoch vor einem Suizidversuch durch die positive Beziehung zu den Eltern zurück: »Das kann ich ihnen nicht antun«. Frau K. sieht ihre Depression mitbedingt durch ihr erhebliches Übergewicht, das sie bisher davon abgehalten hat, einen Partner zu suchen. Die Psychologische Psychotherapeutin bespricht mit der Patientin, dass wegen der Komorbidität der Erkrankung (mittelgradige Depression F32.1, Adipositas E66, Binge-Eating-Störung F50.9), bei der sie besonders die depressive Episode im Blick hat, zunächst die Indikation für eine stationäre Behandlung in einer Klinik für Psychiatrie und Psychotherapie gegeben sei. Nach der stationären Behandlung schließt sich dann in ihrer Praxis die ambulante kognitive Verhaltenstherapie an. In Absprache mit den behandelnden Ärzten stellt sie einen Antrag auf eine ambulante Verhaltenstherapie, sodass nach dem Krankenhausaufenthalt die Behandlung in ihrer Praxis zügig beginnen kann.*

Kriterien für eine stationäre Behandlung

1. Somatische Kriterien
   - Untergewicht (BMI<14; z. B. 160 cm und 35,8 kg)
   - Lebensbedrohlicher Gewichtsverlust von mehr als 30% des Ausgangsgewichts innerhalb von drei Monaten oder noch weniger
   - Ausgeprägte somatische Komplikationen, z. B. Hinweise auf ein erhöhtes kardiales Risiko, Niereninsuffizienz, Elektrolytentgleisungen
   - Häufiges Erbrechen
   - Häufige Infektionen bei kachektischen Patienten
   - Ausgeprägter Substanzmissbrauch
2. Psychosoziale Kriterien
   - Stationärer Aufenthalt als Möglichkeit der Herauslösung aus einem Teufelskreis festgefahrener (familiärer) Interaktionen
   - Verdacht auf Misshandlung oder Missbrauch
   - Soziale Isolation
3. Psychotherapeutische Kriterien
   - Mangelnde Motivation für ambulante Therapie
   - Suizidgefahr
   - Komorbidität mit schwerwiegenden anderen psychischen Erkrankungen (z. B. schwere Depression)
   - Ausgeprägtes Selbstverletzungsverhalten
   - Scheitern bisheriger ambulanter oder tagesklinischer Behandlungsversuche

22.3.3 Soziotherapie

Nach den Richtlinien des Bundesausschusses der Ärzte und Krankenkassen über die Durchführung von Soziotherapie in der vertragsärztlichen Versorgung (Soziotherapie-Richtlinien) ist für die Essstörungen keine Indikation gegeben.

22.4 Weitere Informationen

- Beratungs- und Informationsserver zu Essstörungen: http://www.abserver.de
- Body-Mass-Index für Kinder und Jugendliche (auch BMI-Berechnung für Erwachsene): http://www.mybmi.de
- Selbsthilfe bei Essstörungen e. V.: http://www.magersucht.de

Tests

Hilbert A, Tuschen-Caffier B (2006) Eating Disorder examination-questionnaire. Deutschsprachige Übersetzung. Verlag für Psychotherapie, Münster

22.5 Weiterführende Literatur

Böse R, Beisel S, Geissner E (2005) Konfrontationsverfahren in der stationären Therapie bei Anorexia und Bulimia nervosa. In: Neudeck P, Wittchen H-U (Hrsg) Konfrontationstherapie bei psychischen Störungen. Theorie und Praxis. Hogrefe, Göttingen, S 303–332

Deutsche Gesellschaft für Kinder- und Jugendpsychiatrie und Psychotherapie, der Bundesarbeitsgemeinschaft leitender Klinikärzte für Kinder- und Jugendpsychiatrie und Psychotherapie und dem Berufsverband der Ärzte für Kinder- und Jugendpsychiatrie und Psychotherapie (2003) Leitlinien zur Diagnostik und Therapie von psychischen Störungen im Säuglings-, Kindes- und Jugendalter. Deutscher Ärzte-Verlag, Köln

Deutsche Gesellschaft für Psychiatrie, Psychotherapie und Nervenheilkunde (DGPPN) (2000) Praxisleitlinien in Psychiatrie und Psychotherapie. Behandlungsleitlinie Essstörungen, Bd 4. Steinkopff, Darmstadt

Fichter MM (2004) Anorektische und bulimische Essstörungen. In: Berger M (Hrsg) PPsychische Erkrankungen. Klinik und Therapie. Urban & Schwarzenberg, München, S 789–814

Herpertz S, de Zwaan M (2005) Essstörungen. In: Senf W, Broda M (Hrsg) Praxis der Psychotherapie. Ein integratives Lehrbuch. Thieme, Stuttgart, S 502–528

Jacobi C, de Zwaan M (2006) Essstörungen. In: Wittchen H-U, Hoyer J (Hrsg) Klinische Psychologie und Psychotherapie. Springer, Berlin Heidelberg New York Tokio, S 884–909

Jacobi C, Thiel A, Paul T (2004) Essstörungen. Hogrefe, Göttingen

Persönlichkeitsstörungen

K. Mathiak, N. Kuth, F. Schneider

Persönlichkeitsstörungen sind häufig, besonders bei Patienten, die wegen einer körperlichen oder anderen psychischen Erkrankung ärztliche Hilfe suchen. Da es eine überdauernde Erkrankung ist, empfiehlt sich eine Diagnose nur nach Verlaufsbeobachtung und durch den fachpsychiatrischen oder -psychotherapeutischen Behandler. Die spezifische Subdiagnose hat eine relativ geringe Reliabilität. Wichtig sind die Behandlung der häufig auftretenden Komorbiditäten (Süchte, Depression etc.) und eine kontinuierliche Motivation zu spezifischen psychotherapeutischen Verfahren.

23.1 Ätiologie und Diagnostik

23.1.1 Definition

Definition

Persönlichkeitsstörung: Eine Persönlichkeitsstörung ist charakterisiert durch deutliche Abweichungen im Wahrnehmen, Fühlen, und Denken sowie durch Fehlverhalten von Personen über mehrere Funktionsbereiche, die zu dauerhaften auffälligen Verhaltensmustern in vielen persönlichen und sozialen Situationen führen. Die Störung beginnt spätestens in der Adoleszenz und ist dauerhaft im Erwachsenenalter zu beobachten. Sie führt zu deutlichen Einschränkungen beruflicher und sozialer Leistungsfähigkeit. Die Störung ist nur zu diagnostizieren, wenn ein erhebliches subjektives Leiden beim Patienten oder im Umfeld auftritt.

23.1.2 Ätiologie

Persönlichkeitsstörungen können nur als ein Zusammenwirken von Genetik, Entwicklung, Lerngeschichte und sozialem Umfeld verstanden werden. Zwillingsuntersuchungen, Adoptions- und Familienstudien weisen auf starke genetische Faktoren hin. Diese sollen bis zu 40% der Varianz der Persönlichkeit aufklären, wie in Studien an getrennt aufgewachsenen Zwillingen gezeigt wurde. Man nimmt aber an, dass eine solche neurobiologische Disposition nicht determinierend für das soziale Verhalten sein muss, sondern durch Umweltfaktoren und Erziehungsstile weitgehend kompensiert werden kann. Auch bei schwerer genetischer Vorbelastung kann wohl ein normales psychosoziales Funktionsniveau erreicht werden.

Spezifische endokrine Störungen können nur eingeschränkt mit Persönlichkeitsstörungen in Verbindung gebracht werden. Vorwiegend betrifft dies etwa Borderline-Patienten bei Depression. Dann finden sich gehäuft pathologische Zeichen beim Dexamethason-Suppressions-Test und Thyreotropin-Releasing-Hormon-Test. Anhaltende Symptome wie Aggressivität und Impulsivität wurden spezifisch mit dem serotonergen System in Verbindung gebracht. Eine inverse Korrelation zwischen dem Serotoninabbauprodukt 5-Hydroxyindolessigsäure im Liquor oder Serum und aggressivem feindseligen oder kriminellen Verhalten unterstützt dieses Modell. Diese hormonellen oder Transmitterveränderungen können aber auch als Folge der Symptomatik erklärt werden und geben keinen eindeutigen Hinweis auf die Ursache der Charakterstörung.

Bei der Bildgebung lassen sich gehäuft Läsionen nachweisen, die zwar nicht wie bei einer hirnorganischen Persönlichkeitsveränderung die Persönlichkeitsstörung verursachen, jedoch einen spezifischen Beitrag zu der Symptomatik liefern können. Elektrophysiologische Methoden wie EEG zeigen relativ unspezifische Veränderungen etwa bei der Hälfte der Patienten mit dissozialen Persönlichkeitsstörungen. Dabei steht eine verlangsamte Grundaktivität im Vordergrund. Diese Befunde unterstützen die multikausale Hypothese auch für Persönlichkeitsstörungen, sodass im biopsychosozialen Modell ein multifaktorielles Verständnis mit einer individuell variablen Diathese-Stress-Toleranzgrenze vermutet werden kann (Backes u. Mathiak 2006).

23.1.3 Symptome, Diagnosekriterien (ICD-10)

Die aktuelle Klassifikation der Persönlichkeitsstörungen nach ICD-10 versucht, eine von ätiologischen Modellen unabhängige Diagnosestellung zu ermöglichen. Eine Einschränkung auf die lange im 20. Jahrhundert dominierende psychodynamische Sichtweise mit der Terminologie der Charakterneurose oder auf ein rein lerntheoretisches Modell ist somit zur Einordnung des Krankheitsbilds nicht mehr notwendig. Idealerweise können so die pragmatisch effektivsten Therapien zur Anwendung kommen.

(ICD-10) F60.x: Spezifische Persönlichkeitsstörungen

(ICD-10) F61: Kombinierte und andere Persönlichkeitsstörungen

Die Diagnose einer Persönlichkeitsstörung nach ICD-10 (F60 oder F61) ist dann zu stellen, wenn Krankheitssymptome nicht direkt auf eine beträchtliche Hirnschädigung oder -krankheit oder eine andere psychische Erkrankung zurückzuführen sind und folgende Kriterien erfüllen:

- Deutliche Unausgeglichenheit in den Einstellungen und im Verhalten des Patienten über mehrere Funktionsbereiche wie Affektivität, Antrieb, Impulskontrolle, Wahrnehmen und Denken sowie in der Beziehung zu anderen.
- Das auffällige Verhaltensmuster ist andauernd gleichförmig und nicht auf Episoden psychischer Krankheit begrenzt.
- Das auffällige Verhaltensmuster ist tiefgreifend und in vielen persönlichen sozialen Situationen eindeutig unangepasst.
- Die Störung beginnt immer im Kinder- oder Jugendalter und manifestiert sich meistens beim Erwachsenen.
- Die Störung führt zu deutlichem subjektiven Leiden beim Patienten oder im Umfeld, was jedoch auch erst im späteren Verlauf auftreten kann.
- Die Störung ist meistens mit großen Einschränkungen der beruflichen und der sozialen Leistungsfähigkeit verbunden.

Die Diagnose muss auf mindestens drei der genannten Kriterien basieren und von einer möglichst breiten Datenbasis gestützt werden. Eine einmalige diagnostische Erhebung wird meist dem Wesen der andauernden Persönlichkeitsstörung nicht gerecht.

In der Kategorie F60 der ICD-10 werden unterschiedliche spezifische Persönlichkeitsstörungen aufgeführt (◘ Tab. 23.1). Diese werden auch in 3 Cluster eingeteilt:

- Cluster A mit den paranoiden und schizoiden Persönlichkeitsstörungen
- Cluster B mit den Typen: emotional instabil, Borderline und histrionisch
- Cluster C deckt die depressive/ängstliche oder anankastische Persönlichkeitsstörung ab

Die diagnostische Auftrennung von charakterologischen Typen ist historisch über die Klassifikationssysteme variabel und in epidemiologischen Studien nicht als sehr reliabel dargestellt.

Die Diagnosestellung einer spezifischen Persönlichkeitsstörung sollte somit fachärztlich erfolgen, wie auch bei Verdacht auf eine Persönlichkeitsstörung eine fachärztliche Abklärung erfolgen sollte.

Das offizielle Instrument der WHO zur operationalisierten Diagnostik von Persönlichkeitsstörungen ist das **IPDE (International Personality Disorder Examination)**, welches als strukturiertes Interview auch in deutscher Fassung vorliegt (Mombour et al. 1996). Es integriert die Kriterien von ICD-10 und DSM-IV.

Exkurs

Unter die ICD-10-Diagnosegruppe F68 (Andere Persönlichkeits- und Verhaltensstörungen) fällt u. a. die **artifizielle Störung** (F68.1). Bei dieser werden körperliche Symptome wiederholt und ohne einleuchtenden Grund vorgetäuscht, d. h., es kommt zu körperlichen Symptomen durch absichtliche Selbstschädigung. Im Vordergrund steht bei der artifiziellen Störung häufig der sekundäre Krankheitsgewinn (z. B. Zuwendung), auch wenn er nicht unbedingt bewusst angestrebt wird.

Unter die artifiziellen Störungen fällt auch das **Münchhausen-Syndrom**, bei dem es zusätzlich zu einer phantastischen Ausgestaltung der Biografie, zum »Krankenhauswandern« (z. T. auch unter falschem Namen) und anschließender sozialer Desintegration kommt.

Eine besondere Form ist das Münchhausen-Stellvertretersyndrom **(Münchhausen-by-proxy-Syndrom).** Die Eltern erzeugen bei ihren Kindern bewusst körperliche Symptome und fordern wiederholt die Durchführung von oft invasiven Untersuchungen ein. Oberflächlich demonstrieren sie (oder nur ein Elternteil) große Besorgnis um das Wohl des Kindes und erlangen dadurch vermehrt Aufmerksamkeit.

Tab. 23.1. Spezifische Persönlichkeitsstörungen (ICD-10)

ICD-10-Kodierung	Persönlichkeitsstörung	Kennzeichen
F60.0	Paranoide Persönlichkeitsstörung	Misstrauen, Streitsucht, Beharren auf eigenem Recht, übertriebene Empfindlichkeit
F60.1	Schizoide Persönlichkeitsstörung	Sozialer und emotionaler Rückzug, einzelgängerisches Verhalten
F60.2	Dissoziale Persönlichkeitsstörung	Missachtung von sozialen Regeln und Normen, Mangel an Empathie, geringe Frustrationstoleranz, ausgeprägte Tendenz zu aggressivem Verhalten
F60.3	Emotional instabile Persönlichkeitsstörung (impulsiver Typus und Borderline-Typus)	Ausgeprägte Tendenz, Impulse ohne Berücksichtigung ihrer Konsequenzen auszuagieren; launisch, häufig Komorbiditäten mit anderen psychischen Erkrankungen
F60.4	Histrionische Persönlichkeitsstörung	Theatralisches, dramatisierendes Verhalten und übertriebener Ausdruck an Gefühlen sowie ständiges Verlangen nach Aufmerksamkeit
F60.5	Anankastische (zwanghafte) Persönlichkeitsstörung	Übertriebene Gewissenhaftigkeit, ständiges Kontrollieren, Perfektionismus, übermäßige Vorsicht
F60.6	Ängstliche (vermeidende) Persönlichkeitsstörung	Andauernde Gefühle von Besorgtheit, Unsicherheit, Anspannung, Minderwertigkeit und Überempfindlichkeit gegenüber Kritik und Zurückweisung
F60.7	Abhängige Persönlichkeitsstörung	Trennungsangst, Passivität in Entscheidungssituationen, Gefühle von Hilflosigkeit und Unfähigkeit, unterordnendes Verhalten
F60.8	Sonstige spezifische Persönlichkeitsstörung (z. B. narzisstische Persönlichkeitsstörung)	

(ICD-10) F44: Dissoziative Störungen

Dissoziative Störungen (Tab. 23.2) fassen vorwiegend zentralnervöse Symptome zusammen, die aber als psychogen angesehen werden. Sie sind fast immer mit einer Komorbidität verbunden (Persönlichkeits- oder affektive Störungen, aber auch Epilepsien), sodass somatische und dissoziative Krampfanfälle alternierend auftreten. Neben psychotherapeutischen Maßnahmen steht meist die Behandlung der komorbiden Störung im Vordergrund.

23.1.4 Differenzialdiagnosen

Affektive Symptome sind nicht als Teil einer Persönlichkeitsstörung anzusehen. Auch eine länger anhaltende Störung der Affektivität ist als getrennte Krankheitsentität zu betrachten und zu therapieren. Ebenso sind länger anhaltende affektive Zustandsbilder als Dysthymie oder Zyklothymie zu diagnostizieren (▶ Kap. 14) und damit auch nicht als Teil einer etwa depressiven Persönlichkeitsstörung. Zu beachten ist, dass eine Persönlichkeitsstörung in hohem Maße mit Komorbidität einhergeht, sodass es nicht selten ist, dass Süchte, affektive Störungen oder auch Psychosen zusätzlich behandelt werden müssen.

Schwere Persönlichkeitsstörungen können mit psychoseähnlichen Symptomen einhergehen. Insbesondere beruht die Bezeichnung der Borderlinestörung (»Grenzlinie« zwischen Neurose und Psychose) auf der Beobachtung, dass Dissoziation und Halluzination beobachtet werden können (▶ Fall 23.1). Ein »merkwürdiges« oder manieriertes Verhalten wird nicht selten auch bei schizoiden Persönlichkeitsstörungen beim Übergang zur Schizophrenie beobachtet. Wenn die Kriterien für eine Diagnose der Schizophrenie (▶ Kap. 20) nur zum Teil erfüllt werden, sieht die ICD-10 die Diagnose der Schizotypie (F21) vor. In anderen Klassifikationssystemen (z. B. DSM-IV) würde ein derartiger Symptomenkomplex auch als schizotype Persönlichkeitsstörung kategorisiert werden.

Persönlichkeitsstörungen stehen auch im engen Zusammenhang mit neuropsychiatrischen Entwick-

Tab. 23.2. Dissoziative Störungen

ICD-10-Kodierung	Spezifische Gruppe	Kennzeichen
F44.0	Dissoziative Amnesie	Amnesie für traumatisch belastende Ereignisse oder Probleme
F44.1	Dissoziative Fugue	Fluchtartige Reise von gewohnter Umwelt, »Fortlauftrieb«
F44.2	Dissoziativer Stupor	Reduktion oder Fehlen von spontaner Motorik oder Sprache
F44.3	Trance- und Besessenheitszustände	Passagere Bewusstseinsveränderung: Überzeugung, von Geist o. Ä. besessen zu sein
F44.4	Dissoziative Bewegungsstörungen	Lähmungen, Geh-/Gang-/Koordinationsstörungen, Ataxie, »hysterische Lähmung«
F44.5	Dissoziative Krampfanfälle	Plötzliche krampfartige Bewegungen ohne Bewusstseinsverlust
F44.6	Dissoziative Sensibilitäts- und Empfindungsstörungen	Verlust oder Reduktion der Hautempfindlichkeit und des Seh-, Hör- oder Riechsinns
F44.80	Ganser-Syndrom	Willentliches Vorbeireden oder falsches Handeln, Mimikry einer Demenz oder anderer psychischer Erkrankungen
F44.81	Multiple Persönlichkeit(sstörung)	Wahrnehmung, dass zwei oder mehr Persönlichkeiten innerhalb eines Indiviuums existieren und wechselnd dominieren

lungsstörungen. ADHS (▶ Kap. 24 und 25) ist ein prognostischer Faktor für eine emotional instabile Persönlichkeitsstörung. Die Symptomatik kann aber auch in das Erwachsenenalter persistieren und als Komorbidität mit einer Persönlichkeitsstörung weiter bestehen. Erkrankungen aus dem autistischen Spektrum (▶ Kap. 25) gehen bei Erwachsenen auch in Krankheitsbilder über, die z. T. nicht von der schizoiden Persönlichkeitsstörung zu trennen sind. Deswegen ist hier besonders die Erfassung der Anamnese aus der Kindheit oder die Erhebung der Fremdanamnese bei den Eltern notwendig.

23.1.5 Epidemiologie/Prävalenz

Die Prävalenzraten von Persönlichkeitsstörungen anzugeben, ist aus mehreren Gründen schwierig. Zunächst variiert die Definition über die diagnostischen Systeme beginnend mit Kurt Schneider bis zur heutigen ICD-Klassifikation. Einerseits besteht die Schwierigkeit einer genauen Grenzziehung zwischen akzentuierter Persönlichkeit und pathologischer Persönlichkeitsstörung. Andererseits bestimmt eine starke Abhängigkeit vom sozialen Umfeld, ob eine inflexible Persönlichkeitsstruktur zu sozialen Störungen führt oder ob bestimmte Persönlichkeitseigenschaften sogar gestützt werden. Trotz des Zusammenhangs der individuellen Erkrankung mit dem sozialen Umfeld finden sich in vergleichbaren methodischen Untersuchungen keine Unterschiede in den globalen Prävalenzraten zwischen verschiedenen Kulturkreisen (Skandinavien, andere europäische Länder, USA, Kanada, Neuseeland oder Asien; vgl. Krücken et al. 2002).

Die Angaben zu Prävalenzraten in Europa und Nordamerika variieren zwischen 6 und 23% und scheinen dabei in Städten höher als in ländlichen Gebieten zu liegen. In niedrigen sozialen Schichten sind die Auftrittsraten offenbar höher. Unter psychisch erkrankten Patienten sind weitaus höhere Prävalenzraten mit Angaben zwischen 38–81% bei ambulanten und 36–92% bei stationären Patienten zu verzeichnen. Somit ist die Komorbidität von besonderer Bedeutung für den Bereich der Persönlichkeitsstörung. Es wird einerseits bei schweren depressiven Störungen (▶ Kap. 14) in 35–95% und bei Angst- und Panikstörungen (▶ Kap. 15) in 36–78% eine Komorbidität mit Persönlichkeitsstörung angegeben.

Bei 28% der Patienten mit Persönlichkeitsstörung finden sich andererseits zusätzlich Kriterien einer somatoformen Störung (▶ Kap. 16) oder 33% Komorbidität mit Essstörungen (▶ Kap. 22). Es besteht eine erhöhte Sterblichkeit gegenüber der normalen Bevölkerung (z. B. Pajer 1998). Süchtiges Verhalten, Suchterkrankung, Selbstschädigung, Risikoverhalten und Suizidalität bei affektiven Störungen zeigen eine deutlich erhöhte Prävalenz. Ein Vergleich der Komorbidität bei Borderline und anderen Erkrankungen geht aus Abb. 23.1 hervor.

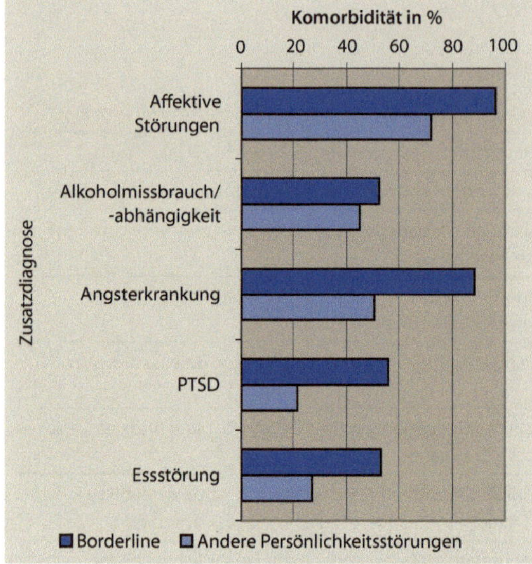

Abb. 23.1. Komorbiditätsraten bei Persönlichkeitsstörungen. (Nach Zanarini et al. 1998) Vor allem die Borderlinestörung ist durch hohe Komorbiditätsraten mit anderen psychiatrischen Erkrankungen gekennzeichnet. Posttraumatische Belastungsstörungen sind häufig, liegen aber nicht immer vor

23.1.6 Verlauf und Prognose

Aus der Definition der Persönlichkeitsstörung folgt, dass es sich um ein andauerndes Krankheitsbild handelt. Aus allgemeinärztlicher Sicht ist somit eine langfristige und verlässliche Betreuung mit besonderem Fokus auf die Komorbidität und Reduktion von sekundären Risiken wie Suchterkrankungen (▶ Kap. 17) zu achten. Dabei sollte daran gedacht werden, dass auch spezifische Behandlungen der Persönlichkeitsstörungen durchaus erfolgreich sind. Es wird beschrieben, dass insbesondere die emotional instabilen Persönlichkeitsstörungen ab dem 40. Lebensjahr an Intensität verlieren können, sodass die Überbrückung mit Reduktion des Suizidrisikos und die Reduktion von Folgeschäden (»**harm reduction**«) einen hohen Stellenwert haben.

23.2 Pharmakotherapie

23.2.1 Grundlagen und Behandlungsstrategien

Die komplexen sozialen Störungen, die im Rahmen einer Persönlichkeitsstörung auftreten, können nicht direkt durch ein pharmakologisches Wirkprinzip angegangen werden. Deswegen fokussiert die Pharmakotherapie auf die Behandlung der häufigen Komorbidität mit affektiven und anderen psychischen Symptomen. Zusätzlich kommen aber auch Medikamente zur Anwendung, die die Symptomatik bei emotionaler Instabilität oder Ängstlichkeit reduzieren können. Aufgrund der andauernden charakteristischen Störung und der häufigen Komorbidität mit Süchten weisen Autoren wiederholt auf das Risiko des Benzodiazepinmissbrauchs hin, sodass wir den Einsatz von Benzodiazepinen bei Persönlichkeitsstörungen in diesem Zusammenhang nicht diskutieren werden. Die relevanten Substanzgruppen umfassen niederpotente Antipsychotika, die auch als Bedarfsmedikation helfen können, Spannungszustände zu ertragen. Hierbei finden vorwiegend SSRIs als Antidepressiva und/oder zur Reduktion von Ängstlichkeit Anwendung. Auch Atypika werden zur Behandlung von Persönlichkeitsstörungen mit psychoseähnlichen Symptomen eingesetzt.

23.2.2 Präparate

Es liegen inzwischen einige Studien vor, die auf die Wirksamkeit von atypischen Antipsychotika bei Borderline-Persönlichkeitsstörungen hinweisen. Im Gegensatz zu typischen Antipsychotika wie *Haloperidol* (z. B. *Haldol®*) werden Atypika meist besser vertragen. Gute Effekte hinsichtlich Affektregulation, Depressivität und Impulsivität sowie Ängstlichkeit wurden bei *Olanzapin (Zyprexa®)* berichtet. Wegen der häufig auftretenden starken Gewichtszunahme als Nebenwirkung des Medikaments sind auch *Ziprasidon (Zeldox®)*, *Aripiprazol (Abilify®)* und *Quetiapin (Seroquel®)* im Einsatz. Ebenso erzielen *Risperidon (Risperdal®)* und *Clozapin* (z. B. *Leponex®*) positive Effekte. Im Allgemeinen werden niedrigere Dosen als bei der Behandlung von Psychosen eingesetzt. Es handelt sich um eine nicht zugelassene Indikation, sodass die Verordnung dem erfahrenen fachpsychiatrischen Behandler vorbehalten sein sollte.

Spezifisch für dissoziative Symptome wurde *Naltrexon (Nemexin®)* mit Erfolg eingesetzt. Es handelt sich hierbei um eine nicht zugelassene Indikation ohne gesicherten Wirksamkeitsnachweis, sodass auch diese Verordnung dem erfahrenen fachpsychiatrischen Behandler vorbehalten sein sollte.

In Krisensituationen kann die Verordnung von niederpotenten Antipsychotika indiziert sein. Wenn kein wirksames Medikament bekannt ist, sollte pragmatisch vorgegangen werden (▶ Kap. 7, Allgemeine Psychopharmakotherapie).

Die Behandlung mit Antidepressiva folgt den Vorgaben der affektiven Störungen (▶ Kap. 14).

23.2.3 Tipps für die Verschreibung

Die spezifische Behandlung von Persönlichkeitsstörungen ist grundsätzlich im fachärztlichen oder fachtherapeutischen Bereich anzusiedeln. Trotzdem sind Situationen denkbar, in denen der Hausarzt unter Druck entscheiden muss, wie eine krisenhafte Situation zu lösen ist. Da es sich um ein anhaltendes Krankheitsbild handelt, ist die Medikamentenanamnese bedeutsam. Häufig können die Patienten berichten, dass etwa ein bestimmtes niederpotentes Antipsychotikum unterstützend gewirkt hat, um Spannungszustände auszuhalten. Zu beachten ist aber auch, dass einige der Patienten mit Persönlichkeitsstörung sehr empfindlich auch auf niederpotente Antipsychotika reagieren. Benzodiazepine sollten möglichst nur nach einem Behandlungskonzept verabreicht werden, um Mehrfachverschreibungen durch mehrere Ärzte zu vermeiden. Insbesondere Bedarfsmedikation und häufiger Medikamentenwechsel scheinen eher zur Dosiseskalation zu führen als eine konstante Weiterführung bei Absprachen zur schrittweisen Dosisreduktion.

! Da es keine Medikation gibt, die für die spezifische Behandlung von Persönlichkeitsstörung zugelassen ist, sollten weiterführende pharmakotherapeutische Konzepte in Absprache mit dem fachpsychiatrischen oder psychotherapeutischen Behandler durchgeführt werden.

23.3 Psycho- und Soziotherapie

23.3.1 Grundlagen, Therapiearten

Die Persönlichkeitsstörungen sind als überdauernde Störung definiert, sodass rasche Behandlungserfolge nicht zu erwarten sind. Trotzdem darf dies nicht zu einem therapeutischen Nihilismus führen. Die Psychotherapieforschung hat sich intensiv mit diesen Krankheitsbildern auseinandergesetzt. Exemplarisch für die Borderlinestörung liegen mit der **dialektisch-behavioralen Therapie** (DBT; Linehan et al. 2006) heutzutage hoch effektive Therapieverfahren vor.

Eine Vielzahl der Patienten mit Persönlichkeitsstörungen wird ausschließlich hausärztlich betreut. Hier ist der Aufbau einer vertrauensvollen Beziehung wichtig. Vor allem Patienten mit narzisstischen Störungen können so im Verlauf in ein niederschwelliges Therapieangebot eingebunden werden. Auf Basis einer stabilen Arzt-Patienten-Beziehung können Komorbiditäten früher erkannt und behandelt werden. Wie im motivierenden Interviewstil wird hier empfohlen, Wertschätzung und Akzeptanz durchgängig aufrechtzuerhalten und zu erfragen, ob der Patient in bestimmten Bereichen zu Änderungen bereit ist, die zum Eintritt in ein therapeutisches Bündnis genutzt werden können. Es gibt keinen Hinweis darauf, dass direktes konfrontierendes Verhalten die Prognose bessert.

23.3.2 Psychotherapie: praktisches Vorgehen

Insbesondere für die Bordeline-Störung sind Verbesserungen von störungsspezifischen Einschränkungen durch Psychotherapie gut dokumentiert. Am weitesten verbreitet ist wohl die **dialektisch-behaviorale Therapie (DBT)** nach Linehan (Linehan et al. 2006). Auch für Therapien wie **»mentalizing based treatment«** nach Bateman und Fonagy, die **schemafokussierte Therapie** nach Young oder Kernbergs **»transference focussed therapy«**, die spezifisch zur Behandlung von Borderlinestörungen (teilweise auch anderen Persönlichkeitsstörungen) entwickelt wurde, liegen z. T. erste Wirksamkeitsnachweise vor. Für andere Persönlichkeitsstörungen werden derzeit Modifikationen dieser Schemata entwickelt.

Ein zentrales Element scheint dabei zu sein, einen **Behandlungsvertrag** zu schließen (Bohus u. Schmahl 2006). Dabei werden Regeln festgelegt, unter welchen Bedingungen die Therapie durchgeführt wird und wann die Behandlung unterbrochen oder ggf. abgebrochen wird. Das soll dazu dienen, einen längerfristigen Therapieerfolg nicht kontinuierlich durch akute Ereignisse, wie häufige parasuizidale Handlungen oder Drogenmissbrauch, zu hemmen. Bei diesem Vorgehen ist es durchaus möglich, dass ein Patient an den primären Hausarzt verwiesen wird, bis eine Weiterbehandlung durch den Psychotherapeuten wieder möglich ist.

Die Behandlung der Komorbiditäten erfolgt zunächst wie bei den ursprünglichen Krankheitsbildern, wobei der Therapieerfolg häufig schlechter ist. In Zukunft müssen spezifische Konzepte für die Behandlung etwa von Sucht oder Depression bei Persönlichkeitsstörungen entwickelt werden.

Beispiel

Fall 23.1. *Die 36-jährige Sabine F., eine Patientin mit einer schweren Borderlinestörung (ICD-10: F60.3 – emotional in-*

stabile Persönlichkeitsstörung, Borderline-Typus), stellt sich in der psychiatrischen Institutsambulanz vor, da sie wegen Drogenmissbrauchs nicht auf die Psychotherapiestation für Boderline-Störungen aufgenommen wurde. Bei Frau F. besteht ein Drogenmissbrauch mit Opioden, Cannabis und anderen illegalen Drogen, sowie Benzodiazepinen, Nikotin und gelegentlich Alkohol. Sie hat gerade eine sexuell masochistische Beziehung mit einem drogenabhängigen Mann, der eine Schizophrenie habe, beendet. Sie beklagt Ängste, aus dem Haus zu gehen, da sie im Umfeld auf diesen gewalttätigen Mann treffen könnte. Aus Angst vor Vergeltung könne sie nicht schlafen und würde sich nachts im Keller verstecken.

Das Interview ergibt Hinweise auf Beziehungsideen, aber formale Denkstörungen sind nicht zu eruieren. Sie beklagt, vorwiegend nachts, aber auch am Tage Fratzen zu sehen. Der Antrieb ist gut, bei reduzierter, aber auslenkbarer Stimmung und Gedankenkreisen um die Auswegslosigkeit ihrer Situation.

Aus der Krankengeschichte geht hervor, dass seit früher Jugendzeit Drogenmissbrauch, wechselnde sexuelle Beziehungen und keine längerdauernde Berufstätigkeit bestehen. Erinnerungen aus der Kindheit und an die Eltern werden als verdrängt angegeben.

Regelmäßige Arztbesuche erfolgen weiter wegen Unterleibsbeschwerden, Analfissuren und Obstipation. Serumuntersuchungen auf HIV und Hepatitis sind negativ.

Im Verlauf kann Frau F. scheinbar leicht auf illegale Drogen verzichten. Sie berichtet vereinzelt über einmalige Rückfälle. Die Aussagen können durch Urinuntersuchungen bestätigt werden. Es wird verabredet, die gemischten Benzodiazepine zunächst durch zweimalige Gaben von Diazepam zu substituieren. Die intial notwendige Dosis von 8 mg/Tag wird innerhalb von 6 Wochen in Absprache mit der Patientin halbiert. Das Benzodiazepin wird so verschrieben oder mitgegeben, dass wöchentliche Visiten in der Institutsambulanz notwendig sind. Selbstständiges weitergehendes Herabsetzen führt regelmäßig zu Ängsten und einer damit verbundenen Erhöhung der Benzodiazepindosis. Frau F. bringt sich regelmäßig in der Institutsambulanz ein und gewinnt dadurch ein neues Umfeld. Nach einem Streit kommt Frau F. im alkoholintoxikierten Status in ein anderes Krankenhaus und entzieht dort die Benzodiazepine vollständig.

Bei der ausführlichen Medikamentenanamnese stellt sich heraus, dass Frau F. im Verlauf fast sämtliche Typen von Antipsychotika eingenommen und davon keines vertragen hatte. Ähnlich war auch die Verabreichung einer Reihe von Antidepressiva nicht erfolgreich. Wegen der Schlafstörung und der anhaltenden Sinnesstörungen wird nach 4 Wochen eine Behandlung mit 25 mg Quetiapin zur Nacht begonnen. Frau F. berichtet, plötzlich wieder schlafen zu können, zeitweise mit imperativem Schlafdrang, auch 16 h nach Medikamenteneinnahme. Über mehrere Wochen kann die Dosis langsam auf 150 mg/Tag gesteigert werden, mit vertretbaren Nebenwirkungen. Unter dieser Dosis träten die Sinnesstörungen und Albträume mit Fratzen nicht mehr auf.

Nach mehreren Monaten Behandlung entschließt sich Frau F., aus der Drogenszene wegzuziehen. Zu diesem Zeitpunkt ist sie seit mehreren Wochen drogenfrei. Da sie aus dem Landkreis zieht, wird damit auch die Behandlung in der Institutsambulanz beendet.

Fall 23.1 illustriert, dass hier zwar auch die Süchte oder das psychotische Erleben als Leitdiagnose fokussiert hätten werden können. Das Zurückstellen des psychotischen Erlebens und der Sucht mit »Substitution« der Benzodiazepin-Abhängigkeit hatte aber die Aufgabe, einen **Behandlungsvertrag** zu etablieren. Darüber wurde eine Anbindung an kontinuierliche psycho- und soziotherapeutische Maßnahmen möglich. Außerdem führte die antipsychotische Medikation zur Symptomreduktion bei – für die Patientin – akzeptablem Nebenwirkungsprofil. Der Behandlungsabbruch spiegelt auch die Realität der Therapie von Persönlichkeitsstörungen wider; hier könnte man ihn sogar als Fortschritt sehen, da eine Ablösung aus der Drogenszene stattfand. Bei einer derartigen schweren Störung ist davon auszugehen, dass wiederholte Rückfälle in die eine oder andere akute Störung auftreten.

Beispiele

Fall 23.2. *Die 23-jährige Kerstin M., eine Patientin mit Borderlinestörung (ICD-10: F60.3 – emotional instabile Persönlichkeitsstörung, Borderline-Typus), stellt sich wegen depressiver Zustände vor. Sie berichtet über multiplen Substanzmissbrauch (Cannabis, sogenannte Party-Drogen und Alkohol) in der Adoleszenz bis vor einem Jahr, dann in der Ausbildung als Altenpflegerin; seitdem konsumiert sie regelmäßig vorwiegend Cannabis. Frau M. berichtet weiter über aggressive Ausbrüche auf alltägliche Provokationen im Familienumfeld. Sie ist antriebsgemindert und nicht in der Lage zu selbstständiger Berufssuche.*

Unter 10 mg Citalopram (eine höhere Dosis wird von der Patientin abgelehnt) kommt es nach 4 Wochen zu einer Teilremission der Depression. Nach einer sechsmonatigen Suchtbehandlung bleibt Frau M. längerfristig abstinent, und die Depression klingt vollständig ab. Im Verlauf wird das Antidepressivum abgesetzt, und Frau M. sucht sich einen neuen Ausbildungsplatz. Dort kommt es immer wieder zu Konfliktsituationen, in denen sie sich angegriffen fühlt. Durch eine beratende Begleitung (eine strukturierte Psychotherapie wird von der Patientin zu diesem Zeitpunkt abgelehnt) unterstützt, lernt Frau M., ihren Ärger über ungerechte Behand-

lung nicht durch Wutausbrüche zu zeigen, sondern diese Gefühle unter Kontrolle zu halten und dadurch weniger soziale Nachteile zu erfahren.
Frau M. gelingt es durch konsequente Behandlung der Sucht als Komorbidität, sich wieder gut sozial zu integrieren (hohes Funktionsniveau). Das Erleben mit impulsiven und bedrängenden Gefühlen bleibt erhalten, kann aber von Frau M. besser ausgehalten werden, ohne negative soziale Folgen zu erleiden.

***Fall 23.3.** Der 29-jährige Jochen S., ein Patient mit dissozialer Persönlichkeitsstörung (ICD-10: F60.2), stellt sich nach einer Drogenentzugsbehandlung (Kokain, Benzodiazepine, Amphetamine, Cannabis etc.) ambulant vor. Er beklagt eine Vielzahl von sozialen Belastungen mit hohen Schulden, die durch Rückzahlungen nach Betrugsdelikten entstanden seien. Herr S. wünscht regelmäßige Drogenurinkontrollen, um seine Drogenfreiheit nachzuweisen. Zu dieser Gelegenheit bittet er auch um die Verschreibung von Benzodiazepinen trotz Bewusstseins der anhaltenden Suchtproblematik. Herr S. erscheint nur einmal zu den Kontrollen.*
Drei Monate später stellt sich Herr S. erneut vor, da er Stimmen höre, die ihm vorgeben, vom Balkon zu springen. Er wird unmittelbar stationär eingewiesen und auf ein atypisches Antipsychotikum eingestellt.
Nach weiteren 4 Monaten stellt sich Herr S. erneut vor und möchte auf ein Depot-Antipsychotikum umgestellt werden, da er seine Medikamente häufig vergesse. Aber auch hier gelingt es Herrn S. nicht, die orale Probegabe (Risperidon) verabredungsgemäß einzunehmen und sich fristgerecht wieder vorzustellen.
Da die Manipulationsversuche meist gut durchschaubar sind und Antipsychotika-Nebenwirkungen in Kauf genommen werden, erscheint es, dass das konsistent berichtete Stimmenhören einen wirklichen Leidensdruck verursacht und ggf. auf den langjährigen Drogenkonsum zurückzuführen ist. Von einer Einsichtsfähigkeit in die Eigenverantwortung der Schulden und sozialen Isolation kann bei der vorliegenden schweren Persönlichkeitsstörung aber nicht ausgegangen werden. Die Kontaktaufnahme ist nur in der Situation der unmittelbaren Bedürftigkeit möglich. Für zukünftige Kontakte wird das Ziel bleiben, einen realistischen Behandlungsvertrag auszuhandeln und darüber ein therapeutisches Bündnis zu erarbeiten.

Fall 23.3 soll illustrieren, dass es häufig schwerfällt, mit Patienten mit dissozialen Persönlichkeitsstörungen trotz hohen Leidensdrucks eine tragfähige therapeutische Beziehung aufzubauen.

23.3.3 Soziotherapie

Die Soziotherapie bei Persönlichkeitsstörungen bezieht sich im Allgemeinen auf die auftretende Komorbidität. Generell ist die Aufrechterhaltung der Berufstätigkeit anzustreben, weil sonst die Gefahr durch soziale Isolation zunimmt. Jedes therapeutische Konzept muss die soziale Reintegration mit einschließen. Es sind uns aber keine spezifischen Konzepte für Persönlichkeitsstörungen bekannt.

23.4 Weitere Informationen

- Blumenwiesen – Informationen, Foren etc., u. a. zur Borderline-Persönlichkeitsstörung und zu dissoziativen Störungen: http://www.blumenwiesen.org/borderline.html; http://www.blumenwiesen.org/dissoziation.html
- Borderline-Portal für Deutschland, Österreich und die Schweiz: http://www.borderline-plattform.de
- Informationsseite der Arbeitsgemeinschaft Wissenschaftliche Psychotherapie Freiburg (AWP): http://www.borderline-online.de
- Portal für und über narzisstische Persönlichkeitsstörungen: http://www.narzissmus.net
- Selbsthilfeseite für Borderline-Patienten: http://www.borderline-netzwerk.info; http://www.borderline-selbsthilfe.de
- Seiten der Arbeitsgemeinschaft für psychosoziale Gesundheit zu Persönlichkeitsstörungen: http://www.psychosoziale-gesundheit.net/psychiatrie/persoenlichkeit.html

Tests

Fynrich T, Renneberg B, Schmitz B, Wittchen HU (1997) SKID-II: Strukturiertes klinisches Interview für DSM-IV. Achse II: Persönlichkeitsstörungen. Hogrefe Testzentrale, Göttingen

Mombour W, Zaudig M, Berger P et al. (1996) International Personality Disorder Examination. ICD-10 Modul. Deutschsprachige Ausgabe im Auftrag der WHO. Hogrefe Testzentrale, Göttingen

23

23.5 Weiterführende Literatur

Backes V, Mathiak K (2006) Persönlichkeitsstörungen. In: Scheider F, Fink G (Hrsg) Funktionelle Kernspintomographie in Psychiatrie und Neurologie. Springer, Berlin Heidelberg New York Tokio, S 569–580

Bohus M, Schmahl C (2006) Psychopathologie und Therapie der Borderline-Persönlichkeitsstörung. Dtsch Ärztebl 103: A3345–3352

Fiedler P (2001) Persönlichkeitsstörungen. Beltz-PVU, Weinheim

Fiedler P (2006) Trauma, Dissoziation, Persönlichkeit. Dustri, München

Krücken A, Habel U, Schneider F (2002) Persönlichkeitsstörungen (F60, F61, F62, F68). In: Gaebel W, Müller-Spahn F (Hrsg) Diagnostik und Therapie psychischer Störungen. Kohlhammer, Stuttgart

Linehan MM, Comtois KA, Murray AM et al. (2006) Two-year randomized controlled trial and follow-up of dialectical behavior therapy vs therapy by experts for suicidal behaviors and borderline personality disorder. Arch Gen Psychiatry 63: 757–766

Pajer KA (1998) What happens to "bad" girls? A review of the adult outcomes of antisocial adolescent girls. Am J Psychiatry 155: 862–870

Aufmerksamkeitsdefizit-Hyperaktivitätsstörung (ADHS)

D. Leube, N. Kuth, F. Schneider

Die Leitsymptome der ADHS sind neben der Aufmerksamkeitsstörung und Hyperaktivität desorganisiertes Verhalten, impulsive Handlungen und emotionale Instabilität. Die ADHS im Erwachsenenalter wurde in den letzten Jahren als gültiges Krankheitskonzept durch die psychiatrische Forschung bestätigt. Allerdings ist nicht jedes Auftreten von entsprechenden Symptomen gleichbedeutend mit Behandlungsbedürftigkeit. Ein Großteil der Betroffenen kann die Symptome durch geeignete Verhaltensstrategien im Alltag kompensieren und die Anforderungen des Lebens erfolgreich bewältigen. Die Entscheidung für eine Behandlung ist abhängig vom Ausprägungsgrad der Erkrankung und von den dadurch verursachten psychischen und sozialen Beeinträchtigungen. Sie sollte durch einen psychiatrisch-psychotherapeutischen Facharzt eingeleitet werden.

Die ADHS ist eine Erkrankung, die bereits im Kindesalter beginnt. Für die Diagnosestellung einer ADHS im Erwachsenenalter ist es notwendig, dass die Kriterien einer ADHS sowohl im Erwachsenenalter als auch in Kindheit und Jugend durchgehend erfüllt waren. Falls es möglich ist, sollten Interviews mit dem Partner zur aktuellen Symptomatik und ggf. auch den Eltern zur früheren Symptomatik durchgeführt werden. Die Stimulanzienbehandlung mit *Methylphenidat* (z. B. *Ritalin®*) wird als medikamentöse Therapie der ersten Wahl empfohlen. Daneben kommen auch Noradrenalinwiederaufnahmehemmer infrage. Psychotherapeutische Behandlungsmethoden gelten ebenfalls als ein notwendiger Bestandteil im Rahmen einer multimodalen Therapie. Hierbei kommen verhaltenstherapeutische Ansätze zur Anwendung.

24.1 Ätiologie und Diagnostik

24.1.1 Definition

Definition

Aufmerksamkeitsdefizit-Hyperaktivitätsstörung (ADHS): ADHS wird auf der Symptomebene charakterisiert durch eine Störung der Aufmerksamkeit mit mangelnder Ausdauer bei Beschäftigungen und die Tendenz, Tätigkeiten zu wechseln, bevor sie zu Ende gebracht werden. Weiter bestehen ein unruhiges Verhalten, insbesondere mit der Unfähigkeit, stillsitzen zu können, und eine erhöhte Impulsivität, z. B. mit abrupten motorischen oder verbalen Aktionen, die nicht in den sozialen Kontext passen. Besonders im Erwachsenenalter fällt eine emotionale Instabilität und Desorganisiertheit durch hierdurch verursachte Probleme in zwischenmenschlichen Beziehungen und am Arbeitsplatz auf.

Durch die Erkrankung ergeben sich **Funktionseinschränkungen im Sozialleben:**
- Mangelhafte Alltagsorganisation (Vergesslichkeit, ungewollte Unpünktlichkeit)
- Chaotische, insuffiziente Arbeitsweise (häufige Arbeitsplatzwechsel)
- Störungen im zwischenmenschlichen Bereich (häufige Scheidungen, Unzufriedenheit in der Partnerschaft, Erziehungsprobleme mit eigenen Kindern)

Es kann auch zu **Auffälligkeiten im Straßenverkehr** (Unfälle, Geschwindigkeitsüberschreitungen, Führerscheinentzug) kommen, und die Betroffenen gehen übermäßige **Gesundheitsrisiken** ein (exzessives Verhalten bei Trinken, Sexualität, Rauchen, Sport).

24.1.2 Ätiologie

Die Ursachen der ADHS sind noch nicht vollständig geklärt. Es gilt aber als sicher, dass mehrere Komponenten an der Verursachung beteiligt sind. Familien-, Adoptions- und Zwillingsstudien zeigen, dass genetischen Faktoren die größte Bedeutung in der Ätiologie zukommt (65–90%). Geschwister, Eltern oder andere Verwandte haben ein etwa drei- bis fünffach erhöhtes Risiko, ebenfalls an einer ADHS zu erkranken. Ein weiterer Faktor sind Schwangerschafts- und Geburtskomplikationen, ein erniedrigtes Geburtsgewicht, Infektionen und Toxine. Pränatale Alkohol- und Nikotinexposition sind bedeutsame eigenständige Risikofaktoren.

Bildgebende Untersuchungen ergaben, dass bei betroffenen Personen im Vergleich zu Gesunden eine Veränderung des Stoffwechsels des Neurotransmitters Dopamin im Gehirn vorliegt. Auch das noradrenerge Transmittersystem trägt zur Krankheitsentstehung bei. Weiter zeigt sich, dass v. a. die neuronalen Netzwerke, welche Aufmerksamkeit, Motorik und Impulskontrolle steuern und z. T. im Frontalhirn lokalisiert sind, an der Entstehung der Erkrankung beteiligt sind.

24.1.3 Symptome, Diagnosekriterien (ICD-10)

Das Erkennen der Erkrankung bei Erwachsenen (»ADHS im Erwachsenenalter«) ist schwierig. Eine Schwierigkeit der Diagnostik im Erwachsenenalter ist, dass einzelne Symptome der ADHS in der Bevölkerung weit verbreitet sind, ohne einen Krankheitswert zu haben. Deshalb wird das Krankheitsbild immer noch teilweise kontrovers diskutiert. Da jedoch bei korrekter Diagnosestellung die Behandlung für die Betroffenen mit erheblichen Verbesserungen von Lebensqualität und psychosozialer Funktion verbunden ist, ist eine möglichst breite Kenntnis der Erkrankung im Rahmen der Erwachsenenpsychiatrie und Allgemeinmedizin erstrebenswert. Denn auch der Verlauf der häufig vorkommenden komorbiden Erkrankungen wird durch die Behandlung der ADHS günstig beeinflusst. Deshalb ist eine sorgfältige fachärztliche Diagnostik unerlässlich.

! Bei der ADHS im Erwachsenenalter bleiben zwar die zentralen Symptome wie Aufmerksamkeitsstörung, Hyperaktivität und Impulsivität bestehen, doch weicht die motorische Unruhe, wie sie bei Kindern und Jugendlichen mit einer ADHS vorkommt (▶ Abschn. 25.6), häufig einer inneren Unruhe, und es gesellen sich die Phänomene der Desorganisiertheit und emotionalen Dysregulation hinzu.

Zur klinischen Diagnose der ADHS im Erwachsenenalter wird empfohlen, ergänzend zum Interview, Fragebögen zur strukturierten Erhebung und Erfassung der Symptome und zur Dokumentation einzusetzen. Die **Wender Utah Rating Scale** hat sich bewährt, um das Vorhandensein der Symptomatik in der Kindheit zu eruieren, und erlaubt eine retrospektive Erfassung beim Erwachsenen. Eine deutsche Kurzversion liegt vor (Retz-Junginger et al. 2002).

Auf jeden Fall sollte aber zusätzlich eine Fremdanamnese erhoben werden. Dabei sollten ADHS-spezifische Inhalte erfragt werden, wie frühere und aktuelle Beschwerden in den Bereichen Schule oder Studium mit Auffälligkeiten in Lernverhalten und Sozialverhalten. Hierbei können Zeugnisse und Beurteilungen eine wichtige Rolle spielen. Man sollte den Patienten auf jeden Fall auffordern, diese mitzubringen. Auch Informationen über das Verhalten am Ausbildungs- oder Arbeitsplatz, in der Familie, bei Freunden und in Beziehungen sowie über die Gestaltung der Freizeit sind wichtig. Weiterhin muss die Familienanamnese bezüglich ADHS, Ticstörungen, Substanzmissbrauch, Verhaltensstörungen, Persönlichkeitsstörungen, affektiven Störungen, Angststörungen, Entwicklungs- und Teilleistungsstörungen erhoben werden.

Zur Beurteilung der Ausprägung der Symptome und zur Verlaufsbeurteilung stehen für den deutschsprachigen Raum noch weitere Fragebögen zur Verfügung, z. B. die Selbstbeurteilungsskala (**ADHS-SB**; ▶ Arbeitsmaterial A16) und eine diagnostische Checkliste (**ADHS-DC**) nach Rösler et al. (2004). In den operationalisierten Diagnosesystemen wie ICD-10 sind keine expliziten Kriterien für das Erwachsenenalter genannt, sodass hier die Kriterien für das Kindesalter gelten.

(ICD-10) F90: Hyperkinetische Störungen

Nach IDC-10 ist diese Gruppe von Störungen durch einen frühen Beginn, meist in den ersten 5 Lebensjahren charakterisiert, weiter besteht ein Mangel an Ausdauer bei Beschäftigungen, die kognitiven Einsatz verlangen, und eine Tendenz, von einer Tätigkeit zu einer anderen zu wechseln, ohne etwas zu Ende zu bringen. Hinzu kommt eine desorganisierte, mangelhaft regulierte und überschießende Aktivität. Verschiedene andere Auffälligkeiten können zusätzlich vorliegen. Die Betroffenen sind oft achtlos und impulsiv, neigen zu Unfällen und werden oft bestraft, weil sie eher aus Unachtsamkeit als durch vorsätzliches Verhalten Regeln verletzen. Ihre Beziehungen zu anderen Menschen sind oft von einer Distanzstörung und einem Mangel an normaler Vorsicht und Zurückhaltung geprägt. Beeinträchtigungen kognitiver Funktionen sind häufig, spezifische Verzögerungen der motorischen und sprachlichen Entwicklung kommen überproportional oft vor. Sekundäre Komplikationen sind dissoziales Verhalten und niedriges Selbstwertgefühl.

(ICD-10) F90.0: Einfache Aktivitäts- und Aufmerksamkeitsstörung

(ICD-10) F90.1: Hyperkinetische Störung des Sozialverhaltens

Man unterscheidet eine einfache Aktivitäts- und Aufmerksamkeitsstörung (F90.0) mit Aufmerksamkeitsdefizit und Hyperaktivitätsstörung und eine hyperkinetische Störung des Sozialverhaltens (F90.1), die mit einer Störung des Sozialverhaltens verbunden sein muss (die Diagnose der hyperkinetischen Störung des Sozialverhaltens sollte nach dem 18. Lebensjahr nicht mehr gestellt werden; stattdessen muss hier geprüft werden, ob eine Persönlichkeitsstörung als komorbide Diagnose vorliegt).

Zur Unterstützung der Diagnosestellung der ADHS im Erwachsenenalter haben sich die Wender-Utah-Kriterien bewährt (► Wie erkenne ich die Erkrankung?). Hierbei sind die Aufmerksamkeitsstörung und Hyperaktivität für eine Diagnosestellung obligatorisch. Mindestens 2 der folgenden Symptome müssen zusätzlich vorliegen:

- Affektlabilität
- Desorganisiertes Verhalten
- Mangelhafte Affektkontrolle
- Impulsivität
- Emotionale Überreagibilität

Wie erkenne ich die Erkrankung?

Folgende Symptome entsprechend den Wender-Utah-Kriterien sollten, besonders wenn sie kombiniert vorkommen, zu weiterer Diagnostik Anlass geben:

1. Aufmerksamkeitsstörung, z. B. Schwierigkeiten, sich auf schriftliche Dinge oder Aufgaben zu konzentrieren
2. Motorische Hyperaktivität, z. B. Unfähigkeit, sitzende Tätigkeiten durchzuhalten (am Tisch stillsitzen, Spielfilme im Fernsehen ansehen)
3. Affektlabilität, d. h. häufiger Wechsel zwischen normaler und niedergeschlagener Stimmung sowie leichtgradiger Erregung
4. Desorganisiertes Verhalten, beispielsweise werden Aufgaben häufig nicht zu Ende gebracht, Patienten wechseln planlos von einer Aufgabe zur nächsten
5. Störung der Affektkontrolle mit Reizbarkeit, auch aus geringem Anlass, verminderter Frustrationstoleranz und Wutausbrüchen
6. Erhöhte Impulsivität, Patienten fallen z. B. durch Dazwischenreden, Unterbrechen anderer im Gespräch auf
7. Emotionale Überreagibilität, d. h. Schwierigkeiten, mit alltäglichen Stressoren umzugehen, Patienten reagieren überschießend oder ängstlich

Testpsychologische Untersuchungen können die diagnostische Sicherheit erhöhen, sind aber allein zur Diagnose der Erkrankung unzureichend. Eine individuelle Diagnose ist aufgrund eines Testwerts nicht möglich. Vorgeschlagen werden eine IQ-Messung (z. B. HAWIE-R), neuropsychologische Tests zu Aufmerksamkeit und Exekutivfunktionen (z. B. Wisconsin Card Sorting Test, Continuous Performance Task). Diese Testuntersuchungen sind ebenso wie eine abschließende diagnostische Einordnung Aufgabe des Facharztes.

Beispiel

Fall 24.1. *Der 35-jährige Patrick S. stellt sich in der Sprechstunde vor. Seine Ehefrau habe in einem Gesundheitsmagazin einen Artikel über die ADHS gelesen und finde, dass vieles auf ihn zutreffe. Er könne sich nicht gut auf eine Sache konzentrieren, z. B. einen Film im Fernsehen, sei stets »auf dem Sprung«, um irgendeine andere Sache zu erledigen. Häufig mache er mehrere Tätigkeiten gleichzeitig, führe dann aber keine zu Ende. Er beobachte bei sich auch eine Unfähigkeit, sich richtig zu entspannen, bei Inaktivität gerate er schnell in eine schlechte Stimmung, sei unzufrieden und habe Langeweile. Er berichtet über Probleme am Arbeitsplatz. Er war jahrelang als Montageleiter auf Baustellen tätig. Die Arbeit sei ihm leichtgefallen. Die schnell wechselnden Aufgabenstellungen in einem zeitlich engen, vorgegebenen Ablaufplan wären interessant gewesen. Er sei jetzt aber in die Zentrale der Firma versetzt worden und müsse auf sich allein gestellt Planungs- und Koordinierungsaufgaben vom Schreibtisch aus erledigen. Er habe dabei Schwierigkeiten, seinen Arbeitsalltag zu strukturieren, oft versinke sein Arbeitsplatz im Chaos.*

Der Hausarzt stellt eine Aufmerksamkeitsstörung und Hyperaktivität als Kernsymptome nach den Wender-Utah-Kriterien fest. Außerdem findet er Affektlabilität und Desorganisiertheit als akzessorische Symptome. Aus seiner Kindheit und Jugend berichtet Herr S., er habe als verträumtes Kind gegolten. Auf der anderen Seite sei er rebellisch gewesen, habe oft unvernünftige Dinge getan und dadurch auch häufiger Vorladungen beim Direktor in der Schule bekommen. Gelegentlich sei es auch zum Verlust der Selbstkontrolle und zu Wutausbrüchen gekommen. Dies sei im Erwachsenenalter so nicht mehr vorgekommen, jedoch seien Stimmungsschwankungen und ein launisches Wesen immer Teil seiner Persönlichkeit gewesen und hätten sowohl berufliche als auch private Beziehungen belastet. Der Hausarzt stellt die Verdachtsdiagnose einer seit der Kindheit bestehenden ADHS (ICD-10: F90) und überweist den Patienten zur weiteren Diagnostik und Therapie zu einem Facharzt für Psychiatrie und Psychotherapie.

24.1.4 Differenzialdiagnosen

Die ADHS kommt selten isoliert vor, sondern geht oft mit komorbiden psychischen Erkrankungen einher. Folgende differenzialdiagnostisch relevante oder komorbide Diagnosen müssen speziell berücksichtigt werden:

- Substanzmissbrauch, -abhängigkeit
- Persönlichkeitsstörungen (v. a. dissozial, impulsiv bzw. emotional instabil, ängstlich-selbstunsicher)

- Affektive Störungen (Depression, bipolare Störung)
- Angststörungen
- Ticstörungen, einschließlich Tourette-Störung
- Teilleistungsstörungen (z. B. Legasthenie, Dyskalkulie)
- Schlafstörungen

Den Symptomen einer ADHS im Erwachsenenalter kann auf der anderen Seite jedoch auch eine internistische oder neurologische Erkrankung zugrunde liegen, z. B.:
- Schilddrüsenerkrankungen
- Anfallsleiden
- Schädel-Hirn-Trauma
- Narkolepsie
- Schlafapnoesyndrom
- Restless-legs-Syndrom

Ebenfalls kann eine Verursachung durch psychotrope Substanzen oder Medikamente vorliegen.

Tipps

Neben der internistischen und neurologischen Untersuchung werden als Zusatzdiagnostik eine Schilddrüsenuntersuchung und die Durchführung eines EEG empfohlen. Bei Hinweisen auf eine organische Erkrankung sind weiterführende Zusatzuntersuchungen (z. B. Schädel-NMR) durchzuführen.

24.1.5 Epidemiologie/Prävalenz

Die Aufmerksamkeitsdefizit-Hyperaktivitätsstörung (ADHS) galt lange Zeit als eine ausschließlich im Kindes- und Jugendalter auftretende Erkrankung. Verlaufsstudien haben aber gezeigt, dass in mindestens einem Drittel der Fälle die Erkrankung im Erwachsenenalter fortbesteht.

Bei einer Prävalenz der ADHS bei Kindern im Schulalter von durchschnittlich 2–7% ist bei einer Persistenz von ca. 30% bis in das Erwachsenenalter davon auszugehen, dass 1–2% der Erwachsenen die Kriterien einer ADHS erfüllen. Dabei scheint die Erkrankung bei männlichen Patienten häufiger als bei weiblichen Patienten mit Verhaltens- oder Persönlichkeitsstörungen sowie Abhängigkeitserkrankungen assoziiert zu sein.

24.1.6 Verlauf und Prognose

Verlaufsuntersuchungen zeigen, dass bei 40–80% der Kinder mit ADHS eine Persistenz ihrer Erkrankung ins Adoleszenzalter festzustellen ist, rund ein Drittel der Patienten bis ins Erwachsenenalter hinein die Diagnose einer ADHS aufweisen. Die hyperaktive Symptomatik und die Impulsivität nehmen eher mit dem Alter ab. Hingegen bleibt die Konzentrations- und Aufmerksamkeitsstörung oft bestehen. Störungen der Familienbeziehungsmuster und spezifische Konflikte zwischen Eltern und Kindern sowie mütterliche Depression haben einen Einfluss auf die Persistenz der Symptomatik.

Welches Vorgehen ist indiziert?

Wenn sich die Beschwerden des Patienten nach gründlicher differenzialdiagnostischer Betrachtung auf eine ADHS zurückführen lassen, ist ein zweistufiges Vorgehen anzuraten.

Der Patient, sein Partner oder andere wichtige Bezugspersonen müssen über das Krankheitsbild aufgeklärt werden. Eine Beratung zu beruflicher Situation und Verhaltensregeln sind unabhängig von einer spezifischen Therapie immer notwendig. Hierzu kann auch auf Patientenratgeber und Websites (z. B. Bundesverband Aufmerksamkeitsstörung/Hyperaktivität e. V.: http://bv-ah.nanugruppe.de/index.php) verwiesen werden.

Es wird empfohlen, eine Behandlung spätestens dann zu beginnen, wenn in einem Lebensbereich ausgeprägte Störungen oder in mehreren Lebensbereichen leichte Störungen oder krankheitswertige psychische Beeinträchtigungen bestehen, die eindeutig auf eine ADHS zurückgeführt werden können. Spezifische Behandlungsoptionen sind pharmakologische Therapien und psychotherapeutische Verfahren. Hierzu ist eine Überweisung zu einem entsprechenden Facharzt sinnvoll.

24.2 Pharmakotherapie

24.2.1 Grundlagen und Behandlungsstrategien

Methylphenidat (MPH). Die Stimulanzienbehandlung mit *Methylphenidat (MPH)* ist auch im Erwachsenenalter die Therapie der ersten Wahl (Tab. 24.1). Die Verschreibung von MPH unterliegt der Betäubungsmittelverschreibungsverordnung.

! In Deutschland sind Stimulanzien für die Indikation ADHS im Erwachsenenalter nicht zugelassen, können aber im Rahmen eines individuellen Heilversuchs verordnet werden.

Die Einnahme von unretardiertem MPH (z. B. *Ritalin®*) muss mehrfach am Tag erfolgen (in der Regel morgens, mittags und bei Bedarf auch am frühen und späten Nachtmittag). Einheitliche Dosierungsempfehlungen für das Erwachsenenalter können wegen individuell sehr unterschiedlichen Ansprechens nicht gegeben werden.

Tipps

In der Praxis bewährt es sich, mit 5 mg MPH zu beginnen und entsprechend klinischem Ansprechen und Nebenwirkungen die Dosis im Abstand von 4 Tagen um jeweils 5 mg über den Tag verteilt bis zu einer optimalen Tagesdosis zu erhöhen, wobei die notwendige Dosierung pro kg Körpergewicht bei Erwachsenen niedriger zu liegen scheint als bei Kindern (bei Kindern: 0,5–1 mg/kgKG).

Inzwischen sind auch in Deutschland retardierte MPH-Präparate (z. B. *Concerta®*, *Medikinet retard®*) für die Therapie der ADHS bei Kindern zugelassen.

Nebenwirkungen werden überwiegend als leicht berichtet. Am häufigsten sind Schlafstörungen, Appetit- und leichter Gewichtsverlust, Kopfschmerzen, vorübergehende Verstärkung von motorischen Tics, Schwitzen, eine diskrete Erhöhung des systolischen Blutdrucks um bis zu 5 mmHg sowie eine leichte Erhöhung der Herzfrequenz. Bei Psychosen, Manien und schweren Angstzuständen sind Stimulanzien kontraindiziert, zur Vorsicht wird bei Epilepsien geraten.

! Das mögliche Missbrauchs- oder Abhängigkeitspotenzial von MPH wurde immer wieder diskutiert; bei korrekter Indikationsstellung und sachgerechter Anwendung scheint kein erhöhtes Missbrauchs- oder Abhängigkeitsrisiko zu bestehen. Bei komorbider Suchterkrankung wird zum Einsatz von Pharmaka vom Nichtstimulanzien-Typ geraten.

Selektive Noradrenalinwiederaufnahmehemmer (SNRI). Alternative medikamentöse Strategien umfassen den Einsatz von selektiven Noradrenalinwiederaufnahmehemmern (SNRI). Hierbei nimmt das Medikament *Atomoxetin (Strattera®)* eine Sonderstellung ein (▫ Tab. 24.1). Dieser SNRI ist zur Behandlung der ADHS bei Kindern und Jugendlichen zugelassen und kann, falls ein positiver therapeutischer Effekt erreicht wurde, bei persistierender Symptomatik auch im Erwachsenenalter weiter verordnet werden. Ein Neuansetzen der Medikation im Erwachsenenalter kann im Rahmen des »off-label-use« erwogen werden, wird aber in der Fachinformation der Firma ausdrücklich als »nicht angemessen« bezeichnet. Das Medikament könnte jedoch bei entsprechender Zulassung in der Zukunft Mittel der ersten Wahl zur Behandlung der Erkrankung bei Erwachsenen werden.

Tipps

Als Alternative kommen auch andere SNRI infrage, z. B. *Reboxetin* (z. B. *Edronax®*) bzw. Antidepressiva mit dualem Wirkprinzip wie *Venlafaxin* (z. B. *Trevilor®*) oder *Duloxetin* (*Cymbalta®*) als kombinierte Serotonin- und Noradrenalinwiederaufnahmehemmer. Diese könnten v. a. bei komorbider affektiver Störung Mittel der ersten Wahl im Erwachsenenalter sein. *Bupropion (Zyban®)* als ein kombinierter Noradrenalin- und Dopaminwiederaufnahmehemmer ist bisher nur als Medikament zur Raucherentwöhnung in Deutschland zugelassen, stellt aber ebenfalls eine rationale Therapiealternative dar.

24.2.2 Präparate

Tab. 24.1. Präparate (»Off-label«-Gebrauch bei Erwachsenen mit ADHS)

Wirkstoff	Handelsname (Beispiel)	Dosis	Nebenwirkungen[a]	Interaktionen[a]	Besonderheiten	Therapiekosten/ Monat[b]
Unretardiertes *Methylphenidat*	*Ritalin®*	Bis zu 4-mal tgl., max. 60 mg/Tag Dosierhinweise beachten	Schlafstörungen, Appetit- und Gewichtsverlust, Kopfschmerzen, motorische Tics, Schwitzen, Erhöhung des systolischen Blutdrucks, Erhöhung der Herzfrequenz **Cave:** Krampfleiden, kardiovaskuläre Erkrankungen	Vasopressorisch wirksame Substanzen (Blutdruckerhöhung), *Carbamazepin* (Hemmung des Metabolismus)	BtM-pflichtig, nur bei Kindern zugelassen	99,00 € (60 mg)
Retardiertes *Methylphenidat*	*Concerta®*	1-mal tgl., max. 54 mg/Tag, Dosierhinweise beachten	Siehe unretardiertes *Methylphenidat*	Siehe unretardiertes *Methylphenidat*	Siehe unretardiertes *Methylphenidat*	128,20 € (54 mg)
Atomoxetin	*Strattera®*	1- bis 2-mal tgl., max. 100 mg/Tag	Verminderter Appetit, abdominale Beschwerden, Schlaflosigkeit, trockener Mund, sexuelle Funktionsstörungen	MAO-Hemmer und dual wirksame Antidepressiva, z. B. *Venlafaxin*, verstärkt Wirkung von β_2-Agonisten, z. B. Salbutamol	Nur bei Kindern zugelassen	232,40 € (100 mg)

[a] Für eine vollständige Aufstellung von Nebenwirkungen und Interaktionen wird auf die Fachinformation der jeweiligen Präparate verwiesen.
[b] Die Preise beziehen sich auf die N3-Packung des im Handelsnamen angegebenen Präparats (bzw. die N2-Packung, falls ein Arzneimittel nicht in der N3-Packung verfügbar ist).

24.3 Psychotherapie

Hinsichtlich der Anwendung psychotherapeutischer Verfahren wird in Anlehnung an die Erfahrungen aus der Kinder- und Jugendpsychiatrie empfohlen, störungsspezifisch vorzugehen. Die Psychotherapie sollte mit einer Pharmakotherapie kombiniert werden, da erfahrungsgemäß einige Symptome (z. B. Aufmerksamkeit, emotionale Instabilität) eher der Pharmakotherapie und andere eher einer Psychotherapie (z. B. Organisationsverhalten, Verhalten in Beziehungen) zugänglich sind. Diese Einschätzung beruht auf der klinischen Erfahrung. Bislang liegen nur vorläufige Studien zur Wirksamkeit verhaltenstherapeutischer Maßnahmen im Erwachsenenalter vor. Diese zeigen die Wirksamkeit von solchen Einzel- und Gruppentherapien, die mit Elementen arbeiten, die störungsspezifisch auf die ADHS-Symptomatik ausgerichtet sind.

Ziel ist eine **Verbesserung der Verhaltensregulation,** indem ineffiziente Reaktionen besser unterdrückt werden können (Impulsivität) und Aufmerksamkeitsprozesse intensiviert werden. Dies kann mit operanten Lernstrategien, also Belohnungen und dem Entzug von Belohnungen, jedoch auch mit Selbststeuerungs- und Selbstkontrollstrategien erreicht werden. Solche Selbstkontrollstrategien laufen auf einer metakognitiven Ebene ab, also dem bewussten Nachdenken und der bewussten Steuerung von Handlungen. Ziel ist weiter eine **Verbesserung der Handlungsplanung und -organisation.** Hierbei spielt z. B. das Selbstinstruktionstraining eine Rolle, wobei über verschiedene Stufen im letzten Stadium nur noch eine Selbstinstruierung über verinnerlichte Selbstverbalisierungen stattfindet. Wichtig ist es, insbesondere viele übende Elemente in die Therapie einzubauen. Ein störungsspezifisches Behandlungsprogramm findet sich z. B. bei Edel und Vollmoeller (2005).

Tipps

Neben im engeren Sinne psychotherapeutischen Behandlungen kann dem Patienten auch zu allen Maßnahmen geraten werden, die seinen Alltag besser strukturieren (Tagesplanung, Terminmanagement) oder dem Spannungsabbau dienen (z. B. Sport). Man kann den Patienten dazu anregen, selbst solche Möglichkeiten zu recherchieren (z. B. im Internet, bei Selbsthilfegruppen).

24.4 Weitere Informationen

- Bundesverband Aufmerksamkeitsstörung/Hyperakivität e. V.: http://bv-ah.nanugruppe.de/index.php
- Elterninitiative zur Förderung von Kindern, Jugendlichen und Erwachsenen mit ADHS: http://www.ads-ev.de
- Leitlinien der Deutschen Gesellschaft für Psychiatrie, Psychotherapie und Nervenheilkunde (DGPPN): http://www.uni-duesseldorf.de/AWMF/ll/038-014.htm (ADHS im Erwachsenenalter)

Tests

Retz-Junginger P, Retz W, Blocher D et al. (2002) Wender Utah Rating Scale (WURS-k). Nervenarzt 9: 830–838

Rösler M, Retz W, Retz-Junginger P et al. (2004) Instrumente zur Diagnostik der Aufmerksamkeits-/Hyperaktivitätsstörung im Erwachsenenalter: Selbstbeurteilungsskala (ADHS-SB) und Diagnosecheckliste (ADHS-DC). Nervenarzt 75: 888–895

24.5 Weiterführende Literatur

Ebert D, Krause J, Roth-Sackenheim C (2003) ADHS im Erwachsenenalter – Leitlinien auf der Basis eines Expertenkonsensus mit Unterstützung der DGPPN. Nervenarzt 10: 939–946

Edel M-A, Vollmoeller W (2005) Aufmerksamkeitsdefizit-/Hyperaktivitätsstörung bei Erwachsenen. Springer, Berlin Heidelberg New York Tokio

Krause J, Krause K-H (2004) ADHS im Erwachsenenalter. Schattauer, Stuttgart

Psychische Erkrankungen bei Kindern und Jugendlichen

C. Wewetzer

Für das Verständnis psychischer Erkrankungen bei Kindern und Jugendlichen sind Kenntnisse der Normalentwicklung von großer Bedeutung, da gerade individuelle Merkmale, Reifungsprozesse und Milieueinflüsse miteinander in einer ständigen Interaktion stehen. Dabei führt die Berücksichtigung des Entwicklungsaspekts zu einer multidimensionalen Sichtweise von psychischen Erkrankungen im Kindes- und Jugendalter. Die Ätiologie psychischer Erkrankungen im Kindes- und Jugendalter basiert dabei auf einer multifaktoriellen Genese, in der biologische, psychologische und soziale Aspekte eine große Rolle spielen. Um diese verschiedenen Aspekte angemessen berücksichtigen zu können, bedarf es auch einer Mehrebenen-Diagnostik, basierend auf einer multiaxialen Klassifikation.
Neben der Erhebung objektiver Angaben im Rahmen der Familien- und Eigenanamnese spielt die Fremdbeurteilung bei Kindern und Jugendlichen eine sehr wichtige Rolle. Eine kindgerechte Exploration und Beobachtung des Kindes oder Jugendlichen sowie eine somatische, kinderpsychiatrische und psychologische Untersuchung vervollständigen die Diagnostik.
Ein mehrdimensionales, entwicklungsorientiertes Krankheitsverständnis bei Kindern und Jugendlichen führt auch zu einem mehrebenenorientierten, personen- und umweltzentrierten sowie altersbezogenen Therapieverständnis. Auch die Therapie sollte mehrdimensional angelegt werden und umfasst Bereiche wie Psychoedukation, Psychotherapie, Pharmakotherapie sowie intensive Einbeziehung der Familie und des sozialen Umfelds.
Die Prognose psychischer Erkrankungen bei Kindern und Jugendlichen hängt dabei sehr stark von prämorbiden Faktoren, der individuellen Verlaufscharakteristik der Erkrankung, einer möglichen Komorbidität und der Einflussnahme der sozialen Umgebung ab.

25.1 Enuresis

25.1.1 Definition

Definition

Enuresis: Nach der Definition des ICD-10 liegt eine Enuresis (ICD-10: F98.0) vor, wenn ein unwillkürlicher Harnabgang ab einem Lebens- bzw. Entwicklungsalter von 5 Jahren vorliegt, wobei organische Ursachen für die Inkontinenz ausgeschlossen sein müssen.

Unterschieden werden primäre und sekundäre Enuresis und des Weiteren Enuresis diurna und Enuresis nocturna.

Definition

Primäre Enuresis: Sie bezeichnet das Andauern der infantilen Inkontinenz.
Sekundäre Enuresis: Bei ihr kommt es nach einer Periode bereits erworbener Blasenkontrolle (mindestens 6 Monate) zum erneuten Einnässen.
Enuresis diurna: Darunter versteht man das Einnässen bei Tage.
Enuresis nocturna: Damit ist nächtliches Einnässen gemeint.

25.1.2 Ätiologie

In alten Lehrbüchern findet man oft die Aussage, dass bei Kindern mit Enuresis »die Blase weint«. Heute wissen wir, dass gerade bei der häufigsten Form, der Enuresis nocturna, in den wenigsten Fällen eine emotionale Störung vorliegt und vielmehr in der Genese von einer neurophysiologischen Entwicklungsverzögerung ausgegangen werden muss.

Ätiologisch spielen biologische sowie psychosoziale Faktoren eine Rolle. Bei den biologischen Faktoren sind es besonders genetische Aspekte. 60–70% der Eltern eines Kindes mit Enuresis hatten in ihrer Kindheit ebenfalls Probleme mit der Blasenkontrolle. Bei der Genese der primär isolierten Enuresis nocturna scheint ein autosomal dominanter Erbgang von Bedeutung zu sein. Auch müssen ätiologisch morphologische und funktionelle Auffälligkeiten berücksichtigt werden, wie z. B. die Blasenkapazität, Schlaftiefe sowie der Detrusor- und Sphinkterapparat. Natürlich spielen soziale Belastungsfaktoren eine Rolle. So sind Kinder, die emotional belastende Ereignisse erlebt haben, häufiger betroffen.

25.1.3 Symptome, Diagnosekriterien (ICD-10)

Tab. 25.1 gibt einen Überblick über die genaue Einteilung der Enuresis nocturna und diurna in ihre Untergruppen. Diagnostisch muss bei primärer Enuresis, zusätzlich zur allgemeinen kinderpsychiatrischen Diagnostik, eine organische Abklärung erfolgen.

Tipps

Zur organischen Abklärung gehören die klinische Untersuchung, ein 24-h-Miktionsprotokoll sowie ein Urinstatus. Wenn sich im Verlauf der Therapie mit den ersten Maßnahmen (Protokollieren der Einnässfrequenz, Belohnerplan etc.) keine Erfolge zeigen, sollte die Diagnostik durch eine Ultraschalluntersuchung bei gefüllter und entleerter Blase sowie eine Uroflowmetrie ergänzt werden. Weitere invasive Diagnostik ist nur indiziert, wenn sich bei diesen diagnostischen Maßnahmen pathologische Befunde zeigen.

Beispiel

Fall 25.1. Der 8-jährige Jonas wird von den Eltern in der Ambulanz vorgestellt, da es fast jede Nacht zum Einnässen kommen würde. Zu seinem älteren Bruder bestünde eine deutliche Geschwisterrivalität. Dieser sei sehr lebhaft und dominant, Jonas hingegen sei eher ein zurückhaltender und vorsichtiger Junge. In der Schule besuche er die 2. Klasse, sei hier gut integriert und zeige gute Leistungen. Die Eltern berichten, dass sie bei Jonas schon die Flüssigkeitszufuhr am Nachmittag verringert hätten und sie ihn jedes Mal wecken würden, wenn sie selbst gegen 23 Uhr ins Bett gingen. Jonas wache dann gar nicht auf, schlafe tief, und man begleite ihn zur Toilette. Beide Maßnahmen hätten jedoch überhaupt nichts geholfen.

In der kinderpsychiatrischen Untersuchung zeigt sich ein unauffälliger, altersentsprechend entwickelter Junge. Pädiatrischer und neurologischer Befund sind unauffällig. Da die Eltern angeben, Jonas sei schon einmal ein Jahr völlig trocken gewesen, wird eine sekundäre Enuresis nocturna diagnostiziert (ICD-10: F98.0). Jonas zeigt sich zur Therapie motiviert, protokolliert die Einnässfrequenz, und die Eltern installieren mit Unterstützung der Therapeuten ein Belohnersystem. Da sich die Symptomatik nicht durchgreifend bessert, wird therapeutisch die Klingelhose eingeführt. Nach einer vierwöchigen Behandlung sistiert das nächtliche Einnässen. Auch in einer Kontrolluntersuchung zeigt Jonas eine vollständige Blasenkontrolle.

Tab. 25.1. Einteilung der häufigsten Formen der Enuresis im Kindes- und Jugendalter

Häufige Formen der Enuresis (ICD-10: F98.0)	Symptome
Primäre Enuresis nocturna	Hohe Einnässfrequenz, tiefer Schlaf mit schwerer Erweckbarkeit, Polyurie, unauffällige Urodynamik
Idiopathische Dranginkontinenz	Tagsüber, häufiger Toilettengang, kleine Mengen, ungewollter Harnabgang mit überstarkem Harndrang, Einsatz von »Haltemanövern«
Harninkontinenz mit Miktionsaufschub	Tagsüber, seltener Toilettengang, Hinauszögern der Miktion, psychogene Verweigerungshaltung
Detrusor-Sphinkter-Dyskoordination	Tagsüber, Pressen zu Beginn und während der Miktion, unterbrochener Harnabfluss, inkomplette Blasenentleerung

25.1.4 Differenzialdiagnosen

Differenzialdiagnostisch müssen organische Erkrankungen (z. B. Infektionen, Stenosen etc.) der ableitenden Harnwege ausgeschlossen werden.

25.1.5 Epidemiologie/Prävalenz

Epidemiologische Studien zeigen, dass im Alter von 3 Jahren noch ca. 63% der Kinder, mit 5 Jahren noch ca. 11%, mit 7 Jahren ungefähr 5% und mit 8 Jahren noch 3% der Kinder einnässen. Dabei sind Jungen gegenüber den Mädchen häufiger von einer Enuresis betroffen. Dies gilt besonders für die Enuresis nocturna. Bei der sehr viel seltener auftretenden Enuresis diurna tritt die Störung tendenziell häufiger bei Mädchen auf.

25.1.6 Verlauf und Prognose

Die Prognose der Enuresis ist günstig. So zeigt die einfache Enuresis nocturna schon eine spontane Remission von 13–15% pro Jahr.

25.1.7 Pharmakotherapie

Pharmakologisch werden trizyklische Antidepressiva wie *Imipramin* (z. B. *Tofranil®*) sowie *Desmopressin* (z. B. *Minirin®*) (eine synthetische Form des antidiuretischen Hormons Vasopressin) eingesetzt.

Indikationen:

- Fehlende Therapiemotivation für den Einsatz eines Klingelgeräts
- Therapieresistenz mit verhaltenstherapeutischen Maßnahmen
- Benötigte kurzfristige Trockenheit (z. B. Schulausflug)

25.1.8 Psycho- und Soziotherapie

In der Therapie der Enuresis hat sich ein gestuftes Vorgehen bewährt. Im Vordergrund stehen zu Beginn der Behandlung Diagnoseerklärung und Beratung. Dabei ist die Protokollierung gemeinsam mit dem Kind von großer Bedeutung. Im weiteren Behandlungsverlauf werden verhaltenstherapeutische Programme wie Verstärker- und Belohnerpläne mit gutem Erfolg eingesetzt.

Tipps

Die erfolgreichste Therapie, besonders bei der häufigen Enuresis nocturna, ist der Einsatz von Weckgeräten in Kombination mit Verstärkerprogrammen. Hier werden die Kinder durch einen Klingel- oder Vibrationston geweckt, wenn es zum Einnässen kommt.

Keine nachgewiesene Effektivität hat die häufig durchgeführte Flüssigkeitsrestriktion und das nächtliche Wecken des Kindes ohne Kopplung an das Einässen oder das »Abhalten« im Schlaf durch die Eltern, wenn diese selbst ins Bett gehen.

Kontaktaufnahme mit Fachärzten

Jede primäre und sekundäre Enuresis bedarf einer somatischen Abklärung. Die »einfache« Enuresis kann sehr gut vom Allgemeinarzt oder Pädiater abgeklärt und auch behandelt werden. Wie dargelegt, sollten diagnostische und therapeutische Maßnahmen nach einem gestuften Vorgehen intensiviert werden. Kommt es in der Therapie nicht zu einem positiven Ergebnis (nach ca. 3 Monaten), ist das Kind schon älter oder bestehen komorbide Störungen, sollte ein Kinder- und Jugendpsychiater kontaktiert werden.

25.2 Enkopresis

25.2.1 Definition

Definition

Enkopresis: Eine Enkopresis (ICD-10: F98.1) liegt vor, wenn es zu einem wiederholten unwillkürlichen oder willkürlichen Absetzen von Stuhl in Kleidung oder an dafür nicht vorgesehenen Stellen kommt. Wie bei der Enuresis wird eine **primäre (persistierende) Enkopresis,** wenn die Kinder über das 4. Lebensjahr hinaus noch nie sauber waren, von einer **sekundären Enkopresis,** bei der es nach bewältigter Sauberkeitserziehung zum erneuten Einkoten kommt, unterschieden.

Zu unterscheiden sind:

- Fehlende Darmkontrolle wegen unzulänglichen Toilettentrainings mit unwillkürlichem Absetzen von Faeces an ungeeigneten Stellen
- Aktives Zurückhalten des Stuhls mit sekundärem Überlaufen an ungeeigneten Stellen (retentive Enkopresis)
- Trotz adäquater Darmkontrolle willkürliches Absetzen von Faeces an nicht vorgesehenen Stellen

25.2.2 Ätiologie

Ätiologisch werden, wie bei der Enuresis, biologische Faktoren und psychosoziale Bedingungen in Betracht gezogen. In den Familien finden sich oft Kommunikationsstörungen sowie Konflikte zwischen den Eltern. Zudem sind auch die Form und der besondere Umfang der Reinlichkeitserziehung bei der Ätiologie von Bedeutung. Dabei kann eine sehr strenge, übertriebene Reinlichkeitserziehung ein Problem sein, aber auch eine besonders nachlässige und wenig konsequente. Bei den Faktoren aufseiten der Kinder findet sich nicht selten eine allgemeine psychosoziale Retardierung. In einigen Fällen kann auch eine schmerzhafte Defäkation, z. B. bei einer ausgeprägten Obstipation, zu Angstsymptomen führen und so ein Einkoten initiieren.

25.2.3 Symptome, Diagnosekriterien (ICD-10)

(ICD-10) F98.1: Nichtorganische Enkopresis

Die Diagnose setzt voraus:
- Entwicklungsalter von mindestens 4 Jahren
- Einkotfrequenz von mindestens einmal pro Monat über die Dauer von mindestens 3 Monaten
- Ausschluss einer organischen Ursache (körperlich-neurologische Untersuchung, Sonographie, EEG, evtl. Magnetresonanztomographie des Beckenbodens, evtl. Sphinktermanometrie)

Symptomatisch gilt es zu entscheiden, ob bei der Enkopresis eine Obstipation vorliegt oder nicht. Im Rahmen einer ausgeprägten Obstipation kann sich dabei nachfolgend eine unwillkürliche Überlauf-Inkontinenz ausbilden. Beim eher willkürlichen Absetzen des Stuhls findet sich nicht selten ein stark aggressiv-oppositionelles Verhalten des Kindes. Dabei kann es auch dazu kommen, dass das Kind beginnt, mit dem Kot zu schmieren, um so ein aggressives Verhalten der Mutter gegenüber zu demonstrieren. Ein Großteil der Kinder schämt sich sehr für die Symptomatik und versteckt die beschmutzte Unterwäsche.

Beispiel

Fall 25.2. *Der 10-jährige Thomas kommt zur ambulanten Vorstellung, da er weder trocken noch sauber ist. Nach Aussage der Eltern käme es mehrfach in der Woche vor, dass Thomas Stuhlgang in die Hose absetzen würde. Thomas ginge mit der Symptomatik nicht offen um und verstecke häufig seine verschmutzten Unterhosen. Er werde mittlerweile in der Schule gehänselt, weil er häufiger unangenehm riechen würde. Zur Familienanamnese ist erwähnenswert, dass die Eltern getrennt leben und Thomas eine ganz schwierige Beziehung zum Vater hat. Dieser hat ihn für die Symptomatik häufig sehr ausgeschimpft und auch körperlich bestraft. Aufgrund des Einkotens habe Thomas kaum mehr Freunde, sei sehr isoliert und nach Aussage der Mutter emotional belastet. Wegen dieser emotionalen Belastung sei in der Vorgeschichte eine Spieltherapie durchgeführt worden, die zu keiner Befundbesserung geführt habe.*

Die diagnostische Untersuchung ergibt bis auf eine ausgeprägte Obstipation einen unauffälligen Befund. In der Therapie werden Mutter und Sohn ausführlich aufgeklärt und ein Toilettentraining besprochen. Dabei ist es Ziel, Thomas für das Absetzen von Stuhlgang auf der Toilette zu belohnen. Da Thomas bei einer pädiatrischen Abklärung deutlich obstipiert ist, werden am Anfang Klistiere gegeben, später wird Lactulose verordnet. Da die Mutter angibt, mit der Erziehung ihrer Kinder und der gleichzeitigen Berufstätigkeit überfordert zu sein, wird eine unterstützende Maßnahme mit dem Jugendamt organisiert. Nach sechswöchiger ambulanter Behandlung zeigt sich ein guter Therapieerfolg, und es kommt nur noch wenige Male zum Kotschmieren.

25.2.4 Differenzialdiagnosen

Abzugrenzen gilt ein Einkoten infolge einer organischen Erkrankung, wie z. B. ein Megakolon congenitum oder einer Spina bifida sowie die Obstipation mit Stuhlblockade und nachfolgender »Überlaufenkopresis« von flüssigem oder halbflüssigem Stuhl. Komorbid sind die Kinder mit Enkopresis stark belastet. Im Vordergrund stehen dabei spezifische emotionale Störungen, das hyperkinetische Syndrom und Störungen des Sozialverhaltens. Nicht wenige Kinder leiden auch bei einer sehr ausgeprägten Enkopresis zusätzlich unter einer Enuresis.

25.2.5 Epidemiologie/Prävalenz

In epidemiologischen Studien liegt die Inzidenz der Enkopresis für 7- bis 8-jährige Schulkinder bei 1,5 bis ca. 3%. Bei den 10- bis 12-Jährigen koten noch 1,3% der Jungen und 0,7% der Mädchen ein. Es besteht eine deutliche Jungenwendigkeit von etwa 3:1 bis 5:1.

25.2.6 Verlauf und Prognose

Der Verlauf der Enkopresis ist nicht günstig. In Verlaufsuntersuchungen zeigt sich, dass 1–7 Jahre nach Behandlung noch 30–60% der Kinder unter Einkoten leiden. Verantwortlich für die schlechte Prognose ist wahrscheinlich die ausgeprägte emotionale Begleitsymptomatik.

25

25.2.7 Pharmakotherapie

Wenn eine Obstipation vorliegt, ist die Darmentleerung das erste Ziel. Dabei sind als Purgativa oder Laxanzien geeignet:

- Klistiere, z. B. Natriummono- und Natriumdihydrogenphosphat (Erstmaßnahme bei akuter Obstipation, bei chronifizierter Obstipation zu Therapiebeginn)
- Quellmittel, z. B. Lactulose
- Motilitätssteigernde Medikamente, z. B. Domperidon (Dopaminantagonist)
- Unterstützend sollte eine ballaststoffreiche Diät durchgeführt werden (ausgewogene Ernährung mit regelmäßigen Mahlzeiten; Obst, Rohkost, Müsli, Vollkornbrot, evtl. Leinsamen oder Trockenobst morgens; reichliche Flüssigkeitszufuhr)

25.2.8 Psycho- und Soziotherapie

Bei monosymptomatischer Enkopresis ohne schwerwiegendere psychische Auffälligkeiten und guter Kooperation des Kindes und der Familie reicht oft eine ambulante Therapie aus. In sonstigen Fällen und bei mindestens dreimonatiger Therapieresistenz im ambulanten Setting ist eine stationäre Behandlung indiziert.

! Die ausführliche Aufklärung des Patienten und der Familie über die Besonderheiten der Erkrankung ist wichtig, um psychische Belastungen, Schamgefühle und Vorwurfshaltungen zu reduzieren.

Therapeutisch hat sich bei der Enkopresis ein gestuftes sowie kombiniertes Vorgehen bewährt. Im Vordergrund stehen im Weiteren **verhaltenstherapeutische Maßnahmen.** Durch ein strukturiertes Toilettentraining mit kontingenter Verstärkung soll die Wahrnehmungsfähigkeit für den Füllungszustand des Mastdarms sowie der eigenverantwortliche Gang zur Toilette geübt werden.

! Wichtig ist bei den verhaltenstherapeutischen Maßnahmen die Einbeziehung der Eltern, um das therapeutische Programm zu Hause fortsetzen zu können.

Mithilfe eines **Elterntrainings** können alltagsnahe Strategien zur Bewältigung pädagogischer Unsicherheiten und familiärer Interaktionsprobleme vermittelt werden. In der Einzelpsychotherapie können mögliche Schwierigkeiten im Sozial- und Alltagsverhalten sowie emotionale Belastungen bearbeitet werden. **Beckenbodengymnastik** eignet sich zur Schulung der muskulären Koordination; ein **Perzeptionstraining** (evtl. Biofeedbackmethoden) unterstützt die Körperwahrnehmung.

> **Kontaktaufnahme mit Fachärzten**
>
> Führen einfache Maßnahmen (z. B. Abführen, Belohnerpläne) nicht zum Erfolg, sollte aufgrund der häufig ausgeprägten emotionalen Begleitsymptomatik frühzeitig ein Kinder- und Jugendpsychiater aufgesucht werden. Ein Teil der Kinder bedarf neben der somatischen Therapie auch einer psychotherapeutischen Behandlung.

25.3 Umschriebene Entwicklungsstörungen

25.3.1 Definition

Umschriebene Entwicklungsstörung des Sprechens und der Sprache. In der Sprachentwicklung eines Kindes kommt es im Alter von 3 bis 5 Monaten zu ersten Vokalen, Blas- und freudigen Schreilauten. Ab dem 6. Lebensmonat werden zunehmend häufiger Konsonanten verwendet, und mit 7–8 Monaten setzt die Fähigkeit zur unmittelbaren sprachlichen Nachahmung ein. Dabei ist das Sprachverständnis (rezeptive Sprache) im Kleinkindalter deutlich früher entwickelt als der sprachliche Ausdruck (expressive Sprache). Die ersten Wörter treten bei den meisten Kindern zwischen dem 12. und 18. Lebensmonat auf. Ab einem Wortschatz von 20 bis 50 Wörtern kommt es zu ersten Zweiwortsätzen. Mit dem Eintritt in den Kindergarten ist die Sprache bei den meisten Kindern so weit entwickelt, dass Kinder im täglichen Umgang in vollständigen und grammatikalisch weitgehend korrekten Sätzen sprechen können. Dabei kann die Artikulation noch unvollständig sein.

> **Definition**
>
> **Sprachstörung:** Bei der Sprachstörung werden Wortform und Satzform, Wort- und Satzbedeutung fehlerhaft verstanden oder produziert. Unterschieden wird eine rezeptive von einer expressiven Sprachstörung.
>
> **Sprechstörungen:** Diese sind hingegen Defizite der Sprechflüssigkeit (z. B. Stottern, Poltern).

Umschriebene Entwicklungsstörung der schulischen Fertigkeiten (Legasthenie und Dyskalkulie)

> **Definition**
>
> **Lese- und Rechtschreibstörung (Legasthenie):** Diese ist eine umschriebene Beeinträchtigung des Lesens bzw. der Rechtschreibung.
> **Rechenstörung (Dyskalkulie):** Diese ist eine umschriebene Entwicklungsstörung des Rechnens.
> Für beide Störungen gilt, dass das Leistungsniveau unter dem liegt, das aufgrund des Alters, der allgemeinen Intelligenz und der Beschulung zu erwarten ist. Dabei müssen die Lese- und Rechtschreibleistung sowie die Rechenleistung signifikant schlechter als die allgemeine intellektuelle Begabung sein.

Umschriebene Entwicklungsstörung der motorischen Funktionen

> **Definition**
>
> **Umschriebene Entwicklungsstörung der motorischen Funktionen:** Bei dieser Entwicklungsstörung zeigt sich eine Teilleistungsstörung in der motorischen Entwicklung des Kindes. Hauptmerkmal ist eine schwerwiegende Beeinträchtigung der Entwicklung der motorischen Koordination. Das Ausmaß, in dem die Störung hauptsächlich die fein- und grobmotorische Koordination betrifft, variiert, das jeweilige Muster der motorischen Störungen hängt vom Alter ab.

25.3.2 Ätiologie

Umschriebene Entwicklungsstörung des Sprechens und der Sprache. Ausschlaggebend für die Ätiologie der umschriebenen Entwicklungsstörung des Sprechens und der Sprache sind wahrscheinlich polygene genetische Faktoren. Darüber hinaus spielen psychosoziale Faktoren sicherlich ebenfalls eine Rolle. So ist z. B. Sprachanbahnung stark auch von Anregung abhängig. Somit können sich intrafamiliäre und institutionelle Mangelanregungen nachteilig auf die Sprachentwicklung auswirken. Wie dargelegt, kann es neben der normalen Sprachentfaltung auch zur Störung der Sprachentwicklung und des Sprachverständnisses kommen, die unterschiedliche Ursachen haben. Diese Ursachen können z. B. eine Hörstummheit (Audimutitas) sein, aber auch fehlende oder unzureichende sprachliche Stimulation eines deprivierenden Umfelds.

Umschriebene Entwicklungsstörung der schulischen Fertigkeiten (Legasthenie und Dyskalkulie). Bei der Ätiologie der **Lese-Rechtschreibstörung** werden 4 Bereiche als wesentlich angesehen:
- Genetische Faktoren
- Kognitive Funktionen
- Besonderheiten der visuellen und akustischen Informationsverarbeitung
- Umweltfaktoren

Übung und die Qualität des Unterrichts beeinflussen das Ausmaß der Beeinträchtigung. Sie sind jedoch ebenso wie psychosoziale und primär psychische Erkrankungen nicht als ursächlich anzusehen. Ätiologisch werden bei der **Rechenstörung** Defizite in der Sprachinformationsverarbeitung aufgrund von Problemen visuell-räumlicher Informationsverarbeitungen sowie genetischer Aspekte angenommen.

Umschriebene Entwicklungsstörung der motorischen Funktionen. Bei der umschriebenen Entwicklungsstörung der motorischen Funktionen werden genetische Aspekte, aber auch erworbene Besonderheiten der für Sensomotorik pathogenetisch relevanten Hirnfunktionen als ursächlich angesehen.

25.3.3 Symptome, Diagnosekriterien (ICD-10)

> **Klassifikation**
>
> Die ICD-10 klassifiziert in »umschriebene Entwicklungsstörungen« und »tiefgreifende Entwicklungsstörungen«. Zu den umschriebenen Entwicklungsstörungen gehören in erster Linie:
>
> **(ICD-10) F80: Umschriebene Entwicklungsstörungen des Sprechens und der Sprache**
>
> **(ICD-10) F81: Umschriebene Entwicklungsstörungen schulischer Fertigkeiten** (im Wesentlichen hier die Lese- und Rechtschreibstörung und die Rechenstörung)
>
> **(ICD-10) F82: Umschriebene Entwicklungsstörungen der motorischen Funktionen**
>
> Diagnosekriterien: Alle haben ihren Beginn meist im Kleinkindalter und sind mit der biologischen Reifung des Nervensystems eng verknüpft. Diesen umschriebenen Entwicklungsstörungen ist gemeinsam, dass sie trotz hinreichender allgemeiner Intelligenz und umfassender familiärer und schulischer Lernanregung als Teilleistungsstörung bestehen.

Umschriebene Entwicklungsstörung des Sprechens und der Sprache

Sprachstörung. Ein Subtyp der Sprachstörung ist die **Artikulationsstörung** (synonyme Begriffe sind »Stammeln« und »Dyslalie«). Hier fehlen einzelne Laute oder Lautverbindungen völlig oder werden durch andere ersetzt oder entstellt gebildet. Die Benennung der Art der Lautstörung erfolgt nach der Regel, dass der griechischen Bezeichnung des Lautes die Endung »-tismus« oder »-zismus« angefügt wird, wie z. B. Sigmatismus, Rhotazismus, Kappazismus. Agrammatismus und Dysgrammatismus sind Sprachstörungen, die auf einer Unfähigkeit beruhen, grammatikalisch korrekt zu sprechen.

Sprechstörungen. Bei den Sprechstörungen dagegen handelt es sich um Störungen des Sprechablaufs (des Redeflusses). Das **Stottern** ist eine Störung des Sprechflusses (keine Sprachstörung), charakterisiert durch Hemmung (tonisches Stottern) und Unterbrechung (klonisches Stottern) des Sprechablaufs. Dabei werden Laute, Silben oder Worte häufig wiederholt oder gedehnt, der rhythmische Sprechfluss ist durch das Innehalten oder Zögern unterbrochen.

Das **Poltern** ist eine Störung der Sprechflüssigkeit (nicht der Sprache). Dabei zeigt sich eine hohe fehlerhafte Sprechgeschwindigkeit, die unrhythmisch und ruckartig verläuft, ohne dass es zu Wiederholungen oder Verzögerungen wie beim Stottern kommt. Poltern ist wie auch das Stottern im Alter zwischen 3 und 5 Jahren noch physiologisch. Im Unterschied zum Stottern wird bei Aufmerksamkeitszuwendung und Sprechen vor fremden Personen das Sprechverhalten häufig gebessert.

Tipps

Bei den Sprach- und Sprechstörungen bedarf es einer ausführlichen körperlich-neurologischen Untersuchung sowie einer Intelligenz- und Entwicklungsdiagnostik. Obligat sind die Überprüfung des Gehörs, die Ableitung eines EEGs zum Ausschluss eines Anfallsleidens sowie eine ausführliche Sprachdiagnostik.

Umschriebene Entwicklungsstörung der schulischen Fertigkeiten (Legasthenie und Dyskalkulie)

Lese- und Rechtschreibstörung. Bei dieser Störung zeigt sich die Symptomatik im Auslassen, Ersetzen, Verdrehen oder Hinzufügen von Wortteilen oder Worten. Dabei ist wichtig festzustellen, dass es die typischen »Legastheniefehler« nicht gibt. Kennzeichnend ist vielmehr die Diskrepanz der Fehlerhaftigkeit zur Altersnorm und zur allgemeinen intellektuellen Begabung.

Tipps

Diagnostisch bedarf es zusätzlich zu den allgemeindiagnostischen Maßnahmen der Durchführung standardisierter Lese- und Rechtschreibtests sowie, um die Diskrepanz festzustellen, eines ausführlichen Intelligenzmessverfahrens.

Rechenstörung. Symptomatisch finden sich bei der Rechenstörung Schwierigkeiten in der Zahlensemantik. Folglich werden Rechenoperationen nicht verstanden. Schwächen im sprachlichen Umgang mit Zahlen sind charakteristisch. Schwierigkeiten bereiten jedoch auch der Erwerb des arabischen Stellenwertsystems und der syntaktischen Regeln und Rechenprozeduren wie Addition, Subtraktion, Multiplikation und Division. Problematisch ist ebenso das richtige Einordnen von Einer-, Zehner- oder Hunderterstellen. Bei der Lese- und Rechtschreibstörung und der Rechenstörung kommt es häufig durch die negativen schulischen Erfahrungen (Versagen, schlechte Leistungen, Spott etc.) zur **sekundären Ausbildung emotionaler Störungen** wie Ängste, Depressionen bis hin zur Suizidalität, Schulverweigerung, psychosomatischen Problemen und Störungen im Sozialverhalten.

Tipps

Diagnostisch bedarf es auch bei der Rechenstörung einer standardisierten Intelligenzfeststellung sowie der Durchführung standardisierter Rechentests.

Umschriebene Entwicklungsstörung der motorischen Funktionen

In der Symptomatik der umschriebenen Entwicklungsstörung der motorischen Funktionen zeigen sich ungeschickte Kinder, die Schwierigkeiten haben, sich selber anzukleiden, die Schuhe zu binden, mit Stiften und Schere zu arbeiten, zu zeichnen und zu malen. Auch komplexere motorische Vorgänge wie Fahrradfahren oder Schwimmen werden deutlich verspätet erlernt. Die Kinder geraten aufgrund dieser Defizite in Schule und Freizeitbereich schnell in die Außenseiterrolle.

Tipps

Diagnostische Verfahren zur Bestimmung der motorischen Entwicklung sind z. B. im Vorschulalter der Denver Entwicklungstest (DET; Flehmig et al. 1973) oder die Münchner funktionelle Entwicklungsdiagnostik (MFED; Hellbrügge 1994). Im Schulalter ist der Körperkoordinationstest (KTK; Kiphard u. Schilling 1974) zu nennen. Außerdem sollten diagnostisch auch visuomotorische Fertigkeiten z. B. mit dem Frostig Entwicklungstest (FEW; Frostig, dt. Bearbeitung von Lockowandt 2000) erfasst werden.

Beispiel

Fall 25.3. *Die 9-jährige Melanie wird wegen ausgeprägter Schulschwierigkeiten vorgestellt. Die Eltern berichten, dass Melanie bis zum Schuleintritt ein fröhliches, unbelastetes und altersentsprechend entwickeltes Mädchen gewesen sei. Mit dem Eintritt in die Schule habe Melanie große Schwierigkeiten gehabt, das Lesen zu erlernen. Trotz intensivstem Üben mit ihrer Mutter habe sie kaum laut vorlesen können. Parallel seien auch massive Rechtschreibprobleme aufgetaucht. In den Nachschriften und Klassenarbeiten erreiche Melanie trotz der ständigen Nachhilfe durch die Mutter immer nur die Note »ungenügend«.*

Die Mutter ist verzweifelt, da Melanie in einem geübten Text die gleichen Wörter auf ganz unterschiedliche Arten falsch schreiben würde. Die Lehrerin habe mitgeteilt, dass Melanie einfach mehr das Lesen und Rechtschreiben üben müsse. Im Rechnen bringe Melanie hingegen sehr gute Leistungen und liefere auch in anderen Fächern, wie z. B. Sachkunde, sehr gute Leistungen. Die Mutter teilt mit, dass Melanie immer weniger bereit sei zu üben, dass sie verstärkt das Lesen und Rechtschreiben verweigern würde und sie morgens immer häufiger über Kopf- und Bauchschmerzen klage.

In der kinderpsychiatrisch-psychologischen Untersuchung zeigt sich, dass Melanie ein sehr begabtes Mädchen ist, das jedoch unter einer ausgeprägten Lese- und Rechtschreibstörung leidet. Diagnostisch wird eine Teilleistungsstörung in Form einer Lese- und Rechtschreibstörung (Legasthenie) diagnostiziert (ICD-10: F81.0). Nach ausführlicher Aufklärung der Eltern, Melanies und der Lehrerin entspannt sich die schulische Situation für Melanie etwas. Zusätzlich erhält Melanie unterstützende Übungsbehandlung durch eine niedergelassene Therapeutin, die über spezielle Kenntnisse der Therapie von Lese- und Rechtschreibstörungen verfügt.

25.3.4 Differenzialdiagnosen

Umschriebene Entwicklungsstörung des Sprechens und der Sprache. Differenzialdiagnostisch müssen bei der Entwicklungsstörung des Sprechens und der Sprache Hörstörungen, geistige Behinderung, frühkindlicher Autismus (▶ Kap. 25.4), sprachliche Deprivation sowie Sprachverlustsyndrome infolge erworbener Hirnschädigung (z. B. Aphasien) ausgeschlossen werden. Eine weitere Differenzialdiagnose ist der Mutismus (▶ Kap. 25.8), bei dem es sich um eine Sprechverweigerung bei vorhandenem Sprachvermögen handelt.

Umschriebene Entwicklungsstörung der schulischen Fertigkeiten (Legasthenie und Dyskalkulie). Bei der Entwicklungsstörung des Lesens, Rechtschreibens und Rechnens sollten differenzialdiagnostisch neurologische Erkrankungen sowie Seh- und Hörstörungen, aber auch der Verlust einer erworbenen Lesefähigkeit (Dyslexie) oder Rechtschreibfähigkeit (Dysgraphie) aufgrund einer erworbenen zerebralen Schädigung ausgeschlossen werden. Bei mangelnder Förderung und Unterrichtung muss auch an die Möglichkeit eines bestehenden Analphabetismus gedacht werden.

Umschriebene Entwicklungsstörung der motorischen Funktionen. Bei der umschriebenen Entwicklungsstörung der motorischen Funktionen gilt es, mögliche Zerebralparesen, motorische Entwicklungsbeeinträchtigung bei Intelligenzminderung, Sehbehinderung, aber auch andere psychische Erkrankungen wie Autismus (▶ Kap. 25.4), Zwang oder Psychose (▶ Kap. 25.9) auszuschließen.

25.3.5 Epidemiologie/Prävalenz

Umschriebene Entwicklungsstörung des Sprechens und der Sprache. Die Prävalenz der rezeptiven Sprachstörung wird auf etwa 2–3% aller Kinder im Schulalter geschätzt. Sie ist häufiger bei Jungen und seltener als die expressive Sprachstörung. Artikulationsstörungen sind die häufigsten Sprachentwicklungsstörungen und finden sich bei etwa 7% der 5-jährigen Jungen und 2% der gleichaltrigen Mädchen. Dysgrammatismus kommt etwa bei 3% der 6-jährigen Jungen und 1,5% der Mädchen vor. Für das Stottern liegt die Prävalenz bei 1%. Dabei sind Jungen etwa dreimal so häufig betroffen.

Umschriebene Entwicklungsstörung der schulischen Fertigkeiten (Legasthenie und Dyskalkulie). Die Prävalenz von umschriebenen Entwicklungsstörungen schulischer Fertigkeiten liegt bei ca. 10% aller Kinder und Jugendlichen. Dabei sind Jungen deutlich häufiger betroffen. Für die Lese- und Rechtschreibstörung finden sich Prävalenzraten zwischen 4 und 7%. Für die Rechenstörung wird eine Prävalenz von bis zu 6% angenommen.

Umschriebene Entwicklungsstörung der motorischen Funktionen. Epidemiologisch kann festgestellt werden, dass in der allgemeinen Schülerpopulation etwa 1,4% aller Schüler an motorischen Entwicklungsrückständen leiden. Dabei handelt es bei zwei Drittel der Betroffenen um Jungen.

25.3.6 Verlauf und Prognose

Etwa 50% der Kinder mit einer rezeptiven Sprachstörung erreichen im Erwachsenenalter die normale Fähigkeit zur sprachlichen Kommunikation. Ähnlich sieht es bei der expressiven Sprachstörung aus. Auch hier setzt sich die Störung (wenn auch in einer abgemilderten Form) bei ca. der Hälfte der Kinder bis in das Erwachsenenalter fort. Das Stottern, dass bei über 90% der Patienten im Kindesalter erstmalig auftritt, weist eine Remission in der Adoleszenz bei 30–60% der Betroffenen auf.

Eine ausgeprägte Lese- und Rechtschreibstörung oder Rechenstörung bildet sich nicht vollständig zurück. Dadurch erreichen die Kinder häufig nur einen Schulabschluss, der ihren allgemeinen kognitiven Fähigkeiten nicht entspricht. Eine früh einsetzende intensive Förderung verbessert die Prognose. Prädiktoren für den Verlauf sind der Schweregrad der Störung, sozioökonomischer Status und die intellektuelle Begabung.

25.3.7 Psycho- und Soziotherapie

Umschriebene Entwicklungsstörung des Sprechens und der Sprache. Bei der umschriebenen Entwicklungsstörung des Sprechens und der Sprache bedarf es nach ausführlicher Diagnostik einer sorgfältigen Aufklärung der Eltern. Die Bezugspersonen benötigen im Weiteren Anleitung, die Kinder in spielerischer Form zum Sprechen anzuregen. Ab etwa dem 3.–4. Lebensjahr sollte mit einer **differenzierten logopädischen Behandlung** begonnen werden. Dabei stehen
- Imitationstraining mit spielerisch gestalteter Übungssituation sowie
- verhaltenstherapeutisch orientierte Behandlungsprogramme

im Vordergrund. Liegt eine ausgeprägte Symptomatik vor, empfiehlt sich der Besuch
- eines Sprachheilkindergartens oder
- einer Förderschule für sprachgestörte Kinder.

Die logopädische Behandlung wird durch die Krankenkassen finanziert. Bei ausgeprägter Symptomatik sowie chronifizierter Symptomatik besteht Anspruch auf Eingliederungshilfe nach § 39 BSHG bzw. § 35a KJHG.

Umschriebene Entwicklungsstörung der schulischen Fertigkeiten (Legasthenie und Dyskalkulie). Therapeutisch stehen bei der umschriebenen Entwicklungsstörung der schulischen Fertigkeiten die Beratung des Kindes und der Eltern sowie eine spezifische Übungsbehandlung des Lesens, Rechtschreibens bzw. Rechnens im Vordergrund. In Einzelfällen bedarf es zusätzlich psychotherapeutischer Maßnahmen.

Obwohl die Lese- und Rechtschreibstörung gemäß ICD-10 zu den psychischen Erkrankungen gerechnet wird, ist sie in Deutschland als Erkrankung im Sinne der Reichsversicherungsordnung nicht anerkannt. Daher gibt es in der Therapie keine Finanzierung durch die Krankenkassen. Erst wenn zusätzlich eine psychopathologische Symptomatik vorliegt, besteht die Möglichkeit, die außerschulische Förderung über den § 35a des KJHG (Kinder-Jugend-Hilfe-Gesetz) abzurechnen.

> **! Voraussetzung für eine Finanzierung einer außerschulischen Förderung bei Leghastenie und Dyskalkulie durch die Jugendhilfe ist, dass eine drohende seelische Behinderung bei dem betroffenen Kind vorliegt.**

Umschriebene Entwicklungsstörung der motorischen Funktionen. Bei dieser Entwicklungsstörung kann eine spezifische Übungsbehandlung die Qualität der Koordination verbessern, jedoch nicht das Tempo der motorischen Entwicklungen beschleunigen. Die Effekte einzelner Programme sind unklar, da eine hohe Spontanremission besteht. Therapieprogramme, die im Wesentlichen die sensorische Integration und die kinästhetische Wahrnehmung fördern, scheinen wenig spezifische Verbesserungen hervorzurufen.

Kontaktaufnahme mit Fachärzten

Umschriebene Entwicklungsstörungen der motorischen Funktionen sowie der Sprache und des Sprechens sollten im Kindesalter primär dem Pädiater vorgestellt werden. Die Therapie sollte frühzeitig erfolgen; hier sind die Frühförderstellen als Ansprechpartner empfohlen. Bei deutlichen Auffälligkeiten in der Sprache muss das Hörvermögen beim Päd-Audiologen überprüft werden.

Bei den umschriebenen Entwicklungsstörungen der schulischen Fertigkeiten sollten die Schulpsychologen und Kinder- und Jugendpsychiater kontaktiert werden.

25.4 Tiefgreifende Entwicklungsstörung

25.4.1 Definition

Zu den tiefgreifenden Entwicklungsstörungen (ICD-10: F84) gehören der Definition zufolge v. a. der **frühkindliche Autismus nach Kanner** und die **autistische Psychopathie nach Asperger.**

Beim frühkindlichen Autismus wurde früher, im Hinblick auf die Ätiologie, von der »autistoiden Mutter« gesprochen. Heute steht fest, dass es sich in erster Linie um ein genetisch verursachtes Störungsbild handelt.

Definition

Autistische Störungen: Sie zeichnen sich definitorisch durch qualitative Beeinträchtigung in gegenseitigen sozialen Interaktionen und Kommunikationsmustern wie durch ein eingeschränktes stereotypes, sich wiederholendes Repertoire von Interessen und Aktivitäten aus. Man unterscheidet klinisch 2 Formen: den frühkindlichen Autismus nach Kanner und die autistische Psychopathie nach Asperger.

25.4.2 Ätiologie

Die Ätiologie des Autismus ist nicht völlig geklärt. Dabei spielen genetische Einflüsse, Hirnschädigungen bzw. Hirnfunktionsstörungen und Störungen der kognitiven und emotionalen Entwicklung eine Rolle. Als Ursache werden Besonderheiten in der kognitiven Informationsverarbeitung angesehen, die in genetisch veranlagten neurobiologischen Strukturen und Mechanismen des zentralen Nervensystems ihren Ursprung haben.

! Autistische Syndrome sind nicht Produkt falscher Pflege oder Erziehung.

25.4.3 Symptome, Diagnosekriterien (ICD-10)

ICD-10 F84.x: Tiefgreifende Entwicklungsstörungen

Hervorzuheben sind darunter 2 Entwicklungsstörungen:
- **F84.0: Frühkindlicher Autismus nach Kanner**
- **F84.5: Asperger-Syndrom (autistische Psychopathie nach Asperger)**

Frühkindlicher Autismus nach Kanner

Die Symptomatik beim frühkindlichen Autismus nach Kanner entwickelt sich vor dem 3. Lebensjahr. Die nonverbale soziale Interaktion ist gestört: Blickkontakt wird aktiv vermieden, soziales Lächeln entwickelt sich – wenn überhaupt – sehr verspätet, eine differenzierte Mimik und Gestik zum Ausdruck von Gefühlen fehlt. Die Beziehungsaufnahme zu anderen Menschen ist gestört, dingliche Gegenstände wecken mehr Interesse als vertraute Angehörige. Die Fähigkeit zu emotional wechselseitigem Mitgefühl ist eingeschränkt.

Etwa 50% der Kinder mit frühkindlichem Autismus erlernen keine Sprache. Wenn Sprache vorhanden ist, ist sie häufig durch folgende Kriterien charakterisiert:
- Stereotype Wort- und Satzfolgen
- Neologismen (Wortneuschöpfungen)
- Pronominale Umkehr (Verwechslung von ich und du)
- Echolalie (stereotypes Wiederholen des Gehörten)
- Störung der Intonation (zu laut oder zu leise, falsche Betonung des Worts)
- Störung des Sprachrhythmus

Im Affekt sind die Kinder indifferent und wenig schwingungsfähig, ca. zwei Drittel der Kinder weisen eine Intelligenzminderung auf. Die Motorik ist stereotyp und monoton. Eine panische Veränderungsangst taucht auf, sobald sich das vorliegende Umfeld auch nur geringfügig ändert. Phantasie, Kreativität und Spielverhalten sind in ihrem Repertoire stark eingeengt.

25

Asperger-Syndrom (autistische Psychopathie nach Asperger)

Die Symptomatik beim Asperger-Syndrom ähnelt dem frühkindlichen Autismus in

- der beeinträchtigten sozialen Interaktion,
- im stereotypen Verhaltensrepertoire und
- in der häufig eingeengten Interessensbildung.

Unterschiede zum frühkindlichen Autismus zeigen sich in Folgendem:

- Unauffällige intellektuelle Leistungsfähigkeit
- Keine verzögerte Sprachentwicklung
- Ungeschickte Motorik

Die Sprache ist häufig geschraubt, affektiert und oft situationsinadäquat. Typisch sind Spezial- und Sonderinteressen, die einseitig auf z. B. technisches oder lexikalisches Wissen ausgerichtet sind (z. B. Fahrpläne, Zentralheizungen etc.). Das Spielverhalten ist wenig kreativ oder zeigt ein hoch differenziertes Spielmuster. Das Krankheitsbild ist im Vergleich zum frühkindlichen Autismus schwächer ausgebildet und hat somit eine günstigere Sozialprognose. Nicht selten kommt es zur Überschneidung und zum Übergang beider Formen.

Diagnostik. Die diagnostischen Maßnahmen sind umfangreich, bestehen aus Anamnese, Exploration, Entwicklungs- und Intelligenzdiagnostik. Seh- und Hörprüfung sowie neurologische Untersuchung sind unerlässlich. Das Elektroenzephalogramm ist zum Ausschluss einer Epilepsie, die bei bis zu 30% der frühkindlichen Autisten auftritt, unerlässlich.

! Hilfreich zur diagnostischen Einschätzung einer autistischen Störung sind zusätzliche spezifische Interviews und Skalen. Von Bedeutung sind Verfahren, die auch in deutscher Übersetzung vorliegen, wie das Autism Diagnostic Interview in seiner revidierten Fassung (ADI-R; Bölte et al. 2006) und das Autism Diagnostic Observation Schedule (ADOS; Rühl et al. 2004).

Beispiel

Fall 25.4. *Bei der ambulanten Vorstellung berichten die Eltern, dass ihr 6-jähriger Sohn Christian von Anfang an eine auffällige Entwicklung gezeigt habe. So schildert die Mutter, dass Christian sie schon als Säugling nie angelächelt oder auch nie die Hände ausgestreckt habe, wenn sie an das Kinderbett getreten sei. Auch im Weiteren habe Christian immer wenig Körperkontakt zugelassen und sich kaum streicheln oder küssen lassen. Von Anfang an hätten ihn Dinge, die man in Bewegung versetzen konnte, besonders fasziniert. Sein Lieblingsspielzeug sei ein Flugzeug mit einem Holzpropeller gewesen, den er stundenlang gedreht habe. Für andere Kinder habe er sich nie interessiert. Er sei in der gesamten Entwicklung deutlich verzögert gewesen und habe anfangs überhaupt nicht gesprochen. Auch jetzt zeige er eine kaum verstehbare Sprache und nur Bezugspersonen, die ihn sehr gut kennen, können diese Sprache verstehen. Obwohl Christian in Einzelbereichen über gute Kenntnisse verfügen würde (Autos), habe er in der Schule große Probleme und besuche deshalb auch die Schule zur individuellen Lebensbewältigung.*

Im Rahmen der kinderpsychiatrischen Untersuchung wird die Diagnose eines frühkindlichen Autismus nach Kanner gestellt (ICD-10: F84.0). Die Eltern werden ausführlich beraten. Es werden zusätzlich heilpädagogische Maßnahmen initiiert. Aufgrund seiner z. T. automutulativen Handlungen (Schlagen auf die eigenen Hände) wird eine niedrigdosierte Behandlung mit Risperidon begonnen, die im Verlauf gute Ergebnisse zeigt.

25.4.4 Differenzialdiagnosen

Differenzialdiagnostisch sind autistische Syndrome abzugrenzen von:

- Frühkindlichen Schizophrenien
- Entwicklungsstörungen der Intelligenz
- Seh- und Hörstörungen
- Deprivationssyndromen

Beim **Mutismus** (▶ Kap. 25.8) kommt es im Unterschied zu autistischen Syndromen zu einer Sprechverweigerung eines Kindes bei bestehendem Sprachvermögen. Dabei ist im Unterschied zum Autismus die nonverbale Kommunikation und Interaktion unauffällig.

Des Weiteren sollte das **Rett-Syndrom** differenzialdiagnostisch ausgeschlossen werden. Beim Rett-Syndrom liegt der Krankheitsbeginn meist zwischen dem 7. und 24. Lebensmonat. Es kommt zu einem teilweisen oder vollständigen Verlust von bereits erworbenem Sprachvermögen und erworbener Handgeschicklichkeit. Die Bewegungen werden zunehmend ungezielt (ataktisch). Charakteristisch sind stereotyp windende Handbewegungen (sogenannte Waschbewegungen). Im mittleren Kindesalter entwickeln sich Rumpfataxie, Skoliose und choreatiforme Bewegungen. Das Kopfwachstum verlangsamt sich, und es stellt sich ein demenzieller Prozess ein. Das Krankheitsbild wird nahezu ausschließlich bei Mädchen beobachtet. Die Erkrankung ist progredient und kann nicht entscheidend positiv beeinflusst werden.

25.4.5 Epidemiologie/Prävalenz

Epidemiologische Studien zeigen, dass 4–5 von 10.000 Kindern und Jugendlichen unter einem frühkindlichen Autismus leiden. Dabei sind Jungen gegenüber Mädchen zwei- bis dreimal häufiger betroffen. Für den Asperger-Autismus finden sich Prävalenzraten von 3 bis 6 auf 1000 Kinder. Dabei sind auch hier Jungen je nach Studie mit 3:1 bis 10:1 deutlich häufiger betroffen als Mädchen.

25.4.6 Verlauf und Prognose

Frühkindlicher Autismus nach Kanner. Nur etwa 1–2% aller Kinder, die unter einem Autismus nach Kanner leiden, sind als Erwachsene im Sozialverhalten unauffällig. Über 60% sind im weiteren Leben auf fremde Hilfe angewiesen und leben meistens in speziellen Institutionen. Nicht wenige zeigen zusätzliche psychopathologische Probleme wie z. B. fremd- und autoaggressives Verhalten.

Asperger-Syndrom. Zum Verlauf des Asperger-Autismus weiß man aus Langzeitbeobachtungen, dass die meisten Patienten auch noch im Erwachsenenalter im Kontakt- und Sozialverhalten erheblich auffällig sind. Gerade die Patienten mit guten bis sehr guten Leistungen können in ihren Spezialgebieten besondere Leistungen erbringen. Probleme ergeben sich v. a. im Hinblick auf Partnerschaften.

25.4.7 Pharmakotherapie

Es existiert keine spezifische medikamentöse Therapie im Hinblick auf die Kernsymptomatik autistischer Störungen. Allerdings können bestimmte Symptome des Autismus medikamentös behandelt werden. Mithilfe von Serotoninwiederaufnahmehemmern – insbesondere *Fluvoxamin* (z. B. *Fevarin®*), *Fluoxetin* (z. B. *Fluctin®*) und *Sertralin* (z. B. *Zoloft®*) – können Stereotypien, bestimmte Rituale und rigide Verhaltensmuster positiv beeinflusst werden. Das atypische Antipsychotikum *Risperidon* (*Risperdal®*) ist indiziert bei bestehender impulsiver Aggressivität, emotionaler Irritabilität und repetitiven Verhaltensweisen. Stimulanzien können bei bestehendem impulsiven, unruhigen und aufmerksamkeitsgestörten Verhalten mit positivem Erfolg eingesetzt werden. Klassische Antipsychotika, z. B. *Haloperidol* (*Haldol®*) oder *Pimozid* (*Orap®*), kommen zur Behandlung von Begleitstörungen wie Selbstverletzung, Fremdaggression, Ess- und Ausscheidungsstörung, Schlafstörung und Angstsyndrome in Betracht.

25.4.8 Psycho- und Soziotherapie

Schwerpunkte der Therapie autistischer Syndrome:
- Frühestmögliche ärztliche Versorgung
- Spezifische pädagogische Betreuung
- Familiäre Unterstützung
- Verhaltenstherapeutische Hilfen
- Behandlung von Begleitstörungen

Psychodynamisch orientierte psychotherapeutische Ansätze haben sich als weitgehend ineffektiv erwiesen. Nicht selten werden spezifische pädagogisch-therapeutische Heimeinrichtungen für die betroffenen Kinder und Jugendlichen benötigt.

Kinder mit frühkindlichem Autismus sind häufig als mehrfach behindert einzustufen. Eingliederungsmaßnahmen kommen hier in erster Linie nach § 39 BSHG (Eingliederungshilfen für Kinder und Jugendliche, die nicht nur vorübergehend als körperlich, geistig und seelisch als wesentlich behindert einzustufen sind) in Betracht. Es besteht oft Anspruch auf Pflegegeld, die Pflegestufe liegt bei 2, ggf. auch bei 3; Patienten mit Asperger-Syndrom benötigen hingegen in erster Linie Eingliederungshilfen nach § 35a KJHG (Vorliegen oder Bedrohung durch seelische Behinderung).

> **Kontaktaufnahme mit Fachärzten**
> Bei den tiefgreifenden Entwicklungsstörungen sollte in jedem Fall ein Kinder- und Jugendpsychiater kontaktiert werden.

25.5 Emotionale Störungen des Kindesalters

Emotionale Störungen gehören zu den häufigsten psychischen Krankheiten im Kindesalter. Dabei stehen Ängste und depressive Symptome im Vordergrund. Bei den Ängsten werden v. a. Trennungsängste (emotionale Störung mit Trennungsangst) und phobische Ängste (phobische Störung des Kindesalters) unterschieden. Des Weiteren auch emotionale Störungen mit Geschwisterrivalität.

Bei Kindern und Jugendlichen finden sich darüber hinaus natürlich auch weitere Angststörungen (zwischen 9–11%) (▶ Kap. 15). Es wird deshalb hier nicht mehr gesondert darauf eingegangen. Die häufigsten Formen sind bei Kindern spezifische Phobien und sozial phobisches Verhalten. Sehr selten treten klassische Panikstörungen, aber auch generalisierte Angststörungen auf.

25.5.1 Definition

Emotionale Störung mit Trennungsangst

In älteren Lehrbüchern wird die emotionale Störung mit Trennungsangst auch als »Schulphobie« bezeichnet. Hier handelt es sich um eine historisch gewachsene Bezeichnung, da diese Kinder in erster Linie mit Verweigerung des Schulbesuchs reagieren. Eine auf das phobische Objekt bezogene Angst vor der Schule liegt allerdings nicht vor.

> **Definition**
>
> **Emotionale Störung mit Trennungsangst:** Eine solche liegt vor, wenn die Furcht vor Trennung außergewöhnlich schwerwiegend ist, über die typische Altersstufe (6–8 Lebensmonate) hinausgeht und die Trennungsängste so gravierend sind, dass soziale Funktionen schwerwiegend beeinträchtigt sind.

Phobische Ängste des Kindesalters

> **Definition**
>
> **Phobische Ängste des Kindesalters:** Diese beziehen sich auf bestimmte Objekte und Situationen. Sie liegen dann pathologisch vor, wenn die Ängste altersunangemessen und exzessiv erlebt werden und auch hier die Befindlichkeit und Handlungsfreiheit gravierend eingeschränkt sind.

Emotionale Störung mit Geschwisterrivalität

> **Definition**
>
> **Emotionale Störung mit Geschwisterrivalität:** Sie liegt dann vor, wenn die Anpassungsreaktion an das Geschwisterkind im Schweregrad und Ausmaß so gravierend ist, dass es zu einer erheblichen psychosozialen Beeinträchtigung kommt.

25.5.2 Ätiologie

Ätiologisch können für Ängste im Kindes- und Jugendalter lerntheoretische Modelle wie die klassische Konditionierung, das operante Lernen und Modelllernen als ausschlaggebend für die Entwicklung von Vermeidungs- bzw. Fluchtverhalten angenommen werden. Sehr wahrscheinlich spielt auch eine genetische Disposition eine wichtige Rolle.

Emotionale Störung mit Trennungsangst. Gerade bei der Trennungsangst sind ätiologisch auch familiäre Erziehungseinflüsse von Bedeutung. Dabei kommt oft bestehenden symbiotischen Beziehungen der Kinder zu den Bezugspersonen, aber auch erzieherischen Unsicherheiten eine besondere Bedeutung zu.

Phobische Ängste des Kindesalters. Die phobischen Ängste im Kindesalter treten transkulturell alterspezifisch auf und stehen im engen Zusammenhang mit der mentalen, emotionalen und körperlichen Reifung des Kindes.

Emotionale Störung mit Geschwisterrivalität. Bei der emotionalen Störung mit Geschwisterrivalität spielen in der Genese konstitutionelle Eigenheiten der Kinder, aber auch erzieherische Einflüsse eine besondere Rolle.

25.5.3 Symptome, Diagnosekriterien (ICD-10)

> **(ICD-10) F93.x: Emotionale Störungen des Kindesalters**
>
> - F93.0: Emotionale Störung mit Trennungsangst
> - F93.1: Phobische Störung des Kindesalters
> - F93.3: Emotionale Störungen mit Geschwisterrivalität

Emotionale Störung mit Trennungsangst

Bei der emotionalen Störung mit Trennungsangst besteht eine unrealistische Angst, dass engen Bezugspersonen etwas Schlimmes passieren könne oder dass diese verschwinden könnten. Aber auch, dass dem Kind selbst etwas Schlimmes widerfahren könne, sodass es von den engsten Bezugspersonen getrennt werden könnte. Diese Furcht führt dazu, dass es den Kindern nicht mehr möglich ist, sich zu trennen und

z. B. die Schule zu besuchen. Bei einer ausgeprägten Symptomatik ist es dem Kind nicht mehr möglich, alleine zu schlafen. Es stellen sich bei bevorstehenden Trennungen massive psychosomatische Beschwerden ein wie z. B. Bauchschmerzen, Übelkeit oder Erbrechen. Dabei sind die Kinder emotional sehr belastet und unglücklich.

Phobische Ängste des Kindesalters

Bei den phobischen Ängsten finden sich die typischen Ängste, die in verschiedenen Altersstufen bei Kindern »physiologisch« auftreten, wie z. B. die Dunkelangst im Vorschulalter. Nur zeigen sie sich bei den phobischen Ängsten in den der Entwicklung unangemessenen Altersstufen und mit einem schweren Ausprägungsgrad, sodass die psychosoziale Integration des betroffenen Kindes beeinträchtigt ist.

Emotionale Störung mit Geschwisterrivalität

Bei der emotionalen Störung mit Geschwisterrivalität verhalten sich die betroffenen Kinder gegenüber dem Geschwisterkind extrem ablehnend, rivalisierend, eifersüchtig und z. T. auch körperlich aggressiv. Es wird massiv um die Aufmerksamkeit und Zuwendung der Eltern konkurriert. Den Eltern gegenüber wird zunehmendes oppositionelles Verhalten demonstriert, und Wutausbrüche sind an der Tagesordnung. Die Stimmungszustände schwanken, und auch Ängste und Unglücklichsein nehmen zu.

Beispiel

Fall 25.5. *Die Eltern stellen die 10-jährige Heike vor, da sie nun schon seit 10 Wochen nicht mehr in die Schule gehen könne. Begonnen habe es damit, dass Heike morgens vor Schulbesuch immer über massive Bauchschmerzen geklagt habe. In der Folgezeit sei Heike mehrfach beim Kinderarzt untersucht worden, und zuletzt sei auch eine Ultraschalluntersuchung durchgeführt worden. Da Heike weiterhin massive Beschwerden angegeben habe, sei sie sogar kurzzeitig in der Kinderklinik stationär aufgenommen worden. Dort habe man eine Gastroskopie durchgeführt.*

Zur Anamnese gibt die Mutter an, dass Heike sich schon immer sehr schwer von ihr getrennt habe. Schon der Kindergartenbesuch sei daran gescheitert, dass Heike die Trennung einfach nicht geschafft habe. Aus diesem Grund habe Heike mit vielen Schwierigkeiten den Kindergarten dann auch nur ein Jahr besucht. Auch zu Hause sei Heike sehr stark an die Mutter gebunden, schlafe nur im ehelichen Bett und verlasse das Haus auch nie, um Freundinnen zu besuchen. Zu der massiven Schulverweigerung sei es nach einem Vorfall gekommen. Heike habe früher Schule aus gehabt, sei nach Hause gekommen und habe die Mutter nicht angetroffen, da diese durch eine Autopanne aufgehalten worden sei. Seit diesem Zeitpunkt würde sich Heike enorme Sorgen machen, dass der Mutter etwas Schlimmes passieren könne.

Die kinderpsychiatrische Untersuchung ergibt einen unauffälligen Befund, allerdings ist Heike sehr unsicher, zurückhaltend und ängstlich. Als Diagnose wird eine emotionale Störung mit Trennungsangst festgestellt (ICD-10: F93.0). Da es Heike auch in der ambulanten Behandlung nicht gelingt, sich auch nur kurzzeitig von der Mutter zu trennen, wird nach ausführlicher Aufklärung der Eltern eine stationäre Aufnahme in der Klinik für Kinder- und Jugendpsychiatrie auch gegen den Willen von Heike durchgeführt. Nachdem sich die Trennungssituation hochdramatisch gestaltet, gelingt es Heike im Weiteren, sich sehr gut auf Station einzuleben. Sukzessive gewinnt sie durch die stationäre Behandlung mehr Zuversicht und Selbstvertrauen. Später kann auch nach dem Klinikschulbesuch ein Besuch in der Heimatschule initiiert werden.

25.5.4 Differenzialdiagnosen

Emotionale Störung mit Trennungsangst. Im Einzelfall kann die Abgrenzung einer emotionalen Störung mit Trennungsangst zu einer bestehenden sozialen Ängstlichkeit schwierig sein. Bei dem Symptom der Schulverweigerung muss zwischen einer Trennungsangst (Schulphobie), einer Schulangst (Leistungs- und/oder Sozialängste) und dem Schuleschwänzen (keine Lust auf Schule) unterschieden werden.

Phobische Ängste des Kindesalters. Die phobischen Ängste des Kindesalters müssen gegenüber der generalisierten Angststörung (▶ Kap. 15) abgegrenzt werden, die objekt- und situationsunabhängig auftritt.

Emotionale Störung mit Geschwisterrivalität. Bei der emotionalen Störung mit Geschwisterrivalität gilt es, differenzialdiagnostisch die verschiedenen Störungen des Sozialverhaltens (▶ Kap. 25.7) abzugrenzen.

25.5.5 Epidemiologie/Prävalenz

Emotionale Störung mit Trennungsangst. Die Prävalenzraten für Trennungsängste belaufen sich für Jungen und Mädchen, je nach Untersuchung, auf 0,5–4,2%. Der Altersgipfel liegt für Trennungsängste im Mittel bei ca. 11 Jahren.

Phobische Ängste des Kindesalters. Phobische Ängste treten bei 2–3% aller Kinder auf. Der Altersgipfel liegt um das 8. Lebensjahr. Mädchen sind etwa dreimal so häufig betroffen wie Jungen.

Emotionale Störung mit Geschwisterrivalität. Eine ausgeprägte Geschwisterrivalität geben 14% der 8-Jährigen, 10% der 13-Jährigen und 2% der 18-Jährigen an, ohne dass auch jedes Mal eine emotionale Störung vorliegt. Geschlechterdifferenzen zeigen sich in Untersuchungen nicht.

25.5.6 Verlauf und Prognose

Der Verlauf der emotionalen Störung mit Trennungsangst hängt stark vom Schweregrad der Störung ab. Bei leichteren Ausprägungsgraden der Störung liegt die Remission bei 70–96%. Bei schweren Krankheitsbildern kommt es oft zu extremen Schulfehlzeiten, sodass adäquate Schulabschlüsse nicht mehr erreicht werden können.

25.5.7 Pharmakotherapie

Die Pharmakotherapie stellt bei Angststörungen bei Kindern und Jugendlichen als Teilkomponente des Gesamtbehandlungskonzepts in der Regel eine vorbereitende und/oder begleitende symptomatische Behandlungsmaßnahme dar. Eine Indikation besteht bei schwerer Symptomausprägung zur Krisenintervention und bei chronischen Verlaufsformen. Gerade in Krisensituationen werden Benzodiazepine gegeben. Die meisten kontrollierten positiven Effekte finden sich für SSRIs.

25.5.8 Psycho- und Soziotherapie

Emotionale Störung mit Trennungsangst. Die Therapie der emotionalen Störung mit Trennungsangst basiert auf intensiver Beratung und aufklärender Elternarbeit. Bei bestehender Verweigerung des Besuchs des Kindergartens oder der Schule sind primär verhaltenstherapeutische Behandlungsformen wie Reaktionsexposition und Angstmanagement indiziert. Leichtere Formen können im Kindes- und Jugendalter überwiegend ambulant behandelt werden. Gerade bei ausgeprägten Trennungsängsten mit symbiotischen Beziehungen empfiehlt es sich häufig, eine stationäre Behandlung durchzuführen.

Phobische Ängste des Kindesalters. Bei den phobischen Ängsten stehen in der Therapie Elternberatung und Elterntrainingsmaßnahmen im Vordergrund. Dabei gilt es, die häufig unangemessene, verstärkende Zuwendung der Eltern auf die phobischen Verhaltensweisen der Kinder abzubauen. Am effektivsten ist die Konfrontation mit den Angst auslösenden Objekten und Situationen mit den veraltenstherapeutischen Techniken der Desensibilisierung und der graduierten Konfrontation.

Emotionale Störung mit Geschwisterrivalität. Bei der emotionalen Störung mit Geschwisterrivalität gilt es, in der Therapie die Eltern ausführlich erzieherisch zu beraten und den Schutz des gefährdeten Geschwisterkindes zu gewährleisten. Bei massiver Symptomatik ergibt sich die Indikation für eine teil- oder vollstationäre kinderpsychiatrische Behandlung. Auch hier stehen verhaltenstherapeutisch orientierte Behandlungsprogramme im Vordergrund. Bei einer ausgeprägten emotionalen Belastung ist zusätzlich zur Verhaltenstherapie auch ein psychodynamisches Vorgehen sinnvoll, z. B. in Form einer Spieltherapie.

Rechtliche Aspekte kommen zum Tragen, wenn es aufgrund der Trennungsangst zu häufigen unentschuldigten schulischen Fehlzeiten kommt. Hier können auf die Eltern Geldbußen zukommen, und es bedarf öfters der Einschaltung des Jugendamtes. In Einzelfällen verhindern auch die Sorgeberechtigten adäquate Behandlungsmaßnahmen, sodass sich die Frage der Gefährdung des Kindeswohls stellt (§ 1666 BGB). In Kooperation mit dem Jugendamt kommen auch Maßnahmen der Erziehungshilfe (nach § 27 oder § 35a) nach dem Kinder-Jugend-Hilfe-Gesetz in Betracht.

> **Kontaktaufnahme mit Fachärzten**
>
> Bei leichter Symptomatik reicht häufig die Kontaktaufnahme mit Erziehungsberatungsstellen aus. Bei ausgeprägten Störungen sollte ein Kinder- und Jugendpsychiater aufgesucht werden. Bei einem Teil der Kinder sind psychotherapeutische Behandlungen indiziert.

25.6 Aufmerksamkeitsdefizit-Hyperaktivitätsstörung

Da die Aktivitäts- und Aufmerksamkeitsstörung (ICD-10: F90) ausführlich im ▶ Kap. 24 behandelt wurde, soll hier nur auf die für das Kindesalter spezifischen Besonderheiten eingegangen werden.

25.6.1 Definition

Synonyme Begriffe für die Aktivitäts- und Aufmerksamkeitsstörung sind die »Aufmerksamkeitsdefizit-Hyperaktivitätsstörung« (ADHS) oder die »hyperkinetische Störung«.

Definition

Aufmerksamkeitsdefizit-Hyperaktivitätsstörung (ADHS). Die Störung ist gekennzeichnet durch eine veranlagte, situationsübergreifende, extrem motorische Unruhe und Getriebenheit sowie eine Störung der Aufmerksamkeit und Impulskontrolle.

25.6.2 Ätiologie

Zur Ätiologie der Aktivitäts- und Aufmerksamkeitsstörung sei auf ▶ Kap. 24 verwiesen.

25.6.3 Symptome, Diagnosekriterien (ICD-10)

(ICD-10) F90.x: Hyperkinetische Störungen

Die ICD-10 unterscheidet v. a.:
- **F90.0: Einfache Aktivitäts- und Aufmerksamkeitsstörung**
- **F90.1: Hyperkinetische Störung des Sozialverhaltens**

Kennzeichnend ist, dass die Symptome
- situationsübergreifend (z. B. in der Schule, Freundeskreis und Familie) auftreten,
- in den ersten 5 Lebensjahren begonnen haben und
- zeitlich überdauernd sind.

Die Symptomatik wird bestimmt durch die Symptomtrias:
- Hyperaktivität
- Aufmerksamkeitsstörung
- Impulsivität

Im Unterschied zu Adoleszenten oder Erwachsenen mit ADHS ist bei Kindern im jüngeren Lebensalter die Hyperaktivität besonders ausgeprägt und für das soziale Umfeld belastend.

Die **Hyperaktivität** zeigt sich in einer exzessiven Ruhelosigkeit mit Herumlaufen, Nicht-Sitzen-Können, ständigem Reden und Lärmen, einer ziellosen Aktivität mit häufigem Wackeln oder Zappeln.

Die **Aufmerksamkeitsstörung** ist dadurch gekennzeichnet, dass Tätigkeiten vorzeitig abgebrochen werden. Es kommt zum abrupten Wechsel von Aktivitäten bei geringer Konzentrationsfähigkeit, hochgradiger Ablenkbarkeit und geringer Ausdauer.

Charakteristisch für die erhöhte **Impulsivität** sind eine mangelnde Impulskontrolle, besonders im Handlungsstil, und eine niedrige Frustrationstoleranz.

Schon im Säuglingsalter sind 60% der später betroffenen Kinder äußerst unruhig und leicht irritierbar. Im Kleinkindalter fallen bei den Kindern zusätzlich eine deutliche »Gefahrenblindheit« auf, wodurch es zu gehäuften Verletzungen und Gefährdungen auch im Straßenverkehr kommt. Aufgrund der Symptomatik kommt es im Schulalter zu Konflikten mit Mitschülern und Lehrern. Es kann sich sekundär zusätzlich eine Störung im Sozialverhalten entwickeln. Im Jugendalter gehen die Symptome der motorischen Unruhe meistens zurück, die erhöhte Impulsivität und verminderte Aufmerksamkeit bleiben jedoch meist bestehen. Die Jugendlichen haben ein erhöhtes Risiko, z. B. Drogen zu konsumieren, Verkehrsunfälle zu verursachen oder eine dissoziale Entwicklung zu nehmen.

Fast 40% der betroffenen Kinder zeigen komorbid entwicklungsneurologische Auffälligkeiten. Umschriebene Entwicklungsstörungen der motorischen Funktionen sind bei etwa 20% der Kinder mit einer ADHS anzutreffen. Im Verlauf kommt es häufig zur Entwicklung von Sozialstörungen, und 5–30% leiden zusätzlich unter einer Angststörung. Eine begleitende Ticstörung haben ca. 20% der Kinder.

Tipps

Die Diagnose wird gesichert durch eine sorgfältige Anamneseerhebung, die körperliche neurologische Untersuchung, durch die Ableitung eines EEG, den Laborstatus und neuropsychologische Testverfahren. Bewährt haben sich auch in der Diagnostik die standardisierten Symptomskalen wie z. B. die Skala nach Conners (Conners 1973; ▶ Arbeitsmaterial A17).

25.6.4 Differenzialdiagnosen

Differenzialdiagnostisch müssen Störungen des Sozialverhaltens, Intelligenzminderungen, hirnorganische Psychosyndrome, Seh- und Hörstörungen und epileptische Psychosyndrome ausgeschlossen werden. Komorbid finden sich häufig Ticstörungen (► Kap. 25.9.4), Störungen des Sozialverhaltens (► Kap. 25.7), Lese- und Rechtschreibstörungen, Angststörungen und Sprech- und Sprachstörungen.

25.6.5 Epidemiologie/Prävalenz

Konservative Schätzungen gehen davon aus, dass 2% aller Kinder unter dem Vollbild einer ADHS leiden. Die Prävalenz des Syndroms motorische Unruhe, Ablenkbarkeit und Impulsivität liegt bei 3–5% im Kindesalter. Dabei sind Jungen etwa drei- bis achtmal häufiger betroffen als Mädchen.

25.6.6 Verlauf und Prognose

Vor allem die Kinder, die schon in frühester Kindheit zusätzlich zu einer ADHS ein hohes Maß an Aggressivität aufweisen, haben eine schlechte Prognose. Des Weiteren sind niedriger sozioökonomischer Status, eingeschränkte Sozialkontakte, emotionale Instabilität und psychopathologische Auffälligkeiten bei den Eltern ungünstige Prognosefaktoren.

25.6.7 Pharmakotherapie

In der pharmakologischen Behandlung sind Stimulanzien für Kinder und Jugendliche Medikamente der ersten Wahl.

Definition

Stimulanzien: Stimulanzien sind Neuropsychopharmaka, die psychische Prozesse anregen, fördern und stimulieren. Ihre aktivitätsfördernden Eigenschaften führen zu einer erhöhten Wachheit und steigern Konzentrations- und Leistungsfähigkeit. Sie sind bei Kindern ab dem 6. Lebensjahr zugelassen.

Stimulanzien mit klinischer Relevanz sind *Methylphenidat-Hydrochlorid (MPH)* und *D,L-Amphetamin*. Da *Methylphenidat* sehr schnell abgebaut wird, sind häufig mehrere Gaben pro Tag nötig. Aufgrund dieser kurzen Wirkdauer der Grundsubstanz wurden Medikamente entwickelt, in denen MPH verzögert freigesetzt wird:

- *Ritalin SR®* (»sustained release«): 20 mg verzögert freigesetztes MPH (über Auslandsapotheke beziehbar)
- *Concerta®*: MPH als »immediate release« = MPH-IR (schnell freisetzend) in der Kapsel und »sustained release« = MPH-SR (verzögert freisetzend) durch OROS®-Kapsel (»osmotic controlled-release delivery system«) erhältlich zu 18 mg, 36 mg und 54 mg; dabei werden jeweils 22% MPH sofort freigesetzt und der Rest über ca. 12 h
- *Ritalin LA®* (»long acting«): 50% des MPH als »immediate release« = MPH-IR (schnell freisetzend) und 50% »sustained release« = MPH-SR (verzögert freisetzend) durch SODAS™ (»spheroidal oral drug absorption system«) erhältlich zu 20 mg, 30 mg und 40 mg (über Auslandsapotheke beziehbar)
- *Medikinet Retard®*: 50% des MPH als »immediate release« = MPH-IR (schnell freisetzend) und 50% »sustained release« = MPH-SR (verzögert freisetzend) durch SODAS™ (»spheroidal oral drug absorption system«) erhältlich zu 10 mg und 20 mg
- *Equasym Retard®*: 30% des MPH als »immediate release« = MPH-IR (schnell freisetzend) und 70% »sustained release« = MPH-SR (verzögert freisetzend) erhältlich zu 10 mg, 20 mg und 30 mg

Ebenfalls zugelassen ab dem 6. Lebensjahr ist der selektive Noradrenalinwiederaufnahmehemmer *Atomoxetin* (*Strattera®*). Auch hierfür liegen kontrollierte Untersuchungen vor, die eine Effektivität in der Behandlung der ADHS nachweisen. Im Unterschied zu MPH wird die volle Wirksamkeit erst nach der Gabe von 4 bis 6 Wochen erreicht.

25.6.8 Psycho- und Soziotherapie

Therapeutisch bedarf es einer mehrdimensionalen Therapie, die folgende Einheiten umfasst:

- Beratung des Kindes und der Bezugspersonen
- Psychotherapeutische, v. a. verhaltenstherapeutische Maßnahmen
- Spezifische Pädagogik
- Pharmakotherapie mit Psychostimulanzien
- Psychotherapie: verhaltenstherapeutische Programme wie
  - Kontingenzprogramme
  - kognitive Ansätze
  - Trainings mit den Eltern

Tipps

Gerade im Hinblick auf die komorbiden Störungen ist eine kombinierte Therapie von Verhaltenstherapie und Pharmakotherapie unter Einbeziehung der Eltern zu favorisieren. Neben den psychotherapeutischen und pharmakologischen Maßnahmen spielen schulische Maßnahmen (z. B. Aufklärung und Beratung des Lehrkörpers), aber auch heilpädagogische Behandlungen eine große Rolle.

Kontaktaufnahme mit Fachärzten

Die Diagnostik sollte bei einem dafür qualifizierten Pädiater oder bei einem Kinder- und Jugendpsychiater stattfinden, ebenso wie die Indikationsstellung zu einer Psychopharmakotherapie. Zusätzliche psychotherapeutische Maßnahmen werden von vielen Institutionen angeboten.

25.7 Störungen des Sozialverhaltens

25.7.1 Definition

Definition

Störungen des Sozialverhaltens: Nach der Definition des ICD-10 (F91.x) sind die Störungen des Sozialverhaltens durch ein sich wiederholendes, andauerndes Muster dissozialen, aggressiven oder aufsässigen Verhaltens charakterisiert. Synonyme Begriffe sind »Dissozialität« oder »antisoziales Verhalten«. Der Begriff der »Delinquenz« ist hingegen ein juristischer Begriff, der feststellt, dass es sich um Straftaten handelt oder ein kriminelles Vergehen vorliegt, welches juristisch verfolgt wird.

Auf den familiären Rahmen beschränkte Störung des Sozialverhaltens (F91.0): Bei der Störung ist das aggressive Verhalten rein auf das häusliche Umfeld oder auf die Interaktion mit Familienmitgliedern beschränkt. Dabei übersteigt es in der Massivität ein überwiegend trotziges und oppositionelles Verhalten.

Störung des Sozialverhaltens mit fehlenden sozialen Bindungen (F91.1): Diese Störung ist durch ein ausgeprägt aggressives Verhalten gekennzeichnet, das zu einer andauernden Beeinträchtigung der Beziehungen des betroffenen Kindes oder Jugendlichen zu anderen Personen führt. Andere Personen sind hier hauptsächlich die Gruppe der Gleichaltrigen.

Störung des Sozialverhaltens bei vorhandenen sozialen Bindungen (F91.2): Sie bezieht sich auf ein ausgeprägt aggressives Verhalten bei guter Integration in die Gruppe der Gleichaltrigen. Hierzu gehört auch aggressives Verhalten, das sich bevorzugt in Gruppen zeigt, die sich über aggressives, aber auch delinquentes Verhalten definieren.

Störung des Sozialverhaltens mit oppositionellem, aufsässigem Verhalten (F91.3): Charakteristisch hierfür ist ein ungehorsames oder auch trotziges Verhalten bei Fehlen schwerer aggressiver oder auch delinquenter Verhaltensweisen.

25.7.2 Ätiologie

Die Ätiologie der Störung des Sozialverhaltens im Kindes- und Jugendalter ist nur multifaktoriell zu verstehen. Dabei sind biologische, psychosoziale sowie soziologische Faktoren zu berücksichtigen. Bei den biologischen Faktoren spielen genetische Aspekte sowie neurohormonale und neurophysiologische Aspekte eine Rolle. Negative psychosoziale Bedingungen sind z. B.:

- Familiäre Interaktionsstörungen
- Chronische Streitigkeiten zwischen den Elternteilen
- Geringer sozioökonomischer Status der Eltern, die häufig selbst psychisch krank sind und bei denen eine aggressive bis kriminelle Entwicklungsgeschichte vorliegt

Bezüglich der sozialen Faktoren sind sicherlich die situativen Gegebenheiten wie beengte Verhältnisse, Arbeitslosigkeit und eine negative Peergroup zu nennen.

25

25.7.3 Symptome, Diagnosekriterien (ICD-10)

(ICD-10) F91.x: Störungen des Sozialverhaltens

Untergruppen:
- **F91.0: Auf den familiären Rahmen beschränkte Störung des Sozialverhaltens**
- **F91.1: Störung des Sozialverhaltens bei fehlenden sozialen Bindungen**
- **F91.2: Störung des Sozialverhaltens bei vorhandenen sozialen Bindungen**
- **F91.3: Störung des Sozialverhaltens mit oppositionellem, aufsässigem Verhalten**

Aggressivität. Ein Leitsymptom der Störungen des Sozialverhaltens ist aggressives Verhalten gegen Personen, Gegenstände und auch Tiere. Häufig haben die betroffenen Kinder und Jugendlichen ausgeprägte Wutausbrüche, die mit Störungen der Impulskontrolle einhergehen. In ihren Familien, aber auch im weiteren sozialen Umfeld streiten sie sich häufig. Bezugspersonen werden aggressiv abgelehnt und zurückgewiesen. Die Beziehungsgestaltung wird dadurch erschwert, dass die Betroffenen gezielt lügen und Vereinbarungen brechen. Im sozialen Umgang sind sie oft gehässig oder auch rachsüchtig. Aggressive körperliche Auseinandersetzungen wie körperliche Grausamkeit gegen andere und Tierquälerei sind oft zu beobachten, des Weiteren auch das Zerstören von fremdem Eigentum, absichtliches Feuerlegen, Entwenden von Gegenständen und Geld. Daraus resultiert ein problematischer Schulbesuch mit »Schuleschwänzen« und schulischem Störverhalten.

Bei Störungen im Sozialverhalten findet sich häufig in Koexistenz eine Reihe weiterer Störungen, z. B.:
- Hyperkinetische Störung
- Organische Psychosyndrome
- Umschriebene Entwicklungsstörung
- Anpassungsstörung
- Drogenmissbrauch
- In seltenen Fällen auch psychotische Symptomatiken

Tipps

Diagnostisch bedarf es einer ausführlichen Anamnese und Fremdanamnese, einer Psychodiagnostik sowie neurologischen und internistischen Untersuchung einschließlich Ableitung eines EEG. Besondere Bedeutung kommt der Erhebung des sozialen Umfelds zu.

25.7.4 Differenzialdiagnosen

Die Störungen des Sozialverhaltens müssen gegen die Anpassungsstörung mit vorwiegender Störung des Sozialverhaltens (F43.24), gegen die emotionale Störung mit Geschwisterrivalität (F93.3) und gegen die antisoziale Persönlichkeitsstörung (F60.2) abgegrenzt werden.

25.7.5 Epidemiologie/Prävalenz

Epidemiologische Studien zeigen, dass 5–8% aller Kinder und Jugendlichen Störungen im Sozialverhalten mit aggressiven Störungen zeigen. Dabei sind Jungen sehr viel häufiger betroffen und zeigen auch häufiger körperlich aggressivere Verhaltensweisen. Generell steigt die Prävalenzrate aggressiver Verhaltensweisen vom Kindes- zum Jugendalter an und nimmt zwischen dem 18. und 21. Lebensjahr wieder deutlich ab.

25.7.6 Verlauf und Prognose

Die Störung des Sozialverhaltens mit fehlenden sozialen Bindungen hat die schlechteste Prognose aller Störungen des Sozialverhaltens. Dabei sind prognostisch ein früher Beginn der Störung, eine bestehende Symptomvielfalt und ein ausgeprägtes aggressives Verhalten besonders ungünstig. Insgesamt ist die Stabilität dieser Störung im Sozialverhalten sehr hoch. Besonders wenn die Kinder schon im jungen Alter durch aggressive Auffälligkeiten hervortreten, ist davon auszugehen, dass 40% dieser Grundschüler noch Störungen des Sozialverhaltens im Erwachsenenalter aufweisen. Psychosoziale Präventionsmaßnahmen sind zweifellos die entscheidenden Kriterien zur Verbesserung des Schicksals der Kinder.

25.7.7 Pharmakotherapie

Eine spezifische Pharmakotherapie der Störungen im Sozialverhalten gibt es nicht. In einzelnen Fällen, wie beim Vorliegen schwerer impulsiver aggressiver Verhaltensweisen, können medikamentös z. B. *Risperidon* (*Risperdal®*), *Lithium* (*Quilonum®*, *Hypnorex®*) oder *Carbamazepin* (z. B. *Tegretal®*) mit Erfolg gegeben werden.

25.7.8 Psycho- und Soziotherapie

Ziel aller therapeutischen Interventionsmaßnahmen bei den Störungen im Sozialverhalten ist es, die Kernsymptomatik einzudämmen und insbesondere einer drohenden Delinquenz vorzubeugen. Therapeutische Maßnahmen kann man in 3 Gruppen zusammenfassen:

- Kind- oder adoleszenzorientierte Verfahren (z. B. verhaltenstherapeutische Programme)
- Familienzentrierte Verfahren
- Kommunale bzw. lebensumfeldnahe Maßnahmen

Kindzentrierte Maßnahmen haben die Verbesserung der Beziehungsfähigkeit und die Schulung der Wahrnehmung von Bedürfnissen Dritter zum Inhalt. In Einzel- und Gruppensituationen muss an der Verbesserung von Konfliktbewältigungsstrategien gearbeitet werden. Weitere therapeutische Inhalte liegen in der Entwicklung eines realistischen Selbstkonzepts und in der Förderung der Ich-Entwicklung.

In den **familienzentrierten Verfahren** gilt es, die Erziehungskompetenz der Bezugspersonen zu verbessern und gleichzeitig die familiären Beziehungs- und Kommunikationsmuster zu fördern. Ein entscheidendes therapeutisches Ziel im Lebensumfeld des Patienten ist der Prozess der Ablösung von dissozialen Gruppen und die Integration in Gruppen mit normkonformem Verhalten.

Bei Störungen des Sozialverhaltens sind häufig **Jugendhilfemaßnahmen** nach dem KJHG notwendig. Dabei kommen allgemein Hilfen zur Erziehung nach § 27 oder Erziehungsberatung nach § 28 in Betracht. Wenn die Familien sehr bedürftig und überfordert sind, ist in Kooperation mit dem Jugendamt die Installierung einer Erziehungsbeistandschaft oder einer sozialpädagogischen Familienhilfe nach § 31 KJHG sinnvoll. Ein weiterer Teil der Patienten bedarf auch einer Aufnahme in eine vollstationäre Einrichtung der Jugendhilfe.

Bei Eigen- und auch Fremdgefährdung ist es möglich, dass die Eltern sich vom Familienrichter eine **geschlossene kinder- und jugendpsychiatrische Behandlung** nach § 1631 BGB genehmigen lassen. Diese kann dann auch gegen den Willen des Kindes oder Jugendlichen erfolgen.

> **Kontaktaufnahme mit Fachärzten**
>
> Bei schweren Störungen des Sozialverhaltens sollte eine diagnostische Untersuchung beim Kinder- und Jugendpsychiater durchgeführt werden.

25.8 Störungen sozialer Funktionen mit Beginn in der Kindheit und Jugend

Es handelt sich hier um eine heterogene Gruppe von Störungen mit Auffälligkeiten in den sozialen Funktionen und mit Beginn während des Entwicklungsalters. Schwerwiegende Beeinträchtigungen des Milieus oder Deprivation sind häufig und für die Ätiologie dieser Störungen von zentraler Bedeutung.

25.8.1 Definition

> **Definition**
>
> **Mutismus (ICD-10: F94.0):** Unter Mutismus versteht man das Nichtsprechen bei erhaltenem Sprechvermögen. Da sich dieses Nichtsprechen auf alle Menschen im sozialen Umfeld des Kindes oder nur auf ganz bestimmte Personen bzw. Situationen beziehen kann, wird zwischen einem totalen und elektiven Mutismus unterschieden.
>
> **Reaktive Bindungsstörung des Kindesalters (ICD-10: F94.1):** Bei der reaktiven Bindungsstörung im Kindesalter besteht eine anhaltende Störung der sozialen Beziehungen und der Emotionalität, die sich ändert, wenn es zu einem ausreichend deutlichem Wechsel im Betreuungsmuster kommt.
>
> **Bindungsstörung des Kindesalters mit Enthemmung (ICD-10: F94.2):** Bei der Bindungsstörung des Kindesalters mit Enthemmung besteht ein besonderes Muster abnormer sozialer Funktionen, das vor dem 5. Lebensjahr mit einer klaren Tendenz zum Persistieren auftritt, trotz deutlicher Änderungen in den Milieubedingungen.

25.8.2 Ätiologie

Mutismus. Bei der Genese des Mutismus spielen 3 Bedingungen eine zentrale Rolle. Erstens eine leichte sprachliche Entwicklungsverzögerung, die zu einer gewissen Vulnerabilität der Kinder führt. Zweitens Persönlichkeits- und Temperamentseigenschaften, die mit einer erhöhten Scheu und Ängstlichkeit einhergehen. Drittens auffällige familiäre Strukturen mit bestehender Disharmonie zwischen den Familienmitgliedern sowie gegenseitiger Ablehnung und Feindseligkeit.

Reaktive Bindungsstörung. Die reaktive Bindungsstörung ist meist Ausdruck einer erheblichen emotionalen und sozialen Vernachlässigung in der frühen Kindheit. In der Genese spielen negative Umwelteinflüsse wie Deprivation, Misshandlung und Mangel an Zuneigung eine große Rolle. Nicht vorhandene Freundschaften, häufige Beziehungsabbrüche und Beziehungswechsel enger Bezugspersonen können die Symptomatik verstärken. An biologischen Faktoren sind ungünstige Temperamentseigenschaften oder negative körperliche Bedingungen (z. B. Fehlbildungen) zu nennen. Diese negativen Eigenschaften können eine soziale Integration behindern und stabile soziale Bindungen zusätzlich erschweren.

Bindungsstörung mit Enthemmung. Bei der Bindungsstörung des Kindesalters mit Enthemmung ist der entscheidende Faktor in der Genese die fehlende Gelegenheit, stabile soziale Beziehungen zu unterhalten und ein sicheres Bindungsverhalten aufzubauen.

25.8.3 Symptome, Diagnosekriterien (ICD-10)

(ICD-10) F94.x: Störungen sozialer Funktionen mit Beginn in der Kindheit und Jugend

Zu dieser Kategorie gehören:
- **F94.0: Elektiver Mutismus**
- **F94.1: Reaktive Bindungsstörung des Kindesalters**
- **F94.2: Bindungsstörung des Kindesalters mit Enthemmung**

Mutismus

Kinder mit mutistischem Verhalten weisen in ihrer Vorgeschichte oft Sprachentwicklungsstörungen auf. Sehr oft besteht eine enge symbiotische Beziehung zu einer Bezugsperson. Ihre primäre Persönlichkeit betreffend sind die Kinder in sozialen Situationen eher ängstlich und zurückhaltend. Im familiären Rahmen fallen sie häufig durch ihren ausgeprägten Willen und ihr oppositionelles Verhalten auf. Das führt oft dazu, dass sie die Familie und ihr soziales Umfeld mit ihrer Symptomatik dominieren.

Diagnostisch kommt einer sorgfältigen Entwicklungsanamnese große Bedeutung zu. Wenn möglich, sollte eine testpsychologische Diagnostik durchgeführt werden, gerade im Hinblick auf die kognitiven Möglichkeiten. Medizinisch gilt es, organische Erkrankungen des ZNS auszuschließen. Ein wesentliches diagnostisches Kriterium ist ein nahezu normales Niveau der Sprachentwicklung, das die Grundlage für eine soziale Kommunikation bildet.

Reaktive Bindungsstörung des Kindesalters

Die reaktive Bindungsstörung im Kindesalter ist durch eine Störung der sozialen Beziehungen charakterisiert. Das Verhalten der Kinder zu Gleichaltrigen ist ambivalent und widersprüchlich. Bei Zuwendung reagieren sie plötzlich abweisend, wenden sich ab oder erscheinen völlig gleichgültig. Oftmals ziehen sie sich sozial zurück, kapseln sich ab oder verhalten sich plötzlich aggressiv. In der Interaktion geben folgende Beobachtungen Hinweise für eine Bindungsstörung:
- Verweigerung von sprachlicher Kommunikation oder Körperkontakt zu bekannten Bezugspersonen
- Bei Angst, Furcht, Krankheit, aber auch Müdigkeit keine Kontaktaufnahme zu vertrauten Personen
- Unsicherheit und ängstliches Verhalten in nicht vertrauter Umgebung

Bindungsstörung des Kindesalters mit Enthemmung

Bei der Bindungsstörung des Kindesalters mit Enthemmung ist schon bei den Zweijährigen ein unselektives diffuses und meist anklammerndes Bindungsverhalten zu beobachten. Später kommt ein aufmerksamkeitssuchendes und wahlloses Beziehungsverhalten hinzu. Zu allen möglichen Bezugspersonen wird das gleiche distanzgeminderte Bindungsverhalten gezeigt. Die Kontakte zu Gleichaltrigen sind oberflächlich, wenig moduliert, und es entstehen kaum enge und vertrauensvolle Freundschaften. Zusätzlich bestehen häufige und rasche Stimmungswechsel mit einhergehendem Traurigsein und negativen Stimmungen. Dazu kommen oft eine ganze Reihe von Regelproblemen mit Lügen und kleineren wie größeren Diebstählen. Gerade Bezugspersonen erleben immer wieder Enttäuschungen im zwischenmenschlichen Bereich, sodass ein vertrauensvolles Miteinander deutlich erschwert wird.

25.8.4 Differenzialdiagnosen

Mutismus. Differenzialdiagnostisch gilt es beim Mutismus gravierende Sprachentwicklungsstörungen sowie eine tiefgreifende Entwicklungsstörung (z. B. frühkindlicher Autismus) auszuschließen. In einzelnen Fällen müssen demenzielle Prozesse ausgeschlossen werden. In seltenen Fällen kann auch eine ausgeprägte depressive Störung zu einer ähnlichen Symptomatik führen.

Reaktive Bindungsstörung. In erster Linie muss die reaktive Bindungsstörung im Kindesalter differenzialdiagnostisch von den tiefgreifenden Entwicklungsstörungen abgegrenzt werden. Auch die Bindungsstörung mit Enthemmung muss unterschieden werden.

Bindungsstörung mit Enthemmung. Differenzialdiagnostisch kommen besonders Störungen im Sozialverhalten und auch die hyperkinetische Störung des Sozialverhaltens bei der Bindungsstörung des Kindesalters mit Enthemmung in Betracht. Auch eine Intelligenzminderung kann eine gravierende Bindungsstörung vortäuschen. Aufgrund der Probleme im Beziehungsverhalten gilt es auch, ein Asperger-Syndrom auszuschließen.

25.8.5 Epidemiologie/Prävalenz

Mutismus. Beim Mutismus handelt es sich um ein eher seltenes Krankheitsbild. Der Erkrankungsschwerpunkt liegt zwischen dem 4. und 8. Lebensjahr. In epidemiologischen Studien finden sich Raten von 0,8% auf 1000 Kinder im Alter von 7 Jahren.

Bindungsstörung. Ein insgesamt unsicheres Bindungsverhalten ist ein sehr häufig anzutreffendes Symptom in der frühen Kindheitsentwicklung. Bezüglich der als pathologisch einzustufenden reaktiven Bindungsstörung und Bindungsstörung des Kindesalters mit Enthemmung fehlen empirisch fundierte epidemiologische Daten. Aus den klinischen Beobachtungen tritt diese Symptomatik bei Jungen häufiger auf als bei Mädchen.

25.8.6 Verlauf und Prognose

Mutismus. Die mutistische Störung ist hartnäckig und damit der Verlauf nicht günstig. Im Langzeitverlauf weisen die Patienten sehr lange noch Kommunikationsdefizite und Ängste vor der sprachlichen Kommunikation auf. Ein Großteil der Kinder ist auch durch die Symptomatik in ihrer schulischen Entwicklung beeinträchtigt. In Katamnesen mit mittlerer Laufzeit finden sich eindeutige Besserungen bei 46–79% der betroffenen Kinder.

Reaktive Bindungsstörung. Der Verlauf der reaktiven Bindungsstörung des Kindesalters ist umso ungünstiger, je schwerer und länger die ungünstigen Lebensbindungen in der frühen Kindheit auf das Kind eingewirkt haben. Bei deprivierenden Lebensbindungen, die vor dem 6. Lebensjahr auftreten und über 2 Jahre angehalten haben, besteht bei ca. 30% das Störungsbild weiter, auch wenn sich die Lebensbindungen dramatisch verbessert haben.

Bindungsstörung mit Enthemmung. Das beschriebene Bindungsverhalten bei der Bindungsstörung des Kindesalters mit Enthemmung tendiert deutlich zur Chronifizierung und lässt sich therapeutisch auch nur bedingt positiv beeinflussen. Systematische Verlaufsuntersuchungen liegen nur für Hochrisikogruppen aus problematischen Heimeinrichtungen vor. Noch im Alter von 6 Jahren zeigten in Untersuchungen Kinder trotz positivem Milieuwechsel Verhaltensweisen wie: Unruhe, Ablenkbarkeit, Oppositionalität, Irritierbarkeit, Aggression und Bindungsunsicherheit.

25.8.7 Pharmakotherapie

Mutismus. Da Mutismus oft mit komorbiden Störungen mit Ängsten und depressiven Störungen einhergeht, wurden pharmakologisch Antidepressiva eingesetzt. Aktuelle Studien belegen positive Ergebnisse mit Serotoninwiederaufnahmehemmern, und hier besonders *Fluoxetin* (z. B. *Fluctin®*), in einer Dosierung zwischen 5 und 10 mg. Für *Fluoxetin* liegen auch plazebokontrollierte Untersuchungen vor, die eine Wirksamkeit unterstreichen.

Bindungsstörung. Bei der reaktiven Bindungsstörung im Kindesalter und der Bindungsstörung des Kindesalters mit Enthemmung gibt es keine spezifische medikamentöse Behandlung.

25.8.8 Psycho- und Soziotherapie

Mutismus. Die Behandlung einer mutistischen Störung ist aufwendig und häufig auch langwierig. Dabei kommen einzeltherapeutischen Maßnahmen, aber besonders auch familienberatenden und therapeutischen Ansätzen große Bedeutung zu. Bei den einzeltherapeutischen Maßnahmen gilt es, eine vertrauensvolle Beziehung zu den Kindern aufzubauen und eine häufig vorhandene Trotzhaltung zu überwinden. Bei den Kindern, die ihr soziales Umfeld stark dominieren, ist es oft sinnvoll, eine stationäre Behandlungsmaßnahme durchzuführen.

In der Einzeltherapie spielt das verhaltenstherapeutische Prinzip der operanten Konditionierung eine wichtige Rolle. Ziel ist es, mit dem Patienten einen Stufenplan aufzustellen, beginnend mit dem Sprechen mit einer engen therapeutischen Bezugsperson, im Weiteren in Gegenwart Dritter und zuletzt auch in fremden Situationen. Das Sprechen mit dem Therapeuten wird dabei operant verstärkt, um in der Folge eine Generalisierung aufzubauen.

Bindungsstörung. Bestehen bei einem Kind mit einer reaktiven Bindungsstörung des Kindesalters oder einer Bindungsstörung des Kindesalters mit Enthemmung nach wie vor die deprivierenden Lebensbindungen, gilt es, diese sofort zu verändern. Liegen gravierende Defizite vor, besteht die Indikation für eine stationäre Maßnahme. Ansonsten kommen auch ambulante oder teilstationäre Maßnahmen infrage. Primäres Ziel muss sein, dem Kind ein stabiles, pflegerisch und erzieherisch angemessenes Umfeld zu schaffen.

Tipps

Bei schweren Fällen von Bindungsstörung sollte schnellstmöglich das zuständige Jugendamt eingeschaltet werden.

Dabei kann die Aufnahme in einer Pflegefamilie, in einem Kleinstheim, aber auch eine Adoption sinnvoll und nötig sein. Die Therapie ist auf die Verbesserung der Beziehungsfähigkeit des Kindes ausgerichtet. Hier können spieltherapeutische Angebote sehr hilfreich sein.

Die Eltern oder die engen Bezugspersonen benötigen meist elternberatende Angebote, z. B. in Form von spezifischen Elterntrainings. Ein großer Teil der Familien benötigt kontinuierliche Erziehungsberatung oder stützende Hilfen zur Erziehung durch das Jugendamt. Vernachlässigung von Kindern mit sich entwickelnden Bindungsstörungen kann den teilweisen Entzug des Sorgerechts, insbesondere des Aufenthaltsbestimmungsrechts nach § 1666 BGB rechtfertigen bzw. notwendig machen.

Kontaktaufnahme mit Fachärzten

Bei einer ausgeprägten Symptomatik von Bindungsstörung sollte ein Kinder- und Jugendpsychiater aufgesucht werden. Oft ist die Kontaktaufnahme zu einer Erziehungsberatungsstelle ebenfalls sinnvoll. Ein Teil der Kinder benötigt eine psychotherapeutische Behandlung.

25.9 Ergänzungen zu den Psychiatrischen Kapiteln aus kinder- und jugendpsychiatrischer Sicht

25.9.1 Zwangsstörungen

Zwangsstörungen (► Kap. 15) treten bei Kindern und Jugendlichen mit einer Prävalenz von 1–2% auf. Das Geschlechterverhältnis ist ausgeglichen. Das Altersmittel bei Erkrankungsbeginn liegt bei etwa 11 Jahren. Die häufigsten Zwänge sind Waschzwänge. Im Unterschied zu erkrankten Erwachsenen kommen bei Kindern kaum isolierte Zwangsgedanken vor.

Die Behandlungsprogramme sind multimodal. Die effektivste psychotherapeutische Behandlung ist die Reizkonfrontation mit Reaktionsverhinderung. Bei der pharmakologischen Behandlung haben sich in kontrollierten Studien *Clomipramin* (z. B. *Anafranil®*) sowie *Fluoxetin* (z. B. *Fluctin®*), *Sertralin* (z. B. *Zoloft®*) und *Fluvoxamin* (z. B. *Fevarin®*) als effektiv erwiesen. *Fluvoxamin* ist in Deutschland ab dem 8. Lebensjahr für die Behandlung von Zwängen zugelassen. Die Kombinationsbehandlung von Verhaltenstherapie und Medikation führt zu den größten Heilungserfolgen.

Die Prognose ist insgesamt ungünstig. Bei schwerer Ausprägung mit intensiver Einbindung der Bezugspersonen in die Zwangssymptomatik ist oft eine stationäre Behandlung erforderlich.

25.9.2 Suchterkrankungen

Der Konsum legaler Drogen beginnt regelhaft im Kindesalter, der illegaler Drogen regelhaft im Jugendalter. Bei den legalen Drogen stehen im Kinder- und Jugendbereich Nikotin, Alkohol und das Schnüffeln von Lösungsmitteln im Vordergrund. Das durchschnittliche Lebensalter für den Beginn des Nikotinkonsums liegt bei 12–13 Jahren. Der Nikotinkonsum bei Jugendlichen hat zugenommen. Besonders deutlich ist dieser Anstieg bei Mädchen zu beobachten. Nikotin ist eine entscheidende Einstiegsdroge für den Konsum illegaler Drogen. Ein Alkoholabusus liegt bei 1,2% der 14- bis 15-Jährigen und bei 11,3% der 18- bis 21-Jährigen vor. Bei den illegalen Drogen stehen im Jugendalter Cannabinoide, Amphetamine und Ecstasy im Vordergrund. Dabei besteht bei etwa 1,4% aller Jugendlichen eine Cannabis-Abhängigkeit.

Gerade im Jugendalter sind komorbide Störungen wie Störungen im Sozialverhalten, Aktivitäts- und Aufmerksamkeitsstörungen (ADHS) sowie umschriebene Entwicklungsstörungen besonders häufig anzutreffen. Auch für Kinder und Jugendliche basiert die Behandlung auf:

- Kontaktphase
- Entgiftungsphase
- Entwöhnungsphase
- Nachsorge

Die Entgiftung sollte in kinder- und jugendpsychiatrischen Kliniken mit einem diesbezüglichen Schwerpunkt durchgeführt werden. Behandlungsabbrüche und Rückfälle sind dabei eher die Regel als die Ausnahme. Bei der Nachsorge müssen regelmäßige Drogenscreenings durchgeführt werden. Ab dem 16. Lebensjahr muss der Betroffene sein Einverständnis hierfür geben.

Jugendhilfemaßnahmen wie etwa die Unterbringung in einer therapeutischen Wohngruppe oder Heimbetreuung können in einer Jugendhilfemaßnahme nach § 27 KJHG oder in einer Eingliederungshilfe nach § 35a KJHG begründet sein.

25.9.3 Psychosen bei Kindern und Jugendlichen

Schizophrene Psychosen (▶ Kap. 20) lassen sich im Kindesalter sehr viel schwerer diagnostizieren, da die Symptomatik nicht so eindeutig »psychotisch« ist wie im Erwachsenenbereich. Im Jugendalter nähert sich die Symptomatik sehr stark der bei Erwachsenen. Aber auch im Kindes- und Jugendalter lassen sich 2 unterschiedliche Verlaufsformen unterscheiden:

- Schleichender (der Hebephrenie ähnlicher) Verlauf
- Akut einsetzende schubartige Symptomatik, bei der gelegentlich auch katatone Zustandsbilder auftreten können

Etwa 4% aller Schizophrenien treten vor dem 15. Lebensjahr auf, nur etwa 1% vor dem 10. Lebensjahr. Etwa 10% aller schizophrenen Psychosen treten zwischen dem 14. und 20. Lebensjahr, wobei im Kindes- und Jugendalter Jungen überwiegen.

Im Kindesalter sind im Hinblick auf die Symptomatik das Alter und der Entwicklungsstand wichtige Variablen für die Ausprägung des Krankheitsmusters. Dabei kommt sogenannten **Prodromalsymptomen** eine besondere Bedeutung zu. Hierzu gehören Störungen von Konzentration, Aufmerksamkeit, Antrieb und Motivation, außerdem Schlafstörungen, Ängste, sozialer Rückzug, Misstrauen, Leistungsknick in Schule und Beruf und insgesamt eine emotionale Irritabilität.

Die ätiologischen Faktoren sind denen im Erwachsenenalter sehr ähnlich.

Die **Therapie** der Psychosen im Kindes- und Jugendalter kann man in verschiedene Phasen unterteilen. Eine akute Behandlungsphase, die meistens stationär klinisch verläuft, und eine sich anschließende Remmissionsphase. In der medikamentösen Therapie spielen atypische Antipsychotika eine große Rolle.

Tipps

Da kindliche schizophrene Patienten viel häufiger mit einer extrapyramidal-motorischen Symptomatik reagieren, sollten Atypika bevorzugt eingesetzt werden.

Dadurch, dass weniger unerwünschte Wirkungen auftreten, verbessert sich die Compliance bei Gabe von atypischen Antipsychotika erheblich. Darüber hinaus wirken sie besser bei sogenannter Minussymptomatik, die im Kindes- und Jugendalter sehr oft besteht. Ein weiterer Vorteil atypischer Antipsychotika, gerade im Kinder- und Jugendbereich, ist die geringere Gefahr des Auftretens von Spätdyskinesien. Zugelassene atypische Antipsychotika sind *Risperidon (Risperdal®)* und ab dem 16. Lebensjahr *Clozapin* (z. B. *Leponex®*).

Da die **Prognose** der kindlichen Schizophrenie (unter 14 Jahren) sehr ungünstig ist, ist meist eine Rehabilitationsphase notwendig, die mit einer Betreuung in einer spezialisierten Heimeinrichtung beginnt (mit integrierter Schule) und häufig in einer betreuten Wohnform endet.

! Bei Vorliegen einer schizophrenen Psychose im Kindes- und Jugendalter sollt ein Kinder- und Jugendpsychiater unbedingt konsultiert werden.

25.9.4 Ticstörungen

Definition

Ticstörungen (ICD-10: F95.x): Tics sind plötzliche, unwillkürliche Muskelbewegungen oder Lautäußerungen, die abrupt einschießend auftreten und nur kurz andauern. Dabei werden sie unwillkürlich erlebt, sind nicht zielgerichtet und werden subjektiv als bedeutungslos erlebt. Es besteht jedoch die Möglichkeit, sie für eine bestimmte Zeit willkürlich zu unterdrücken.

Tics werden in einfache und komplex-motorische Tics unterteilt. Überdies werden Ticstörungen auch nach ihrer Verlaufsform klassifiziert. Im Kindesalter kommt sehr oft die **»vorübergehende Ticstörung«** vor. Die Tics halten dabei nicht länger als 12 Monate an. Psychogene Auslöser wie z. B. Geburt eines Geschwisters, Trennung der Eltern etc. spielen eine Rolle. Zur Epidemiologie ist festzustellen, dass ca. 4–12% der Kinder im Grundschulalter an einer vorübergehenden Ticstörung leiden. 3–4% leiden unter einer chronischen Ticstörung und 0,05–3% unter einem **Gilles-de-la-Tourette-Syndrom.** Dabei sind Kinder und Jugendliche ca. zehnmal häufiger betroffen als Erwachsene. Jungs sind deutlich häufiger betroffen, das Verhältnis liegt bei 3–5:1.

Symptomatisch sind gerade bei den chronischen Ticstörungen sowie beim Gilles-de-la-Tourette-Syndrom komplexe vokale oder motorische Tics in Form z. B. einer Echolalie, einer Palilalie (Wiederholung eigener Worte) und Koprolalie (Ausstoßen von obszönen Worten) kennzeichnend. Das Gleiche findet sich für die komplex-motorischen Tics in Form von Echopraxie oder Kopropraxie (Wiederholen unwillkürlicher Bewegungen oder obszöner Gesten oder Handlungen).

Komorbid treten bei den Ticstörungen häufig in der Vorgeschichte das hyperkinetische Syndrom sowie im weiteren Verlauf Zwangsstörungen auf. Nicht wenige der betroffenen Kinder entwickeln zusätzlich auch Angst- oder depressive Störungen.

Therapeutisch kommen verhaltenstherapeutische Techniken wie Wahrnehmungstraining, Training motorisch inkompatibler Reaktionen und Entspannungsverfahren sowie eine Pharmakotherapie mit *Tiaprid* (*Tiapridex®*), *Risperidon* (*Risperdal®*), *Pimozid* (*Orap®*) oder *Haloperidol* (*Haldol®*) zum Einsatz.

Gerade die chronischen Tics wie das Gilles-de-la-Tourette-Syndrom haben eine eher ungünstige **Prognose** und können lebenslang andauern.

25.9.5 Depressive Störungen

Symptomatik. Charakteristisch für depressive Störungen im Kindes- und Jugendalter ist eine traurige, gedrückte, niedergeschlagene Stimmung, verbunden mit Freudlosigkeit, Spielunlust, Interessensverlust und sozialem Rückzug. Häufig sind ebenso ausgeprägte Stimmungsschwankungen, Verminderung des Antriebs, Energieverlust und eine behandlungsbedürftige psychomotorischer Hemmung. Gerade im Kindes- und Jugendalter können aber auch ständige Gereiztheit und Agitiertheit dominieren. Wahnhafte depressive Symptome, insbesondere Versündigungs- und Verschuldgungsideen, sind hingegen im Jugendalter sehr selten. Oft neigen die Kinder zum Grübeln. Nicht selten treten somatische Beschwerden wie Bauch- und Kopfschmerzen auf. Weitere Symptome sind Störungen des Schlaf-wach-Rhythmus (besonders morgendliches Früherwachen), Appetitstörung und bei älteren Jugendlichen Störungen der Libido. Problematisch sind akute Suizidalität sowie suizidale Gedanken und Handlungen (▶ Kap. 14).

Therapie. Der grundsätzlich multimodale therapeutische Ansatz beinhaltet die Entlastung von überfordernden Belastungen (z. B. schulische Überforderungen und Konflikte) sowie einzel- und gruppenpsychotherapeutische Maßnahmen unter Einbeziehung der Familie und des sozialen Umfelds und fakultativ eine medikamentöse Behandlung.

Indikation und Wahl eines bestimmten Pharmakons werden durch folgende Faktoren bestimmt:

- Schwere der Depression
- Vorliegen einer Suizidalität
- Grad der psychomotorischen Agitiertheit (Antriebshemmung versus Antriebssteigerung)
- Spezifisches Profil von Wirkung und unerwünschter Wirkung der einzelnen Psychopharmaka
- Bereits bestehende Vorerfahrungen mit einer depressiven Medikation

SSRIs sind Medikamente der ersten Wahl. Sie sind wirksam bei allen Formen der depressiven Episoden. Auch bei Kindern sind in kontrollierten Studien SSRIs einer Plazebogabe überlegen. Bislang gibt es in Deutschland allerdings keine SSRIs mit einer Zulassung zur Depressionsbehandlung (*Fluvoxamin*, z. B. *Fevarin*®, ist ab dem 8. Lebensjahr für die Behandlung der Zwangsstörung zugelassen).

Trizyklische Antidepressiva sind im Kinder- und Jugendbereich in kontrollierten Studien einer Plazebogabe in der Depressionsbehandlung nicht überlegen. Eine genaue Analyse ergab jedoch den Hinweis, dass bei »major depression« signifikante Wirkungen im Einzelfall festzustellen sind, und dies entspricht auch den klinischen Erfahrungen. In der klinischen Praxis hat sich *Venlafaxin* (z. B. *Trevilor*®) als Antidepressivum im Kinder- und Jugendbereich bewährt. Die Datenlage ist allerdings ebenfalls schlecht.

Die Wahl des SSRI ergibt sich aus der persönlichen Erfahrung des Arztes mit dem Präparat und im Einzelfall aus der durchaus unterschiedlichen Pharmakodynamik sowie aus den unterschiedlichen unerwünschten Wirkungen. Für *Fluoxetin* (z. B. *Fluctin*®) liegen die meisten positiven Daten aus kontrollierten Studien vor. *Fluoxetin* ist in Amerika durch die FDA (Food and Drug Administration) für die Behandlung von depressiven Störungen bei Kindern und Jugendlichen zugelassen.

Die Behandlungsdauer richtet sich nach der Schwere und dem Verlauf der Symptomatik und liegt bei 3–12 Monaten. Ein langsames Absetzen der Medikamente ist bei Abbruch der Therapie beziehungsweise Umstellung des Medikaments notwendig.

! Eine akute Suizidalität im Rahmen einer depressiven Symptomatik ist eine dringende Indikation für eine antidepressive Medikation und eine stationäre Behandlung auf einer geschlossenen Station.

25.9.6 Anorexia nervosa (Magersucht)

Epidemiologisch handelt es sich bei Anorexia nervosa im Kindes- und Jugendalter um ein häufiges Krankheitsbild. Die Prävalenzrate schwankt zwischen 0,3 und 1,5%. Dabei sind sogenannte Risikogruppen wie z. B. Balletttänzerinnen, Turnerinnen, Eisläuferinnen oder Modells weitaus häufiger (bis 25%) betroffen. Mädchen sind ungleich stärker betroffen; das Verhältnis liegt bei 10–12 betroffene Mädchen auf einen erkrankten Jungen.

In der Ätiologie spielen biologische Ursachen in Form von genetischen sowie Temperamentsfaktoren, aber auch soziokulturelle und familiäre Faktoren eine große Rolle (▶ Kap. 22.12).

Symptomatik. Hierbei steht die Einschränkung der Nahrungszufuhr, einhergehend mit einer dramatischen Gewichtsabnahme, im Vordergrund. Nicht selten kommt es zu extrem verstärkten körperlichen Aktivitäten, um zusätzlich Gewicht zu verlieren. Die Betroffenen haben besondere Essensrituale; es werden durchgängig kalorienreiche Nahrungsmittel verweigert, in Einzelfällen wird sogar die Flüssigkeitsaufnahme reduziert. Rigides Denken mit hohem Leistungsstreben ist auffällig für die Betroffenen. Sie leiden unter niedrigem Selbstwertgefühl mit sozialem Rückzug, Interessensverlust und deutlichen Stimmungswechseln. Körperlich symptomatisch sind Lanugobehaarung, Hypothermie, Akrozyanose, Amenorrhö und Minderwuchs als Folge der ausgeprägten Kachexie.

Komorbid sind häufig eine depressive Symptomatik (die auch kachexiebedingt sein kann), zwanghafte Symptome und besonders soziale Ängste zu beobachten.

Therapie. Therapeutisch kommt am Anfang der somatischen Rehabilitation und Ernährungstherapie eine große Bedeutung zu. Wichtig ist eine individuelle psychotherapeutische Behandlung, wobei die Familie intensiv mit einbezogen werden sollte. Weitere Maßnahmen im Rahmen eines multimodalen Therapiekonzepts sind gruppentherapeutische Verfahren sowie körperorientierte Verfahren im Hinblick auf die vorhandene Körperschemastörung. Auch Ergo- bzw. Kunst- oder Musiktherapien sind eine sinnvolle Ergänzung.

Bei ausgeprägter depressiver Begleitsymptomatik ist manchmal eine antidepressive Medikation sinnvoll, ebenso wie bei wahnhaft anmutender Körperschemastörung der Einsatz von atypischen Antipsychotika. Oft besteht keine Krankheitseinsicht, sodass auch Behandlungen gegen den Willen der Kinder und Jugendlichen durchgeführt werden müssen. Für den Verlauf und die Prognose ist besonders das Körpergewicht ausschlaggebend. Je niedriger das Körpergewicht und der BMI (▶ Kap. 22.1.3) bei Behandlungsbeginn sind, umso schlechter ist die Prognose.

! Bei ausgeprägter Magersucht ist eine stationäre Behandlung dringend indiziert.

Neuere Verlaufsuntersuchungen bei Anorexia nervosa im Kindes- und Jugendalter zeigen, dass 70–80% der Betroffenen die Symptomatik überwinden können. Bei ca. 30% ist eine partielle Besserung zu verzeichnen und bei ca. 20% besteht ein chronifizierter Verlauf. Die mittlere Mortalitätsrate liegt bei ca. 2%.

25.9.7 Schlafstörungen

Leitsymptome:

- Ungenügende Dauer und/oder Qualität des Schlafs
- Übertriebene Beschäftigung mit der Schlafstörung tagsüber
- Erhöhte Angst und Anspannung in der Einschlafsituation

Unterschieden werden bei Schlafstörungen: Schlafwandeln, Pavor nocturnus und Albträume (▶ Kap. 18).

Schlafwandeln. Schlafwandeln tritt meistens im ersten Drittel des Nachtschlafs auf. Die Betroffenen gehen – aus dem Schlaf heraus – mit starrer Mimik umher und lassen sich nur schwer erwecken. Bei Verlassen des Schlafraums kann es zu beträchtlichen Verletzungen kommen. Für das Schlafwandeln ist nach dem Aufwachen eine Amnesie kennzeichnend.

Pavor nocturnus. Beim Pavor nocturnus kommt es oft nach einem Panikschrei oder gleichzeitigem Aufsetzen und Aufstehen aus dem Schlaf heraus zum einmaligen oder mehrmaligen plötzlichen Erwachen. Dabei besteht eine vegetative Erregung mit Zeichen intensiver Angst, Desorientiertheit und perseverierenden Bewegungen. Die Symptomatik ist durch Beruhigungsversuche kaum zu beeinflussen. Die Betroffenen sind schwer zu erwecken und schlafen sofort wieder ein.

Albträume. Bei Albträumen hingegen wachen die Betroffenen aus dem Schlaf mit lebhafter und detailreicher Erinnerung an heftige Träume auf. Nach dem Aufwachen können sie sich rasch orientieren. Albträume treten im Gegensatz zu Schlafwandeln und Pavor nocturnus meist in der zweiten Nachthälfte auf.

25.9.8 Vernachlässigung, Misshandlung, sexueller Missbrauch

Per Definition kann man eine körperliche von einer emotionalen Vernachlässigung unterscheiden.

> **Definition**
>
> **Körperliche Vernachlässigung:** Kennzeichnend für eine körperliche Vernachlässigung ist eine unzureichende Versorgung und Gesundheitsfürsorge, die zu ausgeprägten Gedeih- und Entwicklungsstörungen bis hin zum psychosozialen Minderwuchs führen kann.
> **Emotionale Vernachlässigung:** Bei dieser Vernachlässigung, auch »Deprivation« genannt, besteht ein unzureichendes oder ständig wechselndes und dadurch nicht ausreichendes emotionales Beziehungsangebot an das Kind.
> Eine besonders ausgeprägte Form körperlicher und emotionaler Vernachlässigung ist der sogenannte **psychische Hospitalismus.** Hierbei kommt es zum Verlust jeglicher emotionaler Bezugspersonen.

Bei **körperlicher Kindesmisshandlung** geht es per Definition um eine direkte Gewalteinwirkung auf das Kind, z. B. durch Schlagen, Verbrennen und Schütteln. Eine Sonderform ist das Münchhausen-by-proxy-Syndrom.

> **Definition**
>
> **Münchhausen-by-proxy-Syndrom:** Bei diesem Syndrom handelt es sich um Vorspiegelung falscher Krankheitssymptome durch Bezugspersonen. Im Einzelfall kann es zu einer gravierenden Belastung und Schädigung der Kinder führen, die dadurch zahlreiche diagnostische und therapeutische Interventionen aushalten müssen (vgl. ▶ Kap. 23.1.3).

Symptomatisch sprechen für körperliche Misshandlungen Verletzungen an typischen und untypischen Stellen sowie auffällige Verletzungsmuster wie z. B. kreisrunde Zigarettennarben, Handabdrücke oder Abdrücke auf der Haut. In psychischer Hinsicht treten misshandelte Kinder häufig durch Verhaltensauffälligkeiten in Erscheinung, z. B. in Form von Distanzstörung.

> **Definition**
>
> **Sexueller Missbrauch.** Er wird definiert als die Einbeziehung von Kindern und Jugendlichen in Sexualaktivitäten, die diese an Funktion und Tragweite nicht überschauen können. Sexuelle Misshandlung liegt dann vor, wenn es zur Gewaltanwendung kommt und die sexuellen Aktivitäten gegen den Willen des Kindes herbeigeführt werden. Eine häufige Form des Missbrauchs ist der Inzest, wobei es zur Ausübung des Geschlechtsverkehrs zwischen Familienangehörigen kommt.

Täter sind besonders häufig im näheren Bekanntenkreis und Umfeld des betroffenen Kindes zu finden. Aus epidemiologischen Studien aus den USA weiß man, dass 5–10% der erwachsenen Frauen über sexuelle Missbrauchserlebnisse berichten. Aussagen der betroffenen Kinder und/oder plötzlich auftretendes, auffälliges, altersunangemessenes Sexualverhalten der Kinder weisen auf einen sexuellen Missbrauch hin. Dabei ist zu beachten, dass sexueller Missbrauch zu vielerlei psychischen Auffälligkeiten bei Kindern führen kann. Vorsicht gilt bei der Interpretation von Spielverhalten und Kinderzeichnungen.

! Bei Misshandlungen und Missbrauch gilt es, das Kindeswohl in den Vordergrund zu stellen. Dabei ist es sinnvoll, frühzeitig das Jugendamt einzuschalten.

25.9.9 Organische Psychosyndrome

Definition

Organische Psychosyndrome. Hierbei handelt es sich um unterschiedliche psychische Symptome bzw. Symptomkonstellationen, die in engem Zusammenhang mit einer Schädigung des zentralen Nervensystems stehen. Unterschieden werden akute und chronische organische Psychosyndrome.

Klassifikatorisch kann man die leichten **frühkindlich erworbenen Hirnfunktionsstörungen** zu den organischen Psychosyndromen rechnen. Synonym gebrauchte Begriffe sind »leichter frühkindlicher Hirnschaden«, »frühkindliches exogenes Psychosyndrom«, »minimal brain damage« oder »minimal cerebral dysfunction« (MCD). Man geht hierbei davon aus, dass es sich bei den frühkindlich erworbenen Hirnfunktionsstörungen um geringgradige Schädigungen handelt, ohne dass morphologische Korrelate im Hirn gefunden werden können.

Symptomatik. Organische Psychosyndrome führen häufig zu Bewusstseinsstörungen sowie zur Störung der Orientierung und der Intelligenzfunktionen. Darüber hinaus sind gerade bei **akuten Psychosyndromen** Wahrnehmungs- und Gedächtnisstörungen zu verzeichnen. Psychisch sind Störungen im Denken, Antrieb und in der Affektivität charakteristisch, nicht selten verbunden mit neurologischen Auffälligkeiten, wie z. B. zerebrale Anfälle oder Lähmungen. Auch bei den **chronischen organischen Psychosyndromen** sind Störungen der Aufmerksamkeit, Konzentration, Merkfähigkeit, der Intelligenzfunktionen wie auch der Informationsverarbeitung kennzeichnend. Zudem können Störungen des Antriebs und der Affektivität sowie neurologische Auffälligkeiten besonders in Form von »soft signs« auftreten.

25.10 Weitere Informationen

- Berufsverband für Kinder- und Jugendpsychiatrie, Psychosomatik und Psychotherapie in Deutschland e. V. und Bundesarbeitsgemeinschaft der Leitenden Klinikärzte für Kinder- und Jugendpsychiatrie, Psychosomatik und Psychotherapie e. V.: http://www.bkjpp.de
- Deutsche Gesellschaft für Kinder- und Jugendpsychiatrie, Psychosomatik und Psychotherapie e. V.: http://www.dgkjp.de
- Leitlinien der Deutschen Gesellschaft für Kinder- und Jugendpsychiatrie, Psychosomatik und Psychotherapie: http://www.uni-duesseldorf.de/awmf/ll/ll_028.htm

Tests

Bölte S, Rühl D, Schmötzer G, Poustka F (2006) Diagnostisches Interview für Autismus – Revidiert (ADI-R). Hogrefe Testzentrale, Göttingen

Conners CK (1973) Rating scales for use in drug studies with children. Psychopharmacol Bull 9: 24–84

Flehmig I, Schloon M, Uhde J, von Bernuth H (1973) Denver Entwicklungsskalen. Harburger Spastikerverein, Hamburg

Hellbrügge T (1994) Münchner Funktionelle Entwicklungsdiagnostik (MFED). Hogrefe Testzentrale, Göttingen

Kiphard EJ, Schilling F (1974) Körper-Koordinationstest für Kinder (KTK). Beltz, Weinheim

Lockowandt O (2000) Frostigs Entwicklungstest der visuellen Wahrnehmung (FEW). Hogrefe Testzentrale, Göttingen

Rühl D, Bölte S, Feineis-Matthews S, Poustka F (2004) Diagnostische Beobachtungsskala für Autistische Störungen (ADOS). Hogrefe Testzentrale, Göttingen

25.11 Weiterführende Literatur

Baving I, Schmidt MH (2001) Neuropsychologische Interventionsstrategien am Beispiel der umschriebenen Entwicklungsstörung der Sprache und der Motorik. Kindheit & Entwicklung 10: 97–104

Döpfner M, Schürmann S, Fröhlich J (2002) Therapieprogramm für Kinder mit hyperkinetischem und oppositionellem Problemverhalten. Beltz, Weinheim

Gontard A von (2004) Enkopresis: Erscheinungsform – Diagnostik – Therapie. Kohlhammer, Stuttgart

Gontard A von, Lemkuhl G (2004) Ratgeber Einnässen. Hogrefe, Göttingen

Gontard A von, Neveus T (2006) Managment of disorders of bladder and bowel control. Mac Keith Press, London

Grissemann H, Weber A (2000) Grundlagen und Praxis der Dyskalkulietherapie. Huber, Bern

Hill J, Maughan B (2001) Conduct disorders in childhood and adolescence. Cambridge University Press, Cambridge

Petermann F (2006) Störung im Sozialverhalten. In: Mattejat F (Hrsg) Lehrbuch der Psychotherapie: Verhaltentherapie mit Kindern und Jugendlichen. CIP-Medien, München

Petermann F, Döpfner M, Schmidt MH (2001) Aggressive-dissoziale Störungen. Hogrefe, Göttingen

Pouska F, Bölte S, Feineis-Matthews S, Schmötzer G (2004) Autistische Störungen. Hogrefe, Göttingen

Remschmidt H (2003) Mutismus. In: Esser G (Hrsg) Lehrbuch der klinischen Psychologie und Psychotherapie des Kindes und Jugendalters. Thieme, Stuttgart, S 285–292

Remschmidt H (2005) Autismus. Erscheinungsform, Ursachen, Hilfen. Beck, München

Schneider S (2004) Angststörungen bei Kindern und Jugendlichen. Springer, Berlin Heidelberg New York Tokio

Steinhausen HC, von Aster A (1999) Verhaltenstherapie und Verhaltensmedizin bei Kindern und Jugendlichen. Beltz, Weinheim

Suchodoletz von W (2002) Therapie von Sprachentwicklungsstörungen. Kohlhammer, Stuttgart

Warnke A (2005) Psychische Störungen. In: Speer CP, Gahr M (Hrsg) Pädiatrie. Springer, Berlin Heidelberg New York Tokio, S 1159–1206

Warnke A, Hemminger U, Roth E, Schneck S (2002) Legasthenie-Leitfaden für die Praxis. Hogrefe, Göttingen

Zimmermann P (2001) Reaktive Bindungsstörungen im Kindesalter. In: Lauth GW, Brack UB, Linderkamp F (Hrsg) Verhaltenstherapie mit Kinder und Jugendlichen. Beltz, Weinheim, S 113–121

Psychische Erkrankungen bei älteren Patienten

M. Haupt, H.C. Vollmar

Insgesamt finden sich bei den über 70-jährigen Personen in der Bevölkerung in rund 23% aller Fälle psychische Erkrankungen. Etwa 40% dieser Erkrankungen zeigen ein behandlungsbedürftiges Ausmaß. Die häufigsten psychischen Erkrankungen im höheren Lebensalter sind Depression und Demenz. Ältere Menschen klagen häufig über kognitive Einbußen, die zu beiden Störungsbildern gehören. Die Somatisierungsneigung bei Depressionen ist bei älteren Patienten deutlicher ausgeprägt als bei jüngeren Patienten; depressive Kernsymptome werden jedoch von älteren Menschen dem Arzt oft nicht spontan geschildert. Mit zunehmendem Alter steigt zudem die Suizidrate deutlich an. Auf leichte kognitive Symptome und depressive Beschwerden sollte der Hausarzt stets ein besonderes Augenmerk richten.

Schizophrene Störungen im Alter rühren meist von schon länger bestehenden schizophrenen Erkrankungen. Die Symptomatik von früh und spät aufgetretenen Störungen unterscheidet sich nicht wesentlich. Die Behandlung psychischer Erkrankungen im Alter richtet sich im Allgemeinen nach den für jüngere Patienten geltenden Empfehlungen, muss aber im Einzelfall mit der vorliegenden Komorbidität und -medikation abgeglichen werden. Der Behandlungsplan sollte bei älteren Patienten die medikamentöse und psycho- sowie soziotherapeutische Behandlung umfassen, ferner die Implementierung von Versorgungsmaßnahmen durch nichtärztliche Einrichtungen zur weitestgehenden Sicherstellung der Alltagskompetenz.

26.1 Einführung

Auch beim älteren Menschen reicht das Spektrum der ärztlichen Interventionen vom raschen Handeln im Notfall bis zur gründlichen Versorgungsplanung eines chronisch fortschreitenden Krankheitsgeschehens. Im Alter bestehen aber in der Regel besondere, nicht selten erschwerende Umstände.

Erschwerende Umstände in der medizinischen Versorgung älterer Patienten:

- Verminderte Kompensationsreserve
- Chronische somatische Erkrankungen
- Multimorbidität
- Bewegungs- und Kommunikationseinbußen
- Hör- und Sehminderung
- Polymedikation

Daher empfiehlt sich für den Hausarzt ein an die Prinzipien der Geriatrie angelehntes Vorgehen, bei dem die transdisziplinäre Kooperation in der Behandlung und Versorgung unter Einbeziehung ärztlicher und nichtärztlicher Berufsgruppen im Mittelpunkt steht und das realistische Ziel der allgemeine Funktionserhalt ist, weniger die Remission von Symptomen.

Die Zahl medikamentöser Therapiemaßnahmen nimmt nicht nur für die Psychopharmaka mit ansteigendem Alter zu. Gleichwohl ist für die Psychopharmaka davon auszugehen, dass sie meist mit einer Änderung der pharmakodynamischen Wirkung und der Pharmakokinetik einhergehen. Dies leitet sich aus den überaus komplexen **altersspezifischen Veränderungen** ab, die sich im Organismus vollziehen:

- Schrumpfung und Abnahme von Nervenzellen
- Reduktion der Synapsendichte
- Erweiterung der Liquorräume
- Veränderung biochemischer und physiologischer Parameter, z. B. Rezeptordichte
- Transmitterkonzentrationen
- Signalbedingte Transmitterfreisetzung
- Verminderte Albuminbindung im Plasma
- Reduzierter First-Pass-Metabolismus
- Gastrointestinale Achlorhydrie
- Zunehmender Körperfettanteil, sodass lipophile Substanzen wie Barbiturate und Benzodiazepine, hier akkumulieren können
- Verminderte Leber- und Nierenfunktion (reduzierte hepatische und renale Elimination)

Deshalb sollten in der **Pharmakotherapie** des älteren Menschen die aufgeführten Richtlinien beachtet werden:

- Medikation mit Gabe von etwa 50% der Zieldosis beginnen, langsame Anpassung der Dosis (»Start low – go slow«)
- Engmaschige Kontrollen der Serumspiegel (»drug monitoring«)
- Vor jeder Therapie Bestimmung der Nierenfunktion (glomeruläre Filtrationsrate)
- Pharmakogen bedingte Symptombilder beachten, z. B. Verwirrtheitszustand, Synkopen, Stürze, Exsikkose
- Kritische Therapiekontrolle, sofern möglich, Auslass- und Reduktionsversuche

Ein weiteres, in der Praxis sehr bedeutsames Problem ist die aus unterschiedlichen Gründen zustande kommende Fehleinnahme von Medikamenten, also im weitesten Sinne die Complianceproblematik. Hier sind einige Aspekte zu berücksichtigen:

Häufige **Gründe für eine mangelnde Compliance** bei älteren Patienten sind

- Mangelndes Wissen über die genaue Einnahmeverordnung
- Einnahme einer größeren Zahl von Medikamenten (4 und mehr)
- Schlechte Handhabbarkeit der Verpackung und der Tabletten (z. B. beim Zerteilen)
- Höhere Nebenwirkungsrate
- Befürchtungen wegen unerwünschter Wirkungen oder zu hoher Kosten

26.2 Depressive Störungen

26.2.1 Ätiologie

Im Gegensatz zu der verbreiteten Ansicht, Depressionen seien im höheren Lebensalter Folgeerscheinungen oder Reaktionen auf erlebte Verluste, Krankheiten und Behinderungen, steht die Tatsache, dass die meisten älteren Menschen keine krankheitswertigen depressiven Symptome aufweisen.

Prädisponierende Faktoren für das Auftreten von Depressionen im Alter:

- Weibliches Geschlecht
- Frühere depressive Phasen
- Biopsychosoziale Faktoren wie Partnerverlust, Krankheit, Entwurzelung, sozialer Abstieg, Konflikte
- Persönlichkeitsstörungen
- Weitere negative »Life-events«

Für das höhere Lebensalter ist zudem zu beachten, dass Trauerreaktionen nach Verlusten eine längere Dauer als in früheren Lebensabschnitten haben können. Die genetische Belastung ist bei der ersten Manifestation einer Depression nach dem 65. Lebensjahr gering.

Folgende **biologische Faktoren** sind am Zustandekommen einer Depression im höheren Lebensalter beteiligt:

- Hirnmorphologische Veränderungen mit Ventrikelerweiterung und subkortikaler Dichteminderung
- Ischämische Veränderungen im Gehirn und vaskuläre Risikofaktoren
- Störungen des serotonergen und noradrenergen Neurotransmittersystems
- Fehlregulation der neuroendokrinen Stressachse

26.2.2 Symptome, Diagnostik

Ein grundsätzlicher Unterschied zwischen den depressiven Symptomen in früheren und in späteren Lebensabschnitten besteht nicht. Agitiertheit, somatoforme Beschwerden oder Wahnideen sind im Alter nicht häufiger. Unbestritten ist demgegenüber, dass ältere Menschen mit körperlichen Leiden häufiger an Depressionen erkranken und körperliche Symptome häufiger Ausdruck depressiver Störungen sind. Ein besonders enger Zusammenhang besteht zwischen depressiven Symptomen und kardio- und zerebrovaskulären Erkrankungen.

Ältere Patienten sprechen depressive Symptome eher nicht spontan an und neigen dazu, diese zu bagatellisieren. Oft werden körperliche Symptome als Anlass für den Hausarztbesuch vorgebracht. So können ein ungeklärtes Schmerzsyndrom oder Schwindelbeschwerden ohne erkennbares organisches Korrelat einziger Ausdruck einer Depression sein.

! In der Schilderung des älteren Patienten fehlt oft das Leitsymptom der depressiven Verstimmung (Freudlosigkeit, Traurigkeit) und muss erst durch direkte ärztliche Exploration erfragt werden.

Hier erhält der Hausarzt also eine Schlüsselrolle: Er kennt in der Regel sowohl die Lebensgeschichte des Patienten als auch sein soziales Umfeld. Es ist empfehlenswert, beim ärztlichen Gespräch mit älteren Patienten einige Aspekte gezielt einzuflechten:

Schlüsselbereiche zur Aufdeckung einer Depression im Alter:

- Freudlosigkeit
- Rat- und Entschlusslosigkeit
- Interessenverlust
- Verlust sozialer Kontakte
- Antriebsstörungen
- Grübelneigung
- Schlafstörungen
- Gefühl von Sinnentleerung
- Suizidgefahr

Klagen über kognitive Störungen sind bei älteren depressiven Patienten relativ häufig. Sie können u. U. so stark ausgeprägt sein, dass sie dem Syndrombild einer Demenz gleichkommen. Dieses Syndrom zwingt dazu, eine genaue Differenzierung zwischen einer schweren Depression und einer Demenzerkrankung vorzunehmen. Bei dieser Unterscheidung helfen die im Folgenden aufgeführten alltagsnahen Kriterien.

Kriterien, die für eine Depression und gegen eine Demenz sprechen:

- Depression in der Vorgeschichte
- Anhaltende depressive Verstimmung über den Tag
- Ausgeprägtes Morgentief
- Fehlen von Orientierungsstörungen
- Fehlen von Aphasie (Störungen der Sprache), Apraxie (Störung von Bewegungsabläufen), Agnosie (Probleme beim Wiedererkennen von Objekten)
- Hauptlast der Symptome liegt im Alltag im affektiven, nicht im kognitiven Bereich
- Depressive und kognitive Symptome klingen mit erfolgreicher Antidepressivabehandlung ab

Es ist mittlerweile belegt, dass das Vorhandensein kognitiver Störungen im Rahmen einer sich erstmals im Alter manifestierenden Depression als Risikofaktor für eine sich in den Folgejahren entwickelnden Demenz zu werten ist.

Für den Praxisalltag bedeutsam ist ein weiterer Symptombereich der Depression, der im Alter auftreten kann: das sogenannte **Depression-Executive-Dysfunction-(DED-)Syndrom.**

Definition

DED-Syndrom: Das DED-Syndrom setzt sich zusammen aus kognitiven Symptomen mit reduzierter Wortflüssigkeit, eingeschränkter Benennensleistung und deutlichen Einbußen in der kognitiven Flexibilität, ferner Antriebsstörungen mit in der Ausprägung wechselnder psychomotorischer Hemmung und Initiativverlust sowie mit paranoiden Ideen und leichten vegetativen Störungen. Die Symptome können so stark ausgeprägt sein, dass Pflegebedürftigkeit vorliegt.

Von allen depressiven Störungen im Alter hat das DED-Syndrom offenbar die ungünstigste Prognose. Häufig finden sich in der Bildgebung assoziiert zerebrovaskuläre Schädigungen im Marklager, meist frontal betont.

In der klinischen Diagnostik älterer Patienten richtet man sich bei den Kriterien für depressive Erkrankungen nach den allgemeinen Kriterien der ICD-10, wie in ▶ Kap. 6 dargestellt. Eine Krankheitseinheit »Altersdepression« oder »Involutionsdepression« gibt es nicht; daher sollte man sich von solchen Begriffen lösen. Die anamnestische Erhebung nimmt nicht selten beim älteren Patienten mehr Zeit in Anspruch, da längere Zeiträume erfragt und meist mehr Informationen bewertet werden müssen. Neben den in ▶ Kap. 3 bereits erörterten Aspekten in der hausärztlichen Untersuchung sind die sorgfältige Erhebung der Komorbidität und medikamentösen Verordnung sowie das gezielte Ansprechen auf depressive Symptome erforderlich. Das u. U. veränderte Alltagsverhalten zeigt sich beim depressiven älteren Patienten in sozialem Rückzug, ggf. Rückzug ins Bett, verminderten Aktivitäten, motorischer zielloser Unruhe oder auch einer Vernachlässigung von Körperhygiene und lebenserhaltenden Tätigkeiten, wie Essen zubereiten.

Tipps

Die Ergänzung des psychopathologischen Befundes um eine standardisierte Erhebung mit kurzen Einschätzungsskalen ist in jedem Fall empfehlenswert. Die **Geriatrische Depressionsskala** (GDS; Sheik u. Yesavage 1986) hat sich mit ihren 15 Fragen als Screeninginstrument gut bewährt und ist im hausärztlichen Bereich in Einzelfällen durchaus anwendbar. Das Verfahren (▶ Arbeitsmaterial A18) kann bereits im Wartezimmer vom Patienten in wenigen Minuten ausgefüllt und im Anschluss beim Arzt rasch ausgewertet werden.

26.2.3 Differenzialdiagnosen

Einige typische Symptome der Depression, z. B. Abgeschlagenheit, Schlafstörungen, Appetitmangel oder Gewichtsabnahme, können auch bei körperlichen Erkrankungen oder bei chronischer Einnahme von bestimmten Medikamenten vorkommen.

Erkrankungen, die depressive Symptome hervorrufen können:

- Demenzen (z. B. Alzheimer-Demenz, vaskuläre Demenz)
- Parkinson-Krankheit
- Schlaganfall
- Endokrine Störungen (Hypothyreose, Cushing-Syndrom, Addison-Syndrom)
- Virale Erkrankungen (Hepatitis, Influenza)

Medikamente, die depressive Symptome provozieren können:

- Blutdruck senkende Substanzen (z. B. β-Blocker)
- Antipsychotika
- Benzodiazepine
- Antikonvulsiva

- Dopaminergika
- Kortikoide

Die Erfassung körperlicher Erkrankungen wird im Allgemeinen über die körperliche Untersuchung, die Erhebung von Laborparametern und bildgebende Untersuchungen vorgenommen.

! Die TSH-Bestimmung ist bei älteren Patienten sehr wichtig, da eine Hypothyreose oft zu einer depressiven Verstimmung führt und gut behandelt werden kann. Zudem spielen Hypertonus, Diabetes mellitus oder Hyperlipidämie als vaskuläre Risikofaktoren für die Depressionsentstehung eine Rolle.

Im neurologischen Bereich sind als häufigste zu einer Depressionssymptomatik führende Erkrankungen das idiopathische Parkinson-Syndrom und der Schlaganfall zu nennen. In der CCT- oder MRT-Untersuchung findet sich nicht selten eine subkortikale vaskuläre Enzephalopathie, deren diagnostische und therapeutische Relevanz nicht abschließend geklärt ist, die aber eine organische Mitbeteiligung vermuten lässt.

26.2.4 Epidemiologie/Prävalenz

Da Depressionen und Demenzen die häufigsten psychischen Erkrankungen im Alter sind, können sie sowohl nebeneinander, aber auch als Depression im Vorfeld einer Demenz oder als reaktive Störung im Rahmen einer Demenz auftreten. Depressive Störungen sind mit rund 18% im Alter häufiger als in früheren Lebensabschnitten; gleichwohl ist die Prävalenz schwerergradiger Depressionen mit 1–4% zwischen jüngeren und älteren Personen gleich. Leichtere depressive Störungen oder das Vorkommen von einzelnen depressiven Symptomen, die nicht das für die diagnostische Einordnung notwendige Syndrom erfüllen, sind im Alter häufiger (Helmchen et al. 1996). Rund 16% aller älteren Menschen, die den Hausarzt aufsuchen, leiden an depressiven Symptomen. Auch die Suizidrate steigt mit zunehmendem Alter an und erreicht ihren Gipfel bei den über 85-jährigen Männern mit 105/100.000 Einwohner gegenüber rund 85/100.000 Einwohner bei den Frauen; sie beträgt rund 6% bei den älteren depressiv Kranken.

26.2.5 Verlauf und Prognose

Untersuchungen zum Krankheitsverlauf haben gezeigt, dass rund 25% der depressiven älteren Patienten vollständig remittieren und rund 25% ohne Remission chronifizieren. Vereinsamung und Unzufriedenheit mit der Lebenssituation sind Faktoren für eine Chronifizierung. Auch beeinflusst das initiale Bestehen kardiovaskulärer Risikofaktoren den Verlaufsausgang der Depression im Alter ungünstig. Die langfristige kooperative ärztliche und nichtärztliche Versorgung depressiver älterer Patienten führt nachweislich zu einer Verbesserung ihrer Alltagsfertigkeiten und Lebensqualität. Aus diesem Grund sollte spätestens nach 6–12 Monaten ohne Remission ein Facharzt hinzugezogen werden; ggf. früher, wenn Probleme mit der Medikation vorliegen oder ein Patientenwunsch besteht. In vielen Fällen erweist sich die Überweisung zum Facharzt jedoch als problematisch, da sie von den Patienten nicht selten abgelehnt wird. Hier ist im vertrauensvollen Gespräch zu klären, welche Vorbehalte aufseiten des Patienten bestehen und wie diese zu überwinden sind.

26.2.6 Pharmakotherapie

Antidepressiva. Antidepressiva sind auch im höheren Alter die Mittel der Wahl zur Depressionsbehandlung. Niedrigere Dosierungen, längere Aufdosierungszeiten und die Beachtung individueller Nebenwirkungen bei den häufig multimorbiden und polypharmazierten Patienten sind einzuhalten.

Nebenwirkungen von Antidepressiva sind bei über 70-jährigen Personen generell siebenmal häufiger als bei 20- bis 29-jährigen Personen. Die Dauer der Behandlung bei Erstmanifestation sollte bei erfolgreicher Therapie mindestens 6–12 Monate betragen, bei Rezidiven mehrere Jahre.

Nach dem heutigen Kenntnisstand gelten die neueren Antidepressiva gegenüber den herkömmlichen, v. a. trizyklischen Substanzen, als die Mittel der ersten Linie. Die Empfehlungen zur Substanzauswahl bezogen auf die Zielsymptomatik, zur Wirksamkeitskontrolle, Compliancesicherung (Serumspiegel) und zum Substanzwechsel bei mangelnder Therapieresponse bei jüngeren depressiv Kranken sind auch bei älteren Patienten gültig. In manchen Fällen kann sich aber bei kontinuierlicher Therapie auch erst später als in der Regel bei jüngeren Patienten, also nach etwa 6–12 Wochen, ein erkennbarer Nutzen eines Antidepressivums einstellen. Besonders häufig im Alter eingesetzte Antidepressiva sind serotonerge Substanzen wie *Citalopram* (z. B. *Cipramil®*), *Sertralin* (z. B. *Zoloft®*) oder *Venlafaxin* (z. B. *Trevilor®*) gegen antriebsarme, von starker Initiativlosigkeit gekennzeichnete depressive Syndrome. Gegen agitierte, von zielloser Unruhe geprägte depressive Syndrome eignet sich beispielsweise *Mirtazapin* (z. B. *Remergil®*). Die Dosierung ausgewählter Antidepressiva findet sich in ◻ Tab. 26.1.

Beim Vorliegen eines DED-Syndroms ist die Gabe von serotonergen Antidepressiva (z. B. *Citalopram, Sertralin*) zu empfehlen.

Bei der Behandlung mit serotonergen Antidepressiva ist insbesondere im Zusammenhang mit dem Auftreten von gastrointestinalen Nebenwirkungen, wie dünnflüssiger Stuhl oder Brechreiz und Erbrechen, eine Hyponatriämie auszuschließen. Herkömmliche Antidepressiva, wie *Amitriptylin* (z. B. *Saroten®*), *Doxepin* (z. B. *Aponal®*) oder *Trimipramin* (z. B. *Stangyl®*), sollten nicht zum ersten Einsatz gehören. Ihr Nebenwirkungsspektrum kommt im höheren Lebensalter oft zu stark zum Tragen. Die am meisten beeinträchtigenden **unerwünschten Wirkungen der klassischen trizyklischen Antidepressiva** im Alter sind:

- Mundtrockenheit
- Schwitzen
- Schwindel
- Orthostatische Dysregulation
- Atrioventrikuläre Erregungsleitungsstörungen (EKG-Kontrolle!)
- Obstipation
- Akkommodationsstörungen
- Miktionsprobleme
- Gedächtnis- und Konzentrationsstörungen
- Delirogene Wirkung

Zur Wirkung von *Johanniskraut*-Extrakt ist aus klinischen Studien zu wenig für Menschen über 65 Jahre bekannt. Gleichwohl wird es in der Hausarztpraxis nicht selten verordnet oder zumindest empfohlen. Das Extrakt ist trotz möglicher Nebenwirkungen wie allergischen Reaktionen und der Beeinflussung von Wirkspiegeln anderer Medikamente (z. B. Cyclosporin) eine Alternative bei vorwiegend leichtgradigen Depressionen, allerdings nur im Rahmen eines rationalen Therapieplans mit entsprechendem Wechsel auf ein anderes Präparat bei ausbleibender Wirkung.

◻ Tab. 26.2 stellt weitere Therapieoptionen im somatischen Bereich stichwortartig vor. Diese Maßnahmen gehören mit Ausnahme der Lichttherapie in jedem Fall in die Hand des Facharztes.

◻ Tab. 26.1. Mittlere Tagesdosierung ausgewählter Antidepressiva für ältere Patienten

Antidepressivum	Mittlere Tagesdosis [mg]
Citalopram (z. B. *Cipramil®*)	20–40
Sertralin (z. B. *Zoloft®*)	50–100
Venlafaxin (z. B. *Trevilor®*)	75–225
Mirtazapin (z. B. *Remergil®*)	7,5–45
Escitalopram (z. B. *Cipralex®*)	10–20
Nortriptylin (z. B. *Nortrilen®*)	50–100

26.2.7 Psycho- und Soziotherapie

Auch bei diesen Verfahren (▸ Kap. 10, 11) unterscheidet sich das Vorgehen bei älteren Patienten nicht wesentlich von dem in früheren Lebensabschnitten. Im Allgemeinen zeichnet sich bereits das akzeptierende, stützende und die Beschwerden wertschätzende Gespräch mit dem Arzt durch einen Nutzen für den Pa-

◻ Tab. 26.2. Weitere Therapieoptionen in der Depressionsbehandlung des älteren Patienten

Therapie	Beschreibung
Lithium	Zur Erhaltungstherapie geeignet, weniger zur Augmentationstherapie, Spiegeleinstellung mit 0,4–0,7 mmol/l niedriger als bei jüngeren Patienten. **Cave:** neurotoxische Wirkungen, Diuretikagabe mit Risiko der Lithiumintoxikation, in Einzelfällen Parkinson-Syndrom mit grobschlägigem Tremor
Carbamazepin	In der Regel Dosierung von 800 mg/Tag, Spiegelkontrolle, hohe pharmakologische Interaktion durch Enzyminduktion, allergische Reaktionen, Hyponatriämie; Möglichkeit der Augmentationstherapie, was aber in die Hände des psychiatrischen Facharztes gelegt werden sollte
Schlafentzugstherapie (SET)	Rund 50% Responderrate, partielle SET bevorzugen, relativ kurzes Anhalten der Wirkung, in der Regel stationär, in Einzelfällen ambulant unter fachärztlicher Führung
Lichttherapie	Auch im Alter mit 2500 lx (Lux) bei saisonal abhängigen Depressionen, Reduktion depressiver Symptome bei Therapie im Heim, Besserung des Tag-Nacht-Rhythmus bei Demenzkranken
Elektrokrampftherapie (EKT)	Auch im Alter möglich und bei schweren psychotischen oder therapieresistenten Depressionen erfolgreich, genaue Indikation von fachärztlicher Seite erforderlich, stationäre Therapiemethode

tienten aus. Der Blick des älteren Patienten auf seine Depression sollte geschärft, Zusammenhänge zwischen der Verstimmung und den Lebensereignissen sollten aufgedeckt werden. Weitere Aspekte der psychotherapeutischen Behandlung älterer Patienten umfasst die folgende Aufzählung.

Der Therapeut sollte

- mit den Phänomenen und besonderen Entwicklungsbedingungen des Alters vertraut sein,
- realistische und doch positive Erwartungen haben und spiegeln,
- dem Prinzip minimaler Intervention verpflichtet sein, um Abhängigkeiten zu vermeiden,
- andere notwendige Hilfen und Interventionen mit dem Patienten planen,
- sich als Ansprechpartner für den Patienten und seine Angehörigen fühlen,
- bei älteren Patienten stets eine alltagsnahe funktionale Problemanalyse vornehmen,
- einfach strukturiert, konkret an den Problemen und nach den Bedürfnissen des älteren Patienten arbeiten können (Anpassung der Therapie an den Patienten, nicht umgekehrt).

Die **kognitive Verhaltenstherapie** ist bei älteren depressiven Patienten das am besten untersuchte und in der Wirksamkeit belegte psychotherapeutische Verfahren. Bereits nach 6–12 Wochen sind klinisch bedeutsame und subjektiv spürbare Besserungen der psychischen Symptomatik zu erwarten. Auch die **interpersonelle Psychotherapie** zeigt im höheren Lebensalter Erfolge, da sie die wichtigen sozialen und zwischenmenschlichen Beziehungen zu stärken und zu konsolidieren versucht. Tiefenpsychologische und psychoanalytische Verfahren werden bei älteren Patienten gegenwärtig selten eingesetzt, gleichwohl können sie zu einer nachhaltigen Besserung der depressiven Symptomatik und der allgemeinen Lebensbewältigung führen.

Die Verbreitung psychotherapeutischer Behandlung bei älteren psychisch kranken Menschen wird bedauerlicherweise nach wie vor dadurch gehemmt, dass zu wenige kompetente und erfahrene Psychotherapeuten sich aktiv älteren Menschen zuwenden und dass fälschlicherweise die psychotherapeutische Arbeit mit dieser Klientel als wenig erfolgreich und lohnenswert angesehen wird.

Im Einzelfall können übende Verfahren wie autogenes Training und andere Entspannungsverfahren (Progressive Relaxation nach Jacobson) zur Linderung der Symptomatik beitragen; dies trifft auch für die psychoedukative Gruppenarbeit zu. Belastbare Belege aus klinischen Studien stehen hierfür aber aus.

! Auch bei der Depression im Alter ist eine Kombination von Pharmako- und Psychotherapie der alleinigen Pharmako- bzw. Psychotherapie überlegen.

26.3 Manische Störungen

Im höheren Lebensalter sind manische Störungen insgesamt selten. Treten diese auf, so empfiehlt sich eine Überweisung zur fachärztlichen Diagnostik und Behandlung. Deshalb wird hier nur kurz auf das Notwendigste eingegangen.

Erstmanifestationen einer Manie sind im Alter eine Rarität. Im Rahmen von bipolaren Störungen haben sie eine Punktprävalenz von 0,5%. Patienten mit bipolaren Störungen nehmen im Vergleich zu allein depressiven älteren Patienten allerdings viermal häufiger psychiatrische Dienste in Anspruch. Prinzipiell können jede schwere körperliche Erkrankung und eine Vielzahl von Medikamenten eine manische Episode im Sinne einer sekundären Manie anstoßen.

! Von den typischen manischen Symptomen (► Kap. 14) sollten im Alter das verminderte Schlafbedürfnis und die u. U. unzureichende Nahrungs- und Flüssigkeitszufuhr beachtet werden, da hier rascher als bei jüngeren Patienten gravierende körperliche Störungen folgen können.

Tab. 26.3. Empfehlungen (Tagesdosen) für die Pharmakotherapie manischer Syndrome im Alter

Anwendungsempfehlung	Psychopharmaka	Mittlere Tagesdosis [mg]
Unkomplizierte manische Symptome	*Pipamperon* (z. B. *Dipiperon®*) *Haloperidol* (z. B. *Haldol®*) *Olanzapin* (z. B. *Zyprexa®*) *Risperidon* (z. B. *Risperdal®*)	60–200 5–10 5–15 2–4
Bei Kontraindikation gegen Antipsychotika	*Carbamazepin* (z. B. *Tegretal®*) *Valproinsäure* (z B. *Ergenyl®*)	200–800 200–1400

Die Diagnose des manischen Syndroms wird durch die nicht selten zusätzlich vorhandenen kognitiven Einbußen erschwert. Der Zusammenhang der manischen Symptome mit einer somatischen Krankheit kann oft erst nach erfolgreicher Behandlung der körperlichen Krankheit aus den dann zurückgehenden psychischen Symptomen gefolgert werden. In der Therapie haben sich die in ◘ Tab. 26.3 aufgeführten Substanzen bewährt.

26.4 Angststörungen

26.4.1 Ätiologie und Diagnostik

Die wichtigsten für das höhere Lebensalter geltenden **ätiopathogenetischen Faktoren für Angststörungen:**

- Genetische Faktoren:
  - Höhere Häufigkeit unter Verwandten ersten Grades mit 15–18%, Konkordanzrate für monozygote Zwillinge 30–40%
- Psychosoziale Faktoren:
  - Probleme in den zwischenmenschlichen Beziehungen
  - Negative Lebensereignisse (z. B. körperliche Erkrankungen, Verletzungen, finanzielle Probleme)
  - Pathophysiologische Veränderungen im Gebiet des aufsteigenden noradrenergen Systems, der Hippocampusformation, des Amygdalakomplexes

In der Diagnostik sind bei den einzelnen Angst- und Zwangsstörungen bei älteren Patienten in der Exploration v. a. diejenigen **Symptome** zu beachten, die zu einem die Alltagsbewältigung, das soziale Leben und die körperliche Gesundheit beeinträchtigenden Zustand führen können, so z. B.:

- Rückzug aus dem sozialen Leben infolge des Vermeidungsverhaltens bei Phobien
- Gefährdung der kardialen und Kreislauffunktionen bei schwerer vegetativer Übererregbarkeit und tachykarden Herzrhythmusstörungen bei Panikattacken
- Ferner: drohende Verwahrlosung und Immobilität bei ausgeprägten Zwangshandlungen

! Wie bei der Depression gilt auch bei den Angstzuständen älterer Menschen, dass sie im Allgemeinen nicht spontan geschildert oder bagatellisiert werden, daher in jedem Fall eines Verdachts direkt angesprochen werden sollten.

Im Alter bedeutsame somatische **Ursachen für Angstzustände:**

- Kardiovaskulär: Myokardinfarkt, Arrhythmien, Mitralklappenprolaps, Hypertonie
- Respiratorisch: Emphysem, COPD, pulmonale Embolie, Hypoxie
- Neurologisch: Epilepsie, demyelinisierende Prozesse, zerebrale Tumore, Störungen des Gleichgewichtsorgans
- Pharmakogen: Koffein, Sympathomimetika, Benzodiazepinentzug, Antipsychotika, antriebsanregende Antidepressiva

Darüber hinaus ist es in der Diagnostik wichtig, die bei Angstzuständen bestehende psychische Komorbidität, insbesondere Demenzerkrankungen, zu berücksichtigen.

Phobien können im Alter erstmals nach traumatisierenden Ereignissen wie etwa einer unerwarteten Krankheit auftreten.

26.4.2 Epidemiologie/Prävalenz

In der Bevölkerung über 65 Jahre beträgt die Häufigkeit von Phobien 7%, wobei Frauen gegenüber Männern doppelt so häufig betroffen sind. Panikstörungen sind deutlich seltener als bei Jüngeren und im Wesentlichen auf das weibliche Geschlecht beschränkt. Zwangserkrankungen weisen eine Prävalenz von 1% im Rahmen einer sechsmonatigen Erhebung auf. Da Sorgen und Befürchtungen älterer Menschen nicht als krankheitswertig, sondern in der Regel als »normal« angesehen werden, ist davon auszugehen, dass viele Störungen nicht erkannt werden und durch das Netz des Versorgungssystems fallen.

26.4.3 Verlauf und Prognose

Für die phobischen Störungen im Alter ist der Verlaufsausgang eher günstig. In bis zu 5 Jahre dauernden Katamnesestudien bei verhaltenstherapeutischen Interventionen werden Erfolgsquoten von 60–80% beschrieben. Bei der generalisierten Angststörung scheint die Symptomatik zu Schwankungen und zu Chronifizierungen zu neigen. Bei Panikattacken gelingt eine vollständige Remission nur bei einem Teil der älteren Patienten.

! Bei vermuteten phobischen Störungen ist – im Rahmen einer partizipativen Entscheidungsfindung – eine frühzeitige Kooperation mit einem spezialisierten Facharzt anzustreben.

26.4.4 Pharmakotherapie

Die pharmakologische Behandlung hat die Kernaufgabe, zunächst schwerwiegende Angst- und Zwangssymptome so weit zu mindern, dass die Patienten in der Lage sind, eine psychotherapeutische Behandlung zu beginnen und deren Anforderungen und Aufgaben zu bewältigen.

Unter Berücksichtigung der besonderen Bedingungen von Dosierung und Dauer der medikamentösen Behandlung im Alter stellt ◘ Tab. 26.4 die möglichen Substanzen für den akuten Einsatz bei Panik und schwerer Symptomausprägung sowie die weitere Verordnung dar.

! Ältere Patienten sind sensibler gegenüber anticholinergen Nebenwirkungen als jüngere; zudem können Nebenwirkungen bei älteren Angstpatienten die Angstsymptomatik deutlicher verstärken als in früheren Lebensabschnitten.

26.4.5 Psychotherapie

! Psychotherapie ist auch im höheren Lebensalter das zentrale therapeutische Element bei Angststörungen.

Verhaltenstherapeutische und kognitive Verfahren sind bei älteren Patienten sehr gut wirksam. Kurzfristige Erfolge mit verhaltenstherapeutischen Strategien sind nach vorliegenden Daten bei bis zu 90% der Patienten mit phobischen Störungen möglich. Psychoanalytische Verfahren sind in der Wirksamkeit weniger gut belegt.

26.5 Schlafstörungen

Es ist ein weit verbreitetes, aber unzutreffendes Vorurteil, dass im höheren Lebensalter Schlafzeit und Schlaffähigkeit gegenüber früheren Lebensabschnitten verringert seien. Subjektive Klagen über Schlafstörungen nehmen gleichwohl im Alter deutlich zu; dies rührt v. a. daher, dass der Nachtschlaf im Alter flacher wird und kurze Wachperioden häufiger werden.

26.5.1 Symptome und Diagnostik

Die am häufigsten von älteren Patienten geschilderten Symptome unterscheiden sich von den Beschwerden jüngerer Patienten nicht wesentlich. Die subjektive Toleranzschwelle gegenüber Veränderungen des Schlafs ist individuell sehr unterschiedlich.

Die wichtigsten **Untersuchungsfragen und -methoden bei älteren Patienten mit Schlafstörungen:**

- **Anamnese/Schlaftagebuch**
  - Erwartungen an den Schlaf erfragen
  - Genaue Schlaf- und Wachzeiten über 24 h erheben, über 7–14 Tage
  - Schlaftagebuch führen mit Tagesbefindlichkeit, Bettzeiten, geschätzte Wachzeiten, Schlaflänge und Einschlafzeiten
- **Schlafapnoesyndrom (SAS):** im Alter rund 40%, Schnarchen, apnoeische Pausen, abruptes Wiedereinsetzen des Schnarchens, morgendliche Abgespanntheit, kognitive Störungen am Tage, **Cave:** Herzrhythmusstörungen, fachärztliche Diagnostik (Polysomnographie)
- **Periodische Beinbewegungen im Schlaf (PLMD):** rund 30% im Alter, Extensionsbewegungen der Großzehen, teilweise auch Extensionsbewegungen in den Gelenken und Extremitäten in Abständen von 30 s, selten ohne Extremitäten, fachärztliche Diagnostik (Polysomnographie)
- **Restless-legs-Syndrom (RLS):** rund 10% im Alter, unangenehme Empfindungen in den Beinen, auch ohne Extremitäten nur in Ruhe, Sensibilitätsstörungen, Bewegung mildert Symptome, fachärztliche Diagnostik (Polysomnographie), **Cave:** sekundäre Formen: Niereninsuffizienz, Schilddrüsenfunktionsstörungen, Eisenmangel

◘ **Tab. 26.4.** Pharmakotherapie von Angststörungen im Alter

Anwendungsfall	Psychopharmaka	Mittlere Tagesdosis [mg]
Akute Intervention (maximal 3–4 Wochen)	*Oxazepam* (z. B. *Adumbran®*) *Lorazepam* (z. B. *Tavor®*)	5–20 1–3
Mittelfristige Therapie	*Buspiron* (z. B. *Bespar®*) *Citalopram* (z. B. *Cipramil®*) *Paroxetin* (z. B. *Tagonis®*) *Doxepin* (z. B. *Aponal®*)	5–10 (3-mal/Tag) (verzögerter Wirkungseintritt, 10–14 Tage) 10–20 10–20 50–100 (**Cave:** anticholinerge und sedierende Wirkungen)

26.5.2 Differenzialdiagnosen

Differenzialdiagnostisch kommen Schlafstörungen bei älteren Patienten häufig auch im Rahmen von Demenzerkrankungen, deliranten Syndromen, depressiven Störungen, aber auch bei Herz- und Lungenerkrankungen vor.

26.5.3 Epidemiologie/Prävalenz

Rund 25–35% der älteren Patienten klagen über Schlafstörungen. Jeder Dritte von ihnen nimmt ein verschreibungspflichtiges Hypnotikum, bei den 20- bis 30-Jährigen ist es nur jeder Zehnte. 20% der älteren Patienten mit Schlafstörungen leiden an einer primären Insomnie, bei 80% sind psychische oder organische Faktoren verantwortlich.

26.5.4 Pharmakotherapie

Bei älteren Patienten mit Benzodiazepineinnahme wegen Schlafstörungen fanden sich im Vergleich zu Plazebo 5-mal so häufig kognitive Störungen und 4-mal so häufig Tagesmüdigkeit (Glass et al. 2005). Daher sollten Benzodiazepine nicht in der ersten Linie der Therapie stehen. ◘ Tab. 26.5 führt eine Auswahl an Präparaten mit Tagesdosierung auf.

Bei erfolgloser Therapie nach 2 Wochen mit einer Substanz sollte zur weiteren Behandlung eine fachärztliche Stellungnahme eingeholt werden.

In der medikamentösen Therapie älterer Patienten ist grundsätzlich zu bedenken, dass eine Effektivität der verfügbaren Substanzen bislang nur für einen Zeitraum von bis zu 4 Wochen nachgewiesen ist, während sich die medikamentöse Verordnung in der Praxis gerade beim älteren Klientel oft über mehrere Monate bis Jahre erstreckt.

◘ **Tab. 26.5.** Bei Insomnie im Alter eingesetzte Medikamente zur Nacht

Psychopharmaka	Dosierung [mg]
Zopiclon (z. B *Ximovan®*)	0,5–1 Tbl.
Zolpidem (z. B *Stilnox®*)	0,5–1 Tbl.
Melperon (z. B. *Eunerpan®*)	25–50
Pipamperon (z. B. *Dipiperon®*)	40–80
Trimipramin (z. B *Stangyl®*)	25–50
Chloraldurat blau®	0,5–1 Tbl.
Ggf. Baldrian, Melisse, Hopfen	

26.5.5 Psychotherapie

Neben speziellen verhaltenstherapeutischen Techniken und Entspannungsverfahren, wie das autogene Training und die Progressive Muskelrelaxation, stehen im hausärztlichen Bereich zunächst Aspekte der schlafhygienischen Beratung im Vordergrund.

Schlafhygienische Regeln für ältere Patienten:
- Keine schweren Mahlzeiten am Abend
- Regelmäßige körperliche Aktivität
- Verringerung geistiger und körperlicher Aktivität vor dem Zubettgehen
- Angenehme Atmosphäre im gut gelüfteten Schlafzimmer
- In der Nacht nicht auf Wecker oder Uhr schauen
- Alkohol weitgehend meiden, nur im schweren Fall Schlafmittel einsetzen
- Ab dem Nachmittag koffeinhaltige Getränke meiden
- Reduktion des Mittagsschlafs

Allein die Beherzigung dieser einfach umzusetzenden Empfehlungen kann Schlafprobleme wirksam reduzieren. Nicht selten erübrigt sich dann eine Verordnung pharmakologischer Substanzen.

26.6 Schizophrene und wahnhafte Störungen

Diese Störungsbilder sind im Alter in der Regel heterogen. Sie treten auch bei organisch bedingten psychischen Erkrankungen wie Demenzen oder deliranten Syndromen auf.

26.6.1 Symptome und Diagnostik

Das klinische Bild ist dem in jüngeren Lebensabschnitten sehr ähnlich. Spezifische Symptome im Alter finden sich nicht. Wahninhalte sind häufig Verfolgung, Hypochondrie oder querulatorische Tendenzen. Ich-Störungen sind seltener als bei Jüngeren, ebenso die Zerfahrenheit des Denkens.

Bei der Ursachenklärung kommt den sekundären Wahnsyndromen bei älteren Patienten gegenüber jüngeren besondere Bedeutung zu. Relevante Erkrankungen und pharmakologische Substanzen als **Auslöser für eine wahnhafte Symptomatik sind:**

26

- **Neuropsychiatrische Erkrankungen:**
  - Demenzen
  - Schlaganfälle
  - Epilepsie
  - Schädel-Hirn-Trauma
  - Hirntumoren
  - Parkinson-Krankheit
  - Infektiöse ZNS-Erkrankungen
- **Internistische Erkrankungen:**
  - Myokardinfarkt
  - Anämien
  - Toxisch-metabolische Störungen
  - Schilddrüsenfunktionsstörungen
  - Hepatische Enzephalopathie
  - Morbus Wilson
- **Medikamente:**
  - Antiparkinsonmittel
  - Antikonvulsiva
  - Antihypertensiva
  - Antidepressiva

26.6.2 Epidemiologie/Prävalenz

In Ausnahmefällen können schizophrene Erkrankungen erstmals nach dem 60. Lebensjahr beginnen. Späterkrankungen sind bei Frauen häufiger als bei Männern.

26.6.3 Pharmakotherapie

Auch im höheren Lebensalter sind bei schizophrenen und wahnhaften Störungen Antipsychotika die Medikamente der ersten Wahl. Dosierungen ausgewählter herkömmlicher und neuerer Antipsychotika sind in Tab. 26.6 angegeben.

Risikofaktoren für zerebrovaskuläre Ereignisse wie TIA oder Schlaganfall sollten vor Verordnung mit Antipsychotika geprüft werden, da die Substanzen, herkömmliche wie neuere Antipsychotika, dieses Risiko erhöhen können.

Die medikamentöse Behandlung dieser Störungen sollte in Kooperation des Hausarztes mit dem Facharzt sowie einer eingehenden Nutzen-Risiko-Abwägung erfolgen, da es im Verlauf der Therapie wiederkehrend zu speziellen Problemen mit Dosierung und Nebenwirkungen sowie Interaktionen der Psychopharmaka kommen kann.

Tab. 26.6. Pharmakotherapie von Wahnstörungen im Alter

Anwendungsempfehlung	Psychopharmaka	Mittlere Tagesdosis [mg]
Erste Wahl	*Risperidon* (z. B. *Risperdal®*)	1–3
Zweite Wahl	*Quetiapin* (z. B. *Seroquel®*)	75–200
	Olanzapin (z. B. *Zyprexa®*)	5–15
	Aripiprazol (z. B. *Abilify®*)	15–25
Ferner	*Pipamperon* (z. B. *Dipiperon®*)	40–160
	Melperon (z. B. *Eunerpan®*)	25–100
	Haloperidol (z. B. *Haldol®*)	1–5

26.6.4 Psycho- und Soziotherapie

Nach Abklingen der akuten, produktiv psychotischen Symptome treten bei der Fortführung der Antipsychotikagabe immer mehr die psycho- und soziotherapeutischen Maßnahmen in den Mittelpunkt. Seelische Unterstützung durch begleitende Gespräche und persönliche Begleitung in der Auseinandersetzung mit der Krankheit sollten von hausärztlicher Seite erfolgen. Eine vertrauensvolle Beziehung zum Patienten hilft, die Behandlungsmotivation zu stärken, und fördert damit die bei diesen Kranken oft mangelnde Compliance. Eine an die Bedürfnisse des Kranken und seines Alltags angepasste Aktivitätsstruktur lässt sich am ehesten über bestimmte soziotherapeutische und verhaltenstherapeutische Maßnahmen erreichen.

Nichtmedikamentöse Maßnahmen bei wahnhaften Störungen im Alter:
- Stützende psychotherapeutische Grundhaltung
- Angebot begleitender Gespräche und persönlichen Beistands bei der Auseinandersetzung
- Systematisches Training sozialer Fertigkeiten
- Alltagsstrukturierung: klare Tagesstruktur, eindeutige, Orientierung gebende Aufgaben, eher beschützte Wohnverhältnisse, Herstellung von Kontakten zu ambulanten Diensten
- Einbeziehung der Angehörigen: psychoedukative Arbeit

26.7 Missbrauch von Psychopharmaka und Alkohol

26.7.1 Symptome und Diagnostik

Nach einem Zeitraum von in der Regel 3–4 Wochen muss mit einem Beginn der Abhängigkeitsentwicklung von Benzodiazepinen gerechnet werden, insbesondere wenn höhere Dosierungen benötigt werden (▶ Kap. 17.4). Bei den meisten älteren Patienten besteht jedoch eine »**Low-dose**«**-Abhängigkeit**, nachdem oft über den Zeitraum eines halben Jahres geringe Benzodiazepindosen kontinuierlich eingenommen wurden.

Wichtige unerwünschte Wirkungen dieser Abhängigkeitsform im Alter:
- Sedierung am Tage
- Schwindel und Gangunsicherheit
- Psychomotorische Verlangsamung
- Einbußen in der Gedächtnis- und Konzentrationsleistung
- Erhöhtes Sturzrisiko infolge muskelrelaxierender Wirkungen

Eigenmächtige Absetzversuche werden relativ rasch mit u. U. schweren Entzugssymptomen beantwortet. Im Alter sind neben den typischen Symptomen Schlafstörungen, Muskelkrämpfe und Halluzinationen häufig.

Das **Symptombild des Alkoholmissbrauchs** (vgl. ▶ Kap. 17.2) im Alter besteht überwiegend aus »geriatrischen« Symptomen.

Häufige »geriatrische« Symptome bei älteren Patienten mit Alkoholmissbrauch:
- Neigung zu Stürzen mit Prellungen oder Frakturen
- Diarrhöen
- Blaseninkontinenz
- Fehlernährung

Eine Reihe von Verhaltensänderungen kann bei älteren Patienten auf deren Alkoholmissbrauch hinweisen:
- Einbußen kognitiver Leistungen
- Wiederkehrende Verwirrtheitszustände
- Fortschreitende Motivations- und Interesselosigkeit
- Von früher her nicht erklärbare Verhaltensweisen, z. B. Regelverstöße, Taktlosigkeit, Reizbarkeit
- Schlafstörungen mit vermehrter Tagesmüdigkeit
- Ängstliche Befürchtungen bis zu Panikattacken

Die Labor- und weitere technische Diagnostik orientiert sich an den Empfehlungen für jüngere Patienten (▶ Kap. 17).

! Auf eine Hypovitaminose von Vitamin B_{12} und Folsäure sollte stets genau geachtet werden.

Wichtigste **Alkoholfolgeerkrankungen** bei älteren Patienten:
- Wernicke-Korsakow-Syndrom
- Entzugssyndrome mit deliranten Zuständen
- Psychotische Störungen, z. B. Eifersuchtswahn, Halluzinose
- Persönlichkeitsstörungen
- Demenzielle Symptomentwicklung

26.7.2 Epidemiologie/Prävalenz

Psychopharmaka stellen im Alter nach den Herz-Kreislauf-Medikamenten die am häufigsten verordnete Substanzgruppe dar. Die Verordnungs- und Einnahmerate von Psychopharmaka steigt mit zunehmendem Alter deutlich an. Bei älteren Frauen liegt sie überdurchschnittlich hoch. Offenbar werden im Alter Psychopharmaka v. a. zur Minderung von psychischen Begleitsymptomen bei körperlichen Krankheiten verordnet. Von allen Psychopharmaka gehören die Benzodiazepine mit 80% mit Abstand zur am häufigsten verordneten Medikamentengruppe.

Schätzungen gehen davon aus, dass 6% der über 60-Jährigen an einem therapiebedürftigen Alkoholproblem leiden.

26.7.3 Therapie

Die Entzugs- und Entwöhnungstherapie sollte in jedem Fall unter fachärztlicher Kontrolle durchgeführt werden, in den meisten Fällen ist auch eine stationäre Behandlung erforderlich. Das therapeutische Vorgehen folgt im Wesentlichen den Leitlinien bei jüngeren Patienten, sollte insgesamt aber behutsamer erfolgen und längere Zeiträume für den Behandlungserfolg einberechnen. Bei vertrauensvoller Arzt-Patienten-Beziehung ist die Behandlung durchaus ambulant möglich und erfolgreich.

26.8 Versorgungsstrukturen

Die Sicherstellung der medizinischen Behandlung in häuslicher oder auch institutioneller Umgebung ist eine verantwortungsvolle Aufgabe des Hausarztes, bei dem ihm ein vielgestaltiges Netz von Kooperationspartnern zur Seite steht. Die in dieser gerontopsychiatrischen Versorgung angesprochenen Einrichtungen und Leistungsträger haben die Aufgabe, das Wohlbefinden und die Alltagskompetenz des älteren Patienten aufrechtzuerhalten und zu fördern. Die dabei verfolgten Ziele sind:

- Fachgerechte medizinische Behandlung umsetzen
- Angemessenen Wohnraum sichern
- Ausreichende Körperpflege erhalten
- Grundlegende Lebensäußerungen fördern, so z. B.:
  - Möglichst uneingeschränkte Bewegung
  - Aufrecherhaltung lebenslanger Gewohnheiten
  - Freiraum der Gestaltung erhalten
  - Soziale Kommunikation ermöglichen

26.8.1 Ambulante Einrichtungen

Von allen pflegebedürftigen älteren Menschen leben 80% zu Hause, sodass ambulante Einrichtungen im Alter eine herausragende Stellung haben. Die wichtigsten Tätigkeitsschwerpunkte der ambulanten Beratung für gerontopsychiatrische Patienten bestehen in der Information und Beratung von sozialen, rechtlichen und finanziellen Fragen und in der Vermittlung konkreter kommunaler Hilfen zur Verwirklichung von gesetzlichen Ansprüchen. Über die Pflegebüros oder Altenberatungsstellen der Städte und Kreise sind hierbei die meisten Informationen für Patienten und ihre Angehörigen zu beziehen.

Tipps

Der Hausarzt sollte die Patienten und ihre Familien in jedem Fall über diese Beratungsangebote aufklären und sie ermuntern, die Angebote auch wahrzunehmen. Dies gilt in besonderem Maße für die (pflegenden) Angehörigen von Demenzpatienten. Darüber hinaus sollte vom Hausarzt auch stets der Abruf von Leistungen ambulanter, überwiegend pflegeorientierter Einrichtungen erfolgen.

Ambulante Einrichtungen und (beispielhaft) ihr Leistungsspektrum

Ambulante Pflegedienste:
- Grundkrankenpflege, Behandlungspflege, hauswirtschaftliche Versorgung

Gerontopsychiatrische Dienste:
- Koordinierung zwischen Ärzten, Beratungsstellen, Sozialämtern, Tageskliniken, Krankenhäusern und Pflegeheimen
- Einbeziehung von Bezugspersonen
- Betreuung, z. B. Hausbesuche
- Langfristige Kontaktsicherung
- Aktivierende Pflege
- Tagesstrukturierung

Tagesstätten, Alten- und Servicezentren:
- Förderung sozialer Kontakte
- Regelung der Mahlzeiten
- Umsetzung sozialer Aktivitäten
- Möglichkeiten der Anregung und Beschäftigung (Ergotherapie, Gedächtnistraining)
- Körperliche Bewegung, Gymnastik

Betreuungsgruppen für Demenzkranke:
- Tagesstrukturierung
- Erhalt von Alltagsfunktionen
- Geistige Anregung und Beschäftigung
- Kognitive Förderung
- Gemeinsame körperliche Bewegung

Selbsthilfegruppen (Patienten, Angehörige):
- Erfahrungsaustausch
- Emotionale Ermutigung
- Vermittlung von krankheitsbezogenen Informationen
- Besprechung individueller Problemsituationen
- Entwicklung von Problemlösestrategien

Alzheimer Gesellschaften:
- Beratung von Angehörigen
- Bereitstellung von Informationsmaterial
- Öffentlichkeitsarbeit
- Teilweise Organisation von Betreuungsgruppen, Helferkreisen, Gruppenarbeit mit Angehörigen

26.8.2 (Teil-)Stationäre Einrichtungen

In Ergänzung zu diesen ambulanten Hilfsangeboten steht ein breites Spektrum teilstationärer und stationärer Behandlungs- und Versorgungseinrichtungen zur Verfügung. Im höheren Lebensalter kommt den teilstationären Einrichtungen neben der Behandlung und Pflege leichter bis mittelgradiger Krankheitsausprägungen die besondere Aufgabe zu, die Kontinuität des häuslichen Lebens für den älteren Patienten zu sichern. Bei den Einrichtungen der stationären Altenpflege spielt das Leistungsangebot insbesondere im Rahmen von Demenzerkrankungen eine wichtige Rolle, sodass die pflegenden Familien für den nicht selten erst nach eingehenden und kontroversen Überlegungen entschiedenen Fall einer Heimeinweisung des kranken Familienmitglieds eine konkrete Handlungshilfe bei der Auswahl der Einrichtung benötigen.

Kriterien für eine Auswahl des individuell geeigneten Alten- und Pflegeheims

- **Ausgewählte bauliche Merkmale:**
  - Begrenzte Größe (nicht mehr als 125–150 Plätze)
  - Vorhandensein von Tagespflege
  - Möglichkeit des Probewohnens
  - Verfügbarkeit von Gästezimmern
  - Breite Verteilung der Pflegestufen
  - Sonderbereich für schwer verhaltensgestörte Bewohner
  - Weg- bzw. Parkflächen zur Ermöglichung von motorischer Aktivität
  - Vorhandensein von Gemeinschaftsräumen
- **Ausgewählte organisatorische Merkmale:**
  - Ausreichende Mitarbeiter pro Schicht
  - Wertschätzende und aktivierende Grundhaltung
  - Gepflegtheit von Bewohnern und Mitarbeitern
  - Geregelte, aber flexible Tageszeiten
  - Vielgestaltige Beschäftigungsmöglichkeiten
  - Einbeziehung von Angehörigen
  - Vorhandensein eines Bewohner- bzw. Angehörigenbeirats

26.8.3 Pflegebedürftigkeit

Definition

Pflegebedürftigkeit: Pflegebedürftig sind Personen, die aufgrund einer körperlichen, geistigen oder seelischen Krankheit oder Behinderung für die gewöhnlichen und regelmäßig wiederkehrenden Verrichtungen im Ablauf des täglichen Lebens auf Dauer in erheblicherem Maße der Hilfe bedürfen.

Mit den Begriffen »**Krankheit**« und »**Behinderung**« sind folgende Zustände gemeint:

- Verluste, Lähmungen oder Funktionsstörungen am Stütz- und Bewegungsapparat
- Funktionsstörungen der inneren Organe oder der Sinnesorgane
- Störungen des Zentralnervensystems (ZNS), wie Antriebs-, Gedächtnis- oder Orientierungsstörungen, sowie endogene Psychosen, Neurosen oder geistige Behinderungen

Hilfe bei der Pflege wird gewährt bei den gewöhnlichen und regelmäßig wiederkehrenden Verrichtungen. Diese gehören zu folgenden Alltagsbereichen:

- Körperpflege, z. B. Ganz- oder Teilkörperwäsche, Blasen- und Darmentleerung
- Ernährung, z. B. Zubereitung oder Aufnahme der Nahrung
- Mobilität, z. B. Aufstehen und Zubettgehen, An- und Auskleiden, Treppensteigen
- Hauswirtschaftliche Versorgung, z. B. Einkaufen, Kochen, Reinigen der Wohnung

Im Verfahren zur Gewährung von Pflegeleistungen durch die Pflegekasse wird zunächst vom Patienten bzw. seiner Bezugsperson nach Zusendung der Formulare der Pflegekasse der Antrag ausgefüllt. Der behandelnde Hausarzt sollte eine befürwortende Bescheinigung erstellen, die die pflegebestimmende Krankheit und ihre Alltagsfolgen erläutert und sich auf die genannten 4 Alltagsverrichtungen bezieht. Nach Eingang dieser Informationen besucht der Medizinische Dienst der Krankenkassen (MDK) den Patienten in dessen Lebensumgebung und erstellt ein Pflegegutachten.

Danach erfolgt die Ablehnung oder Gewährung einer Pflegestufe durch die Pflegekasse. Die monatlichen Sach- und Geldleistungen sind in Tab. 26.7 nach den verschiedenen Pflegestufen aufgeführt.

Tab. 26.7. Monatliche Leistungen der Pflegekasse für die verschiedenen Pflegestufen (Stand: September 2007)

Pflegestufen	Geldleistung [€]	Sachleistung zur Tagespflege [€]	Pflegeheimaufenthalt [€]
1	205	384	1023
2	410	921	1279
3	665	1432	1432–1688

26

26.8.4 Pflegeleistungs-Ergänzungsgesetz (PfLEG)

Darüber hinaus stehen jedem älteren Patienten, dem Leistungen einer Pflegestufe gewährt wurden, auch Leistungen nach dem PfLEG zu. Sofern die Pflegeversicherung beispielsweise Betreuungsgruppen für Demenzkranke zur Entlastung der Angehörigen als sogenannte niedrigschwellige Angebote anerkannt hat, können hierfür die Kosten bis zu einem Betrag von 460 €/Jahr erstattet werden. Informationen über niedrigschwellige Angebote erhalten Familien in der Regel über die Beratungsstelle der Stadt oder des Kreises oder bei der Deutschen Alzheimer Gesellschaft (Tel.: 01803 171017, 9 Cent/min, oder über die homepage http://www.deutsche-alzheimer.de). Auch »qualitätsgesicherte Betreuungsleistungen« durch professionelle Pflegedienste, Tages- oder Kurzzeitpflegestätten können über das PfLEG in Anspruch genommen werden.

26.9 Weitere Informationen

- Deutsche Gesellschaft für Gerontopsychiatrie und -psychotherapie e. V.: http://www.dggpp.de
- Neurologen und Psychiater im Netz, hrsg. von den Berufsverbänden und Fachgesellschaften für Neurologie, Psychiatrie und Psychotherapie: http://www.neurologen-und-psychiater-im-netz.de

Tests

Sheik J, Yesavage J (1986) Geriatric Depression Scale (GDS): recent evidence and development of a shorter version. Clin Gerontol 6: 165–173

26.10 Weiterführende Literatur

Deutsche Alzheimer Gesellschaft (DALZ) (2006) Ratgeber Häusliche Versorgung Demenzkranker. Schriftenreihe der DALZ, Berlin

Deutsche Gesellschaft für Allgemeinmedizin und Familienmedizin (DEGAM) (2004) Leitlinie Nr. 4: Ältere Sturzpatienten. Omikron, Düsseldorf

Glass J, Lanctot KL, Herrmann L, Sproule BA, Busto UE (2005) Sedative hypnotivs in older people with insomnia: meta-analysis of risks and benefits. BMJ 331: 1169–1176

Haupt M, Gutzmann H (2007) Psychische Erkrankungen im höheren Lebensalter. In: Möller HJ, Laux G, Kapfhammer HP (Hrsg) Psychiatrie und Psychotherapie. Springer, Berlin Heidelberg New York Tokio (im Druck)

Helmchen H, Baltes MM, Geiselmann B et al. (1996) Psychische Erkrankungen im Alter. In: Mayer KU, Baltes PB (Hrsg) Psychiatrie der Gegenwart. Springer, Berlin Heidelberg New York Tokio, S 520–577

Wächtler C (2001) Demenzen. Frühzeitig erkennen, aktiv behandeln, Betroffene und Angehörige effektiv unterstützen. Thieme, Stuttgart

Psychische Erkrankungen bei schweren körperlichen Krankheiten

P. Schlotterbeck, F. Schneider, W. Niebling

Unterschiedliche körperliche Krankheiten können zu den gleichen psychopathologischen Symptomen führen, gleiche somatische Grunderkrankungen aber auch zu unterschiedlichen psychischen Erkrankungen. Es hat sich allerdings gezeigt, dass es bei bestimmten Krankheiten zu spezifischen Häufungen bestimmter psychopathologischer Symptome kommt. Erste therapeutische Option ist grundsätzlich die Behandlung der somatischen Grunderkrankung und die parallele symptomatische Therapie der sich daraus entwickelten psychischen Erkrankung.

27

27.1 Einführung

Klassifikation

Damit man von einer organischen psychischen Erkrankung reden kann, sollten die folgenden ICD-10-Kriterien erfüllt sein:

1. Es muss eine ursächliche zerebrale oder systemische Erkrankung nachgewiesen sein.
2. Zwischen dem Beginn der Grunderkrankung und dem Ausbruch der psychischen Erkrankung muss ein zeitlicher Zusammenhang bestehen.
3. Nach der Rückbildung der körperlichen Erkrankung sollte sich auch die psychische Erkrankung geben.
4. Es gibt keinen Hinweis auf eine mögliche andere Ursache der psychischen Erkrankung.

Neben den sogenannten **hirnorganischen Syndromen ersten Ranges** (▶ Kap. 19), wie z. B. demenziellen Syndromen, Deliren und amnestischen Syndromen, die eine unmittelbare, primär das Gehirn betreffende Erkrankung darstellen, sind andere körperliche Erkrankungen, die keine primären Hirnerkrankungen sind, für **hirnorganische Syndrome zweiten Ranges** verantwortlich. Diese entsprechen in ihrem klinischen Bild den nichtorganischen psychischen Krankheiten und sind Thema dieses Kapitels.

Wechselwirkung psychischer und körperlicher Erkrankungen

Innere Erkrankungen lösen psychische Symptome aus oder begünstigen diese direkt:

- **Endokrinopathien:** Hypo-/Hyperthyreose, Diabetes mellitus, Nebennierenerkrankungen, Phäochromozytom
- **Herzerkrankungen:** Herzrhythmusstörungen, Herzinsuffizienz
- **Lungenerkrankungen:** Chronisch obstruktive Lungenerkrankung, Lungenembolie, Asthma bronchiale
- **Mangelsyndrome:** Mangelernährung, Vitamin-B_{12}-Mangel
- **Lebererkrankungen:** Hepatitis, Leberzirrhose
- **Nierenerkrankungen:** schwere Niereninsuffizienz
- **Infektionen:** Lues, HIV-Infektion, Borreliose
- **Krebserkrankungen**
- **Autoimmunerkrankungen:** systemischer Lupus erythematodes
- **Unerwünschte Wirkung internistischer Medikamente:** Kortikosteroide, Antiarrhythmika, Antibiotika, Zytostika

Psychische Erkrankungen lösen innere Erkrankungen aus oder begünstigen diese direkt:

- **Alkoholabhängigkeit** erzeugt Folgeerkrankungen für die Leber und das Gehirn
- **Depression** hat ein erhöhtes Risiko für koronare Herzkrankheit (50% erhöhtes Risiko)
- **Demenz** geht oft einher mit bronchopulmonalen Infektionen und Störungen des Elektrolythaushalts
- **Schizophrenie** führt zu veränderter Schmerzwahrnehmung und hat ein erhöhtes Diabetesrisiko
- **Psychopharmaka** können zu einer Reihe von internistischen Folgeerkrankungen führen

Die Krankheitsverarbeitung körperlicher Erkrankungen verursacht psychische Probleme:

- **Anpassungsstörungen** mit depressiven und ängstlichen Symptomen

27.2 Endokrinopathien

27.2.1 Glukosestoffwechselstörungen

Angst, Depression und Bewusstseinsstörungen sowie demenziell anmutende Syndrome können durch Glukosestoffwechselstörungen verursacht werden.

Mit einer Prävalenz von 5% stellt Diabetes mellitus die häufigste endokrine Erkrankung dar. Sowohl Patienten mit Diabetes mellitus Typ I als auch Typ II haben ein erhöhtes Risiko, an einer Depression (► Kap. 14) wie auch an einer Angststörung (► Kap. 15) zu erkranken. Ein kausaler Zusammenhang konnte bislang noch nicht hinlänglich geklärt werden, Depression und Angst sind aber prognostisch bedeutsam, da besonders depressive Patienten weniger häufig Blutzucker messen und damit ihren Blutzucker nicht ausreichend gut einstellen können.

Insbesondere bei Patienten mit Diabetes mellitus Typ II ist das Risiko für vaskuläre Demenzen erhöht, da sich das Risiko des fortgeschrittenen Alters mit dem Risiko der diabetischen Gefäßschäden paart.

Psychische Symptome bei Hypoglykämien

Psychische Symptome bei Hypoglykämien:
- Bewusstseinstrübung
- Psychomotorische Erregung
- Angst

Die Hypoglykämie ist nicht immer von charakteristischen vegetativen Zeichen wie Schwitzen und Tachykardie begleitet. Deswegen sollte bei plötzlich aufgetretenen, unklaren psychischen Auffälligkeiten immer auch der Blutzucker vom Hausarzt gemessen werden. Ein Glukosemangel ist für das Gehirn schädlich und kann bei gehäuftem Auftreten irreversible Schädigungen verursachen.

Therapie

Zunächst muss bei Diabetikern mit akut auftretender Verhaltensänderung immer der Blutzucker gemessen werden, um dann entsprechend dem Ergebnis ursächlich zu behandeln. Auch bei den mittel- und langfristigen psychischen und auch intellektuellen Folgen der Zuckerkrankheit ist die akkurate Blutzuckereinstellung die beste Prophylaxe und Therapie.

Depressive Zustandsbilder sprechen gut auf **Serotoninwiederaufnahmehemmer (SSRI)**, wie z. B. *Citalopram* (z. B. *Cipramil®*), *Sertralin* (z. B. *Zoloft®*) oder *Paroxetin* (z. B. *Tagonis®*) an. Dosiert werden diese Antidepressiva wie bei depressiven Syndromen ohne organische Ursache (► Abschn. 14.2). Auch Angststörungen sprechen auf SSRI gut an (► Abschn. 15.1.7).

Vermieden werden sollten Antidepressiva mit appetitsteigernder Wirkung, wie z. B. *Mirtazapin* (z. B. *Remergil®*), die die Stoffwechsellage verschlechtern können.

Beispiel

Fall 27.1. *Der 29-jährige Betriebswirt Lukas N., der in der hausärztlichen Praxis seit 12 Jahren erfolgreich wegen eines Diabetes mellitus Typ I in Behandlung ist, stellt sich mit einer akuten Verschlechterung der Blutzuckereinstellung auf Drängen seiner Ehefrau vor. Aus den Aufzeichnungen von Herrn N. geht hervor, dass seine Einträge in den letzten 3 Wochen immer weniger wurden, die gemessenen Blutzuckerwerte kontinuierlich angestiegen waren und für die vergangenen 4 Tage keine Einträge mehr angefertigt wurden. Auf Nachfragen gibt Herr N. an, er messe seinen Blutzucker nicht mehr so häufig, weil er es vergesse, die Messung für ihn an Bedeutung verloren habe und ihm oft die Motivation dafür fehle. In der weiteren Anamneseerhebung stellt sich heraus, dass Herr N. bereits früh am Morgen erwache, sich dann am Tage kraftlos und matt fühle, sich mühsam durch die Arbeitswoche schleppe, die Wochenenden fast ausnahmslos im Bett verbringe und seinen Vereinsaktivitäten nicht mehr nachkomme.*
Bei Herrn N. wird die Diagnose einer mittelgradigen depressiven Episode (ICD-10: F32.1) bei Diabetes mellitus Typ I gestellt. Bereits nach 4 Tagen der Behandlung mit Sertralin 50 mg zeigt sich eine Verbesserung des Aktivationsniveaus, die Blutzuckermessungen werden bereits nach einer Behandlungswoche nahezu genauso häufig von Herrn N. durchgeführt wie vor der depressiven Episode. Nach 3 Wochen stellt sich bei Herrn N. eine Vollremission ein, und die Blutzuckerwerte befinden sich durch bessere Compliance wieder im normoglykämischen Bereich.

27.2.2 Erkrankungen der Schilddrüse

Schilddrüsenfunktionsstörungen treten in der Bevölkerung häufig auf. Ein Mangel bzw. ein Überangebot an Schilddrüsenhormonen hat einen direkten Einfluss auf das Verhalten und Erleben von Patienten. Bei ca. 1–2% der Patienten ohne vordiagnostizierte Schilddrüsenerkrankung werden für akutpsychiatrische Aufnahmen Störungen der Schilddrüsenhormonlage ursächlich verantwortlich gemacht.

Hyperthyreose

Affektlabilität, agitierte Depression bis hin zur Psychose können durch eine Schilddrüsenüberfunktion verursacht sein.

Affektlabilität, psychomotorische Unruhe, Angst und auch depressive Verstimmungen können im Rahmen einer Schilddrüsenüberfunktion auftreten. Auch Schlafstörungen und apathisch-depressive Zustandsbilder mit Gewichtsverlust sind auffällig und lenken den Verdacht auf konsumierende Erkrankungen. Schließlich können auch schizophreniform imponierende Psychosen auftreten.

Hypothyreose

Antriebsgeminderte Depressionen, seltener Psychosen, können durch Schilddrüsenunterfunktion bedingt sein.

Besonders affektive Auffälligkeiten treten im Rahmen eines Schilddrüsenhormonmangelsyndroms auf. Depressive Verstimmung mit apathisch-lethargischem Zustandsbild ist dabei häufig zu beobachten. Selten werden aber auch agitiert-depressive Syndrome verzeichnet. Auch Psychosen und potenziell reversible Demenzen bei erworbenem Schilddrüsenhormonmangel kommen vor.

Bei angeborener Schilddrüsenunterfunktion kommt es zur Intelligenzminderung. Dabei bestimmen Dauer und Schweregrad des Hormonmangels die Ausprägung und Reversibilität der kognitiven Einschränkungen (**Cave:** Jodmangelgebiete!).

Therapie

Auch hier steht die ursächliche Therapie im Vordergrund und kann oft psychische Symptome vollständig zur Remission bringen.

Bei akuten schweren Psychosen oder schweren affektiven Auslenkungen (z. B. schwere Depression) sollte allerdings symptomatisch mit Psychopharmaka behandelt werden:

- Depressive Zustandsbilder mit Serotoninwiederaufnahmehemmern (▶ Abschn. 14.2).
- Symptomatische Psychosen mit atypischen Antipsychotika, z. B. *Risperidon (Risperdal®)* 1-0-1-0 mg, bei Bedarf auf maximal 3-0-3-0 mg steigern, oder *Olanzapin (Zyprexa®)* 5-0-0-5 mg, bei Bedarf maximal auf 10-0-0-10 mg steigern. Nach Abklingen der psychotischen Symptomatik sollte das Antipsychotikum über etwa 2 Wochen wieder ausgeschlichen werden.

Beispiel

Fall 27.2. *Die 79-jährige Witwe Helma P., in der Hausarztpraxis seit 30 Jahren bekannt, stellt sich in Begleitung ihrer Tochter mit Antriebsarmut, Interesselosigkeit und zunehmender kognitiver Beeinträchtigung mit Desorientiertheit und Vergesslichkeit vor. Nach Angaben ihrer Tochter verbringe Frau P. seit fast 3 Monaten nahezu den ganzen Tag im Bett, könne sich nichts mehr merken und habe sich schon mehrfach in der näheren Umgebung verlaufen. Außerdem komme die Mutter weder dem Haushalt noch der Körperhygiene nach. Vor einem halben Jahr, so die Tochter, habe ihre Mutter noch mit »beiden Beinen im Leben« gestanden.*

Mit der Verdachtsdiagnose einer Alzheimer-Demenz werden ein Mini-Mental-Status-Test (MMST; ▶ Abschn. 4.4.2) und eine Blutentnahme durchgeführt. Im MMST erreicht Frau P. einen Wert von 17 Punkten, bei den Laborparametern fallen ein deutlich erhöhter basaler TSH-Wert sowie stark erniedrigte periphere Schilddrüsenwerte auf. Die mittlerweile in Kurzzeitpflege gegebene Frau P. wird mit 75 μg L-Thyroxin behandelt. Nach bereits einem Monat fällt bei der Patientin ein erhöhtes Aktivationsniveau auf, sie kann wieder ihrer Körperpflege nachkommen, die Merkfähigkeit hat sich drastisch verbessert, und etwas später beginnt sie sich wieder zu orientieren. Nach 3 Monaten hat sich der Zustand von Frau P. so verbessert, dass sich ihre Schilddrüsenwerte komplett normalisiert haben und sie im MMST einen Wert von 28 Punkten erreicht. Frau P. kann mit der Diagnose reversible Demenz bei Hypothyreose wieder nach Hause entlassen werden.

27.2.3 Erkrankungen der Nebenschilddrüse

> **!** **Depression, Müdigkeit, Antriebsarmut und auch kognitive Defizite können Zeichen einer Parathormonstörung sein.**

Grundsätzlich zeigen sich keine Unterschiede zwischen **Hypo- und Hyperparathyreoidismus** hinsichtlich der psychopathologischen Symptome, beide können zur identischen Symptomgestaltung führen. Am häufigsten sind depressive Verstimmungen mit Antriebsarmut und Müdigkeit, aber auch kognitive Defizite bis hin zum Ausprägungsgrad einer Demenz sind im Zusammenhang mit einer Störung des Parathormonhaushalts beschrieben. Kommt es zu einer Parathormonstörung, ist die Entwicklung psychischer Auffälligkeiten sehr wahrscheinlich, kommt sie doch bei wahrscheinlich der Hälfte der Betroffenen vor. Ursächlich verantwortlich für die psychischen Symptome ist die Abweichung des Serum-Kalziumspiegels von der Norm.

Je schwerer die Abweichung des Kalziumspiegels im Blut, desto häufiger und schwerer sind die psychischen Auffälligkeiten. Bereits geringe Abweichungen des Serumkalziumspiegels können zu einem deutlich veränderten Erleben und Verhalten der Betroffenen führen.

Therapie

Die Behandlung der Grunderkrankung stellt auch hier zunächst die Therapie der Wahl dar. Kognitive Defizite sind unter der erfolgreichen Regulierung des Serumkalziumspiegels grundsätzlich reversibel.

27.2.4 Erkrankungen der Nebennierenrinde

> **!** **Depression ist ein typisches Symptom einer Nebennierenrindenstörung.**

Hyperkortizismus

Ungefähr die Hälfte aller an einem primären Cushing-Syndrom leidenden Patienten zeigt depressive Symptome. Auch bei Patienten, die unter einer Therapie mit Glukokortikoiden psychische Symptome entwickeln, sind depressive Syndrome am häufigsten, hier kommen aber auch gelegentlich hypomane Zustandsbilder vor.

Nebennierenrindeninsuffizienz

Bei einem Mangel an Nebennierenrindenhormonen kommt es vorwiegend zu Müdigkeit, depressiver Verstimmung und körperlicher Schwäche sowie ausgeprägter Hypotonie.

Therapie

Eine ursächliche Behandlung der Grunderkrankung ist das Mittel der ersten Wahl, bei einer Therapie mit Steroiden sollten Alternativpräparate in Erwägung gezogen werden. Depressive Episoden können auch durch die Gabe von Serotoninwiederaufnahmehemmern abgemildert werden.

27.2.5 Phäochromozytom

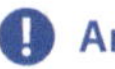

Angst ist ein sehr häufiges Symptom eines Phäochromozytoms.

Das Phäochromozytom ist ein Tumor der chromaffinen katecholaminproduzierenden Zellen des sympathischen Nervensystems, seine Lokalisation ist vorwiegend im Nebennierenmark.

Durch die ständige hochkonzentrierte Ausschüttung von Katecholaminen kommt es zu dauerhaft erhöhten Blutdrücken mit aufgesetzten Blutdruckspitzen sowie einer ausgeprägten Angstsymptomatik mit begleitenden vegetativen Symptomen wie z. B. Tachykardie, Hyperhidrose, Mundtrockenheit und Engegefühl in der Brust. Bei langfristig erhöhten Blutdruckwerten kann es auch zu direkter Schädigung des Gehirns kommen, die sich in Bewusstseinstrübung und kognitiven Defiziten äußern kann.

Therapie

Neben der zuerst einzuleitenden ursächlichen Behandlung des Phäochromozytoms kann man unter Beachtung der Risiken kurzfristig auch mittlere bis höhere Dosen an Benzodiazepinen verordnen: *Lorazepam* (z. B. *Tavor*®) 1–0–0–1 mg, bei Bedarf bis maximal 4 mg Tagesdosis über einen Zeitraum nicht länger als 2 Wochen.

27.3 Koronare Herzkrankheit

Depression führt zu einer erhöhten kardiovaskulären Sterblichkeit. Herzkranke Patienten haben ein höheres Risiko, eine Depression zu erleiden.

Der Zusammenhang zwischen Depression und koronarer Herzkrankheit ist schon seit längerem bekannt und gut untersucht. Besonders in der hausärztlichen Praxis können Patienten von diesen Erkenntnissen profitieren.

Personen, die an einer Depression oder an einer bipolaren Störung erkranken (▶ Kap. 14), haben ein deutlich erhöhtes Risiko, eine koronare Herzerkrankung zu entwickeln. Durch den weiteren Risikofaktor Rauchen erhöhen depressive Patienten ihr koronares Risiko um ein Vielfaches.

Für Patienten, die bereits an einer koronaren Herzkrankheit leiden, ist die Entwicklung einer Depression mit einer höheren Komplikationsrate verbunden als für Koronarpatienten ohne entsprechende Erkrankung. Bereits leichte bis mittelgradige depressive Verstimmungen verschlechtern die kardiale Prognose signifikant. Die Depression erhöht zudem nicht nur das Risiko einer Angina pectoris, sondern auch für letale kardiovaskuläre Ereignisse.

Allgemein ängstliche Personen hingegen haben kein erhöhtes Risiko, eine koronare Herzkrankheit zu erwerben. Jedoch haben Patienten mit Panikattacken (▶ Kap. 15) sehr wohl ein erhöhtes Herzinfarktrisiko. Im Besonderen betrifft dies Patienten nach einem Herzinfarkt, die große Angst haben, neuerlich einen Infarkt zu erleiden. Je größer die Angst, desto eher entwickeln diese Patienten weitere kardiale Komplikationen.

Nach einem Herzinfarkt entwickeln Betroffene in etwa 15–20% der Fälle eine schwere Depression (majore Depression). Diese Patienten haben ein mehrfach erhöhtes Risiko, in den nächsten 6 Monaten an einer Komplikation zu versterben, im Vergleich zu den Herzinfarktpatienten, die keine Depression entwickeln. Interessanterweise ist die Wahrscheinlichkeit, nach einem Herzinfarkt an einer Depression zu erkranken, wesentlich höher, als wenn man an einer anderen schweren körperlichen Störung erkrankt wäre. Depression und koronare Herzkrankheit stehen also in unmittelbarer Verbindung.

Therapie

Es besteht unbedingte antidepressive Behandlungsindikation für depressive Patienten. Eine antidepressive Behandlung depressiver Koronarpatienten ist ein »Muss« und kann die kardiovaskuläre Sterblichkeit erheblich senken.

Depression. Die Therapie der Depression bei Patienten mit bestehender koronarer Herzkrankheit sollte nicht mit trizyklischen Antidepressiva, wie z. B. *Amitryptilin* (z. B. *Saroten®*), *Imipramin* (z. B. *Tofranil®*), *Desipramin* (*Petylyl®*) oder *Trimipramin* (z. B. *Stangyl®*) durchgeführt werden, da diese zwar die Depression zur Remission bringen können, ihrerseits aber erhebliche, die Erregungsüberleitung des Herzens betreffende Nebenwirkungen auslösen können. Außerdem ist ihr übriges Nebenwirkunsprofil (Mundtrockenheit, Miktions- und Akkomodationsstörungen) eher ungünstig und kann dazu führen, dass Patienten das Medikament absetzen und so eine Remission verhindern.

Reine Noradrenalinwiederaufnahmehemmer wie z. B. *Reboxetin* (z. B. *Edronax®*) oder *Atomoxetin (Strattera®)* sollten keine Anwendung in der Behandlung depressiver Koronarpatienten finden, da die Wirkung des Noradrenalins am Herzen frequenz- und kraftsteigernd wirkt und damit den Sauerstoffverbrauch weiter ansteigen lässt.

Ebenfalls abzuraten ist von Serotonin- und Noradrenalinwiederaufnahmehemmern wie *Venlafaxin (Trevilor®)* oder *Duloxetin (Cymbalta®)*, da auch von diesen Antidepressiva eine kreislaufstimulierende Wirkung ausgeht.

Empfehlenswert sind nach dem heutigen Erkenntnisstand die reinen Serotoninwiederaufnahmehemmer wie *Sertralin* (z. B. *Zoloft®*), *Fluoxetin* (z. B. *Fluctin®*), *Citalopram* (z. B. *Cipramil®*), *Paroxetin* (z. B. *Tagonis®*). Sie beeinträchtigen die Herzfunktion nicht, ihre Wirksamkeit ist gut, und ihr Wirkeintritt kann bereits nach wenigen Tagen erfolgen (▶ Abschn. 14.2; ▶ Abschn. 7.4).

Angst. Zur Therapie der Angst (▶ Kap. 15), besonders der spezifischen Infarkt-Angst, sollte der Hausarzt psychoedukative Elemente im Patientengespräch anwenden: Nach einer einfühlsamen und leicht verständlichen Aufklärung über den Zusammenhang der Erkrankung und den psychischen Reaktionen sollte der Arzt über die tatsächlichen Risiken einer neuerlichen Komplikation informieren. Gleichzeitig aber sollte er Vorschläge machen, wie man belastungsgerecht körperliche Leistung wieder steigern kann (z. B. Herzsportgruppen) und welche Techniken vom Patienten zur Bewältigung der Angst selbstständig angewandt werden können (z. B. Progressive Muskelrelaxation nach Jacobsen, autogenes Training).

In schwereren Fällen sollten durchaus, auch wenn ein SSRI keine genügende Wirkung auf die Angst gezeigt hat, Benzodiazepine verordnet werden. Besonders *Lorazepam* (z. B. *Tavor®*) in einer Dosis von 0,5–2 mg pro Tag hat eine sehr gute angstlösende Wirkung, ist aber bei längerer Anwendung abhängigkeitserzeugend. Daher sollten Benzodiazepine in der hausärztlichen Praxis immer unter entsprechender Kontrolle verordnet werden und nicht länger als maximal 2–3 Wochen.

27.4 HIV-Infektion und andere schwere Infektionskrankheiten

27.4.1 HIV

Während in den Ländern der Dritten Welt das HI-Virus zum größten Teil durch heterosexuellen Geschlechtsverkehr übertragen wird, sind in den westlichen Industrienationen ungeschützter homosexueller Geschlechtsverkehr, das gemeinsame Benutzen von infiziertem Spritzenbesteck im Drogenmilieu und infizierte Bluttransfusionen die bedeutendsten Übertragungswege. Mehr als die Hälfte der HIV-infizierten Betroffenen entwickeln innerhalb von 10 Jahren nach der Infektion Aids (acquired immunodeficiency syndrome), die Überlebenszeit für Aids-Kranke liegt im Durchschnitt bei 4–5 Jahren.

Durch die HIV-Infektion ergeben sich für die Patienten zahlreiche psychische Probleme, die sowohl durch das Virus selbst, die virusbedingte Immunsuppression und die damit verbundenen Folgekrankheiten als auch durch die Krankheitsverarbeitung des Betroffenen selbst und die Reaktion seiner Umwelt ausgelöst werden.

Hirnorganisch verursachte psychische Symptome

! Vergesslichkeit, Konzentrationsstörungen bis hin zu Delir und Demenz können direkt duch das HI-Virus verursacht sein.

Etwa 20% aller Patienten mit symptomatischer HIV-Infektion berichten über Vergesslichkeit, Konzentrationseinbußen, Verlangsamung des Denkens und Sprachstörungen. Während der asymptomatischen Phase der Infektion kommen solche kognitiven Beeinträchtigungen nur sehr selten vor.

HIV-Demenz. Die HIV-Demenz beginnt schleichend mit zunehmender Vergesslichkeit, weiterer Verlangsamung des Denkens sowie Apathie und einem Mangel an Spontaneität. Betroffene Personen zeigen immer weniger emotionale Reaktionen und ziehen sich sozial zurück. Reizbarkeit und emotionale Labilität bis hin zur Agitiertheit sind Zeichen des weiteren

Krankheitsverlaufs. Schließlich kommt es zu einer globalen Abnahme der intellektuellen Fähigkeiten und zu einer umfassenden psychomotorischen Verlangsamung. Wortfindungsstörungen können sich bis hin zur Wortlosigkeit steigern. Gleichgültig ihrer Umwelt gegenüber zeigen diese Patienten eine Reihe neurologischer Defizite (Paraparese, Inkontinenz, Parästhesien, Epilepsie) und haben oft ein vermehrtes Schlafbedürfnis. Die Patienten sterben meist im Zuge einer opportunistischen Infektion.

HIV-assoziiertes Delir. Das HIV-assoziierte Delir ist eine relativ häufige Komplikation der späten Aids-Erkrankung und zeigt sich als typisches Delir mit örtlicher und zeitlicher Desorientierung, optischen Halluzinationen, Agitiertheit und Verkennungen. Ausgelöst wird dieses Delir von Infektionen und Neubildungen, die im Rahmen der HIV-bedingten Immunsuppression Raum greifen. Kryptokokkenmeningitis, Toxoplasmose, Zytomegalieenzephalitis, Pneumocystis-carinii-Pneumonie, Staphylokokkensepsis, Lymphome, Kaposi-Sarkome und Hirnabszesse sind die häufigsten Verursacher von HIV-assoziierten Deliren. Schließlich können aber auch Verschiebungen des Säure-Basen-Haushalts, Elektrolytstörungen und Vitaminmangelerscheinungen, hier besonders Vitamin B_{12}, zu deliranten Symptomen führen.

Therapie

Wie bei allen deliranten Syndromen gilt es, zunächst die Ursache zu beheben, sofern dies bei Aids und den Folgeerkrankungen möglich ist. Delire sprechen gut auf **niedrigdosierte Antipsychotika** wie z. B. orales *Haloperidol (Haldol®)* bis zu 5 mg pro Tag an. Die Bioverfügbarkeit der oralen Medikation beträgt hierbei lediglich 50% der intravenösen Gabe. Bei Bedarf kann die Medikation auch mit *Lorazepam* (z. B. *Tavor®*) bis maximal 2 mg pro Tag zur Beruhigung und Angstlösung kombiniert werden. Hierbei sollte der behandelnde Hausarzt auf eine eventuelle paradoxe Wirkung des Beruhigungsmittels achten.

Ferner benötigt ein Delir-Patient (▶ Kap. 19) eine ruhige Umgebung, die Möglichkeit, sich anhand einer Uhr und eines Kalenders zu orientieren und auch eine Beschränkung der Bezugspersonen ist empfehlenswert. Wichtig ist auch, dem Patienten zu vermitteln, dass ein Delir unter entsprechender Behandlung wieder abklingt. Im Allgemeinen sollte ein Patient mit einer deliranten Symptomatik notfallmäßig in eine Klinik eingewiesen werden.

Reaktiv verursachte psychische Symptome

Der Erkrankung angemessene Belastungsreaktionen bis hin zu schweren depressiven Syndromen können infolge einer HIV-Infektion auftreten.

HIV-Infizierte leiden häufig unter massiven emotionalen Belastungszuständen: Sie haben Angst vor Schmerzen, Tod, Stigmatisierung, sozialer Isolation und vor der Möglichkeit, auch andere Personen anzustecken. Oft hegen sie großen Ärger gegen andere, wenn sie an die Situation ihrer Ansteckung denken, empfinden dabei aber auch Ohnmacht und Schuldgefühle.

Da diese Infektion in den Industrienationen vornehmlich Homosexuelle und Drogenabhängige betrifft und entsprechende Patienten stigmatisiert sind, verursacht die Erkrankung erhebliche psychosoziale Probleme, die den Verlust des Arbeitsplatzes, des Freundeskreises, der Partnerschaft und der Familie zur Folge haben können.

Schließlich leben die Betroffenen im Bewusstsein, an einer tödlichen Krankheit zu leiden und bis zum Eintritt des Todes eine qualvolle Leidenszeit durchlaufen zu müssen. Suizidgedanken und Suizidversuche sind daher bei ihnen häufig. Bei Patienten mit ausgebrochenem Immunschwäche-Syndrom ist mit einem etwa zehnfach erhöhten Suizidrisiko zu rechnen.

Die Entwicklung einer schweren Depression (»major depression«; ▶ Kap. 14) ist bei Patienten mit HIV-Infektion zunächst nicht höher als bei gesunden Vergleichspersonen. Wird die Krankheit allerdings symptomatisch und geht sie schließlich in das Aids-Stadium über, kommen schwere depressive und andere psychiatrisch relevante Syndrome sehr viel häufiger als in der Normalbevölkerung vor. Dies hängt offensichtlich am ehesten mit den psychosozialen Folgen der Erkrankung zusammen. Die Entwicklung einer Depression bewirkt eine geringere Überlebensdauer, sollte also auf jeden Fall medikamentös behandelt werden.

Therapie

Die medikamentöse Behandlung einer schweren Depression im Rahmen einer HIV-Infektion unterscheidet sich nicht von einer HIV-unabhängigen Depression und sollte mit SSRI sowie mit SNRI hausärztlich behandelt werden. Aids-Patienten mit chronischer Diarrhö sollten aufgrund des Nebenwirkungsprofils keine SSRI verschrieben bekommen.

Zur psychotherapeutischen Behandlung, deren Wirkung bei HIV-begleitenden Depressionen nachgewiesen ist, sollte der Patient an einen ärztlichen oder Psychologischen Psychotherapeuten überwiesen werden.

27.4.2 Syphilis

 **Je weiter die Infektion fortgeschritten ist, desto auffälliger sind die psychischen Symptome: zunächst Angst und Depression, dann Desorientierung und Verwirrtheit, schließlich Gereiztheit, gehobene Stimmung und auffälliges soziales Fehlverhalten.**

Die durch die Spirochäte Treponema pallidum übertragene Geschlechtskrankheit Syphilis durchläuft 3 Krankheitsphasen, in allen dreien können psychische Symptome auftreten.

1. Phase. In der 1. Phase sind Angstzustände und depressive Stimmungsbilder häufig, was z. T. darauf zurückzuführen ist, dass der Betroffene die Schwere seiner Erkrankung erkennt.

2. Phase. Während der 2. Phase der Erkrankung verbreitet sich der Erreger im ganzen Körper, dabei zeigen die Patienten einen spezifischen psychiatrischen Symptomenkomplex mit Desorientiertheit, Verwirrtheit, Reizbarkeit und Ablenkbarkeit sowie Angst. Außerdem können auch gehobene Stimmung und insbesondere optische Halluzinationen hinzukommen.

3. Phase. Diese Phase, auch **Neurosyphilis** genannt, tritt je nach Hauptmanifestationsort im zentralen Nervensystem zwischen wenigen Jahren bis zu mehreren Jahrzehnten nach Krankheitsbeginn auf: Im Falle der **progressiven Paralyse** als wichtigste psychiatrische Ausdrucksform der Neurosyphilis verhalten sich die Patienten auffällig und sozial unangepasst, sind gereizt, verwirrt und oft gehobener Stimmung ohne Krankheitseinsicht. Patienten mit **meningovaskulärer Syphilis** sind häufig depressiv, ängstlich und leiden an Schlaflosigkeit. Darüber hinaus kommen oft Verwirrtheitszustände und Beeinträchtigungen des Gedächtnisses hinzu. Im Falle von **Tabes dorsalis** als weiterer Infektionsmanifestation im Zentralnervensystem spielen psychische Auffälligkeiten eine eher untergeordnete Rolle.

Schließlich zeigen sich im weiteren unbehandelten Krankheitsverlauf 3 voneinander zu unterscheidende Symptombilder:

1. Manisches Syndrom mit Hochstimmung und der Überzeugung der eigenen Großartigkeit
2. Schweres depressives Syndrom mit nihilistischem Wahn
3. Demenzielles Syndrom mit Verlust der früheren Persönlichkeit und der früheren intellektuellen Fähigkeiten

Auch wenn Fälle von Syphilis in der zweiten Hälfte des 20. Jh. in Zusammenhang mit der Entwicklung der Antibiotika sehr viel seltener geworden sind, steigt deren Häufigkeit im Zusammenhang mit HIV-Infektionen und aus anderen Gründen derzeit wieder an.

Therapie

Zunächst steht die ursächliche antibiotische Behandlung im Vordergrund. Nur bei schwereren psychischen Auffälligkeiten sollte psychopharmakologisch interveniert werden. In diesem Stadium ist dann eine stationäre, ggf. auch gegen den Willen der Patienten veranlasste Einweisung indiziert.

27.4.3 Lyme-Borreliose

 **Depressive Verstimmung und Konzentrationsstörungen bis hin zu Persönlichkeitsveränderungen und demenziellem Syndrom können durch Borreliose in späten Krankheitsphasen verursacht sein.**

Innerhalb weniger Wochen nach den ersten Hauterscheinungen wandert die Spirochäte Borrelia burgdorferi in das Zentralnervensystem ein und kann hier bis zu einigen Jahren inaktiv verweilen. Werden die Erreger aktiv, kann es zu Kopfschmerzen, sensorischer und motorischer Radikulitis und sogar einer Enzephalitis kommen. Dabei zeigen sich depressive Verstimmungen, Konzentrationseinbußen, Gedächtnis- und Schlafstörungen.

In einem späteren Stadium, in dem Patienten besonders unter Beeinträchtigungen der Gelenke, der Haut und der Augen leiden, kann es auch zu einer Borreliose-Enzephalopathie kommen, die sich klinisch als demenzielles Syndrom mit einer Veränderung der früheren Persönlichkeit und Einbußen der vorbestehenden Intellektualiät darstellt. In diesem Krankheitsstadium kann es dann auch zu einer schweren Depression kommen.

Auch wenn psychiatrische Zeichen einer Lyme-Borreliose nicht häufig sind, sollte der Hausarzt besonders in Endemiegebieten bei den oben beschriebenen psychischen Auffälligkeiten an diese Infektionskrankheit denken.

Therapie

Auch hier stellt die Therapie der Grunderkrankung den ersten und wichtigsten Schritt dar. Die hausärztliche Behandlung der Depression kann mit allen neuen Antidepressiva durchgeführt werden (▶ Abschn. 14.2).

27.4.4 Tuberkulose

> **Reizbarkeit, Ängstlichkeit und Beeinträchtigungen des Denkens und Erinnerns bis hin zur schweren Depression können Zeichen einer tuberkulösen Hirnhautentzündung sein.**

Nachdem die Tuberkulose in Deutschland keine große Rolle mehr gespielt hatte, hat ihre Häufigkeit im Zuge des Zuzuges v. a. aus der Türkei, aus den ehemaligen Gebieten der Sowjetunion und aus Afrika wieder an Bedeutung gewonnen. Auch bei immunsupprimierten Personen, sei es durch eine HIV-Infektion oder durch eine immunsuppressive Therapie, ist die Tuberkulose wieder häufiger geworden.

Die häufigste, das Zentralnervensystem betreffende psychiatrische Ausdrucksform der Tuberkulose ist die **Meningitis tuberculosa**, die besonders bei nicht oder nur unzureichend behandelten Patienten mit HIV-Infektion anzutreffen ist. Hierbei sind betroffene Personen zunächst reizbar, traurig und ängstlich und bemerken Schwierigkeiten beim Erinnern. Häufig entwickeln sie dann auch eine schwere Depression.

Therapie

Nach der Behandlung der Grunderkrankung sollte die schwere Depression bei Tuberkulose mit den bereits oben genannten modernen Antidepressiva therapiert werden (▶ Abschn. 14.2).

27.5 Transplantationen

27.5.1 Vor der Transplantation

> **Angst und Depression sind häufige psychische Symptome bei Patienten, die auf ein Spenderorgan warten.**

Ist die Indikation einer Organtransplantation gestellt, untersuchen spezialisierte Transplantationsteams den potenziellen Empfänger nicht nur auf seine körperlichen Empfängereigenschaften, sondern prüfen auch genau den psychiatrischen und psychosozialen Status, der voraussagenden Charakter für die Gesundheitserhaltung nach erfolgter Transplantation hat. Dies hat nicht zuletzt mit der Compliance des Empfängers zu tun.

So hat sich z. B. gezeigt, dass alkoholkranke Patienten, die eine neue Leber erhalten hatten, eine vergleichbare Überlebensrate aufwiesen wie Lebertransplantationsempfänger, die keine alkoholtoxische Lebererkrankungen hatten. Patienten mit schweren psychischen Erkrankungen, wie z. B. Schizophrenie oder Demenz, haben eine geringere Überlebenschance nach Transplantationen, werden aber dennoch zu Organtransplantationen zugelassen. Auf diesem Hintergrund erscheint deren familiäres und soziales Umfeld besonders wichtig.

Werden nun Patienten auf eine Organwarteliste gesetzt, ergeben sich auch für die hausärztliche Praxis erhebliche Probleme:

- Wartelisten-Platzierte leben in einer ständigen Anspannung und kommen selten zur Ruhe. Sie müssen rund um die Uhr erreichbar sein.
- Sie leben im Bewusstsein, dass längere Wartezeiten mit einer Verschlechterung ihrer Erkrankung einhergehen.
- Möglicherweise sterben sie, ohne eine Organspende erhalten zu haben.
- Hat sich der Allgemeinzustand des Betroffenen aufgrund der Wartezeit zu sehr verschlechtert, droht eine Streichung von der Warteliste, da der Empfänger eine Operation nicht mehr überleben würde.

Daher haben Wartelisten-Platzierte ein höheres Risiko einer krankhaften Belastungsreaktion in Form depressiv-ängstlicher Verstimmungen. Depression und Angst wiederum verschlechtern die Überlebenschancen nach der Transplantation. Ferner ist für diese Patientengruppe ein erhöhtes Suizidrisiko zu berücksichtigen.

Während Patienten mit terminaler Niereninsuffizienz während der Dialyse häufig eine schwere depressive Episode und als schwerste Komplikation eine dialysebedingte Demenz entwickeln, leiden Patienten, die auf eine Herz- oder eine Lungentransplantation warten, am häufigsten an Angstsyndromen. Auch schwere depressive Episoden und lang überdauernde leichtere depressive Verstimmung kommen bei Wartelisten-Patienten für eine Herzspende vor. Auf eine Leberspende wartende Patienten haben aufgrund ihrer bereits vorbestehenden zerebralen Schädigung ein stark erhöhtes Risiko, ein Delir zu entwickeln. Patienten, die eine Knochenmarkstransplantation erwarten, sind ebenfalls häufig depressiv, nicht zuletzt aufgrund der depressiogenen Wirkungen der Immunsuppressiva, die im Vorfeld verordnet werden.

Therapie

Nach der Diagnosestellung einer Angststörung (▶ Kap. 15), einer depressiven Episode (▶ Kap. 14) oder eines Delirs (▶ Kap. 19) sollte symptomorientiert behandelt werden. Besonders zu empfehlen sind SSRI sowie kurz wirksame Benzodiazepine wie *Lorazepam* (z. B. *Tavor®*) oder *Alprazolam* (z. B. *Tafil®*). Auch *Buspiron* (z. B. *Bespar®*) 5–5–5–5 mg wirkt gut gegen Angstsymptome, wirkt sich nicht nachteilig auf die Atmung aus und ist nicht abhängigkeitserzeugend.

27.5.2 Nach der Transplantation

Eine Reihe von Vorkommnissen nach einer Transplantation kann den Patienten direkt oder auch reaktiv in seinem psychischen Befinden beeinträchtigen.

Psychische Veränderungen, die unmittelbar und mittelbar nach einer Transplantation auftreten

> **!** **Organisch verursachte manische und depressive Störungen sind häufig, Delire kommen relativ häufig unmittelbar nach einer Transplantation vor.**

- Ängstliche und verzweifelte Reaktionen auf eine etwaige Abstoßung des Transplantats gehen oft mit der Entwicklung einer schweren Depression und einem erhöhten Suizidrisiko einher.
- Delir und Enzephalopathie (speziell nach Knochenmarktransplantation und Bestrahlung) direkt nach der Transplantationsoperation sind häufige und gut behandelbare Komplikationen, die aber eher im Akutkrankenhaus eine Rolle spielen.
- Epileptische Krämpfe können auch in der hausärztlichen Praxis eine Rolle spielen.
- Organisch bedingte affektive Symptome sind die häufigsten Störungen nach einer Transplantation. Diese können sowohl depressiv als auch maniform sein und sind nicht selten Nebenwirkungen der immunsuppressiven und antibakteriellen sowie virustatischen Begleitmedikation.

Therapie

Bei den unmittelbar nach der Transplantation auftretenden psychischen Erkrankungen, die sicherlich nur z. T. hausärztlich behandelt werden, sollte symptomorientiert therapiert werden:

- Depressive Syndrome sind mit SSRI zu behandeln.
- Leichtgradige und schwere manische Zustandsbilder sollten mit modernen Antipsychotika wie *Olanzapin* (*Zyprexa®*) oder *Risperidon* (*Risperdal®*) behandelt werden.

Psychische Probleme, die längerfristig nach dem Erhalt eines Spenderorgans vorkommen

Die Behandlung dieser psychischen Schwierigkeiten betreffen Probleme, die sich aus der Neuanpassung an das Spenderorgan und der sich daraus ergebenden eingeschränkten Lebensfreiheiten ableiten. Die Angst, das neue Organ könnte abgestoßen werden, ist für viele Patienten ein ständiger Begleiter. Nebenwirkungen der Immunsuppressiva und die daraus erwachsende erhöhte Infektionsanfälligkeit stellen einen ständigen Stressor dar, der das Risiko, eine depressive Reaktion zu entwickeln, erhöht. Das Bewusstsein, dass eine Transplantation keine Heilung darstellt, bewirkt bei den Betroffenen eine immer aktive Überlebensangst.

Patienten, die eine erfolgreiche Lungentransplantation erhalten haben, zeigen von allen Organempfängern die beste Lebenszufriedenheit und das höchste Funktionsniveau im körperlichen, psychischen und sozialen Bereich. Leber- und Nierentransplantierte erreichen ein mittleres Lebensqualitätsniveau. Patienten nach Herztransplantation haben oft das Gefühl, dass der Arzt ihnen einen neuen und schonenden Lebensstil diktiere, und fühlen sich bevormundet. Nach einer Knochenmarkstransplantation zeigen die Betroffenen eine objektive Dysfunktion im Berufs- und Sexualleben, wenngleich sie das selbst als weniger einschneidend erleben.

Therapie

Auch in diesem Falle sollte auf die Symptome eines Angst- und Depressionssyndroms geachtet und symptomorientiert behandelt werden. Auch eine stützende Gesprächspsychotherapie und verhaltenstherapeutische Strategien zum Erlernen eines neuen Verhaltensrepertoires (▶ Kap. 10) können die Anpassung der Patienten an ihre neue Lebenswirklichkeit erleichtern und sollten vom Hausarzt aktiv vorgeschlagen werden.

27.6 Krebs

Krebs löst viele normale psychische Reaktionen aus, die dem Patienten in seinem bisherigen Leben fremd waren. Darüber hinaus kann Krebs auch schwere psychische Erkrankungen wie Angststörungen, schwere Depressionen und Delire auslösen.

Patienten, die an Krebs erkrankt sind, können neben »normalen« psychologischen Reaktionen, die der Schwere der Erkrankung angemessen sind und durchaus als gesund eingeschätzt werden können, auch klinisch relevante psychische Erkrankungen im Sinne von Anpassungsstörungen (▶ Kap. 21) entwickeln. Der Hausarzt wird durch sein Fachwissen und durch die meist über Jahre hinweg gewachsene Kenntnis des Patienten in besonderer Weise in der Lage sein, diese Unterscheidung vorzunehmen. Außerdem haben die Patienten in unterschiedlichen Stadien der Krebserkrankung unterschiedliche Bedürfnisse und Probleme.

27.6.1 Gesunde Reaktionen im Rahmen einer Krebserkrankung

Reaktionen auf die Diagnose

Auf die Diagnose einer Krebserkrankung reagieren viele Patienten mit Panik, Angst (Überlebensangst, Angst vor massiv eingreifender Behandlung), Trauer und ängstlicher Gespanntheit hinsichtlich der Zukunft.

In dieser Situation ist es wichtig, dass der Patient zuerst den Raum erhält, die Diagnose anzunehmen und sich daran zu gewöhnen. Dann sollte ihm vermittelt werden, dass er in seinem Hausarzt und seiner Umgebung einen starken Halt erfahren kann und alle mit ihm zusammen versuchen, das Beste zu erreichen. Daraufhin ist der Patient dann am ehesten in der Lage, eine objektive, sachlich fundierte Aufklärung über seine konkrete Situation zu erhalten.

Therapie

Bei einer massiven Reaktion auf die Diagnoseübermittlung kann ein Benzodiazepin verordnet werden, um die richtige Weiche zur Vermeidung einer schädlichen Krankheitsverarbeitung zu Beginn zu stellen. Die Dauer sollte eine Woche nicht überschreiten.

Reaktionen auf eine onkologische Therapie

Eine Krebstherapie greift in der Regel massiv in das bisherige Leben des Patienten ein und verfügt über eine ganze Reihe sehr unangenehmer Nebenwirkungen. Schmerzen, Übelkeit, Erbrechen, Durchfall und Haarausfall sind die häufigsten. Ohne das Ergebnis dieser Therapien (Operation, Chemotherapie, Bestrahlung) einschätzen zu können, sind die Patienten zwischen Hoffnung und Verzweiflung hin- und hergerissen, und nicht selten resignieren sie, auch wenn objektiv eine reelle Chance besteht. Gerade dann ist es wichtig, den Patienten zu unterstützen.

Therapie

Zunächst sollten auf somatischem Gebiet alle Nebenwirkungen, so gut es geht, pharmakologisch abgemildert werden (ausreichende Schmerzmedikation ohne Angst vor einer Abhängigkeitsentwicklung, Antiemetika etc.).

Sollten Patienten große Angst vor den Interventionen haben, sind angstlösende Medikamente wie z. B. *Lorazepam* (z. B. *Tavor®*) oder *Alprazolam* (z. B. *Tafil®*) in niedriger Dosierung sehr hilfreich. Sie sollten immer nur kurzfristig vor und während der Intervention in einer Tagesdosis nicht über 2 mg gegeben werden.

Auch Verhaltensinterventionen sind in diesem Zusammenhang sinnvoll: Onkologische Behandlungen sollten als wichtiger Bestandteil und nicht als Störung des Lebens interpretiert werden. So können Entspannungsverfahren im Vorfeld für die nötige Ruhe sorgen, »Belohnungen« direkt nach einer unangenehmen onkologischen Intervention mildern den aversiven Charakter und verbessern die Mitarbeit des Patienten.

Bei langwierigen und zermürbenden Behandlungsformen sollte durchaus auch an die Gabe eines Antidepressivums gedacht werden.

Reaktionen auf die Veränderung des Therapieziels

Im Verlauf einer onkologischen, nicht selten mit großem Stress verbundenen Behandlung kann es zur Änderung des Therapiezieles kommen, wenn Operation, Chemotherapie oder Bestrahlung nicht zur Heilung geführt haben. Dann muss sich der Patient damit auseinandersetzen, dass nicht mehr kurative, sondern palliative Maßnahmen im Vordergrund stehen. In dieser Phase der andauernden schwersten emotionalen Belastung sind depressive Symptome wie Traurigkeit, Hoffnungslosigkeit, Resignation und Antriebsmangel sowie das Gefühl der Sinnlosigkeit häufig. Inwieweit diese Zeichen das »normale« situationsangemessene Maß überschreiten und zur Krebserkrankung hinzu eine schwere psychische Erkrankung darstellen, entzieht sich nicht selten einer qualifizierten Einschätzung. Werden z. B. notwendige therapeutische und pflegerische Maßnahmen durch die psychische Befindlichkeit erschwert oder gar verhindert oder fallen der sozialen Umgebung des Patienten neue Verhaltensweisen auf, sollte der Patient psychiatrisch-psychotherapeutisch vorgestellt und entsprechend behandelt werden.

Therapie

Auch in diesem Falle sollten Antidepressiva und ggf. Benzodiazepine Anwendung finden, z. B. SSRI bei Antriebsverlust, *Mirtazapin* (z. B. *Remergil*®) bei Schlafstörungen.

Reaktionen auf den Langzeitverlauf nach kurativer onkologischer Therapie

Patienten, die es Dank der somatischen Behandlung geschafft haben, ihren Krebs »zu besiegen«, leben in einer andauernden Ängstlichkeit, einen Rückfall erleiden zu können. Diese Angst wird jeweils vor den Nachuntersuchungsterminen am größten. Durch die Erfahrungen einer Krebsdiagnose und der traumatisierenden Behandlung (Schmerzen, Übelkeit, Erbrechen, Todesangst), haben sich in seltenen Fällen auch posttraumatische Belastungsstörungen (► Kap. 21) mit Albträumen, Schlafstörungen, erhöhter Ängstlichkeit und Reizbarkeit sowie sich oft wiederholenden Erinnerungsfetzen traumatisierenden Inhalts gezeigt.

Therapie

Um die Entwicklung solch schädlicher Anpassungsformen zu vermeiden, kann die kurzfristige Verordnung von Benzodiazepinen indiziert sein.

27.6.2 Psychische Erkrankungen im Rahmen einer Krebserkrankung

Depressionen

Etwa 25% aller an Krebs erkrankten ambulanten Patienten entwickeln eine Depression (► Kap. 14). Bei den stationären onkologischen Patienten ist der Prozentsatz höher. In erster Linie stellt die depressive Entwicklung eine Reaktion auf die Erkrankung dar. Zum Teil ähneln ihre Symptome denen der Erkrankung selbst: Schwäche, Lustlosigkeit, Müdigkeit, Verlust der Libido, Konzentrationseinbuße und Freudlosigkeit. Darüber hinaus können bei einer schweren Depression niedergeschlagene Stimmung, Unruhe oder Antriebsarmut, Schlaflosigkeit und Hoffnungslosigkeit, Schuldgefühle und Todessehnsucht hinzukommen.

Die Wahrscheinlichkeit, im Rahmen einer Krebserkrankung eine schwere Depression zu erleiden, steigt, wenn der Betroffene zuvor bereits eine depressive Episode hatte, seine Schmerzen nur unzureichend kontrolliert sind, er einen Selbstmordversuch in der Vorgeschichte hat, wenn er depressiogene Medikamente einnimmt (z. B. Interferon, Opiate, Glukokortikoide), wenn die Krebserkrankung fortgeschritten ist, ein anderes chronisches Leiden hinzukommt, wenn medizinische Komplikationen auftreten und wenn kein stabiles soziales Umfeld besteht.

Onkologische Patienten, die an einer Depression leiden, haben ein erhöhtes Suizidrisiko, das eher mit der Depressivität als mit der Stärke der Schmerzen zu steigen scheint.

Therapie

Die Therapie der durch eine onkologische Erkrankung verursachten Depression entspricht der Therapie der majoren Depression (► Abschn. 14.2). Auch psychotherapeutische Maßnahmen sind bei der Behandlung schwer depressiver Krebspatienten unverzichtbar. Dazu sollte der Hausarzt den Patienten an einen erfahrenen ärztlichen oder psychologischen Psychotherapeuten, der auch über genügend somatisches Wissen verfügt, überweisen.

Angststörungen

Die häufigsten psychischen Erkrankungen, die im Rahmen einer Krebserkrankung auftreten, sind Angststörungen (► Kap. 15). Da Angst, wie bereits oben ausgeführt, zunächst eine »gesunde« Reaktion auf eine bedrohliche und das Leben infrage stellende Situation ist, beginnt eine Angststörung spätestens da, wo der Leidensdruck steigt und z. B. medizinisch notwendige Maßnahmen aufgrund der Angst nicht durchgeführt werden können.

Angst in diesem Rahmen kann für gewöhnlich durch die Dimension der Erkrankung selbst ausgelöst sein: Angst durch die Übermittlung der Diagnose, der zermürbenden Behandlung und Angst vor einem Rückfall. Angst kann sich auch ganz konkret auf Schmerzen durch die Grunderkrankung und Nebenwirkungen der Therapie (Schmerzen, Übelkeit, Erbrechen, Durchfall, Platzangst etc.) beziehen. Schließlich kann sich eine bereits vor der Krebserkrankung bestehende Angststörung verstärken.

Therapie

Ziel der Behandlung schwerer Angstzustände im Rahmen einer Krebserkrankung ist in erster Linie, medizinisch notwendige Interventionen zu gewährleisten und die Lebensqualität der Betroffenen zu verbessern.

Pharmakologisch behandelt man mit SSRI und initial ggf. Benzodiazepinen. Auch *Buspiron* (z. B. *Bespar®*) bis zu 4-mal 5 mg ist gut wirksam. Außerdem kann der hausärztlich tätige Facharzt dem Patienten Entspannungsverfahren empfehlen, die allerorts angeboten werden. Autogenes Training und Progressive Muskelralaxation nach Jacobsen sind die wirksamsten Methoden. Ein weiterer wichtiger Baustein einer Angstbehandlung, die auf die bisher beschriebenen Methoden nicht angesprochen haben, ist die Psychotherapie. Hierzu sollte der Hausarzt den Patienten an einen erfahrenen Psychotherapeuten überweisen.

Delire

Im fortgeschrittenen Stadium einer Krebserkrankung erleiden 75% aller Betroffenen einen Zustand der Verwirrtheit und Uruhe, der abrupten Stimmungs- und Verhaltensänderung und legen unkooperatives Verhalten an den Tag. Bei diesen Symptomen ist von einem deliranten Syndrom (▶ Kap. 19) im Rahmen der zugrunde liegenden Krebserkrankung auszugehen. Viele dieser Patienten befinden sich dann im Krankenhaus, einige aber wünschen auch die Pflege zu Hause oder wollen in ihrer gewohnten Umgebung sterben. Der Hausarzt ist dann gefragt, in Zusammenarbeit mit dem Pflegedienst, delirante Zustände zu erkennen und zu behandeln.

Symptome eines deliranten Syndroms nach ICD-10: F 05.x

- Schläfrigkeit oder Unruhe
- Verkennung von Geräuschen oder optischen Eindrücken
- Leichte Ablenkbarkeit
- Veränderung des Schlafmusters
- Beschimpfungen
- Einforderung von Hilfe bei gleichzeitig unkooperativem Verhalten
- Wahnentwicklung
- Halluzinationen

Diese Symptome können durch die Gabe von Medikamenten (z. B. Medikamente mit anticholinerger Wirkung, Chemotherapeutika, Opiatanalgetika etc.), durch Bestrahlung oder durch Infektionen verursacht sein. Auch paraneoplastische Syndrome, wie z. B. die ektope Produktion von Hormonen oder hormonähnlichen Substanzen, und Elektrolytverschiebungen können zu Verwirrtheit führen. Nicht zuletzt erleiden nicht wenige Patienten mit Krebs im Endstadium eine stoffwechselbedingte Enzephalopathie.

Therapie

Wie bei jedem deliranten Syndrom sollte zuallererst die zugrunde liegende Ursache behandelt werden – soweit das möglich ist. Als medikamentöse Behandlung empfiehlt sich die Gabe von atypischen Antipsychotika oder auch von *Haloperidol (Haldol®)* in Form von Tropfen oder intravenöser Gabe, wobei die orale Gabe nur etwa 50% der intravenösen Bioverfügbarkeit hat.

Beispiel

Fall 27.3. *Der 61-jährige Helmut W., bei dem vor einem Jahr die Diagnose eines kleinzelligen Bronchialkarzinoms gestellt worden war, stellt sich in der hausärztlichen Praxis mit Panikattacken vor. Er berichtet, nachdem er erfolgreich eine Radiatio und eine Chemotherapie durchlaufen habe, könne er seit 2 Monaten die dringend notwendigen Kontrolluntersuchungen nicht mehr wahrnehmen, da er bei Betreten des Krankenhauses plötzlich und unvermittelt so große Angst empfinde, dass er augenblicklich das Haus wieder verlassen müsse. Dabei schlage sein Herz so schnell und stark, dass er glaube, sterben zu müssen. Sein Mund werde trocken, seine Brust eng und seine Hände und Füße kribbelten. Nachdem er fliehe, könne er sich schnell wieder beruhigen. Mittlerweile klopfe sein Herz schon, wenn er nur in die Nähe des Krankehauses komme.*

Bei Herrn W. wird die Diagnose einer spezifischen Phobie (ICD-10: F40.2) bei Bronchialkarzinom gestellt. Herr W. erhält täglich 20 mg Citalopram und direkt vor den nächsten bevorstehenden onkologischen Kontrolluntersuchungen 2 mg Lorazepam. Er kann das Krankenhausgebäude betreten und die Kontrolluntersuchungen wahrnehmen. Durch das verhaltenstherapeutische Expostionstraining, das ein Psychotherapeut mit ihm systematisch über einen Zeitraum von mehreren Wochen durchführt, lernt Herr W., die Angst vor den Kontrolluntersuchungen und der damit verbundenen Ungewissheit auch ohne Benzodiazepine durchzustehen. Nur so ist es Herrn W. möglich, verlässlich und kontinuierlich die lebensnotwendigen Verlaufsunteruchungen wahrzunehmen.

27.7 Weitere Informationen

- Deutsche Krebsgesellschaft e. V.: http://www.krebsgesellschaft.de/lk_angst_und_depression,1027.html
- Deutsches Kollegium für psychosomatische Medizin: http://www.dkpm.de
- Effektivität und Effizienz einer leitlinienorientierten Behandlung von Patienten mit kardiovaskulären Erkrankungen und komorbiden depressiven Störungen: http://www.psychologie.uni-

freiburg.de/abteilungen/Rehabilitationspsychologie/forschung1/downloads/abschlussbericht_protecd
- Evidenzbasierte Leitlinie – Psychosoziales und Diabetes mellitus: http://www.uni-duesseldorf.de/awmf/ll/057-015.pdf
- HIV.net: HIV und psychiatrische Erkrankungen: http://www.hiv.net/2010/buch/psych.htm
- Lebensqualität, Depressivität und Krankheitsverarbeitung bei Patienten in der Wartezeit auf eine Herztransplantation: http://www.herztransplantation.de/PDFs/studie_zipfel.pdf

27.8 Weiterführende Literatur

Härter M, Baumeister H, Bengel J (2007) Psychische Störungen bei körperlichen Erkrankungen. Springer, Berlin Heidelberg New York Tokio

Helmchen H, Henn F, Lauter H (1999) Psychiatrie der Gegenwart, Bd 4: Psychische Störungen bei somatischen Krankheiten. Springer, Berlin Heidelberg New York Tokio

Heßlinger B, Härter M, Barth J et al. (2002) Komorbidität von depressiven Störungen und Herzerkrankungen – Implikationen für Diagnostik, Pharmako- und Psychotherapie. Nervenarzt 73: 205–218

Kapfhammer HP (2005) Depressiv-ängstliche Störungen bei somatischen Krankheiten. In: Möller HJ, Laux G, Kapfhammer HP (Hrsg) Psychiatrie und Psychotherapie. Springer, Berlin Heidelberg New York Tokio, S 1559–1592

Suizidalität

I. Neuner, F. Schneider, W. Niebling

»Reden ist Gold, Schweigen endet in der Katastrophe.« Darüber sprechen, nachfragen – wertneutral, ruhig, einfühlsam – ist der Kernpunkt im Umgang mit Suizidalität. Die größte Gefahr liegt in der Tabuisierung. Entsprechend einer Suizidcheckliste (► Arbeitsmaterial A18) sind im Gespräch das Vorliegen und der Grad der Suizidalität einzuschätzen und entsprechende Konsequenzen zu ziehen.

28.1 Ätiologie und Diagnostik

28.1.1 Definition

Definition

Suizidalität: Der Begriff »Suizidalität« beschreibt alle Gedanken und Verhaltensweisen eines Menschen, dessen aktives Handeln oder bewusstes Unterlassen von Handlungen auf die Herbeiführung des eigenen Todes gerichtet sind.

28.1.2 Ätiologie

Suizidalität kann durch 2 Modelle erklärt werden, das **Krankheitsmodell** und das **Krisenmodell** (◘ Abb. 28.1). Beim Krankheitsmodell entsteht Suizidalität im Zusammenhang mit einer psychischen Erkrankung wie affektiven Störungen, z. B. Depression, Schizophrenie, Suchterkrankung, Angst- oder einer Persönlichkeitsstörung (Wolfersdorf 2004). Das Krisenmodell versteht Suizidalität bei einer psychisch gesunden Person als Reaktion auf eine als extrem und ausweglos erlebte Situation (Wolfersdorf 2004; Wolfersdorf u. Schmidtke 2006).

! Allgemeine Risikogruppen für suizidales Verhalten sind Menschen mit psychischen Erkrankungen, Menschen in bestimmten Lebenskrisen oder traumatischen Situationen und Menschen mit bereits vorhergehender Suizidalität.

28.1.3 Symptome, Diagnosekriterien (ICD-10)

Suizidalität wird bei Vorliegen einer psychischen Erkrankung mit der entsprechenden Ziffer, z. B. F33.2

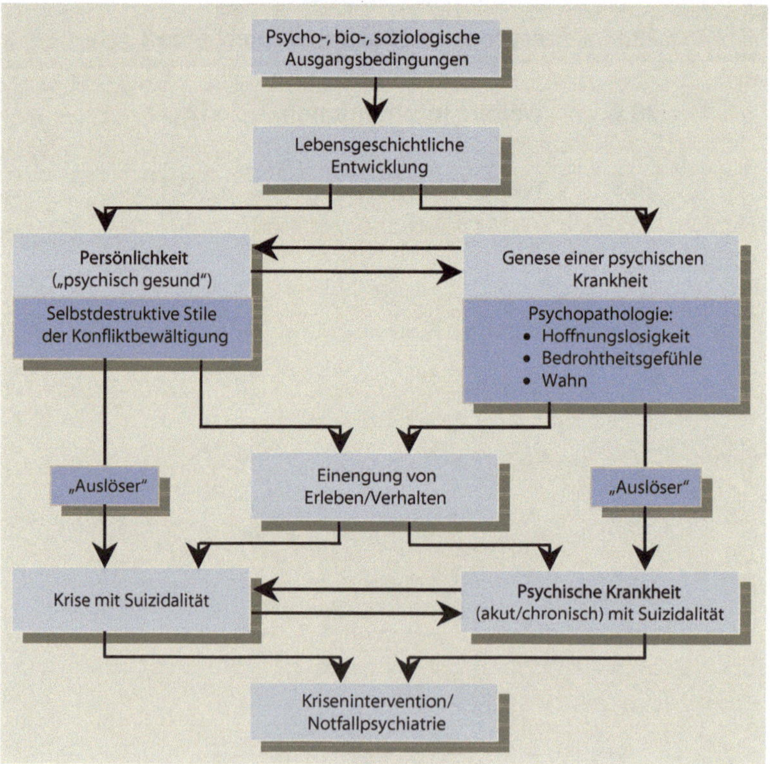

◘ **Abb. 28.1.** Krisen- und Krankheitsmodell. (Wolfersdorf 2004)

Psycho-, bio-, soziologische Ausgangsbedingungen
Lebensgeschichtliche Entwicklung
Persönlichkeit („psychisch gesund")
Selbstdestruktive Stile der Konfliktbewältigung
Genese einer psychischen Krankheit
Psychopathologie:
• Hoffnungslosigkeit
• Bedrohtheitsgefühle
• Wahn
„Auslöser"
Einengung von Erleben/Verhalten
„Auslöser"
Krise mit Suizidalität
Psychische Krankheit (akut/chronisch) mit Suizidalität
Krisenintervention/ Notfallpsychiatrie

für eine schwere depressive Episode ohne psychotische Symptome, verschlüsselt. Liegt keine psychische Grunderkrankung vor, wird der unspezifische Schlüssel R45.8 »Sonstige Symptome, die die Stimmung betreffen« benutzt.

Das wichtigste Element bei der Erkennung und Einschätzung der Suizidalität ist die direkte, wertneutrale, einfühlsame Nachfrage.

Tipps

Mögliche einleitende Redewendungen und Beispielsätze zum Nachfragen der Suizidalität:
- »Sie erleben in der jetzigen Phase ihres Lebens sehr viel Schmerz, das berichten mir manchmal auch andere Patienten. Gab es Momente in denen Sie es nicht länger ertragen haben und Sie daran gedacht haben, sich das Leben zu nehmen?«
- »Ich spüre, wie tief traurig und verzweifelt Sie sind. Hat es in dieser schweren Situation schon einmal Momente gegeben, in denen Sie überlegt haben, sich das Leben zu nehmen/aus dem Leben zu gehen?«
- »Sie sind in einer sehr schwierigen Situation. Gab es Momente, in denen Sie das Gefühl hatten, Sie könnten so nicht mehr weiterleben?«

Im Rahmen eines Gesprächs über Suizidalität sollten folgende Bausteine für eine Suizidcheckliste (▶ Arbeitsmaterial A19) erfragt werden:
- Denkt der Patient derzeit daran, sich das Leben zu nehmen? Gab es solche Gedankengänge oder Impulse in seinem Leben bereits einmal?
- Liegt eine psychische Grunderkrankung vor? Ambulante bzw. stationäre Behandlung wegen affektiven Störungen (Depression oder Depression/Manie bei bipolaren Erkrankungen), Behandlung wegen Schizophrenie (gibt es imperative Stimmen, die Befehle erteilen, fühlt sich der Patient ausgeliefert oder abgehört durch Sender, Kamerasysteme, Nachrichtendienste?), Persönlichkeitsstörung (z. B. vom emotional instabilen Typus)?
- Wie steht der Patient selbst den suizidalen Gedanken gegenüber (z. B. »Das ist sehr verlockend«, »Dann hätte ich endlich Ruhe«, »Die Bibel/der Koran/der Talmud verbietet mir, mich selbst zu töten, das liegt nur in der Hand Gottes«)?
- Hat der Patient konkrete Vorstellungen, wie er sich das Leben nehmen könnte? (»Haben Sie sich überlegt, wie Sie aus dem Leben gehen könnten?«). Je konkreter hier die Angaben (»Ich habe mir die Tabletten bereitgelegt«, »Ich habe nach einer geeigneten Stelle an den Bahngleisen gesucht«, »Ich stand bereits auf der Brücke/auf dem Hochhaus«), desto höher ist das akute Risiko einzuschätzen.
- Wie hoch ist die Chance, sich mit der entsprechenden Methode zu suizidieren, wie unumkehrbar sind die Handlungen? Wie hoch ist die Chance, gefunden zu werden? Gibt es Abschiedsbriefe, SMS, Ankündigungen im Vorfeld?
- Wie ist der Patient sozial eingebunden, gibt es Personen, die ihm wichtig sind (»Das kann ich meinen Kindern nicht antun«)?
- Welche einschneidenden Ereignisse hat es in der letzten Zeit gegeben (z. B. Tod des Partners, Tod eines Kindes oder der Eltern, Krebsdiagnose oder schwere Behinderung, Scheidung, Arbeitslosigkeit, Berentung, Schulden)?
- Gab es im Vorfeld Suizidversuche (wann, in welcher Situation, mit welcher Methode, Chance für andere zu intervenieren, Gefühl über Misserfolg, Bewertung aus heutiger Sicht)? **Cave:** Das Wiederholungsrisiko ist im ersten Jahr nach einem missglückten Suizidversuch am höchsten.
- Plant der Patient die nächsten Tage, hat er konkrete Unternehmungen, Ziele, Phantasien über die nächsten Tage?
- Wie offen spricht der Patient über seine suizidalen Gedanken und Impulse? Gibt es eine Tendenz zur Bagatellisierung?
- Ist der Patient in der Lage zu versprechen, »sich nichts anzutun«, sich von einem Suizidversuch glaubhaft zu distanzieren und Kontakt zu halten? Ist er in der Lage, sich bei Verschlechterung sofort vorzustellen oder die Notaufnahme eines Krankenhauses aufzusuchen? Ist die Vereinbarung eines Antisuizidpaktes möglich?

Bei der Entscheidung, ob eine weitere ambulante Therapie ausreichend ist oder es einer Klinikeinweisung bedarf, hilft der nachfolgende Entscheidungsbaum (◘ Abb. 28.2).

28.1.4 Differenzialdiagnosen

Wichtig ist die Frage, in welchem Kontext Suizidalität auftritt. Ist die Suizidalität im Rahmen einer psychischen Grunderkrankung (Krankheitsmodell) aufgetreten, gehören diese Menschen zu einer Gruppe mit erhöhtem Suizidrisiko.

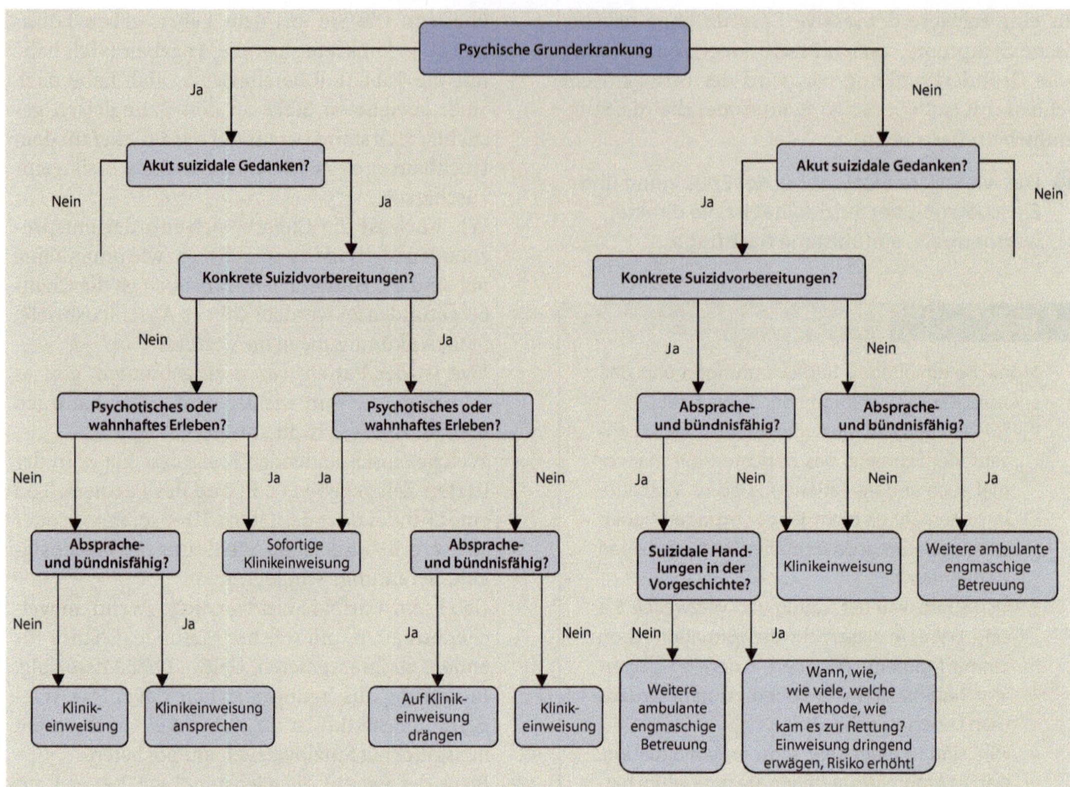

■ **Abb. 28.2.** Entscheidungsbaum Suizidalität

28.1.5 Epidemiologie/Prävalenz

2005 starben in Deutschland 10.260 Menschen durch Suizid (7523 Männer und 2737 Frauen) (■ Abb. 28.3). Die Suizidrate (d. h. der Anteil der Suizide auf 100.000 Einwohner) beträgt 12,4. Das Verhältnis der Suizidrate von Frauen zu Männern liegt bei ca. 1:3. Zur Einordnung der Zahlen folgender Vergleich: Verkehrsunfälle 5361 Tote, AIDS 720 Tote, illegale Drogen 1326 Tote und Gewalttaten 869 Tote jeweils pro Jahr (Fiedler 2007). Insgesamt ist in Deutschland aber seit den 1970er Jahren ein Rückgang der jährlichen Suizidrate um ca. 40% zu verzeichnen. So gab es im Jahr 2005 fast 500 Suizide weniger als im Jahr 2004 (Schmidtke 2007).

Suizidraten variieren nach Alter und Geschlecht (■ Abb. 28.4). Die Suizidrate steigt mit dem Lebensalter. Bei jungen Menschen liegt sie vergleichsweise niedrig, insbesondere bei Männern steigt sie ab dem 60. Lebensjahr deutlich an. Durch die relativ geringe Suizidrate bei jungen Frauen gewinnt die Anzahl der Suizide älterer Frauen an Gewicht: Jede zweite Frau, die einen Suizid begeht, ist älter als 60 Jahre. Hingegen ist der Suizid bei Menschen unter 40 Jahren nach den Unfällen die zweithäufigste Todesursache. Jeder vierte Tod eines Menschen unter 30 Jahren ist ein Suizid. Als Suizidmethoden überwiegt bei beiden Geschlechtern der Tod durch Erhängen, an zweiter Stelle stehen Vergiftungen und an dritter Stelle bei Männern Schusswaffen, bei Frauen »Sturz aus großer Höhe« (Fiedler 2007).

Suizidversuche werden im Gegensatz zu Suiziden aus datenschutzrechtlichen Gründen nicht mehr erfasst. Angaben über die Häufigkeit sind daher Schätzungen aus wissenschaftlichen Studien. Im Vergleich zu den Suiziden gibt es wichtige Unterschiede: Suizidversuche werden häufiger von Frauen als von Männern durchgeführt. Jedem Suizid eines Mannes stehen 5,5 Suizidversuche gegenüber, einem Suizid einer Frau stehen 18 Suizidversuche gegenüber. Suizidversuche werden v. a. von jungen Menschen unternommen. Bei den Methoden des Suizidversuches stehen bei Männern und Frauen an erster Stelle Vergiftungen, gefolgt von Schnittverletzungen, Sturz und Erhängen (Fiedler 2007).

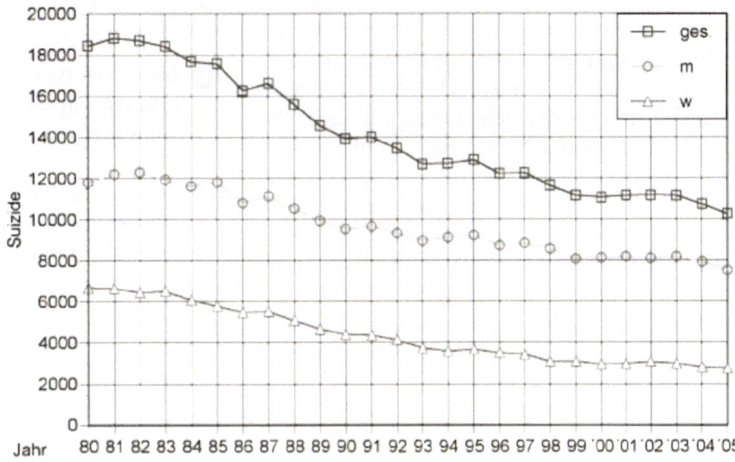

Abb. 28.3. Suizide in Deutschland 1980–2005; Bereich: alte und neue Bundesländer. (Fiedler 2007)

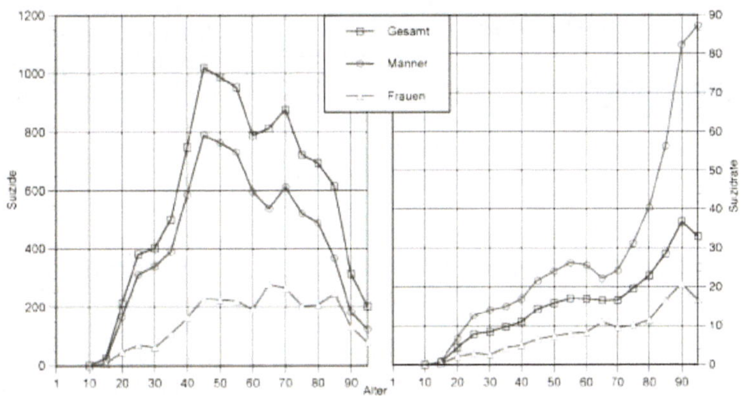

Abb. 28.4. Suizide und Suizidversuche in Deutschland nach Alter und Geschlecht im Jahr 2005 (Fiedler 2007). Der Knick in der Kurve der Suizidanzahlen bei den 50- bis 60-Jährigen spiegelt die Geburtenlücke nach dem 2. Weltkrieg wider

28.1.6 Verlauf und Prognose

Dem eigentlichen Suizid gehen in vielen Fällen mehrere Phasen voraus. Nach Pöldinger (1986) unterscheidet man 3 Phasen:

- Phase der **Erwägung** des Suizids
- Phase der **Ambivalenz**
- Phase des **Entschlusses** zum Suizid

Das Stadium der Ambivalenz ist unter therapeutischen Gesichtspunkten besonders wichtig, da hier Hilferufe und Ankündigungen geschehen. Der ambivalente Patient empfindet bei sich unterschiedliche Impulse, einerseits sich zu töten, weil er glaubt, so nicht mehr weiterleben zu können, sowie andererseits am Leben zu bleiben, weil er eigentlich nicht sterben, sondern seine Lebenssituation verändern möchte. In dieser Phase äußert der Patient Appelle unterschiedlicher Offenheit und Intensität, die in jedem Fall ernst zu nehmen sind.

Ringel beschreibt bereits 1953 das »**präsuizidale Syndrom**«, im Rahmen dessen es zu einer »Einengung« des Patienten kommt. Der Patient zieht sich depressiv-hoffnungslos zurück und isoliert sich selbst von seiner Umwelt.

28.2 Pharmakotherapie

28.2.1 Grundlagen und Behandlungsstrategien

Ob und welche medikamentöse Therapie indiziert ist, hängt davon ab, ob das suizidale Verhalten im Rahmen einer psychischen Grunderkrankung, wie z. B. einer schweren depressiven Episode (Krankheitsmodell) oder im Rahmen einer Krise auftritt (Krisenmodell). Liegt eine psychische Grunderkrankung vor, so richtet sich die medikamentöse Therapie nach dieser (was den einzelnen entsprechenden Kapiteln zu entnehmen ist). Bei der Behandlung bipolarer Störungen und der Augmentation einer antidepressiven Behandlung bei depressiven Episoden spielt die Behandlung mit *Lithium* wegen seiner spezifischen antisuizidalen Wirkung eine wichtige Rolle. In der Behandlung der Schizophrenie scheint der Einsatz von *Clozapin* (z. B. *Leponex®*) einen antisuizidalen Effekt zu besitzen (Kerwin u. Bolonna 2004).

Tritt die Suizidalität akut im Rahmen einer Krise auf, kann zeitlich eng begrenzt wegen der Abhängigkeitsgefahr eine Behandlung mit Benzodiazepinen erfolgen.

28.2.2 Präparate und kommentierte Auswahl, Dosis

Tipps

Präparateauswahl bei akuter Suizidalität: *Lorazepam* (z. B. *Tavor®*) 0,5–3 mg/Tag, verteilt auf 3 Dosen, z. B. 1-1-1 mg.
Bei der Verschreibung sollte man auf Folgendes achten: Kleine Packungsgrößen (N1) verordnen aufgrund der Suchtgefahr und um insbesondere hier einem Suizid mittels Medikamentenintoxikation vorzubeugen. *Lorazepam* ist wegen seiner geringeren Halbwertszeit, dem Fehlen von aktiven Metaboliten und der fehlenden Kumulationsgefahr *Diazepam* (z. B. *Valium®*) vorzuziehen.

Therapeutische Sofortmaßnahmen

- Wertneutrales, ruhiges Gespräch
- *Lorazepam* (z. B. *Tavor®*) 1 mg

28.3 Psycho- und Soziotherapie

Insbesondere bei chronischer Suizidalität im Rahmen von Persönlichkeitsstörungen wie Borderline-Persönlichkeitsstörung ist die Überweisung zum Psychotherapeuten wichtig. In der Depressionsbehandlung zeigt die Studienlage, dass Patienten von einer kombinierten Therapie aus medikamentöser Therapie und spezifischer Psychotherapie, z. B. interpersoneller Psychotherapie nach Schramm (1998), besonders profitieren.

! Bejaht der Patient im Gespräch, dass er sich umbringen will, berichtet er konkrete Pläne und kann sich nicht distanzieren, ist eine sofortige Klinikeinweisung in eine psychiatrische Klinik notwendig. Dabei sollte der Patient unmittelbar aus der Praxis z. B. durch den Rettungsdienst in die Klinik gebracht werden.

Nach Möglichkeit ist freiwillig die Aufnahme auf eine geschlossene Station einer psychiatrischen Klinik zu erwirken. Ist dies zum gegebenen Zeitpunkt nicht erreichbar, ist die Unterbringung gegen den Willen über das Gesetz zur Hilfe psychisch Kranker unumgänglich (► Kap. 13). Die Formulare und zeitlichen Abläufe unterliegen Ländergesetzgebung. Die Indikation zur Zwangseinweisung kann bei Vorliegen von akuter Eigengefährdung durch den Hausarzt oder den Notarzt gestellt und das entsprechende Formular »PsychKG« ausgestellt werden. **Cave:** Kleidung, Kosmetika usw. nicht durch den Patienten zuvor zu Hause allein oder in Begleitung packen lassen!

Bejaht der Patient im Gegensatz dazu auf dem Boden einer depressiven Episode lebensmüde Gedanken, hegt keine konkreten Absichten und distanziert sich glaubhaft von Suizidalität, ist eine weitere ambulante Therapie mit engmaschiger Anbindung und antidepressiver Therapie in Kooperation mit einem niedergelassenen psychiatrischen Kollegen zu überlegen. Dies kann durch psychoedukative Maßnahmen mit Information des Patienten und Angehörigen, z. B. zur Diagnose Depression, und psychotherapeutischer Intervention verknüpft werden. In verschieden Städten (u. a. Nürnberg, Aachen) besteht eine enge Verzahnung zwischen ambulanter und stationärer Versorgung (Integrierte Versorgung: Depression).

28.4 Weitere Informationen

- Deutsche Gesellschaft für Suizidprävention (u. a. Leitfaden für Angehörige nach einem Suizid): http://suizidpraevention-deutschland.de
- Deutsches Bündnis gegen Depression e. V.: http://www.buendnis-depression.de/depression/aachen.php
- Fiedler G (2007) Suizide, Suizidversuche und Suizidalität in Deutschland: http://www.suicidology.de/online-text/daten.pdf
- Schmidtke A (2007) Immer weniger Suizide in Deutschland: http://www.aerztezeitung.de/docs/2007/02/12/026a1001.asp?cat=

- Therapiezentrum für Suizidgefährdete des Universitätsklinikums Hamburg-Eppendorf: http://www.uke.uni-hamburg.de/extern/tzs/suizidalitaet/information/text_d.html

28.5 Weiterführende Literatur

Kerwin RW, Bolonna AA (2004) Is clozapin antisuicidal? Expert Rev Neurother 4: 87–190

Meltzer HY, Alphs L, Green AI et al.; International Suicide Prevention Trial Study Group (2003) Clozapine treatment for suicidality in schizophrenia: International Suicide Prevention Trial (InterSePT). Arch Gen Psychiatry 60: 82–91

Pöldinger W (1986) Die Abschätzung der Suizidalität. Huber, Bern

Ringel E (1953) Der Selbstmord. Abschluss einer krankhaften psychischen Entwicklung. Mandrich, Wien

Schramm E (1998) Interpersonelle Psychotherapie. Schattauer, Stuttgart

Wolfersdorf M (2004) Suizidalität. In: Berger M (Hrsg) Psychische Erkrankungen Klinik und Therapie. Urban & Fischer, München, S 1021–1038

Wolfersdorf M, Schmidtke A (2006) Suizidalität. In: Vorderholzer U, Hohagen F (Hrsg) Therapie psychischer Erkrankungen. State of the Art. Urban & Fischer, München, S 261–267

Notfälle

A. Bröcheler, I. Vernaleken, W. Niebling

Zu psychiatrischen Notfällen kommt es einerseits bei Patienten mit einer psychischen Grunderkrankung, andererseits aber auch bei Gesunden (z. B. bei akuten Belastungsreaktionen u. a.). Ein psychiatrischer Notfall erfordert eine sofortige Intervention. Bei psychischen Erkrankungen gilt es, zügig zu einer Einschätzung der Situation zu gelangen, um die akute Symptomatik behandeln zu können. Es ist nicht Aufgabe des Hausarztes, einen ausgefeilten psychopathologischen Befund zu erstellen und die daraus resultierende psychiatrische Diagnose zu folgern. Der sonst sehr differenzierten Unterteilung psychischer Erkrankungen in eine Vielzahl von Subtypen steht in der Notfallpsychiatrie ein an diagnoseübergreifenden Syndromen orientiertes Handeln gegenüber.

29

29.1 Allgemeines Verhalten in der Notfallsituation

Hausärztlich relevante und rasches symptomorientiertes Handeln erfordernde Syndrome:

- Psychomotorische Erregungszustände
- Delirante Syndrome
- Bewusstseinsstörungen
- Stupor
- Medikamentös induzierte Notfälle

Psychiatrische Notfallsituationen in einem psychiatrischen Krankenhaus unterscheiden sich mehrheitlich von denen in der hausärztlichen Praxis. Dennoch kann es auch während der Sprechstunde oder bei Hausbesuchen zu Situationen kommen, die potenzielle Risiken für den Arzt oder die Betroffenen bergen.

Die Schwierigkeit bei einem psychiatrischen Notfall besteht in einer raschen und präzisen Einschätzung der Situation, besonders bei bislang nicht bekannten Patienten. Da die Umstände (agitierter Patient, Sprachprobleme z. B. bei Migranten, Aufregung der Angehörigen etc.) ein Gespräch häufig erschweren, ist es umso wichtiger, die im Folgenden aufgeführten Regeln soweit wie möglich einzuhalten.

Regeln zur Gesprächsführung beim Erstkontakt

- Zuerst gilt es einzuschätzen, ob eine unmittelbare Gefahr für den Patienten, den Untersucher oder andere Beteiligte besteht. Bevor man sich selbst in Gefahr bringt, ist es besser, zunächst für Unterstützung zu sorgen (vorsorgliche Anforderung von Polizei und Rettungsdiensten).
- Auch wenn man keine akute Gefährdung vonseiten des Patienten vermutet, ist es immer wichtig, eine sichere Gesprächssituation zu schaffen.
- Der Untersucher sollte sich einen direkten Fluchtweg offen halten. Wenn möglich, sollte Personal in Rufweite sein.
- Bei aller Hektik und Unruhe, die eine Notfallsituation mit sich bringen kann, ist es dennoch wichtig, dass eine ruhige Atmosphäre aufgebaut wird, die ein vertrauensvolles Gespräch ermöglicht.

! Gerade in psychiatrischen Notfallsituationen ist es entscheidend, dass der Patient sich in seiner Not ernst genommen und akzeptiert fühlt. In der Notfallsituation ist ein sicheres und ruhiges Auftreten des Arztes erforderlich. Der Patient ist auf klare und eindeutige Anordnungen angewiesen.

29.2 Psychiatrische Notfälle

29.2.1 Psychomotorische Erregungszustände

Definition

Psychomotorische Erregungszustände: Diese sind durch gesteigerten Antrieb und Motorik gekennzeichnet. Der Patient ist dabei häufig gereizt, verbal oder auch tatsächlich aggressiv.

Psychomotorische Erregungszustände können sich auf dem Boden der meisten psychischen Erkrankungen entwickeln. Häufige Ursachen:
- Angst und Panik
- Akute Belastungsreaktionen
- Schizophrene Psychosen
- Demenzielle Syndrome
- Drogen- und Alkoholintoxikationen
- Delirante Syndrome
- Manische Episoden
- Organische Psychosen (z. B. Meningitis, Epilepsie)

Angst, Panik und akute Belastungsreaktionen

Panik und Angst treten als häufiges Symptom verschiedener psychischer Erkrankungen auf. Patienten, die eine Panikattacke erleben, sind hierbei meist nicht aggressiv, sondern eher hilfesuchend. Psychovegetativ finden sich oft Zeichen der Erregung wie Schwitzen, Tachykardie und Erröten.

Bei den eher häufig auftretenden Panikattacken und Erregungszuständen im Rahmen einer reinen Panikstörung, Angststörung oder einer akuten Belastungsreaktion kann schon ein supportives Gespräch ausreichend sein (**»Talking down«**)

Sollte dies ohne Erfolg sein, kann zum Lösen der Angst ein rasch wirkendes Benzodiazepin wie *Lorazepam* (z. B. *Tavor®*) oral (1–2,5 mg) verabreicht werden. Nach Behebung der akuten Krise sollte in der Folge die fachpsychiatrische bzw. psychotherapeutische Mitbehandlung eingeleitet werden.

Wichtig ist zu beachten, ob der Patient nach Beruhigung einen »normalen« Eindruck macht. Dann ist häufig ein Gespräch über eine mögliche Ursache oder aktuelle psychosoziale Belastung möglich. Das Abwarten der Beruhigung ist wichtig, um diagnostische Sicherheit zu erlangen.

Sollten nach Abklingen der Angst weitere Auffälligkeiten bestehen, wie z. B Verwirrtheit, Desorientiertheit, Ratlosigkeit oder das Äußern von eher bizarren Gedanken, ist möglicherweise eine andere zugrundeliegende psychische Erkrankung anzunehmen, so z. B. eine schizophrene Psychose. In derartigen Fällen ist die weitere psychiatrische Abklärung zu empfehlen.

Beispiel

Fall 29.1. *Die 25-jährige Sekretärin Julia B. erscheint aufgeregt ohne Termin in der Sprechstunde. Sie müsse sofort den Arzt sehen, da sie glaube, einen Herzinfarkt zu haben. Dabei läuft sie unruhig an der Anmeldung hin und her und ist vom Personal nicht zu beruhigen. Sie drängt auf eine sofortige Untersuchung. Im EKG zeigen sich keine Aufälligkeiten. Der Blutdruck liegt bei 150/90 mmHg, der Puls bei 96/min. Bei der Unteruchung fällt auf, dass die Patientin diffus schwitzt. Im Verlauf der Untersuchung beruhigt sie sich zunehmend. Als ihr mitgeteilt wird, dass sämtliche Untersuchungsergebnisse unauffällig sind, ist sie sehr entlastet.*

Frau B. wird wenige Tage später zu einem Termin einbestellt. Dabei ist zu erfahren, dass derartige Ereignisse in letzter Zeit gehäuft vorkommen. Sie traue sich schon mittlerweile kaum noch unter die Leute. Die Patientin wird zu einem Psychiater überwiesen. Nach einer ausführlichen Exploration behandelt dieser Frau B. psychopharmakologisch und psychotherapeutisch.

Verwirrtheit und Unruhe

Bei Hausbesuchen wird der Hausarzt häufig mit Verwirrtheit und Unruhe im Alter konfrontiert. Sofern es sich dabei um Patienten handelt, bei denen eine demenzielle Entwicklung bekannt ist und die Unruhe nicht akut aus voller Gesundheit entsteht, ist im Prinzip keine weitere notfallmäßige Abklärung erforderlich.

Bei leichten Formen von Unruhe und Verwirrtheit bei Demenz, die nicht den Schweregrad eines Delirs erreichen, empfiehlt sich die Gabe von niedrig potenten Antipsychotika wie *Melperon* (z. B. *Eunerpan®*) 25–50 mg oder *Pipamperon* (z. B. *Dipiperon®*) 20–40 mg.

Ausgeprägte Erregung bei Schizophrenie, Manie und organischen Psychosen

Hierbei handelt es sich um stark ausgeprägte Erregungszustände, die in der Regel eine Behandlung in einer psychiatrischen Klinik notwendig machen. Häufig wird der Arzt von Angehörigen zu Hilfe gerufen, wenn der Patient noch nicht im Zustand absoluter Erregung und Unruhe ist.

Frühzeichen:
- Mangelnde Kooperation
- Motorische Unruhe
- Zielloses Hin- und Hergehen
- Intensives Gestikulieren
- Lautes Sprechen mit verbaler Aggressivität
- Schweigendes Verharren in ruhiger, aber gespannter Haltung
- Reizbarkeit und Impulsivität

Zunächst sollte eine Sedierung mit *Lorazepam* (z. B. *Tavor®*) 1–2,5 mg p.o. oder 1–2 mg i.v. oder alternativ mit *Diazepam* (z. B. *Valium®*) 5–10 mg p.o. oder i.m. bis zum Eintreffen des Rettungswagens bzw. Notarztes versucht werden. In der psychiatrischen Klinik wird bei psychotischen und manischen Erregungszuständen gerne *Olanzapin* (z. B. *Zyprexa®*) 10–20 mg p.o. oder 10 mg i.m. verabreicht. Alternativ kann auch *Ziprasidon* (z. B. *Zeldox®*) 20 mg i.m. gegeben werden. Diese sogenannten atypischen Antipsychotika gehören üblicherweise jedoch nicht zur Notfallausrüstung des Hausarztes. Sollte die Situation nicht mit Benzodiazepinen zu beherrschen sein, kann daher als nachgeordnete Alternative das häufiger vorhandene *Haloperidol* (z. B. *Haldol®*) in einer initialen Dosis von 5–10 mg p.o. oder i.v gegeben werden.

29

Beispiel

Fall 29.2. *Während der Hausarzt mit einem Patienten in der regulären Sprechstunde beschäftigt ist, meldet sich seine Arzthelferin und bittet ihn, unverzüglich zur Anmeldung zu kommen. Dort trifft er einen ihm nicht bekannten Patienten an, der einen verwirrten Eindruck macht. Der Hausarzt erfährt, dass es sich um den 28-jährigen Axel D. handelt, der sofort Hilfe benötige, da er von Staatsbediensteten verfolgt werde. Da er mehr wisse als andere, wolle der Staat ihm seine Gedanken klauen. Er ist ängstlich und sehr nervös, im Gespräch wirkt er zeitweise abwesend und wiederholt ständig, dass er in Gefahr sei.*

Es gelingt, den Patienten davon zu überzeugen, in das Sprechzimmer mitzukommen. Dort kommt er ein wenig zur Ruhe, Medikamente lehnt er jedoch ab. Die Arzthelferin hat in der Zwischenzeit den Notarzt verständigt. Als man ihm versichert, dass er im Krankenhaus sicher sei und man anderen keine Auskünfte über ihn erteilen wird, fährt er in Begleitung des Rettungsdienstes in ein psychiatrisches Krankenhaus. Dort erfolgt nach stationärer Aufnahme eine antipsychotische Behandlung.

Drogen-/Alkoholintoxikation

Bei durch Drogen- oder Alkoholintoxikation ausgelösten Erregungszuständen ist eine Krankenhauseinweisung meist unerlässlich. Gründe dafür sind mögliche Eigen- oder Fremdgefährdung und die Überwachungspflichtigkeit der Vitalparameter. Nicht zu unterschätzen ist das Problem der Mischintoxikation bei polytoxikomanen Patienten.

! Solange die konsumierte Substanz nicht bekannt ist, sollte eine pharmakotherapeutische Intervention nur im äußersten Notfall erfolgen. Daher steht die Einweisung in ein Krankenhaus im Vordergrund. Dort erfolgt die weitere Diagnostik.

Unter den substanzinduzierten Erregungszuständen ist die Alkoholintoxikation eine der häufigsten Ursachen. Bei akutem Bedarf der Sedierung ist in diesem Fall das klassische Antipsychotikum *Haloperidol* (z. B. *Haldol®*) 5–10 mg p.o. oder i.v. vorzuziehen. Auf keinen Fall sollten wegen der Gefahr der Atemsuppression Benzodiazepine verwendet werden.

! Keine Benzodiazepine bei Alkoholintoxikation und unklaren Mischintoxikationen! Gefahr der Atemsuppression!

Beispiel

Fall 29.3. Während des Hintergrunddienstes erfolgt gegen 2 Uhr morgens ein Telefonanruf. Aufgeregt schildert Simone S., die erst bei Nachfragen Namen und Anschrift nennt, ihr Mann, Markus S., ein 37-jähriger Automechaniker, versuche, sich gewaltsam Zutritt in das Schlafzimmer zu verschaffen, in dem sie sich zusammen mit den 3 Kindern verbarrikadiert habe. Er sei spät abends völlig betrunken nach Hause gekommen und habe nach einem Streit mit den Schwiegereltern begonnen, im Wohnzimmer und der Küche zu randalieren. Bei ähnlichen Situationen habe er sie und ihre Eltern auch schon körperlich attackiert.

Der angerufene Hausarzt verständigt sofort Polizei und Rettungsdienst und fährt dann auch zum Haus der Familie S. Dort verschafft sich die Polizei Zugang in die Wohnung, da der randalierende Mann die Tür nicht öffnet. Er muss mit körperlicher Gewalt überwältigt werden. Da er nicht zur Ruhe kommt, weiterhin zu randalieren versucht und laut schreit, verabreicht der Arzt 10 mg Haloperidol i.v. Anschließend wird der Patient mit Handschellen fixiert in Begleitung des Rettungsdienstes und der Polizei in ein psychiatrisches Krankenhaus gebracht. Vom Hausarzt werden die Formalien für eine Unterbringung gegen den Willen des Patienten aufgrund bestehender Fremdgefährdung in die Wege geleitet.

29.2.2 Delirante Syndrome

Definition

Delirantes Syndrom: Beim deliranten Syndrom stehen Desorientiertheit, Verkennung der Situation und Umgebung sowie Halluzinationen im Vordergrund. Der Patient erscheint in seinem Bewusstsein getrübt und macht einen verwirrten Eindruck. Dabei ist er meist unruhig und agitiert. Es kann auch zu aggressiven Durchbrüchen kommen. Die Orientierung ist gestört.

Die Halluzinationen sind überwiegend optischer Natur. Die Patienten berichten z. B. von szenischen Abläufen der optischen Halluzinationen. Neben den rein psychischen Symptomen findet sich häufig eine vegetative Beteiligung mit Tachykardie, Blutdruckanstieg, Hyperthermie, Übelkeit, Erbrechen und Diarrhö. Das Delir entwickelt sich innerhalb kurzer Zeit (Stunden bis Tage). Es ist als vital bedrohliche Erkrankung aufzufassen. Daher ist eine stationäre Einweisung notwendig, um eine kontinuierliche Überwachung zu gewährleisten.

Da ein Delir stationär abgeklärt und behandelt werden sollte, steht auch hier die Krankenhauseinweisung im Vordergrund. Sollte vor dem Transport eine medikamentöse Behandlung erforderlich sein, gilt es, den Schweregrad und die zugrunde liegende Erkrankung zu berücksichtigen. Bei älteren Patienten mit Demenz kann zunächst *Melperon* (z. B. *Eunerpan*®) 25–50 mg p.o. und *Pipamperon* (z. B. *Dipiperon*®) 20–40 mg p.o. verabreicht werden. Als nachgeordnete Alternative haben sich auch niedrigdosierte Benzodiazepine wie 0,5–1 mg *Lorazepam* p.o (z. B. *Tavor*®) bewährt.

! Bei älteren Patienten im Delirium ist die Sturzgefahr zu berücksichtigen.

Sollte die parenterale Gabe erforderlich sein, kann *Haloperidol* (z. B. *Haldol*®) als Notfallmedikation verabreicht werden (5 mg p.o. oder i.v., bei älteren Patienten sind meist 1–2 mg p.o. oder i.v. ausreichend).

Alkoholentzugsdelir. Das Alkoholentzugsdelir wird als einzige Form des Delirs gesondert behandelt. Hier wird im stationären Rahmen die Gabe von *Clomethiazol* bevorzugt, welches zur ambulanten Behandlung deliranter Störungen nicht zugelassen ist. Um den Transport in ein Krankenhaus zu überbrücken, kann *Lorazepam* (z. B. *Tavor*®) 0,5–2 mg p.o. oder i.v. verabreicht werden, alternativ auch 5 mg *Diazepam* p.o. oder i.v. (z. B. *Valium*®). Bei sehr ausgeprägter Symptomatik mit starker Erregung und Halluzinationen kann zusätzlich die Gabe von *Haloperidol* (z. B. *Haldol*®) in einer initialen Dosierung von 5–10 mg p.o. oder i.v. erforderlich sein.

Beispiel

Fall 29.4. *Während eines Routinebesuchs im Pflegeheim bittet die Stationsschwester, nach dem 82-jährigen Johann W. zu sehen. Seit dem Vortag verhalte er sich auffällig. Er habe nachts kaum geschlafen. Der sonst freundliche alte Herr beschimpfe das Pflegepersonal und lasse keinen mehr an sich heran. Auch habe er behauptet, dass seine Frau zu Besuch gewesen sei, obwohl diese laut Pflegepersonal nicht da gewesen sei. Erst vor 2 Tagen sei wegen Schlafstörungen seine Medikation umgestellt worden.*

Der Hausarzt verordnet zunächst 25 mg Melperon bis zu 3-mal täglich. Als sich nach 2 Tagen keine wesentliche Besserung des Zustands einstellt, weist er Herrn W. in eine psychiatrische Klinik ein. Dort fällt dem aufnehmenden Psychiater auf, dass das wegen Schlafstörungen verordnete Amitriptylin von 25 mg zur Nacht auf 75 mg erhöht wurde. Er setzt das Medikament ab und gibt weiter 25 mg Melperon zur Nacht. Darunter kommt es innerhalb weniger Tage zu einer Remission der deliranten Symptomatik, und auch die Schlafstörungen sind deutlich gebessert.

29.2.3 Störungen des Bewusstseins

Definition

Bewusstseinsstörungen: Sie sind in der Regel Folge einer organisch begründbaren psychischen Erkrankung. Sie können in allen Schweregraden von Benommenheit über Somnolenz, Sopor bis hin zum Koma vorkommen.

Häufigste Ursachen für Bewusstseinsstörungen:
- **Zentralnervöse Erkrankungen** wie Raumforderungen, Schlaganfälle, Enzephalitis und Meningitis
- **Internistische Erkrankungen** wie Infektionen, Sepsis, diabetisches Koma, Schilddrüsenerkrankungen
- **Intoxikationen** mit Alkohol, Drogen (v. a. Heroin), sedierenden Medikamenten (z. B. Benzodiazepine)

Diese Ursachen stellen eher ein nicht spezifisch psychiatrisches Problem dar. Therapeutisch steht die stationäre Überwachung und Abklärung im Vordergrund. Die Notfalltherapie beschränkt sich deshalb auf die Kontrolle der Vitalparameter.

! Die Gabe von Psychopharmaka ist bei Bewusstseinsstörungen primär nicht indiziert, solange über die Ätiologie keine Klarheit besteht.

29.2.4 Stupor

Definition

Stupor (lat. Erstarrung): Stupor beschreibt einen Zustand der psychomotorischen Hemmung, häufig mit Amimie und Mutismus. Die Reaktion auf Umweltreize ist stark eingeschränkt oder nicht mehr vorhanden. Dabei ist das Bewusstsein des Patienten nicht eingetrübt. So besteht nachfolgend in der Regel auch keine Amnesie.

! Ein stuporöser Zustand macht die Vorstellung des Patienten in einer psychiatrischen Fachklinik erforderlich.

Um in der Akutsituation eine Behandlung einzuleiten, ist die differenzialdiagnostische Einschätzung hilfreich. Folgende Stuporformen können bei psychischen Erkrankungen auftreten:
- Stupor bei katatoner Schizophrenie
- Depressiver Stupor (selten auch manischer Stupor)
- Stupor bei somatischer Grunderkrankung
- Dissoziativer Stupor

Stupor bei katatoner Schizophrenie

Als Unterform der Schizophrenie zeichnet sich die katatone Schizophrenie durch psychomotorische Hemmung, häufig gepaart mit Mutismus, aus. Bei einigen Fällen ist das Phänomen der »**wächsernen Biegsamkeit**« (Flexibilitas cerea) zu beobachten. Hierbei wird die durch den Untersucher passiv bewegte Extremität in der entsprechend beigebrachten Stellung gehalten.

! Der katatone Stupor kann unvermittelt in einen psychomotorischen Erregungszustand umschlagen. Daher sollte eine medikamentöse Therapie möglichst rasch eingeleitet werden.

In der Akutsituation hat sich die Gabe von *Lorazepam* (z. B. *Tavor®*) bewährt (2,5 mg *Lorazepam* p.o. oder i.v.). Die weitere Behandlung sollte dann in einer psychiatrischen Fachklinik erfolgen. Dort kann bei ausbleibendem Erfolg die Therapie mit einem Antipsychotikum fortgesetzt werden. Davon sollte in der hausärztlichen Akutsituation abgesehen werden, da im Vorfeld ein **malignes neuroleptisches Syndrom** (► Abschn. 29.2.5) ausgeschlossen werden muss.

Exkurs

Eine sehr seltene, oft letal verlaufende Form der Katatonie ist die »perniziöse Katatonie« mit Fieber und autonomer Entgleisung (v. a. Tachykardien).

Depressiver Stupor

Im Rahmen einer vorbestehenden Depression kann sich auch in seltenen Fällen das Bild eines depressiven Stupors zeigen. In seinem Vollbild wirkt der Patient fast bewegungslos erstarrt und reagiert kaum noch auf Aufforderungen und Fragen. Im Gegensatz zum katatonen Stupor, bei dem der Patient bizarr bis autistisch wirkt, macht der Patient mit depressivem Stupor einen eher resignierten, das Geschehen erduldenden Eindruck.

! Eine Behandlung in einer psychiatrischen Fachklinik ist angeraten, da aufgrund der in diesen Fällen sehr erschwerten Kommunikation mit dem Patienten auch durch erfahrene Hausärzte und Psychiater die Suizidalität nicht mehr verlässlich einzuschätzen ist.

Initial sollten schon vor dem Transport in eine Klinik 2,5 mg *Lorazepam* (z. B. *Tavor®*) p.o. oder i.v. verabreicht werden.

Manischer Stupor

Auch bei manischen Zuständen kann es zu einem Stupor kommen. Er wird dadurch erklärt, dass es durch extreme Gedankenbeschleunigung und psychotische Symptome zu einer Handlungsunfähigkeit kommt. Es handelt sich dabei um eine seltene Verlaufsform einer Manie. Die Behandlung erfolgt auch hier mit 2,5 mg *Lorazepam* (z. B. *Tavor®*) p.o. oder i.v.

Stupor bei somatischer Grunderkrankung

Auch eine hirnorganische Beeinträchtigung kann einen Stupor hervorrufen. Dies ist jedoch nicht häufig der Fall, da beim Stupor definitionsgemäß der Bewusstseinszustand der Wachheit vorliegt. Die wesentlichen Erkrankungen, die einen stuporösen Zustand hervorrufen können, gehen in der Regel mit einer Trübung des Bewusstseinszustands einher. Dabei handelt es sich um

- Erkrankungen des Gehirns (Enzephalitis, Epilepsie, Parkinson-Krise, Locked-in-Syndrom),
- fortgeschrittene Demenz,
- metabolische Störungen (Sepsis, thyreotoxische Krise, Ketoazidose, Urämie).

Die differenzialdiagnostische Abklärung und Behandlung beim Stupor unbekannter Genese erfolgt im stationären Rahmen. Nach der diagnostischen Abklärung besteht die Therapie in der Behandlung der Grunderkrankung.

Dissoziativer Stupor

Im nichtpsychiatrischen Alltag ist hier der Begriff »psychogen« anstelle von »dissoziativ« geläufiger. Dabei findet sich das für einen Stupor typische Bild von psychomotorischer Hemmung und Mutismus. Auf äußere Reize wird kaum oder nicht mehr reagiert. Meist ist aus dem persönlichen Umfeld des Patienten zu erfahren, dass es im Vorfeld zu besonderen Belastungen gekommen ist. Schon vorher waren die Patienten meist durch Besonderheiten ihrer Persönlichkeitsstruktur auffällig. In der Anamnese ist in diesen Fällen meist keine Schizophrenie bekannt.

Im Vordergrund steht, eine ruhige Atmosphäre zu schaffen. Wichtig ist, sich Zeit zu nehmen. Mitunter ist der Zustand auch schon durch diese Maßnahmen zu bessern, und ein Gespräch wird möglich.

Sollte der Zustand jedoch persistieren, so ist ein Benzodiazepin zu verabreichen, wie *Lorazepam* (z. B. *Tavor*®) 2,5 mg p.o. oder i.v. Sollte dadurch eine Besserung erreicht und eine Kontaktaufnahme mit dem Patienten möglich werden, so kann unter Umständen und abhängig von den Angaben des Patienten bzw. der Bezugspersonen auf eine stationäre Einweisung verzichtet werden. Eine ambulante psychiatrische Weiterbehandlung sollte jedoch in die Wege geleitet werden.

Zeigt sich nach Benzodiazepingabe keine ausreichende Besserung oder ist die Lage für den untersuchenden Arzt auch nach Besserung des Zustands nicht sicher einzuschätzen, sollte eine Vorstellung in einer psychiatrischen Klinik erfolgen.

29.2.5 Durch Psychopharmaka ausgelöste Notfälle

Malignes neuroleptisches Syndrom

Bei diesem Syndrom handelt es sich um eine sehr seltene Nebenwirkung einer Therapie mit hochpotenten Antipsychotika. Es kann aber auch unter sogenannten atypischen Antipsychotika auftreten. Es ist gekennzeichnet durch Fieber, Rigor, Tremor, Bewusstseinstrübung und vegetativen Funktionsstörungen wie Tachykardie, Hypertonus, Tachy- bzw. Dyspnoe, Hautrötung oder -blässe, Hyperhidrose, Hypersalivation und Harninkontinenz. Die vegetativen Symptome können in vollkommen unterschiedlicher Ausprägung vorliegen.

Allein aufgrund des klinischen Zustands ist eine stationäre Einweisung zur intensivmedizinischen Überwachung unumgänglich. Die Antipsychotika sind zunächst abzusetzen.

Akute Dyskinesien

Insbesondere unter Behandlung mit typischen Antipsychotika wie *Haloperidol* (z. B. *Haldol*®) oder *Benperidol* (z. B. *Glianimon*®) kann es zum akuten Auftreten von Bewegungsstörungen kommen. Sie können zu Beginn einer Behandlung auftreten, meistens innerhalb der ersten oder zweiten Woche. Sie können aber auch bei schon lange antipsychotisch behandelten Patienten auftreten, wenn im Vorfeld eine abrupte Dosiserhöhung erfolgte oder die Gabe von oral auf intravenös umgestellt werden musste. Die akuten Dyskinesien oder auch Frühdyskinesien können sich sehr verschieden darstellen. Es kann zu hyperkinetischen oder dyskinetischen Bewegungsstörungen kommen, aber auch zu Dystonien.

Häufige Erscheinungsformen:

- Krampfartiges Herausstrecken der Zunge
- Unnatürlich wirkende Verdrehungen des Kopfes
- Verkrampfungen der Kaumuskulatur
- Blickkrämpfe (okulogyre Krise: Verdrehen der Augen meist nach oben oder zur Seite)
- Hyperkinesien der mimischen Muskulatur
- Choreoathetotische Bewegungen

Die oft eindrucksvollen Dyskinesien lassen sich gut mit 2,5–5 ml *Biperiden* i.v. (z. B. *Akineton*®) behandeln. Bei klinisch milderen Verlaufsformen ist oft eine Reduzierung der Dosis des Antipsychotikums oder die orale Gabe von 2–4 mg unretadiertem *Biperiden* p.o. (z. B. *Akineton*®) ausreichend.

! Bei akuten Dyskinesien *Biperiden* langsam i.v. injizieren wegen der Gefahr von Delir, Hypotonie, Übelkeit, Erbrechen.

Dyskinesien können auch als seltene Nebenwirkung des in der hausärztlichen Praxis häufig verwendeten Metoclopramid (z. B. *Paspertin*®) auftreten. Hier ist oft das Absetzen der Medikation ausreichend. In schwerern Fällen kann die einmalige Gabe von *Biperiden* (2 mg unretadiert p.o.) notwendig sein.

Der Verzicht auf Metoclopramid empfiehlt sich bei mit Antipsychotika vorbehandelten Patienten, besonders im Jugendalter.

Zentrales Serotoninsyndrom

Dem zentralen Serotoninsyndrom liegt eine serotonerge Überaktivität zugrunde. Es tritt sehr selten auf. Ursache ist meistens eine Kombinationstherapie (mit teilweise kontraindizierten Medikamenten oder in zu hohen Dosen) mit serotonerg wirkenden Substanzen (SSRI, trizyklische Antidepressiva, *Venlafaxin*, MAO-Hemmer u. a.). Es kann auch bei Konsum von Kokain und Amphetaminen auftreten. Die Symptome treten relativ rasch auf, meist innerhalb von 24 h nach Einnahme.

Das zentrale Serotoninsyndrom ist gekennzeichnet durch eine Trias aus Fieber, neuromuskulären Symptomen (Myoklonien, Tremor, Hyperreflexie) und psychischen Auffälligkeiten (Verwirrtheit, Desorientiertheit, Bewusstseins- und Aufmerksamkeitsstörungen). Daneben finden sich gastrointestinale Beschwerden wie Übelkeit, Erbrechen, Diarrhö.

Das zentrale Serotoninsyndrom ist eine potenziell lebensbedrohliche Erkrankung. Die Notfalltherapie besteht im Absetzen der Medikation und der stationären Überwachung.

Zentrales anticholinerges Syndrom

Zum zentralen anticholinergen Syndrom kann es bei Überdosierung bzw. Intoxikation mit anticholinerg wirksamen Pharmaka (z. B. trizyklische Antidepressiva, *Clozapin*) kommen. Es ist ebenfalls als potenziell lebensbedrohlich zu betrachten.

Die **zentralen** Symptome können als agitierte Verlaufsform mit deliranter Symptomatik, Verwirrtheit, Desorientiertheit, Unruhe, optischen und selten auch akustischen Halluzinationen auftreten. Es kann zu Krampfanfällen kommen. Es gibt jedoch auch eine sedative Verlaufsform mit Somnolenz bis hin zum Koma. Die **periphere** anticholinerge Symptomatik besteht aus trockener Haut und Schleimhäuten, Hyperthermie, Mydriasis, Harnverhalt, Obstipation, Tachykardie.

Die Therapie besteht im Absetzen der anticholinergen Substanz und der stationären Überwachung.

Tab. 29.1. Basismedikamente zur Behandlung psychiatrischer Notfälle. (In Anlehnung an Benkert u. Hippius 2007)

Substanz	Indikation	Dosierung	Vorteile	Nachteile
Lorazepam (z. B. *Tavor®* oder *Tavor Expidet®*)[a]	Angst Psychomotorische Erregung	i.v./i.m.: 1–2 mg p.o.: 1–2,5 mg Ggf. erneute Gabe nach 30 min Bis max. 10 mg/24 h	Gut steuerbar wegen kurzer Halbwertszeit	Hypotonie und Atemdepression bei hoher Dosierung und i.v.-Gabe **Cave:** langsame Injektion
Melperon (z. B. *Eunerpan®*)	Leichtere Erregungszustände bei geriatrischen und internistisch erkrankten Patienten	p.o.: 25–100 mg i.m.: 25–100 mg Max. 200 mg/24 h	Gute Sedierung Kaum anticholinerg	Orthostatische Hypotonie
Olanzapin (z. B. *Zyprexa®*)	Erregungszustände bei Schizophrenie und Manie	p.o.: 10–20 mg i.m.: 10 mg Nach 30 min erneute Gabe möglich Max. 30 mg/24 h	Geringes Risiko extrapyramidal-motorischer Bewegungsstörungen	Kaum Erfahrungen im Einsatz außerhalb der Schizophrenie und Manie
Haloperidol (z. B. *Haldol®*)	Psychomotorische Erregungszustände jeglicher Genese	i.v./i.m./p.o.: 5–10 mg Ggf. 1–2 weitere Gaben nach je 30 min Max. 50 mg parenteral/24 h	Vor allem in geringer Dosierung relativ gute kardiovaskuläre Verträglichkeit	Akute Dyskinesien Verlängerung der QTc-Zeit möglich In hohen Dosen kardiotoxisches Risiko

[a] *Tavor Expidet®* = lyophilisierte Tabletten, die sich unter der Zunge auflösen; verhindert Zurückhalten im Mund bei nicht-complianten Patienten.

29.3 Überblick über die wichtigsten Medikamente zur Behandlung psychiatrischer Notfälle

In ◘ Tab. 29.1 werden die wichtigsten Basismedikamente zur Behandlung psychiatrischer Notfälle vorgestellt.

29.4 Unterbringung gemäß Unterbringungsgesetzen

Die Regelung der Unterbringung nach dem *Gesetz über Hilfen und Schutzmaßnahmen bei psychischen Krankheiten* (PsychKG) ist Ländersache. Deshalb gibt es im Verfahrensablauf auch Unterschiede zwischen den einzelnen Bundesländern Deutschlands. Für den hausärztlichen Notfall ist aber in erster Linie von Interesse, wann eine Unterbringung gegen den Willen des Patienten erforderlich und auch mit dem Recht konform ist. Eine umfassende Übersicht über die verschiedenen Unterbringungsverfahren findet sich in ► Kap. 13 (► Abschn. 13.2).

Ausreichende Gründe für eine notfallmäßige Unterbringung gegen den Willen des Patienten

- Es muss durch das krankheitsbedingte Verhalten des Patienten eine erhebliche Selbstgefährdung oder eine erhebliche Gefährdung bedeutender Rechtsgüter anderer (Fremdgefährdung) vorliegen.
- Dabei muss der Patient an einer behandlungsbedürftigen Psychose, einer behandlungsbedürftigen psychischen Erkrankung oder einer Abhängigkeitserkrankung von vergleichbarer Schwere leiden. Dies muss schriftlich in Form eines ärztlichen Zeugnisses attestiert werden.

Tipps

Als Hausarzt sollte man im Vorfeld einmalig klären, wie in seinem Wirkungsbereich bei einer Unterbringung gegen den Willen des Patienten zu verfahren ist. Das Mitführen der Telefonnummern der regional zuständigen psychiatrischen Notaufnahmen sowie des zuständigen Ordnungs- oder Gesundheitsamtes, ist zu empfehlen.

29.5 Weiterführende Literatur

Benkert O, Hippius H (2007) Kompendium der Psychiatrischen Pharmakotherapie. Springer, Berlin Heidelberg New York Tokio

Anhang

G

Glossar

Abhängigkeit:
Körperliche Abhängigkeit liegt vor, wenn nach Absetzen einer verwendeten Substanz ein Entzugssyndrom entsteht, dessen Symptome häufig gegensätzlich zur akuten Drogenwirkung sind.
Psychische Abhängigkeit bezeichnet ein starkes, unwiderstehliches Verlangen nach einer Substanz, verbunden mit Kontrollverlust und den damit einhergehenden Verhaltensauffälligkeiten.

Affektive Störungen: Psychische Erkrankungen, bei denen über längere Zeiträume charakteristische Symptommuster mit ausgeprägten Stimmungsänderungen, insbesondere Niedergeschlagenheit (▸ Depression) oder Stimmungssteigerung (▸ Manie), Freudlosigkeit, emotionaler Leere, Interesselosigkeit und Antriebsverlust oder -steigerung bestehen.

Aggravation: Das bewusst übertriebene Betonen subjektiv vorhandener Krankheitssymptome.

Agoraphobie: Angst vor Situationen, in denen sich die Betroffenen außerhalb der gewohnten Umgebung befinden, in der Regel Angst vor öffentlichen großen Plätzen, Angst vor Menschenmengen und Angst, allein oder weit zu reisen.

Aktiver Schlaf: Synonym verwendet für ▸ paradoxer Schlaf oder ▸ REM-Schlaf.

Akute Belastungsreaktion: Stunden- bis tagelang anhaltende Reaktion auf eine außergewöhnlich starke psychische oder körperliche Belastung bei einem ansonsten psychisch gesunden Menschen. Die Störung beginnt meist mit einer Art »Betäubung«, auf die ein »Sichzurückziehen« aus der traumatischen Situation erfolgt. Typisch sind auch somatische Symptome wie Tachykardie, Schwitzen oder Hypertonie.

Albtraum: Furchterregender Traum während des ▸ REM-Schlafs, verschieden von ▸ Pavor nocturnus.

Alzheimer Demenz: Primär degenerative, zerebrale Erkrankung mit charakteristischen neuropathologischen Kennzeichen (Hirnatrophie, amyloide Plaques, pathologische Fibrillenveränderungen).

Ambulante Soziotherapie: Besondere Form des ambulanten Case-Managements. Psychisch Kranke werden dabei durch einen Fachpfleger oder einen Sozialarbeiter gezielt an die ambulanten Hilfen, die z. B. von Werkstätten für behinderte Menschen, Ergotherapeuten und Vertragsärzten angeboten werden, herangeführt. Der ambulante Soziotherapeut versucht dabei, den Patienten zu motivieren und anzuleiten.

AMDP-System: Das im deutschen Sprachraum am stärksten verbreitete System zur Erfassung der Psychopathologie. Es handelt sich um ein Fremdbeurteilungsverfahren, bestehend aus 5 Dokumentationsbelegen zur Erfassung anamnestischer Daten, psychopathologischer und somatischer Symptome.

Angststörungen: Unter diesem Begriff werden Phobien (▸ soziale Phobie, ▸ spezifische Phobie), ▸ Panikstörung und ▸ generalisierte Angststörung zusammengefasst.

Anorexia nervosa: Kennzeichnend ist ein erheblicher, selbstverursachter Gewichtsverlust und die Beibehaltung eines für das Alter zu niedrigen Körpergewichts, getrieben von der Idee, trotz Untergewicht zu dick zu sein.

Anpassungsstörungen: Reaktion auf belastende Lebensereignisse wie z. B. Tod eines geliebten Menschen, Scheidung, Berentung oder Verlust des Arbeitsplatzes. Typisch sind eine depressive Reaktion und große Ängste davor, die alltäglichen Dinge des Lebens nicht mehr bewältigen zu können.

Antidepressiva: Arzneimittel gegen depressive Erkrankungen, aber u. a. auch gegen bestimmte Angsterkrankungen, Zwangserkrankungen, Schlafstörungen, Schmerzsyndrome und Unruhezustände.

Antipsychotika: Substanzen, die psychotisches Erleben reduzieren können. Der Fokus der antipsychotischen Wirkung kann dabei auf der Produktivsymptomatik liegen. Aber auch bei Erregungszuständen, Unruhe, Schlaflosigkeit und mittlerweile auch bei Negativsymptomatik, Manien und depressiven Syndromen finden Antipsychotika ihre Anwendung (vgl. ▸ atypische Antipsychotika).

Artifizielle Störungen: Körperliche Symptome werden wiederholt und ohne einleuchtenden Grund vorgetäuscht bzw. es kommt zu körperlichen Symptomen durch absichtliche Selbstschädigung. Im Vordergrund steht bei der artifiziellen Störung häufig ein sogenannter sekundärer Krankheitsgewinn (z. B. Zuwendung), auch wenn dieser nicht unbedingt bewusst angestrebt wird (▸ Münchhausen-Syndrom).

Atypische Antipsychotika (Synonyme: Atypika, Neuroleptika/Antipsychotika der zweiten Generation): Präparate, die im Vergleich mit konventionellen Antipsychotika eine gute antipsychotische Wirksamkeit, weniger ▸ extrapyramidal-motorische Symptome (Parkinsonoid, Spätdyskinesien), Wirksamkeit bei Negativsymptomatik, Wirksamkeit bei Therapieresistenz und eine geringe Prolaktinerhöhung aufweisen.

Auffassungsstörungen: Störung der Fähigkeit, Äußerungen oder Texte in ihrer Bedeutung zu begreifen und sinnvoll miteinander zu verbinden.

Aufmerksamkeitsdefizit-Hyperaktivitätsstörung (ADHS): Störung der Aufmerksamkeit mit einem Mangel an Ausdauer bei Beschäftigungen und mit der Tendenz, Tätigkeiten zu wechseln, bevor sie zu Ende gebracht wurden. Weiter bestehen ein unruhiges Verhalten und eine erhöhte Impulsivität. Besonders im Erwachsenenalter fällt eine emotionale Instabilität und Desorganisiertheit durch hierdurch verursachte Probleme in zwischenmenschlichen Beziehungen und am Arbeitsplatz auf.

Autistische Störungen: Zeichnen sich aus durch qualitative Beeinträchtigung in gegenseitigen sozialen Interaktionen und Kommunikationsmustern, wie ein eingeschränktes stereotypes, sich wiederholendes Repertoire von Interessen und Aktivitäten. Siehe auch ▸ Entwicklungsstörungen, tiefgreifende.

Belastungsreaktionen: Nach Art und Ausmaß deutlich über das nach allgemeiner Lebenserfahrung zu Erwartende hinausgehende Reaktionen auf eine außergewöhnlich starke psychische oder somatische Belastung bei einem ansonsten psychisch gesunden Menschen (▸ akute Belastungsreaktion, ▸ posttraumatische Belastungsstörung).

Berufliche Rehabilitation: Der Begriff der »beruflichen Rehabilitation« wird im SGB IX durch den der »Leistungen zur Teilhabe am Arbeitsleben« ersetzt. Ziel ist der Erhalt, die Verbesserung oder die Wiederherstellung der Erwerbsfähigkeit.

Betreutes Wohnen: Eine Leistung der sozialen Rehabilitation. Primär zielt diese Maßnahme auf die Wiedereingliederung des Patienten in die Gemeinschaft.

Bindungsstörung: Deutlich gestörte soziale Beziehungsfähigkeit mit Anklammerungstendenzen, Distanzlosigkeit und widersprüchlichen Reaktionen.

Binge-Eating-Störung: Wiederholte Episoden von »Fressanfällen«, bei denen große Mengen von Nahrungsmitteln mit einem Gefühl des Kontrollverlusts verspeist werden, ohne dass anschließend Maßnahmen zur Gewichtsreduktion eingeleitet werden.

Bipolare Störungen: Es liegen sowohl manische (▸ Manie) als auch depressive (▸ Depression) Episoden in der Anamnese vor.

Body-Mass-Index (BMI): Index zur Beschreibung des relativen Körpergewichts bezogen auf die Körpergröße. Die Bestimmung erfolgt durch die Formel Körpergewicht (kg) dividiert durch die Körpergröße (m) zum Quadrat (BMI = kg/m^2).

Borderlinestörung: Ursprünglich psychische Erkrankung im Grenzgebiet zwischen Psychose und Neurose, heute Bezeichnung für eine Form der emotional instabilen Persönlichkeitsstörung. Die Erkrankung zeichnet sich aus durch ein tiefgreifendes Muster von Instabilität in den zwischenmenschlichen Beziehungen, im Selbstbild und in den Affekten sowie durch deutliche Impulsivität.

Bulimia nervosa: Heißhungerattacken, gefolgt von dem Versuch, dem dick machenden Effekt der Nahrung durch unterschiedliche Verhaltensweisen (Erbrechen, Laxanzienabusus, Fasten etc.) entgegenzuwirken.

Computertomographie, kraniale (CCT): Röntgenverfahren, mit dem Schichtbilder des Gehirns erzeugt werden.

Craving: Plötzlich einsetzendes, heftiges und schwer kontrollierbares Suchtverlangen, das bei nahezu allen Suchtmitteln auch nach längerer Abstinenz noch auftreten kann. Dauert typischerweise Minuten bis wenige Stunden.

Cytochrom-P450-Enzyme: Isoenzyme der Familie der Cytochrom-P450-Enzyme (CYP) sind wichtig für den Abbau der meist lipophilen Psychopharmaka.

Delirante Syndrome: Umfassen alle akut auftretenden, organisch bedingten psychischen Erkrankungen, die mit Bewusstseinsstörung und kognitiven Beeinträchtigungen einhergehen. Gemeinsam ist ihnen, dass in der Regel eine akut einwirkende körperliche (systemische) oder zerebrale Erkrankung oder eine exogene Noxe zu einer akuten Funktionsstörung des Gehirns geführt hat.

Demenzen: Das höhere Lebensalter betreffende Erkrankungen, die gekennzeichnet sind durch (Kurzzeit-)Gedächtnisstörungen und weitere kognitive Störungen. Die häufigsten Formen sind die ▸ Alzheimer-Demenz, die ▸ vaskulären Demenzen sowie die heterogene Gruppe der ▸ sekundären Demenzen.

Depression: Charakteristisch sind eine gedrückte Grundstimmung, Interessensverlust, Anhedonie und eine Verminderung des Antriebs. Zudem finden sich häufig verminderte Konzentration und Aufmerksamkeit, reduziertes Selbstwertgefühl, Schuldgefühle, Suizidgedanken oder -handlungen, verminderter Appetit und eine pessimistische Zukunftsperspektive. Mit diesen Symptomen verbunden sind bei Depressionen häufig auch verschiedenste körperliche Beschwerden, z. B. Kopf- und Rückenschmerzen sowie Magen-Darm- oder Herzbeschwerden.

DSM-IV (Diagnostic and Statistical Manual of Mental Disorders in der 4. Revision): Nationales amerikanisches Klassifikationssystem psychischer Erkrankungen mit internationaler Verbreitung, herausgegeben von der amerikanischen Psychiatervereinigung APA.

G

Einwilligungsfähigkeit: Der Patient kann rechtswirksam in eine ärztliche Maßnahme einwilligen, was voraussetzt, dass er die Art, Bedeutung und Tragweite der ärztlichen Maßnahme versteht und nach dieser Einsicht entscheiden kann.

Elektroenzephalographie (EEG): Diagnostisches Verfahren zur Messung der summierten elektrischen Aktivität des Gehirns durch Aufzeichnung von Spannungsschwankungen an der Kopfoberfläche. Es eignet sich zum Screening hirnorganischer Störungen und der Kontraindikationen für Psychopharmakotherapie.

Elektrokrampftherapie (EKT): Die elektrokonvulsive Therapie (»Elektrokrampftherapie«, EKT) nutzt einen elektrischen Stimulus, um einen therapeutischen, generalisierten Krampfanfall auszulösen. EKT wird überwiegend zur Behandlung therapieresistenter ► Depressionen im stationären Rahmen angewandt.

Elektromyogramm (EMG): Diagnostisches Verfahren zur Messung der Muskelaktivität und damit auch der Muskelspannung (Muskeltonus) durch die Ableitung von elektrischen Potenzialschwankungen einzelner motorischer Einheiten, eines ganzen Muskels oder sogar mehrerer Muskeln. Das EMG wird z. B. im Rahmen der ► Polysomnographie angewendet.

Elektrookulogramm (EOG): Diagnostisches Verfahren zur Messung von Augenbewegungen anhand der Ableitung von elektrischen Potenzialdifferenzen, die durch die Augenbewegungen zwischen Netzhaut und Hornhaut erzeugt werden. Das EOG wird v. a. im Rahmen der ► Polysomnographie angewendet.

Enkopresis: Wiederholtes unwillkürliches oder willkürliches Absetzen von Stuhl in Kleidung oder an dafür nicht vorgesehenen Stellen.
Primäre (persistierende) Enkopresis: Die Kinder waren über das 4. Lebensjahr hinaus noch nie sauber.
Sekundäre Enkopresis: Nach bereits bewältigter Sauberkeitserziehung kommt es zum erneuten Einkoten.

Entwicklungsstörungen:
Tiefgreifende Entwicklungsstörungen: Tiefgreifende Störung mehrerer Entwicklungsbereiche. Siehe auch ► autistische Störungen.
Umschriebene Entwicklungsstörungen: Einzelne Leistungsbereiche liegen isoliert unter dem Niveau der sonstigen intellektuellen Kapazität. Dazu gehören in erster Linie die umschriebenen Entwicklungsstörungen des Sprechens und der Sprache, die umschriebenen Entwicklungsstörungen der schulischen Fertigkeiten (im Wesentlichen hier die Lese- und Rechtschreibstörung sowie die Rechenstörung) und die umschriebenen Entwicklungsstörungen der motorischen Funktionen. Alle haben ihren Beginn meist im Kleinkindalter und sind mit der biologischen Reifung des Nervensystems eng verknüpft.

Enuresis: Unwillkürlicher Harnabgang ab einem Lebens- bzw. Entwicklungsalter von 5 Jahren, wobei organische Ursachen für die Inkontinenz ausgeschlossen sein müssen.
Primäre Enuresis: Diese bezeichnet das Andauern der infantilen Inkontinenz.
Sekundäre Enuresis: Hierbei kommt es nach einer Periode bereits erworbener Blasenkontrolle (mindestens 6 Monate) zum erneuten Einnässen.
Des Weiteren wird unterschieden zwischen einer **Enuresis diurna** (tägliches Einnässen) und einer **Enuresis nocturna** (nächtliches Einnässen).

Episodisches Trinken: Form der Alkoholabhängigkeit, bei der über Zeiträume von Tagen bis mehreren Wochen problemlos Abstinenz eingehalten werden kann, die jedoch durch unkontrollierbare Trinkphasen von zumeist mehreren Tagen Dauer unterbrochen wird. An den Trinktagen werden typischerweise extrem hohe Alkoholmengen konsumiert, verbunden mit besonders ausgeprägten Verhaltensänderungen gegenüber dem nüchternen Zustand.

Erwerbsfähigkeit: Erwerbsfähig ist, wer unter den üblichen Bedingungen des Arbeitsmarktes imstande ist, mindestens 3 h täglich erwerbstätig zu sein.

Erwerbsminderung:
Teilweise Erwerbsminderung: Eine Person ist wegen Krankheit oder Behinderung auf nicht absehbare Zeit außerstande, unter den üblichen Bedingungen des allgemeinen Arbeitsmarktes mindestens 6 h täglich erwerbsfähig zu sein.
Volle Erwerbsminderung: Eine Person ist wegen Krankheit oder Behinderung auf nicht absehbare Zeit außerstande, unter den üblichen Bedingungen des allgemeinen Arbeitsmarktes mindestens 3 h täglich erwerbstätig zu sein.

Essstörungen: Störung des Essverhaltens oder des Gewichtskontrollverhaltens. Eine Verschlechterung des physischen Befindens oder eine Beeinträchtigung des psychosozialen Verhaltens sind die Folge. Essstörungen sind nicht sekundär durch andere Erkrankungen bedingt. Siehe auch ► Anorexia nervosa, ► Binge-Eating-Störung, ► Bulimia nervosa.

Exekutive Funktionen: Exekutive Prozesse umfassen alle höheren mentalen Prozesse wie Planung, Organisation, Problemlösung, logisches/strategisches Denken, Interferenz-, Aufmerksamkeits- und Handlungssteuerung, Zielsetzung, Erkennung/Einhaltung von Regeln, Arbeitsgedächtnisleistungen, Kreativität und Ideenreichtum, kognitive Umstellfähigkeit oder Flexibilität.

Extrapyramidal-motorische Störungen: »Bewegungsstörungen«, die z. B. als Nebenwirkung hochpotenter Antipsychotika auftreten können. Zu den extrapyramidal-motorischen Nebenwirkungen zählen z. B. akut auftretende Frühdyskinesien (Blickkrämpfe, Zungen-Schlund-Krämpfe), Parkinsonoid (Tremor, Rigor, Akinese), Akathisie und Spätdyskinesien als irreversible Komplikationen einer Langzeitbehandlung mit hochpotenten Antipsychotika.

Fahreignung: Generelle, nicht auf eine bestimmte Situation bezogene Fähigkeit einer Person zum Führen eines Fahrzeugs. Fahreignung setzt voraus, dass die Person die notwendigen Anforderungen erfüllt und nicht erheblich oder wiederholt gegen verkehrsrechtliche Vorschriften oder gegen Strafgesetze verstoßen hat.

Fahrtüchtigkeit: Fähigkeit einer Person zum Führen eines Fahrzeugs zu einem konkreten Zeitpunkt.

Flashbacks: Kurzzeitige, für Sekunden bis Minuten anhaltende Sinnestäuschungen bzw. »szenische Nachhallerinnerungen«.

Formale Denkstörungen: Störungen des Denkablaufs. Diese finden ihren Ausdruck in den sprachlichen Äußerungen der Patienten. Dabei kann es sich um Veränderungen in der Geschwindigkeit, Kohärenz und Stringenz des Gedankenablaufs handeln.

Frontotemporale Demenz: Art der ▶ Demenz, bei der der Abbau von Nervenzellen im Frontal- und Temporalkortex beginnt. Beeinflusst werden dadurch Emotionen und Sozialverhalten, sodass diese Form der Demenz bei zunächst relativ wenig beeinträchtigtem Gedächtnis mit Verhaltensauffälligkeiten wie dem Verlust sozialer Fähigkeiten, Distanzlosigkeit, Inflexibilität und Hyperoralität einhergeht.

Gedächtnis: Dieses umfasst mehrere Komponenten:
Episodisches Gedächtnis: Es umfasst erlebte Inhalte des persönlichen und öffentlichen Lebens.
Semantisches Gedächtnis: Es behält erlerntes Faktenwissen.
Prozedurales Gedächtnis: Es repräsentiert gelernte Handlungs-, Wahrnehmungs-, Denkprozesse und -routinen.
Kurzzeitgedächtnis: Hier werden kurzfristig über einen Zeitraum von ca. 60 s geringe Mengen gespeichert, die ca. 7±2 beliebige sprachlich-auditive bzw. visuelle Einheiten umfassen.
Arbeitsgedächtnis: Hierunter versteht man die Fähigkeit des Individuums zur aktiven Informationsverarbeitung.
Langzeitgedächtnis: Dieses stellt den permanenten Wissensspeicher eines Menschen dar.

Generalisierte Angststörung (GAS): Über Wochen oder Monate andauernde Gefühle ängstlicher Anspannung und Sorge. Daneben bestehen auch anhaltende körperliche Symptome wie z. B. motorische Anspannung, autonome Hyperaktivität, Hypervigilanz, Schlafstörungen oder Unruhegefühle.

Geschäftsunfähigkeit: Geschäftsunfähig ist, wer sich in einem die freie Willensbestimmung ausschließenden Zustand krankhafter Störung der Geistestätigkeit befindet, sofern nicht der Zustand seiner Natur nach ein vorübergehender ist.

Gesprächspsychotherapie: Im Mittelpunkt der Therapie steht nicht die Lösung von Problemen, sondern die persönliche Entwicklung, die dann ihrerseits Problemlösungen begünstigen soll. Die Wirkung der Gesprächspsychotherapie basiert v. a. auf der besonderen Gestaltung der psychotherapeutischen Beziehung.

Gewahrsamstauglichkeit: Somatischer und psychischer Zustand, der eine relativ kurz bemessene Gewahrsamnahme der Polizei gestattet.

Gilles-de-la-Tourette-Syndrom: Neuropsychiatrische Erkrankung, die durch das Auftreten von kombinierten vokalen und multiplen motorischen ▶ Tics charakterisiert ist.

Häusliche Krankenpflege psychisch Kranker (HKP) (Synonym: ambulante psychiatrische Pflege oder APP): Ein wichtiges Instrument zur Unterstützung schwer psychisch Kranker bei der Bewältigung ihres Alltags. HKP ist nur bei bestimmten psychischen Erkrankungen verordnungsfähig, die in einer Richtlinie des Gemeinsamen Bundesausschusses aufgeführt sind.

Haftfähigkeit: Fähigkeit eines Beschuldigten oder Verurteilten, in einer Einrichtung des Strafvollzugs leben zu können, Freiheitsentzug ohne Gefahr für Gesundheit oder Leben zu ertragen und den Sinn und Zweck einer Freiheitsstrafe zu erkennen.

Halluzinationen: Sinneswahrnehmung ohne entsprechenden Sinnesreiz, die für einen wirklichen Sinneseindruck gehalten wird.

Hebephrene Schizophrenie: Unterform der ▶ Schizophrenie, bei der Affekt-, Antriebs- und formale Denkstörungen im Vordergrund stehen. Der Krankheitsbeginn liegt zwischen dem 15. und 25. Lebensjahr, die Verlaufsprognose ist eher ungünstig.

HIV-assoziiertes Delir: Eine relativ häufige Komplikation der späten Aids-Erkrankung und zeigt sich als typisches ▶ Delir mit örtlicher und zeitlicher Desorientierung, optischen Halluzinationen, Agitiertheit und Verkennungen. Ausgelöst wird dieses Delir von Infektionen und Neubildungen, die im Rahmen der HIV-bedingten Immunsuppression Raum greifen.

HIV-Demenz: Eine Komplikation der späten Aids-Erkrankung. Beginnt schleichend mit zunehmender Vergesslichkeit, weiterer Verlangsamung des Denkens sowie Apathie und einem Mangel an Spontaneität. Betroffene Personen zeigen immer weniger emotionale Reaktionen und ziehen sich sozial zurück. Reizbarkeit und emotionale Labilität bis hin zur Agitiertheit sind Zeichen des weiteren Krankheitsverlaufs, bis es schließlich zu einer globalen Abnahme der intellektuellen Fähigkeiten und zu einer umfassenden psychomotorischen Verlangsamung kommt.

Hypochondrische Störung: Unterform der ▶ somatoformen Störungen. Allgemeine und normale Empfindungen und Körpererscheinungen werden von den betreffenden Personen als abnorm und belastend interpretiert. Meist ist die Aufmerksamkeit auf ein oder zwei Organe oder Organsysteme fokussiert.

ICD-10 (International Classification of Diseases in der 10. Revision): Von der WHO herausgegebenes internationales Klassifikationssystem, das Erkrankungen aller Art in 21 Kapiteln gliedert. Für den Bereich der psychischen Erkrankungen ist Kapitel F relevant.

G

Ich-Störungen: Störungen des Einheitserlebens, der Identität im Zeitverlauf, der Ich-Umwelt-Grenze sowie der »Ich-Haftigkeit« aller Erlebnisse. Ebenso zählen dazu Erlebnisweisen, in denen körperliche Vorgänge sowie das eigene Denken, Fühlen oder Handeln als von außen gelenkt empfunden werden.

Inhaltliche Denkstörungen: Pathologische Veränderung der Denkinhalte. Diese äußern sich z. B. in ▸ Wahn und ▸ Wahnwahrnehmung.

Integrierte Versorgung: Sektorenübergreifende Versorgungsform im deutschen Gesundheitswesen. Diese wurde vom Gesetzgeber im Jahr 2000 in das SGB V aufgenommen. Das Ziel ist die Sicherstellung sowie die qualitative und ökonomische Verbesserung der Gesundheitsversorgung von chronischen, rezidivierenden, häufig auftretenden Krankheitsbildern.

Intelligenz: Wesentliche Elemente von Intelligenz sind globale oder zusammengesetzte Fähigkeiten, die zu zweckgerichtetem Handeln, rationalem Denken und Urteilen sowie Lernen in neuen Situationen befähigen.

Interpersonelle Psychotherapie (IPT): Spezifisch für depressive Störungen entwickelte Kurzzeittherapie. Bei der IPT wird davon ausgegangen, dass Depressionen durch verschiedene Faktoren (z. B. biologische Faktoren, Verlusterlebnisse) und ihre Wechselwirkungen verursacht sein können. Unabhängig von den Ursachen werden Depressionen jedoch stets in einem psychosozialen und interpersonellen Kontext gesehen. Ein wichtiges Therapieziel ist deshalb die Bewältigung belastender zwischenmenschlicher und psychosozialer Stressoren, unabhängig davon, ob diese zur depressiven Störung beitragen oder die Folge der depressiven Störung sind.

Katatone Schizophrenie: Unterform der ▸ Schizophrenie. Kennzeichnend sind psychomotorische Störungen, die zwischen Erregung und Stupor wechseln können, sowie Haltungsstereotypien bis hin zur kataleptischen Starre.

Kognitive Verhaltenstherapie: Form der ▸ Verhaltenstherapie, in deren Mittelpunkt Kognitionen, d. h. Einstellungen, Bewertungen, Gedanken und Überzeugungen stehen. Grundlage ist die Annahme, dass die subjektive Sicht der Dinge, also die Wahrnehmungsselektion und die Wahrnehmungsbewertung, entscheidend ist für das Verhalten.

Komorbidität: Das Vorkommen von zwei oder mehr gemeinsam auftretenden, jedoch diagnostisch unterschiedlichen Erkrankungen bei einem Patienten, die ursächlich nichts miteinander zu tun haben müssen.

Konfabulationen: Erinnerungslücken werden vom Patienten mit Einfällen gefüllt, die dieser tatsächlich für Erinnerungen hält.

Konzentrationsstörungen: Verminderte Fähigkeit, die Aufmerksamkeit einer Tätigkeit oder einem Thema ausdauernd zuzuwenden.

Leistungstests: In die Kategorie der psychologischen Leistungstests fallen allgemeine und spezielle Leistungstests, wobei letztere spezifische Funktionen erfassen (z. B. Aufmerksamkeit, Konzentration und Gedächtnis), während allgemeine Leistungstests Merkmale erfassen, die in allen Anforderungen enthalten sind und nicht differenziert werden können.

Lewy-Body-Demenz: Zweithäufigste neurodegenerative ▸ Demenz im Alter. Kennzeichnend sind starke Schwankungen der Symptomatik und häufig auch visuelle oder akustische ▸ Halluzinationen, ▸ extrapyramidal-motorische Symptome und wiederholte unerklärte Stürze oder Episoden unerklärter Bewusstlosigkeit.

Logorrhö: Verstärkter bis unkontrollierbarer Redefluss/-drang.

Magnetresonanztomographie, kraniale (cMRT): Bildgebendes Verfahren, das magnetische Felder und keine Röntgenstrahlung zur Erzeugung von Schnittbildern des Gehirns benutzt.

Malignes neuroleptisches Syndrom (MNS): Sehr seltene lebensbedrohende Komplikation, die sowohl bei konventionellen als auch bei ▸ atypischen ▸ Antipsychotika auftreten kann. Das MNS ist gekennzeichnet durch Rigor, Tremor, Bewusstseinstrübung und vegetativen Funktionsstörungen wie Tachykardie, Hypertonus, Tachy- bzw. Dyspnoe, Hautrötung oder -blässe, Hyperhidrose, Hypersalivation und Harninkontinenz.

Manie: Manische Episoden sind durch situationsinadäquate gehobene Stimmung, Erregung, Hyperaktivität, Rededrang oder Größenideen gekennzeichnet.

Medizinische Rehabilitation: Diese hat – anders als z. B. die kurative Behandlung in der Hausarztpraxis – nicht die Heilung einer Erkrankung zum Ziel. Es geht vielmehr darum, dass der Patient mit den Folgen seiner Erkrankung und den dadurch bedingten psychosozialen Einschränkungen besser umzugehen lernt.

Merkfähigkeitsstörungen: Herabsetzung oder Aufhebung der Fähigkeit, sich neue Informationen über einen Zeitraum von ca. 10 min zu merken.

Mild Cognitive Impairment (MCI): (Leichte kognitive Störung) Selektiv beeinträchtigte Gedächtnisfunktionen bei ansonsten intakten kognitiven Funktionen und erhaltener Alltagskompetenz.

Motivierende Gesprächsführung: Interventionsansatz, mit dem gezielt die Ambivalenz, die Patienten zu Beginn von Veränderungsprozessen erleben, reduziert werden soll. Die motivierende Gesprächsführung ist ein Stil der Gesprächsführung, keine Behandlungsmethode. Sie kann als eine Synthese zwischen einem klientenzentrierten und einem direktiven Vorgehen angesehen werden.

Münchhausen-by-proxy-Syndrom (Synonym: Münchhausen-Stellvertreter-Syndrom): Vorspiegelung falscher Krankheitssymptome durch Bezugspersonen. Im Einzelfall kann das zu einer gravierenden Belastung und Schädigung der Kinder führen, die dadurch zahlreiche diagnostische und therapeutische Interventionen aushalten müssen.

Münchhausen-Syndrom: Eine ► artifizielle Störung, bei der die Betroffenen körperliche Beschwerden erfinden bzw. selbst hervorrufen und meist plausibel präsentieren.

Mutismus: Nichtsprechen bei erhaltenem Sprechvermögen.

Nap: Nickerchen, absichtliche oder unabsichtliche Schlafperioden während habitueller Wachperioden.

Negativsymptomatik (Synonym: Minussymptomatik): Von besonderer Bedeutung bei der Schizophrenie: Affektverarmung, Sprachverarmung, Verlust der Lebensfreude, Apathie, sozialer Rückzug, Aufmerksamkeitsstörungen.

Niedrigdosisabhängigkeit: Patienten nehmen eine Substanz dauerhaft, aber in grundsätzlich therapeutischen Dosen und ohne jede Dosissteigerung ein.

Organische Psychosyndrome: Unterschiedliche psychische Symptome bzw. Symptomkonstellationen die in engem Zusammenhang mit einer Schädigung des zentralen Nervensystems entstehen. Des Weiteren lassen sich akute von chronischen organischen Psychosyndromen unterscheiden.

Panikattacke: Plötzlich auftretende Gefühle intensiver Angst, begleitet von einer ausgeprägten körperlichen Symptomatik. Zu den häufigsten Symptomen der Panikattacke gehören Herzrasen, Hitzewallungen, Schweißausbrüche, Beklemmungsgefühle, Zittern, Benommenheit, Schwitzen, thorakale Schmerzen, Atemnot, Parästhesien, abdominelle Beschwerden.

Panikstörung: Kennzeichnend sind plötzliche und unerwartete Attacken intensiver Angst- und Panikgefühle (► Panikattacke). Die Attacken entstehen situationsunspezifisch und treten sozusagen aus heiterem Himmel auf. Zwischen den Attacken liegen in der Regel angstfreie Zeiträume. In der Folge entwickelt sich häufig eine starke Angst, erneut eine Panikattacke zu erleiden (Angst vor der Angst, antizipatorisches Angstgefühl).

Paradoxer Schlaf: Synonym verwendet für ► aktiver Schlaf oder ► REM-Schlaf.

Paramnesien: Scheinerinnerungen, Erinnerungstäuschungen, -verfälschungen, Gedächtnisillusionen oder Trugerinnerungen.

Paranoide Schizophrenie: Unterform der ► Schizophrenie, die durch Wahnvorstellungen verschiedenster Art und akustische Halluzinationen gekennzeichnet ist.

Parasomnien: Episodische Störungen des ansonsten normalen Schlafprozesses, die mit einer Erhöhung des Wachheitsgrades assoziiert sind. Die bekanntesten sind ► Schlaftrunkenheit, ► Schlafwandeln und ► Pavor nocturnus.

Patientenverfügung (Synonym: Patiententestament): Eine im noch einwilligungsfähigen Zustand verfasste Verfügung, in welcher der Betroffene bestimmte ärztliche Maßnahmen ablehnt oder wünscht. Hierbei handelt es sich meist um das Ob und Wie lebensverlängernder Maßnahmen.

Patientenvollmacht: Eine Vollmacht, in welcher der Bevollmächtigte einer Person seines Vertrauens für bestimmte Bereiche oder generell für alle Lebensbereiche die Vertretungsmacht erteilt, für ihn in Angelegenheiten dieser Bereiche zu entscheiden, wenn er selbst einwilligungsunfähig geworden ist.

Pavor nocturnus: Plötzlicher Aufwachvorgang aus dem Tiefschlaf mit Angstäquivalenten, stereotypen Bewegungsabläufen und anschließender Amnesie, besonders bei Kindern auftretend.

Persönlichkeitsstörungen: Deutliche Unausgeglichenheiten in der Einstellung und dem Verhalten über mehrere Funktionsbereiche, die zu dauerhaften auffälligen Verhaltensmustern in vielen persönlichen und sozialen Situationen führen. Die Störung beginnt immer spätestens in der Adoleszenz und ist dauerhaft im Erwachsenenalter zu beobachten. Sie führt zu deutlichen Einschränkungen beruflicher und sozialer Leistungsfähigkeit. Die Störung ist nur zu diagnostizieren, wenn ein erhebliches subjektives Leiden beim Patienten oder im Umfeld auftritt.

Persönlichkeitsverfahren, psychometrische: Tests, bei denen die Probanden vorgegebene Aussagen dahingehend beurteilen sollen, inwieweit sie ihr eigenes Verhalten und Erleben charakterisieren. Merkmalsabhängig werden dann die Antworten bei den einzelnen Aussagen zu Skalen zusammengefasst, die für bestimmte Interessen, Werthaltungen und Einstellungen stehen. Diese Tests sind den Gütekriterien der Objektivität, Reliabilität und Validität verpflichtet.

Pflegebedürftigkeit: Pflegebedürftig sind Personen, die aufgrund einer körperlichen, geistigen oder seelischen Krankheit oder Behinderung für die gewöhnlichen und regelmäßig wiederkehrenden Verrichtungen im Ablauf des täglichen Lebens auf Dauer in erheblicherem Maße der Hilfe bedürfen.

Polysomnographie: Aufzeichnung des Schlafs auf mehreren Ebenen, in der Regel mittels ► EEG, ► EMG und ► EOG.

Polytoxikomanie: Mehrfachabhängigkeit, also die gleichzeitige Einnahme verschiedener Suchtmittel.

Positivsymptomatik (Synonym: Plussymptomatik): Von besonderer Bedeutung bei der Schizophrenie: Produktive psychotische Symptomatik (► Psychose) in Form von Halluzinationen, katatonen Störungen und bestimmten ► inhaltlichen und ► formalen Denkstörungen.

G

Positronenemissionstomographie (PET): Bildgebendes nuklearmedizinisches Verfahren, bei dem mittels Tracersubstanzen, die mit kurzlebigen radioaktiven Isotopen markiert sind, biochemische Vorgänge in lebenden Organismen abgebildet werden.

Postschizophrene Depression: Diese liegt vor, wenn sich im Anschluss an eine akute ▶ Schizophrenie eine ▶ depressive Episode entwickelt.

Posttraumatische Belastungsstörung (PTBS) (Synonym: »posttraumatic stress disorder«, PTSD): Protrahierte Reaktion auf Belastungen katastrophalen Ausmaßes, die bei fast jedem eine tiefgreifende Verzweiflung auslösen würden. Typische Symptome sind das Wiedererleben des Traumas in Nachhallerinnerungen (▶ Flashbacks) oder in ▶ Albträumen, ein emotionaler Rückzug und eine schwer depressive Stimmung.

Psychiatrische Institutsambulanzen (PIA): Nach § 118 SGB V sind PIA für die Behandlung von psychisch kranken Patienten zuständig, »die wegen Art, Schwere oder Dauer ihrer Erkrankung oder wegen zu großer Entfernung zu geeigneten Ärzten auf die Behandlung durch diese Krankenhäuser angewiesen sind«. Das Angebot dieser Institutsambulanzen ist kein rein ärztliches. Es handelt sich um eine sozialtherapeutische Komplexleistung, die u. a. auch pflegerische und sozialarbeiterische Kompetenzen anbietet.

Psychodynamische Psychotherapie: Psychodynamische Therapieformen verstehen sich grundsätzlich als »ätiologisch orientierte« Verfahren. Die unbewusste Psychodynamik aktuell wirksamer sogenannter neurotischer Konflikte und die zugrunde liegende neurotische Struktur des Patienten werden ergründet und behandelt. Dabei wird davon ausgegangen, dass diese in der Kind-Eltern-Beziehung verwurzelt sind und meist unbewusst wirken. Ziel der psychodynamischen Therapien ist es, dem Patienten zu einer vertieften Einsicht in die Ursachen seines Leidens bzw. seiner Störungen zu verhelfen.

Psychoedukation: Diese umfasst die Vermittlung von Informationen und Modellen am Patienten, allein oder als Teil von Psychotherapien.

Psychomotorische Erregungszustände: Kennzeichnend sind ein gesteigerter Antrieb und eine gesteigerte Motorik. Der Patient ist dabei häufig gereizt, verbal oder auch tatsächlich aggressiv.

Psychopathologischer Befund: Dieser stellt das Ergebnis der psychiatrischen Untersuchung sowie die Grundlage für diagnostische Entscheidungen und therapeutische Maßnahmen dar. Er gibt das Querschnittsbild der seelischen Verfassung des Patienten zum Zeitpunkt der Untersuchung wieder: das Verhalten, das der Arzt beobachtet, und das Erleben, von dem der Patient berichtet.

Psychose: Psychische Erkrankung mit grundlegendem Wandel des eigenen Erlebens und des Außenbezugs.

Qualifizierte Entgiftung: Standardisierte Behandlungsform bei Abhängigkeit von Alkohol, Medikamenten und bestimmten illegalen Drogen. Meist dreiwöchiges Behandlungsprogramm, das Entgiftungs- und Entwöhnungsbehandlung konzentriert zusammenfasst und aus ärztlichen Einzel- und Gruppengesprächen, psychologisch geführten Gruppentherapien und dem Aufbau sowie der Einübung suchtfreier Verhaltensweisen im Alltag besteht. Wird auf speziell hierfür eingerichteten Stationen psychiatrisch-psychotherapeutischer Kliniken oder Suchtfachkliniken durchgeführt.

Quartalstrinken: Siehe ▶ episodisches Trinken.

Rapid cycling: Mehr als 4 Stimmungswechsel im Jahr bei einer ▶ bipolaren Störung.

Rapid Eye Movement (REM): Schnelle konjugierte Augenbewegungen im Schlaf.

Reaktanz: Bei Psychotherapie auftretende Reaktionsweise, bei der entweder aufseiten des Patienten oder des Therapeuten Verärgerung aufgrund von Äußerungen oder Persönlichkeitseigenschaften des Gegenübers auftritt. Behindert den Erfolg psychotherapeutischer Bemühungen und sollte verhindert bzw. beim Auftreten thematisiert werden.

REM-Schlaf: Synonym verwendet für »aktiver« oder »paradoxer Schlaf«. Gekennzeichnet durch aktiviertes ▶ EEG, stark reduzierten Muskeltonus und typische Augenbewegungen.

Rentenneurose: Das Vorkommen körperlicher Symptome mit meist gesicherter somatischer Ursache, die aber aufgrund des psychischen Zustands des Betroffenen länger anhalten oder übertrieben dargestellt werden.

Schädlicher Gebrauch: Liegt dann vor, wenn infolge von Substanzkonsum eine Gesundheitsschädigung somatischer (z. B. Gastritis durch Alkohol) oder psychischer Art (z. B. cannabisinduzierte Psychose) eingetreten ist.

Schizoaffektive Störungen: Gleichzeitiges Auftreten eines manischen (▶ Manie) oder depressiven Syndroms (▶ Depression) in Kombination mit einem schizophrenen Syndrom (▶ Schizophrenie).

Schizophrenia simplex: Unterform der schizophrenen Erkrankungen (▶ Schizophrenie). Kennzeichnend sind ein blander Verlauf mit progredienter Negativsymptomatik und zunehmender sozialer Desintegration. Die Diagnose sollte zurückhaltend gestellt werden, weil spezifische Symptome fehlen.

Schizophrenie: Bei diesem Störungsbild sind unterschiedliche psychopathologische Bereiche betroffen, insbesondere Wahrnehmung, Denken, Ich-Funktion, Affektivität und Antrieb. Bezeichnend sind einerseits episodisch auftretende, akute psychotische Zustände und andererseits chronische Beeinträchtigungen mit persistierenden psychotischen und/oder negativen Symptomen.

Schlaftrunkenheit: Aufwachen aus dem Tiefschlaf mit akuter Verwirrtheit sowie geistiger und körperlicher Verlangsamung und anschließender Amnesie.

Schlafwandeln: Aufwachen aus dem Tiefschlaf mit einfachen oder komplexen Bewegungsabläufen und anschließender Amnesie, besonders bei Kindern auftretend.

Sekundäre Demenzen: Sekundäre Demenzen werden durch nichthirnorganische Grunderkrankungen hervorgerufen. Bei erfolgreicher Behandlung der Grunderkrankungen können sich die Gedächtnisstörungen zurückbilden.

Selbsthilfegruppen: Zusammenschluss von Patienten, die unter der gleichen oder unter ähnlichen Erkrankungen leiden. Die Teilnahme an diesen ehrenamtlichen Selbsthilfegruppen ist in der Regel kostenfrei; die Anonymität der Teilnehmer bleibt gewahrt.

Serotoninsyndrom, zentrales: Diesem Syndrom liegt eine serotonerge Überaktivität zugrunde. Es tritt sehr selten auf. Ursache ist meistens eine Kombinationstherapie (mit teilweise kontraindizierten Medikamenten oder in zu hohen Dosen) mit serotonerg wirkenden Substanzen (SSRI, trizyklische Antidepressiva, Venlafaxin, MAO-Hemmer u. a.). Die Symptome treten relativ rasch auf, meist innerhalb von 24 h nach Einnahme. Es ist gekennzeichnet durch eine Trias aus Fieber, neuromuskulären Symptomen (Myoklonien, Tremor, Hyperreflexie) und psychischen Auffälligkeiten (Verwirrtheit, Desorientiertheit, Bewusstseins- und Aufmerksamkeitsstörungen).

Sexueller Missbrauch: Dieser wird definiert als die Einbeziehung von Personen in Sexualaktivitäten, die diese an Funktion und Tragweite nicht überschauen können. Sexuelle Misshandlung liegt vor, wenn es zur Gewaltanwendung kommt und die sexuellen Aktivitäten gegen den Willen einer Person herbeigeführt werden.

Simulation: Das bewusste Vortäuschen nicht vorhandener somatischer oder psychischer Krankheitssymptome bzw. ihre absichtliche Herbeiführung.

Single-Photon-Emissions-Computertomographie (SPECT): Bildgebendes nuklearmedizinisches Verfahren, das wie auch die ▶ PET mit radioaktiv markierten Substanzen arbeitet. Unterschiede zwischen PET und SPECT bestehen v. a. in der Art der Strahlendetektorsysteme und der benutzten Radiopharmaka.

Sinnestäuschungen: Hierzu werden Illusionen, ▶ Halluzinationen und Pseudohalluzinationen gerechnet. Sie werden anhand des Vorhandenseins oder der Abwesenheit einer Reizquelle und/oder der Fähigkeit bzw. der Unfähigkeit zur Realitätskontrolle differenziert.

Somatisierungsstörung: Mindestens 2 Jahre anhaltende multiple körperliche Symptome in unterschiedlichen Organbereichen, für die keine ausreichende somatische Erklärung gefunden wurde, sowie hartnäckige Weigerung, den Rat oder die Versicherung mehrerer Ärzte anzunehmen, dass für die Symptome keine körperliche Erklärung zu finden ist. Untergruppe der ▶ somatoformen Störungen.

Somatoforme autonome Funktionsstörung: Untergruppe der ▶ somatoformen Störungen. Hauptmerkmal der Störung ist die vegetative Symptomatik.

Somatoforme Schmerzstörung: Untergruppe der ▶ somatoformen Störungen. Kennzeichnend sind über Monate hin anhaltende Klagen über schwere und quälende Schmerzen, für deren Erklärung adäquat durchgeführte somatische Untersuchungen keinen ausreichenden Anhalt ergeben und für die emotionale und psychosoziale Belastungsfaktoren als ursächlich angesehen werden müssen.

Somatoforme Störungen: Körperliche Beschwerden, für die es keine erkennbare organische Erklärung gibt oder die ausschließlich als funktionelle Beschwerden zu beschreiben sind. Unterschieden werden die Unterformen ▶ Somatisierungsstörung (spezifisch und unspezifisch), ▶ Hypochondrie, ▶ somatoforme Schmerzstörung und ▶ somatoforme autonome Funktionsstörung.

Soziale Phobie: Angst vor Situationen, in denen sich die Betroffenen der prüfenden Beobachtung durch andere Menschen ausgesetzt fühlen. Bei Konfrontation mit sozialphobischen Reizsituationen kommt es zu Herzklopfen, Unruhe, Schwitzen, Erröten, Angst und Unruhegefühlen. Häufig werden Sozialkontakte zunehmend vermieden.

Spezifische Phobie: Furcht vor einem bestimmten Objekt oder einer bestimmten Situation. In der Regel werden diese Objekte und Situationen von Betroffenen gemieden.

Standardisiertes Interview: Interviewform, bei welcher der gesamte diagnostische Prozess (Fragen, Reihenfolge der Fragen, Kodierung der Antworten) detailliert vorgeschrieben ist, um eine maximale Vergleichbarkeit von Daten, die durch unterschiedliche Interviewer erhoben werden, zu erreichen.

Störung des Sozialverhaltens (Synonyme: Dissozialität, antisoziales Verhalten): Durch ein sich wiederholendes, andauerndes Muster dissozialen, aggressiven oder aufsässigen Verhaltens charakterisiert.

Strukturiertes Interview: Interviewform, bei der dem Interviewer Fragen zur Verfügung gestellt werden und ihre Reihenfolge dem Interviewer vorgeschrieben wird.

Stupor: Zustand der psychomotorischen Hemmung, häufig mit Amimie und ▶ Mutismus. Die Reaktion auf Umweltreize ist stark eingeschränkt oder nicht mehr vorhanden. Dabei ist das Bewusstsein des Patienten nicht eingetrübt. So besteht nachfolgend in der Regel auch keine Amnesie.

Suizidalität: Beschreibt alle Gedanken und Verhaltensweisen eines Menschen, dessen aktives Handeln oder bewusstes Unter-

G

lassen von Handlungen auf die Herbeiführung des eigenen Todes gerichtet ist.

Testierfähigkeit: Fähigkeit, eine letztwillige Verfügung wirksam errichten, ändern oder aufheben zu können. Testierfähigkeit stellt eine Unterform der Geschäftsfähigkeit dar.

Tics: Per Definition sind Tics plötzliche, unwillkürliche Muskelbewegungen oder Lautäußerungen, die abrupt einschießend auftreten und nur kurz andauern. Dabei werden sie unwillkürlich erlebt, sind nicht zielgerichtet und werden subjektiv als bedeutungslos erlebt. Es besteht jedoch für viele Patienten die Möglichkeit, sie für eine bestimmte Zeit willkürlich zu unterdrücken.

Toleranz: Gewöhnung an ein Pharmakon, an Alkohol oder Drogen. Sie äußert sich darin, dass höhere Mengen der Substanz benötigt werden, um denselben Effekt zu erzielen wie vor Beginn des regelmäßigen Konsums, oder dass dieselbe Dosis einer Substanz nicht mehr die früher erzeugten Wirkungen hervorbringt.

Transsexualität: Die weitgehende oder vollständige Identifikation mit dem anatomisch anderen Geschlecht und der Wunsch, als Angehöriger des anderen Geschlechts zu leben und anerkannt zu werden sowie den eigenen Körper durch hormonelle und chirurgische Maßnahmen soweit wie möglich dem gewünschten Geschlecht anzugleichen.

Unerwünschte Arzneimittelwirkungen: Schädliche und unbeabsichtigte Reaktionen trotz sachgemäßer Anwendung eines Arzneimittels im therapeutischen Dosisbereich und ggf. nach individueller Dosisanpassung (z. B. Alter, Grunderkrankung).

Vaskuläre Demenz: Art der ► Demenz, die durch Durchblutungsstörungen des Gehirns ausgelöst wird. Es kann zur plötzlichen Verschlechterung der Hirnleistung und zur schlaganfallartigen Symptomatik kommen.

Verhaltenstherapie: Charakteristisch für die Verhaltenstherapie ist die Konzentration auf gegenwärtige statt auf vergangene Handlungsdeterminanten, ohne diese jedoch in der Analyse der Problementstehung zu vernachlässigen. Kennzeichnend ist, dass problematisches Verhalten in erster Linie als Ergebnis von Lernprozessen gesehen wird und durch die Verwendung von Verhaltens- und Lernprinzipien verändert werden soll.

Vernachlässigung:
Körperliche Vernachlässigung: Hierbei besteht eine unzureichende Versorgung und Gesundheitsfürsorge, die zu ausgeprägten Gedeih- und Entwicklungsstörungen führen kann.
Emotionale Vernachlässigung (Synonym: Deprivation): Hierbei besteht ein unzureichendes oder ständig wechselndes und dadurch nicht ausreichendes emotionales Beziehungsangebot an ein Kind.

Verstärker: In der Verhaltenstherapie Umwelteinfluss, welcher das Auftreten einer bestimmten Verhaltensweise wahrscheinlicher macht.
Positive Verstärker: Diese werden durch Belohnung erzeugt.
Negative Verstärker: Diese bestehen im Wegfall eines unangenehmen Zustands.

Vulnerabilität: Subklinisch angeborene und/oder erworbene Krankheitsdisposition (Erkrankungswahrscheinlichkeit).

Wahn: Fehlbeurteilung der Realität, die mit erfahrungsunabhängiger und damit unkorrigierbarer Gewissheit auftritt und an der mit subjektiver Evidenz festgehalten wird, auch wenn sie im Widerspruch zur Erfahrung der gesunden Mitmenschen sowie zu ihrem kollektiven Meinen und Glauben steht.

Wahnhafte Störungen: Diese bilden eine kleine Gruppe, die gekennzeichnet ist durch systematisierten, nicht bizarren Wahn mit einem dem Wahn angemessenen Affekt ohne sonstige affektive und schizophrene Symptome bei relativ intakter Persönlichkeit. Traditionelle Begriffe sind »paranoide Störungen« oder »Paranoia«.

Wahnwahrnehmungen: Reale Sinneswahrnehmungen erhalten eine abnorme Bedeutung (meist im Sinne der Eigenbeziehung). Die Wahnwahrnehmung ist eine wahnhafte Fehlinterpretation einer an sich richtigen Wahrnehmung.

Zwänge: Immer wieder gegen inneren Widerstand aufdrängende Gedanken oder Handlungen, die vom Patienten als weitgehend unsinnig erlebt werden. Sie lassen sich nicht oder nur schwer unterbinden, bei Unterdrückung dieser Phänomene tritt Angst auf.

Zwangsgedanken: Wiederkehrende und anhaltende Gedankenimpulse oder Vorstellungen, die durchaus als unrealistisch oder unpassend wahrgenommen werden. Diese Gedanken rufen ausgeprägte Angst- und Spannungsgefühle hervor. Von entscheidender Bedeutung ist hierbei, dass die Gedanken als eigene Gedanken interpretiert werden und im Gegensatz zu Erkrankungen aus dem schizophrenen Formenkreis nicht als fremdartig, eingegeben oder persönlichkeitsfremd empfunden werden.

Zwangshandlungen: Wiederholt ablaufende Verhaltensweisen als Reaktion auf die ► Zwangsgedanken. Zwangshandlungen reduzieren die durch Zwangsgedanken entstehenden Unruhe- und Spannungszustände. Zu typischen Zwangshandlungen gehören Ordnen, Waschen, Prüfen, Kontrollieren, Zählen, Beten, Wiederholen von Worten oder Sätzen.

Zwangsstörungen: Erkrankungen, die durch das Vorliegen von ► Zwangsgedanken und/oder ► Zwangshandlungen, die sich dauernd wiederholen und als unangenehm empfunden werden oder gar von den Betroffenen als unsinnig erachtet werden, charakterisiert sind.

Pharmakaverzeichnis

A

B

C

D

E

P

F

G

H

I

J

K

L

M

N

O

P

Q

R

S

T

V

X

Z

Quellenverzeichnis

Quellenverzeichnis der Abbildungen, Tabellen und Arbeitsmaterialien

Abbildung	Quelle
Abb. 1.2	Pitschel-Walz G, Bäuml J, Kissling W (2003) Psychoedukation. Depressionen. Manual zur Leitung von Patienten- und Angehörigengruppen © 2003 Urban & Fischer Verlag München
Abb. 1.3	Gaebel W (2003) Ätiopathogenetische Konzepte und Krankheitsmodelle in der Psychiatrie. In: Möller H-J, Laux G, Kapfhammer H-P (Hrsg.) Psychiatrie und Psychotherapie, 2. Auflage, pp. 26–48 © 2003 Springer, Berlin Heidelberg New York
Abb. 1.4	Berger M (2005) Die Versorgung psychisch Erkrankter in Deutschland – Unter besonderer Berücksichtigung des Faches „Psychiatrie und Psychotherapie". In: Berger M, Fritze J, Roth-Sackenheim C, Voderholzer U (Hrsg.) Die Versorgung psychischer Erkrankungen in Deutschland. Aktuelle Stellungnahmen der DGPPN 2003–2004 © 2005 Springer Medizin Verlag Heidelberg Wittchen H-U, Jacobi F, Hoyer J (2003) Die Epidemiologie psychischer Störungen in Deutschland. Vortrag im Rahmen des Kongress: Psychosoziale Versorgung in der Medizin, Hamburg, 28.-30.9.2003
Abb. 1.5 und 1.11	Wittchen H-U, Jacobi F (2001) Die Versorgungssituation psychischer Störungen in Deutschland. Bundesgesundheitsbl – Gesundheitsforsch – Gesundheitsschutz 44(10):993–1000 © 2001 Springer, Berlin Heidelberg New York
Abb. 1.6	Linden M, Maier W, Achberger M, Herr R, Helmchen H, Benkert O (1996) Psychische Erkrankungen und ihre Behandlung in Allgemeinarztpraxen in Deutschland. Nervenarzt 67: 205–215 © 1996 Springer, Berlin Heidelberg New York
Abb. 1.7 und 1.8	Mathers CD, Loncar D (2006) Projections of Global Mortality and Burden of Disease from 2002 to 2030. PLoS Med 3(11): e442. doi:10.1371/journal.pmed.0030442 © 2006 Mathers and Loncar
Abb. 1.10	Mitteilungen DGPPN (2005) Rahmenkonzept. Integrierte Versorgung Depression der Deutschen Gesellschaft für Psychiatrie, Psychotherapie und Nervenheilkunde (DGPPN). Nervenarzt 2005, 76: 104–121 © Springer Medizin Verlag 2005
Abb. 2.1	Fähndrich E, Stieglitz RD (1989) Leitfaden zur Erfassung des psychopathologischen Befundes. Halbstrukturiertes Interview anhand des AMDP-Systems © 1989 Springer, Berlin Heidelberg New York
Abb. 4.1	Baltes PB (1987) Theoretical propositions of life-span developmental psychology: On the dynamics between growth and decline. Developmental Psychology 23: 611–626 © 1987 by the American Psychological Association. Reproduced with permission.
Abb. 7.2	http://www.cnsforum.com/imagebank/section/Dopamine_pathways/default.aspx © 2007 CNSforum.com by the Lundbeck Institute
Abb. 7.3	Seeman P, Lee T, Chau-Wong M, Wong K (1976) Antipsychotic drug doses and neuroleptic/dopamine receptors. Nature 261: 717–719 © 1976 Macmillan Publishers Ltd., London
Abb. 7.4	Richelson E (1984) Neuroleptic affinities for human brain receptors and their use in predicting adverse effects. J Clin Psychiatry. 45: 331–336 Richelson E, Souder T (2000) Binding of antipsychotic drugs to human brain receptors focus on newer generation compounds. Life Sci 68: 29–39

Q

Abbildung	Quelle
Abb. 7.5	© Bristol-Myers Squibb GmbH&Co KG FDA; Pfizer Advisory Committee Meeting Briefing Document, 2000: 78; Zimbroff D, Kane J, Tamminga J, Daniel D, Mack R, Wozniak P, Sebree T, Wallin B, Kashkin K, The S (1997) Controlled dose-response study of sertindole and haloperidol in the treatment of schizophrenia. Am J Psychiatry 154:782–791
Abb. 7.6	Walden J, Calker van D (2004) Psychopharmakologie. In:Berger M (2004) Psychische Erkrankungen. Klinik und Therapie. pp. 111–159 © 2004 Urban & Fischer, München Allison DB et al. (1999) Antipsychotic-Induced Weight Gain: A Comprehensive Research Synthesis. Am J Psychiatry 156: 1686–1696
Abb. 7.7	© Bristol-Myers Squibb GmbH&Co KG Hennekens CH, Hennekens AR, Hollar D, Casey DE (2005) Schizophrenia and increased risks of cardiovascular disease. Am Heart J 150: 1115–1121
Tab. 7.3	Richelson E, Nelson A (1984) Antagonism by antidepressants of neurotransmitter receptors of normal human brain in vitro. J Pharmacol Exp Ther 230:94–102 Tatsumi M, Groshan K, Blakely RD, Richelson E (1997) Pharmacological profile of antidepressants and related compounds at human monoamine transporters. Eur J Pharmacol 340:249–258
Tab. 7.9, Tab. 7.12, Tab. 7.18, Tab. 7.19, Tab. 7.20, Tab. 7.25	Benkert O, Hippius H (2007) Kompendium der psychiatrischen Pharmakotherapie © 2007 Springer, Berlin Heidelberg New York
Tab. 9.1, Tab. 9.2	Benkert O, Hippius H (2007) Kompendium der psychiatrischen Pharmakotherapie © 2007 Springer Berlin Heidelberg New York
Abb. 10.2	Kanfer FH, Reinecker H, Schmelzer D (2006) Selbstmanagement - Therapie. © 2006 Springer, Berlin Heidelberg New York
Abb. 11.1	mit freundlicher Genehmigung von B. Hoppek
Abb. 11.2, Abb. 11.6	© 2006 BKK Bundesverband
Abb. 11.8, Abb. 11.9, Abb. 11.10, Tab. 11.1	© mit freundlicher Genehmigung der DAK – Unternehmen Leben, W. Koletzko
Tab. 13.1	Margraf J (1994) Mini-DIPS Diagnostisches Kurz-Interview bei psychischen Störungen. Springer, Berlin Heidelberg New York © 1994 Springer, Berlin Heidelberg New York
Tab. 13.2	Helmchen H, Kanowski S, Koch HG (1989) Forschung mit dementen Kranken: Forschungsbedarf und Einwilligungsproblematik. Ethik Med 1:83–98
Tab. 13.3	Grisso T, Appelbaum PS (1998) Assessing competence to consent to treatment. A guide for Physicians and other health professionals. Oxford University Press, New York
Abb. 15.2	Gorman JM, Kent JM, Sullivan GM, Coplan JD (2000) Neuroanatomical hypothesis of panic disorder, revised. Am J Psychiatry 157:493–505 Davis M, Whalen PJ (2001) The amygdala: vigilance and emotion. Mol Psychiatry 6:1 3–34
Abb.15.3	Margraf J, Schneider S (1990) Panik. Angstanfälle und ihre Behandlung. Springer, Berlin Heidelberg New York © 1990 Springer, Berlin Heidelberg New York
Abb. 15.4	Kessler RC, Chiu WT, Demler O, Merikangas KR, Walters EE (2005) Prevalence, severity, and comorbidity of 12–month DSM-IV disorders in the National Comorbidity Survey Replication. Arch Gen Psychiatry 62:617–627 Daten aus Tabelle 1

Abbildung	Quelle
Abb. 15.6	Perkonigg A, Wittchen HU (1995) Epidemiologie von Angststörungen. In: Kasper S und Möller HJ (Hrsg) Angst und Panikerkrankungen. pp. 137–156 © 1995 Gustav-Fischer Verlag, Jena
Abb. 16.1	Kapfhammer HP (2000) Somatoforme Störungen. In: Möller HJ, Laux G, Kapfhammer HP (Hrsg.) Psychiatrie und Psychotherapie. pp. 1303–1385 © 2000 Springer, Berlin Heidelberg New York Rief W, Hiller W (1992) Somatoforme Störungen. Körperliche Symptome ohne organische Ursache. © 1992 Huber, Bern Göttingen Toronto Seattle
Tab. 16.1	Franz M, Schepank H (1996) Epidemiologie funktioneller Erkrankungen. In: Hermann JM, Lisker H, Dietze GJ (Hrsg.) Funktionelle Erkrankungen: Diagnostische Konzepte und therapeutische Strategien. Urban & Schwarzenberg, München, S 37–52
Tab. 16.2	Isaac M, Janca A, Burke KC, Costa e Silva JA, Acuda SW, Altamura AC, Burke JD Jr, Chandrashekar CR, Miranda CT, Tacchini G(1995) Medically unexplained somatic symptoms in different cultures. A preliminary report from phase I of the World Health Organization International Study of Somatoform Disorders. Psychother Psychosom 64: 88–93
Tab. 16.3	Hiller W, Rief W (2004) Somatoforme Störungen. In: Berger M (Hrsg.) Psychische Erkrankungen. Klinik und Therapie. Elsevier, Urban&Fischer, pp. 769–788 © 2004 Elsevier GmbH, München
Abb. 17.4	Wienberg G (2002) Versorgungsstrukturen von Menschen mit Alkoholproblemen in Deutschland – eine Analyse aus Public-Health Perspektive. In: Mann K (Hrsg) Neue Therapieansätze bei Alkoholproblemen. Pabst Verlag, Lengerich, S 17–45 © 2002 Pabst Science Publishers
Abb. 17.6	Prochaska JO, DiClemente CC (1992) Stages of change in the modification of problem behaviour. In: Hersen M, Eisler RM, Miller PM (eds) Progress in behaviour modification. Sycamore Press, Sycamore Illinois, pp 184–214
Abb. 17.9	weitere Informationen bei Smolka MN, Kiefer F, Mann K (2003) Fortschritte in der Behandlung von Alkoholabhängigen: die medikamentöse Rückfallprophylaxe. MMW 145: 65–69, http://www.mmw.de/pdf/mmw/102587.pdf;jsessionid=AD58C8B73D34619E38686391509B1B55?pdf=true
Abb. 17.10	nach de Saint-Exupéry A (2000) Der kleine Prinz. Rauch Verlag, Düsseldorf
Abb. 17.11	Kessler RC, Crum RM, Warner LA, Nelson CB, Schulenberg J, Anthony JC (1997) Lifetime co-occurrence of DSM-III-R alcohol abuse and dependence with other psychiatric disorders in the National Comorbidity Survey. Arch Gen Psychiatry 54: 313–321
Abb. 18.1	Jovanovic U (1974) Schlaf und Traum © 1974 Gustav Fischer Verlag
Abb. 18.3	Zulley J, Campbell S (1985) Napping behavior during „spontaneous internal desynchronisation": sleep remains in synchrony with body temperature, Human Neurobiol 4:123–126 © 1985 Springer, Berlin Heidelberg New York
Abb. 18.4	Reprinted from Neuroscience & Biobehavioral Reviews, 11(3), Carskadon M, Dement W, Daytime sleepiness: Quantification of a behavioral state, 307–317 © (1987), with permission from Elsevier
Abb. 18.5	Fischer J, Mayer G, Penzel T, Riemann D, Sitter H (Hrsg.) Nicht-erholsamer Schlaf. Leitlinie „S2" der DGSM. Kurzfassung © 2005 Georg Thieme Verlag KG AWMF-Leitlinien-Register, Nr. 063/001, http://www.uni-duesseldorf.de/AWMF/ll-NA/063-001.htm
Abb. 19.2	Frölich L, Padberg F (2005) Allgemeine Pathophysiologie der Alzheimer-Demenz. In: Bergener M, Hampel H, Möller H-J et al. (Hrsg.) Gerontopsychiatrie. Grundlagen, Klinik und Praxis. pp 193–233 © 2005 Wissenschaftliche Verlagsgesellschaft mbH, Stuttgart

Q

Abbildung	Quelle
Abb. 19.5	Scheltens P, Leys D, Barkhof F, Huglo D, Weinstein HC, Vermersch P, Kuiper M, Steinling M, Wolters EC, Valk J (1992) Atrophy of medial temporal lobes on MRI in „probable" Alzheimer`s diseases and normal aging: diagnostic value and neuropsychological correlates. J Neurol Neurosurg Psychiatry 55: 967–972 reproduced with permission from the BMJ Publishing Group GB Frisoni, A Beltramello, C Weiss, C Geroldi, A Bianchetti, M Trabucchi, Linear measures of atrophy in mild Alzheimer disease, AJNR Am J Neuroradiol, 17, 5, 915, 1996, © by American Society of Neuroradiology pp 913–923
Abb. 19.7	Mayer KU, Baltes PB (Hrsg.) (1996) Die Berliner Altersstudie. Berlin: Akademie Verlag
Abb. 19.8	Bickel H (2002) Epidemiologie der Demenz. In: Beyreuther K, Einhäupl K, Förstl H, Kurz A (Hrsg.) Demenzen. Thieme Verlag, Stuttgart, pp 17–41
Abb. 19.10	Lopez OL, Becker JT, Saxton J, Sweet RA, Klunk W, DeKosky ST (2005) Alteration of a clinically meaningful outcome in the natural history of Alzheimer's disease by cholinesterase inhibition. J Am Geriatr Soc 53: 83–87 Hart DJ, Craig D, Compton SA, Critchlow S, Kerrigan BM, McIlroy SP, Passmore AP (2003) A retrospective study of the behavioural and psychological symptoms of mid and late phase Alzheimer's disease. Int J Geriatr Psychiatry 18: 1037–1042
Tab. 20.4	Schmauß M, Messer T (2006) Therapietabellen Psychiatrische Erkrankungen, Nr. 32 © 2006 Westermayer Verlags-GmbH, Pentenried
Abb. 20.1 Tab. 20.5 Tab. 20.6	Deutsche Gesellschaft für Psychiatrie, Psychotherapie und Nervenheilkunde (DGPPN) (2006) S3 Praxisleitlinien in Psychiatrie und Psychotherapie, Band 1: Behandlungsleitlinie Schizophrenie. (Kurzfassung: http://www.uni-duesseldorf.de/awmf/II/038–009.htm) © 2006 Dr. Dietrich Steinkopff Verlag, Darmstadt
Tab. 20.7	Benkert O, Hippius H (2007) Kompendium der psychiatrischen Pharmakotherapie © 2007 Springer, Berlin Heidelberg New York
Tab. 21.2	Foa EB, Olasov Rothbaum B, Maercker A (2000) Posttraumatische Belastungsstörungen. In: Margraf J (Hrsg) Lehrbuch der Verhaltenstherapie Band 2, S 107–121 © 2000 Springer, Berlin Heidelberg New York
Abb. 23.1	Zanarini MC, Frankenburg FR, Dubo ED, Sickel AE, Trikha A, Levin A, Reynolds V (1998) Axis I Comorbidity of Borderline Personality Disorder. Am J Psychiatry 155: 1733–1739)
Abb. 28.1	Wolfersdorf M (2004) Suizidalität. In: Berger M (Hrsg.) Psychische Erkrankungen. Klinik und Therapie. Elsevier, Urban&Fischer, pp. 1022–1038 © 2004 Elsevier GmbH, München
Abb. 28.2 und 28.3	Fiedler G (2007) Suizide, Suizidversuche und Suizidalität in Deutschland / Daten und Fakten 2005. http://www.suicidology.de/online-text/daten.pdf © 2007 Dipl.-Psych. Georg Fiedler
Tab. 29.1	Benkert O, Hippius H (2007) Kompendium der Psychiatrischen Pharmakotherapie © 2007 Springer, Berlin Heidelberg New York

Arbeitsmaterialien(► http://www.springer.de/978-3-540-71144-5)	
A2	WHO-5–Fragebogen zum Wohlbefinden © 1998 Psychiatric Research Unit, WHO Collaborating Center for Mental Health, Frederiksborg General Hospital, DK-3400 Hillerød
A3	Gesundheitsfragebogen für Patienten (Kurzform PHQ-D) © 2002 Pfizer Deutsche Übersetzung und Validierung des „Brief Patient Health Questionnaire (Brief PHQ)" durch Löwe B, Zipfel S, Herzog W, Medizinische Universitätsklinik Heidelberg Englische Originalversion: Spitzer RL, Kroenke K, Williams JB, Patient Health Questionnaire Primary Care Study Group. Validation and utility of a self-report version of PRIME-MD: The PHQ primary care study. JAMA 1999, 282 (18): 1737–1744
A4	Demenz-Detektionstest DemTecT © 2000 Pfizer Pharma GmbH Kessler J, Calabrese P, Kalbe E, Berger F (2000) DemTect: A new screening method to support diagnosis of dementia. Psycho, 26: 343–347
A5	Uhrentest Sunderland T, Hill JL, Mellow AM et al. (1989) Clock Drawing in Alzheimer's Disease – A Novel Measure of Dementia Severity. Journal of the American Geriatric Society, 37: 725–729 © 1989 Blackwell Publishing Ltd. Brodaty H, Moore CM (1997) The clock drawing test for dementia of the Alzheimer's type: A comparison of three scoring methods in a memory disorders clinic. International Journal of Geriatric Psychiatry, 12: 619–627 Schramm U, Berger G, Muller R, Kratzsch T, Peters J, Frölich L (2002) Psychometric properties of Clock Drawing Test and MMSE or Short Performance Test (SKT) in dementia screening in a memory clinic population. International Journal of Geriatric Psychiatry, 17: 254–260
A6	UAW-Berichtsbogen, http://www.akdae.de/50/50/index.html © 2007 Arzneimittelkommission der deutschen Ärzteschaft
A7	Patientenvollmacht © 2006 Ärztekammer Nordrhein
A8	Patientenverfügung (Patiententestament) © 2006 Ärztekammer Nordrhein
A12	AUDIT-C Screening Test Wetterling T, Veltrup C (1997) Diagnostik und Therapie von Alkoholproblemen, Springer Berlin
A13	Alkohol-Entzugs-Skala Stuppäck C, Barnas C, Falk M et al. (1995) Eine modifizierte und ins Deutsche übersetzte Form der Clinical Institute Withdrawal Assessment for Alcohol Scale (CIWA-A). Wien Z Suchtforsch 18: 39–48
A14	Arbeitsblätter: "Verstehen eines Ausrutschers" und "Einen Ausrutscher verarbeiten" Brück R, Mann K (2006) Alkoholismusspezifische Psychotherapie. Manual mit Behandlungsmodulen. © 2006 Deutscher Ärzte-Verlag, Köln
A15	Fagerström Test of Nicotine Dependence (FTND) Heatherton TF, Kozlowski LT, Frecker RC & Fagerström KO (1991) The Fagerström Test for Nicotine Dependence: a revision of the Fagerström Tolerance Questionnaire. Br J Addiction 86: 1119–1127 © 1991 Blackwell Publishing Ltd. Fagerström KO, Heatherton TF, Kozlowski LT (1991) Nicotine Addiction and Its Assessment. Ear, Nose and Throat Journal 69(11): 763–768
A16	ADHS-Selbstbeurteilungsskala (ADHS-SB) Rösler M, Retz W, Retz-Juninger P, Thome J, Supprian T, Nissen T, Stieglitz R-D, Blocher D, Hengesch G, Trott GE (2004) Instrumente zur Diagnostik der Aufmerksamkeitsdefizit-/Hyperaktivitätsstörung (ADHS) im Erwachsenenalter. Selbstbeurteilungsskala (ADHS-SB) und Diagnosecheckliste (ADHS-DC). Nervenarzt 75: 888–895 © 2004 Springer-Verlag

Arbeitsmaterialien(▶ http://www.springer.de/978-3-540-71144-5)	
A17	Eltern-Lehrer-Fragebogen (Kurzform) Steinhausen HC (1996) Psychische Störungen bei Kindern und Jugendlichen. Lehrbuch der Kinder- und Jugendpsychiatrie. Elsevier, Urban&Fischer. 3. Auflage © 1996 Elsevier GmbH Conners CK (1973) Rating Scales for use in drug studies with children. Psychopharmacology Bulletin, 9, 24–84
A18	Geriatrische Depressionsskala (GDS) Sheik J, Yesavage J (1986) Geriatric Depression Scale (GDS): recent evidence and development of a shorter version. Clin Gerontol 6: 165–173

Sachverzeichnis

A

S

B

C

D

E

F

G

H

I

J

K

L

M

N

O

P

Q

R

S

S

T

U

V

W

Y

Z